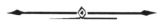

ISBN 978-0-656-68007-8
PIBN 10329966

Centralblatt

für

GYNÄKOLOGIE

herausgegeben

von

Heinrich Fritsch

in Bonn.

———

Sechsundzwanzigster Jahrgang.

Leipzig,

Druck und Verlag von Breitkopf und Härtel.

1902.

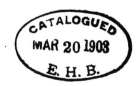
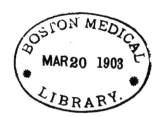

Originalmittheilungen.

Originalmittheilungen.

Namenverzeichnis.

Sachverzeichnis.

(Die mit * versehenen Seitenzahlen bezeichnen Originalmittheilungen.)

Centralblatt
für
GYNÄKOLOGIE

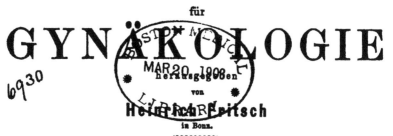

herausgegeben

von

Heinrich Fritsch
in Bonn.

Sechsundzwanzigster Jahrgang.

Wöchentlich eine Nummer. Preis des Jahrgangs 20 Mark, bei halbjähriger Pränumeration. Zu beziehen durch alle Buchhandlungen und Postanstalten.

No. 1.   Sonnabend, den 4. Januar.   **1902.**

Inhalt.

I.

Über die Wahl der Operation bei Myomen.
Von
R. Olshausen.

Die Myomoperationen sind in ihrer Bewerthung für die Erhaltung der Gesundheit der Operirten seit Kurzem in eine neue Phase getreten. Die wichtige Frage, die wir uns jetzt vorlegen und beantworten müssen, ist die, wie weit es rathsam ist mit der Erhaltung der Organe zu gehen, und zwar sowohl bezüglich der Ovarien als des Uterus.

Was die Ovarien betrifft, so hoben beide Referenten des Thema über Behandlung der Myome auf dem Berliner Kongress der Deutschen Gesellschaft für Gynäkologie 1899 — die Herren Zweifel und Rosthorn — schon hervor, dass die Fortdauer der Funktion der Ovarien nach der Operation durchaus nicht gleichgültig sei. Zweifel sagt, dass das künstlich und plötzlich herbeigeführte Klimakterium

weit mehr Beschwerden hervorzurufen pflege als das spontan eintretende, natürliche. Zweifel lässt desshalb die Ovarien immer
zurück. Da er aber die Beobachtung zu machen glaubte, dass die
Fortnahme des Uteruskörpers auf die Ovarien zurückwirke, so dass
sie nach einigen Jahren atrophirten und lästige Ausfallserscheinungen
entständen, so will er auch vom Uteruskörper womöglich ein Stück
mit Schleimhaut erhalten, um die Menstruation fortbestehen zu lassen.
Er will diese Operation dann nicht mehr Amputatio supravaginalis
sondern Resectio uteri nennen.

Der zweite Ref., Rosthorn, stellt den Satz auf: Bei allen radikalen Myomoperationen sind die Ovarien womöglich zurückzulassen, um die Ausfallserscheinungen auf ein Minimum zu beschränken.

Im Anschluss an die Auslassungen der Referenten theilte sodann
Werth seine Anschauungen mit, die darauf hinausgingen, dass er
von der Wichtigkeit der Erhaltung der Ovarien für das Wohlbefinden
der Operirten durchdrungen sei. Er lässt in der Regel ein Ovarium
zurück. Auf der Naturforscherversammlung in Hamburg hat Werth
kürzlich diese seine Ansichten näher begründet.

Durch seine Untersuchungen wird es zur Evidenz erwiesen, wie
wichtig die Erhaltung der ovariellen Funktion für das Befinden der
Operirten ist.

Es hat ja längst allen Operateuren auffallen müssen, wie selten,
und in wie geringem Grade diejenigen Kranken von Ausfallserscheinungen belästigt werden, welchen wegen Carcinom der Uterus
vaginal, ohne die Ovarien, exstirpirt wurden. Im Gegensatz dazu
haben die Kranken, welchen die Amputatio supravagin. uteri myomatosi, nach der bei den meisten Operateuren noch üblichen Art
der Operation, wobei die Ovarien mit entfernt werden, gemacht
wurde, meist außerordentlich intensive und langdauernde Ausfallserscheinungen — und zwar wie ich Werth bestätigen kann,
auch Kranke, die das 45. Lebensjahr schon überschritten haben.
Ganz besonders auffällig ist es, dass nicht wenige Operirte die
charakteristischen Erscheinungen der Wallungen und Schweißaus-
brüche bereits in der 1. Woche nach der Operation bekommen; auch
dann, wenn nicht etwa der Menstruationstermin bevorsteht. Also
nicht das Ausbleiben der Menstruation macht die Erscheinungen,
sondern das Fehlen der inneren Sekretion der exstirpirten Drüsen.

Aller Wahrscheinlichkeit nach beruhen auch die Psychosen,
welche gelegentlich nach den gleichen Operationen auftreten, auf
gleichen Ursachen. Vor einigen Jahren erlebte ich 3 Fälle schwerer
Psychosen nach der Amputation des myomatösen Uterus. In allen
3 Fällen waren die Ovarien mit entfernt worden. Die Fälle sind
kurz folgende:

Frau R., 48 Jahre alt. Typische Amputatio supravaginalis des durch interstitielle Myome erheblich vergrößerten Uterus. Glatte, fieberlose Heilung. Entlassung nach 20 Tagen. Die Kranke fühlt sich ganz gesund wie seit Jahren nicht

und ist in ihrem Glück ganz exaltirt. Nachdem sie etwa 6 Wochen wieder zu Hause war, brach die Psychose in schwerer Form aus. Ätiologisch kam hier vielleicht ein zeitweise starker Alkoholgenuss mit in Betracht.

Die zweite Kranke, Frau G., 42 Jahre alt, kam in hochgradigster Anämie zu mir. Sie hatte in den letzten Wochen wiederholt ganz tiefe Ohnmachten gehabt. Die Operation war auch hier typisch und nicht schwer. Die Kranke fieberte etwas zwischen dem 6. und 15. Tage nach der Operation, ohne dass ein Exsudat nachweisbar wurde. Die Bauchwunde heilte per primam int. Die Rekonvalescenz war trotz aller Roborantien durch die hochgradige Anämie eine langsame. Schon 6 Wochen nach der Operation traten Wahnvorstellungen auf. Die Kranke glaubte sich verfolgt, glaubte, dass sie vergiftet werden solle. Große körperliche und geistige Unruhe. Transport in eine Irrenanstalt, aus welcher sie nach 6 Monaten geheilt entlassen wurde.

Die dritte Kranke, unverheirathet, war 43 Jahre alt. Totalexstirpation des Uterus mit Kastration. Ein großes Myom, intraligamentär, wird aus dem Lig. latum ausgeschält. Sehr schwierige Operation von $1\frac{1}{2}$stündiger Dauer. Fieberloser Verlauf. Etwa 3 Monate nach der Operation tritt die Psychose ein. Der Aufenthalt in einer Irrenanstalt dauerte etwa 4 Monate. Genesung.

Ich will noch hervorheben, dass alle drei Kranke den gebildeten Ständen angehörten. Alle drei waren aber ihrem Charakter nach sehr exaltirte Personen. Bei allen dreien fiel der Beginn der Psychose in das erste Vierteljahr nach der Operation, so dass der ätiologische Zusammenhang nicht wohl zu bezweifeln war.

Ich habe mir nun seit Jahren, wie Rosthorn, Zweifel und Werth, zum Princip gemacht, wenn nicht Erkrankungen der Adnexe oder technische Gründe die Fortnahme beider Ovarien erforderlich machten, wenigstens das eine zurückzulassen. Unter 48 Fällen von Amputatio supravag. der Jahre 1900 und 1901 ließ ich beide Ovarien zurück in 7 Fällen, 1 Ovarium in 30 Fällen; beide Ovarien wurden entfernt in 11 Fällen. Von diesen letzteren Fällen waren 10 Kranke zwischen 46 und 54 Jahren.

Man hat nun verschiedentlich von Erkrankung der nach Uterusexstirpation zurückgelassenen Ovarien berichtet. Auch ich habe solche Erkrankungen in einer Anzahl von Fällen gesehen. Es waren lauter Fälle nach vaginaler Exstirpation des carcinomatösen Uterus. Ich führe einige Fälle kurz an:

Frau S., 43 Jahre alt, wurde am 30. Oktober 1890 operirt. Vaginale Uterusexstirpation wegen Carcinom. Am 9. Januar 1892 wurde eine halbfaustgroße Cyste exstirpirt, die parovariellen Ursprungs war.

Frau E., am 4. Mai 1891 wegen Carc. port. operirt, hat nach 3 Monaten einen hühnereigroßen Tumor, der sich bei der Operation als Kystoma glandulare ovarii erwies.

Frau R., am 3. März 1890 wegen Cancer portionis mit Uterusexstirpation behandelt, wird am 8. Juni 1891 von einem multilokulärem Ovarialkystom befreit. Der Tumor hatte mehr als Kindskopfgröße. Alle Cysten hatten colloiden Inhalt.

Frau Spiegel, Exstirpatio uteri vor längerer Zeit ausgeführt. Im Oktober 1893 entfernte ich durch Laparotomie beide Ovarien, welche zu mehrkammerigen cystischen Tumoren (Kystoma glandulare) mit schokoladenartigem Inhalt degenerirt waren.

Die Zahl dieser Fälle könnte ich noch vermehren. Ist nun auch die Möglichkeit zuzugeben, dass einer der kleineren Tumoren vielleicht schon vor der Uterusexstirpation vorhanden gewesen sein kann und übersehen wurde, so spricht doch die Häufung solcher Fälle dafür, dass die Operation der vaginalen Uterusexstirpation erst den Tumor zu Wege gebracht hat. Es wird nun allerdings bei der vaginalen Uterusexstirpation mit Ligaturen, so wie ich sie ausführe, die oberste Ligatur jederseits immer dicht an den Hilus ovarii gelegt; und es ist wohl denkbar, dass dadurch die Cirkulationsverhältnisse in der Drüse derart gestört werden, dass Degenerationen derselben zu Stande kommen. Zumal der Fall »Spiegel«, in welchem es sich wahrscheinlich um follikuläre Hämatome beider Ovarien handelte, spricht für eine solche Entstehungweise, wie ja auch Werth[1] unter gleichen ähnlichen Verhältnissen bei einer 4 Tage nach Amputatio supravaginalis Gestorbenen einen hämorrhagischen Infarkt des Ovariums fand. Diese Thatsachen gewinnen ein erhöhtes Interesse durch die Angabe einiger Autoren, welche bei Zurücklassung der Ovarien bei der Amputatio supravaginalis uteri myomatosi die Ernährung der Drüsen für gefährdet halten. Zweifel nimmt nach den Untersuchungen Abel's für ausgemacht an, dass die Ovarien nach der Uterusfortnahme binnen etwa 3 Jahren atrophiren, worauf sich dann die klimakterischen Beschwerden einstellen sollen. Werth hegt ähnliche Befürchtungen und sucht bei der Operation der Amputatio uteri supravaginalis die Ovarialgefäße nach Möglichkeit zu erhalten. Er vermeidet desshalb Massenligaturen an den Ligg. lata und näht das zurückgelassene Ovarium entweder auf den Uterusstumpf auf oder vereinigt es mit den Peritonealrändern des durchtrennten Lig. latum, so dass an beiden Hauptflächen des Eierstocks das Peritoneum an die Albuginea angenäht wird.

Gewiss ist es sehr der Mühe werth, die Vortheile einer derartigen Technik für die Erhaltung der Ovarialfunktion näher zu prüfen.

Ich suche das gleiche Resultat dadurch zu erreichen, dass ich zunächst, wie auch Werth, dasjenige Ovarium zur Konservirung auswähle, welches am wenigsten an den Uterus herangerückt ist und sodann an der ganzen Verbindungsbrücke zwischen Uterus und Ovarium die Massenligaturen nur wenig Gewebe umfassen lasse, um möglichst das Gewebe in der Nähe des Hilus ovarii zu erhalten. Vor Allem aber lege ich die Suturen knapp an den Uterus und trage, wo es nöthig ist, in der Uteruswand selbst ab. Das zurückgelassene Ovarium lasse ich meist in dem Peritonealsack liegen; wo es aber beweglich genug ist, versenke ich es auch wohl retroperitoneal, zwischen die Blätter des Lig. latum.

Ich glaube nun, dass man, wo es möglich ist, noch weiter gehen und auch den Uterus so viel wie möglich erhalten soll. Ich stimme also hierin Zweifel vollkommen bei, suche aber dieses Ziel auf andere Weise und vollkommener zu erreichen als Zweifel dies

---

[1] Verhandlungen der Deutschen Gesellschaft für Gynäkologie Bd. VIII. p. 143.

meines Erachtens thut. Er amputirt doch immer den Uterus; wenn auch möglichst hoch, so doch meistens so, dass vom Corpus uteri nicht viel zurückbleibt. Auch ich habe diese »Resectio uteri« in mehreren Fällen ausgeführt, in welchen Myome ausschließlich am Fundus uteri saßen. Hier war es desshalb möglich, von der Höhle des Uterus nur die oberste Kuppe zu entfernen und das Corpus fast vollständig zu erhalten. Diese Möglichkeit liegt immerhin selten vor. Weit häufiger ist es möglich durch Enukleation der Myome das ganze Corpus uteri zu erhalten.

Ich habe auf dem 29. Kongress der deutschen Gesellschaft für Chirurgie[2] diese Operation neuerdings befürwortet und damals berichtet, dass ich dieselbe in den 3 Jahren 1897—1899 unter 207 Myomoperationen 29mal ausgeführt habe, d. h. etwa in 14 % der Fälle. Seitdem habe ich aber die Enukleation aus dem Corpus uteri (die aus dem Lig. lat. zählen hier nicht mit) noch viel häufiger angewandt, nämlich in den Jahren 1900 und 1901 unter 136 Myomoperationen, die überhaupt vorkamen, 37mal, d. h. in 27 % der Fälle. Dabei sind alle abdominalen Myomoperationen eingerechnet, auch die Totalexstirpationen und die bloßen Abtragungen gestielter Myome.

Gewiss ist die Enukleation am meisten bei jungen Individuen gerechtfertigt oder vielmehr indicirt. Unter 35 Fällen (2mal stand das Alter nicht fest) waren 3 unter 30 Jahren; 12 in den dreißiger Jahren; 16 in der ersten Hälfte der vierziger; und 4 über 45 Jahre. Aber wenn die Operation bei jüngeren Individuen der Amputatio supravaginalis vorzuziehen ist, um die Periode und die, wenngleich meist entfernte, Möglichkeit der Nachkommenschaft zu erhalten, so wiegt bei Frauen in den vierziger Jahren doch auch noch der Grund des kleineren Eingriffs und außerdem der Umstand, dass bei Frauen höheren Alters das rasche Nachwachsen zurückgebliebener Myomkeime wenig mehr zu befürchten ist.

Bei jüngeren Frauen muss man sich diese Möglichkeit natürlich vor Augen halten, bezw. den Kranken darlegen. Ich bin bisher nur einmal genöthigt gewesen eine Myomoperation zu wiederholen. Die Kranke, Frau B., war bei der ersten Operation 43 Jahr. Die Diagnose des rechts am Uterus sitzenden Tumors war in Folge besonderer Schwierigkeiten nicht ganz sicher zu stellen. Es ergab sich ein kleinfaustgroßes Myom, welches neben einem walnussgroßen, interstitiellem Myom, mehr breitgestielt am Fundus uteri seitlich ansaß. Beide wurden entfernt (mehr excidirt, als enukleirt), während ein erbsengroßes und ein kleinhaselnussgroßes die vorn zwischen Blase und Uterus saßen, (leider) zurückgelassen wurden. Nach etwas mehr als 2 Jahren war das größere dieser Myome auf die Größe von $1^1/_2$ Fäusten gewachsen, das kleine auf Haselnussgröße. Sie wurden jetzt bei der nun 45jährigen nebst 3 erbsengroßen Myomen der Hinterwand entfernt.

---

[2] Zeitschrift für Geburtshilfe und Gynäkologie Bd. XLIII. p. 1.

Es war hier bei der ersten Operation ein Fehler gemacht, der sich leicht hätte vermeiden lassen. Außer diesem Fall sind nur noch 2 Fälle vorgekommen, in welchen ich das Nachwachsen von Myomen später habe konstatiren können, ohne dass jedoch eine zweite Operation nöthig wurde.

Wie weit es technisch möglich ist mit der Enukleation zu gehen, haben mir die letzten Jahre gezeigt, wo nicht selten 3—6, ja 9 Myome und mehr, aus einem Uterus ausgeschält wurden. Das Gewicht der enukleirten Myommassen erreichte nicht selten 500—1000 g. Aber auch Fälle, in denen 1070, 1380, 2776 und 3850 g enukleirt wurden, hat es gegeben. Dabei kam es niemals vor, dass die Myome, auch wenn sie tief in der Wand des Corpus uteri saßen, die ganze Dicke derselben derart ausmachten, dass gleichsam der Zusammenhang der Wand aufgehoben wurde und der Uterus in sich zusammenfiel. Er sah vielmehr nach der Exstirpation umfangreicher oder multipler Myome, wenngleich der Mantel gewöhnlich resecirt wurde, meistens noch sehr dick und unförmlich aus, bisweilen doppelt so groß wie ein normaler Uterus, auch wenn keine Myome mehr zu entdecken waren. Aber wunderbar ist es, wie schnell sich die normale Form und Größe des Organs wieder herstellt. Das ist schon in 3 Monaten der Fall.

Die Frage, ob man bei der Operation sich mit der Ausschälung der Myome begnügen kann, oder die Abtragung des Organs in der Cervix wird wählen müssen, ist nicht immer mit Sicherheit vor der Eröffnung des Abdomen zu beantworten und besonders schwierig da zu entscheiden, wo es sich nicht um multiple, subseröse Myome handelt, sondern um ein großes, glattes Myom, welches dem Fundus uteri aufsitzt. Für gewöhnlich ist die Lage der Ovarien entscheidend. Sind sie deutlich oben in der Höhe des Tumors zu tasten und dabei der ganze Tumor von der Form eines schwangeren Uterus ohne besonders starke Wölbung des Uterus an der Vorder- oder Hinterwand, so ist voraussichtlich nur die Amputation möglich. Sitzen dagegen die Ovarien sehr tief, was nicht immer vorher zu erkennen ist, so ist die Wahrscheinlichkeit vorhanden, dass das Myom aus dem Fundus enukleirt werden kann. Entscheidend ist sehr oft die vorherige Sondirung des Uterus, die man freilich aus bekannten Gründen nicht gern vornimmt. Bei geringer Verlängerung der Höhle auf 10—11 cm ist gewöhnlich die Enukleation noch ausführbar, event. mit Eröffnung der Höhle oder selbst Abtragung im Fundus uteri. Ist die Verlängerung der Höhle aber erheblich größer, so wird man meistens zur Amputatio schreiten müssen.

Bezüglich der Technik hebe ich nur hervor, dass die genaue Blutstillung zu erstreben, aber auch meist unschwer erreichbar ist. Stark blutende Stellen des Geschwulstbettes und spritzende Arterien umsticht man. Danach näht man das Geschwulstbett in zwei (oder drei) Etagen zu. Hierbei ist es gleichgültig, ob man sich der Knopfnähte oder der fortlaufenden Naht bedient. Wichtig erscheint es

mir aber zur Naht Katgut zu nehmen, um nicht eine zu große
Menge der schwer resorbirbaren Seide zu versenken.

Die Resultate der Enukleation bezüglich der Erhaltung des
Lebens sind an hiesiger Klinik leider noch nicht die gewünschten.
Doch hat hier wohl der Zufall eine Rolle gespielt; denn es starb
unter 5 Verstorbenen, eine an Pneumonie, welche die Folge einer
am gleichen Tage wie die Enukleation ausgeführten Strumektomie
war, eine andere an Ruptur des graviden Uterus. Die Gravidität
war nicht vorher diagnosticirt worden, da nichts darauf hindeutete.
Eine dritte und vierte starben an Ileus.

Ich zweifle nicht, dass eine weitere Reihe dieser Operationen
weniger durch Todesfälle belastet sein wird.

Noch Eines was wichtig ist, muss hervorgehoben werden: Wenn,
die Enukleationen mehr als bisher angewandt werden sollen, so
resultirt daraus meines Erachtens auch die Einschränkung der
vaginalen Operationen zu Gunsten der abdominalen; denn
es ist gewiss, dass wir bei den vaginalen Operationen kleine Myome,
die eben im Entstehen sind und irgend wo am Uterus sitzen, nicht
so sicher ermitteln können wie bei der abdominalen Operation, wo
oft nur das Betasten der ganzen Oberfläche des Organs uns verräth,
wo noch Myome sitzen. Das lässt sich bei vaginalen Operationen
nur da erreichen, wo man den ganzen Uterus durch die vordere
Scheidenwand in die Vagina hineinstülpen kann, ohne das Organ
sonst zu schädigen. Also nur bei ganz kleinem Uterus ist dies
möglich.

Ich halte überhaupt die vaginale Myomenukleation wie auch die
Exstirpation des myomatösen Uterus durch die Vagina nur in sehr
wenig Fällen für indicirt und für das richtige Verfahren. Wo man
mit Hilfe der Spaltung der vorderen Uteruswand ein einzelnes, submuköses Myom aus dem Corpus enukleiren kann, ist diese Operation
allerdings ideal und durch keine andere zu ersetzen. Durch Colpotomia anterior oder posterior Myome aus dem Uterus zu enukleiren,
halte ich nur dann für richtig, wenn der ganze Uterus gut abtastbar
ist und nur 1 oder 2 subseröse Myome kleineren Kalibers aufweist.
Dann fehlen aber meistens alle Störungen und damit auch die Indikation zu einem operativen Eingriff. Ich führe diese Art Operation
desshalb auch nur höchst selten aus.

Was aber die Exstirpation des Organs mit seinen Tumoren durch
die Vagina betrifft, so gilt, wo der Uterus noch wenig vergrößert
ist, von dieser Operation dasselbe, was ich soeben von der Enukleation isolirter, kleiner Myome sagte, dass ihr die Indikation zu fehlen
pflegt. Wird der Uterus aber größer als im 2. oder gar 3. Monate
der Schwangerschaft, so sage ich mit Rosthorn[3]: »Es muss als ein
bedauerliches Huldigen der Mode angesehen werden, wenn man die

---

[3] Verhandlungen der Deutschen Gesellschaft für Gynäkologie Bd. VIII. p. 99.

Exstirpation von Myomen, die bis Nabelhöhe reichen, auf vaginalem Wege forciren will . . . . «.

Ich empfehle es demnach, die Amputatio supravaginalis in Zukunft zu Gunsten der Enukleation einzuschränken und die letztere nicht mehr auf Fälle von ein oder wenigen, kleinen Myomen zu beschränken. Ich halte aber für Erreichung des Zwecks der vollständigen Entfernung der Geschwülste die abdominale Operation für das Richtige, die vaginale mit wenigen Ausnahmen für verkehrt.

II.

(Aus dem städtischen Krankenhaus zu Worms a/Rh.)

Über Verkleinerung des Bauchraumes und Verhinderung von Bauchbrüchen durch Doppelung der Bauchdecken.

Von

L. Heidenhain.

Nach Exstirpation sehr großer Geschwülste aus der Bauchhöhle habe ich immer ein unbehagliches Gefühl gehabt. Der Bauchinhalt hat in solchen Fällen ein geringes Volumen, schon darum, weil das Fett fehlt. Die stark gedehnten Bauchdecken bestehen, da ja fast immer eine recht beträchtliche Diastase der Recti vorhanden ist, in der Mittellinie nur noch aus Haut, einer dünnsten Fascienlage und dem Bauchfell. Die geraden Bauchmuskeln sind, zum Mindesten an ihren medianen Rändern, oft außerordentlich geschwächt, bilden nur eine dünne, blasse, atrophische Schicht. Zweifelsohne sind solche Kranke durch eine Stichkanaleiterung bei dem üblichen Verfahren der Bauchnaht mehr gefährdet als andere. Doch hat mir dieser Punkt weniger Sorge gemacht, weil wir solche Nahteiterungen nur sehr selten sehen, als der Gedanke an die Enteroptose, welche sich bei solchen Kranken fast mit Nothwendigkeit entwickeln muss. Senkleber, Wandermilz, tiefstehender Magen, chronische Verstopfung mit ihren Folgen sind keine angenehmen Zustände. Hierzu kommt, dass nach derartigen Operationen mediane Bauchbrüche sich besonders leicht entwickeln werden, auch wenn man noch so sorgfältig näht. Der Zustand der Bauchdecken muss in besonderem Maße zur Entwicklung solcher disponiren. Allein Hegar[1] macht die Bemerkung, dass nach Exstirpation sehr voluminöser Tumoren zuweilen ein bedeutender Überschuss an verdünnten Bauchdecken zurück bleibe. Da die spätere Leistungsfähigkeit der Bauchdecken darunter nothleiden könne, so hätten er und Andere breite Streifen aus dem überschüssigen Peritoneum und der Cutis excidirt. Sonst habe ich

---

[1] Hegar-Kaltenbach, Operative Gynäkologie. 4. Aufl. p. 270.

diesen Punkt nicht besprochen gefunden, insbesondere finde ich ihn in dem Veit'schen Handbuch nicht erwähnt.

Alle angedeuteten Misstände lassen sich durch Doppelung der Bauchdecken in der Mittellinie umgehen. E. Piccolo[2] beschrieb kürzlich im Centralblatt für Chirurgie eine Methode der Radikaloperation von Nabelbrüchen, welche darin besteht, dass man im Bereiche des Bruches und etwas über diesen hinaus die Bauchwand — ausschließlich Haut und Unterhautzellgewebe — doppelt, indem man die linke Bauchwand unter die rechte und die rechte über die linke näht, gleich wie man einen die bei den Seiten eines zweireihigen Rockes über einander knöpft. Über der gedoppelten Bauchwand vereinigte er die Haut in der Mittellinie. Dieses Princip nun mit kleinen aus der Sachlage sich ergebenden Abänderungen habe ich letzthin 2mal nach Exstirpation großer Ovarialtumoren zur Verkleinerung des Bauchraumes und zum sicheren Verschluss der Bauchwunde angewendet. Im 1. Falle handelte es sich um ein Mädchen von einigen 30 Jahren mit einem Tumor, welcher beiderseits bis in die Hypochondrien reichte — genauere Maße und Gewicht sind nicht notirt —, im zweiten um eine Frau mit einem Tumor von 48 Pfund Gewicht bei 120 cm Leibesumfang.

Fig. 1.

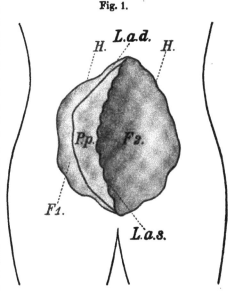

H Haut. F₁ Fascie der rechtsseitigen Bauchmuskeln. L. a. d. Rechter Rand der Linea alba. L. a. s. Linker Rand der Linea alba. F₂ Linke Bauchwand. P. p. Peritoneum parietale der rechten Bauchwand.

Zur Excision des Tumors wurde die Bauchwand vom Schwertfortsatz bis nahe an die Symphyse gespalten und nach Entfernung desselben beiderseits die Haut nebst Unterhautfettgewebe auf eine breite Strecke von der unterliegenden Bauchwand abgelöst. Die Trennung geschah dicht oberhalb der Fascie; die Blutung war fast Null. Demnächst wurde, wie Fig. 1 zeigt, die rechtsseitige Bauchwand emporgehoben und die linksseitige mit einer fortlaufenden Naht über eine Hand breit jenseits der Mittellinie an das parietale Peritoneum der rechten Bauchwand angenäht. Damit sie fest halte, durchdrang die fortlaufende Naht von unten her etwa die

---

[2] 1900. No. 2. p. 36.

Hälfte der Dicke der Bauchwand. Hierdurch war die Bauchhöhle
vom Schwertfortsatz bis zur Symphyse geschlossen. Darauf wurde
die rechtsseitige Bauchwand über die linke geschlagen und auf
dieser ebenfalls vom Schwertfortsatz bis zur Symphyse durch fortlaufende Naht befestigt, hierüber die Haut in der Mittellinie vereinigt, ohne Stücken von der überschüssigen Haut zu entfernen.

Man kann dem beschriebenen Verfahren meines Erachtens nur
den einen Vorwurf machen, dass es einen sehr langen Bauchschnitt
erfordert. Dieser ist jedoch zur Erreichung des Zweckes nothwendig,
und ich finde, dass man im Allgemeinen bei breiter Öffnung am
schnellsten und sichersten vorgeht. Vorfall von Därmen ist durch
ein steriles Tuch, wel-
ches man in die Bauch-
höhle legt, mit Sicher-
heit zu verhindern. Ent-
wicklung von Bauch-
brüchen erscheint aus-
geschlossen, da ja Peri-
tonealflächen, welche in
breite und innige Berüh-
rung mit wunden Binde-
gewebsflächen gebracht
werden, überaus feste Verwachsungen mit diesen
eingehen. Zur mehreren
Sicherheit habe ich die
fortlaufenden Nähte mit
dünnem Silberdraht aus
geführt, den ich nach
Vorgang von S c h e d e
sehr viel bei Bauch-
nähten verwende. Dringt
solche Naht tief genug
in die Bauchdecken ein,
so muss sie halten. Im

Fig. 2.

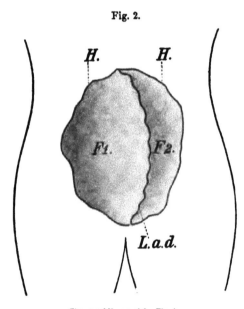

Figurenerklärung siehe Fig. 1.

2. Falle habe ich das Lig. suspensorium hepatis hoch aufgerafft und
in eine der obersten Schlingen der ersten fortlaufenden Naht mit
hineingenommen, um die Leber möglichst hoch oben festzuhalten,
spätere Senkung derselben zu verhindern.

Das Ergebnis war bei beiden Kranken vollauf befriedigend.
Wie weit man im Einzelfalle die Bauchdecken kreuzen solle, wird
sorgfältig zu erwägen sein. Die Lage des medialen Randes des
M. rectus ist durch einen kleinen Längsschnitt in dessen äußere
Scheide unschwer festzustellen. In einfachen Fällen dürfte es genügen, die Bauchwandungen nur so weit zu kreuzen, dass die
medianen Rectusränder in die Mittellinie zu liegen kommen. Im
2. Falle habe ich wegen der sehr starken Verdünnung der Bauch-

wand, namentlich der Recti, und des sehr großen Überschusses auch die geraden Bauchmuskeln zum Theil überkreuzt. Zu starke Verengerung des Bauchraumes könnte unbequem werden. Die Möglichkeit nachfolgender Schwangerschaft ist in Erwägung zu ziehen, eben so wie nachfolgender starker Fettansatz, wenn die Kranke sich gut erholt. Überschüssige Haut fortzunehmen ist wohl unnöthig und unzweckmäßig, weil Raum zur Fettablagerung im Unterhautzellgewebe übrig bleiben soll.

Das Verfahren Piccoli's lässt sich sicherlich hier und da auch zur Beseitigung von Bauchbrüchen verwenden. Vielleicht lässt sich mit ihm eine Enteroptose bei starker Rectusdiastase besser angreifen, als mit Bauchbinden dies möglich ist. Erfahrung hierüber fehlt mir noch.

III.

Akute Sepsis, Ileus, Pseudoileus, Jodoformintoxikation, unstillbares Erbrechen?

Von

Dr. Häberlin in Zürich.

Anfangs Oktober 1899 wurde ich durch Kollege Sch. wegen einer 39jährigen Pat. konsultirt, welche 7mal geboren hatte und in den letzten Jahren stets mehr oder weniger leidend war. Die sehr hart arbeitende Lokomotivführersfrau klagte häufig über Unterleibsbeschwerden, verbunden mit starken Magenschmerzen. Seit Jahren hatte sie wenig Appetit, konnte nur ganz wenig auf einmal essen, da bei stärkerer Anfüllung des Magens intensivere Schmerzen auftraten. Seit 8 Wochen war sie gravid und damit hatte sich der Zustand in jeder Hinsicht verschlimmert. Pat. schläft nicht mehr, muss Alles erbrechen und befindet sich in melancholischer Gemüthsstimmung. Die Untersuchung ergab eine hochgradige Anämie, die Haut war welk und trocken, die Zunge klebrig. Die Herzaktion regelmäßig, der Puls 80, klein und wenig gespannt, der Uterus entspricht dem 2. Schwangerschaftsmonat.

Im Einverständnis mit dem Hausarzte wird der künstliche Abortus beschlossen und auch die Sterilisirung angeschlossen, was von beiden Ehegatten ausdrücklich gewünscht wird.

Entleerung der Gebärmutter vermittels Curette, wobei wenig Blut abgeht. Tamponade mit Jodoformgaze. Darauf Bauchschnitt. Der Uterus ist durch flächenhafte Adhäsionen im Douglas fixirt, das Netz mit dem Fundus bandförmig verwachsen. Die Excision der linken Tube ist wegen der starken Adhäsionen sehr schwierig und unter ziemlich starker parenchymatöser Blutung auszuführen. Die Operation verlief rasch und Pat. erholte sich schnell aus der Chloroformnarkose.

Im Laufe des Nachmittags 1mal Erbrechen. Abends 36,9 und 84; um 9 Uhr beginnt ein hartnäckiger Brechreiz, welcher die ganze Nacht über andauert, wobei jedes Mal nur klare Flüssigkeit entleert wird. Der immerwährende Brechakt, der den Schlaf verhindert, ist sehr lästig.

Am nächsten Morgen früh wird die Jodoformgaze entfernt; ein Klysma verursacht etwas Stuhl. Im Laufe des Nachmittags angeblich einmal Flatus. Obschon das Erbrechen seltener wird und nie kopiös ist, wird der Allgemeinzustand im Laufe des Nachmittags höchst beängstigend. Der Puls wird sehr frequent, unzählbar, dabei unregelmäßig. Pat. ist sehr ängstlich, klagt über starkes Herzklopfen. Das Abdomen zeigt einen mäßigen Grad von Meteorismus, ist links unten etwas druckempfindlich, überall Darmgurren. Die Prognose erscheint sehr schlecht; die unmittelbare Gefahr droht von Seite des Herzen. Ohne volle Klarheit über die primäre Ursache der akuten Verschlimmerung griff ich zur Salzwasserinfusion. ¹/₂ Liter subkutan einverleibt wirkte Wunder. Der Puls wurde kräftiger, regelmäßig, 132, das Herzklopfen verschwand und Pat. wurde ruhiger. Darauf Strychnin subkutan, nochmals ein hohes Klysma, worauf Winde abgehen. Nach 1¹/₂ Stunden hörte das Erbrechen vollständig auf und am folgenden Tage wurde Schleim ertragen. Der Puls ging auf ca. 100 zurück, die Temperatur betrug Abends 37,2 (unter der Zunge gemessen). Täglich trat Stuhl ein. Die Wunde heilte per primam intentionem.

Aber am 5. Tage wurde die Rekonvalescenz nochmals durch eine ähnliche, wenn auch nicht so bedeutende Störung unterbrochen. Ohne äußere Ursache trat nämlich erneutes Erbrechen auf, dass einen ganzen Tag andauerte und wieder jedes Mal nur wenig klare Flüssigkeit zu Tage beförderte. In kürzester Zeit verschlechterte sich das Allgemeinbefinden wieder in auffälliger Weise. Pat. fühlte sich sterbenselend, der Puls wurde rasch, 120, klein. Dabei von Seiten des Abdomens keinerlei Symptome. Erneute Salzwasserinfusion brachte wiederum rasche Besserung, und von jenem Zeitpunkte an blieb Alles normal, so dass Pat. am 15. Tage entlassen werden konnte. Seitdem hat sie sich sehr erholt, über 10 Kilo zugenommen. Letztes Frühjahr klagte sie über zerrende Schmerzen im Unterleib, links besonders bei der Periode. Die Untersuchung ergiebt einen schmerzhaften Punkt links neben der Narbe, was wohl auf eine leichte Verwachsung schließen lässt. Nach 2maliger Massage verschwand der Schmerz und ist die Pat. seither beschwerdefrei.

Die Beobachtung erscheint mir darum wichtig, weil sie einerseits etwas Licht zu werfen scheint auf jene dunklen Todesfälle, welche nach Laparotomien gelegentlich vorkommen und bei denen selbst die Sektion keine Aufklärung bringt, und weil sie andererseits vielleicht einen Fingerzeig giebt, wie gelegentlich ein solcher Pat. zu behandeln und zu retten ist. Gewöhnlich sind es dekrepide Individuen, welche nach einer mehr oder weniger schweren Operation unter den Zeichen der Herzschwäche sterben. Neben dem schlechten Puls gehen einher leichte Temperatursteigerungen, oder normale und subnormale Temperatur, Störungen der Darmfunktionen (Erbrechen, Obstipation, Meteorismus) und Athemnoth. Das Sensorium bleibt gewöhnlich klar, die Drüsenthätigkeit ist vermindert, der Urin spärlich, die Haut und die Zunge trocken. Je nachdem das eine Symptom mehr in den Vordergrund tritt, so denkt man an eine akute Sepsis, an Ileus, Pseudoileus oder zuletzt an unstillbares Erbrechen. Die Sektion ergiebt nur geringe Veränderungen: Atrophisches Herz, trockene Gewebe, mehr oder weniger geblähte Därme, in der Nähe des Operationsfeldes Serosa etwas injicirt, keine Darmabknickung, kein mechanisches Hindernis für die Darmthätigkeit. Die bakteriologische Untersuchung schafft auch kein Licht, auch in neuerer Zeit nicht, wo sie in einzelnen veröffentlichten Fällen gleich nach Eintritt des Exitus vorgenommen wurde. Bei negativem Befund kann ja allerdings die akute Sepsis ausgeschlossen werden, eine unanfechtbare positive Diagnose fehlt hingegen.

Kehren wir zu unserer Beobachtung zurück, so müssen wir vor Allem unbedingt zugeben, dass unsere Pat. sehr nahe daran war, unter solch unsicherer Diagnose zu sterben. Handelte es sich am

2. Tage um akute Sepsis, Ileus, Pseudoileus, unstillbares Erbrechen, Jodoformintoxikation oder um noch etwas Anderes?

Der rasch eintretende Herzcollaps bei normaler Temperatur, bei mäßigem Meteorismus und geringer lokaler Schmerzhaftigkeit hätte durch akute Sepsis wohl erklärt sein können. Gegen diese Annahme revoltirte mein chirurgisches Selbstvertrauen, denn wenn auch kleinere Fehler in der Asepsis gelegentlich vorkommen, so war doch eine schwere Infektion durch die Hände oder die Instrumente absolut ausgeschlossen, denn eine kurz vorhergegangene Infektion der Hände durch sehr virulente Bakterien hatte nicht stattgefunden, die gleichzeitigen operativen Resultate waren puncto Asepsis tadellos, akute Sepsis lag nicht vor. Die Gründe, welche ich für mich ins Feld führe, treffen gewiss überall zu, und wenn man eben bei der Sektion keine virulenten Bakterien findet, so liegt der Grund nicht daran, dass sie verschwunden sind, sondern dass keine vorhanden waren, was die neuen Untersuchungen für einzelne Fälle einwandsfrei bestätigen. Der Ausgang meines Falles enthebt mich übrigens der weiteren Begründung für die Richtigkeit meiner Annahme, dass akute Sepsis nicht vorlag.

Bestand Ileus? Gewiss musste man daran in erster Linie denken Angesichts der ausgedehnten Verwachsungen bei der Operation. Zudem bestand häufiges Erbrechen, der beobachtete Stuhl konnte aus dem Mastdarme stammen, der einzige Flatus wurde nicht mit Sicherheit beobachtet. Neben starkem Darmgurren hatte sich ein mäßiger Meteorismus ausgebildet. Die Darmsymptome waren allerdings nicht hochgradig entwickelt, seit der Operation waren aber erst 30 Stunden verstrichen; die Zeichen der Darmlähmung konnten früher oder später noch eintreten. Auch hier beweist der Verlauf am klarsten, dass Ileus nicht bestand.

Wäre der Exitus damals eingetreten (und ohne die therapeutischen Maßnahmen wäre dies ohne Zweifel in kürzester Zeit geschehen), so hätte die Sektion mit Sicherheit akute Sepsis und Ileus (bei Abwesenheit von virulenten Bakterien und einer mechanischen Abknickung) ausschließen können. Dagegen hätte man zwischen Pseudoileus und unstillbarem Erbrechen wählen können, in so fern der spätere sichere Abgang von Winden nicht mehr hätte beobachtet werden können und das Erbrechen bis zum Tode angedauert hätte.

Was brachte denn die Pat. an den Rand des Grabes?

Ein Jodoformtampon blieb 20 Stunden in der Uterushöhle liegen. Handelte es sich vielleicht um Jodoformwirkung? Leider wurde der Urin nicht auf Jod untersucht und kann desshalb Jodwirkung nicht mit Sicherheit ausgeschlossen werden. Da aber die ersten und typischen Symptome des Centralnervensystems (Benommenheit, Schlafsucht) fehlten, da ich auch sonst bei häufiger Anwendung des Jodoformgazetampons nie Ähnliches beobachtete und endlich der 2. identische Anfall am 5. Tage sicher nicht auf Jodwirkung zurückgeführt werden kann, so ist Jodoformintoxikation ausgeschlossen oder zum mindesten sehr unwahrscheinlich. Was lag denn vor?

Wir hatten es mit einem dekrepiden Individuum zu thun, welches seit Jahren schlecht ernährt war, bei welchem also eine Kraftreserve wohl gänzlich fehlte. Die trockene Haut, die klebrige Zunge bei normaler Temperatur deuten mit Sicherheit auf eine starke Verarmung des Organismus an Körpersäften. Die Schwangerschaft mit dem kopiösen Erbrechen und der ganz reducirten Nahrungsaufnahme hatte den Zustand verschlimmert; dazu kam die Operation mit dem an und für sich geringen, aber hier relativ erheblichen Blutverlust wiederum mit reducirter Nahrungsaufnahme. Alles wurde noch leidlich ertragen, der Puls war am ersten Abend 84. Dann aber fing das kontinuirliche Erbrechen an, wobei allerdings wenig Flüssigkeit verloren ging, aber gar keine aufgenommen wurde. Auf dem Boden eines chronischen Inanitionszustande entwickelte sich eine akute Verschlimmerung und diesen letzten Kräfteverlust konnte der Körper nicht mehr ertragen. Es trat rasch Herzschwäche ein, der Puls wurde unzählbar, das Herz klopfte laut, als ob es leer ginge. Wenn wir annehmen, dass besonders die Störung im Flüssigkeitsgleichgewicht entscheidend war, so ist die wirklich überraschende Wirkung der Salzwasserinfusion leicht erklärlich. Ob dabei nur die Flüssigkeitszufuhr, die mechanische Füllung des Gefäßsystems wichtig war, oder ob zugleich eine Verdünnug event. im Blute aufgehäufter Stoffwechselprodukte zu Stande kam, will ich nicht entscheiden. Praktisch von Bedeutung erscheint mir vor Allem der Umstand, dass hier nicht etwa eine schwere anatomische oder bakterielle Ursache (Ileus, Sepsis) zu Erbrechen führte, sondern dass das Erbrechen bei der hochgradigen Inanition einen lebensgefährlichen Zustand bedingte. Dass es wirklich das Erbrechen war, geht daraus hervor, dass am 5. Tage häufiger Brechreiz nochmals zu Collaps führte, wobei subkutane Flüssigkeitszufuhr wiederum prompt wirkte. Ich betone nochmals, dass der Allgemeinzustand der Frau das Hauptmoment war und dass das Erbrechen jeweils nur den letzten Tropfen zuführte, um das Maß voll zu machen. Welche Ursache lag nun dem Erbrechen zu Grunde? Da es erst 12 Stunden nach Beendigung der Operation eintrat, so dürfte das Chloroform kaum schuld sein. Wie es mit der Jodwirkung sich verhält, haben wir oben aus einander gesetzt. Wenn wir uns aber erinnern, dass die Pat. auch vorher unter häufigem Erbrechen litt, dass bei der Operation ausgedehnte Verwachsungen gelöst wurden, so liegt es doch am nächsten, das Erbrechen auf diese Umstände zurückzuführen. Die Störung am 5. Tage mag allein in dem chronischen Reizzustand des Magens ihren Grund gehabt haben.

· Mag die versuchte Erklärung vielleicht nicht in allen Punkten richtig sein — eine Beobachtung kann ja nicht entscheiden —, so ist doch eines sicher, dass unter gewissen Umständen, bei hochgradiger Inanition das Zusammenwirken an und für sich ungefährlicher Ereignisse (Erbrechen, Meteorismus etc.) gefährlich werden und dabei zu den schweren Krankheitsbildern führen können, wie wir sie sonst bei gefährlichen Infektionen des Peritoneum oder groben mechanischen Störungen des Darmes beobachten.

Von diesem Gesichtspunkt aus erscheint auch das unstillbare Erbrechen nach Magen-Darmoperationen, das schon manchen Pat. nach glücklich verlaufenem Eingriff dahinraffte, in etwas verändertem Lichte, und die sorgfältige Vorbereitung durch langes Hungernlassen solcher Pat. muss als sehr gefährliche Vorsichtsmaßregel betrachtet werden.

Ob nicht das unstillbare Erbrechen Schwangerer durch künstliche Wasserzufuhr günstig beeinflusst werden kann, ist mir nicht bekannt, dürfte aber a priori erwartet werden und eines Versuches bei einem größeren klinischen Material werth sein.

In der Nachbehandlung schwacher Operirter handelt es sich vor allen Dingen, über dem operirten Organ (Uterus, Magen, Peritoneum etc.) den Pat. nicht zu vergessen und durch künstliche Ernährung, speciell durch genügende Wasserzufuhr den unvermeidlichen Säfte- und Kräfteverlust bei Zeiten zu kompensiren. Die Zukunft wird lehren, wie mancher Operirte dadurch gerettet werden kann, bei dem sonst der Operateur faut de mieux den Exitus auf Pseudoileus oder unstillbares Erbrechen zurückführen müsste.

IV.

Zwei Fälle von Laparotomie wegen spontaner Uterusruptur bei der Entbindung.

Von

Dr. A. Törngren,

Privat-Docent der Geburtshilfe zu Helsingfors.

Da die Behandlung der spontanen Uterusruptur fortwährend Gegenstand lebhafter Erörterungen in der Fachpresse ist, dürften die nachstehenden Fälle vielleicht den Lesern dieser Zeitschrift einiges Interesse bieten, wenngleich der eine von ihnen schon etwas älteren Datums ist.

I. Komplikation mit Blasenriss, Sutur der Risse, keine Drainage, Tod.

V. N., VIIpara, 41jährige Schreinersfrau.

3 normale Geburten, 1 Abortus, 2 Zangenentbindungen. Letzte Periode Ausgangs November, erste Kindsbewegungen Ende April. Die Wehen begannen am 28. September 1892, Nachmittags. Das Fruchtwasser ging am 28. Abends ab. Pat. war zu Hause von einer zur Geburt herbeigerufenen »klugen Frau« untersucht worden.

Am 29. September, Morgens 5 Uhr, fühlte sich die Pat. plötzlich sehr elend, die Wehen hörten auf und es wurde nun zum Arzte gesandt, worauf ich um

6 Uhr Morgens eintraf. Ich fand Pat. nicht besonders hochgradig angegriffen, der Allgemeinzustand war verhältnismäßig gut. Bei der Untersuchung zeigte sich der Kindskopf beweglich über dem verengten Becken (D. Baudelocque 18, Sp. il. 23, Cristae il. 28, Trochanteres 31, C. d. 10,5, C. v. 8,8), Muttermund vollständig erweitert.

Da die Wohnung der Pat. sehr unsauber war, wurde diese in die geburtshilfliche Klinik übergeführt. Die Möglichkeit des Vorhandenseins einer unvollständigen Uterusruptur wurde in Betracht gezogen.

Bei Untersuchung in der Entbindungsanstalt um 9,20 Vormittags zeigte sich der Bauch aufgetrieben und sehr empfindlich, in der Nabelgegend war, auffallend nahe der Bauchwand, ein großer Kindstheil, das Gesäß, zu fühlen; keine Kindsgeräusche hörbar. Es wurde beschlossen, eine Basiothripsie vorzunehmen. Beim Katheterisiren entleerte sich eine geringere Menge dunklen Blutes und in der Chloroformnarkose konnte die Katheterspitze in der Scheide gefühlt werden, wohin sie durch einen Riss der hinteren Blasenwand durchgetreten war. Als der Kopf vom Beckeneingang zurückgeschoben wurde, strömte eine beträchtliche Menge dunklen Blutes heraus. Es wurde daher die Diagnose auf vollständige Uterusruptur gestellt, die jedenfalls schon im Heim der Pat., unmittelbar vor dem Aufhören der Wehen entstanden sein musste. Die Basiothripsie wurde ausgeführt und das Kind mit Leichtigkeit extrahirt, wobei sich dunkles Blut in reichlicher Menge ergoss. Die Placenta befand sich in der Bauchhöhle rechts vom Uterus; der Riss verlief an der vorderen Uteruswand von der einen Seite quer zur anderen herüber; von der Mitte dieser Ruptur erstreckte sich eine zweite in der Längsrichtung des Körpers an der Vesico-vaginalwand nach unten bis 4 cm von der äußeren Harnröhrenmündung. Der Riss hatte somit in seiner Gesammtheit eine T-förmige Gestalt. Durch diese Ruptur konnte man die Hand in die Blase und von hier aus weiter sowohl in die Bauch- wie auch in die Uterushöhle einführen. Die Schleimhautränder sowohl des quer- wie des längsverlaufenden Risses wurde per vag. zugenäht. Da indessen nach wie vor die Blase mit der Bauchhöhle in offener Verbindung stand, wurde die Vornahme einer Laparotomie beschlossen. Die Geburt war um 9 Uhr 45 Min. Vormittags von statten gegangen, um 12 Uhr Mittags wurde die Laparotomie ausgeführt. Die längs verlaufende Ruptur der Scheiden-Blasenwand erstreckte sich über den queren Uterusriss hinaus aufwärts bis an den Scheitel der Blase. Die Querruptur befand sich an der vorderen Uteruswand und zeigte jetzt eine Länge von 8—9 cm; er setzte sich nach rechts ins Lig. latum fort, dessen Blätter in ziemlich beträchtlicher Ausdehnung durch Blutgerinnsel von einander getrennt waren. Am Uterus hatte der Riss der Muskelschicht seine Lage an der Grenze zwischen dem dünnen Uterinsegment und dem verdickten Theil des Corpus. Der Bauchfellüberzug der vorderen Uteruswand war 3 cm näher dem Fundus durchrissen. Rechts von der Medianlinie fand sich in der Uteruswand, an den beiden Rändern der Ruptur eine gangränöse Stelle, im Ganzen etwa von Nussgröße; beim Eröffnen der Bauchhöhle verbreitete sich ein stinkender Geruch. Die gangränösen Partien wurden mit der Schere abgetragen, die Blasenwand und die Uterusmuskulatur so wie darüber das Bauchfell mit Katgut vernäht, Blutgerinnsel und blutige Flüssigkeit aus der Bauchhöhle entfernt. Keine Drains.

Die Temperatur am 29. September vor der Operation 37,1°, Puls 74, Abends 38°, am 30. Morgens 38,6°. Am 30. September, 9 Uhr Vormittags Exitus letalis.

Die Sektion ergab Sepsis; die Ränder der Rupturen waren gut verklebt; in der Bauchhöhle wurden Blutgerinnsel angetroffen.

II. Keine Komplikation, supracervicale Amputation, Drainirung durch die Bauchwunde, Genesung.

S. M., 43jährige XIIpara.

Letzte Entbindung 1898 und zwar instrumental, das Kind wurde todt geboren; übrige Geburten normal. Letzte Periode im August 1900, erste Kindsbewegungen im December 1900, das allgemeine Befinden gut. Vor der Aufnahme in die geburtshilfliche Klinik zu Helsingfors am 4. Mai 1901 von Niemand untersucht.

Befund bei der Aufnahme: sehr hochgradiger Hängebauch, Becken normal, Uteruswand stark ausgedehnt, Kind lebend in Scheitellage, äußerer Muttermund für 3 Finger durchgängig, Fruchthäute unversehrt. Der Harn enthielt viel Albumin. Am 5. Mai, 6 Uhr 15 Min. Morgens barsten die Fruchthäute; Muttermund jetzt vollständig erweitert. Kopf des Kindes per vaginam nicht erreichbar. Nach einigen Wehen fühlt man indessen den Kopf am oberen Beckeneingang mit dem linken (hinteren) Scheitelbein sich einstellend. Wehen recht gut. Da nach Verlauf einer halben Stunde die Einstellung sich nicht verbessert hatte, wurde ein Versuch gemacht, sie manuell zu korrigiren, was jedoch nicht vollständig gelang, weshalb 2 Stunden später die Wendung vorgenommen wurde. Der Kopf ließ sich ohne Schwierigkeit zur Seite schieben, indessen war der operirende Arzt nicht im Stande, die Füße des Kindes mit der zuerst eingeführten linken Hand zu erfassen, sondern musste diese Hand wieder herausziehen und die Wendung mit der rechten Hand vollenden. Die Uteruswand schien den Kindskörper nicht gar zu fest zu umschließen. Als der Fuß des Kindes vom Fundus herabgezogen wurde, fühlte indessen der Operirende an der Vorderseite des unteren Uterinsegmentes eine quer verlaufende Ruptur, durch die der Kindskopf ausgetreten war. Das Kind war bei der Geburt noch am Leben, starb aber nach 2 Stunden (an intracranieller Blutung); sein Gewicht betrug 5150 g. Die Placenta wurde nach der Extraktion des Kindes abgelöst in der Scheide vorgefunden; keine nennenswerthe Blutung. Die Wendung und Extraktion war um 10 Uhr Vormittags beendet.

Um 1/25 Uhr Nachmittags machte ich Laparotomie und Amputatio supracervicalis. Bei der Durchschneidung der Bauchwand finden sich unter der Fascie dunkle Blutgerinnsel und zerrissene, stark mit Blut durchtränkte Gewebe; am Grunde ist die Ruptur sichtbar, das Bauchfell ist von der vorderen Uteruswand nach aufwärts bis zur Mitte des Uteruskörpers und von der vorderen Bauchwand bis an die gleiche Höhe abgelöst und zerrissen so wie umgeklappt. Nachdem diese abgelöste und gegen den oberen Wundwinkel umgeklappte Peritonealpartie in der Richtung der Bauchwunde durchschnitten worden war, kamen Blutgerinnsel, die Därme und der Uterus zum Vorschein. Die sehr blutreichen Adnexa werden unterbunden, hinterer Peritoneallappen wird vom Uterus her gebildet, die hintere Uteruswand mittels Ligaturen en masse unterbunden und der Uterus am unteren Uterinsegment, in der Höhe der hier von einer Seite zur anderen verlaufenden, 10 cm langen Ruptur abgeschnitten. Reichliche Blutung. Der hintere Peritoneallappen wird, nach Einlegung der Ligaturen in den Cervicalkanal, über den Amputationsstumpf hinweg mit dem vorderen Peritoneum parietale zusammengenäht. Vom unteren Winkel der Bauchwunde her gegen den Uterusstumpf zu wird ein Jodoformgazetampon extraperitoneal eingelegt. In der Scheide kein Tampon.

Verlauf nach der Operation fieberfrei, abgesehen von einem Male, am vierten Abend, wo die Temperatur auf 38,2° stieg. Am 25. Mai wurde die Frau als geheilt entlassen.

Der Grund dieser Uterusruptur ist nach meinem Dafürhalten in einem Missverhältnis zwischen dem ungünstig eingestellten großen Kindskopf und dem Becken so wie in einer Entartung der Gebärmutterwand zu suchen.

Es ist allerdings wahr, dass der operirende Arzt während der Ausführung der Wendung die Ruptur entdeckte, ohne dass die Pat. vorher Symptome einer Uterusruptur dargeboten hatte, und die Möglichkeit, dass die Ruptur durch die Wendung vergrößert wurde, lässt sich nicht ausschließen. Aber die Beschaffenheit der Ruptur und die im Übrigen vorliegenden Verhältnisse lassen die Ansicht begründet erscheinen, dass diese Ruptur immerhin den spontanen Rissen gleichzustellen ist. Der biparietale Durchmesser des Kindskopfes betrug 11 cm, der bitemporale 9,25, der mentooccipitale 14, der suboccipito-bregmatische 9,5, der fronto-occipitale 13 cm. Becken-maße: Sp. il. 26, Cr. il. 28, Troch. 30, Conj. ext. 20, Conj. diago-nalis 12,5.

Da nach Angaben von Davidoff, Poroschin und Schwartz (Centralblatt für Gynäkologie 1898 p. 183 und 1899 p. 845) das Uterusgewebe an der Rupturstelle alterirt sein sollte, habe ich Herrn Dr. Kolster, Privatdocent der pathol. Anatomie, gebeten, dieses Verhalten bei der hier besprochenen Pat. zu untersuchen; das Er-gebnis seiner Untersuchung geht aus Nachstehendem hervor.

Zur mikroskopischen Untersuchung wurde von Dr. Kolster je ein Stück der vorderen und der hinteren Uteruswand vom Niveau der Rissstelle entnommen, außerdem, zum Vergleich, von einer zu-fällig zur Sektion gekommenen frisch Entbundenen entsprechende Stücke. Es ergab sich dabei, dass bei Verwendung der Weigert'schen Elastinfärbung mit Resorcin-Rosanilin der Nachweis des elastischen Gewebes an den der Rupturstelle entstammenden Präparaten nicht gelingen wollte; nur dicht unter der äußeren Wand ließ sich ein aus bröckeligen Stücken zusammengesetzter schmaler Streif gefärbten elastischen Gewebes auffinden. In allen übrigen sowohl demselben, wie dem anderen Uterus entnommenen Präparaten zeigten sich nicht nur in den Gefäßen, sondern auch zwischen den Muskelbündeln die nach normalen Verhältnissen zu erwartenden Elastinmengen.

Hinsichtlich der Behandlung der Uterusruptur, scheinen die meisten Autoren darin übereinzustimmen, dass bei drohender Ver-blutung die Laparotomie mit darauffolgender Amputation oder Totalexstirpation des Uterus vorzunehmen sei. Die zweite drohende Gefahr und die häufigste Ursache eines letalen Ausganges ist die Infektion. Allein schon hierbei machen sich verschiedene An-sichten geltend. Während einige Autoren in der Infektion eine Indikation für die Operation erblicken, heben andere, z. B. Baur (Centralbl. f. Gynäkol. 1900 p. 1009) hervor, dass die Operation die Widerstandskraft der Pat. gegen eine beginnende Infektion in hohem Grade herabsetzen muss.

In dem zweiten oben angeführten Falle war keine Blutung vor-handen; auch lag kein specieller Grund vor, eine Infektion zu be-fürchten, denn es waren seit der Entbindung und dem Entstehen der Ruptur bereits 7 Stunden vergangen und der Zustand der Frau war, als ich eintraf, andauernd gut, Temperatur und Puls normal; auch war die Frau vor der Aufnahme in die Entbindungsanstalt von Niemand untersucht worden. Dass ich in diesem Falle dennoch operirte, beruhte darauf, dass ich die üblichen Ansichten über die Behandlung der Uterusrupturen und über die Indikationen dafür nicht voll und ganz theilen kann.

Bei einer kompleten Ruptur besteht zwischen der Peritoneal-höhle und dem Genitalkanal eine handbreite, offene Verbindung, welche die Frau noch lange Zeit während des Puerperiums der Gefahr einer Peritonitis aussetzt. Wenn auch bei der Entbindung die Infektionsgefahr in höchst wesentlichem Grade reducirt werden kann, so liegen bei bestehender Uterusruptur, deren Ränder häufig schwer kontundirt sind und zur Nekrose prädisponiren, die Verhältnisse während des Puerperiums nicht mehr gleich günstig.

Bei einer Tamponade der Ruptur ausschließlich per vaginam lässt sich die Läsion nicht vollständig überblicken, und es muss, falls eine Infektion hinzukommt, die sogenannte »Plasticität« des Peritoneums sich in hohem Maße geltend machen, um durch Verklebung der Eingeweide rasch einen hinreichend schützenden Abschluss des unteren Theiles der Bauchhöhle herbeizuführen. Ich frage mich nun, ob man sich nicht, indem man sich darauf beschränkt, lediglich per vaginam zu tamponiren, gewissermaßen mit einer halben Maßregel begnügt und dabei zu sehr auf die Widerstandsfähigkeit des Organismus baut. Denn falls jetzt eine Infektion hinzustößt, die ja in diesen Fällen häufig von akutester Art ist, ohne entzündliche Veränderungen des Peritoneums und ohne Abschluss der Peritonealhöhle nach oben hin durch Bildung von Adhäsionen, so dürften die Vaginaltampons kaum im Stande sein, die Entstehung und Ausbreitung der Peritonitis zu verhüten.

Immerhin bleibt aber in der Privatpraxis, wo eine Laparotomie mit dem größten Risiko verknüpft ist, die Tamponade per vaginam von außerordentlicher Wichtigkeit.

In Bezug auf die Bekämpfung der Infektion gestaltet sich die Sache etwa eben so, wenn man per laparotomiam lediglich die Ruptur zunäht und sodann die Bauchhöhle vollständig schließt. Bei einer hinzutretenden Infektion steht man hilflos da, wenn man sich nicht dazu entschließt, die Bauchwunde von Neuem zu öffnen und zu drainiren, wozu bei heftig verlaufender Infektion nicht immer Zeit ist.

Die Abtragung des Uterus bietet indessen meines Erachtens eine bessere Gewähr gegen die Ausbreitung der Infektion; denn in den meisten Fällen nimmt wohl die letztere von dem schwer lädirten Uterus ihren Ausgangspunkt, und wenn man durch den unteren Winkel der Bauchwunde einen Mikulicz'schen Tampon gegen den Uterusstumpf einführt, so hat man sich einigermaßen die Möglichkeit bereitet, den unteren Theil der Bauchhöhle nach oben hin abzuschließen, ein infektiöses Sekret zu entfernen und die Peritonitis zu begrenzen, ohne in gleich hohem Grade wie beim Tamponiren per vaginam davon abhängig zu sein, dass die Därme nicht zufällig, z. B. beim Tamponwechsel, mit inficirenden Elementen in Berührung kommen.

Obgleich es eine häufig konstatirte Thatsache ist, dass vaginale Exstirpationen sehr gut vertragen werden, wahrscheinlich weil hierbei die Bauchhöhle nicht in so hohem Grade wie bei der Laparotomie der Infektionsgefahr ausgesetzt wird, so ziehe ich dennoch die Laparotomie vor, weil diese eine bessere Kontrolle des Operationsfeldes mit den lädirten Organen und den abgerissenen großen Gefäßen ermöglicht. Und in Verbindung mit dieser Operation halte ich eine supracervicale Amputation des Uterus in der Fortsetzung oder im Niveau der Ruptur für eine dringend empfehlenswerthe, weil äußerst einfache und rasch ausgeführte, Maßnahme, die sich denn auch (Klien, Archiv f. Gynäkologie Bd. XII Hft. 2) als die am meisten praktische erwiesen hat.

Dass die Operation und die Narkose eine gewisse Herabsetzung der Kräfte und der Fähigkeit der Pat., eine beginnende Infektion zu überwinden, bedingen müssen, ist wohl anzunehmen; indessen lehrt ein Blick auf die Verhältnisse bei sonstigen Läsionen mit Infektion der Bauchhöhle, dass die Exstirpation der lädirten Partie nebst Drainage der Bauchhöhle ausgezeichnete Resultate erzielt hat. Ich glaube daher, dass trotz dem in der Operation und Narkose liegenden kräfteherabsetzenden Momente ein operativer Eingriff bei bestehender Uterusruptur geschehen muss. Ob die Laparotomie »primär« vorzunehmen oder zuerst die Frucht per vias naturales zu extrahiren ist, muss nach meiner Ansicht davon abhängig sein, ob anzunehmen ist, dass die Extraktion per vias naturales die Ruptur vergrößern wird oder nicht. Liegt das Kind ganz oder größtentheils in der Bauchhöhle, so hat sich der Uterus bereits in bedeutendem Grade verkleinert und die Ruptur in Folge dessen sich retrahirt, so dass eine Extraktion des Kindes zurück durch die Ruptur, durch die Cervix und die Vagina nicht nur die Ruptur vergrößern, sondern gleichzeitig auch die Blase oder die im Lig. latum befindlichen großen Gefäße lädiren kann, wesshalb in derartigen Fällen die primäre Laparotomie den Vorzug verdient, was auch mehrere Autoren hervorgehoben haben. Wenn dagegen das Kind in Kopflage mit im Becken fixirtem Kopfe sich befindet, so kann die Diagnose häufig erst nach der Extraktion der Frucht gestellt werden, wesshalb in solchen Fällen die primäre Laparotomie nicht in Betracht kommen kann. Sollte dagegen bei fixirtem Kopfe die Diagnose gestellt sein, so ist primäre Laparotomie vorzunehmen, denn die Entfernung der Frucht durch die Bauchwunde kann die Operation nicht in nennenswerthem Maße erschweren, wohl aber erspart sie Zeit.

Kurz zusammengefasst sollte meiner Ansicht gemäß die Behandlung der Uterusruptur die Folgende sein:

Bei inkompleter Ruptur wird diese per vaginam tamponirt.

Bei kompleter Ruptur mit drohender Verblutung wird Laparotomie und supracervicale Amputation des Uterus gemacht, worauf der untere Theil der Bauchhöhle, unter Einlegung eines Mikuliczschen Tampons vom unteren Wundwinkel her gegen den Uterusstumpf zu, nach oben hin abgesperrt wird.

Bei kompleter Ruptur ohne drohende Verblutung beschränkt sich in der Privatpraxis die Behandlung nach Extraktion der Frucht per vias naturales, auf die Tamponirung per vaginam. In einer Entbindungsanstalt dagegen hat in diesen Fällen die gleiche Behandlung Platz zu greifen wie bei drohender Verblutung, wobei in jedem Falle, wo die Diagnose schon vor der Extraktion des Kindes gestellt wird, die Laparotomie »primär« vorzunehmen ist.

Berichte aus gynäkol. Gesellschaften u. Krankenhäusern.

1) Gesellschaft für Geburtshilfe und Gynäkologie zu Berlin.

Sitzung vom 8. November 1901.
Vorsitzender: Herr Olshausen; Schriftführer: Herr Gebhard.

Herr Orthmann demonstrirt:

1) **Ein frisches Präparat einer Parovarialcyste mit Stieldrehung,** das von einer 36jährigen IVpara stammt. Pat. erkrankte plötzlich am 4. November a. c. mit heftigen Schmerzen in der rechten Seite; bei der Untersuchung ließ sich ein kleinkindskopfgroßer Tumor feststellen, der durch einen dicken Stiel mit der rechten, vorwärts geneigten Uteruskante verbunden war. Diagnose: Rechtsseitige Ovarialcyste mit akuter Stieldrehung. 7. November Köliotomie: Von den rechten Adnexen ausgehender cystischer Tumor, tiefblauschwarz; Därme und Peritoneum stark injicirt; etwas blutig gefärbter Ascites; der Stiel war einmal genau um 360°, entgegengesetzt der Drehung des Uhrzeigers, torquirt. Bei genauerer Besichtigung zeigte es sich, dass es sich um eine Parovarialcyste handelte, die Tube verlief, 12 cm lang, innerhalb der Cystenwand, das Ovarium war stark vergrößert, 9 cm lang, ödematös und blutig infiltrirt. Links fand sich eine Sactosalpinx serosa, welche ebenfalls entfernt wurde, während das linke Ovarium zurückgelassen wurde.

2) **Ein primäres Vulvacarcinom,** welches von einer 70jährigen Vpara herrührt. Pat. will seit 1 Jahre eine Geschwulst an der rechten Seite der äußeren Genitalien bemerkt haben; Ende April stellte sich Pat. mit einem 10 cm langen und 7 cm breiten carcinomatösen Geschwür der rechten Labien vor; dasselbe umfasste auch die Clitoris und reichte bis dicht an die Urethra; an der linken großen Labie fanden sich 2 isolirte Carcinomknötchen, die genau der Berührungsstelle mit dem Carcinom der anderen Seite entsprachen; die Drüsen der rechten Leistengegend waren ebenfalls infiltrirt. Am 27. April: Exstirpation des Carcinoms der Vulva, so wie der rechtsseitigen Inguinaldrüsen; das Carcinom ging bis auf den Knochen des rechten absteigenden Schambeinastes; Heilung per primam; Pat. konnte am 17. Mai entlassen werden. — Am 1. November, also nach ca. 6 Monaten, erschien Pat. mit einem kolossalen Recidiv in der Narbe der rechten Leistengegend; ein ganz kleiner Knoten befand sich außerdem an der Urethralmündung. Am 4. November: Exstirpation des Recidivs; eine vollkommene Entfernung war nicht mehr möglich; die Hautwunde ließ sich bis auf eine etwa 3markstückgroße Lücke in der Mitte zusammenbringen.

3) **Einen nach der Schuchardt'schen Methode wegen Carcinom der Portio und Vagina exstirpirten Uterus,** nebst der dazu gehörigen Pat.; letztere, eine 46jährige IVpara, kam am 13. Oktober in die Poliklinik und klagte eigenthümlicherweise nur über starke Urinbeschwerden. Bei der Untersuchung ergab sich, dass die Scheide mit einem verjauchten und nekrotischen Blumenkohlgewächs der hinteren Muttermundslippe fast vollkommen angefüllt war; der Uterus war außerdem retroflektirt und fixirt und beide Adnexe verdickt. — Am 14. Oktober Excochleatio und Jodoformgazetamponade der Scheide. — Am 16. Oktober vaginale Totalexstirpation des Uterus mittels des Schuchardt'schen Pararectalschnittes; hierbei wurde das Rectum in Folge der innigen Verwachsungen desselben mit der hinteren Uteruswand verletzt. Die Exstirpation war wegen der ausgedehnten Verwachsungen mit großen Schwierigkeiten verbunden; es bestand außerdem eine beiderseitige, allseitig verwachsene Sactosalpinx

serosa; beide Adnexe wurden, mit Ausnahme eines Restes des linken Ovarium, mit entfernt. — Schließlich Vernähung der Rectalwunde mit fortlaufender Katgutetagennaht; Schluss der Pararectalwunde mit tiefer fortlaufender Katgutnaht und oberflächlichen Katgutknopfnähten; vollkommene Heilung per primam; Temperatur meist subnormal, nie über 37°.

O. hat bisher 8 mal nach der Schuchardt'schen Methode operirt; stets bei mannigfach komplicirten Fällen: 1 Pyometra bei einer 61jährigen; 1 Cervicalmyom mit Salpingitis purulenta duplex; 6 Carcinome, 2 der Portio und 4 weitgehende der Cervix, theilweise noch komplicirt mit Retroflexio uteri fixata und doppelseitigen Adnexerkrankungen. — O. kann die Schuchardt'sche Methode auf Grund seiner bisherigen, sämmtlich genesenen Fälle nur empfehlen; die Blutung war nie bedeutend; es wurden höchstens 2—3 Umstechungen nothwendig, manchmal auch gar keine; Heilung fast stets per primam und ohne jede Funktionsstörung.

Herr Kossmann demonstrirt:

1) Einen Satz Badespecula aus federndem Stahldraht;

2) eine Dose zur gleichzeitigen Sterilisirung von 12 eingefädelten Knopfnähten.

Beide Apparate sind von dem Medicinischen Waarenhaus zu Berlin angefertigt.

Herr Koblanck zeigt ein Fibromyom der Portio.

Herr Gottschalk berichtet über eine ganz analoge Beobachtung von Myom der hinteren Lippe, das orangegroß noch eine spontane Geburt zugelassen hat. Jetzt ist es nahezu kindskopfgroß, ohne Beschwerden zu machen. Die Pat. will desshalb von einer operativen Entfernung nichts wissen. Der Uterus ist von dem Tumor ganz nach oben und vorn in die Bauchhöhle verdrängt, sonst frei von Myomen.

Herr R. Schaeffer demonstrirt einen fast mannskopfgroßen Uterus, der in seiner Höhle ein kindskopfgroßes, cystisches Myom enthält. Bei der vor 1¹/₄ Jahre vorgenommenen ersten Untersuchung (es handelte sich um eine 48jährige Frau, bei welcher seit 3 Monaten die Periode ausgeblieben war) wurde eine Retroflexio uteri gravidi III. mense diagnosticirt, der Uterus aufgerichtet und ein Ring eingelegt. 1 Jahr lang ging es der Kranken gut. Dann traten profuse Blutungen auf. Der Tumor entsprach jetzt dem 6.—7. Graviditätsmonat. Da die digitale Austastung des Uterus ergebnislos blieb, wurde die abdominelle Totalexstirpation gemacht. Wundverlauf glatt. Beim Aufschneiden des Tumors trifft das Messer auf eine 2faustgroße Höhle im Innern des submukös gelegenen Tumors, die mit trübem Serum gefüllt ist. Keine sarkomatöse Entartung. Die Wand besteht aus nekrotisirtem Gewebe. Derartige cystische Myome mit großer Höhle und intrauterinem, submukösem Sitz sind recht selten. Olshausen erwähnt nur einen solchen Fall. Die Verwechslung solcher Tumoren mit Gravidität ist leicht möglich.

Herr Olshausen hebt hervor, dass Erweichungscysten bei submukösen Myomen eine große Seltenheit sind und betont alsdann die Bedeutungslosigkeit der Entstehung solcher Erweichungsherde, während die eigentlichen cystischen Myome durch ihr rasches Wachsthum bisweilen etwas Malignes bekommen.

Herr Gottschalk fragt, ob es nicht möglich gewesen wäre, das Myom von der Scheide aus isolirt mit Erhaltung des Uterus auszuschälen, nachdem die Blase vom Collum abgelöst und letzteres bis hinauf in das untere Uterinsegment median gespalten worden war.

Herr Jaquet: Über Oligohydramnie.

Der Vortr. bespricht zunächst die Litteratur über seinen Gegenstand und macht auf die Widersprüche aufmerksam, die sich bei den Klinikern im Laufe der Zeit darüber geltend gemacht haben. Nachdem er sodann die verschiedenen Resultate der physiologischen Forschung über Herkunft, Bestimmung und Verbleib des Fruchtwassers skizzirt hat, kommt er Hinsichts des Fruchtwassermangels zu folgenden Schlüssen:

1) Der Fruchtwassermangel ist ein seltenes Vorkommnis.

2) Die Ätiologie desselben ist dunkel. In Zukunft sei auf das Verhalten der Jungbluth'schen Gefäße, auf die Beschaffenheit der Zottenepithelien, auf die Länge der Nabelschnur zu achten.

3) In der ersten Hälfte der Schwangerschaft seien die Folgen für die Mutter belanglos, wenn der Zustand nicht, wie es vorgekommen, mit Tumoren verwechselt werde; für den Fötus aber sehr gefährlich, weil die ausbleibende Abhebung des Amnion von der Körperoberfläche der Bildung von Difformitäten, Spontanamputationen etc. Vorschub leiste.

4) In der zweiten Hälfte der Schwangerschaft bringe der Zustand immer, sowohl für die Mutter als auch für den Fötus, Nachtheile: Erstere haben viel von schmerzhaften Kindsbewegungen zu leiden; Letztere können leicht in Folge der Engigkeit des Raumes, auf den sie angewiesen sind, Geschwürsbildung an den Malleolen, Verbildungen an den Extremitäten erfahren, oder der Atrophie verfallen, können aber auch, wie die Fälle des Vortr. beweisen, normal zur Welt kommen.

5) Die Geburt werde durch den Fruchtwassermangel immer zu einer pathologischen, die Eröffnungsperiode ziehe sich namentlich bei Erstgebärenden ganz ungemein in die Länge, und daneben komme es regelmäßig zu einer vorzeitigen Abtrennung der Placenta, so dass die Kunst einschreiten und die Blase gesprengt werden müsse, worauf die Geburt spontan und rapid zu erfolgen pflege.

6) Das Leiden brauche sich nicht, wie manche Autoren angenommen haben, bei derselben Frau zu wiederholen. Der Vortr. hat die Frauen seiner Fälle zum Theil sowohl vor als auch nachher entbunden, ohne an ihnen die Fruchtwasseranomalie beobachtet zu haben.

Diskussion: Herr P. Strassmann: Die Bedeutung der Jungbluth'schen Gefäße wird überschätzt. Der Nachweis, dass sie Fruchtwasser liefern, ist nicht erbracht. Diese oberflächlichen Verbindungen von Gefäßen sind nichts Anderes als Vasa nutrientia der oberflächlichen Chorionschichten, wie ja auch die vom Vortr. bereits erwähnten negativen Befunde Anderer — zumal bei Hydramnios — beweisen.

Vollkommenes Fehlen des Fruchtwassers hat S. in wenigen Fällen beobachtet. Bei einer IIpara, deren Geburt in der 37.—38. Woche erfolgte, bestanden anhaltende, unerträgliche Schmerzen, so dass die Kreißende mehrere Stunden lang während der Entbindung stehend oder kniend im Bett zubrachte. Die Blase wurde über dem lange im Einschneiden befindlichen Kopf gesprengt. Frucht 1500 g, vollkommener Fettmangel, gerade als ob hochgradige Abmagerung stattgefunden hätte. Dabei waren die Knochen kräftig. Die 1. Geburt soll eben so gewesen sein. Die Mutter litt an Gallensteinen, ob eine Beziehung zwischen Fettverdauung und Fettmangel der Frucht vorlag, wagt S. nicht zu entscheiden. — Ferner erlebte S. eine Zwillingsgeburt, bei der Oligohydramnie beider Eiblasen bestand. Die aus 2 Eiern stammenden Früchte waren kräftig entwickelt. Die nach der ersten Geburt erwartete Polyhydramnie des zweiten war nicht vorhanden. Endlich erwähnt S. das in der Gesellschaft seiner Zeit vorgestellte nierenlose Kind mit Fruchtwassermangel. Wenn nicht alle ähnlich verbildeten Früchte Wassermangel zeigen, so liegt dies daran, dass manche noch Spaltbildungen haben. Hier tritt bei behinderter oder aufgehobener Diurese Transsudation aus den Spalten (Encephalocele, Bauchbruch etc.) ein. Dies ist daher zu berücksichtigen, wenn man derartige Beispiele als Beweise gegen die fötale Diurese als Fruchtwasserquelle anführen will. Indem S. für die fötale Diurese in den Amnionsack eintritt, stützt er sich auf die Beobachtung der funktionellen Unterschiede der uropoetischen Systeme eineiiger Zwillinge. Angeregt durch bessere Blutversorgung weist der Polyhämiker (Polyhydramniot) große Nieren mit mess- und zählbarer Zunahme der Glomeruli auf, ferner dilatirte Ureteren, dilatirte und hypertrophirte Harnblase. Sehr auffallend ist das funktionelle Zurückbleiben der Harnblase des Oligohydramnioten, die kaum zwischen den Nabelarterien bemerkbar ist. Bei frühzeitiger Asymmetrie des 3. Kreislaufes kann es sogar bei der übermäßigen Leistung, die die Leber des Polyhdramnioten aufbringen muss, zu Lebercirrhose kommen, die neben der Vergrößerung der übrigen Organe sehr augenfällig ist.

Die Entwicklung der Früchte bei Oligohydramnie dürfte mit der verschiedenen Wasseraufnahme der Früchte — sei es direkt durch die Placenta oder indirekt durch Schlucken — zusammenhängen. Für die Schluckthätigkeit erwähnt S. neben den bekannten Befunden noch als Beweis von der Negative her die überreichlichen Wassermengen bei Verkümmerung des Unterkiefers (Mikrognathie und Agnathie). Diese können nicht schlucken, vermögen aber zu uriniren.

Bei fehlendem Fruchtwasser kann sich in der Blase eine Kopfgeschwulst bilden (1 Fall). Die Blase ist zu sprengen. An der mangelnden Eröffnung ist oft schuld, dass sich hier die Blase nicht ablösen kann. Manche Fälle von Adhärenz der Eihäute sind auf ungenügende Menge Fruchtwassers zurückzuführen.

Herr Bokelmann geht kurz auf die geburtshilfliche Bedeutung des primären Fruchtwassermangels ein, die nach seiner Erfahrung geringer ist, als der Vortr. auf Grund seiner Fälle annehmen zu müssen glaubt. Besondere Beschwerden während der Schwangerschaft hat B. eben so wenig gesehen als Störungen der Geburt, die im Gegentheil in 2 kürzlich beobachteten Fällen außerordentlich rasch verlief. In dem einen dieser Fälle war gegen Ende der Gravidität die Konfiguration des Bauches sehr merkwürdig, in so fern die Konturen des Kindes so zu sagen durch die Bauchdecken zu sehen, der Uterus als solcher dagegen kaum zu fühlen war. In dem anderen zeigte das Kind einige Tage nach der Geburt eine eigenthümliche, an Ichthyosis erinnernde Hautaffektion mit nachfolgender starker Abschälung der ganz trockenen Epidermis, eine Veränderung, die sich nicht nur durch den Fruchtwassermangel erklären ließ. B. ist der Ansicht, dass, wie bei vorzeitigem Wasserabfluss, so auch beim primären Fruchtwassermangel eine Erschwerung der Geburt, wenigstens bei Multiparen, nicht die Folge zu sein braucht, die Geburt im Gegentheil nicht selten besonders schnell und glatt vor sich geht.

Herr Opitz bemerkt, dass sich aus den vorgetragenen Fällen beim Fehlen besonderer Untersuchungen keine Schlüsse auf die Herkunft des Fruchtwassers ziehen lassen, daher eine Diskussion über diesen Gegenstand sich erübrigt. Erwähnt solle nur werden, dass Hydramnios bei eineiigen Zwillingen und einzelnen Früchten auf verschiedenen Ursachen beruhen, und daher nicht ohne Weiteres mit einander verglichen werden dürfen.

Ferner stellt er an Herrn Jaquet die Frage, ob in einem der Fälle vielleicht auch statt des Fruchtwassers eine schleimige Masse in der Eihöhle gefunden hat, wie in den Fällen von Lomer und Saniter.

Herr Gottschalk lenkt die Aufmerksamkeit bei Fällen von Oligohydramnie auf die Ausbildung des Venennetzes im Bereich des häutigen Chorion. G. hat in 2 analogen Fällen dieses Venennetz äußerst dürftig entwickelt gefunden.

Herr Olshausen kann das wiederholte Vorkommen von sehr geringer Fruchtwassermenge bei einzelnen Frauen bestätigen. Er glaubt mit Gusserow und Strassmann, dass in der 2. Hälfte der Schwangerschaft die Hauptmenge des Fruchtwassers von den fötalen Nieren stammt, wofür besonders auch die gewöhnlich trockene Geburt bei Verschluss der Harnwege des Fötus sprechen.

Die von Herrn Strassmann erwähnte Verwachsung der Eihäute mit dem unteren Uterinsegment kommt sicher vor, hat aber mit dem Mangel des Fruchtwassers nichts zu thun.

2) Gynäkologische Gesellschaft in München.

Sitzung vom 23. Oktober 1901.

Bericht von Dr. Sigm. Mirabeau in München.

I. Herr Mirabeau: Demonstrationen.

a. Adenoma malignum corporis uteri.

Bei einer 57jährigen Virgo intacta, die vor 10 Jahren ohne Störung ihre Periode verloren hatte und die nie krank war, traten seit einem Jahre leichte unregelmäßige Blutungen auf; dabei bemerkte Pat. zunehmende Mattigkeit und Appetitlosigkeit, sonst keinerlei Beschwerden.

Bei der Untersuchung erweist sich das Hymen intakt und derb, nur mit Mühe für den Finger passirbar, Vagina sehr eng, Portio ein virginelles Zäpfchen, Muttermund ein kaum fühlbares Grübchen. Corpus uteri in Mittelstellung, kleinfaustgroß von ungleicher Konsistenz, weicher als normal. Bei der Sondirung stößt man allenthalben auf weiche Massen, die sich bei der mikroskopischen Untersuchung als malign erwiesen.

Vaginale Totalexstirpation des Uterus nach Schuchardt, wegen der Enge der Theile schwierig, aber ohne Störung, Heilungsverlauf afebril und glatt.

Am Präparat erweist sich das ganze Corpus uteri ausgefüllt von einer grau-weißlichen, im Centrum breiigen Geschwulstmasse. Die ganze Corpusschleimhaut ist gleichmäßig in Geschwulst verwandelt, welche die Muscularis stellenweise bis nahe an die Serosa durchsetzt. Genau am inneren Muttermund endet die Geschwulst scharf, die Cervix ist vollkommen frei.

Mikroskopisch besteht der Tumor aus bunt durch einander gewucherten Zellschläuchen, allenthalben mit einschichtigem, aber überall mehrzeiligem, hohem Cylinderepithel. Nirgends lassen die Zellschläuche noch eine Hauptrichtung erkennen, sondern wuchern radial nach allen Richtungen. Stellen mit mehrschichtigem Epithel oder gar solide Zellwucherungen konnten in keinem Präparat gefunden werden, eine Grenze zwischen Muscularis und Mucosa ist vielfach nicht mehr zu erkennen.

Das Bindegewebe ist stellenweise kleinzellig infiltrirt, an anderen Stellen fast vollkommen verschwunden. An einigen Stellen bestehen cystische Hohlräume mit niederem Epithel ausgekleidet.

Der Fall zeigt eine ungewöhnlich reine Form des malignen Adenoms, das histologisch noch nirgends einen eigentlichen Carcinomcharakter angenommen hat, und gerade mit Rücksicht auf solche Fälle erscheint es zweckmäßig, entgegen dem Vorschlag einiger Autoren (Winter, Kaufmann, Fränkel, den Begriff Adenoma malignum beizubehalten.

Demonstration des Uterus und der mikroskopischen Schnitte.

Diskussion: Herr J. A. Amann ist auch für Beibehaltung des Begriffs Adenoma malignum, doch können alle genannten histologischen Befunde auch bei gutartigen Hyperplasien vorkommen, nur wenn man zufällig im curettirten Material Stellen findet, aus denen ein Einwuchern der Zellschläuche in die Muskulatur zu erkennen ist, kann man mit Sicherheit die Diagnose auf Malignität stellen.

Herr Mirabeau glaubt, dass die Gesammtheit der histologischen Befunde wenn man sie auch vereinzelt bei benignen Processen sehen kann, doch im Zusammenhang mit dem klinischen Bild einen bestimmten Schluss zulassen, was man am besten beim Vergleich mit hochgradigen benignen Hyperplasien erkennen kann.

b. Blasenstein (Uratstein) genau von Form und Größe des Trigonum Lieutaudii mit deutlich erkennbarer, dem Sphincter vesicae entsprechender Einschnürung. Derselbe stammt von einer 37 Jahre alten Frau, die seit 2 Jahren an Blasenbeschwerden (Schmerzen beim Wasserlassen, blutige Beimischungen) litt und in dieser ganzen Zeit wegen Cystitis behandelt wurde, ohne dass es möglich war, den Stein als Ursache der Beschwerden zu erkennen.

Vermittels des Cystoskops wird der Stein erkannt und dann durch Kolpocystotomie entfernt. Die Blasenwand wird rings von der Vagina abpräparirt, isolirt quer vernäht, darüber in Längsrichtung die Vagina. Primäre Heilung.

Der Fall mahnt, vor jeder lokalen Blasenbehandlung die Endoskopie auszuführen.

Demonstration des Steines und einer Zeichnung seines cystoskopischen Bildes.

Diskussion: Herr Amann hat ebenfalls mit der Kolpocystotomie gute Erfahrungen gemacht, man muss sich nur hüten, mit dem Schnitt in den Sphincter vesicae hereinzukommen.

Herr Gossmann warnt vor der früher viel geübten starken Dilatation der Harnröhre und digitalen Austastung der Blase, und fragt, warum in diesem Falle nicht die Lithotripsie ausgeführt wurde.

Herr Madlener räth, bei gynäkologischen Untersuchungen im Allgemeinen der Blase größere Beachtung zu schenken.

Herr Mirabeau giebt zu, dass die Lithotripsie in der Hand sehr geübter Operateure gute Resultate giebt, doch können dabei, abgesehen von Nebenverletzungen, leicht kleine Partikel zurückbleiben und zu erneuter Steinbildung führen, andererseits hat sich ihm der Blasen-Scheidenschnitt wiederholt gut bewährt. Nach Dilatation der Harnröhre von geübter Hand sah er bei einem jungen Mädchen vollkommene Inkontinens in Folge Zerreißung des Sphincter vesicae.

c. Mannskopfgroßes, multilokuläres Ovarialkystom mit Stieldrehung (Fall von Herrn Dr. Königsberger).

Eine Frau Anfang der 40er Jahre erkrankte plötzlich im Anschluss an schweres Heben mit heftigen Schmerzen im Leibe unter den Erscheinungen von Peritonitis.

Als sie nach mehrwöchentlichem Krankenlager das Bett verlassen konnte, bestanden Schmerzen in der rechten Bauchseite und besonders bei der Defäkation weiter.

Die Untersuchung ergab einen bis über den Nabel reichenden, median gelagerten, kugligen Tumor von hart-elastischer Konsistenz, der den Uterus ganz an die Symphyse gedrückt hatte. Bimanuell konnte man rechts deutlich den straff gespannten Stiel tasten, das linke Ovarium erwies sich ebenfalls vergrößert.

Diagnose: Stielgedrehtes, rechtsseitiger Ovarialtumor, chronische Peritonitis.

Bei der Operation erweist sich der Tumor vollkommen in Darmschlingen eingewickelt, die alle größtentheils stumpf gelöst werden. Der vollkommen nekrotische Stiel braucht nicht unterbunden zu werden. Resektion der ebenfalls nekrotischen rechten Uterusecke, Exstirpation des cystisch degenerirten, hühnereigroßen linken Ovariums, Lösung der peritonitischen Spangen und Adhäsionen zwischen den Darmschlingen; Bauchnaht; Heilung per primam; Genesung.

Demonstration des nach Kayserling konservirten Tumors, an dem man die völlige Durchblutung von Cystenwand und -Inhalt so wie die vollkommene Nekrose des Stiels sehr deutlich sehen kann.

II. Herr J. A. Amann: Totale Inversion des Uterus durch Fibrom.

Die meisten unter dem Namen totale Uterusinversion beschriebenen Fälle betreffen zwar vollkommene Umstülpungen des Uteruskörpers, gewöhnlich ist jedoch die Cervix noch in situ erhalten oder sie ist nur zum Theil, event. bis zum Muttermundsaum umgestülpt. Eine vollkommene Umstülpung auch des letzten Saumes der Cervix gehört zu den größten Seltenheiten. Die Betheiligung der Cervix an der Umstülpung hängt mit dem mehr oder minder starken Prolaps des invertirten Uterus und somit mit dem Zug an dem invertirten Uterus zusammen. In der Litteratur finden sich nur wenige einwandsfreie Fälle von totaler Uterus- und Cervixinversion beschrieben und abgebildet, so u. A. von M'Clintock, Fritsch, Schauta, Küstner.

Die eigene Beobachtung betrifft eine Pat. von 41 Jahren, die bereits allgemein septisch und vollkommen ausgeblutet überwiesen wurde. Pat. hatte 2mal geboren, das 1. Mal wurde sie mit Forceps entbunden, die 2. Geburt, vor 14 Jahren, verlief regulär, dessgleichen die Wochenbetten. Seit einigen Jahren besteht ein Drang

nach abwärts; vor einem Jahre soll ein totaler Vorfall des Uterus eingetreten sein
den aber Pat. selbst wieder reponiren konnte. Erst vor 14 Tagen trat nach
schwerem Heben der Vorfall von Neuem hervor und nahm schnell an Größe zu.
Seit längerer Zeit Abmagerung, abundante Blutungen und Fieber mit Frösten.

Vor den äußeren Theilen befindet sich ein kindskopfgroßer Tumor von breit-
kolbiger Form; in der Mitte lässt sich auf demselben ein wurstförmiger Längswulst erkennen, der gewissermaßen zu den Genitalien herauswächst und nach
hinten zu in den Haupttumor übergeht. Eine flache, cirkuläre Einschnürung
theilt den Längswulst in einen vorderen kleineren und einen mehr nach hinten
gelegenen längeren und breiteren Theil. Der Längswulst ist der invertirte
Uterus, die cirkuläre Einschnürung ist der innere Muttermund, vor demselben und nach vorn zu die umgestülpte Cervix, die ohne jeden Saum oder
Vorsprung in die vordere Vaginalwand übergeht, nach hinten zu die invertirte
Corpushöhle, an der man links außen am Ende als spaltförmige, sondirbare
Einsenkung leicht das Ostium uterinum der Tube erkennen kann, das nach
außen gekehrt ist. Die Oberfläche der invertirten Uterushöhle ist mit verhorntem
Plattenepithel besetzt. Der Haupttumor geht von der rechten Seite des Uterusfundus aus, aber auffallend ist es, dass der Haupttumor mit einem
noch viel breiteren, zweiten Stiel an der hinteren Vaginalwand inserirt, welch letztere ein Stück weit vor die Genitalien gezerrt ist. Zwischen
dem wurstförmigen Gebilde, das dem vollkommen invertirten Uterus entspricht,
und dem Tumor kann man mit etwa 3 Fingern hindurchgreifen. Der Haupttumor,
der somit 2 Stiele hat, einen kleineren am invertirten Uterusfundus, einen
breiten an der hinteren Vaginalwand ist ein verjauchtes, äußerst stinkendes
Fibrom.

Das ganz eigenthümliche topographische Verhalten des Tumors kann nur so
erklärt werden, dass man annimmt, dass das ursprünglich vom Fundus uteri ausgehende submuköse Fibromyom nach abwärts durch die Cervix in die Vagina getreten ist und den Uterus invertirt hat; an der Oberfläche des Tumors sowohl, als
auch an der der Vagina entstanden Ulcerationen, so dass die intensive Verwachsung des Tumors mit der hinteren Vaginalwand resp. dessen förmliche Implantation in dieselbe zu Stande kam.

Trotz der allgemeinen Sepsis der Pat. wurde noch die Totalexstirpation des
Tumors mit invertirtem Uterus und der hinteren Vaginalwand vorgenommen. Die
Blase war nicht in den Inversionstrichter hereinbezogen. Die Pat. vertrug den Eingriff gut und fühlte sich nach der Entfernung des Jaucheherdes Anfangs wohler,
Blasen- und Darmfunktion wurden regulär, trotzdem konnte aber die bereits vorher bestehende Sepsis nicht mehr aufgehalten werden, der Pat. nach einiger Zeit
erlag.

Es handelt sich hier um eine wirklich totale Uterusinversion, auch die
Cervix ist vollkommen umgestülpt, nicht der kleinste Saum ist am äußeren
Muttermund zu erkennen und ferner um eine höchst eigenartige Implantation
des Tumors in die hintere Vaginalwand.

Demonstration des Präparates und von Abbildungen.

Diskussion: Herr Gossmann hat wiederholt Fälle von vollständiger Umstülpung des Uterus sowohl post partum, als auch bei submukösen Myomen gesehen. Dieselben konnten meist leicht, in letzteren Fällen nach Abtragung der
Tumoren, reponirt werden.

Herr Lumping erinnert an 2 Fälle puerperaler Inversion, die er auf Java
gesehen; beide betrafen Eingeborene und waren verursacht durch rohe und unzweckmäßige Manipulationen während der Geburt durch eingeborene Geburts-
helferinnen. In beiden Fällen gelang die unblutige Reposition und trat Genesung ein.

III. Herr Ludwig Seitz: Über Prolaps des schwangeren Uterus,
insbesondere dessen Therapie sub partu.

Die Ursachen der relativ seltenen Konception sieht Vortr. in der mechanischen Erschwerung der Kohabitation, in dem leichten Abfluss des Spermas aus

der weiten Scheide, in der pathologischen Veränderung des Endometriums und in der Lageveränderung der Tuben und Ovarien.

Bei inkompletem Prolaps tritt bei eintretender Schwangerschaft in Folge der Größenzunahme des Uterus und seiner konischen Gestalt meist spontane Reposition ein, bei kompletem Prolaps nur selten, und zwar durch stärkere Anspannung der Ligamente; meist ist im letzteren Falle künstliche Reposition nothwendig, sonst erfolgt der Abortus; doch ist auch Schwangerschaft in dem vor den äußeren Genitalien liegenden Uterus bis über die Mitte der Zeit beobachtet worden, die Berichte über Gravidität bis zum regelmäßigen Ende halten einer wissenschaftlichen Kritik nicht Stand.

Auch bei inkompletem Prolaps tritt vielfach Abort ein, namentlich dann, wenn der Uterus retroflektirt liegt. Der Prolaps besteht meist schon vor der Schwangerschaft, doch werden auch mehrere Fälle angeführt, in denen derselbe erst während der Schwangerschaft meist in Folge plötzlich und stark erhöhten intraabdominalen Druckes.

Betreffs Symptomatologie wird auf andere Abhandlungen verwiesen. Die Behandlung des Prolapses in der Gravidität besteht in der Reposition und der Retention des Organs durch ein passendes Pessar oder durch eine T-förmige Binde; nur ausnahmsweise empfiehlt sich eine operative Beseitigung des Prolapses (Fälle von Schröder und Mittermaier).

Weniger einheitlich sind die Anschauungen über die Therapie bei der Geburt am regelmäßigen oder nahe dem regelmäßigen Termin der Schwangerschaft. Zur Beurtheilung dieser Frage verwendet Vortr. 68 von Franke in seiner Dissertation (Jena 1892) zusammengestellte und weitere 22 von ihm selbst aus der Litteratur zusammengesuchte Fälle, denen sich eine ausführliche Beschreibung eines selbsterlebten Falles anschließt.

Die Prognose für das Leben des Kindes stellt Vortr. ziemlich schlecht, 28,5% der Kinder unterliegen (unter den 91 Fällen 29mal Zange, 6mal Wendung, 10mal Perforation, Schieflagen in 4,4%, Steißlagen in 5,5%). Für die Mutter ist die Voraussage nicht wesentlich verschlechtert.

Das Schicksal des Kindes hängt meist von dem Verhalten des Muttermundes ab. Verf. unterscheidet daher solche Fälle, bei denen eine Hypertrophie der Cervix besteht oder der Muttermund durch chronisch indurative Entzündung und durch Narbenbildung ungewöhnlich rigid geworden ist, also der Eröffnung des Muttermundes abnorm große Widerstände entgegenstehen, und solche Fälle, bei denen der Uterus in toto eine Dislokation nach unten ohne wesentliche Induration der Cervix erfahren hat, bei denen sub partu meist starke ödematöse Schwellung der Lippen auftritt, die Geburt jedoch in der Regel, wenn auch etwas erschwert, schließlich spontan erfolgt.

Therapeutisch soll der Prolaps, wenn er sub partu irgend wie tiefer herabgetreten ist, unter allen Umständen reponirt, und wenn er wieder herabtritt, durch Tamponade oder Kolpeurynter retinirt werden; letztere Maßregel regt die Wehe an und begünstigt die Eröffnung des rigiden Muttermundes, die häufig durch vorzeitigen Blasensprung noch weiterhin erschwert wird. Wenn keine Indikation zur künstlichen Entbindung gegeben ist, kann man ruhig die Ausstoßung der Tamponade abwarten. Tritt aber Fieber auf, droht in Folge der abnorm großen Widerstände Uterusruptur oder kommt das Kind in Gefahr, so muss, wenn der Muttermund nicht vollständig erweitert ist, die Dilatation manuell oder instrumentell, und wenn diese Methoden nicht zum Ziele führen, durch Incisionen (in 38% der Fälle waren solche nothwendig, 6mal trotz vorausgegangener Perforation des kindlichen Schädels) vorgenommen werden. Vortr. empfiehlt möglichst tiefe Incisionen auszuführen, da die Blutung nur sehr gering ist und nur so eine rasche Extraktion möglich ist. Bei spontaner Geburt, so wie bei der Extraktion empfiehlt sich, den Muttermund mit den Händen oder mittels eines Tuches, in das eine Öffnung für den Kopf geschnitten ist, zurückzuhalten oder halten zu lassen.

Blasenkrankheiten.

3) **A. Barth** (Reval). Über Ureterverletzungen bei Laparotomien.
Inaug.-Diss., Kiel, 1900.

B. beschreibt einen Fall von Corpuscarcinom aus der Werth'schen Klinik, bei welchem im Verlaufe der Laparotomie der linke Ureter theilweise, der rechte völlig durchtrennt wurde. Rechts Ureterimplantation in die Blase, links Ureternaht (feinste Seide), nachdem in beide Ureteren Katheter eingeführt waren, die zur Urethra herausgeleitet wurden. Jodoformgazetamponade nach der Vagina, künstliche Blasenfüllung mit 350 ccm sterilen Borwassers, kein Dauerkatheter in die Blase. Die Füllflüssigkeit wurde am Abend des nächsten Tages wieder abgenommen. Exitus am Abend des zweiten Tages unter septischen Erscheinungen. Die Sektion ergab, dass sowohl die Ureternaht wie die Implantation völlig gelungen waren; Erscheinungen von Sepsis am Peritoneum fehlten. Die Nieren waren stark verändert, die Ureteren am Nierenbecken geknickt und hier besonders erweitert, Nierenbecken beiderseits erweitert, Nierensubstanz blass, trübe, zum Theil gelblich gefleckt. **Stoeckel** (Bonn).

4) **A. Gellért** (Budapest). Zur Diagnostik der chirurgischen Nierenkrankheiten.
(Monatsbericht für Urologie Bd. VI. Hft. 1.)

Eine warme Empfehlung des Ureterenkatheterismus zusammen mit Kryoskopie und Phloridzinprobe zur Diagnose der Nierenfunktion, vor Allem auch für die frühzeitige Erkennung der einseitigen Nierentuberkulose. Der Ureterenkatheterismus wird gegen unberechtigte Angriffe vertheidigt. G., ein Schüler Albarran's, hat den Grundsatz, die Ureterenkatheterisation nur da zu machen, wo die anderen diagnostischen Hilfsmittel versagen und speciell stets die muthmaßlich kranke Niere zu katheterisiren, niemals dagegen, wenn irgend möglich, die gesunde. Das entspricht der Auffassung der französischen Schule, die nur in äußerst seltenen Fällen den beiderseitigen Katheterismus für nothwendig hält.
Stoeckel (Bonn).

5) **F. Loewenhardt** (Breslau). Zur Behandlung der Blasengeschwülste.
(Centralblatt f. d. Krankh. der Harn- u. Sexualorgane Bd. XII. Hft. 7.)

L. plaidirt für die endovesikale Operation, ganz besonders bei Frauen. Kontraindikationen sind: breitbasiges Aufsitzen der Geschwulst und Carcinom. In beiden Fällen ist Sectio alta zu machen. Erwägungen und Einschränkungen sind nöthig: 1) Betreffs der Recidive und des eventuellen noch nicht bewiesenen Überganges von Papillomen in Carcinome. 2) Wegen der zu hohen Empfindlichkeit namentlich mancher männlichen Pat. 3) Wegen der unter Umständen nicht unerheblichen Allgemeinreaktion (Urethralfrost, Cystitis, heftige Blutung). Ein von L. benutzter, in jedem Ureterkatheter anwendbarer Kauter wird abgebildet. Ferner werden 2 Spontanabstoßungen von Tumoren nach Cystitis erwähnt. Zur Nachbehandlung für recidivirende Papillomatose werden Argentum und Tannin mehr als sehr häufige operative Eingriffe empfohlen. **Stoeckel** (Bonn).

6) **L. E. Schmidt und G. Kolisher** (Chicago). Radiographie an son-
dirten Ureteren und Nieren.
(Monatsberichte für Urologie Bd. VL Hft. 7.)

Es wurden sowohl an der Leiche wie am Lebenden zur Harnleiterkatheterisation verschieden starke Sonden aus Bleidraht verwendet. Von den in situ befindlichen Kathetern wurden Röntgen-Aufnahmen angefertigt. Der Bleidraht ist zähe genug, um nicht abzureißen und weich genug, um Verletzungen auszuschließen. Die Verbesserung der Diagnostik durch dies Verfahren soll bestehen: In einer genauen Feststellung des Ureterenverlaufes, in der exakten Lokalisation einer eventuellen Ureterstriktur, in einer genauen topographischen Lokalisation des Nierenbeckens, in einer leichteren Unterscheidung zwischen Nieren- und Gallensteinen, in einem Aufschluss über die Größe des Nierenbeckens und über die Natur einer eventuellen Ureterverstopfung.   **Stoeckel** (Bonn).

7) **R. Faltin** (Helsingfors).   Weitere experimentelle Untersuchungen über die Infektion der Harnblase vom Darm aus.

(Centralbl. f. d. Krankh. der Harn- und Sexualorgane Bd. XII. Hft. 9.)

Aus den Schlusssätzen der interessanten, auf sehr gewissenhaft kontrollirten Thierversuchen basirten Arbeit geht hervor, dass eine Koprostase bei künstlichem Anusverschluss von 36—48 Stunden im Allgemeinen nicht genügt, um eine Überschwemmung des Körpers mit Darmbakterien hervorzurufen. Bei genügend langer künstlicher Kothstauung können Darmveränderungen entstehen, so dass Darmbakterien direkt oder durch Vermittlung des Peritoneums in den Kreislauf gelangen können. Eine Bakterienausscheidung durch die Nieren ist dabei möglich, aber eben so wie Bakteriämie als agonaler Vorgang zu deuten. Vorübergehende Bakteriämie ist nicht zu erzeugen. Bei genügend langer Kothstauung können Darmbakterien mit Umgehung des Kreislaufs in die Blase kommen. Dann tritt später sehr oft tödliche Allgemeininfektion, wahrscheinlich von dem beschädigten Darm oder von der Blase aus, ein. Zuweilen dringen die Darmbakterien direkt, längs der Lymphbahnen in anderen Fällen durch die Harnröhre in die Blase ein. Besteht oder hat eine durch Urethraumstechung erzeugte Harnstauung bestanden, so ist das Auftreten von Bakterien in der Blase häufiger, und es kann eine Cystitis entstehen.

Verf. betont besonders, dass diese Sätze nur für das Kaninchenexperiment Giltigkeit beanspruchen und nicht ohne Weiteres auf den Menschen übertragbar sind.   **Stoeckel** (Bonn).

8) **G. Nicolich** (Triest).   Stein in einem Divertikel der weiblichen Harnröhre.

(Monatsberichte für Urologie Bd. VI. Hft. 6.)

60 jährige Wittwe. Spontaner Durchbruch eines Abscesses der vorderen Vaginalwand in die Harnröhre vor 14 Jahren. Seit 4 Jahren Schmerzen in der Vagina, vor 3 Jahren einmaliges Bluthaxnen. Geschwulst in der vorderen Vaginalwand, schmerzhaft und in der Größe wechselnd, 2 cm hinter der Harnröhrenmündung. Steinnachweis vermittels Sonde. Exstirpation des den Stein enthaltenden Divertikels. Stein (1,8 : 1,2 cm; 2,50 g schwer) ohne Kern, aus phosphorsaurem Kalk und einem Mantel aus harnsauren Salzen bestehend. 13 derartige Fälle waren bis 1899 beschrieben.   **Stoeckel** (Bonn).

Verschiedenes.

9) **J. Kelly** (Glasgow).   Klinische Gynäkologie.

(Glasgow med. journ. 1899. Oktober; 1900. Mai.)

50, fast ausschließlich operative, meist recht interessante Krankengeschichten aus den verschiedensten Gebieten der Gynäkologie. Die diagnostischen und die epikritischen Bemerkungen zu den Fällen sind ausgezeichnet durch Knappheit und Präcision; die Operation meist sehr wenig detaillirt geschildert. Ein großer Theil der Berichte ist aber dadurch wenig werth, dass z. B. bei den Adnexoperationen, Totalexstirpationen, operativ behandelten Lageveränderungen von den Fernresultaten gar nicht die Rede ist. Alle Extra-uterin-Schwangerschaften sind vom Abdomen her operirt; 6 Totaloperationen mit Anwendung der Thumim'schen Klemme. Verf. schenkt doch den Ligaturen mehr Vertrauen.   **Zeiss** (Erfurt).

10) **Commandeur** (Lyon). Über das Stillen nierenkranker Mütter.

(Province méd. Jahrg. XV. No. 48.)

Verf. ist auf Grund seiner Erfahrungen zu folgender Ansicht gelangt:

1) Das Stillen vom ersten Tage an hindert nicht, dass das Eiweiß schnell verschwindet.

2) Die Albuminurie kann eine gewisse Zeit nach der Entbindung bestehen ohne dass Mutter oder Kind Schaden leiden.

3) Die Albuminurie kann bei stillenden Frauen längere Monate persistiren und dann verschwinden.

4) Eine genaue Beobachtung von Mutter und Kind auf ihren Gesundheitszustand hin ist nothwendig. **Hohl** (Bremerhaven).

11) **Bryant.** Über Pneumokokkenperitonitis.

(Brit. med. journ. 1901. September 21.)

Verf. hat in den letzten 14 Monaten dreimal Gelegenheit gehabt, im peritonitischen Exsudate Pneumokokken zu finden. In der englischen Litteratur findet sich nur von Fischer ein gut beobachteter Fall erwähnt. Französische Autoren dagegen berichten häufiger über diesen Befund; zuerst Cornil im Jahre 1886, Netter wies in demselben Jahre Pneumokokken in der Peritonealflüssigkeit von Personen nach, die an Pneumonie gestorben waren. B. vermuthet, dass häufiger bei den sog. idiopathischen Peritonitiden eine Infektion mit dem Pneumococcus vorliege. Was die Fälle des Verf. betrifft, so wurden beim ersten Falle — ein 5jähriges Mädchen — 15 Stunden nach dem Tode im Deckglaspräparate Diplokokken und daneben einzelne plumpe Bacillen gefunden. Der zweite Fall zeigte neben Pneumokokken auch Streptokokken und der dritte Pneumokokken in Reinkultur. Das Exsudat soll bei Pneumokokkenperitonitis eine grün-gelbliche Flüssigkeit sein, die bei längerem Stehen 2 Schichten bildet. Die Pleura ist oft dabei ebenfalls erkrankt. Im jugendlichen Alter ist die Erkrankung häufiger. Als Eingangspforte für die Infektion sieht B. den Magen-Darmkanal an, jedoch muss auch die Möglichkeit vorliegen, dass durch Uterus und Tuben der Diplococcus eindringt. Boulay will den Erreger im Uterus gefunden haben. Schließlich muss man aber auch eine allgemeine Pneumokokkensepsis, die durch die Blutgefäße verbreitet ist, als sichergestellt annehmen. **Rissmann** (Osnabrück).

12) **Playfair.** Ursachen und Heilung der chronischen Invalidität des weiblichen Geschlechts.

(Lancet 1901. September 21.)

In einer Vorlesung behandelte P. den Zustand, der zu verschiedenen Zeiten verschiedene Namen geführt hat: Nervosität, Hysterie, Neurasthenie u. dgl. m. Verhüten wird man die Krankheit am besten, wenn man in der Jugend und den Entwicklungsjahren bei Mädchen die Pflege des Körpers durch Sport und Ähnliches nicht vernachlässigt. Unter den Ursachen, die zahlreich sind, fehlen nie mangelhafte Ernährung und Gemüthserregungen mannigfacher Art. Die günstigsten Aussichten für eine Heilung giebt eine Kur, die wir im Großen und Ganzen Weir-Mitchel (Philadelphia) verdanken. Für dieselbe verlangt P. eine besondere Wärterin und eine Masseuse und die Pat. muss aus ihrer Umgebung völlig entfernt werden. Am besten ist sogar der Briefwechsel mit Verwandten und Bekannten zu verbieten. Die Pat. hält Bettruhe und wird 2mal täglich 2 Stunden massirt. Zwischen den Mahlzeiten, von denen nach etwa 10 Tagen innerhalb 24 Stunden fünf gereicht werden, erhält die Kranke in verschiedenen Portionen 2 Liter Milch. Die Pat. ist durch die Wärterin zu füttern. Man kann erwarten, dass die Kranke in den ersten 14 Tagen 8 Pfund zunimmt und später in jeder Woche 2 Pfund. Sollte das nicht erreicht werden, so räth P. Wärterin und Masseuse zu wechseln. Medikamente werden außer Eisen und Arsen nicht gegeben. Ein sorgfältiges physisches Studium hat der Arzt jedem Falle angedeihen zu lassen. Die Kur soll etwa 6 Wochen dauern und dann allmählich die Pat. an ausgedehnte

Spaziergänge (5—6 Meilen täglich) und ev. sportliche Leistungen gewöhnt werden. Die Kostspieligkeit der Behandlung schlägt P. bei der Länge der vorliegenden Krankheit gering an.   **Rissmann** (Osnabrück).

13) **E. Vidal** (Paris).   Über Serumtherapie.
(Progrès méd. 1901. April 13.)

Aus dem Studium der Serumtherapie, aus der Kritik der Laboratoriumsuntersuchungen, der Impfung von Thieren und der Ausdehnung der Processe beim kranken Menschen hat Verf. folgende Schlüsse gezogen:

1) Ausgenommen das Antidiphtherieserum, hat noch kein Serum die Resultate gegeben, welche es erlaubt hätten, aus zu frühzeitig auf den Menschen ausgedehnten Laboratoriumsversuchen Schlüsse zu ziehen.

2) Es scheint, dass alle diese Autotoxine weder auf die Mikroben noch auf die Toxine wirken, sondern auf die Zellen des Organismus, welchen sie helfen im Kampfe gegen den mikrobischen Fund.

3) Folglich scheint das Serum immunisirter Thiere bis jetzt keine sicher specifische Wirkung zu haben, sondern eine allgemein tonische.

4) Bei der Unsicherheit beim Anwenden thierischen Serums in der Therapie, ist es besser, wen der Arzt fortfährt nur künstliches Serum zu gebrauchen, außer in einigen einzelnen Fällen bei präciser Indikation.   Höhl (Bremerhaven).

14) **M. Graefe** (Halle a/S.).   Über Amputation der Portio vaginalis, insbesondere die schädlichen Folgen derselben.
(Münchener med. Wochenschrift 1901. No. 22.)

Wenn auch die Portioamputation heute weniger vorgenommen wird als früher, so doch immerhin noch zu viel. Mit Recht wendet sich Verf. gegen diese Polypragmasie. Er weist auf die Gefahren der Portioamputation hin, wie sie etwa in Fritsch's Lehrbuch der Gynäkologie berichtet werden. 4 schlimme Folgerungen giebt es: 1) Ektropium der Cervicalschleimhaut. Dann ist das zarte Cervixepithel direkten Insulten bei der Kohabitation und der Infektion ausgesetzt. 2) Stenose des Os externum. Dadurch entsteht a. Verlangsammung der Geburt, bei der event. Dilatation mit Hegar'schen Stiften oder blutige Discission nöthig ist; b. Dysmenorrhoe; c. Sterilität. 3) Starke Verkleinerung bezw. Schrumpfung des Portiorestes, so dass die Vagina in einem Blindsack endigt, in dessen Kuppel der meist verengte äußere Muttermund liegt. Dadurch Disposition a. zur Retroflexio uteri, b. zur Frühgeburt. In einem solchen Falle hatte die Fruchtblase schon im 6. Monate das Scheidengewölbe als Kugelsegment vorgebuchtet. Nur wenn das restirende cervicale Gewebe sehr fest geworden, vermag es der auf ihm lastenden Fruchtblase genügend Widerstand entgegenzusetzen. 4) Parametritis oder Perimetritis posterior, wenn die Naht durch das Bindegewebe oder gar das Peritoneum der Douglas'schen Falten gelegt wird und Stichkanaleiterung eintritt.

In Anbetracht dieser möglichen Folgen sieht Verf. die Indikationen mit vollem Recht sehr eng. Bei hysterischen Individuen sind besonders die Erscheinungen der Parametritis posterior zu fürchten. Bei durch Cervixhypertrophie komplicirten Prolapsen ist die Keilexcision meist überflüssig. Eine chronische Metritis wird kaum durch sie beeinflusst, vollends nicht eine solche alte, bei der die Gefäße durch altes derbes Bindegewebe zum Theil verödet sind. Eine strikte Indikation aber geben die Fälle von sog. penisartiger Hypertrophie der Portio vaginalis.
E. Kehrer (Bonn).

Originalmittheilungen, Monographien, Separatabdrücke und Büchersendungen wolle man an *Prof. Dr. Heinrich Fritsch* in Bonn oder an die Verlagshandlung *Breitkopf & Härtel* einsenden.

Centralblatt

für

GYNÄKOLOGIE

herausgegeben

von

Heinrich Fritsch

in Bonn.

Sechsundzwanzigster Jahrgang.

Wöchentlich eine Nummer. Preis des Jahrgangs 20 Mark, bei halbjähriger
Pränumeration. Zu beziehen durch alle Buchhandlungen und Postanstalten.

No. 2.   **Sonnabend, den 11. Januar.**   **1902.**

I.

Über die 10 Schwangerschaftsmonate.

Von

B. S. Schultze.

Die 280 Tage, welche durchschnittlich verstreichen vom Tage
der zuletzt eingetretenen Regelblutung bis zur rechtzeitigen Geburt,
theilen die Geburtshelfer in 10 28tägige Abschnitte und nennen
diese Abschnitte Monate.

Die Frauen berechnen die Zeit der Schwangerschaft nach den-
jenigen Monaten, nach denen wir seit Julius Cäsar auch die übrigen
Ereignisse des Jahres zu berechnen pflegen, und sie wissen, dass die
Dauer der Schwangerschaft 9 dieser Monate und von der letzten
Regel gerechnet meist ein paar Tage darüber beträgt. Um genau
den 280. Tag zu finden, zählt man vom 1. Tag der letzten Regel
9 Monate des Kalenders weiter und zählt im Februar noch 4, im
December und Januar 5, im April und September 6, in den übrigen
Monaten noch 7 Tage weiter (wenn der Februar 29 Tage hatte, im
März bis November einen Tag weniger). Oder man zählt vom gleichnamigen Datum des 9. Kalendermonats weiter bis zu dem nächsten
dem ersten Tag der letzten Regel gleichnamigen Wochentag, so hat
man die gesuchten 40 Wochen. .

In der ersten Hälfte der Schwangerschaft trägt die Differenz zwischen den Monaten des Kalenders und den Monaten der Geburtshelfer nicht viel aus. Wenn die Mitte der Schwangerschaft eben überschritten ist, sagt der Geburtshelfer, die Frau sei im 6. Monat, während die Frau nach ihrer Rechnung noch im 5. ist. Mit dem 8. und 9. Monat giebt es schon öfter Missverständnis, und von einem vollen 10. Monat, den der Geburtshelfer voraussetzt, weiß die Frau nichts, sie müsste denn meinen, dass sie schon über die Zeit getragen habe.

Leicht entsteht Missverständnis, scheinbare Meinungsdifferenz, wo sichs um Beurtheilung eventueller Lebensfähigkeit des Geborenen handelt. Mit beendetem 7. Geburtshelfermonat (28 Wochen) beginnt die noch recht prekäre theoretische Lebensfähigkeit. Nach 7 Kalendermonaten (31 Wochen) sind die Chancen für das Fortleben schon weit günstiger.

Wo es sich um Begrenzung der Anmeldepflicht Todtgeborener handelt, ist, wenn nicht nach dem Maß, sondern nach dem Fruchtalter, und nicht nach Wochen, sondern nach Monaten die Grenze bestimmt ist, unzweckmäßiger Spielraum gegeben, je nachdem Geburtshelfermonate oder wirkliche Monate gemeint und verstanden werden.

Was sind denn das für Monate, nach denen die Geburtshelfer rechnen, von denen 10 auf die 280 Tage der Schwangerschaft gehen? Man kann die Antwort hören: »Das sind Mondsmonate«. Ein Mondsmonat, von Neumond bis wieder Neumond, beträgt aber 29 und etwas über einen halben Tag, 10 Mondsmonate sind nicht 280, sondern 295 bis 296 Tage. Mondsmonate sind also die Monate der Geburtshelfer nicht.

Fragt man weiter, von wem die 10 Schwangerschaftsmonate herrühren mögen, so wird die Autorität des Hippokrates genannt. Dass Hippokrates nach 28tägigen Monaten gerechnet haben sollte, ist von vorn herein unwahrscheinlich, denn die Zeiteintheilung der Griechen zu Hippokrates Zeit war schon lange die nach wirklichen Mondsmonaten. Bereits Solon hatte angeordnet, dass die Monate abwechselnd 29 und 30 Tage haben sollten. Die Dauer der Schwangerschaft war aber als 280 Tage während den Verfassern der Hippokratischen Schriften wohlbekannt. War der Ursprung der 10 Schwangerschaftsmonate von Hippokrates danach schon unwahrscheinlich, so ist aus Fasbender's kritischer Studie[1] klar ersichtlich, dass in den Hippokratischen Schriften die Dauer der Schwangerschaft wohl in 4 Dekaden von Wochen, ferner in 7 40tägige, in 40 7tägige aber nirgends in 10 4wöchentliche Abschnitte eingetheilt wird.

Die 10 Schwangerschaftsmonate dem Hippokrates in die Schuhe zu schieben, geht also nicht an, und es verlohnt sich wohl kaum, danach weiter zu forschen, wer sie erfunden haben mag. Wie die unzutreffende Benennung entstanden ist, lässt sich vermuthen. Die bei der Mehrzahl der gesunden Frauen alle 4 Wochen

---

[1] H. Fasbender, Entwicklungslehre, Geburtshilfe und Gynäkologie in den Hippokratischen Schriften. Stuttgart 1897,

sich wiederholende Blutung führt den Namen der Menses. Da auch nach eingetretener Schwangerschaft die Zeit, zu welcher die Regel fällig sein würde, oft durch Symptome sich kenntlich macht, da ferner der 280. Tag, um welchen der Eintritt der Geburt rechtzeitig fällt, der Tag ist, an welchem bei vielen Frauen die Regel zum 10. Mal fällig sein würde, lag es nahe, die 280 Tage als 10 Menstrualperioden aufzufassen. Aus den 10 Menstrualperioden, Menses, mag ein unkundiger Übersetzer Monate gemacht haben und ein Anderer hat dann auch im Singularis von einem 2., 4., 10. Schwangerschaftsmonat geredet. So oder irgend wie anders wird dieselbe Auffassung, welche die Regelblutung als Menses, als Monatliches benannt hat, auch der irrthümlichen Benennung 4wöchentlicher Abschnitte der Schwangerschaft als »Monate« zum Grunde liegen.

Ich machte neulich einem Kollegen den Vorschlag, in der nächsten Auflage seines Lehrbuchs die 10 Schwangerschaftsmonate abzuschaffen. Er meinte, dann würde ja Niemand das Buch kaufen. Ich bin im Gegentheil der Ansicht, dass, welchem Leser die Änderung auffiele, sie ihm angenehm auffallen würde. Es handelt sich ja nicht um Einführung irgend einer neuen Bezeichnungs- oder Berechnungsweise; nach Tagen und Wochen haben wir auch bisher schon die Zeit der Schwangerschaft benannt, die Benennung nach falschen Monaten ist einfach fortzulassen. Mein Lehrbuch der Hebammenkunst ist in den bisherigen 12 Auflagen nicht nur viel gekauft, es ist auch bei jedem Neuerscheinen eingehender Kritik gewürdigt worden. Dass ich darin seit 1860 zunächst für meinen Gebrauch und für den meiner Schülerinnen die 10 Schwangerschaftsmonate ausdrücklich abgeschafft habe, hat Niemand getadelt. Das gleiche gilt vom Text zu meinen Wandtafeln.

Ich meine, es wäre an der Zeit, jetzt ganz allgemein es abzuschaffen, dass man die 4wöchentlichen Abschnitte, nach denen wir die Symptome der fortschreitenden Schwangerschaft bei der Frau und die Entwicklungsvorgänge beim Kinde registriren, — ganz allgemein jetzt es abzuschaffen, dass man diese Zeitabschnitte Monate nennt.

Wenn wir die Zeit der Schwangerschaft überall nach der Zahl der Wochen bezeichnen, werden die Angaben sowohl in den Lehrbüchern als auch für den einzelnen Fall viel präciser ausfallen als bei der bis dahin üblichen Bezeichnung nach »Monaten«, die noch dazu keine Monate sind; und gering ist auch der Vortheil wahrlich nicht anzuschlagen, dass unsere Zeitbenennung dann übereinstimmen wird mit der im bürgerlichen Leben allgemein üblichen.

II.

Zur Kasuistik der Schwangerschaft im rudimentären Nebenhorn des Uterus (Uterus bicornis unicollis).

Von

Dr. Krönig,

a. o. Professor in Leipzig.

In einer umfassenden Monographie über das Nebenhorn des Uterus hat E. Kehrer vor Kurzem 82 Fälle von Gravidität im Nebenhorn aus der Litteratur zusammentragen können. Von diesen 82 Beobachtungen stammt die Hälfte allein aus den letzten 13 Jahren. Man darf daher wohl den Schluss ziehen, dass die Gravidität im Nebenhorn des Uterus sicherlich häufiger vorkommt, als man früher anzunehmen pflegte. Die Erkennung der Nebenhornschwangerschaft als eine gar nicht so selten vorkommende Schwangerschaftskomplikation verdanken wir weniger einer verbesserten Diagnostik, als vielmehr den Erfolgen der operativen Technik, welche eine erweiterte Indikation zu operativen Eingriffen im Allgemeinen ermöglicht hat. Die Diagnose Nebenhornschwangerschaft bei nichteröffneter Bauchhöhle zu stellen, ist in den allermeisten Fällen unmöglich, weil wir nicht genügende Hilfsmittel besitzen, um sie von der tubaren Schwangerschaft zu differenziren; in fast allen Fällen hat erst die Eröffnung der Bauchhöhle den wahren Sachverhalt geklärt.

Die Therapie ist je nach der Breite des Verbindungsstückes des Haupthorns mit den schwangeren Nebenhorn eine verschiedene gewesen. War das Verbindungsstück ein sehr schmales, so wurde einfach, wie bei einer inkomplicirten tubaren Schwangerschaft, der Stiel unterbunden und der Fruchtsack abgetragen; war der Stiel breiter, so wurde meiste.is die Semiamputation des schwangeren Horns ausgeführt. In den Fällen, in welchen die Schwangerschaft schon weiter fortgeschritten und der Stiel ein breiter war, wurde der Fruchtsack an die Bauchwunde genäht, eröffnet und dann die Fruchthöhle tamponirt.

Unter den zahlreichen Fällen, die E. Kehrer aufführt, war die Verbindung zwischen Haupt- und Nebenhorn nur einmal gut kanalisirt, so dass vom Haupthorn aus oberhalb des inneren Muttermundes die Auskratzung des schwangeren Nebenhorns vorgenommen werden konnte (No. 54 der Tabelle E. Kehrer's). Das ein- bis zweimonatliche Ei war in diesem Falle im linken rudimentären Nebenhorn entwickelt. Leider ist über diesen Fall von E. Kehrer nichts Genaueres angegeben, da ihm die Originallitteratur über diesen Fall nicht zugängig war; auch ich habe diese Publikation (russisch) nur im Referat verfolgen können.

In der Bearbeitung des Kapitels: »Entwicklung und Entwicklungsfehler der weiblichen Genitalien« im Veit'schen Handbuch macht Nagel bei der Therapie der Nebenhornschwangerschaft darauf aufmerksam, dass man in den Fällen von etwas weit vorgeschrittener Schwangerschaft und verjauchtem Fruchtsack unbedingt versuchen sollte, die Geburt auf natürlichem Weg durch Erweiterung des Cervicalkanals zu Ende zu führen. Er betont, dass die Verbindung mit der Cervix manchmal breiter entwickelt ist und dass der Kanal des Verbindungsstückes oft wider Erwarten dehnungsfähig ist.

Ich möchte als Beleg für diese Beobachtung Nagel's von der manchmal unerwarteten Dehnungsfähigkeit des Verbindungsstückes einen Fall von Schwangerschaft im rudimentären Nebenhorn hier anführen, welchen ich vor Kurzem zur Operation überwiesen bekam. Er hat mit den meisten in der Litteratur niedergelegten Fällen das Gemeinsame, dass die Diagnose nicht gestellt worden ist, sondern er wurde mir vom behandelnden Arzt (Dr. Kann) als ein Fall von Tubenschwangerschaft überwiesen und auch von mir wurde bei der Untersuchung in Narkose diese Erkrankung angenommen.

Aus der Kranken- und Operationsgeschichte hebe ich Folgendes, was für die Beurtheilung der Nebenhornschwangerschaft mir nicht ganz unwichtig erscheint, hervor.

Marie B., 23 Jahre alt, ist seit 3¼ Jahren verheirathet; Pat. ist früher stets gesund gewesen. Die Periode begann mit 18 Jahren, trat regelmäßig aller 4 Wochen ein und dauerte 4 Tage ohne Beschwerden. Pat. hat 2 Entbindungen durchgemacht; beide Steißgeburten, bei denen beide Male vom Arzt die Extraktion ausgeführt wurde. Beide Kinder waren ausgetragen und lebend.

Die jetzigen Beschwerden begannen bald nach der am 5.—12. August d. J. erfolgten letzten Periode. Es stellten sich einige Zeit nach Aufhören der Periode intensive Kreuzschmerzen, Appetitlosigkeit und Mattigkeit ein. Anfang September cessirten die Menses. Am 29. September traten plötzlich sehr heftige, zum Theil wehenartige Leibschmerzen auf mit Abgang von zunächst hellem, flüssigem Blut aus der Scheide. Die Schmerzanfälle wiederholten sich in der Nacht derartig heftig, dass Pat., während sie auf dem Nachtstuhl urinirte, zusammenbrach, stark kollabirte und vom Ehemann ins Bett gebracht werden musste. Auch die Blutung aus der Scheide wurde stärker, so dass der hinzugezogene Arzt sich veranlasst sah, die Scheide fest mit Jodoformgaze zu tamponiren. Da die Schmerzen sich auch am folgenden Tag nicht besserten und Pat. sehr schwach war, wurde sie in die Klinik transportirt.

Bei der Aufnahme in die Klinik war Pat. stark kollabirt, der Leib auf Druck sehr schmerzhaft, die Blutung aus der Scheide stand vollständig, so dass die Tamponade entfernt werden konnte.

Bei der Untersuchung in Narkose wurde folgender Status aufgenommen: Scheide bläulich verfärbt, Portio zapfenförmig, Muttermund geschlossen. Der Uteruskörper, dessen Kontur keine Besonderheiten zeigte, war wenig vergrößert, anteflektirt, dextroponirt; links vom Uterus, durch einen kleinfingerdicken Stiel mit ihm verbunden, war ein Tumor von ungefähr Kleinfaustgröße zu fühlen, welcher gegen die Umgebung und auch gegen den Uterus ziemlich frei beweglich war. Neben dem Tumor ließen sich Tube und Ovarium nicht austasten.

Die Diagnose wurde auf linksseitige Tubenschwangerschaft mit entweder noch lebender oder frisch abgestorbener Frucht gestellt. Es fiel nur der relativ dicke Verbindungsstiel mit dem Uterus auf, so dass wenigstens die Vermuthung einer Nebenhornschwangerschaft geäußert wurde. Um sicher zu gehen, wurde sondirt, aber die Sonde drang jedes Mal bei dreimaligem Versuch in die rechts liegende Uterushöhle vor, so dass die Diagnose Nebenhornschwangerschaft doch wieder an Wahrscheinlichkeit verlor. Auffallend war die Blutung aus dem Uterus, welche in solcher Stärke und als hellrothes Blut bei der Tubenschwangerschaft immerhin entschieden selten vorkommt.

Operation: 1. Oktober 1901. Es wurde in diesem Falle die Laparotomie ausgeführt. Aus dem während der Operation aufgenommenen Protokoll sei Folgendes erwähnt. Beginn der Operation: 10 Uhr 45 Min. Eröffnung der Bauchhöhle; in derselben befindet sich ungefähr 250 ccm dunkles flüssiges Blut. Im kleinen Becken erscheint zunächst das einem normalen Uterus in Form und Gestalt gleichende rechte Haupthorn. Die Größe entspricht einem Uterus in der 6. Woche der Schwangerschaft. Von der linken Kante dieses Haupthorns geht ein weit über zeigefingerdicker Strang ab, welcher sich allmählich in einen ungefähr faustgroßen, dünnwandigen, bläulich durchschimmernden Sack ausbuchtet. An der lateralen Seite dieses Blutsackes setzt sich die schlanke Tube an und außerdem geht lateralwärts das Lig. rot. auf diesen Tumor über. Die linke Tube ist vollständig schlank, ungefähr eben so lang wie die rechte normale Tube. Der Pavillon der Tube ist offen, die beiden Ovarien sind nicht verändert.

Ich dachte zunächst daran, die Semiamputation des schwangeren Nebenhorns auszuführen, fürchtete aber dadurch die linke Flanke des Haupthorns zu schwächen, was eventuell später zu Komplikationen bei der Schwangerschaft im Haupthorn hätte führen können. Da der Verbindungsstrang über fingerdick war, versuchte ich bei der bekannten Dehnungsfähigkeit zunächst vom Haupthorn aus nach Dilatation des Cervicalkanals zu sehen, ob nicht der Verbindungsstiel kanalisirt wäre und sich dilatiren ließe. Die Bauchhöhle wurde in Folge dessen provisorisch geschlossen und darauf von der Scheide aus mit Hegar'schen Dilatatoren der Cervicalkanal und das rechte etwas vergrößerte Horn dilatirt, was ziemlich schnell gelang; allerdings entstand bei den dickeren Nummern ein Riss in der linken Cervixwand. Unter Leitung des in den Cervicalkanal eingeführten Fingers gelang es jetzt, eine Sonde in den Kanal nach links durch das Verbindungsstück vorzuschieben und darauf mit Hegar'schen Dilatatoren auch den Kanal des Verbindungsstückes so weit zu dilatiren, dass der Zeigefinger in die mit Blut gefüllte linke Höhle eingeführt werden konnte. Sobald der Finger eingeführt war, wurde unter Kontrolle von der Bauchhöhle aus mit der anderen Hand die linke Höhle ausgetastet. Die Wand war außerordentlich dünn, an der Konvexität fast papierdünn. Die mannsfaustgroße Höhle war zum größten Theil angefüllt mit alten dunklem, schwarzem Blut und enthielt Placentarstücke; ein Fötus wurde nicht gefunden. Nach Entfernung des Blutes und der Placentarreste kollabirte der Sack und die Blutung stand vollständig. Aus diesem Grunde wurde von einem weiteren Eingriff Abstand genommen; die Bauchhöhle wurde ausgetupft und die Bauchwunde in der üblichen Weise geschlossen.

Schluss der Operation 11 Uhr 20 Min. — Dauer der Operation 35 Minuten.

Der weitere Verlauf war ein günstiger, am 2. Abend Temperatur 37,8°, an den folgenden Tagen vollständig normal. Die Entlassung erfolgte am 19. Tage post operationem.

Epikrise: Aus der Anamnese erscheint mir nicht unwichtig für die Schwangerschaft bei Uterus bicornis unicollis zu sein, dass bei den ersten Geburten, bei denen natürlich die Frucht im Haupthorn eingebettet war, das Kind sich beide Male in Steißlage befand. Unter den Fällen von E. Kehrer ist eine Analogie in dem von Castrini beschriebenen Falle angegeben, in welchem sich das erste Kind im Haupthorn ebenfalls in Steißlage zur Geburt einstellte.

Betreffs der Diagnose hätte vielleicht der relativ breite Verbindungsstiel, welcher in der Gegend des inneren Muttermundes am Haupthorn ansetzte, wohl die Diagnose fördern können, aber als ungünstiges Moment kam hinzu, dass dieses Verbindungsstück wohl durch die Schwangerschaft eine so außerordentliche Erweichung seiner Substanzen erfahren hatte, dass bei bimanuellem Betasten der über zeigefingerdicke Stiel als ungefähr kleinfingerdick getastet wurde. Es besteht hier offenbar ein ähnlicher Vorgang, wie bei der supracervicalen Erweichung des schwangeren Uterus, auf welche Hegar zuerst die Aufmerksamkeit gelenkt hat. Als erschwerend für die Diagnose kam weiter hinzu, dass das Haupthorn sich wenig in seiner Gestalt von einem normal gestalteten Uterus unterschied, eine Beobachtung, welche bei Schwangerschaft im rudimentären Nebenhorn auch von vielen anderen Autoren gemacht worden ist.

Von der Operation erscheint mir besonders erwähnenswerth zu sein, die Ansammlung von altem Blut in den abhängigen Partien der Bauchhöhle in einer Menge von ungefähr 250 ccm, wie wir sie in gleicher Weise bei der Tubenschwangerschaft beobachten. Es wurde in Folge dessen auch noch bei Eröffnung der Bauchhöhle bei Anblick dieses Blutes sofort die Diagnose Extra-uterin-Gravidität als gesichert angenommen. Eine Rissstelle, in der allerdings außerordentlich dünnen, bläulich durchschimmernden Wand des Nebenhorns habe ich nicht finden können. Ob es sich um eine durch fibrinöse Auflagerung verdeckte Ruptur gehandelt hat, wie wir sie bei den Tubenschwangerschaften ja so oft beobachten, oder ob vielleicht das Blut durch den offenen Pavillon der Tube in die freie Bauchhöhle geflossen ist, wage ich nicht zu entscheiden. Ob es in diesem Falle richtig war, statt der Semiamputation des Nebenhorns die Dilatation des kanalisirten Verbindungsstückes vom inneren Muttermund aus vorzunehmen und den Eisack auszuräumen, ist diskutabel. Der Vortheil dieses Verfahrens liegt entschieden darin, dass die linke Seite des Haupthorns ungeschwächt ist, und dass in Folge dessen zukünftige Schwangerschaften im Haupthorn wahrscheinlich wiederum in Steißlage günstig verlaufen werden. Die Frau, welche ein Kind durch Phosphorvergiftung verloren hatte, wünschte dringend noch Nachkommenschaft. Weiter liegt ein Vortheil dieses Verfahrens auch darin, dass der Eingriff ein relativ sehr einfacher ist und der intraperitoneale Akt der Operation auf wenige Minuten reducirt ist. Es liegt selbstverständlich bei diesem Verfahren auch die Gefahr vor, dass sich das Ei bei einer der nächsten Schwangerschaften in dem rudimentären Nebenhorn wieder festsetzt; es würde dies allerdings, wenn die Frau sich sehr bald nach der begonnenen Schwangerschaft unter ärztliche Kontrolle begäbe, keine schwere Komplikation sein, weil man jetzt nach den Erfahrungen bei der Entbindung gleich vom Cervicalkanal aus die Ausräumung machen würde. Immerhin bedaure ich, bei der Operation nicht die Tubensterilisation der linken Seite ausgeführt zu haben, um dadurch mit einer großen Wahrscheinlichkeit der Schwängerung des linken rudimentären Nebenhorns vorzubeugen. Auf jeden Fall dient dieser Fall als Beleg dafür, wie dehnungsfähig während der Schwangerschaft das Verbindungsstück zwischen rudimentärem Nebenhorn sein kann, was von besonderer Bedeutung für die Therapie dann werden wird, wenn es sich um einen in Zersetzung begriffenen Nebenhornfruchtsack handelt; hier würde, wenn irgend möglich, die Ausräumung vom Cervikalkanal aus durchzuführen sein, um die Berührung der Bauchhöhle mit der jauchigen Masse zu vermeiden.

III.

(Aus der Moskauer Gebäranstalt.)

Ein Fall von Geburt bei Uterus bicornis duplex.

Von

Dr. Koslenko.

Da die Entwicklungsanomalien der weiblichen Genitalien verhältnismäßig selten sind und noch seltener, dass ein anormal entwickelter Uterus geschwängert wird, so habe ich mich entschlossen, einen solchen Fall zu beschreiben.

Am 2. April wurde Frau T. in die Moskauer Gebäranstalt aufgenommen. XIpara. 4. und 6. Schwangerschaft endete mit Abortus im 4. Monate, letzte Geburt normal. Ein Kind lebt. Letzte Regeln oder die erste Fruchtbewegung kann die Frau nicht angeben. Ernährung nicht schlecht, Knochen gut entwickelt. Bei der Untersuchung durch die Bauchdecke bemerkte ich eine ziemlich tiefe längs dem schwangeren Uterus laufende Furche, die Herztöne des Kindes links und rechts von der Mittellinie gleich gute. Äußere Genitalien boten keine Abnormität: Kopflage, der vorliegende Theil steht tief im Becken, die Fruchtblase gesprungen, rechts war der Rand des Gebärmutterhalses etwas dicker und voluminöser als links und von dem tief liegenden Kopf dicht an die Beckenknochen gedrängt. Distantia spin.: 25, Cristae: 27. Wehenthätigkeit gut. Nach 2 Stunden Geburt eines lebenden Mädchens. Placenta spontan, leicht geboren. Erst jetzt wird es klar, dass Zwillinge mit Uterus bicornis vorliegen. Das linke Horn ist gut kontrahirt, man konnte es sehr gut abtasten, während der rechte Theil der Gebärmutter groß geblieben ist. Zur Klärung der Sache habe ich nun einmal innerlich untersucht. Der wulstige rechte Rand des Gebärmutterhalses, welchen ich bei der ersten Untersuchung gefunden habe, war nichts anderes, als eine Zwischenwand, die den Hals in zwei Abtheilungen trennte, der äußere (rechte) Gebärmuttermund war schon 3—4querfingerbreit; die Fruchtblase intakt, der vorliegende Theil stand hoch beweglich. Da die Wehenthätigkeit schwächer ist (das rechte Horn war weniger gut entwickelt) und die Herztöne des zweiten Kindes nicht gut zu hören waren, die Fruchtblase gesprungen und der Kopf hoch stehen geblieben ist, so legte ich die hohe Zange an. Unter Chloroformnarkose wurde ein lebendes Mädchen extrahirt.

Eine halbe Stunde nach der Operation starke Blutung. Da das Credé'sche Verfahren misslingt, wurde die Placenta manuell extrahirt. Sie saß theilweise an der vorderen Wand des rechten Horns. Während der letzten Operation wurde es konstatirt, dass die beiden Hörner vollkommen von einander getrennt und am Niveau des inneren Muttermundes derart verwachsen sind, dass das gemeinschaftliche Collum zwei separate Gänge besitzt (Uterus bicornis duplex). Nachdem die Placenta entfernt und innerlich Ergotin verabreicht worden war, hörte die Blutung auf; das rechte Horn kontrahirte sich sehr gut und durch die dünnen Bauchdecken ließen sich die beiden jetzt gut kontrahirten Hörner sehr schön abgrenzen. Wochenbett normal.

Was die Kinder anbelangt, so ist das eine, welches 2000 g schwer, aus dem rechten Horn, noch während des Aufenthaltes seiner Mutter in der Anstalt gestorben, während das zweite, über 2500 g schwer, gesund die Anstalt verließ.

Die Meinung von Müller, Kussmaul, dass der Geburtsakt bei solchen Anomalien der Gebärmutter in Folge schwach entwickelter Muskulatur und ungenügender Wehenthätigkeit sehr träge von statten gehe, findet in unserem Falle nur theilweise Bestätigung, weil aus dem linken besser entwickelten Horn die Frucht viribus naturae ausgestoßen worden ist; außerdem habe ich schon erwähnt, dass die Frau 9mal normal geboren hat. Am wahrscheinlichsten bei allen diesen Geburten war das linke Horn befruchtet. Möglich ist, dass die beiden Abortus aus dem rechten Horn stammten. Es sei hier noch zu bemerken, dass die vordere und hintere Wand der Vagina gerade in der Mittellinie zwei Wülste zeigte, wahrscheinlich Reste einer Zwischenwand, die einst die Vagina in 2 Abtheilungen trennte. In der Litteratur sind analoge Fälle von Müller, Kussmaul beschrieben, bei den meisten Fällen war auch die Vagina duplex (Uterus didelphys) und nur ein Horn befruchtet.

Die Verzögerung im Geburtsakte beim Uterus bicornis kann dadurch entstehen, dass das eine Horn der Gebärmutter eine Ablenkung von der Beckenachse erleide und daraus eine schiefe Lage der schwangeren Hälfte resultirt (Pfannenstiel) oder es ist die schwache Entwicklung der Uterusmuskulatur zu beschuldigen. So in unserem Falle, wo die Anlegung der Zange und manuelle Extraktion der Placenta nothwendig erschienen. Auch kann das nicht schwangere Horn ein solches Hindernis bei der Geburt bilden wie die Ovarialtumoren (Holzapfel und Tauffer).

In einem von Löhlein beschriebenen Falle ließ sich das retroflektirte und nicht schwangere Horn nicht reponiren, wodurch Uterusruptur entstand. Tschudy amputirte sogar bei analogen Verhältnissen das weniger gut entwickelte und dabei schwangere Horn, um die Geburt aus dem anderen Horn zu ermöglichen. Es versteht sich von selbst, dass der anormal entwickelte Uterus zum Abortiren mehr geneigt ist; wie in unserem Falle. Der Umstand, dass ein Kind 500 g weniger wog, spricht vielleicht dafür, dass das eine Kind von einem späteren Coitus stammt.

Entwicklungsanomalien der Gebärmutter können nach Nagel diagnostische Fehler bedingen, z. B. beim Abortus. Zur Stillung einer starken Blutung werden wir zur Curette greifen, ohne die Abnormität des Uterus zu vermuthen. Dabei können wir in das nicht schwangere Horn gelangen und daraus die Decidua auskratzen. Die nicht aufhörende Blutung wird uns die Sachlage klären. Noch möchte ich einige Worte über die Menstruation bei solchen Uterusanomalien sagen.

Die von mir beschriebene Frau zeigte in dieser Beziehung kein Abweichen von der Norm, wahrscheinlich menstruirten beide Hälften; die Menstruation hört auf, wenn eines von beiden Hörnern befruchtet wird. Müller und Pfannenstiel berichten über Fälle, wo das nicht schwangere Horn zu menstruiren fortfuhr, während das andere befruchtet war. Nach Beobachtungen der meisten Autoren kommen bei den aus Uterus bicornis oder didelphys geborenen Kindern verschiedene Bildungsfehler vor; die häufigsten sind: Spina bifida, Hydrocephalie, Anencephalie.

Zum Schluss danke ich meinem Chef, Geh.-Rath Dr. Dobrinin, für die gütige Überlassung des Falles zur Publikation.

IV.
Pubertätshypertrophie beider Mammae.

Von

Dr. **E. Pflanz** in Marienbad.

Die relative Seltenheit der diffusen Mammahypertrophie (cf. Litteratur bei Donati, Centralbl. f. Gyn. 1900 No. 35) veranlasst die Mittheilung folgenden Falles.

Frau M. G., Beamtensgattin aus St. Petersburg, 30 Jahre alt, kam Ende Mai 1901 zur Entfettung und wegen eines Unterleibsleidens nach Marienbad. Als Kind war sie nur mäßig entwickelt, doch sollen die Brüste schon vor der Pubertät abnorm groß gewesen sein. Zur Zeit der ersten Menses im 14. Lebensjahr begannen die Brüste stark zu wachsen, hatten im 16. Lebensjahre die heutige Größe erreicht und blieben von da an immer gleich. In der letzten Zeit ist Pat. wegen ungenügender Bewegung im Ganzen stark geworden, ohne dass sich dabei an der Brust etwas geändert hätte. Schmerzen waren nie vorhanden, nur anfänglich be-

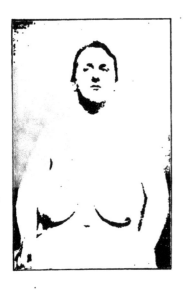

stand Druckempfindlichkeit und Hautjucken. Die Periode war immer regelmäßig und mäßig stark, in den letzten 3 Jahren war sie sehr stark und dauerte meist 9 Tage. Seit 6 Jahren besteht Fluor, der unter heftigen Entzündungserscheinungen im Bauch begann und trotz mehrfacher Behandlung (2mal Auskratzung, das letzte Mal dieses Frühjahr), sich nur wenig besserte. Pat. ist seit 12 Jahren verheirathet, war nie gravid.

Die Mutter der Pat. hatte angeblich keine abnorm große Brust, aber ihr Bruder soll in dieser Beziehung auffallend stark, fast weiblich entwickelt sein.

Status praesens. Pat. ist klein und gracil gebaut, gut ausgebildete Muskulatur, Fettleibigkeit mittleren Grades (Körpergewicht 74,85 kg), besonders an den Hüften und in der Unterbauchgegend starkes Fettpolster. Beide Brüste sind kolossal vergrößert und hängen in Folge ihres enormen Gewichts bis in Nabelhöhe herab. Die rechte Brust ist etwas größer als die linke (was in dem Photogramm nicht zum Ausdrucke kommt, weil sich die Pat. bei der Aufnahme etwas nach rechts verdrehte). Die Maße sind folgende:

	Rechte Brust	Linke Brust
Umfang an der Basis	47 cm	46 cm
größter Umfang	48 »	46 »
von der 3. Rippe bis zur Warze	27 »	26 »
vom Proc. xyph. bis zur Warze	23 »	22 »

Die Haut über den Brüsten zeigt erweiterte Venen, keine Varices. Warzenhöfe wenig pigmentirt, rechts 8 cm, links 6½ cm im Durchmesser. Die Warzen wohlgeformt und von normaler Größe. Die Mammae fühlen sich gleichmäßig derb-elastisch an und zeigen deutlich lappigen Bau; es sind weder solide noch cystische Tumoren nachweisbar.

Herz und Lunge bieten normale Verhältnisse.

Die Haut in der Umgebung des Introitus eksematös, Vagina eng, Portio ziemlich lang und breit, pilzförmig, Muttermund quer mit kleiner Erosion, aus dem weiten Cervicalkanal entleert sich reichlich schleimig-eitriges Sekret. Uterus kleinfaustgroß, anteflektirt, beweglich, ziemlich druckempfindlich. Adnexe schwer palpabel, scheinen nicht gröber verändert, etwas druckschmerzhaft. Parametrien frei.

Nach einer 5 wöchentlichen Kur hat Pat. bei bestem Wohlbefinden um 7,9 kg abgenommen, dabei ist an den fettreichsten Körperstellen (Bauch und Hüften), die größte Abnahme durch Maß zu konstatiren, während die Brüste ganz unverändert geblieben sind. Unter dem Gebrauch von Moorbädern und heißen Ausspülungen ist der Uterus kleiner geworden und hat jetzt fast die normale Größe, ist auch nicht mehr druckempfindlich, die Sekretion bedeutend verringert und schleimig. Die Periode, welche gegen Ende des hiesigen Aufenthaltes eintrat, dauerte nur 6 Tage und war schwächer als die früheren.

Die der Konfiguration einer normalen Brustdrüse ganz entsprechende Form der Mammae, ihre annähernd symmetrische Entwicklung, die gleichmäßig derbe Konsistenz und lappige Struktur führen zur Annahme einer diffusen Mammahypertrophie, und die anamnestischen Angaben über Entwicklung zur Zeit der Pubertät, rasches Wachsthum innerhalb einiger Monate und darauffolgendes Stationärbleiben lassen den Fall als Pubertätshypertrophie erscheinen. Dass es sich jedenfalls um eine reine Hyperplasie der Drüsensubstanz handelte, und dass dabei nicht etwa die allgemeine Adipositas eine Rolle spielte, ergiebt sich auch schon daraus, dass durch eine forcirte Entfettungskur, welche eine Reduktion des ursprünglichen Körpergewichts um mehr als 10 % herbeiführte, die Größe und Konsistenz der Mammae absolut nicht beeinflusst wurde.

Für eine Beziehung der Mammahypertrophie zum Genitale im Sinne von Menstruationsanomalien oder einer Uterusatrophie (Fränkel[1]) waren in unserem Falle weder objektiv noch anamnestisch Anhaltspunkte zu finden.

Ätiologisch interessant ist die Angabe der Pat., dass auch ihr Bruder eine sehr stark entwickelte Brust hat, ein Analogon zu dem Falle von Engländer[2], wo die Mutter der Pat. ebenfalls eine einseitige Mammahypertrophie zeigte.

Berichte aus gynäkol. Gesellschaften u. Krankenhäusern.

1) Gynäkologische Gesellschaft zu Dresden.

250. Sitzung am 21. März 1901.

Vorsitzender: Herr Grenser; Schriftführer: Herr Buschbeck.

I. Herr Leopold: Über Luftembolie intra partum.

Die Krankengeschichte des Falles, über welchen ich Ihnen berichten möchte, ist folgende:

---

[1] Deutsche med. Wochenschrift 1898. No. 25.
[2] Wiener klin. Wochenschrift 1901. No. 3.

Frau F., 39 Jahre alt, Ipara. Anamnestisch zu bemerken: Mutter todt an Wassersucht, Vater todt an einem Blasenleiden, eine Schwester todt an Schwindsucht, 9 Geschwister sind gesund. Pat. hat als Kind Masern und Scharlach gehabt, ferner geschwollene »Drüsen«. Erste Regel mit 18 Jahren, 4—8 wöchentlich, 8—9 Tage, stark. Nach Eintritt der Regel zunächst Bleichsucht. Dann gesund, bis sie 1894 an »Gebärmutterknickung« und »Nervenentzündung« erkrankte; desshalb 6 Wochen in Augustusburg behandelt.

Letzte Regel Mitte März 1900,. von gewöhnlicher Dauer und Stärke, erste Kindsbewegungen Ende Juli. Seit Beginn der Schwangerschaft leidet Pat. angeblich an Schwellung der Füße, die bald stärker, bald weniger stark war; seit Mitte September ist dieselbe wesentlich stärker, seit dem 21. September Kopfschmerzen und Flimmern vor den Augen so wie Schwindel. Vom behandelnden Arzt wird Pat. wegen Nierenentzündung am 26. Mai in die Klinik geschickt.

Aufnahmebefund: Mittelkräftige Frau in gutem Ernährungszustand, Gesicht geröthet, Augenlider ödematös, Pupillen ohne Befund, Lungen normal. Herzdämpfung nicht verbreitert. 2. Aorten- und Pulmonalton accentuirt. Zeichen von Rachitis und Lues fehlen. Urin nach dem Kochen fast vollständig erstarrend, nach Esbach 5⁰/₀₀ Albumen. Kein Zucker. Mikroskopisch einzelne Cylinder. Temperatur 36,8°, Puls 72.

Äußere Untersuchung: Fundus uteri handbreit unter dem Rippenbogen, in ihm kleine Theile, Kopf unter dem rechten Leberlappen, Rücken von rechts oben nach links unten verlaufend, Steiß über der linken Darmbeinschaufel. Herztöne in Nabelhöhe, regelmäßig, 136, II. Steißschieflage a.

Innere Untersuchung: Scheideneingang und Scheide weit, Wände glatt, knöchernes Becken o. B., Portio zapfenförmig, Muttermund grübchenförmig. Vorangehender Theil der im großen Becken bewegliche Steiß.

27. Oktober. Pat. bekommt Morgens ein warmes Bad, und wird auf Milchdiät gesetzt. Urinmenge 1800 ccm, 5⁰/₀₀ Albumen. Pat. klagt noch über Kopfschmerzen.

28. Oktober. Schlaf gut, keine Kopfschmerzen. Bad. Urin 2400 ccm.

29. Oktober. Schlaf und Befinden gut. Bad. Urin 1800 ccm.

30. Oktober, 1 Uhr Vormittags. Anfall von Beklemmung und Stechen in der Herzgegend von kurzer Dauer. Pat. ist erst sehr unruhig, schläft dann aber ruhig. Morgens vollständiges Wohlbefinden, keine Kopfschmerzen. Bad. Urin 1200 ccm. 4¹/₂⁰/₀₀ Albumen.

31. Oktober. Wohlbefinden. Bad. Urin 1600 ccm, viel Epithelien und verfettete Cylinder.

1. November. Schlaf und Befinden gut, Ödeme bedeutend zurückgegangen. Urin 1800 ccm. Bad.

2. November. Schlaf gut, etwas Kopfschmerzen. Bad. Urin 1800 ccm, 5¹/₂⁰/₀₀ Albumen.

3. November. Keine Kopfschmerzen. Bad. Urin 2000 ccm.

4. November. Mäßiger Kopfschmerz. Schlaf schlechter. Bad. Urin 700 ccm.

5. November. Wohlbefinden, geringes Ödem der Füße. Bad. Urin 1200 ccm, 5⁰/₀₀ Albumen, wenig Cylinder.

6. November. Eben so. Urin 800 ccm. Bad.

7. November. Unverändert. Bad. Urin 1200 ccm.

8. November. Etwas Kopfschmerz. Bad. Urin 1700 ccm.

9. November. Wohlbefinden. Bad. Urin bei Stuhlgang verloren, Menge nicht genau bestimmbar. 3³/₄⁰/₀₀ Albumen.

10. November. Unverändert. Bad. Urin ca. 700 ccm.

11. November. Wohlbefinden. Bad. Urin 1300 ccm. 4⁰/₀₀ Albumen.

12. November. Unverändert. Bad. Urin 1200 ccm.

13. November. Eben so. Urin 1800 ccm.

14. November. Eben so. Urin 1100 ccm. 4⁰/₀₀ Albumen.

15. November. Eben so. Urin 1800 ccm.

16. November. Eben so. Urin 1100 ccm.

17. November. Eben so. Urin 1000 ccm. 5⁰/₀₀ Albumen, reichliche Cylinder.

18. Nov. Wohlbefinden. Füße etwas stärker geschwollen Urin 1200 ccm. Bad.

19. November. Unverändert. Urin 1000 ccm.

20. November. Füße und Unterschenkel stark ödematös. Urin 1000 ccm. Bad. Abends Kopfschmerz, Unruhe, dann ruhiger Schlaf.

21. November. Wohlbefinden. Bad. Urin 1100 ccm.

22. November. Eben so. Urin 1000 ccm. 6⁰/₀₀ Albumen.

23. November. Wohlbefinden, starkes Ödem der Knöchel und Füße, geringeres der Augenlider. Bad. Urin 1200 ccm. 6⁰/₀₀ Albumen.

24. November. Unverändert. Bad. Urin 1000 ccm.

25. November Eben so. Urin 600 ccm. 7¹/₂⁰/₀₀ Albumen.

26. November. Eben so. Urin 700 ccm.

27. November. Eben so. Urin 750 ccm. 8⁰/₀₀ Albumen, reichlich Cylinder.

28. November. Eben so. Starkes Ödem der Füße und Knöchel. Urin 750 ccm.

29. November. Da sich die Harnmenge wieder erheblich vermindert hat, der Eiweißgehalt des Urins wieder steigt und das Knöchelödem immer stärker wird, so soll die künstliche Frühgeburt eingeleitet werden; man hofft dadurch zugleich einer event. drohenden Eklampsie vorzubeugen.

12 Uhr Vormittags. Nach gründlicher Desinfektion von äußeren Geschlechtstheilen, Scheide und Collum wird ein Bougie an der vorderen Uteruswand eingelegt, da die Placenta als an der Hinterwand sitzend bestimmt ist.

5 Uhr Nachmittags leise Wehen.

5 Uhr 45 Minuten Nachmittags Blasensprung, es entleert sich wenig Fruchtwasser.

9 Uhr Nachmittags leise Wehen.

30. November. Während der Nacht nur leise Wehen, die am Morgen ganz aufhören.

12 Uhr Mittags. Bougie entfernt. Muttermund für einen Finger durchgängig. Einlegen von 2 Laminariastiften. Scheidentamponade. Temperatur 36,5, Puls 72. Es ist hier ausdrücklich zu bemerken, dass das Einlegen der Laminariastifte unter denkbar größter antiseptischer und aseptischer Vorsicht geschehen ist.

6 Uhr Nachmittags. Seit 3 Uhr Nachmittags leise Wehen. Temperatur 36,8, Puls 84.

1. December. Während der Nacht leise Wehen; aber sonst nichts Bemerkenswerthes.

6 Uhr Vormittags. Am Morgen fiel sofort auf, dass die Frau schlecht aussah und sehr unruhig war. Wehen mittelkräftig. Herztöne regelmäßig. Temperatur 37,1, Puls 92.

9 Uhr Vormittags. Starke Unruhe, Frostgefühl. Wehen kräftig. Herztöne regelmäßig. Entfernung der stellenweis bräunlich gefärbten (Blut-) Tamponade und der Stifte. Muttermund 3Markstückgroß. Herztöne plötzlich nicht mehr zu hören. Wehen kräftig.

10 Uhr Vormittags. Wehen kräftig, Kopf für den 3. Griff verschwunden. Frau sehr unruhig.

10 Uhr 30 Minuten Vormittags tritt plötzlich Athemnoth auf.

10 Uhr 45 Minuten Vormittags. Die Frau wird cyanotisch, Puls fadenförmig, kaum fühlbar, starke Dyspnoë. 2 Spritzen Kampher.

11 Uhr Vormittags. Die Dyspnoë und Cyanose nimmt noch zu; Herzthätigkeit äußerst schwach, über dem Herzen nur Geräusche hörbar. Jetzt erst fühlt man über der Symphyse deutliches Knistern, ob vom Emphysem der Haut oder des Uterus lässt sich nicht bestimmen. Es macht aber mehr den Eindruck von tiefsitzenden Luftblasen.

11 Uhr 20 Minuten Vormittags Puls nicht mehr fühlbar, Athmung schnappend. Da die Frau moribund ist, wird sie schleunigst durch Perforation und Kranioklasie entbunden.

11 Uhr 35 Minuten Vormittags Exitus letalis.

Aus dem Sektionsprotokoll ist Folgendes hervorzuheben:

Bei Eröffnung des stark aufgetriebenen Leibes entleert sich eine reichliche Menge übelriechenden Gases. Im Herzbeutel ca. 100 ccm blutig gefärbte Flüssigkeit, unter dem Perikard zahlreiche bis hirsekorngroße Luftblasen. Am Herzen sind beide Ventrikel dilatirt, nicht hypertrophisch. Muskulatur brüchig, braunroth, überall von kleinen Luftblasen durchsetzt. In den Lungen reichlich schaumige Flüssigkeit.

In der Bauchhöhle ca. $^3/_4$ Liter braunrother Flüssigkeit. Im großen Netz, besonders dem Mesenterium des Dünndarmes ausgedehnte Luftentwicklung. **Milz** klein, weich, Pulpa ziemlich fest, mit zahlreichen Luftblasen durchsetzt. Nieren von weicher Konsistenz und vermehrtem Volumen, Oberfläche fein granulirt, von fleckig-graugelblich-rother Farbe. Rinde etwas verbreitert, Zeichnung undeutlich.

Magen durch Luft stark aufgetrieben, Schleimhaut stark erweicht, besonders in den unteren Theilen stellenweise durch Gas kissenartig abgehoben. Im unteren Theil des Ileum ist eine Stelle in der Ausdehnung eines 3Markstückes durch Luftblasen abgehoben.

Leber von gewöhnlicher Größe, weicher Konsistenz. Knistern auf Druck. Unter der Kapsel überall, besonders in den oberen Partien dicht gedrängt bis hirsekorngroße Luftbläschen. Uterus sehr groß, schlaff, knistert auf Druck.

Ausstrichpräparat einer subperitonealen Blase des Uterus so wie einer subperikardialen Blase ergiebt zahlreiche große Stäbchen mit abgerundeten Ecken.

Diagnose: Emphysem des Uterus, Peritoneums, des Herzens und der Bauchorgane. Nephritis subacuta. Status puerperalis.

Leider wurde die Sektion aus äußeren Gründen erst 2mal 24 Stunden nach erfolgtem Tode vorgenommen; auch ist es sehr zu bedauern, dass der Fall nach Lage der Sache bakteriologisch nicht klargestellt werden konnte. Wenigstens ist mit dem Befunde von Stäbchen mit abgerundeten Ecken nichts anzufangen.

Auch konnte leider nicht festgestellt werden, woran natürlich von Anfang an gedacht worden war, ob es sich hier etwa um eine Infektion mit dem Bacterium coli handelte.

Es bleibt daher nichts anderes als die klinische Verwerthung des Falles übrig. Und da der Umstand mit aller Sicherheit hervorgehoben werden kann, dass gerade mit Rücksicht auf den schwer gefährdeten Zustand der Frau eine besondere Sorgfalt auf Sauberkeit beim Einlegen der Bougie und der Stifte obwaltete, so erschien für alle Diejenigen, welche den Fall verfolgt hatten bezw. mehrere Stunden vor dem Tode sahen, nur die eine Annahme als zutreffend, dass beim Einlegen der Bougie oder der Laminaria doch Luft mit in die Venen bezw. in das intramuskuläre Bindegewebe gekommen sein müsse, welche unter den theilweise sehr heftigen Wehen dann im Organismus weiter getrieben wurde. Begünstigend wirkte hier das bei der Nephritica sehr morsche und schlaffe Gewebe, außerdem der Tod der Frucht, der jedenfalls auch durch Eindringen von Luft erfolgt war und die schnelle Zersetzung von Luft und Fruchtwasser nach dem mehrere Stunden vor dem Tode der Frau eingetretenen Tode der Frucht.

Wenn Redner auch weiß, dass er eine befriedigende Erklärung des Ereignisses nicht geben kann, so hielt er es doch für angezeigt, den Fall nach seiner klinischen Seite zu besprechen.

Diskussion: Herr **Weiswange** berichtet über einen Fall von Luftembolie intra partum mit letalem Ausgang, den er vor einigen Tagen zu beobachten Gelegenheit hatte.

W. wurde zu einer sehr starken Xpara gerufen, 7 Stunden nach Blasensprung. Trotz sehr kräftiger Wehen ging die Geburt nicht vorwärts. Er fand hintere Scheitelbeineinstellung, sehr großes Kind.

Der Geburtsstillstand trotz kräftiger Wehen, die große Unruhe der Kreißenden, blutiger Urin forderten sofortige Entbindung.

Die vorgenommene Wendung war weniger schwierig, dagegen bereitete die Extraktion wegen der Größe des Kindes (die Kindesleiche wog 5 Stunden post partum 13 Pfund) die denkbar größten Schwierigkeiten. Es wurde 2mal Lagewechsel vorgenommen, 1mal Wechsel von Rücken- in Seitenlage.

Nachgeburtsperiode sehr kurz, Blutung mäßig. Nachdem die Wöchnerin aus der Narkose erwacht und ins erwärmte Bett zurück gebracht werden sollte, ging sie ganz plötzlich unter den Zeichen von Dyspnoë und Cyanose zu Grunde. Trotzdem die Sektion verweigert wurde, glaubt W. mit Sicherheit eine Luftembolie als Todesursache annehmen zu müssen.

Herr J. Schramm erinnert sich eines Falles aus der Scanzoni'schen Klinik, bei dem nach leichter Geburt und Entfernung der Placenta Uterusatonie eintrat, die zu einer schweren Blutung führte. Es wurde von ihm eine Uterusausspülung gemacht, nach welcher zu seinem Schrecken plötzlich Cyanose und Exitus erfolgte. Jedenfalls ist auch hier eine Luftembolie die Ursache des plötzlichen Todes gewesen.

Herr Klien ist der Meinung, dass der Fall des Herrn Leopold noch einer anderen Deutung fähig ist, die ihm wahrscheinlicher zu sein scheint. Mit dem Einführen der Bougie resp. der beiden Laminariastifte kann nicht so viel Luft und diese nicht dorthin eingedrungen sein, wie und wo sie sich nachher vorfand; es müsste also einmal eine Vermehrung der eingetretenen Luft stattgefunden haben. Sodann lässt sich das Auftreten von Luftblasen in ganz entfernt gelegenen Körpertheilen und Organen (Herz, Leber, Ileum) mechanisch, durch Druck wohl kaum erklären, vielmehr macht es den Eindruck, als ob dorthin die Luft auf dem Wege der Cirkulation gelangt sei. Dieser Vorgang lässt sich nun sehr gut in Einklang bringen mit dem von Herrn Leopold als nebensächlich erwähnten Befund von Bacillen in den untersuchten subperikardialen und periuterinen Gasblasen; die Bacillen waren in beiden Blasen von gleicher Art. Auf diesen Bacillenbefund möchte K. im Gegensatz zu Herrn Leopold den Hauptnachdruck legen. Nimmt man an, dass dieselben mit dem Bougie bezw. den Laminariastiften (aus der Vagina?) in eröffnete Uteringefäße eingeführt worden sind, so erklärt sich der ganze Fall sehr einfach: man hat es mit einer Infektion mit gasbildenden Bacillen zu thun. K. erinnert dabei an mehrere in der Monatsschrift für Geburtshilfe und Gynäkologie beschriebene Fälle (Schnell, Wendeler, Dobbin, Halban) und erwähnt einen Anfang der 90er Jahre selbst erlebten Fall, wo er solche Bacillen in den multiplen gashaltigen Nierenabscessen eines wahrscheinlich an diesen zu Grunde gegangenen Individiums durch Färbung nachweisen konnte. Die Infektion mit einem gasbildenden Bacillus (Bact. coli?, Bac. aërogenes capsulatus Welch und Nuttal, Bac. phlegmones emphysematosae Eugen Fränkel) erklärt auch die offenbar allmählich stattgehabte Vermehrung der Gasmenge und stimmt vor Allem gut zu dem klinischen Verlauf; denn thatsächlich starb die Frau von früh 6 Uhr bis Mittags $1/_212$ Uhr. Bei einer typischen Luftembolie pflegt entweder ein sehr rascher Tod einzutreten oder aber die Frau erholt sich. (So verliefen auch die Fälle Dobbin's und Halban's sehr langsam, 2 resp. 4 Tage.)

Herr Leopold bemerkt zu den Ausführungen des Herrn Klien, dass die Möglichkeit einer Infektion mit gasbildenden Bakterien von vorn herein von ihm erwogen worden sei. Gleichwohl sei der Verlauf und der Sektionsbefund ein sehr auffälliger. Leider fehle die ausschlaggebende bakteriologische Untersuchung.

Herrn Klotz erscheint wie Herrn Klien der langsame Tod der Kranken sehr auffällig. Auch er hat einen Fall erlebt, in dem, wie es auch von anderer Seite beschrieben wird, bei einer Luftembolie während der Uterusausspülung nach einer Ausschabung der Exitus sofort eintrat.

Herr Haake theilt einen Fall mit, bei dem man zweifelhaft sein kann, ob eine Luftembolie oder eine Chloroformasphyxie vorlag. Nach kombinirter Wendung mit Durchbohrung des Fruchtkuchens bei Placenta praevia centralis in leichter Chloroformnarkose trat plötzlich ohne jede Blutung unter starker Cyanose ein schwerer Collaps ein. Die Gebärende erholte sich übrigens allmählich wieder.

Herr Klien kann sich nicht vorstellen, wie durch eine mechanische Ursache Luft vom Uterus in Form isolirter Blasen unter das Perikard, die Serosa der Leber, des Ileums gelangen soll.

Er bleibt dabei, den Fall des Herrn Leopold für einen Fall von Gassepsis (Halban) zu erklären; es sei hierbei noch an das in der Bauchhöhle gefundene Exsudat erinnert.   K. bedauert, dass der Fall nicht bakteriologisch weiter bearbeitet wurde.

Herr Leopold ist der Meinung, dass der 24stündige Wehendruck bei der durch die Nierenerkrankung hervorgerufenen Brüchigkeit und Schlaffheit der Gewebe doch genügen kann, um die einmal eingetretene Luft so weit zu verbreiten, wie in dem von ihm mitgetheilten Falle.

Herr Peters schließt sich der Deutung des Herrn Klien an. Er glaubt, dass es sich in dem vorliegenden Falle um eine Infektion mit gasbildenden Bakterien bei der Einführung der Bougie handelt, und hält die Einleitung der Frühgeburt bei Nephritis für nicht so gefährlich als der Vortragende.

Herr Goldberg berichtet über 2 Fälle, wo Luft in die Gewebe eingedrungen war, ohne dass schwere Allgemeinerscheinungen nachfolgten. Nach einer Laparotomie wurde zufällig beim 1. Verbandwechsel am 7. Tage ausgedehntes Emphysem der Bauchdecken wahrgenommen, das ohne jede Behandlung und ohne je Symptome gemacht zu haben, spurlos wieder verschwand.

Eben so erscheinungslos ging ein sehr ausgedehntes Emphysem der unteren Partie der Bauchdecken nach einer Laparotomie vorüber, die zur Entfernung einer sehr großen Ovarialcyste vorgenommen wurde, welche von anderer Seite für den mit dem 2. Zwilling gefüllten Uterus gehalten worden war. G. wurde nach vergeblichen Entbindungsversuchen 13 Stunden nach der Geburt des angeblichen 1. Zwillings zugezogen. An der Serosa des Fundus uteri fand sich übrigens bei der Laparotomie eine 10Pfennigstückgroße Sugillation. Ob die Luft von hier aus bei den Entbindungsversuchen eingedrungen war, blieb unaufgeklärt.

Herr Marschner schildert folgenden Fall von direktem Eindringen von Luft unter hohem Druck in den puerperalen Uterus, der sich außerdem sehr schlecht zusammenzog, weil ein faustgroßer Myomknoten in der hinteren Wand saß. Bei einer heißen Ausspülung in Folge Atonie der Gebärmutter nach einer sehr schwierigen Wendung öffnete die assistirende Hebamme, da der Abfluss stockte, plötzlich aus Versehen den luftzuführenden Theil des in den Gummischlauch eingeschalteten doppelläufigen Hahnes. Die eingedrungene Luftsäule wurde durch den Druck des nachlaufenden Wassers mit großer Gewalt in den Uterus hineingepresst. Sofort erfolgte ein schwerer Collaps der nur nach lang fortgesetzter künstlicher Athmung überwunden wurde.

Zur Erklärung des von Herrn Leopold mitgetheilten Falles hält er die mechanische Einpumpung von wiederholten und immer neuen Luftmengen in die durch unglücklichen Zufall geöffneten Gefäße bei dem wechselnden Wehendruck für möglich. Diese Annahme würde auch den langsamen Verlauf erklären. Er ist jedoch andererseits der Meinung, dass die geringe Luftmenge, die beim einmaligen Einführen einer Bougie oder von Laminariastiften eindringen kann, nicht tödlich zu wirken vermag. Er erwähnt schließlich noch 2 Fälle von Luftembolie intra partum mit sofortigem Exitus bei intra-uteriner Ausspülung, über die ihm Kaltenbach persönlich Mittheilung gemacht hat.

II. Herr Voigt: Über Embolie im Anschluss an die Geburt.

Im ersten Falle handelte es sich um eine 39jährige IVpara, die wegen Blutung im 8. Schwangerschaftsmonat vom Arzt in die Kgl. Frauenklinik geschickt wurde.

Die innere Untersuchung ergab, dass es sich um Placenta praevia handelte und der Muttermund für einen Finger durchgängig war. Da keine Wehen beobachtet wurden, versuchte man zunächst, ob bei strenger Bettruhe die Blutung zum Stehen käme. Nachdem aber während der nächsten 5 Tage die Pat. trotzdem täglich mehr oder weniger Blut verloren hatte, beschloss man die Geburt in Gang zu bringen, besonders auch, da der Muttermund inzwischen für 2 Finger gut durchgängig geworden war. Da es sich um eine Placenta praevia centralis handelte, wurde die Placenta mit 2 Fingern durchbohrt, die kombinirte Wendung gemacht und der in die Vulva gezogene Fuß angezogen gehalten. Die Blutung stand

darauf, es traten kräftige Wehen auf und nach $^3/_4$ Stunde erfolgte die Geburt
eines leicht asphyktischen Knaben. Der Uterus kontrahirte sich gut. $^3/_4$ Stunde
nach der Geburt bekam die Frau einen schweren embolischen Anfall, mit hochgradiger Dyspnoë und dünnem aussetzenden Puls. Auf Anwendung von Excitantien gingen die Erscheinungen innerhalb der nächsten 19 Stunden so weit zurück,
dass die Pat. auf die Wochenstation verlegt werden konnte. Dyspnoë und Herzschwäche bestanden noch fort. Am 4. Wochenbettstage wieder ein typischer,
embolischer Anfall; im Anschluss daran Bildung eines Lungeninfarktes mit blu-
tigem Auswurf. Am 10. Wochenbettstage wiederum ein embolischer Anfall; im
Anschluss daran wiederum blutige Sputa mit elastischen Fasern. Vom 24. Tage
an Zurückgehen der Erscheinungen. Am 37. Tage konnte Pat. bei Wohlbefinden
entlassen werden.

Bei dem 2. Falle handelte es sich um eine in der Klinik durch Perforation
und Kranioklasie Entbundene, bei welcher außerhalb Wendungs- und Zangenversuche gemacht worden waren. $1^1/_2$ Stunde post partum ein schwerer embolischer Anfall, dessen Folgeerscheinungen innerhalb der nächsten 20 Stunden etwas
zurückgingen. Am 2. Wochenbettstage ein embolischer Nachschub. Von da ab
Verlauf des Wochenbettes ungestört; bei Wohlbefinden entlassen.

Bei dem 3. Falle wurde wegen Wehenschwäche poliklinische Hilfe in Anspruch
genommen. 7 Stunden nach der Spontangeburt bekam die Frau einen embolischen
Anfall. Auf Darreichung von Excitantien hob sich der Zustand etwas, aber
$3^1/_2$ Stunden später trat ein neuer Anfall ein, dem die Pat. erlag.

III. Herr Dr. Oppe wird zum ordentlichen Mitglied gewählt.

Tube.

2) **J. Fabricius** (Wien). Beiträge zur Diagnose und Differentialdiagnose der Extra-uterin-Gravidität.

(Zeitschrift für Heilkunde Bd. XXII. N. F. Bd. II. Hft. 3.)

Nach einer gründlichen Besprechung der Diagnose und der durch die Bauch-
schwangerschaft bedingten anatomischen Veränderungen giebt F. an der Hand
zahlreicher Fälle eine eingehende Schilderung jener Zustände, welche bei der
Stellung der Diagnose vor Irrthümern schützen sollen. 1) Eine gewisse Ähnlichkeit mit einer großen retro-uterinen Hämatocele in Beziehung auf den Tastbefund
kann vorgetäuscht werden a. durch einen retroflektirten, graviden Uterus von
3 Monaten, besonders wenn dieser incarcerirt ist. Für graviden, retroflektirten
Uterus spricht das allmähliche Anwachsen der Beschwerden, die gleichmäßige
Ausfüllung des Douglas, der Nachweis von Uteruskontraktionen, für Hämatocele
der plötzliche Eintritt der oft beängstigenden Beschwerden, das Anwachsen des
Tumors in wenigen Tagen, die geringere Auflockerung der Portio und Scheide,
der Abgang von Decidua und die ungleichmäßigere Vordrängung des hinteren
Scheidengewölbes, so wie die Unterschiede in der Konsistenz; die frische Hämatocele ist weicher, die ältere weit derber als ein retroflektirter, gravider Uterus.
Sehr häufig sind bei der Hämatocele geringe Temperatursteigerungen. In zweifelhaften Fällen kann vorsichtig sondirt werden, doch auch dann sind noch Irrthümer möglich, wie ein Fall beweist, in dem die Sonde nach Perforation des
Uterus in den tubaren Fruchtsack eindrang. Weiter ist eine Verwechslung möglich b. mit vorübergehender Amenorhoe bei Hämatometra; c. mit einer im Douglas
gelegenen Cyste, besonders bei plötzlichem Auftreten der Beschwerden in Folge
von Stieltorsion. Neben der Anamnese, dem Verhalten der Periode, ist die Thatsache, dass die Cyste schon früher bestanden hat, dass keine Blutung und kein
Abgang von Decidua erfolgt, so wie das Allgemeinbefinden, besonders der Puls bei
der Stellung der Diagnose behilflich. d. Vor Verwechslung mit weichen Myomen
der hinteren Cervixwand, oder langgestielten, nach dem Douglas zu entwickelten
Myomen schützt der Umstand, dass hier die Menses nicht ausbleiben, sondern

stärker auftreten, auch die lange Dauer der Beschwerden vorher, das Fehlen bedrohlicher Erscheinungen, die normale Temperatur (außer bei pelveoperitonitischer
Komplikation oder bei Sarkomen, namentlich bei bestehenden Metastasen). Endlich bieten mitunter e. para- und perimetritische Exsudate einen der Hämatocele
ähnlichen Tastbefund, obwohl hier die Anamnese, das Fieber, die Ätiologie (nach
Trauma, Geburt oder entzündlicher Adnexanschwellung), die stärkeren Stuhlbe-
schwerden, besonders aber die Art der Ausbreitung des Exsudates leichter die
Unterscheidung treffen lassen. In allen diesen Fällen wächst mit der Größe des
Tumors die Schwierigkeit der Diagnose, so dass z. B. ältere, nicht sehr große Hämatocelen kaum von älteren Exsudaten zu unterscheiden sind. 2) Die zahlreichen
Möglichkeiten der Täuschung bei Adnextumoren oder seitlich vom Uterus gelegenen
Tumoren begründet F. an der Hand mehrerer hochinteressanter Fälle, deren kurze
Wiedergabe unmöglich ist. Die Ruptur einer graviden Tube und einer Pyosalpinx
gleichen sich in den Collapserscheinungen, doch sind bei ersterer die Zeichen der
schweren Anämie vorherrschend, bei letzterer die der Infektion. Auch Koprostase
bei bestehender Amenorrhoe kann Anlass zur Täuschung geben. 3) Nicht erwähnt
ist bisher der Umstand, dass eine Tubargravidität übersehen wird, weil die gravide
Tube vor oder hinter dem Uterus vorkommt und so eine normale Schwangerschaft vortäuscht, bis plötzliche Hämorrhagien in die Bauchhöhle den Sachverhalt
aufklären. Einen solchen Fall erlebte F. an einer Frau 2mal. 4) Unter gewissen
Verhältnissen kann auch eine uterine Gravidität zur Fehldiagnose Veranlassung
geben, indem (nach Muret) a. das ungewöhnlich schlaffe Corpus uteri für den
extra-uterinen Fruchtsack und die Cervix für den ganzen Uterus gehalten wird,
b. wenn die Schwangerschaftsauflockerung, besonders bei gleichzeitiger Collum-
hypertrophie, eine hochgradige ist. Auch dadurch, dass der gravide Uterusfundus
zur Seite fällt, ist F. in 2 Fällen getäuscht worden. Die Vermeidung dieser Irrthümer wird ermöglicht (Muret), wenn man den Verlauf der Lig. rotunda, den
Abgang der Lig. sacro-uterina am oberen Ende des Collums, die seitliche Lage der
Adnexa zu dem als Uterus angesprochenen Körper, die Kontraktilität (bei schlaffem
Uterus mit Hilfe des elektrischen Stromes), endlich auch durch Herabziehen der
Portio während der Untersuchung. 5) Sehr schwierig können sich auch die diagnostischen Merkmale der Schwangerschaft gestalten bei Bildungsanomalien des
Uterus. Zu beachten räth F., dass in allen Fällen von Tubarruptur oder Abort
oder gar bei Weiterentwicklung des Extra-uterin-Sackes stets ein Tumor zu tasten
war, der bis auf den Beckenboden reichte und die kleine Beckenhöhle theilweise
oder ganz ausfüllte. 6) werden Fälle von gleichzeitiger extra- und intra-uteriner Gravidität erwähnt. In der kurzen Besprechung der Ätiologie lenkt F. die Aufmerksamkeit auf den Umstand, ob nicht die Anwendung von konceptionsbeschränken-
den Mitteln, speciell die Ausspülungen mit einer Säure die Samenfäden nur derart
schwächt, dass Ovula, die von solchen Spermatozoen befruchtet werden, sich in
ihrer Lebensenergie und Fortbewegung anders verhalten als unter gewöhnlichen
Verhältnissen. Die umfangreiche Arbeit ist reich an wichtigen Einzelheiten und
verdient im Original gelesen zu werden.   Piering (Prag).

3) **A. P. Kochanow** (Astrachan). **Ein Fall einer gleichzeitigen Extra-
uterin- (Tubar-) und Uterin-Schwangerschaft.**
(Journ. akuscherstwa i shenskich Bolesnej 1901. No. 4. [Russisch.])

    31 Jahre alte Vpara; aufgenommen am 16. Januar 1901. Vorhergegangene
Geburten und Wochenbetten normal. Letzte Menstruation im Oktober 1900. Nach
2 Monaten Ohnmacht, allgemeine Schwäche und Blutung aus den Genitalien. Vor
3 Wochen bemerkte Pat. einen Tumor über der Symphyse. Nach der Untersuchung
wurde Tubarschwangerschaft, Tubarabort im 2. Monate mit Austritt der Frucht
in die Bauchhöhle diagnosticirt. Pat. wurde laparotomirt und während der Operation wurde außer Tubarabort ein im 4. Monate schwangerer Uterus nachgewiesen.
Die Schwangerschaft im und außerhalb des Uterus begann wahrscheinlich zu
gleicher Zeit. 23 Tage nach der Operation abortirte die Frau eine 4monatliche
Frucht. Am 2. April verließ Pat. vollständig gesund das Krankenhaus.
           M. Gerschun (Kiew).

4) **J. Edgar.** Extra-uterin-Schwangerschaft mit Bildung einer großen Hämatocele und sekundärer Ruptur in das obere Drittel der Flexura sigmoidea.

(Glasgow med. journ. 1901. August.)

Die 39jährige Pat. kommt am 18. April in Verf.s Behandlung. Vorgeschichte nicht mitgetheilt. 2½ Monate Amenorrhoe, dann mehrere Anfälle von Schmerzen, Synkope, Blutung aus der Vagina etc., seit 15. April Abgang von schokolade-farbigem Blute, stoßweise, alle 10—15 Minuten; dabei Hämatocele bis über den Nabel; desolater Allgemeinzustand, Fieber, Blut und Eiweiß im Urin. Laparotomie: Uterus so mit seiner Umgebung verwachsen, dass bei Unmöglichkeit zu dem Sack zu kommen, die Bauchwunde wieder geschlossen und das hintere Scheidengewölbe geöffnet wird. Große Mengen Blut und Fäces werden entleert, die Höhle nach Irrigation mit Jodoformgaze tamponirt. Ohne dass weitere Blutung erfolgte, unter hohem Fieber und ununterbrochenem Abgang von Fäces und krümligen Massen aus der Scheide, Tod nach 5 Tagen.

Bei der Autopsie erwies sich die Hinterwand des Uterus mit der stark nach der Mitte verzogenen Flexura sigmoidea und anderen Eingeweiden verwachsen. Unter der dilatirten rechten Tube eine eigroße Höhle, mit organisirtem Blut gefüllt; diese communicirt mit einer großen fetzig gangränösen Abscesshöhle hinter dem Uterus, die wieder ihrerseits eine 2 Finger durchlassende Kommunikation mit der Flexur hat.   Zeiss (Erfurt).

5) **L. N. Warnek.** Ein Fall einer gleichzeitigen Uterin- und Extra-uterin-Schwangerschaft.

(Medicinskoje Obosrenje 1901. No. 2. [Russisch.])

Eine 34 Jahre alte Frau, welche 4mal geboren und 4mal abortirt hat, hatte ihre letzte Regel am 5. Oktober 1899, am 28. Oktober bekam sie starke Schmerzen, die einige Tage dauerten. Vom 3. November ab geringe Blutung aus den Genitalien und Rückenschmerzen. Die Untersuchung ergab: Uterus vergrößert, empfindlich; äußerer Muttermund ein wenig eröffnet; Tuben verdickt, schmerzhaft; Ovarien vergrößert. Es wurde eine doppelseitige Salpingo-Oophoritis, chronische Metritis und Endometritis diagnosticirt. Nach 3 Wochen starke Metrorrhagie und Schmerzen im ganzen Leibe. Die Untersuchung ergab starke Vergrößerung der linken Tube, die in das hintere Gewölbe vorragte und sehr empfindlich war. Die Blutung dauerte mehr als einen Monat und wurde nur durch Hydrastinin gestillt. Ende Januar konnte man feststellen, dass der Uterus weich und vergrößert war; außerdem fühlte man einen Tumor, der rechterseits aus der Höhle des kleinen Beckens hervorragte. Verf. vermuthete eine Extra-uterin-Schwangerschaft. Von Mitte Februar fühlte Pat. Fruchtbewegungen; der ballotirende Schädel der Frucht wurde per vaginam deutlich im Vordergewölbe gefühlt. Da man sicher nicht bestimmen konnte, ob in diesem Falle normale oder Extra-uterin-Schwangerschaft vorhanden war, wurde am 10. März eine Probelaparotomie ausgeführt. Es wurde ein im 6. Monate schwangerer Uterus und deutlicher Tubarabort gefunden. Es war somit in diesem Falle eine Zwillingsschwangerschaft vorhanden, wobei die erste Frucht im Uterus, die zweite in der linken Tube sich entwickelte. Letztere Schwangerschaft endete mit einem Tubarabort, erstere entwickelte sich weiter und am 29. Juni hat die Frau einen gesunden ausgetragenen Knaben geboren.

Der Fall zeigt, wie gut zuweilen die Frucht in der Uterushöhle festliegt: weder Tubarabort mit nachfolgender 1½ Monate dauernder starker Blutung, noch öftere heiße Irrigationen, 400,0 g 5%iger Secaleinfus, 4,0 Ergotin, 60,0 g Hydrastis und 15,0 g Hydrastinin, die in diesem Falle zur Blutstillung angewendet wurden, haben den normalen Gang der Schwangerschaft, die zur Zeit endete, unterbrochen.

M. Gerschun (Kiew).

6) **E. Falk** (Berlin).   **Tubenruptur und Tubenabort.**
(Berliner klin. Wochenschrift 1901. No. 35.)

Den Ausführungen F.'s liegen 22 Fälle tubarer Schwangerschaft zu Grunde, welche in Kürze mitgetheilt werden. Er ist der Ansicht, dass es durchaus kein sicheres Merkzeichen giebt, ob es zur Tubenruptur oder zum tubaren Abort gekommen ist, dass vielmehr einzelne Fälle der Ruptur unter dem Bild der langsamen, schubweis auftretenden Blutung des Aborts verlaufen, und umgekehrt Fälle von Abort unter den stürmischen Zeichen von Ruptur. Für das therapeutische Handeln ist von größerer Wichtigkeit als der Unterschied zwischen Tubenabort und Tubenruptur schnell zu entscheiden, ob eine Blutung in die freie Bauchhöhle stattfindet, ob sie noch anhält oder bereits zum Stillstand gekommen ist; endlich, ob die Tube ihren Inhalt vollständig entleert hat oder noch Eitheile in derselben zurückgeblieben sind. Die Symptome der Blutung in die freie Bauchhöhle sind außer dem palpatorischen Befund der akute Eintritt und der schnelle Verfall, bei der schubweis erfolgenden Blutung der tagelang anhaltende Schmerz, uterine Blutungen, der Abgang einer Decidua, wiederholtes Auftreten leichterer Ohnmachtsanfälle. Auch wenn die Blutung zum Stillstand gekommen zu sein scheint, ist unbedingt klinische Beobachtung anzurathen, da eine erneute eintreten kann. Ob die Tube ihren Inhalt völlig entleert hat, ob das ganze Ei oder einzelne Theile desselben zurückgeblieben sind, kann nur eine genaue Untersuchung ergeben. Auch diese darf nur in der Klinik vorgenommen werden, nachdem alle Vorbereitungen zur Operation getroffen sind.

Bei noch nicht zum Stillstand gekommener Blutung in die freie Bauchhöhle will F. sofort, selbst ohne jede Vorbereitung operiren. Findet sich bei Collaps eine sehr große Hämatocele, so kann auch bei abwartendem Verfahren noch Heilung eintreten. Doch muss die Kranke auf die Operation vorbereitet werden, welche bei Verschlechterung des Allgemeinbefindens oder Größenzunahme des Tumors sofort auszuführen ist. Bei kleineren Hämatocelen, isolirten kleinen Tumoren (solitäre Hämatocelen, Retention des abgestorbenen Eies der ersten 2 Monate und Blutung in die Tube, tubarer Abort) theilt F. Fehling's Ansicht, dass man hier exspektativ verfahren solle. Nur anhaltende uterine Blutung, Fortbestehen der Schmerzen trotz längerer Bettruhe geben Anzeige zur Operation ab.

F. giebt der abdominalen Kölitomie stets vor der vaginalen den Vorzug. Nur bei länger bestehenden Hämatocelen, bei denen Verdacht auf Verjauchung oder Vereiterung besteht, ist die vaginale Incision am Platze. Sie kann auch bei nicht erweiterter Hämatocele, falls nach Wochen keine Resorption eintritt, Operation der Wahl sein, wenn auch gewöhnlich die Laparotomie vorzuziehen ist.

Graefe (Halle a/S.).

7) **A. Petersen** (Kopenhagen).   **Beiträge zur pathologischen Anatomie
der graviden Tube.**
Berlin, S. Karger, 1902. 84 S.

P. hat an 14 Fällen von Tubargraviditäten die Bedeutung der Salpingitis für die Pathogenese der Tubengravidität untersucht und Studien gemacht über die tubare Einbettung des Eies. Auf Grund seiner exakten Untersuchungen kommt er zu dem Schlusse, dass der bei der Tubengravidität so häufig beobachtete katarrhalische Process, der im uterinen Theil des Isthmus am intensivsten ist und von hier nach dem Anlagerungsort der Gravidität hin abnimmt an Intensität, unabhängig ist von der Gravidität und zweifellos seine Entstehung einer durch den Genitalkanal ascendirenden Infektion seine Entstehung verdankt. Die nicht gravide Tube zeigt in diesen Fällen ebenfalls einen salpingitischen Process, sogar von völlig ähnlicher Intensität und Ausbreitung wie die gravide. Aus der charakteristischen Lokalisation und Ausbreitung der salpingitischen Processe in beiden Tuben geht unzweifelhaft hervor, dass der Ausgangspunkt dieser Processe im Uterus zu suchen ist. Der Einfluss der Gravidität auf die Mucosa ist auf die mechanische Wirkung beschränkt, welche das wachsende Ei hier ausübt; die

Muscularis tubae wird stärker beeinflusst durch das Zustandekommen der Graviditätshypertrophie. Die in der Mehrzahl der Fälle in der graviden Tube konstatirten chronisch-katarrhalischen Veränderungen müssen also als schwerwiegend in der Pathogenese der Tubengravidität aufgefasst werden. Die ganz schwach katarrhalisch veränderte Tubenschleimhaut ist fähig, zur Einbettung des Eies zu dienen. Wo die deciduale Reaktion in der Mucosa statt hat, muss dieser Theil desselben auch fähig gewesen sein für ein befruchtetes Ei zur Insertion zu dienen. In einem Falle, in dem sich in der graviden Tube nicht die geringste Spur eines katarrhalischen Processes nachweisen ließ, wird die Ursache in einer charakteristischen infantilen Windung derselben (Freund) gesehen. Einen sehr interessanten Befund ergab die Untersuchung einer graviden Tube, die mit Ausnahme einer Stelle ein völlig normales Verhalten zeigte. In der Muscularis tubae zeigte sich am Übergang aus dem Isthmus in die Ampulle, an der Insertionsstelle des Eies, zwischen der Ring- und Längsmuskelschicht, deutlich abgegrenzt Fettgewebe in der Mäßigkeit von 1,0 : 0,7 cm angelagert, eine Anomalie, welche die peristaltische Funktionsfähigkeit der Tube lokal stark herabgesetzt haben muss.

Die Einbettung des Eies in der Tubenwand, das sich dabei mit einer echten Capsularis umgiebt, geht principiell genau so vor sich wie im Uterus. Entweder setzt es sich in der Mucosafalte fest, oder aber es wird auch an der Basis der Tubenfalte eingekapselt und arbeitet sich darauf in die Mucularis durch, so dass die Einkapselung in diesem Theil der Tubenwand geschieht. Dabei ist nach innen gegen das Lumen der Tube zu das Ei von den unmittelbar unter der Mucosa gelegenen Muskelzügen bedeckt. Durch sein Wachsthum übt das Ei eine Kompression auf das anliegende Muskelgewebe aus, das so atrophirt und nekrotisirt, ohne dass die in Folge der Gravidität auftretende muskuläre Hypertrophie im Stande wäre, mit der Atrophie gleichen Schritt zu halten. So steht das Wachsthum des Eies von Anbeginn an im Missverhältnis zur Hypertrophie der umliegenden Gewebe und drängt zur Ruptur, die nur dann ausbleibt, wenn das Ei vorher zu Grunde geht. Gewöhnlich findet sich in den frühesten Stadien der Tubargravidität (d. h. bis Ende des 2. Monats) durchwegs keine deciduale Reaktion der außerhalb des Befestigungsortes des Eies gelegenen Tubenschleimhaut. Häufiger kommt sie in weiter vorgerückten Fällen vor, in denen man sie in ziemlich variirender Intensität antrifft. H. Schröder (Bonn).

8) **Hanna Ch. Vilsin.** Über gleichzeitige extra-uterine und intrauterine Schwangerschaft.

(Mittheilungen aus der gynäkologischen Klinik von Prof. Otto Engström in Helsingfors Bd. IV. Hft. 1.)

Berlin, S. Karger, 1901.

Verf. rechnet dazu nur die Fälle, wo eine extra-uterine Schwangerschaft gleichzeitig mit einer normalen eintritt oder wo wenigstens für eine Zeit lang ein gleichseitiges Nebeneinanderleben beider Früchte angenommen werden muss. Hiernach gesichtet hat Verf. in der gesammten Litteratur — dabei wurde bis ins 11. Jahrhundert zurückgegangen — nur 68 unanfechtbare Fälle gesammelt, zu welchem ein neuer in der obigen Klinik beobachteter Fall genau beschrieben hinzugefügt wird.

Aus den vielen interessanten an der Hand der zahlreichen Krankengeschichten ausführlich besprochenen Einzelheiten kann nur Einiges hervorgehoben werden.

Die große Seltenheit des Vorkommnisses wird durch die geringe Zahl der überhaupt bekannt gewordenen Fälle illustrirt, wobei vergleichungsweise interessant ist, dass die Anzahl der gewöhnlichen Zwillingsschwangerschaften zur Gesammtzahl der Geburten sich wie 1 : 89 verhält.

Die betreffenden Frauen waren häufig, in 57,89% der Fälle, im Alter von 31—40 Jahren; das Verhältnis der Primiparen zu den Pluriparen war 19,23 : 80,77%.

Als wichtigste Entstehungsbedingung gilt wie für die Entwicklung der gewöhnlichen zweieiigen Schwangerschaft das Dichtbeieinanderliegen »sprungfertiger«

Graaf'scher Follikel; als ein disponirendes Moment für das Zustandekommen dieser besonderen Art der Zwillingsschwangerschaft vorhergegangene krankhafte Veränderungen der Generationsorgane und deren Folgen, vor Allem gestörte Eileitung.

Die Beschwerden sind im Allgemeinen dieselben wie bei gewöhnlicher extrauteriner Gravidität und später die der Zwillingsschwangerschaft überhaupt.

Nur in 20 Fällen gelangten beide Früchte zur völligen oder annähernd völligen Reife.

In 47 Fällen wurde die gleichzeitige fortschreitende Entwicklung der Früchte unterbrochen, meist die der einen früher wie die der anderen, aber auch gleichzeitiges Absterben beider Früchte wurde beobachtet.

Der vorzeitige Abbruch der intra-uterinen Schwangerschaft hat scheinbar meist einen weit geringeren Einfluss auf die Weiterentwicklung der extra-uterinen Schwangerschaft wie umgekehrt.

Die verhängnisvolle Beeinflussung der intra-uterinen Gravidität durch die Komplikation mit der extra-uterinen wird durch folgende Zahlen beleuchtet:

intra-uterine Frucht zu früh geboren 27mal oder 43,54%,

unreif gestorben bei dem Tode der Mutter 6mal oder 9,67%,

reif geboren 29mal oder 46,77%.

In den bei Tubenruptur oder Tubenabort in unmittelbarer Nähe des Uterus stattfindenden Cirkulationsstörungen ist wohl der häufigste Grund für den vorzeitigen Abbruch der intra-uterinen Gravidität zu suchen.

Wird auch die ektopisch entwickelte Gravidität oft schon früh durch Tubenruptur oder Tubenabort unterbrochen, so gelangte doch in 25 Fällen, d. h. in 37,31%, der extra-uterine Fötus zur völligen Reife. Diese im Vergleich zur ektopischen Gravidität sehr beachtenswerthe Thatsache hält Engström nicht für einen bloßen Zufall, sondern will sie auf die durch eine gleichzeitige intrauterine Gravidität bedingte größere Blutzufuhr und die dadurch ermöglichte bessere Nutrition und Hyperplasie des ektopischen Fruchtsackes, speciell des Theiles, wo die Placenta inserirt, zurückführen.

Die Diagnose wird stets sehr schwierig sein. Wird schon in den ersten 3 Schwangerschaftsmonaten nichts weiter möglich sein als entweder intra-uterine Gravidität nebst Adnextumor oder extra-uterine Gravidität mit hierdurch bedingter Hypertrophie des Uterus festzustellen, so wird man auch bei weiterem Fortschritt dieser Zwillingsschwangerschaft kaum vor einer Verwechslung mit Retroflexio uteri gravidi oder intra-uterine Gravidität, kombinirt mit Ovarial- oder Beckentumor, sicher sein, welcher Irrthum selbst dann noch vorkommen wird, wenn die normale Zeit der Entbindung erreicht wird; erst p. part. des intra-uterinen Fötus ist die Diagnose sicher.

Die Therapie fällt naturgemäß gänzlich mit der Behandlung der extra-uterinen Gravidität zusammen; mehrere besonders interessante operative Eingriffe werden berichtet.

Der interessanten und gerade wegen der gewissenhaften Zusammentragung Alles über diese Frage bekannten Materials besonders werthvollen Arbeit ist ein umfassendes Litteraturverzeichnis beigegeben.   Eversmann (Bonn).

9) O. Heikel. Neue Beobachtungen wiederholter Tubenschwangerschaft bei derselben Frau.

(Mittheilungen aus der gynäkologischen Klinik des Prof. Otto Engström in Helsingfors Bd. IV. Hft. 1.)

Berlin, S. Karger, 1901.

Schon 2mal sind aus derselben Klinik solche Fälle publicirt und dabei die übrigen bis dahin bekannt gewordenen gesammelt worden. Verf. fügt nun zu diesen 29 Fällen noch über 50 weitere aus der neueren Litteratur gesammelte mit Wiedergabe der Krankengeschichten hinzu und berichtet nun des genaueren über 2 neue in der Klinik beobachtete Fälle.

Bei beiden 34- resp. 35jährigen pluriparen Frauen wurde je 2mal in Intervallen von ca. 3 Jahren die Diagnose auf Tubargravidität gestellt und dem entsprechend bei beiden erst auf der einen, dann nach 3 Jahren auf der anderen Seite die Salpingo- resp. Ovarosalpingotomie gemacht. Die Diagnose wurde durch den Befund bei der Operation erhärtet. Heilung.

Mit Übergehung der auch seiner Meinung nach nicht zu rechtfertigenden Forderung der prophylaktischen Exstirpation oder Unterbindung der anderen Tube bei der Exstirpation der schwangeren, sieht Engström in der möglichst genauen Herstellung von normalen Verhältnissen im Becken bei der Operation und einer sorgfältigen Nachbehandlung der Generationsorgane das beste, wenn auch nicht sichere Vorbeugungsmittel der Gefahr einer Implantation des Eies in der zurückgebliebenen Tube. **Eversmann** (Bonn).

10) **Catharina van Tussenbroek.** Über Ovarialschwangerschaft in einem Graaf'schen Follikel.
(Ann. de gyn. et d'obstétr. 1899. No. 12.)

Verf. kommt am Ende der sehr ausführlichen und fleißigen Arbeit, speciell was die mikroskopischen Untersuchungen anbetrifft, zu folgenden Schlüssen:

Die Ovarialschwangerschaft ist eine nicht zu leugnende Thatsache. Sie bedeutet Schwangerschaft, die im Graaf'schen Follikel ihren Ursprung hat.

Da im vorliegenden Falle die Wandung des Graaf'schen Follikel keine deciduale Umwandlung erlitten hat, so muss daraus der Schluss gezogen werden, dass die deciduale Reaktion von Webster keine conditio sine qua non für die Implantation des Eies bedeutet.

Endlich zeigt sich in dem Präparate eine regelmäßige Entwicklung von normalem Syncytium; es ist darin ein neuer und unleugbarer Beweis geliefert, dass das Syncytium nichts mit dem Uterusepithel zu thun hat, sondern dass es vom fötalen Ektoblast abstammt. **Odenthal** (Bonn).

11) **L. Seeligmann** (Hamburg). Trauma und Extra-uterin-Gravidität.
(Deutsche med. Wochenschrift 1901. No. 26.)

S. hat 5 Pat. operirt bezw. beobachtet, welche 3—10 Tage nach stattgehabter Menstruation durch Fallen auf das Gesäß oder Herabspringen ein Trauma erlitten und nun tubarschwanger wurden. Er sieht hierin einen Beweis, dass das Trauma bei dem Zustandekommen der Extra-uterin-Gravidität eine ätiologische Rolle spielen kann, vielleicht derart, dass das befruchtete Ei aus dem Fimbrienende der Tube durch den heftigen Stoß wieder zurückgeschleudert oder aus dem Wimperstrom des Epithels in das Epithel der Tube selbst hineingetrieben wird, so dass es an dieser Stelle liegen bleibt und sich hier weiter entwickelt.

Als besonders beweiskräftig führt S. folgenden Fall an: 26jährige, stets gesunde IIpara. Partus und Puerperium normal. Letztes vor 3½ Jahren. Mitte April erwartete Menstruation ausgeblieben. Am 18. April, wenige Tage nach dem anscheinend befruchtenden Coïtus Trauma durch Herabspringen. Bald darauf sich steigernde Schmerzen auf der linken Seite des Unterleibs. Am 4. Mai linksseitiger, hühnereigroßer Adnextumor konstatirt. Am 8. Mai Köliotomie. Bauchhöhle mit Blut überschwemmt. In der kleinen Fruchthöhle ein 3wöchentlicher Fötus.

Ref. muss gestehen, dass ihm dieser Fall durchaus nicht beweiskräftig erscheint. Nach seinem Dafürhalten liegt es viel näher, anzunehmen, dass die Pat. bald nach der letzten Menstruation im März koncipirt — daher das Ausbleiben im April — und tubarschwanger geworden ist. In Folge des Trauma kam es zu Blutungen in den Fruchtsack, dann zu solchen in die Bauchhöhle.

S. empfiehlt im Gegensatz zu manchen anderen Gynäkologen die abdominale Köliotomie gegenüber der vaginalen wegen ihrer größeren Übersichtlichkeit, exakter Blutstillung, sicherer Lösung vorhandener Adhäsionen und verhältnismäßig kurzer Operationsdauer, schließlich wegen der Möglichkeit, das gesunde Ovarium der befallenen Seite zu erhalten. **Graefe** (Halle a/S.).

12) **M. G. Fieux** (Bordeaux). **Ruptur einer 2 Monate alten Tubar-gravidität. Köliotomie während schwerer innerer Blutung. Anatomische Untersuchungen der kranken Tube.**

(Ann de gyn. et d'obstétr. 1901. Februar.)

Was dem betreffenden Fall, der in extremis mit Erfolg operirt wurde, zu dem reichliche venöse Kochsalsinfusionen nicht am wenigsten mit beitrugen, besonders in klinischer Beziehung bemerkenswerth machte, war, dass entgegen den Anschauungen von Doléris, die starken Blutungen doch schon im 2. Monate eintraten, obschon die Gravidität eine rein ampulläre war, bei der sich erst im 4.—5. Monate der Entwicklung dieselben einstellen sollen. Auch war der Tumor, wie das nach Doléris' Ansicht stets der Fall sein soll bei dieser Art von Tubengravidität, nicht im Douglas zu fühlen, sondern seitlich noch über die präuterine Excavation hinausragend. Die mikroskopische Untersuchung ergab, dass nicht die geringsten Anzeichen einer desquamativen Salpingitis vorhanden waren, dass die Schwangerschaft in einer gesunden Tube entstanden war, also entgegen der alten Lawson-Tait'schen Theorie.

An der Mucosa der Tube fand F. 2 Arten von Vorsprüngen und Ausbuchtungen. Die einen kurz, atrophisch, ohne Zusammenhang mit anderem Gewebe; die anderen beträchtlich vergrößert, in großen Windungen sich hinziehend und mit den Chorionzotten in Verbindung tretend. Die Struktur dieser mit den fötalen Elementen in Berührung kommenden ist von der ersteren ganz verschieden. Verf. huldigt der Ansicht, dass die Decidua reflexa bei Tubargravidität von einzelnen dieser Vorsprüngen gebildet werde, welche den freien Theil des Eies umgeben. Je näher diese an die Zotten herantreten, werden sie auch ärmer an Deciduazellen. So kann man an dieser Stelle eine Zotte deutlich mit der Langhans'schen und dem Syncytium bedeckt finden, während eine benachbarte Partie viel ärmer an Zellen ist.   **Odenthal** (Bonn).

13) **A. Hannecart** (Brüssel). **Ein Fall von primärem einseitigem Tubencarcinom.**

(Journ. de chir. et ann. de la soc. belge de chir. 1901. No. 7.)

57jährige IXpara. Menopause seit 2 Jahren. Seit 1 Jahre lancinirende Unterleibsschmerzen und eitriger Ausfluss. Von einem Arzte wurde Endometritis cervicalis, nach einem Jahre von einem anderen Uterusfibrom diagnosticirt. Der Ausfluss wurde reichlicher und blutig gefärbt; das Allgemeinbefinden verschlechterte sich. Es wurde ein ziemlich harter, wenig beweglicher, kindskopfgroßer, buckliger Tumor konstatirt, welcher besonders am Fundus und der linken Seite des Uterus tastbar ist und in das entsprechende Lig. latum übergeht. Köliotomie. Nach Trennung peritonealer und Netzadhäsionen Ausschälung des Tumors. Glatte Genesung.

Die makro- und mikroskopische Untersuchung der Geschwulst ergab papillären Tubenkrebs.   **Graefe** (Halle a/S.).

14) **De Teyssier** (Lyon). **Doppelseitige tuberkulöse Salpingo-Oophoritis, tuberkulöse Peritonitis mit Ascites, Laparotomie, Abtragung beider Adnexe.**

(Lyon méd. 1901. No. 33.)

Vater und Mutter starben an Phthise; Lungen der Pat. frei; krank seit angeblich erst 14 Tagen. Operation vor 3 Tagen. Linkes Ovarium gut eigroß, enthält erweichte Stellen, Tube kleinfingerdick; rechtes Ovarium etwas kleiner, Tube scheinbar gesund.   **Zeiss** (Erfurt).

Originalmittheilungen, Monographien, Separatabdrücke und Büchersendungen wolle man an *Prof. Dr. Heinrich Fritsch* in Bonn oder an die Verlagshandlung *Breitkopf & Härtel* einsenden.

Centralblatt
für
GYNÄKOLOGIE

herausgegeben

von

Heinrich Fritsch

in Bonn.

Sechsundzwanzigster Jahrgang.

Wöchentlich eine Nummer. Preis des Jahrgangs 20 Mark, bei halbjähriger Pränumeration. Zu beziehen durch alle Buchhandlungen und Postanstalten.

No. 3.   Sonnabend, den 18. Januar.   1902.

I.

Die mediane Spaltung des Uterus bei der vaginalen und abdominellen Totalexstirpation desselben.

Von

Prof. Krönig in Leipzig.

Im Novemberheft dieses Centralblatts hat Küstner[1] die Vortheile beleuchtet, welche die totale oder partielle Spaltung des Uterus bei verschiedenen gynäkologischen Maßnahmen haben kann. Er hat den Kernpunkt dieses technischen Verfahrens meines Erachtens in präciser Weise herausgeschält durch die Betonung, dass der Uterus durch die Spaltung in hohem Maße mobilisirt wird und dass bei der vaginalen Exstirpation sich die Uterushälften dann noch leicht in den Scheidenkanal herunterziehen lassen, wenn selbst straffe Adhäsionen mit anderen Organen bestehen.

---

[1] Küstner, Das Princip der medianen Uterusspaltung, seine weitere Verwendung im Dienste operativer Maßnahmen. Centralblatt für Gynäkologie 1901. No. 44.

Kelly[2] hat die Vortheile der Hemisectio des Uterus auf die supravaginale Amputation desselben übertragen; auch hierbei betont er besonders, wie sehr dies Verfahren geeignet ist, die Lösung breiter Verwachsungen des Uterus und seiner Anhänge mit den Nachbarorganen zu erleichtern, wenn man als ersten Akt der Operation das Corpus uteri bis zur Cervix median spaltet, dann das Corpus supravaginal abträgt und von den mobilisirten Uterushälften aus die Lösung der Adnexe beginnt.

Auch die von mir[3] angegebene Methode der Spaltung des Uterus bei der abdominellen Totalexstirpation habe ich vornehmlich zur Behandlung chronisch entzündlicher Processe des Uterus und der Anhänge empfohlen.

Schließlich hat Döderlein[4] im Märzheft des Archivs für Gynäkologie uns mit einem weiteren Vortheil der Spaltung des Uterus bei der vaginalen Exstirpation desselben bekannt gemacht; er schildert, in welch einfacher Weise bei der Hemisectio des Uterus und bei der Entwicklung desselben aus dem hinteren Spalt die Ablösung der Blase von der Cervix sich gestaltet, so dass Verletzungen der Blase, welche sonst bei der vaginalen Totalexstirpation nicht selten zu beobachten sind, fast mit Sicherheit vermieden werden können.

Diese von Kelly, Küstner und Döderlein betonten Vortheile haben mich bewogen, in letzter Zeit häufiger die totale Hemisectio des Uterus sowohl bei der vaginalen, als auch bei der abdominellen Entfernung dieses Organs und event. seiner Anhänge durchzuführen. Operirte ich vaginal, so hielt ich mich an die von Döderlein gegebenen Vorschriften, während ich bei dem abdominellen Vorgehen die von mir angegebene Methode der Totalexstirpation der supravaginalen Amputation Kelly's vorzog. Ich habe in den letzten Monaten 32mal Gelegenheit genommen die mediane Spaltung des Uterus bei der Totalexstirpation desselben auszuführen und zwar in 25 Fällen auf vaginalem, in 7 Fällen auf abdominellem Wege. Die Zahl ist desswegen eine geringe, weil ich bei entzündlichen Adnexerkrankungen im Allgemeinen selten operire und die gleichzeitige Entfernung des Uterus hierbei nur dann vornehme, wenn es sich um Frauen nahe der Klimax handelt; ferner bin ich bei der Entfernung des carcinomatösen Uterus der Empfehlung Döderlein's, auch hierbei die Medianspaltung durchzuführen, nur Anfangs gefolgt, habe mich aber bald, vornehmlich unter dem Eindruck der diesjährigen Gießener Verhandlungen ausschließlich der erweiterten Freund'schen Operation nach der Methode Wertheim's zugewendet.

---

[2] Kelly, The removal of pelvic inflammatory masses by the abdomen after bisection of the uterus. Bulletin of the John Hopkins Hospital, Baltimore, 1901. Januar.

[3] Krönig, zur Technik der abdominellen Totalexstirpation des Uterus. Monatsschrift für Geburtshilfe und Gynäkologie Bd. XIV. Hft. 3.

[4] Döderlein, Über vaginale Uterusexstirpation mit einem Vorschlag einer neuen Operationsweise. Archiv für Gynäkologie Bd. LXIII. Hft. 1 und 2.

Bei diesen 32 Fällen habe ich die vaginale und abdominelle Totalexstirpation des Uterus mit theilweiser oder vollständiger Entfernung der Adnexe aus folgenden Indikationen gemacht. 1) Bei chronisch entzündlichen Adnexerkrankungen, bei eitrigen und jauchigen Pyosalpinxsäcken. 2) Bei Totalprolaps des Uterus und der Scheide. 3) Bei klimakterischen Blutungen und bei Blutungen wegen Metroendometritis, welche auf keine andere Weise zu stillen waren. 4) Bei Myoma uteri. 5) Bei Carcinoma uteri (in 2 Fällen). 6) Einmal zur vaginalen Entfernung eines Ovarialcarcinoms und schließlich einmal zur vaginalen Entfernung eines großen tubaren Fruchtsackes bei einer Frau nahe der Klimax.

Unter diesen 32 Fällen habe ich leider einen Exitus zu beklagen. Dieser Todesfall kann aber der Methode als solcher nicht zur Last gelegt werden, weil es sich gerade hierbei um einen technisch unkomplicirten Fall handelte. Es betrifft eine 51jährige Frau mit heftigsten klimakterischen Blutungen, welche vergeblich mit Auskratzung und Ätzung behandelt waren.

Die Frau wurde mir aufs äußerste entblutet zur Operation überwiesen. Der Uterus war nicht vergrößert und frei beweglich. Die nach Döderlein ausgeführte vaginale Totalexstirpation war spielend leicht. Die Blutstillung aus der Scheidenwunde nahm allerdings eine lange Zeit in Anspruch, es musste jedes kleinste Gefäß hier unterbunden bezw. unterstochen werden, weil offenbar die Gerinnungsfähigkeit des blassröthlichen Blutes, wie wir es ja oft beobachten, gelitten hatte. Die Operation zog sich in Folge dessen in die Länge, so dass dieselbe 1¼ Stunde währte. Der Puls war vor der Operation schon schwach und schwankte zwischen 100 und 130 in der Minute, er erholte sich nach der Operation nicht; die Temperatur hielt sich zwischen 37,0 und 38,4. Pat. starb am 17. Tage post op. Die Sektion wurde, wie es ja zum größten Leidwesen dem Operateur, welcher wie ich, ausschließlich auf Privatmaterial angewiesen ist, nur zu oft vorkommt, verweigert, so dass die Todesursache nicht sicher festgestellt werden konnte.

Die übrigen Fälle sind glatt genesen. Die geringste Verpflegungszeit in der Klinik betrug 12 Tage, die längste 37 Tage, wobei natürlich auch hier die Verhältnisse, wie sie eine Privatklinik mit sich bringt, berücksichtigt werden müssen, da von auswärts kommende Pat. oft ihren Aufenthalt in der Klinik unnöthig ausdehen, weil sie noch nicht den Muth und auch nicht die Lust haben, nach einer großen Operation die Reise bald anzutreten.

Eine Verletzung der Blase, des Darmes oder der Ureteren ist in keinem Falle vorgekommen, obgleich es sich oftmals bei der vaginalen Totalexstirpation um die Lösung schwerer Verwachsungen des Uterus und der Adnextumoren handelte. Es bestätigt dies Resultat die von Döderlein aufgestellte Behauptung, dass die mediane Spaltung des Uterus berufen ist, die Zahl der Nebenverletzungen bei der Totalexstirpation dieses Organs wesentlich einzuschränken.

Da ich mit Küstner und Kelly sowohl bei der vaginalen als auch der abdominellen Totalexstirpation den Hauptvortheil der Spaltung darin erblicke, dass der Uterus und seine Anhänge leichter aus Verwachsungen ausgelöst werden können, so möchte ich an erster Stelle die Fälle setzen, bei welchem ich wegen entzündlicher Adnexerkrankungen und Adnextumoren vaginal oder abdominell operirt habe. Ich habe hierbei 10mal den vaginalen und 5mal den abdominellen Weg gewählt; in letzteren 5 Fällen war 4mal ein komplicirendes Myom vorhanden. Die vaginal durchgeführten Fälle sind desswegen zahlreicher, weil ich bei diesen Erkrankungen principiell den vaginalen Weg bevorzuge.

Bei der vaginalen Entfernung des Uterus zeigen sich hierbei die Vortheile der Medianspaltung des Uterus vornehmlich dann, wenn der Uteruskörper gleichzeitig breit hinten im Douglas fixirt ist. Man beginnt hier mit der Spaltung der hinteren Cervixwand und zieht mit 2 Segondsklemmen, welche jederseits in die gespaltene hintere Cervixwand eingesetzt werden, den Uterus stark nach unten und vorn; indem man sich immer hart an der hinteren Uteruswand hält, löst man jetzt entweder stumpf oder auch unter Leitung des Auges scharf die sich bietenden Verwachsungen. Es gelingt so unter vorsichtiger medianer Spaltung der hinteren Corpuswand, mit den Segondsklemmen immer weitere Theile der hinteren Uteruswand in den Scheidenschnitt einzustellen und so auch die höher oben am Fundus gelegenen Verwachsungen dem Auge sichtbar zu machen. Ist auch die vordere Wand des Uterus total gespalten, so bildet jetzt jede Hälfte eine gute Handhabe, um daran die Adnexe allmählich dem Scheideneingang zu nähern und die Verwachsungen daselbst zu lösen.

Dies Verfahren kann besonders bei eitrigem oder jauchigem Inhalt der Tubensäcke von Bedeutung sein. Bei einer Pat. mit doppelseitigem, faustgroßem, jauchigem Pyosalpinx, welche ante op. abendliche Temperatursteigerung hatte, spaltete ich zunächst den Uterus auf vaginalem Wege total nach Döderlein; ich konnte dann an den mobilisirten Uterushälften die prall gefüllten Saktosalpingen einzeln mit ihrem uterinen Ende vorsichtig in den Scheideneingang herunterziehen, und durch einen Trokar die jauchige Flüssigkeit entleeren, ohne das eine Verunreinigung der Peritonealwunde eintrat. Ich glaube, dass es hier, wenigstens auf vaginalem Wege, nicht möglich gewesen wäre, auf andere Weise eine Verunreinigung des Peritoneums zu vermeiden, weder durch Kolpotome noch nach vorausgeschickter Totalexstirpation. Würde man im letzteren Falle nach der Czerny'schen Methode zuerst den Uterus isolirt entfernt haben, so kann ich mich nicht der Überzeugung verschließen, dass die Ligaturen oder die am Lig. lat. und den Parametrien provisorisch angelegten Klemmen die morsche Wand der Tube eingerissen hätten, so dass sich in unerwünschter Weise die Jauche über die Wunde entleert hätte.

Der gleiche Vortheil zeigte sich bei einem Falle von faustgroßem rechtsseitigem Ovarialcarcinom, welches ich auf vaginalem Wege entfernte. Auch hier gelang es an der Uterushälfte nach medianer Spaltung den mit blutig-seröser Flüsigkeit gefüllten Tumor bis fast an die Schamspalte herunterzuziehen, um ihn zunächst zu entleeren und dann zu exstirpiren.

Die Erfahrungen, welche Kelly bei der abdominellen Entfernung chronisch entzündlicher Adnexe mit der vorausgeschickten Spaltung und Abtragung des Corpus uteri oberhalb der Cervix machte, konnte ich bei der abdominellen totalen Spaltung des Uterus bis in das Scheidengewölbe nur bestätigen. Ich verfüge über 5 derartige Fälle; bei diesen hatte ich nicht besonderen Werth darauf gelegt, als ersten Akt der Operation den Uterus zu spalten und dann erst an die Lösung der Adnexe zu gehen, ich bin aber durch die mit glänzenden Zeichnungen erläuterten Darstellungen Kelly's überzeugt worden, dass dies Vorgehen oft Vortheile bringen kann.

Wenn ich die Totalspaltung des Uterus auch vornehmlich bei der vaginalen und abdominellen Radikaloperation entzündlicher Adnexerkrankungen bevorzuge, so bietet die Hemisectio meines Erachtens doch auch bei anderen Erkrankungen gewisse Vortheile, so vor Allem bei der vaginalen Totalexstirpation des Uterus und eines großen Theiles der Scheide wegen Totalprolaps. Doyen hat hierbei als Erster wohl die Ganzspaltung des Organs empfohlen und mehrfach mit Erfolg durchgeführt. Ich habe bei Totalprolaps 4mal auf vaginalem Wege und 1mal auf abdominellem Wege den Uterus und den größten Theil der Scheide exstirpirt. Den abdominellen Weg habe ich in dem einen Falle betreten, weil ich wegen eines gleichzeitig bestehenden großen verwachsenen Kystoms gezwungen war, die Laparotomie auszuführen. Bei Eröffnung der Bauchhöhle habe ich dann gleich von oben den Uterus gespalten und vom Abdomen aus die vordere Scheidenwand von der Blase abgelöst und bis weit nach vorn resecirt.

Ohne an dieser Stelle die Frage zu berücksichtigen, ob bei Totalprolaps die Totalexstirpation des Uterus und eines großen Theils der Scheide überhaupt das empfehlenswertheste Verfahren darstellt, möchte ich an dieser Stelle nur die Vortheile betonen, welche meines Erachtens das Verfahren von Döderlein und Doyen giebt. Die Vortheile sind zweierlei Art, einmal wird das Aufsuchen der Plica vesicouterina, welches bei der mit dem Totalprolaps gewöhnlich kombinirten Elongatio colli bei dem Czerny'schen Verfahren manchmal Schwierigkeiten verursacht, umgangen; weiter lässt sich nach der Spaltung des Uterus und nach der Umstülpung desselben die vordere Wand der Scheide von oben her mit wenigen Fingerzügen stumpf bis fast an die Urethralmündung leicht von der Blasenwand ablösen.

Um das von mir hierbei eingehaltene Verfahren kurz zu skizziren, möchte ich ein Operationsprotokoll ausführlicher wiedergeben, und halte ich mich dabei an das während der Operation aufgenommene, von mir diktirte Stenogramm.

Frau M., 1901. Journ.-No. 191. Mit 2 Segonds wird die hintere Muttermundslippe angehakt, stark nach vorn gezogen und mit einem Scherenschlag die
hintere Cervixwand durchschnitten und gleichzeitig der Douglas eröffnet. Abtrennung der hinteren Scheidenwand beiderseits bis zum Parametrium vom Uterus;
Einsetzen einer großen Doyen'schen Scheidenplatte in den klaffenden Spalt und
Luxation des Uteruskörpers nach hinten. Darauf mediane Spaltung der hinteren
Corpuswand und der ganzen vorderen Wand des Uterus. Wegdrängen der Blase
von der Cervix bis an das Parametrium und gleichzeitig Abschieben der Blase
von einem großen Theil der vorderen Scheidenwand bis fast an die Urethralmündung
heran mit einem Gazetupfer. Spaltung der vorderen Scheidenwand in der Medianlinie, Resektion des von der Blase abgelösten Scheidenlappens. Darauf wird das
Parametrium in 3 Partien umstochen und uteruswärts durchschnitten, das Lig. lat.
mit der Tube wird nach dem Vorgehen von Doyen 1½mal um seine Achse gedreht und unterbunden. Auf der linken Seite wird in gleicher Weise das Parametrium unterstochen und der Rest des Lig. lat. torquirt und unterbunden.
Vereinigung des Peritoneums der Blase mit dem Peritoneum des Douglas durch
eine fortlaufende Katgutnaht. Die Blasenwunde wird durch eine versenkte Naht
gerafft und die angefrischten Wundränder der vorderen Scheidenwand mit Katgut
vereinigt. Es wird eine Kolpoperineoplastik nach Hegar in ausgiebiger Weise
angeschlossen.
    Dauer der Operation: 1 Stunde 16 Minuten.

Die abdominelle Totalexstirpation des Uterus und der Scheide
gestaltete sich folgendermaßen; auch hier möchte ich einen Aus-
zug aus dem Protokoll zu Grunde legen. Wie erwähnt, war der
Totalprolaps mit einem im Douglas sitzenden Kystom komplicirt.

    Frau B., 1901. Journ.-No. 223. Schnitt in der Mittellinie; Eröffnung der
Bauchhöhle. Die festsitzende Ovarialgeschwulst lässt sich leicht aus dem Douglas
nach oben luxiren. Der Uterusfundus wird mit 2 Segonds gefasst, über die Symphyse gebogen und in der Mittellinie der hinteren Wand aufgeschnitten; es wird
in die Uterushöhle eingegangen und mit einer geraden Schere die hintere Wand
des Uterus und der Cervix bis an das Scheidengewölbe durchschnitten. Ab-
schneiden der hinteren Scheidenwand beiderseits hart an der Portio bis zum
Parametrium, Erfassen der vorderen Muttermundslippe, Spaltung der vorderen
Wand des Corpus uteri bis an die Plica vesico-uterina. Stumpfe Ablösung der
Blase von der Cervix, Fortsetzung der medianen Spaltung bis an das vordere
Scheidengewölbe. Ablösung der Blase von einem großen Theil der vorderen
Scheidenwand bis fast an die Urethra, Resektion dieses Stückes der Scheidenwand.
    Nach der Methode Mainzer-Landau wird dann von den Assistenten jeder-
seits die Uterina und die Spermatica zwischen Daumen und Zeigefinger gefasst und
dann medianwärts von den klemmenden Fingern Lig. lat. und Parametrium durchschnitten. Uterus und Adnexe werden mit dem Kystom in eins entfernt. Der
Assistent öffnet jetzt langsam auf jeder Seite die Finger; die spritzende Spermatica, ein Gefäß im Lig. rot. und die Uterina werden in Billrothklemmen gefasst
und unterstochen. Mit einer fortlaufenden Naht werden die beiden Blätter des
Lig. lat. vereinigt. Der Scheidenspalt wird durch Vereinigung des Restes der
vorderen Scheidenwand mit der hinteren Scheidenwand durch Katgutknopfnähte
geschlossen. Eine Katgutknopfnaht vereinigt darüber das Peritoneum der Blase
mit dem Peritoneum des Douglas.
    Schluss der Bauchhöhle, Umlagerung der Pat. aus Beckenhochlagerung in
Steißrückenlage. Ausführung einer ergiebigen Kolpoperineoplastik nach Hegar.
    Dauer der Operation: 1 Stunde 20 Minuten.

Den Vortheil, welchen die mediane Spaltung des Organs bei
der vaginalen Entfernung des vergrößerten myomatösen Uterus da-

durch bringen könnte, dass man denselben in 2 Hälften getheilt besser durch die Wundöffnung der Vagina hindurchziehen kann, habe ich nur selten ausgenutzt, weil ich hier das von Doyen, Landau, Martin, Fritsch u. A. empfohlene Morcellement in typischer Weise für einfacher erachte. In Folge dessen habe ich auch wegen Myom bei der vaginalen Totalexstirpation die Hemisectio nur in 2 Fällen ausgeführt.

Bei der abdominellen Entfernung des myomatösen Uterus hatte ich in meiner letzten Publikation die Indikation zur Hemisectio eingeschränkt auf die Fälle von homocentrischen Myomen, so dass ich bisher nur 6mal Gelegenheit nahm, die abdominelle Totalexstirpation nach meinem Verfahren hierbei durchzuführen. Nachdem aber Menge (persönliche Mittheilung) mein Verfahren auch bei unregelmäßig gestalteten Myomen des Uterus in der leichtesten und glücklichsten Weise durchgeführt hat, nachdem ferner Kelly auch bei der supravaginalen Amputation des Uterus auf die Vortheile aufmerksam gemacht hat, welche aus der Zweispaltung des Corpus uteri bei der abdominellen Enukleation von Myomen in gewissen komplicirten Fällen entstehen können, möchte ich diese Methode nicht mehr ausschließlich für homocentrische Myome angewendet wissen.

Die Totalexstirpation des nicht vergrößerten Uterus wegen klimakterischer Blutungen, bezw. wegen sonst nicht stillbarer Blutungen bei Metroendometritis ist natürlich mit jedem Verfahren in der leichtesten Weise technisch durchführbar. Wenn ich hierbei in der letzten Zeit doch das Döderlein'sche Verfahren bevorzugt habe, so bewog mich hierzu außer der Zeitersparnis der Umstand, dass nach Spaltung des Uterus die Unterbindung und Umstechung des Lig. lat. und der Parametrien sicherer ausgeführt werden kann, weil die Ligaturen nicht unter so großer Spannung der Gewebe geknüpft werden. Wer mit Katgut Unterbindungen auszuführen pflegt, wird bei dem Czerny'schen Verfahren hier und da ein Abgleiten der Ligaturen mit nachfolgender Blutung beobachtet haben, weil nach der Durchschneidung Gewebstheile aus der unter Spannung angelegten Massenligatur herausschlüpfen können. Die Ligaturen nach der Zweispaltung des Uterus lassen sich besser in situ anlegen und in situ knüpfen.

II.
Zur Topographie des Uterus und der Blase nach Alexander-Adams' Operation.

Von

Prof. Gustav Bulius in Freiburg i/B.

In den zahlreichen Arbeiten über die Alexander-Adams-Operation vermisst man stets genaue Angaben über die Lage des

Uterus gleich nach der Operation und bei Nachuntersuchungen. Die Notizen, wie »Uterus liegt normal«, genügen keineswegs, sie entsprechen auch durchaus nicht dem, was ich selbst zu beobachten Gelegenheit hatte. Vielmehr sollte die Position des Uterus in jedem Falle genau untersucht und bestimmt werden.

Unmittelbar nach der Operation ist der Uterus fast stets gestreckt, der Fundus über den Beckeneingang erhoben, oft 2—3 Querfinger breit. Die Portio vaginalis steht in der Regel in der Höhe der Spinallinie, bald direkt in ihr, bald mehr der vorderen, selten der hinteren Beckenwand genähert, bisweilen auch hoch fast in der Höhe der unteren Schooßfugenrandebene. Dieser Stand der Portio hängt ab von der Größe des Uterus, von der Straffheit resp. Schlaffheit der Ligamenta sacro-uterina und cardinalia und der Scheidenwände. So sieht man nach künstlichen Verkürzungen der vorderen Scheidenwand durch Kolporrhaphia ant., aber auch bei angeborener Kürze dieser Partie den Uterus in toto stark anteponirt. Bei großer Schlaffheit der Scheidenwände entsteht bisweilen ein so starker negativer Druck, dass das ganze hintere Scheidengewölbe enorm durch eingedrungene Luft ausgedehnt und auch dann der Uterus in toto nach vorn gedrängt wird. Wir haben also verschiedene Faktoren, die außer den verkürzten Ligamentis rotundis die Lage des Uterus nach der Operation beeinflussen und desshalb bei der Untersuchung und bei den Angaben beachtet werden müssen. Auch bringt die Verkürzung der Ligamenta rotunda selbst — bei Fehlen aller komplicirenden Momente — keine wirklich normalen Verhältnisse zu Stande; sie bringt zwar den Uterusfundus nach vorn, aber nicht den ganzen Uterus in die normale Anteversio-flexio, sondern in eine Streckstellung, die dann in eine totale Antepositio durch die eben erwähnten Momente übergeführt werden kann. Außerdem wird der Uterus durch die verkürzten Ligamente elevirt, der Fundus uteri wird aus dem kleinen Becken heraus in das große gehoben, oft 5—6 cm über den Beckeneingang und zugleich der vorderen Bauchwand stark genähert, liegt sogar ihr bisweilen direkt an. Diese Lage findet man dann auch bei Nachuntersuchungen, die ein gutes Resultat der Operation zu Tage fördern. Von einer normalen Lage kann also da nicht die Rede sein und es wäre sehr zu wünschen, dass in jedem Falle der genaue objektive Befund veröffentlicht werden würde.

Des Weiteren möchte ich die Aufmerksamkeit noch auf die Lage der Blase und die Einwirkung ihres Füllungszustandes auf den Uterus nach Alexander-Adams' Operation lenken, es scheint mir dies zugleich für die Beurtheilung des Werthes der Operation sehr wesentlich.

Meines Wissens ist auf diesen Punkt bei den Untersuchungen überhaupt noch nicht geachtet worden, wenigstens findet sich in den Veröffentlichungen nichts darüber.

Im Januar 1901 hatte ich bei einer Pat. die Alexander-Adams-Operation ausgeführt, bei der Entlassung lag der Uterus gestreckt, der Fundus ca. 3 cm über der Schooßfuge dicht hinter der Bauchdecke, die Portio vag. stand in der Spinallinie. Im Juli kam die Frau zur Nachuntersuchung und da fiel mir auf, daß ich den Fundus hoch etwa in der Mitte zwischen Nabel und Schooßfuge fand. Die Portio war nach hinten oben getreten, das vordere Scheidengewölbe ganz wenig nach unten vorgedrängt. Die Blase war mäßig stark gefüllt, ich entleerte etwa 500 ccm Urin und danach fühlte ich den Uterusfundus unmittelbar hinter den Bauchdecken wie bei der Entlassung ca. 3 cm über der Symphyse, die Portio war nach vorn und unten gerückt, stand jetzt wieder in der Spinallinie. Es war also durch die Füllung der Blase der Stand des Uterus verändert worden. Ich füllte nun die Blase verschieden stark und fand dabei, dass bei den ersten 100 ccm Füllung der Fundus uteri unverändert blieb, dagegen wurde das vordere Scheidengewölbe etwas vorgewölbt und die Portio trat etwas nach hinten. Bei der weiteren Füllung der Blase wurde dann der Uterusfundus durch je 100 ccm Blaseninhalt um ca. $1/2$ cm nach oben und schließlich nach hinten gedrängt. Entleerte ich dann die Blase, so kehrte der Uterus in kurzer Zeit in seine frühere Lage zurück. Es gaben also die Ligamenta rotunda dem Druck der Blase nach und dehnten sich wie in der Norm. Nach der Entleerung zogen sie sich sehr gut zusammen und die rückläufige Bewegung des Uterus vollzog sich jedes Mal sehr rasch. Die Ligamente konnten also nach der Verkürzung ihre normale Funktion ausüben, nur war die Lage des Uterus etwas anders als unter normalen Verhältnissen, besonders im Beginn der Bewegung.

Ich habe nun in zwei weiteren Fällen die gleichen Untersuchungen angestellt und kam das eine Mal zu demselben Ergebnis. Der andere Fall war weiterhin noch dadurch sehr lehrreich, als hier von anderer Seite ca. 1 Jahr vorher eine Kolporrhaphia ant. ausgeführt worden war, in Folge deren eine erhebliche Verkürzung und Unnachgiebigkeit der vorderen Scheidenwand entstanden war. Dadurch kam gewissermaßen die Blasenfüllung in ihrer Wirkung auf die Streckung der Ligamenta rotunda und auf die Bewegung des Uterusfundus noch reiner zur Erkennung. Ich lasse kurz die Notizen, die ich mir über diese Beobachtung gemacht, folgen, sie werden am besten den Vorgang schildern.

Unmittelbar nach der Operation steht die Portio vag. vor und etwas über der Spinallinie, die vordere Scheidenwand verläuft gestreckt, ein vorderes Scheidengewölbe ist eigentlich nicht vorhanden, vielmehr setzt sich die Scheide ganz spitzwinklig an die vordere Cervixwand. Der Uterus steht gerade gestreckt, der Fundus ca. 4 cm oberhalb der Schooßfuge direkt hinter der Bauchdecke. 6 Wochen p. op. ist der Befund der gleiche. Bei Füllung der Blase rückt die Portio vag. noch höher und mehr nach vorn, der Fundus uteri steigt zunächst direkt hinter der Bauchdecke etwas nach oben etwa bis ca. 5 cm über den oberen Schooßfugenrand, dann entfernt er sich von der Bauchdecke nach hinten, setzt aber zugleich die Bewegung nach oben fort, so dass bei 500 ccm Blasenfüllung der Fundus uteri in der Mitte zwischen Nabel und Schooßfuge zu fühlen ist, aber nicht unmittelbar hinter den Bauchdecken, sondern erst bei stärkeren Eindrücken. Nach Entleerung der Blase rückt der Uterus in seine frühere Position zurück.

Der Nachweis, dass die Ligamenta rotunda nach der Verkürzung ihre volle Funktionsfähigkeit behalten, resp. wieder erhalten, ist, wie mir scheint, auch von großer Bedeutung für den Verlauf einer p. op. eintretenden Gravidität. Es werden auch hier voraussichtlich, wie in der Norm, die Schwangerschaftsveränderungen in den Ligamenten eintreten und das Wachsthum und die Ausdehnung des Uterus unbehindert erfolgen können. Jedenfalls wird hier nicht, wie nach Ventro- und Vaginofixation die Ausdehnung des Uterus nur auf Kosten des Fundus und der hinteren Wand vor sich gehen, es ist viel wahrscheinlicher, dass eine gleichmäßige Vergrößerung ein-

treten wird. Leider stehen mir eigene Beobachtungen hier noch
nicht zur Verfügung.

Erwähnen möchte ich dann noch, dass in den 3 Fällen, bei
welchen ich die Einwirkung der Blasenfüllung kontrollirt habe, die
Ligamenta rotunda jeweils beiderseits um 10 cm verkürzt worden
waren. Die Operationen waren ohne Spaltung des Leistenkanals
ausgeführt. Der Hautschnitt war bogenförmig 1 cm über dem Ligament Poup. gelegt, für beide Seiten gemeinsam. Man erleichtert
sich so entschieden die Auffindung des äußeren Leistenringes.

III.

Das Wesen der Dysmenorrhoe.

Von

Dr. A. Theilhaber in München.

Die Arbeiten von Fliess und Schiff über die von ihnen sog.
nasale Dysmenorrhoe haben u. A. auch den Effekt gehabt, die Gynäkologen zur abermaligen Revision der Lehre über die Ursachen der
Menstrualkoliken zu veranlassen. Sicherlich ist ein (nach meiner
Ansicht kleiner) Theil der Menstrualkoliken durch anatomische Anomalien bedingt; submuköse Myome können als Fremdkörper wirken,
die Folge sind ungewöhnlich starke Kontraktionen der Uterusmuskulatur, die den Zweck haben, den Fremdkörper auszustoßen. Diese
Kontraktionen werden in Folge ihrer großen Heftigkeit schmerzhaft
empfunden. — Bei Perimetritis werden die physiologischen Kontraktionen der Uterusmuskulatur, die gewöhnlich insensibel sind, als
Schmerz empfunden, da hierbei das kranke und in Folge der Krankheit sehr empfindliche Peritoneum gezerrt und jede Zerrung des
entzündeten Bauchfells schmerzhaft empfunden wird. — Bezüglich
dieser Sätze scheint ein Widerspruch von Seiten der Gynäkologen
nicht zu erfolgen. Dagegen opponirt Herr Menge gegen meine in
der Münchener med. Wochenschrift 1901 p. 882 u. ff. gegebene Deutung der Ursachen des Schmerzes bei der nicht durch anatomische
Ursachen bedingten, sog. »essentiellen Dysmenorrhoe«. Letzere umfasst nach meiner Auffassung mehr als $3/4$ aller Fälle von Menstrualkolik. Ich meine, dass hier tetanische Kontraktionen der ringförmigen
Muskulatur in der Gegend des inneren Muttermundes die Veranlassung der Schmerzen sind. Ähnliche tetanische ringförmige Einschnürungen treten bei nervösen Individuen auch an anderen von
glatter Muskulatur umhüllten Eingeweiden nicht selten auf: Spasmen
des Ösophagus, der Cardia, des Pylorus, des Darmes etc., sog. Speise-
röhren-, Magen-, Darmkrampf.

Menge meint dagegen, es seien die regelmäßig bei jeder Menstruation eintretenden Kontraktionen der Längsmuskulatur des Uterus,
die bei somatisch und psychisch gesunden Frauen nicht empfunden,

dagegen bei Hysterie und Neurasthenie als dysmenorrhoischer Schmerz gefühlt werden, auch wenn der Genitalapparat völlig gesund ist.

Gegen die Anschauung Menge's spricht vor Allem die That-sache, dass normale Muskelkontraktionen von Nervösen nirgends als Schmerz empfunden werden. Die Kontraktionen der quergestreiften Muskeln werden niemals schmerzhaft gefühlt, aber auch ziemlich starke Kontraktionen der glatten Muskulatur nicht; finden doch solche Kontraktionen an Speiseröhre, Magen, Darm etc, den ganzen Tag über statt. Zahlreiche Beobachtungen von dem hiesigen Special-arzte für Magen- und Darmkrankheiten Dr. Craemer z. B. zeigen, dass sogar bei Stenosen im Magen und Darm bei nervösen Individ-uen die (durch die Bauchdecken fühlbaren) starken Kontraktionen der Längsmuskulatur von den Pat. gar nicht empfunden werden — ausgenommen natürlich peritoneale Reizungzustände und andere schwere Erkrankungen der Wand der Eingeweide. Schmerzen treten erst auf, wenn ringförmige tetanische Kontraktionen sich an der Darmmuskulatur einstellen.

Es geht also nicht an, diese Menstrualkoliken als reine Hyper-aesthesia uteri aufzufassen.

Es wäre ja auch kaum zu erklären, wie es möglich ist, dass eine derartige Hyperästhesie fast regelmäßig nach der Geburt des ersten reifen Kindes schwindet. Die Hysterie und Neurasthenie wird durch die Geburt selten geheilt, man findet unter den Frauen, die geboren haben, die nervösen Erkrankungen nicht seltener als unter den Nulliparis.

Die Erleichterung des Blutabflusses kann es ebenfalls nicht sein, wodurch die Koliken zum Verschwinden gebracht werden: flüssiges Blut braucht keine Wehen zur Ausstoßung, es fließt von selbst durch den Cervicalkanal und kann auch durch Schleim, der sich in der Cervicalhöhle befindet, nicht am Abfließen gehindert werden. Blut-coagula werden bei vielen Dysmenorrhoekranken überhaupt nicht gefunden.

Schließlich sind die Menstrualkoliken häufig schon zu einer Zeit da, wo noch gar kein Tropfen Blut abgesondert wurde, oft schon 12—24 Stunden vor Eintreten der Blutung, wo auch die Gebärmutter-höhle leer von Blut war, wie ich mich durch Untersuchungen mit-tels Sonde überzeugt habe. Auch ist die Blutung meist am stärksten am 2. oder 3. Tage der Menstruation. Wenn sich Coagula bilden, so findet man sie am häufigsten ebenfalls am 2. oder 3. Tage. Um-gekehrt sind die Koliken am stärksten vor dem Eintritt und am 1. Tage der Menses, auch ein Zeichen, dass Ausstoßung von Blut und Blutgerinnseln meist nicht die Ursache der Kolik ist.

An dem Verhalten der Längsmuskulatur des Uteruskörpers voll-zieht sich unter dem Einflusse der Geburt keine wesentliche Ver-änderung, durch die sich das Verschwinden der Koliken erklären ließe. Dagegen wird der Sphincter orificii interni durch den durch-gehenden Kopf gedehnt und zerrissen. Nun wissen wir aus der

Erfahrung an anderen Organen (Vaginismus, Afterkrampf etc.), dass Dehnung und Zerreißung von Muskeln, die den Eingang in eine Körperhöhle ringförmig umgeben, ein vorzügliches Heilmittel ist für die Neigung dieser Muskeln zu tetanischer Kontraktion.

Schließlich existirt ein sehr großer Unterschied, zwischen Geburtswehen und der Menstrualkolik bei der »essentiellen« Dysmenorrhoe. Bei letzterer dauert der einzelne Schmerzanfall oft ununterbrochen 1—2 Stunden; wehenartige Schmerzen machen bekanntlich längstens nach wenigen Minuten Pause. Ich habe erst heute wieder eine Wochenbettwärterin gefragt, die in Folge ihres Berufes doch die Beschaffenheit der Geburtswehen kennt, ob ihre Schmerzen Ähnlichkeit mit Wehen habe. Sie verneinte es ganz entschieden mit dem Hinweise auf die lange Dauer des einzelnen Schmerzanfalles.

Die meisten Dysmenorrhoekranken sind Nulliparae und kennen daher den Geburtsschmerz noch nicht aus eigener Erfahrung, auch nicht aus eigener Beobachtung.

Dagegen hat nach meinen Beobachtungen die »Dysmenorrhoe« bei submukösem Myom allerdings den Charakter der Geburtswehe. Hier glaubte ich zuweilen wirkliche Kreißende zu beobachten; regelmäßig folgte auf einen 1—2 Minuten dauernden Schmerzanfall eine Pause von mehreren Minuten. Auch Pat. mit Perimetritis gaben mir an, dass die Dauer des Schmerzanfalles nur 1—2 Minuten betrage und dann regelmäßig eine Pause von mehreren Minuten erfolge. »Wehenartig« ist also wohl der Schmerz bei submukösem Myom und bei Perimetritis, aber nicht bei der »essentiellen Dysmenorrhoe«.

Schließlich gebe ich den Herren, die sich für diese Frage interessiren, den Rath, bei einer größeren Reihe von Fällen die Resektion des Sphincter orificii interni auszuführen, wie ich sie im Centralblatt für Gynäkologie 1901 No. 49 und in der Münchener med. Wochenschrift beschrieben habe; auch hier wird man wohl sagen dürfen: ex juvantibus diagnoscere licet.

Berichte aus gynäkol. Gesellschaften u. Krankenhäusern.

1) Gesellschaft für Geburtshilfe und Gynäkologie zu Berlin.

Sitzung vom 22. November 1901.

Vorsitzender: Herr Schülein; Schriftführer: Herr Gebhard.

I. Demonstrationen.

Herr Henkel demonstrirt aus der geburtshilflichen Poliklinik der kgl. Univ.-Frauenklinik ein 9 Tage altes Kind mit Druckmarken am Schädel und am linken Unterschenkel resp. Fuß. Dieselben waren in der Weise entstanden, dass der Fuß 24 Stunden neben dem in der Beckenweite stehenden Kopf fest eingekeilt war. Am Unterschenkel entspricht der Sitz der Druckmarke etwa der Grenze des 2. und 3. Drittels der Tibia (hier zur Nekrose der Weichtheile führend) und am Fuß der Innenfläche des Großzehenballens. Am Kopf findet sich die Druckmarke etwas links von der Stirnnaht. Das mütterliche Becken war normal. Die Geburt verlief bei andauernd sehr kräftigen Wehen spontan in II. Schädellage, indem der Kopf tiefer trat und der Fuß zurückblieb.

Herr Simons stellt eine Pat. vor mit Lichen ruber planus vulvae, der während der Periode der Rückbildung die Bilder der Kraurosis vulvae resp. Leukoplasia vulvae vortäuscht.

34jährige Frau in schlechtem Ernährungszustande, hat mancherlei Krankheiten überstanden. Seit mehr als 8 Jahren amenorrhoisch. Seit etwa einem halben Jahre Dyspareunia. Vor einem Vierteljahre begann das Leiden mit Pruritus; Effloreseenzen in der Gegend der Analöffnung und am rechten Oberschenkel, die sich dann über den ganzen Körper verbreiteten (Lichen ruber verrucosus). Die Vulva war mit einer grauglänzenden, verdickten Epidermis bedeckt, über die unzählige rothe Knötchen emporragten. Von mehreren namhaften Dermatologen war irrthümlich zunächst die Diagnose: Lues gestellt worden. Behandlung (Dr. F. Pinkus), große Arsendosen, führt bald Besserung herbei und damit an der Vulva selbst die typischen Bilder der Kraurosis resp. »Psoriasis« vulvae. Dieselben sind sehr unbeständig und wechselnd.

Gonorrhoe hat nicht bestanden.

Herr Opitz zeigt eine hydropische Frucht. Die Mutter, eine 32jährige XIIpara, kam wegen hochgradiger Ödeme und Amaurose zur künstlichen Frühgeburt in die Klinik. Urin gerann fast vollständig. Die Diagnose lautete auf Hydramnios und wahrscheinlich Hydropsie der Frucht, die schon im Gange befindliche Geburt sollte durch Ablassen des Fruchtwassers beschleunigt werden. Es fand sich aber fast gar kein Fruchtwasser. Nur sehr mühsam gelang es, die Entbindung zu vollenden. Der Kopf wurde mit dem Kranioklasten stückweise abgerissen, auch die mühsam herabgeschlagenen Arme rissen aus und erst nach Punktion des Abdomens vom Zwerchfell aus und Ablassen mehrerer Liter Ascitesflüssigkeit ließ sich der Fötus herausbefördern.

Darauf trat Blutung ein, welche die Expression der riesigen, ödematösen Placenta veranlasste. Das Gewicht derselben betrug 2280 g.

Das Wochenbett verlief ungestört, die normale Gehfähigkeit stellte sich schnell wieder her und das Eiweiß verschwand aus dem Urin.

Die Diagnose auf Hydropsie der Frucht war hier wie in einigen anderen Fällen vorher richtig gestellt. Sie gründet sich auf die starken Ödeme der Mutter, besonders in der Unterbauchgegend.

Die Technik der Extraktion war hier ungewöhnlich. Erleichtert wurde das Operiren hier sehr wesentlich durch das Fehlen des Kopfes. In einem früheren Falle wurde unter ähnlichen Verhältnissen der schon geborene Kopf abgeschnitten, ein Verfahren, das ausnahmsweise einmal gerechtfertigt sein kann, weil dadurch die Gefahr einer Verletzung der Mutter stark herabgemindert wird.

Auffällig ist hier die Hypoplasie der Nieren und der Blase. Da das Fruchtwasser fast völlig fehlte und andererseits eine sehr erhebliche Flüssigkeitsansammlung im Fötus und der Placenta zu Stande gekommen ist, deutet Vortr. den Fall so, dass dieselbe Erkrankung wie bei Hydramnios vorliegt, nur dass wegen der Hypoplasie des Harnapparates die Flüssigkeit nicht als Fruchtwasser ausgeschieden werden konnte, sondern in der Frucht zurückgehalten wurde. Vortr. erinnert an seine frühere Veröffentlichung über die Entstehung des Hydramnios im Centralblatt 1898 No. 21 und meint annehmen zu dürfen, dass auch hier eine lymphagoge Substanz vorhanden war, welche aber schon frühzeitig durch entzündliche Wirkung auf die Nieren deren Funktionsunfähigkeit und damit Atrophie herbeigeführt hätte, während die wasseranziehende Wirkung bestehen geblieben wäre. Jedenfalls zeigen beide Nieren starke Rundzelleninfiltration.

Zweitens werden Präparate von einem Falle aus der Klinik von Kleins in Graudenz gezeigt. Es handelt sich um ein durchaus gutartiges Dermoid eines Ovariums, neben dem vollkommen getrennt ein walnussgroßes, sekundäres Dermoid im Netz sich fand. Die Deutung dieses Falles ist unklar.

Herr Gebhard bemerkt, dass besonders in überzähligen Ovarien solche Dermoidkeime beobachtet worden sind.

Herr Opitz: Fälle von Dermoiden eines 3. Ovariums sind beobachtet worden, eben solche von sog. freien Dermoiden, durch Abschnürung entstanden. Derartiges trifft für den vorliegenden Fall nicht zu.

Herr Strassmann hat in einigen Fällen von Hydrops foetus als Ursache Lues gefunden. Im vorliegenden Falle spricht die Nephritis der Mutter, das Absterben der Frucht, die fötale Nierenentzündung und die Größe der Placenta dafür.

Nephritische Veränderungen kommen bei syphilitischen Früchten vor. Es ist interessant, dass hochgradige Veränderungen der Niere und so ausgedehnte Folgen mangelnder Harnabsonderung eintreten können.

Das Aussehen der Harnblase der hydropischen Frucht ist ganz ähnlich dem eines oligohydramniotischen Zwillings. Wenn auch die Gefäßverhältnisse bei den eineiigen Zwillingen eine Rolle spielen, so darf man doch schließen, dass die normale Fruchtwassermenge und die normale Harnblase ein Mittelglied ist zwischen den beiden Extremen der Oligo- und Polyhydramnie und den sichtbaren funktionellen Veränderungen am Harnapparat dieser Früchte.

Das Abreißen des Kopfes ist nicht unbedingt erforderlich. So misslich das Operiren bei dem »press« in der Vulva stehenden Kopf einer ödematösen Frucht ist, so kann man doch mit ganzer Hand daneben eingehend die Arme herunterschlagen und daran den Rumpf herausleiten. Die Untersuchung mit ganzer Hand ist für alle Rumpfverbildungen wichtig.

Herr Opitz erwidert Herrn Strassmann, dass er selbst auf die Ähnlichkeit von den Erscheinungen bei Lues mit den beschriebenen hingedeutet hat. Für den jetzigen Fall ist das Vorhandensein von Lues sehr unwahrscheinlich.

Für die Übereinstimmung der Verhältnisse bei eineiigen Zwillingen mit Hydramnios des einen und den vorliegenden spreche nichts.

Bezüglich der Nothwendigkeit, den Kopf abzuschneiden, muss Vortr. bei seiner Meinung bleiben. Es handelt sich dabei um Ausnahmefälle, wie sie vielleicht Herr Strassmann noch nicht erlebt habe.

Herr Odebrecht demonstrirt den Uterus einer außerordentlich elenden Frau von etwa 50 Jahren, den er vor 3 Tagen sammt Anhängen und Vagina wegen Prolapsus exstirpirte.

Das Interessante des Falles lag darin, dass die Pat. vor 3/4 Jahren schon einmal von mir wegen dieses damals riesengroßen Prolapses operirt wurde und zwar durch ausgiebigste Kolporrhaphia ant. und Kolpoperineorrhaphie und dann Ventrofixation mit Annähung des Fundus uteri an die Fascie vermittels Silkworm. Diese Ventrofixation hat nun absolut fest gehalten, nur die Scheide gab nach und die Cervix folgte auf dem Wege der Elongation. Nach der Entfernung maßen Uterus und Vagina zusammen 25 cm.

Die Operation war durch die Narben der vorigen erschwert, besonders durch die am Fundus; ich musste in letzterem abschneiden. Ganz besonders mühsam aber war die Abpräparirung der Blase von der Cervix, in Länge von 10 cm, stets in Gefahr, aus Furcht vor der ersteren zu tief in die letztere zu gerathen.

Die Operirte ist glatt genesen.

Herr Orthmann demonstrirt drei typische Fälle von Stichkanalbrüchen nach Köliotomie; die Fälle waren sämmtlich vor 6—14 Jahren zum 1., resp. 2. Male laparotomirt worden, zu einer Zeit, als noch die Massenligaturen bei der Vernähung der Bauchwunde üblich waren.

Das 1. Präparat stammt von einer 46jährigen IIpara, bei welcher vor 12 Jahren nach Köliotomie ein retro-uterines, subperitoneales Hämatom ausgeräumt worden war; ungefähr 1 Jahr später wurde eine 2. Köliotomie wegen eines großen Tumors nothwendig, der aber wegen ausgedehnter Verwachsungen nicht entfernt werden konnte, sondern nur von oben incidirt und nach unten drainirt wurde. — Am 15. April a. c. wurde von O. die 3. Köliotomie ausgeführt wegen eines großen, das Becken ausfüllenden Tumors und eines 2faustgroßen Bauchbruches, an dessen unterem Ende sich 2 typische, isolirte Stichkanalbrüche vorfanden. Der

Tumor ließ sich wegen allseitiger fester Verwachsungen nicht entfernen; er wurde von der Scheide aus punktirt und mit Jodoformgaze drainirt. — Der Bruchsack wurde nach Lösung der adhärenten Netz- und Darmpartien resecirt und die Bauchwunde sorgfältig mit fortlaufender Katgutetagennaht und Knopfnähten geschlossen. Das Resultat war ein günstiges.

Der 2. Fall betrifft eine 43jährige Ipara, bei welcher vor ca. 14 Jahren eine doppelseitige Ovariosalpingotomie nach Köliotomie ausgeführt worden war, wegen Sactosalpinx purulenta sinistra, Salpingitis purulenta dextra, Cystitis ovarii dextri und Oophoritis chronica sinistra. Die Rekonvalescenz verlief fieberhaft wegen eines Bauchdeckenabscesses. Es zeigten sich jedoch erst nach ca. 12 Jahren die ersten Anzeichen eines beginnenden Bauchbruches, der sich dann in den letzten beiden Jahren zu einem überfaustgroßen Bruchsack erweiterte; dem großen Bruchsack saß eine größere Anzahl kleinerer, sekundärer, allem Anschein nach aus Stichkanälen hervorgegangener, herniöser Ausstülpungen auf. Die Operation des Bauchbruches wurde am 30. Oktober a. c. ausgeführt; der Bruchsack wurde nach Lösung des adhärenten Netzes in 2 Hälften exstirpirt und die Bauchwunde in 3 Etagen fortlaufend und mit durchgreifenden Knopfnähten vereinigt. An den exstirpirten Stücken sieht man mehrere größere und kleinere isolirte Bruchsäcke von verschiedener Länge und Ausdehnung. Die Rekonvalescenz war fieberhaft, in Folge eines Bauchdeckenabscesses, der mit den beiden untersten Stichkanälen kommunicirte; der übrige Theil der Bauchwunde heilte per primam.

Das 3. Präparat ist von besonderem Interesse theils wegen seiner Größe, theils wegen des Umstandes, dass es sich bei der 1. Köliotomie u. A. um eine ausgedehnte Peritonitis myxomatosa gehandelt hatte. — Das Präparat stammt von einer 59jährigen IIpara, welche im November 1900 wegen eines überkindskopfgroßen Bauchbruches in Behandlung kam. Bei der 1. Köliotomie, vor 5½ Jahren, war ein großes, myxomatös degenerirtes Kystadenoma glandulare des rechten Ovarium entfernt worden. In Folge mehrfacher Rupturen des Tumors war der Bauch voll von gallertartigen Massen; eben so waren Netz und Peritoneum myxomatös degenerirt (cf. P. Wendeler, Monatsschrift für Geburtshilfe und Gynäkologie Bd. III p. 186). Einige Monate nach der 1. Köliotomie war bereits ein faustgroßer Bauchbruch aufgetreten, der sich bis zum November 1900 zu einem überkindskopfgroßen Tumor entwickelt hatte. Am 9. November 1900 wurde die 2. Köliotomie ausgeführt, der kolossale, mit zahlreichen sekundären herniösen Ausstülpungen versehene Bruchsack in 2 Hälften exstirpirt, nachdem ausgedehnte Netz- und Darmverwachsungen gelöst waren, und die Bauchwunde mit fortlaufender Katgutetagennaht und tiefen Knopfnähten vereinigt. In der Rekonvalescenz bildete sich ein kleiner, oberflächlicher Bauchdeckenabscess; das Endresultat ist nichtsdestoweniger ein gutes gewesen. Interessant war, dass weder bei der Operation, noch an dem Präparat selbst irgend welche Spuren der früheren hochgradigen myxomatösen Degeneration nachzuweisen waren; es war eine vollkommene Ausheilung eingetreten.

Diskussion: Herr Bröse macht darauf aufmerksam, dass derartige Stichkanalbrüche nicht nur nach Massensuturen, sondern auch nach der Etagennaht auftreten können und zwar dann, wenn bei der Vereinigung der Fascie zu starke Spannung vorhanden ist. Dann schneiden die die Fascie vereinigenden Nähte leicht durch. Um das zu vermeiden, muss man stets durch einige versenkte Nähte die Musculi recti vereinigen.

II. Herr Emanuel hält den angekündigten Vortrag: Über die Tumoren des Ligamentum rotundum.

(Die Diskussion wird vertagt.)

2) Geburtshilflich-gynäkologische Gesellschaft in Wien.

Sitzung am 18. Juni 1901.

Vorsitzender: Lihotsky; Schriftführer: Regnier.

I. Knauer: Ein Fall von Inversio uteri.

K. demonstrirt einen Fall von kompleter puerperaler Uterusinversion, welcher am 31. Mai 1901 in die Klinik Chrobak gebracht wurde. Die Inversion, welche mit vollständigem Prolaps des invertirten Uterus einhergegangen war, ereignete sich bei einer IVgebärenden und war entweder durch unzweckmäßige Expressionsversuche der Placenta von Seite der Hebamme, oder bei Gelegenheit der vom Arzt vorgenommenen manuellen Lösung derselben entstanden.

Wegen hochgradiger Anämie und Collapses der Kranken wurde, da sie tamponirt und mit in die Scheide zurückgeschobenem, invertirtem Uterus angekommen war, ein sofortiger Reinversionsversuch nicht unternommen. Erst am nächsten Tage versuchte man dies, stand jedoch sofort wegen Blutung davon ab und tamponirte wieder die Scheide.

Seither wurde der invertirte Uterus durch täglich gewechselte Tamponade in der Vagina zurückgehalten und soll erst, wenn sich die Pat. mehr erholt hat, wieder ein Reinversionsversuch vorgenommen werden.

(Der Fall wird später mit anderen Fällen der Klinik ausführlich mitgetheilt werden.)

II. Hansy (Baden bei Wien): Fall von Wandermilz.

H. demonstrirt eine hypertrophische Wandermilz, welche er bei einer 24jährigen Fabrikarbeiterin durch Laparotomie am 10. Juni exstirpirt hat. Pat. hatte 4 Wochen vor ihrer Aufnahme in das Krankenhaus zum 3. Male spontan geboren. Am 4. Tage ihres im Übrigen vollkommen normalen Wochenbettes fühlte sie plötzlich beim Aufsetzen einen stechenden Schmerz in der linken Seite, zugleich hatte sie das Gefühl, als ob sich im Leibe »etwas senke«. Der gerufene Arzt konstatirte in der rechten Unterbauchgegend einen fast kindskopfgroßen, harten, unempfindlichen, fast im ganzen Bauchraum verschieblichen Tumor, der, schon durch die dünne Bauchdecke sichtbar, eine horizontal verlaufende, nach oben stehende Kante erkennen ließ, die beim Betasten eine deutliche Einkerbung zeigte. Bei raschen Bewegungen fühlte Pat. ziemlich heftige Schmerzen in der Gegend der Geschwulst.

Die Kranke war früher stets gesund, litt nie an Malaria, wohnte auch nie in einer Malariagegend, eben so ergab der Blutbefund keinerlei Anzeichen der Leukämie oder dgl.

Durch den ca. 12 cm langen Laparotomieschnitt ließ sich die nirgends adhärente Milz leicht vorwälzen und der um 180° gedrehte, massige Stiel ohne Schwierigkeit in mehreren Partien ligiren und abtrennen. Reaktionsloser Verlauf, Entlassung 18 Tage nach der Operation in vollkommenem Wohlbefinden. Die neuerlich vorgenommene Blutuntersuchung ergab außer geringer Vermehrung der Leukocyten keine Veränderung.

Die exstirpirte Milz zeigte im Allgemeinen ganz die Form einer normalen Milz, wog nach Abfluss des größten Theiles ihres Blutgehaltes noch 1200 g und hatte eine Länge von ca. 23, eine Breite von 15 cm und eine Dicke von 8 cm. Die von Herrn Prof. Krets gütigst vorgenommene Untersuchung ergab einfach hyperplastisches Milzgewebe, so dass bei Fehlen aller weiteren Anhaltspunkte die Diagnose auf idiopathische Megalosplenie gemacht werden muss.

Im Anschluss daran berichtet H. kurz über die bisher bekannten Fälle von hypertrophischer Wandermilz und die Indikation und Erfolge ihrer Behandlung, besonders mit Rücksicht auf die Splenektomie.

Diskussion: Wertheim erinnert sich eines Falles von Milzexstirpation, den er vor 2 Monaten in der Bettinastiftung ausgeführt hatte. Der Fall wurde ihm zugeschickt unter der Diagnose »incarcerirter Ovarialtumor«. Es handelte sich um einen doppeltfaustgroßen, fest im Becken steckenden, bei Betastung außerordentlich schmerzhaften Tumor. Bei der Untersuchung in Narkose vor der Operation rutschte aber durch Fingerdruck der Tumor aus dem Becken hinauf, und der Uterus mit beiden Adnexen wurde tastbar. Es handelte sich also um einen nicht vom Genitale ausgehenden Tumor. Nach der Größe und Konsistenz vermuthete ich Wanderniere oder Wandermilz; die Laparotomie ergab letzteres. Es handelte sich um eine 2—3fach vergrößerte Milz mit langem Stiele. Die Operation war sehr einfach, Pat. wurde geheilt entlassen.

III. L. Reinprecht: Placenta membranacea.

R. demonstrirt eine Placenta membranacea und weist insbesondere auf die klinische Bedeutung dieses Vorkommnisses hin. Das Präparat stammt von einer 41jährigen XIpara, die in hochgradig anämischem Zustande am 6. Mai d. J. in die Klinik Chrobak aufgenommen worden war. Letzte Menses Ende December 1900. 5 Wochen später setzte eine Blutung ein, die mit wechselnder Intensität anhielt und trotz medikamentöser Therapie Pat. immer mehr herunterbrachte, so dass sie schließlich das Bett hüten musste. Mit Rücksicht auf das bedrohliche Allgemeinbefinden wurde, da eine Gravidität außer Frage stand, der künstliche Abortus eingeleitet durch Einlegen von Laminaria, Tamponade der Cervix, Einführen eines Hystereurynthers. Als letzterer ausgestoßen wurde, mussten erst Blutcoagula im Gesammtgewicht von 630 g aus der Vagina, der Cervix und Uterushöhle herausbefördert werden, bevor man an die Blase kam, die gesprengt wurde, um dann eine 27 cm lange, 370 g schwere Frucht zu entwickeln und die Placenta manuell zu lösen. Die Eihüllen sind an ⁴/₅ ihrer Oberfläche mit flottirenden Zotten und Zottenbäumchen besetzt, die stellenweise mit einander verbacken sind.

(Erscheint ausführlich.)

IV. H. Hübl: Ein Fall von Keratosis universalis intra-uterina.

Hofrath Neumann hatte die Liebenswürdigkeit, mir diese sehr seltene Hauterkrankung genau zu demonstriren und der Herr Hofrath hat über diesen Fall in der Sitzung der k. k. Gesellschaft der Ärzte in Wien am 19. April 1901 sehr ausführlich gesprochen (Wiener klin. Wochenschrift 1901 No. 17 p. 417). Der Anblick dieser Frucht war geradezu ekelerregend.

Das Kind lebte, war einen Tag alt, 42 cm lang und wog 2800 g; es athmete regelmäßig, und von Lebensäußerungen war nur leises Wimmern und eine geringe Bewegung der Finger und Zehen zu bemerken.

Der Kopf ist brachycephalisch, die Haare sind wohl dicht und lang, doch ist die Behaarung nicht von normaler Ausdehnung, sondern erscheint scharf perückenartig begrenzt. Die Ohrmuscheln sind rudimentär und difform, mit der Kopfhaut verwachsen; der äußere Gehörgang ist mit dicken Epidermisschollen verlegt. Die Augenlider sind beiderseits ektropionirt, die Conjunctiva zeigt eine hautähnliche Beschaffenheit. Die Lidspalte ist schlitzförmig und die Bulbi sind tief eingesunken. Die Nase ist im oberen Theil flach. Die Nasenflügel fehlen, das Septum marium und der Vomer sind vollständig. An Mund nnd Gaumen besteht eine doppelte Hasenscharte und ein Uranoschisma.

Die Finger und Zehen sind in Beugestellung, die Grundphalangen sind durch schwimmhautartige Epidermisbänder mit einander verwachsen.

Das äußere Genitale hat männlichen Charakter.

Die Epidermis ist in hohem Grade verhornt und zeigt nach allen Richtungen verlaufende, größere und kleinere Risse, so dass rothe Streifen von tieferen Hautschichten zu Tage liegen. Am Thorax sind diese Streifen zumeist quer angeordnet, im Durchschnitt bis zu 10 cm lang und bis zu 1 cm breit. An den Extremitäten und am Kopfe ist die Anordnung der Streifen weniger regelmäßig und die Größe derselben ist sehr verschieden. Die Ränder der Streifen sind an manchen Stellen scharf, an anderen Stellen ist ein Ansatz zur Überhäutung sichtbar.

Die Entstehung der Risse erklärt Neumann in folgender Weise: Die spröde, hornige Epidermis kann sich nicht dem Wachsthum der Frucht entsprechend ausdehnen und reißt ein. Als die Frucht geboren war, und diese nun statt von

Fruchtwasser von der Luft umgeben wurde, nahm die Sprödigkeit der Epidermis noch zu, und die Risse wurden größer.

Neumann nennt diese Hautanomalie Keratosis universalis intra-uterina. Sonst wird diese Regelwidrigkeit auch als Ichthyosis foetalis bezeichnet. Doch ist bei Ichthyosis der Papillarkörper hypertrophisch, während man am histologischen Präparat unseres Falles wohl Hyperämie, aber keine Vergrößerung des Papillarkörpers bemerkt. Ferner kommt Ichthyosis nicht angeboren vor, sondern tritt erst Wochen oder Monate nach der Geburt auf.

Solche Kinder sterben immer in den frühen Lebenstagen, unser Kind ist 53 Stunden alt geworden.

V. Lindenthal (als Gast): Zur Genese der Tubarruptur.

(Erscheint anderen Ortes ausführlich.)

Demonstration von Zeichnungen und mikroskopischen Präparaten aus der Schnittserie einer sehr jungen Tubengravidität, welche durch Ruptur geendet hat; der Tod der Pat. erfolgte in Folge der heftigen inneren Blutung ca. $\frac{1}{2}$ Stunde nach der Laparotomie.

Man sieht aus den Präparaten deutlich, dass sich die Eihöhle in vollständiger Analogie mit dem Falle II aus der Arbeit von Füth außerhalb des Tubenkanals inmitten der Ringmuskulatur entwickelt hat. Die außerhalb des Eisitzes völlig normale Tube zeigte ca. 1 cm vom uterinen Ende eine ungefähr kirschkerngroße Auftreibung. Diese ist dadurch bedingt, dass die Eihöhle, welche zuerst als kleiner Spalt inmitten der Ringmuskelschicht weit ab von dem intakten Tubenlumen beginnt, gegen die Rupturstelle zu größer wird und dadurch, dass die die Eihöhle auskleidende Zellschicht immer mächtiger wird. Die Eihöhle umgreift koncentrisch ein axiales Gebilde zuerst in Form einer Sichel, dann eines Hufeisens und schließlich eines in sich geschlossenen Hohlringes. Das axiale Gebilde besteht aus dem Tubenkanal, der Muscularis mucosae und dem größeren Theil der Ringmuskelschicht, von welcher ein kleiner Theil außerhalb der Eihöhle mit der Längsmuskelschicht die äußere Bedeckung der Eihöhle bildet.

Inmitten des erwähnten axialen Gebildes ist ein Blutherd, welcher in Schnitten, welche sich der Rupturstelle nähern, immer größer wird und zuerst das Tubenlumen einseitig, dann von allen Seiten komprimirt, bis dieses schließlich auf eine allerdings nur kurze Strecke völlig aufgehoben ist.

Die Auskleidung der Eihöhle besteht aus Langhans'schen Zellen, untermischt mit syncytialen Riesenzellen; stellenweise sieht man Zotten, welche schlecht erhalten und in regressiver Metamorphose begriffen sind, manchmal beginnende Verkalkung zeigen.

Wie erwähnt, nimmt die Langhans'sche Zellschicht gegen die Rupturstelle hin an Mächtigkeit zu, indem solide Zapfen derselben zwischen die Muskulatur eindringen, die Muskelfasern aus einander drängen und zum Theil substituiren. An der Rupturstelle fehlt die Muskulatur vollständig, so dass der Rand derselben ausschließlich von Langhans'schen Zellen gebildet wird.

In dem beschriebenen centralen Blutherd sieht man die durch die Blutung zerstörten Reste der Ringmuskulatur, Blutpigment, Langhans'sche und syncytiale Zellen, so wie besser erhaltene Zotten.

Bei dem Eindringen der Langhans'schen Zellsäulen in die Muskulatur sieht man, wie diese Zellen an mächtige venöse Gefäße herantreten, die Muscularis derselben aus einander drängen, so dass sie dicht dem Endothel anliegen; an weiteren Schnitten der Serie ist die dünne Endothelschicht durchbrochen, so dass die Langhans'schen Zellen frei in das Lumen hineinragen und die Venenwand an einer Seite substituiren.

Auch eine Arterie zeigt sich vollgepfropft mit Langhans'schen Zellen; der Einbruch dieser durch die Gefäßwand ließ sich an der Serie nicht nachweisen, so dass diese Zellen von weiterher deportirt zu sein scheinen.

Der Fall ist so aufzufassen, dass eine sehr junge Tubargravidität durch Durchblutung des Eies ihr Ende erreichte und dass nach dem Eitod die Langhans'schen

Zellen als Abkömmlinge des Chorionepithels weitergewuchert sind und durch Zerstörung der Muskulatur die Ruptur erzeugt und durch Eröffnung großer Gefäße die tödliche Blutung hervorgerufen haben.

Die Verbindung des Eies mit dem tubaren Gewebe war durch die Langhanssche Zellschicht vermittelt. Decidua konnte trotz genauester Durchmusterung der Schnitte weder in der Nähe der vermuthlichen Haftstelle des Eies — dort, wo der Tubenkanal unterbrochen ist und besser erhaltene Zotten zu finden waren — noch peripher oder central derselben im weiteren Verlauf der Tube gefunden werden.

In Anlehnung an die Bemerkungen von Krönig anlässlich der Demonstration von Füth eines analogen Präparates in der Leipziger gynäkologischen Gesellschaft bin ich der Ansicht, dass mein Fall, so wie ähnliche Beobachtungen aus der Litteratur der letzten Jahre geeignet sind, unsere jetzigen Anschauungen über das abwartende Verhalten nach Abort oder Ruptur zu modificiren.

Mein Fall zeigt deutlich, dass, gleichgültig, ob das Ei in Folge von Blutung in situ oder durch Abort oder Ruptur zu Grunde gegangen ist, auch wenn die Schwangerschaft durch Bildung einer Hämatocele ihr scheinbares Ende erreicht hat, die fötalen Zellen in Folge einer ihnen offenbar eigenen Vitalität auch nach dem Eitod noch die Muskulatur zerstören und durch Eröffnung großer Gefäße eine tödliche Blutung verursachen können.

Diskussion: Wertheim bestätigt aus eigener Erfahrung die anatomischen Befunde. Dr. Fellner hat in W.'s Anstalt eine Reihe von intakten schwangeren Tuben in Serienschnitte zerlegt und bei Betrachtung dieser alle Phasen der tubaren Eieinbettung verfolgen können. Man sehe deutlich, wie sich das Ei in die Muskulatur einsenke und unter der Schleimhaut resp. in der Muscularis sich immer mehr ausbreite und endlich das Schleimhautrohr fast vollständig umfasse, dasselbe gleichsam sequestrirend. In einem Falle, in welchem das Ei aus der Tube ausgefallen sei, rage das Schleimhautrohr frei in den Tubensack hinein.

Verschiedenes.

3) **J. Alteneder** (Wien). Adhaesiones peritoneales inferiores.
(Zeitschrift für Heilkunde Bd. XXII. N. F. Bd. II. Hft. 3.)

Die Adhaesiones peritoneales inferiores (Gersuny) bilden in einer Gruppe von Fällen ein typisches Krankheitsbild, das durch den anatomischen Befund gut charakterisirt ist: eine typische, nicht transparente Adhäsion[1] fixirt den Darm in der Gegend des Überganges des Colon descendens in die Flexura sigm. lateralwärts und hindert, weil kürzer als das Mesocolon, seine Bewegung gegen die Medianlinie, ferner eine Adhäsion am Processus vermiformis, öfters Pseudomembranen am Coecum und Colon ascendens, endlich solche am weiblichen Genitale. Im Gegensatz zu den als Stränge tastbaren perimetritischen Adhäsionen gelingt der direkte Nachweis dieser typischen Adhäsionen nicht, sie sind trotzdem zumeist diagnosticirbar aus folgenden Symptomen: konstanter Schmerz in der unteren Bauchgegend beiderseits, meist chronische Obstipation und heftige Steigerung der Schmerzen kurz vor der Defäkation. Vermehrung der Schmerzen bei stärkeren Körperbewegungen und bei der Menstruation, Druckempfindlichkeit in der Gegend der Appendix (MacBurney's Punkt) und auf der symmetrischen Stelle der linken Seite, Schmerzen bei der Kohabitation und der vaginalen Untersuchung. Die Mannigfaltigkeit der Entstehung und des Sitzes der Adhäsionen bedingt einige Variationen dieses Symptomenkomplexes. Dazu kommt noch, dass in dem einen Falle der primäre Process bereits vollkommen zum Stillstand gekommen ist, in dem anderen noch fortbesteht und als solcher Beschwerden macht. Trotzdem wurde die Diagnose dieses Krankheitsbildes, in dem der Schmerz das vorherr-

---

[1] Centralblatt für Gynäkologie 1901. p. 525.

schende Symptom bildet, unter 42 Fällen 35mal richtig vor der Operation gestellt. Obwohl die Adhaesiones peritoneales inferiores keine so stürmischen Erscheinungen machen, so rechtfertigt die Beständigkeit der Schmerzen und die Erfolglosigkeit der Therapie (Bäder, Massage etc.) die operative Trennung mittels Laparotomie, die gesetzten Wundflächen müssen exakt mit Peritoneum gedeckt werden, die Nachbehandlung hat auf frühzeitige Anregung der Darmbewegungen zu achten. Die Erfolge sind bisher noch nicht absolut verlässlich: unter 33 in späterer Beobachtung gebliebenen Fällen 12 Heilungen, 18 Besserungen, 3 ungeheilte, vermuthlich, weil nicht immer alle Adhäsionen gefunden werden und die Bildung neuer nicht immer sicher vermieden werden kann. Die Adhäsionen entstehen entweder sekundär nach Entzündung von mit Bauchfell bekleideten Organen, oft aber auch ohne eine solche primäre Organerkrankung. In diesen Fällen nimmt Gersuny an, dass Blutungen in die Peritonealhöhle erfolgten, sei es bei der Ovulation aus den Ovarien, oder bei der Menstruation aus den Tuben, auch in Folge von Traumen, Kontusionen, nach Operationen etc. Bei herabgesetzter Peristaltik können die sich bildenden Gerinnsel in dickeren Schichten liegen bleiben und sich organisiren, analog der Bildung einer Hämatocele. Diese Annahme findet eine Stütze in einer neueren Arbeit Sauter's[2], der die Entstehung von Adhäsionen aus Blutgerinnseln an der Leiche nachgewiesen hat.

Piering (Prag).

4) **H. Lepmann** (Stuttgart). Über die Verlängerung der Tuben bei Ovarial- und Parovarialcysten.

(Zeitschrift für Heilkunde Bd. XXII. N. F. Bd. II. Hft. 1 u. 4.)

Um einen sicheren Boden für seine Schlüsse zu finden, untersuchte L. zunächst normale Tuben aller Altersstufen, wie auch Tuben von graviden und puerperalen Frauen, da die bisherigen Angaben über die normale Histologie der Tuben und deren mikrometrische Daten sehr ungenügende sind. In der Zusammenfassung seiner Befunde giebt L. ein sehr genaues Bild der normalen Anatomie und Histologie der Tuben, das für künftige Forschungen eine gesicherte Grundlage bieten kann. Mit Rücksicht auf einzelne Streitfragen sei hier nur erwähnt, dass in der Tube eine eigentliche Submucosa nicht besteht, dagegen giebt L. bestimmte Gründe an, die für die Existenz einer eigenen Muscularis mucosae sprechen. Ein merklicher Unterschied in dem histologischen Aufbau der Tuben bei Frauen, die noch nicht, und solchen, die schon geboren haben, besteht nicht, mit der Ausnahme, dass bei letzteren die Gefäße dickwandiger und das (sonst sehr wechselnde) Bindegewebe reichlicher ist. Auch während der Gravidität und im Puerperium zeigen die Tuben mikroskopisch keine nennenswerthen Veränderungen; insbesondere keine Hypertrophie der Muskulatur. Die makroskopisch sichtbare Verlängerung der Tuben während der Gravidität ist wohl nur auf die temporäre stärkere Spannung und Dehnung durch den größer werdenden Uterus zurückzuführen. Die Verlängerung der Tuben bei Cysten beruht hingegen nicht auf einer Ausserrung durch den wachsenden Tumor, diese Möglichkeit wäre nur bei geringfügiger Verlängerung denkbar, in Wirklichkeit beträgt dieselbe ja oft das Fünf- bis Sechsfache der normalen Tubenlänge (in einem Falle Breisky's sogar 58 cm !), weiter spricht gegen eine Ausserrung der sonst veränderten Tube die nach wie vor bestehende Schlängelung der Pars ampullaris, bei einfacher Streckung müsste dieser Theil, gleichsam ein Reservestück, zuerst die größte Länge, d. i. die gerade Linie, annehmen. Die Verlängerung der Tuben kommt hauptsächlich bei Parovarialcysten vor (93% gegen 7% bei Ovarialcysten). Dies erklärt sich aus der frühzeitigen Auseinanderziehung der Mesosalpinx bei ersteren, während die Ovarialcysten zunächst in das Mesovarium und erst weiterhin in das Lig. latum hineinwachsen. Ein Vergleich der Fälle zeigt ferner, dass die Länge der Tube nicht proportional der Größe der Cyste ist; neben der Art der Cyste ist hier vielmehr der Umstand maßgebend, ob die Tube über die größte Circumferenz oder nur über ein Segment

---

[1] Vgl. Centralblatt für Gynäkologie 1899. p. 1239.

des Tumors verläuft. Beide Theile der Tube betheiligen sich in gleichem Maße, eher dürfte die Pars isthmica mehr in Anspruch genommen werden. Die Tube erfährt bei diesen Processen aber nicht nur eine Verlängerung, sie wird auch meist dicker und erweitert angetroffen, wie die Messungen ergaben, um nicht weniger als ein Drittel der ursprünglichen Dicke und zwar durch eine Erweiterung des Lumens, als auch durch Dickenzunahme der Wand. An dieser Dickenzunahme nimmt sowohl die Mucosa Theil, die trotz der Erweiterung des Rohres eher eine reichlichere Faltenbildung aufweist, durch Hyperplasie des Bindegewebes, in weitaus größerem Maße aber die Muscularis durch starke Hypertrophie sämmtlicher Muskelfasern, hauptsächlich der Längsfasern; auch das intermuskuläre Bindegewebe zeigt Vermehrung. Diese Hypertrophie ist, nach verschiedenen Momenten zu schließen, nicht auf mechanische Einflüsse, sondern vor Allem auf die gesteigerte Ernährung zu beziehen. Die Tumoren besitzen ja selbst bedeutende Wachsthumsenergie und an dieser participirt innig die mit ihnen zusammenhängende Tube. Damit steht im Einklang, dass die Tube bei raschem Wachsthum des Tumors, also bei wirklich stärkerer Zerrung, eine Atrophie erleidet.

Piering (Prag).

5) **Ch. Amat.** Die intracerebralen Injektionen von Serum in der Behandlung des Tetanus.
(Bull. génér. de thérapeut. Hft. 142. Liefg. 2.)

Verf. theilt 5 neue Fälle von Tetanus mit, welche mit intracerebralen Injektionen von »Sérum antitetanique« geheilt wurden. Im ersten Falle wurden 20 ccm in 2 Injektionen, im zweiten 34 ccm in 3 Injektionen, im dritten 48 ccm in 4 Injektionen verabreicht. Im vierten Fall genügten 13 ccm in einer Injektion bei einer 61 Jahre alten Pat., im fünften bei einem $2^1/_2$jährigen Kinde 18 ccm in 2 Injektionen zur Heilung. In den 4 ersten Fällen wurden mehrere subkutane Injektionen ohne Erfolg gemacht, im letzten gingen keine subkutanen Injektionen voraus.

Verf. empfiehlt in allen Fällen, in denen eine verdächtige Wunde besteht, welche mit Straßenschmutz etc. verunreinigt ist, außer einer gründlichen Reinigung und Desinfektion der Wunde 10 ccm »Serum antitetanique« prophylaktisch einzuspritzen, was in den nächsten 5—6 Tagen ohne Schaden wiederholt werden kann; bei ausgebrochenem Tetanus ist, wenn der Zustand durch eine subkutane Gabe von mindestens 20 ccm nicht beeinflusst wird, eine intracerebrale Einspritzung von 10—15 ccm bei Erwachsenen, 5—8 ccm bei Kindern nothwendig, die, wenn nöthig, wiederholt werden muss. **Hohl** (Bremerhaven).

6) **F. Schenk** (Prag). Zur instrumentellen Perforation des Uterus.
(Münchener med. Wochenschrift 1901. No. 22.)

Im Anschluss an 2 Fälle von Beuttner, in denen beiden die Dilatatoren mehr als doppelt so weit in das Cavum uteri eingeführt wurden, als vorher die Sonde — und eben so umgekehrt —, bespricht Verf. ähnliche Fälle der Litteratur und einen eigenen. In diesem letzteren wurde dilatirt, das Cavum mit Sublimat ausgespült, wobei der Katheter auffallend tief eindrang. Zur Messung wurde eine Schultze'sche Sonde No. 4 eingeführt, die leicht auf über 20 cm vordrang. In der Annahme, dass durch eine Perforationsstelle Sublimat in die Bauchhöhle gelangt sei, wird laparotomirt; am Fundus des matschen Uterus finden sich 3 Perforationsöffnungen. Der Fundus wird an das Blasenperitoneum angenäht. Am 3. Tag p. op. Sublimatvergiftungserscheinungen. Heilung. In anderen ähnlichen Fällen wurden aber thatsächlich die Tuben sondirt, wie das auch durch die Köliotomie nachgewiesen wurde. **E. Kehrer** (Bonn).

7) **Beurnier** (Paris). Behandlung der Gebärmutterentzündungen.
(Bull. génér. de thérapeut. Année 70.)

1) Die akute Endometritis ist mit absoluter Ruhe, Kataplasmen oder Eis, Glycerin- oder Vaselinetampons und heißen Irrigationen zu behandeln. Lebensgefahr ist nur vorhanden bei Betheiligung der Tuben und des Peritoneums.

2) Die hämorrhagische Endometritis erfordert die Ausschabung, welche vorzügliche Resultate ergiebt. Recidive sind jedoch auch dann nicht selten.

3) Die einfache chronische Endometritis wird mit langsamer Dilatation und nachfolgenden Uterusspülungen und Ätzungen (Jodtinktur, Argentum nitricum, Chromsäure, Chlorzink etc.) geheilt. Die Behandlung erfordert viel Geduld von Seiten der Pat. und des Arztes.

4) Die eitrige chronische Entzündung der Gebärmutter kann im Allgemeinen nach denselben Principien wie die vorige behandelt werden, doch ist dabei zu bedenken, dass, sobald das ganze Uterusparenchym verändert und entzündet ist, die Totalexstirpation des funktionsunfähigen Organs in Frage kommt.

5) Die elektrische Behandlung der Gebärmutterentzündungen hat bisher noch keine befriedigenden Resultate gegeben, eben so die Behandlung mit Bromdämpfen.

6) Amputation der Portio wird öfter nothwendig.

7) Die Endometritis der Virgines muss mit Jodpinselungen oder Jodinjektionen mit der Braun'schen Spritze behandelt werden.

8) Bei Tuberkulose, Skrofulose etc. muss der Allgemeinzustand durch geeignete Behandlung gebessert werden.

9) Es ist nicht richtig, die Curette bei allen Formen der Endometritis anzuwenden.

10) Es darf nie vergessen werden, dass ein geheilter Uterus leicht von einer neuen Entzündung befallen werden kann.

11) Nach der chirurgischen Behandlung sind oft hydrotherapeutische Maßregeln am Platz.

12) Allgemeinbehandlung darf nie vernachlässigt werden.

Hohl (Bremerhaven).

8) **Allahverdiantz.** Eine neue Behandlungsweise der Varicen, Hämorrhoiden, Varicocelen, Hydrocelen und serösen Ergüsse mit Guajakol.

(Bull. génér. de thérapeut. T. CXLI. Liefg. 6.)

Verf. empfiehlt folgendes Verfahren: Man bestreicht die erkrankte Partie mit einer mehr oder weniger koncentrirten Lösung von Guajakol je nach der Empfindlichkeit der Pat. und bedeckt dieselbe mit Gummistoff und Watte. Abends und Morgens Erneuerung des Verbandes. Außerdem wird relative Ruhe verordnet. Die Behandlung dauert 10—20 Tage. Verf. hatte vorzügliche Resultate mit dieser Methode.

Hohl (Bremerhaven).

9) **C. Amat.** Hämostase durch Gelatine.

(Bull. génér. de therapeut. T. CXL. Liefg. 16.)

Verf. erörtert die verschiedenen Erkrankungen, bei denen Gelatinelösungen zur Blutregulirung bezw. Blutstillung angewandt worden sind. Lancereaux, Fränkel und Andere heilten durch Einspritzung von Gelatinelösung unter die Haut Aneurysmen. Die Einspritzungen sind oft sehr schmerzhaft, so dass Klemperer in einem Falle dieselben nicht wiederholen konnte. Des Weiteren wurden Gelatineinjektionen mit Erfolg angewandt bei Magenblutungen, Hämoptoë. Siredey behandelte 9 Fälle von Metrorrhagie mit Gelatinelösung, mit welcher er einen Gazestreifen tränkte, welchen er in den Uterus einführte. Dalché wendete zur Blutstillung bei Uteruscarcinom Gelatine an, doch entstand im Uterus ein Blutklumpen, welcher vereiterte und Fieber und Schmerzen machte. Gute Resultate wurden mit Einführung von Gelatinelösung in die Nase bei Epistaxis erzielt, eben so mit subkutanen Einspritzungen bei Purpura haemorrhagica und multiplen Blutungen in Haut, Zahnfleisch etc. Blutungen aus Blutegelwunden stehen nach Bedecken von Gelatine (2%) und Salicylsäure (1/2%). Karchery spritzte 5 Kranken 1 Stunde vor der Operation 200 ccm einer 2%igen Lösung ein. Die Arterien und Venen bluteten wie gewöhnlich, aber die kleinen Gefäße und Kapillaren bluteten nur wenig und die Oberfläche der Wunde bedeckte sich schnell mit Blutgerinnseln, doch traten bei mehreren Kranken einige Stunden nach der Operation heftige Blutungen auf. Nach Carnot coagulirt die Gelatine das Blut im verletzten Gefäß und das Gerinnsel organisirt sich sehr schnell, die Gelatine soll die Prima reunio begünstigen.

Die Gelatinelösungen üben ihre hämostatische Wirkung nicht nur in subkutanen Einspritzungen, sondern auch örtlich angewandt und selbst nach Resorption durch die Schleimhaut des Verdauungstractus aus.

Nach Lancereaux gehört zur Wirkung der Gelatinelösungen, dass die Gefäßwand nicht vollständig glatt und dass der Blutlauf verlangsamt ist, daher ist keine Gefahr vorhanden, dass eine Blutcoagulation in normalen Gefäßen eintritt.   Hohl (Bremerhaven).

10) **A. Doran** (London). Tubarer Fruchtsack, vor dem Uterus gelegen.
(Lancet 1901. September 11.)

Der tubare Fruchtsack liegt meist in den ersten Schwangerschaftsmonaten im Douglas'schen Raume, seltener im seitlichen Gewölbe. Taylor publicirte einen Fall, wo eine linksseitige tubare Schwangerschaft rechts lag und erwähnt auch die Möglichkeit, dass der Fruchtsack bei retroflektirtem Uterus vor demselben liegen könne. D. hat ebenfalls eine faustgroße ektopische Gravidität operirt, die genau vor dem Uterus lag. Als interessanter Nebenbefund wurde eine Verwachsung des Proc. vermiformis mit dem Fruchtsacke gefunden.
Rissmann (Osnabrück).

11) **Kollmann** (Weilheim). Zur Lehre von der Dysmenorrhoea membranacea.
(Münchener med. Wochenschrift 1901. No. 37.)

Verf. hat in einem Falle wiederholt den Schleimhautabguss bei Dysmenorrhoea membranacea untersucht und gefunden, dass derselbe nichts mit einer Entzündung der Mucosa zu thun habe, dass das anatomische Bild der Membranen bei den einzelnen Menstruationen ein und derselben Pat. sogar wechselt, dass die Ursache der Schmerzen noch unbekannt ist und jedenfalls nicht auf Ablösung der Membranen beruht. Die Erkrankung ist viel häufiger als man annimmt; sie wird oft übersehen.   E. Kehrer (Bonn).

12) **Krecke** (München). Das Vioform, ein neues Jodoformersatzpräparat.
(Münchener med. Wochenschrift 1901. No. 33.)

Bei einer großen Anzahl von chirurgischen und gynäkologischen Operationen verwendete K. das von Tavel (Bern) im Sommer 1900 empfohlene Vioform. Gerade bei Wunden, bei denen die Gefahr einer Verunreinigung durch Körpersekrete gegeben ist, scheint die Vioformbehandlung angezeigt, so bei Operationen in der Nähe des Afters und bei Wunden, die der Gefahr einer Verunreinigung durch Urin ausgesetzt waren. Bei Currettagen verwandte Verf. Vioformgaze; bei einem Uteruscarcinom verschwand der jauchige Geruch schnell. Verf. glaubt, dass im Vioform der lang gesuchte, wahre Jodoformersatz gefunden worden ist.   E. Kehrer (Bonn).

13) **A. Claisse.** Untersuchungen über die Entwicklung der Fibromyome und Adenomyome des Uterus.
Thèse de Paris, G. Steinheil, 1900.

Verf. kommt auf Grund seiner Untersuchungen an 41 Tumoren zu folgenden Resultaten:

1) Die außerordentliche Häufigkeit der Fibromyome des Uterus scheint nicht auf einem hereditären Einfluss zu beruhen. Die Ehelosigkeit ist ohne Wichtig-

keit, doch sind die Myome häufig bei sterilen Frauen, die Endometritis verhindert die Konception.

2) Die myomatösen Uteri sind häufig von subakuten Entzündungen der Schleimhaut und der kleinen Gefäße der Muskulatur befallen.

3) In der Umgebung dieser und besonders der Kapillaren bildet sich eine Proliferationszone runder Zellen, welche sich in glatte Fasern umwandeln, welche sich vergrößert durch Bildung von proliferirenden Zellen und neuen Kapillaren und sich umgiebt mit einem fibrösen Streifen, welcher diesen myomatösen Knoten inmitten benachbarter Muskelbündel isolirt. Das Gefäß als Centrum kann sich im Anfang erweitern und dann findet ein Obliterationsprocess statt.

4) Diese Nachbildungen sind von Natur entzündlich. Entstanden auf Kosten einer Endo- und Perivascularitis, sind sie begleitet von analogen Erkrankungen des Peritoneums, der Adnexe und besonders der Uterusschleimhaut, sie haben eine vollständige Leukocytose zur Folge. Sie sind wahrscheinlich mikrobischen Ursprungs, obwohl die Gegenwart von pathogenen Keimen in diesen Tumoren, ihre Vereiterung und die der Nachbarschaft keinen absoluten Beweis liefern.

5) In ihrer Entfaltung zeigen die interstitiellen Tumoren nur schwache Verbindung mit dem benachbarten Gewebe, die subperitonealen und submukösen Tumoren, komprimirt durch den Uterusmuskel, haben Neigung, nach der freien Oberfläche auszuweichen und sich zu stielen.

6) Die Struktur ist verschieden, im Anfang muskulös ist das Gewebe später mehr fibrös.

7) Die Uteruswand hypertrophirt, umgiebt den Tumor mit einer Kapsel, es bildet sich eine Endometritis hypertrophica, bisweilen atrophica aus. Die Tuben und Ovarien sind häufig erkrankt.

8) Die Myome können sehr voluminös werden und Umbildungen (Ödem durch Kompression, cystische Entartung, Verkalkung etc., Vereiterung, Gangrän, sarkomatöse Entartung) eingehen.

9) Die glandulären Polypen entwickeln sich im Anschluss an eine Schleimhauthypertrophie entzündlichen Ursprungs.

Die interstitiellen Adenomyome können kongenitalen Ursprungs sein. Sie entstehen im Niveau der hypertrophischen Schleimhaut. Sie können cystisch, teleangiektatisch und malign entarten.   **Hohl** (Bremerhaven).

14) **Dabney** (Baltimore).   Über gonorrhoische Endokarditis bei einer im Wochenbett verstorbenen Frau.

(Bull. of the Johns Hopkins Hospital 1901. März.)

Bei einer unverheiratheten Ipara war der Tod im Wochenbett unter Entwicklung endokarditischer Erscheinungen, schließlich im Collaps eingetreten und bei der Sektion fanden sich auch auf allen Klappen Auflagerungen. Diese wurden einer bakteriologischen Untersuchung unterworfen und in ihnen deutliche Gonokokken aufgefunden, welche sich auch in der Herzbeutelflüssigkeit vorfanden. Auch ließen sich Reinkulturen des Gonococcus erzielen. Daneben fand sich aber auch Bacterium coli communis und Streptococcus pyogenes: Dagegen konnten in einem Milzinfarkt keine Gonokokken gefunden werden.

In 2 weiteren klinisch ganz ähnlich verlaufenen Fällen von tödlicher Endokarditis fanden sich ganz den Gonokokken ähnliche Organismen vor, doch gelang die Züchtung derselben nicht und konnte auch nicht nachgewiesen werden, dass eine frische Gonorrhoe vorlag, nur einmal war wenigstens früher eine Trippererkrankung scheinbar ohne Reste überstanden worden.   **Lühe** (Königsberg i/Pr.).

Originalmittheilungen, Monographien, Separatabdrücke und Büchersendungen wolle man an *Prof. Dr. Heinrich Fritsch* in Bonn oder an die Verlagshandlung *Breitkopf & Härtel* einsenden.

Druck und Verlag von Breitkopf & Härtel in Leipzig.

Centralblatt

für

GYNÄKOLOGIE

herausgegeben

von

Heinrich Fritsch

in Bonn.

Sechsundzwanzigster Jahrgang.

Wöchentlich eine Nummer. Preis des Jahrgangs 20 Mark, bei halbjähriger Pränumeration. Zu beziehen durch alle Buchhandlungen und Postanstalten.

No. 4.   Sonnabend, den 25. Januar.   1902.

Inhalt.

I.

Über die Principien der Carcinomstatistik.

Von

G. Winter in Königsberg i/Pr.

Bei der Abfassung meiner Arbeit »Genügt die vaginale Uterusexstirpation als radikale Krebsoperation« und des Referats für den Kongress in Gießen hat es sich mir als nothwendig erwiesen, eine einheitliche Basis für die Berechnung der Resultate der Krebsoperationen zu schaffen. Da die Frage nach der operativen Heilbarkeit des Uteruskrebses nicht durch anatomische Studien und theoretische Erörterungen, sondern vorwiegend durch die kritische Betrachtung der·Operationsresultate und deren statistische Berechnung beantwortet werden kann, erschien es mir unbedingt nothwendig, durch Aufstellung gewisser Principien der Willkür einzelner Autoren in der Berechnung ihrer Resultate entgegen zu treten, um einen Vergleich der durch die verschiedenen Operationsprincipien und Methoden gewonnenen Resultate zu ermöglichen.

Da für eine so wichtige Fundirung nicht die Ansicht eines Einzelnen entscheidend sein kann, habe ich eine bestimmte Methode der

4

Statistik, welche ich für wissenschaftlich begründet und praktisch brauchbar halte, dem Kongress vorgelegt. Um eine Meinungsäußerung über dieselbe zu extrahiren, habe ich in meinem Einleitungswort noch darum gebeten, in der Diskussion diesen Punkt nicht zu vergessen. Als die Diskussion trotzdem keine Meinungsäußerung über die Methode brachte, habe ich in meinem Schlusswort noch einmal die Anfrage an die Versammlung gerichtet, ob sie die Methode für wissenschaftlich genügend begründet halte, um damit weiter zu arbeiten, und als sich kein Widerspruch erhob[1], dieselbe für angenommen proklamirt. Daraus entsteht nun meines Erachtens die Verpflichtung für jeden Autor, welcher Berücksichtigung seiner Resultate in Deutschland wünscht, dass er nach dieser Methode verfährt. Seit dem Kongress sind zwei Arbeiten aus Wien erschienen über die in den Kliniken Chrobak und Schauta gewonnenen Dauerresultate; Knauer[2] bemüht sich, den von mir aufgestellten Principien zu folgen und Waldstein[3] bringt eine Umrechnung seiner in einer früheren Arbeit mitgetheilten Resultate nach denselben; trotzdem finden sich in beiden Arbeiten so viel grundsätzlich andere Berechnungen, dass ich fürchten muss, dass, wenn dieselben unwidersprochen bleiben, die in Gießen angebahnte Einigung wieder verloren geht.

Ich möchte desshalb meine in dem Referat aufgestellten Forderungen noch einmal etwas ausführlicher präcisiren und die Abweichung Knauer's und Waldstein's von denselben erörtern.

Für eine eingehende Statistik unserer Carcinomoperationen sind folgende Punkte maßgebend:

1) die Berechnung der primären Resultate,
2) die Berechnung der Dauerresultate,
3) die Berechnung der Operabilitätsprocente,
4) die Berechnung der absoluten Heilungsresultate.

Ad 1) Die Berechnung der primären Resultate ist am einfachsten und unterliegt am wenigsten der Willkür. Nur der einen Unsitte muss widersprochen werden, Todesfälle, welche nicht mit der Operation in Verbindung zu stehen scheinen, in Absug zu bringen. Diese Schönfärberei ist der größte Feind der wissenschaftlichen Statistik. Man soll nicht Statistiken machen, um damit zu beweisen, was man beweisen will, sondern man stellt seine Erfahrungen zusammen, um die Wahrheit zu ermitteln, möge sie ausfallen wie sie will. Manche Autoren legen bei der Berechnung nur auf infek-

---

[1] Nach der Sitzung richtete Herr Kollege Hegar die Anfrage an mich, ob es wohl richtig sei, die Verschollenen einfach zu streichen, oder ob es nicht logischer sei, für diese dieselben Procente anzusetzen, welche bei den Untersuchten gewonnen seien; ich bringe meine Antwort auf diese Anfrage im Text dieses Aufsatzes.

[2] Beiträge zur Geburtshilfe und Gynäkologie Bd. V. Hft. 2.

[3] Centralblatt für Gynäkologie 1901. No. 50.

tiöse Todesfälle einen Werth und halten alle anderen Todesfälle, z. B. Pneumonie, Embolie, Herztod für mehr oder weniger zufällige Komplikationen. Alles muss den Operationen zur Last gelegt werden, um so mehr, als die feinen Konnexe zwischen diesen terminalen Krankheiten und dem operativen Eingriff sich noch vielfach unserer Beurtheilung entziehen. Knauer hat in anerkennenswerther Weise seine primären Resultate ohne jeden Abzug auf 5,6 % berechnet.

Ad 2) Die Berechnung der Dauerresultate ist wesentlich schwieriger und subjektiven Auffassungen vielfach unterworfen. Bindende Grundsätze sind hier vor Allem nöthig; ich halte folgende für wichtig:

a. Die Untersuchung muss zu einer bestimmten Zeit vorgenommen werden und sich auf alle Operirten erstrecken. Der früher beliebte Modus, dass man die Resultate nur aus den Fällen berechnete, deren Verlauf zufällig bekannt geworden war, ist unzulässig, weil er ein ganz schiefes Bild giebt.

b. Von der Gesammtzahl der Operirten werden zunächst abgezogen:
die an der Operation Gestorbenen,
die an anderen Krankheiten Gestorbenen,
die Verschollenen.
Der erste Abzug ist selbstverständlich.

In Bezug auf den zweiten Abzug sind die Meinungen schon getheilt: Knauer zählt Alle ab, während Waldstein die nach 5 Jahren an anderen Krankheiten Gestorbenen den Recidivfreien beirechnet. Es ist sicherer, dass man diese Kategorie von Fällen vollständig aus der Berechnung streicht, weil selbst bei den später Verstorbenen ein entfernter Zusammenhang des Todes mit einem Recidiv nicht immer sicher auszuschließen ist. Da die Zahl dieser Kranken in allen Statistiken klein ist, so werden die Zahlen durch Streichen derselben nicht sehr verkleinert.

Der dritte Abzug spielt in allen Statistiken eine größere Rolle (bei mir 2 %, bei Knauer 9 %). In Bezug auf diesen machte mir Kollege Hegar den Einwurf, dass er es für richtiger halte, dass man diese nicht in Abzug brächte, sondern auf sie denjenigen Procentsatz in Anrechnung brächte, welchen man für die Untersuchten gewonnen habe. Meine Ansicht ist folgende: Wenn es auch höchst wahrscheinlich ist, dass die Verschollenen in demselben Procentverhältnis von Recidiven betroffen werden, wie die Ermittelten, so ist dies doch immer nur eine Muthmaßung und keine Thatsache. Dem entgegen halte ich es für logischer, dass man diejenigen, über deren Schicksal man nichts weiß, einfach streicht; man verkleinert allerdings seine Zahlen etwas, befreit sie aber von einem unsicheren Faktor. Desshalb halte ich an meinem Vorschlag, die Verschollenen abzuziehen, fest; übrigens wird in allen Statistiken so verfahren.

4*

. Ein Abzug der »palliativ« oder »unvollständig« Operirten darf
nicht gemacht werden. Wenn eine Operation in der Absicht begonnen wird, sie radikal auszuführen, so muss sie in ihrem Endresultat den radikalen Operationen zugerechnet werden, auch wenn
nach der Vollendung der Operation die Prognose für die Dauerheilung
noch so schlecht erscheint. Befolgt man diesen Grundsatz nicht, so
ist der Willkür in der Berechnung Thür und Thor geöffnet. Knauer
verfällt leider auch in diesen Fehler und rechnet 21 Fälle ab, welche
nicht radikal operirt werden konnten.

c. Dem Begriff der »Dauerheilung« habe ich eine 5jährige
Recidivfreiheit zu Grunde gelegt. Trotzdem bislang 4 sicher
nach dem 5. Jahre auftretende Recidive bekannt sind, denen
Knauer einen sicheren und einen wahrscheinlichen Fall hinzufügt,
kann man für die Statistik getrost eine 5jährige Recidivfreiheit mit
Dauerheilung bezeichnen. Desshalb werden bei der Berechnung der
Dauerresultate nur diejenigen Fälle berücksichtigt, deren Operation
mindestens 5 volle Jahre vor der Nachuntersuchung stattgefunden hat.

d. Die Grundlage für die Berechnung der Resultate ist natürlich eine sichere Diagnose des Recidivs; dieselbe wird am
sichersten gestellt werden durch die persönliche Untersuchung der
Kontrollirten in der Klinik, wo die Operation stattgefunden hat. Für
die Lebenden bleibt es eine unabweisliche Forderung, sie möglichst
alle zur Nachuntersuchung in die Klinik zu bringen; hier scheitern
aber zuweilen alle Bemühungen an äußeren und inneren Schwierigkeiten. Wenn man durch Ausschaltungen dieser Fälle seine Zahlen
nicht beträchtlich verkleinern will, so muss man andere Methoden zu
Hilfe nehmen. Ich habe, wenn ich mir auch der Unzulänglichkeit
des Verfahrens, der klinischen Untersuchung gegenüber, bewusst war,
die Hilfe anderer Ärzte mit herangezogen, welche ich genau auf die
zu untersuchenden Punkte schriftlich hingewiesen hatte. Die Briefe
von Kranken dürfen nur ganz ausnahmsweise, wenn sie keinen
Zweifel lassen, verwendet werden. Dieser Ersatz der eigenen Untersuchung bleibt ein wunder Punkt der Statistik, welcher nur durch
ein unermüdliches Bemühen, die Kranken zu persönlicher Untersuchung herbeizuschaffen, beseitigt werden kann; die großen Städte
werden desshalb immer den besten Boden für diese Nachforschungen
abgeben.

Weniger bedenklich ist die Verwerthung der Berichte über Ge-
storbene, da aus denselben die Todesursache meistens leicht zu ermitteln ist.

e. Die Berechnung der Recidive nur nach den Todesfällen, wie Waldstein sie seiner ersten Statistik zu Grunde gelegt, hat den Vortheil, dass sie eine Reihe von unsicheren Fällen
ausschließt, da die Todesursache, wie schon oben gesagt, aus einem
Bericht leichter erweisbar ist, als ein bei einer Lebenden bestehendes
Recidiv; aber sie giebt denn doch ein viel zu günstiges Bild, da sie
alle mit Recidiv behafteten Lebenden noch zu den Gesunden rechnet.

f. Die Berechnung der Recidive für die einzelnen Formen des Uteruskrebses muss mit großer Vorsicht ausgeführt werden. Die Eintheilung in Corpus- und Collumcarcinom ist für die meisten Fälle auch klinisch so sicher durchführbar, dass man die Recidive getrennt berechnen kann, ohne in große Fehler zu verfallen. Eine Berechnung der Recidive aber für die einzelnen Arten des Collumkrebses, den Krebs der Portio und der Cervix ist nur erlaubt unter Berücksichtigung des anatomischen Befundes am exstirpirten Organ (dieser Forderung genügt Knauer nicht; ob Waldstein, ist nicht ersichtlich); eine klinische Diagnose für diese Eintheilung genügt nicht. Wie unsicher die Trennung selbst auf Grund des anatomischen Befundes ist, geht daraus hervor, dass Krukenberg und ich, trotzdem wir sogar zum Theil an demselben Material gearbeitet, einen Unterschied von 14 % Dauerheilung für das Cervixcarcinom berechneten. So wichtig diese Statistik für die Bewerthung der vaginalen Uterusexstirpation bei den einzelnen Krebsformen auch wäre, können wir die vorliegenden Resultate doch nur mit Vorsicht verwenden und müssen für spätere Statistiken die strengsten Forderungen aufstellen.

g. Die Berechnung der Recidive für »lokalisirte« und »übergegriffene«, für »reine« und »unreine«, für »begrenzte« und »vorgeschrittene« Fälle hat gar keinen Werth, da es keine Grenze zwischen beiden giebt und der Unterschied in den Resultaten bei den extremen Fällen selbstverständlich ist.

Ad 3) Die Berechnung der Operabilitätsprocente ist ein wichtiger Bestandtheil der Krebsstatistik geworden, weil sie uns sehr interessante Vergleiche gestattet über das Material der verschiedenen Kliniken und Nationen, so wie über die Principien der einzelnen Operateure und über die Leistungsfähigkeit der verschiedenen Methoden; für die Berechnung der absoluten Heilungszahl (s. 4) ist sie unbedingt nothwendig.

Die Gewinnung einer richtigen Zahl ist sehr schwer; Knauer schildert sehr treffend, wie viel Schwierigkeiten ihm dieselbe gemacht hat und stellt, da er eine Zahl nicht gewinnen kann, deren zwei auf. Für die Gewinnung dieser Zahl kommt es auf Folgendes an:

a. Jeder Fall von Carcinom, sei es, dass er in die Poliklinik, oder direkt auf die Station aufgenommen wird, muss zunächst in die Stammliste eingetragen werden; eine sichere Diagnose, d. h. Ausschaltung aller nur »verdächtigen« Erosionen und »suspekten Endometriten« poliklinischer Kranke, sofern die Diagnose später nicht sicher gestellt wird, ist selbstverständlich. Wird das Privatmaterial der Chefs bei den Operirten mitgerechnet (wie z. B. in Berlin), so müssen auch ihre Privatbücher für die Aufstellung der Stammlisten mit verwerthet werden.

b. Aus diesen Stammlisten wird die Zahl derer zusammengestellt, welche nach dem klinischen Untersuchungsbefund als operabel be-

zeichnet werden müssen, nicht die Zahl derer, welche wirklich operirt worden sind. Die letztere Zahl ist bedeutungslos; die erste giebt
die Grundlage für die Berechnung der Operabilitätsprocente. Verfährt man nach diesem Grundsatze, so ist es ganz gleichgültig, wie
viele sich der Operation entziehen. (Knauer zieht diese Fälle un-
richtigerweise ab, ehe er die Operabilitätsprocente berechnet.)

Eine genaue Buchführung in der Klinik und Poliklinik enthebt
einen aller Rechnenmanöver, zu denen auch Knauer für die Aufstellung seiner Zahlen greifen muss.

Ad 4) Als eine neue Zahl habe ich die Berechnung der »ab-
soluten Heilungsresultate« vorgeschlagen. Dieselbe wird da-
durch gewonnen, dass man die Dauerheilungsprocente nur aus den
Operabilitätsprocenten berechnet (genauer s. Zeitschrift für Geburts-
hilfe und Gynäkologie Bd. XLIII p. 56 und Referat p. 53 und 66).
Erst diese Zahl giebt uns ein richtiges Urtheil über die Erfolge eines
Operateurs oder über den Werth seiner Methode. Schuchardt,
Knauer, Waldstein haben diese Zahl ebenfalls berechnet;
Knauer's Zahl von 7,7 % ist nicht einwandfrei, da sie nicht be-
rechnet, sondern nur geschätzt ist. Waldstein wendet gegen meine
Methode der Berechnung der »absoluten Heilungsresultate« ein, dass
sie die primäre Mortalität nicht berücksichtigt und schlägt vor, eine
Zahl zu gewinnen aus Operabilität, primärer Mortalität und Dauerhei-
lungsprocenten, weil nur diese ein wahres Urtheil über den Werth einer
Methode giebt. Ich bin anderer Ansicht; durch das Hineinziehen
der primären Mortalität wird ein Faktor in die Gewinnung der Zahl
hineingenommen, welcher die absolute Heilungszahl von einem ganz
anderen Gesichtspunkt beeinflusst. Bei der primären Mortalität
spielen Asepsis, technische Maßnahmen, Desinfektion des Carcinoms
etc. eine Rolle, während meine Zahl wesentlich durch die Ausdehnung der Operation und den Zustand des Carcinoms beeinflusst wird.
Die primären Resultate, z. B. der abdominellen Operation, sind so
schlecht, dass sie die absolute Heilungszahl der letzteren ungebührlich drücken würden und die Leistungsfähigkeit derselben in Bezug
auf Dauerresultate nicht erkennen ließen. Die Besserung der primären und Dauerresultate bewegt sich weiter auf so ganz verschiedenen Wegen, dass man sie nicht in ihren Endresultaten zusammenfassen kann. Es ist besser, die primären Resultate für sich zu lassen
und die »absolute Heilungszahl« nur aus Operabilität und Dauerresultaten zu berechnen.

Die in meinem Referat mitgetheilten absoluten Heilungsresultate
gestalten sich mit kleinen Änderungen wie folgt:

Berlin   9,5 % (richtiger 9,47 %),[1]
Leopold   10,8 %,
Kaltenbach 10,0 %,
Schauta   4,3 % (berechnet nach Waldstein's neuester
                         Mittheilung aus 14,7 % Operabilität und
                         29,5 % Recidivfreiheit).

Aus meinen Ausführungen lässt sich ersehen, dass eine richtige Statistik zu machen nicht leicht ist. Die Voraussetzungen sind: absolute Gewissenhaftigkeit in der Aufstellung der Zahlen, wissenschaftlich richtige Grundsätze und richtiges Rechnen. Ersteres ist selbstverständlich für Jeden, der Statistik treibt; Rechnenfehlern entgeht man am besten, wenn man sich seine Zahlen von einem Andern nachrechnen lässt. Am schwierigsten ist die Aufstellung richtiger Grundsätze.

Trotzdem meine oben angeführten Principien die Billigung der deutschen Gynäkologen schon gefunden haben, würde ich es dennoch für richtiger halten, dass begründete Einwände auch jetzt noch erhoben werden, als dass jeder Autor wieder auf seine Weise zu rechnen anfängt. Die Statistik muss so einwandfrei sein, dass der Vorwurf, sie sei die »feilste puella publica«, von ihr abprallt.

II.

(Aus der Klinik Chrobak.)

Über Uterusrupturen in Narben[1].

Von

Dr. Heinrich Peham,

Assistenten d. Klinik.

Es ist eine durch sämmtliche zahlreiche Berichte über eine größere Anzahl von Uterusrupturen hinlänglich bewiesene Thatsache, dass mehrgebärende Frauen zu Rupturen prädisponirt erscheinen und die Erklärung dafür geht einestheils dahin, dass das bei schweren Geburten übermäßig gedehnte untere Uterinsegment sich mangelhaft involvire und so bei der nächsten Geburt rasch wieder dünn wird, andererseits finden wir von H. W. Freund die Prädisposition Mehrgebärender hauptsächlich auf frühere »unvollständige Zerreißungen des später dauernd atrophisch bleibenden Segmentes[2]« bezogen.

Wenn ich der großen Kasuistik der Rupturen weitere an der Klinik Chrobak beobachtete Fälle anreihe, so geschieht dies vor Allem, um einen Beitrag zu der interessanten Frage nach dem Verlaufe von späteren Entbindungen bei Frauen zu liefern, welche bei einer vorangegangenen Geburt eine Ruptur überstanden haben.

Am 5. Januar v. J. wurde eine 28jährige, verheirathete Frau, IVpara, mit allgemein verengtem Becken unter Protokoll-No. 49/1901 in die Klinik aufgenommen. Die 1. Entbindung war normal verlaufen, bei der 2. Entbindung wurde die Frau mit kompleter Ruptur in die Klinik des Herrn Hofraths Schauta gebracht.

---

[1] Nach einem in der geburtshilflich-gynäkologischen Gesellschaft in Wien am 12. März 1901 gehaltenen Vortrag.

[2] H. W. Freund, Zeitschrift für Geburtshilfe und Gynäkologie Bd. XXIII.

Der damalige Geburtsverlauf ist in der Arbeit von Schmit[3] im Falle 9 berichtet. Es heißt daselbst:

»Komplete, außerhalb der Klinik entstandene Uterusruptur. Prolaps von Darmschlingen durch die Rissöffnung in die Uterushöhle; Reposition derselben, Drainage, Heilung.

Protokoll-No. 3126 1897, Anna W., 25 Jahre alt, IIpara, allgemein gleichmäßig verengtes Becken, Conj. vera 9 cm. 1. Geburt 1894 (Frühgeburt) spontan. Am 12. November Blasensprung. Da trotz starker Wehen die Geburt nicht fortschritt, ließ die Hebamme einen Arzt holen, der die Zange wiederholt anlegte, wobei die Frau einen stechenden Schmerz in der rechten Unterbauchgegend spürte. Nach 1¹/₂stündigem Bemühen erklärte der Arzt, der Kopf stehe zu hoch, und die Geburt werde spontan zu Ende gehen. Als er am nächsten Tage die Frau untersucht hatte, sandte er sie ins Spital. Seit den Zangenversuchen keine Wehen mehr, auch Kindsbewegungen nicht mehr gefühlt. Schmerzen auf der rechten Seite. Keine Blutung, relative Euphorie. Abdomen sehr druckempfindlich. In der Nabelgegend tastet man deutlich kleine Kindestheile unmittelbar unter den Bauchdecken. Kopf hoch und beweglich, mit schlaffer Kopfgeschwulst. Sofortige Craniotomie. Unmittelbar nach der Entwicklung der Frucht (2000 g, ohne Hirn) ergießt sich eine Menge schwarzen Blutes. Entfernung der post partum in die Vagina herabgesunkenen Placenta. Bei der Austastung des Uterus findet man in ihm mehrere Dünndarmschlingen, die durch einen für die ganze Hand durchgängigen Riss eingetreten waren. Der Riss beginnt 1 cm über dem vorderen Muttermundsaum in der Mitte und setzt sich ca. 12 cm weit nach rechts oben fort. Der gut kontrahirte Uteruskörper liegt links, das stark gespannte rechte Lig. rotund. verläuft frei durch die Bauchhöhle. Blase von der vorderen Uteruswand abgelöst, anscheinend unverletzt. Blutung gering.

Der Darm wird manuell in die Bauchhöhle reponirt und ein Jodoformgazestreifen durch den Riss in die Bauchhöhle eingeschoben, unteres Uterinsegment und Scheide locker mit Gaze ausgefüllt.

Der Wochenbettverlauf durch geringes Fieber gestört. Puls gut. Am 4. Tage wurde der vaginale Streifen entfernt. Am 8. Tage der Drainagestreifen der Rissöffnung. Ziemlich starker Meteorismus, der nur durch energische hohe Irrigationen bekämpft werden konnte. Pat. konnte nach 3 Wochen das Bett verlassen und befand sich bei der Entlassung (11. December) vollkommen wohl. Rechts spürte man den tiefen Einriss in der Cervix, von dem man in eine von Narbengewebe umschlossene Höhle gelangte.«

2 Jahre später wurde die Frau abermals gravid und abortirte im 7. Lunarmonate. Die Geburt und das Wochenbett verliefen damals ohne jeden Zwischenfall.

Bald danach neuerliche Gravidität, die letzte Menstruation war am 24. April 1900. Am 5. Januar 1901 um 1 Uhr Nachmittags wurde die Frau in die Klinik gebracht. Nach ihrer Angabe waren um 5 Uhr Morgens heftige Wehen aufgetreten, um 7¹/₂ Uhr war der Blasensprung erfolgt. Um 9 Uhr Morgens, also nach 4stündiger Wehenthätigkeit verspürte die Frau plötzlich einen heftigen Schmerz in der rechten Unterbauchgegend; es war ihr »wie ein plötzlicher Riss«, und sie fügte hinzu, genau dasselbe Gefühl wie bei der Entbindung vor 3 Jahren habe sie gehabt. Von der Zeit ab sistirten die Wehen, es wurde ein Arzt gerufen, der die Frau in die Klinik sandte.

Bei ihrer Ankunft klagte die Frau über keine besonderen Schmerzen, Temperatur 37, Puls 90, sie bot keine auf Ruptur deutende Symptome bei der äußeren Untersuchung, das untere Uterinsegment nicht wesentlich schmerzhaft, die Ligg. rotunda nicht gespannt, der Uterus weich. Keine Blutung. Die Frucht befand sich in 2. Schädellage. Schädel beweglich über dem Beckeneingang. Keine Herztöne, keine Kindesbewegungen.

Bei der vaginalen Untersuchung fühlte man die vordere und hintere Muttermundslippe in Form zweier schlaffer Falten und rechterseits einen weit hinauf-

---

[3] Schmit, Monatshefte für Geburtshilfe und Gynäkologie Bd. XII. p. 330.

reichenden Riss, dessen oberes Ende nicht erreichbar ist. Die Cervix war für
3 Finger bequem passirbar, Blase gesprungen, der Kopf beweglich über dem
Beckeneingang. Bei der Untersuchung entleerte sich ziemlich reichlich dunkel-
gefärbtes Blut aus dem Genitale.

Die Beckenmaße waren 23, 26, 29, 10¼, 8⅜. Die Entbindung wurde mittels
Craniotomie ausgeführt. Das excerebrirte Kind wog 2600 g und war 49 cm lang.
Nach der Geburt des Kindes blutete es nach außen gar nicht, die Nabelschnur
war schlaff, der Uterus ziemlich gut kontrahirt. Nachdem der Puls in seiner
Spannung auffallend nachließ, wurde per vaginam untersucht und rechterseits ein
für die ganze Hand durchgängiger Riss konstatirt, durch welchen man in die
freie Bauchhöhle gelangte. Durch diesen Riss ging die Nabelschnur in die Bauchhöhle, das Uteruscavum war leer, die Placenta von der Rissstelle aus nicht leicht
erreichbar. Bei der ½ Stunde später vorgenommenen Laparotomie fanden sich
zunächst einige zum Uterusfundus und zur rechten Seite hinziehende Netzadhäsionen. Die Placenta lag im rechten Hypochondrium zwischen Darmschlingen, in
der Bauchhöhle war eine bedeutende Menge flüssigen Blutes.

Am Genitale fand sich der schon bei der vaginalen Untersuchung festgestellte Riss der rechten Seitenkante des Uterus, zu welcher Stelle eine breite
Peritonealadhäsion hinzog.

Der Uterus wurde nun sammt seinen Adnexen exstirpirt, die Stümpfe retroperitoneal versorgt; es wurde sowohl durch die Vagina als auch durch die Bauchdecken mittels eines Gazestreifens drainirt.

Am Präparat fand man an der rechten Seitenkante des Uterus einen bis ins
Corpus hineinreichenden Längsriss, in dessen Umgebung kein Narbengewebe sich
nachweisen ließ, so dass die Annahme nahe liegt, die Ruptur sei genau an derselben Stelle wie das erste Mal eingetreten. Der Uterus ist in seinem Hohlmuskel
ungemein kräftig entwickelt, er erreicht eine Wanddicke von über 6 cm. Die
Placentarinsertionsstelle befindet sich im Fundus.

Der Verlauf war im Ganzen ein günstiger, die höchste Temperatursteigerung
war 38,4 bei einem Puls von 96. Verzögert wurde die Rekonvalescenz nur durch
eine Fistel, welche an jener Stelle der Bauchwunde auftrat, durch welche der Jodoformgazestreifen herausgeleitet worden war. Doch heilte auch diese kleine Fistel
nach 3 Wochen vollkommen aus.

Dass die Ätiologie dieser Ruptur in der vorhandenen Narbe gelegen ist und
dieselbe spontan nach relativ sehr kurzer Wehenthätigkeit entstanden ist, ist
wohl nicht von der Hand zu weisen und es erscheint die Annahme durch die
Angaben der Frau, wie sie plötzlich einen besonderen Schmerz in der rechten
Bauchseite verspürte, den sie selber als ganz analog der vor 3 Jahren gehabten Empfindung schilderte, so wie durch das Aufhören der Wehen begründet. Erhärtet
wird die Annahme noch durch den bei der Aufnahme erhobenen Befund, die nachweisbare Wunde an der rechten Muttermundsseite, die vorhandene Blutung und
den eingetretenen Kindestod. Ob die vorhandene Verletzung durch die Extraktion
des Kindes vielleicht vergrößert wurde, lässt sich mit Sicherheit nicht ausschließen.

Interessant in dem Falle erscheint die glücklich absolvirte Spontangeburt bei
der der 1. Ruptur unmittelbar folgenden Schwangerschaft, bei welcher allerdings
eine nicht reife Frucht geboren wurde.

Bei einem 2. Falle handelte es sich um eine sub Protokoll-No. 48 1901 auf-
genommene IIpara mit rachitisch-plattem Becken, 25, 26, 28, 10½, 8½. Sie kam
am selben Tage wie die erste Frau in die Klinik, Temperatur 37,6, Puls 78.
Seit 8 Uhr früh Wehen. Frucht anscheinend ziemlich groß, in 1. Schädellage.
Kopf über dem Beckeneingang etwas nach links abgewichen. Der Mund verstrichen, nur ein ganz schmaler Saum, ca. ½ cm breit, an der linken Seite zu tasten.
Blase erhalten. ¼6 Uhr Abends wurde in Narkose die Wendung auf den rechten
Fuß ausgeführt, welche rasch und ohne Schwierigkeit gelang. Kurze Zeit nach
der Wendung musste wegen schlechter Herztöne die Extraktion angeschlossen
werden, der Schädel wurde bei Impression von außen ziemlich leicht entwickelt
und ein 3170 g schweres, 48 cm langes, leicht asphyktisches Kind gewonnen.

4**

10 Minuten nach dem Partus erfolgte spontan die Ausstoßung der Placenta. Nach Abgang derselben trotz gut kontrahirtem Uterus eine Blutung. Die danach vorgenommene Untersuchung ergab einen im rechten Scheidengewölbe beginnenden, das ganze Uterinsegment durchsetzenden Längsriss, an dessen Ende man in eine weite mit Blutcoagulis erfüllte Höhle gelangte, welche von abgehobenem aber intaktem Peritoneum begrenzt war.

Das Zustandekommen dieser Verletzung war zunächst in Anbetracht der einfachen Wendung und Extraktion, welche vom diensthabenden Arzte lege artis ausgeführt worden waren, nicht erklärbar.

Durch Einsichtnahme in das Geburtsprotokoll, betreffend die 1. Entbindung der Frau, welche mir von Herrn Hofrath S c h a u t a in liebenswürdigster Weise gestattet wurde und wofür ich ihm zu Dank verpflichtet bin, erfuhr ich, dass bei der 1. Geburt ebenfalls eine Wendung und eine wegen abnormer Rotation des Rumpfes ungemein schwierige Extraktion gemacht worden war, bei welcher ein tiefer Einriss im rechten Scheidengewölbe, der sich in die Cervix hinauf fortsetzte, entstand. Wegen heftiger Blutung wurde damals die Tamponade des Uterus und der Vagina vorgenommen.

Ich glaube nicht fehlzugehen, wenn ich annehme, dass die vorhandene Narbe die Ursache für das Zustandekommen der Ruptur abgab, oder mindestens das Eintreten derselben begünstigte.

Was die Therapie des Falles anlangt, so wurde nach vorgenommener Ausspülung des Uterus mit Lysol in die Rissstelle ein Streifen Jodoformgaze eingelegt. Die Frau erhielt den Leiter'schen Kühlapparat auf das Abdomen und intern 10 Tropfen Tinctura opii.

Um 8 Uhr Abends, also 2 Stunden post partum, stellte sich bereits ein ziemlich bedeutender Meteorismus ein und um 1 Uhr Nachts konnte man den Uterus gut kontrahirt nach links verlagert feststellen, während rechts von ihm eine faustgroße ziemlich weiche, schmerzhafte Resistenz zu fühlen war, welche bis zum anderen Tage nur wenig an Größe zugenommen hatte. Der Meteorismus blieb andauernd in den ersten Tagen bestehen und besserte sich erst nach Verabreichung von Klysmen.

Der Streifen wurde vom 5. Tage an vorgezogen und erst am 10. Tage gänzlich entfernt. Temperatursteigerung trat nicht auf. Am 18. Tage wurde die Frau entlassen. Sie bot bei der Entlassung folgenden Befund: Uterus fast orangengroß, anteflektirt, wenig beweglich, rechts eine das ganze Scheidengewölbe betreffende Narbe, welche in ihrer Fortsetzung die ganze Cervix durchsetzt und sich bis über den inneren Rand hinauf verfolgen lässt.

In einem 3. Falle war bei einer Frau eine narbige Stenose der Cervix vorhanden, deren Ätiologie sich nicht früher stellen ließ. Es war eine IIIpara mit allgemein verengtem Becken, Sp. 22, Cr. 26, Tr. 30, C. d. 11, C. v. 9½, bei der auch die 1. Entbindung vor 3 Jahren wegen Narbenbildung am Muttermund nach Incision der Narben mittels Craniotomie beendet wurde.

2 Jahre später fand die Geburt eines 2450 g schweren Kindes in Fußlage statt, worauf ein febriles Wochenbett folgte. Beide Entbindungen hatten in der Klinik des Herrn Hofrath S c h a u t a stattgefunden.

Am 14. Januar 1901 wurde die Frau sub Protokoll-No. 129/1901 in unsere Klinik aufgenommen, nachdem bereits vor 4 Tagen nach einem Sturze beim Tragen einer schweren Last Abgang von Fruchtwasser erfolgt war. Bei der Aufnahme hatte die Frau Temperatur 37,8, Puls 124 und gab an, dass sie in der vergangenen Nacht einen Schüttelfrost gehabt habe. Die äußere Untersuchung bei der Frau war eine sehr erschwerte, da sie ihre Bauchdecken nie entspannte, doch konnte schließlich festgestellt werden, dass eine Schräglage vorliege und zwar handelte es sich um eine II. Position in Beckenendlage, wobei der Steiß auf den linken Darmbeinteller abgewichen war. Bei der vaginalen Untersuchung um 1 Uhr Nachmittags stellte Herr Hofrath C h r o b a k in der Vorlesung folgenden Befund fest: Benarbter Dammriss, sonst äußere Genitalien normal, Vagina kurz, Muttermund knapp

für den Finger passirbar, von demselben gehen strahlige Narben in beide Scheidengewölbe, besonders rechterseits lässt sich eine Narbe in die Cervix verfolgen,
welche daselbst in Form einer straffen Leiste vorspringt, Blase gesprungen, durch
den Muttermund gelangt man auf einen kleinen Kindstheil (Oberschenkel?). Vaginale
Kolpeuryse. Um 8 Uhr Abends war der Muttermund knapp für 2 Finger durchgängig.
Vorliegend war der rechte Arm. Es handelte sich nunmehr um eine II. dorso-
posteriore Querlage. Kindliche Herztöne laut und kräftig. Ich führte nun nach
Incisionen der Narben die Wendung aus und schloss bald darauf, als die
Herztöne schlechter wurden, die Extraktion an. Die Überlegung, die mich dabei
leitete, war die, dass der fieberhafte Zustand der Mutter eine möglichste Beschleunigung der Geburt erwünscht erscheinen lasse, dass ich bei langsamer Extraktion und genauer Kontrolle der sich anspannenden Narben durch Incisionen
tiefere Risse werde vermeiden können und ich doch noch vielleicht im Stande
bin, ein lebendes Kind zu erhalten. Die Extraktion wurde also möglichst vorsichtig vorgenommen, indem ich wiederholt Einschnitte in die sich spannenden
Narben ausführte. Die Lösung der Arme war jedoch sehr schwierig, so dass das
Kind bereits abgestorben war bis dieselbe gelang und ich perforirte nun den nachfolgenden Kopf, um die Sache einfacher zu gestalten.

Bei der Austastung des Uterus fand ich rechterseits einen das ganze untere
Uterinsegment durchsetzenden Einriss, das Peritoneum abgehoben aber intakt.

Die Therapie war dieselbe wie im vorigen Falle, Ausspülung, Drainage des
Wundbettes, Eisbeutel auf das Abdomen.

Die Frau hatte die ersten Tage deutliche Symptome von Peritonitis, Meteorismus, Singultus, ab und zu Erbrechen, frequenten Puls, trockene Zunge, sub-
febrile Temperaturen. Die bedrohlichen Erscheinungen gingen aber in einigen
Tagen zurück. Bei der Entfernung des Streifens am 6. Tage entleerten sich reichlich missfärbige Blutcoagula; es hatte sich offenbar ein Hämatom gebildet.

Im weiteren Verlaufe trat ein Erysipel im Gesicht auf, welches aber auch
bald abheilte.

Das Wochenbett war durch eine rechtsseitige Parametritis komplicirt, welche
die Frau durch 3 Wochen an das Bett fesselte.

Aus den mitgetheilten Fällen scheint uns neuerdings bewiesen
zu werden, welche hervorragende Bedeutung für den Geburtsverlauf
Narben im Bereiche des inneren Genitales besitzen. Mittheilungen
ähnlicher Fälle in der Litteratur sind zahlreich vorhanden und
spielen in denselben nicht nur vorangegangene Geburtsverletzungen,
sondern auch Narben nach Operationen, besonders Fisteloperationen,
eine große Rolle.

Andererseits sind glücklich verlaufene Entbindungen nach überstandener Ruptur mehrfach in der Litteratur beschrieben, in der
einschlägigen Arbeit R. v. Braun's[4] beispielsweise hat die als Fall I
erwähnte Frau in der nächsten Schwangerschaft ohne Zwischenfall
entbunden, in dem Falle allerdings auch ein nicht reifes Kind; eben
so berichten Bandl[5], Lederer[6], Green[7], Koblank[8], Burger[9]
u. A. über glücklich verlaufene Geburten nach bei früheren
Schwangerschaften überstandenen Rupturen.

[4] R. v. Braun, Über Uterusruptur. Wien, 1894.
[5] Bandl, Über Ruptur der Gebärmutter. Wien, 1875. p. 111.
[6] Lederer, Prager med. Wochenschrift 1887. No. 15.
[7] Green, Spont. rupt. of the ut. Amer. journ. of obst. 1888. p. 1051.
[8] Koblank, Beitrag zur Lehre von der Uterusruptur. Stuttgart, 1895. p. 37.
[9] Burger, Münchener med. Wochenschrift 1896. No. 25.

Über die Wiederholung der Ruptur bei späteren Entbindungen finden sich in der Litteratur ebenfalls zahlreiche Mittheilungen. Wie ungemein leicht eine solche wieder zu Stande kommen kann, beweisen vor Allem die mitgetheilten Fälle von geplatzter Kaiserschnittnarbe. Wir finden in der einschlägigen Arbeit Krukenberg's[10] die Meinung ausgesprochen, dass etwa 50% aller Kaiserschnittnarben bei späteren Schwangerschaften zum Platzen kommen, »was allerdings nur für diejenigen Fälle zutrifft, in welchem beim Kaiserschnitt eine Uterusnaht nicht zur Anwendung kam«.

Wenn sich dieser Procentsatz durch die exakte Ausführung der Uterusnaht auch gebessert hat, so finden sich doch noch Mittheilungen über geplatzte Kaiserschnittnarben in späterer Schwangerschaft in nicht geringer Zahl. Ich möchte nur der jüngst von Everke[11] gemachten Mittheilung erwähnen und an den von Woyer[12] aus der Klinik Schauta publicirten Fall erinnern, wo nach kurzer Wehenthätigkeit die Narbe nach der vor 3 Jahren von Herrn Hofrath Chrobak ausgeführten Sectio caesarea aus einander gerissen und die Früchte — es handelte sich um Gemini — in die Bauchhöhle ausgetreten waren.

Dass die Zerreißungen in einer Rupturnarbe noch viel häufiger zu Stande kommen, findet seine Erklärung einerseits in dem meistens viel ungünstigeren Sitze der Narbe an jenen Stellen des Uterus, die bei der Geburtsthätigkeit einer starken Dehnung ausgesetzt sind, andererseits in den viel ungünstigeren Wundverhältnissen, indem es sich ja hier um die Verwachsung von suffundirten, unregelmäßig gestalteten Wundrändern handelt, ganz abgesehen von jenen Fällen, wo es überhaupt nicht zur Schließung des Risses kommt, wie im Falle von Breus[13], wo an der Rupturstelle ein Spalt bestand, der in eine zwischen den Blättern des Ligamentes gelegene Höhle führte.

Die ungünstigen Verhältnisse, welche für spätere Schwangerschaften durch die Behandlung der Rupturen mittels Drainage geschaffen werden, so dass den Frauen eminente Gefahren daraus erwachsen, wird uns vielleicht dazu bestimmen, in jenen Fällen, wo wir wegen ausgetretener Frucht oder Placenta die Laparotomie machen müssen, lieber den Uterus zu exstirpiren, als nach einfacher Drainage konservativ zu verfahren, wenn wir nicht die exakte Naht des Uterusrisses vorzunehmen im Stande sind.

Ich möchte nicht missverstanden werden und will lieber ausdrücklich betonen, dass die oben ausgesprochene Erwägung nur auf jene Fälle bezogen werden soll, wo man aus einem anderen Grunde operativ vorzugehen gezwungen ist. Sonst sind ja die Erfahrungen

---

[10] Krukenberg, Beiträge zur Kaiserschnittfrage. Archiv für Gynäkologie Bd. XXVIII. 1886.

[11] Everke, Monatsschrift für Geburtshilfe u. Gynäkologie Bd. XIV. Hft. 5.

[12] Woyer, Monatsschrift für Geburtshilfe und Gynäkologie Bd. VI. Hft. 2.

[13] Breus, Zur Anatomie der geheilten Uterusruptur. Wiener med. Blätter 1883. Juni 24.

bezüglich der Behandlung von Rupturen durch Drainage so sehr ermuthigend gegenüber dem operativen Verfahren, dass wir uns besonders bei inkompleten aber auch bei kompleten Rupturen ganz entschieden für die Drainage entscheiden möchten, wenn nicht besondere Umstände uns zu einem aktiveren Vorgehen zwingen.

Was nun unser Verhalten anbetrifft, wenn eine Frau nach überstandener Ruptur wieder gravid wird, so werden wir wohl, wenn die Verletzung eine ausgedehnte war, zur Einleitung des Abortus rathen müssen, von der Überlegung ausgehend, dass wir durch eine rechtzeitig ausgeführte Sectio caesarea ja nur die Gefahr während des Geburtsaktes beseitigen können, indess die Gefahr, dass der verdünnte Uterus auch während der Schwangerschaft durch irgend ein geringfügiges Trauma in der Narbenstelle platze, bestehen bleibt. Auch in dem an erster Stelle berichteten Falle wurde der Frau im Jahre 1897 aufgetragen, sie solle, falls sie wieder gravid würde, in die Klinik kommen. Gethan hat sie es nicht und als sie dann die erste nach der Ruptur eingetretene Schwangerschaft durch die Frühgeburt im 7. Monate ohne üblen Zwischenfall absolvirt hatte, dachte sie natürlich bei der jetzigen Schwangerschaft nicht mehr an den ihr vor 3 Jahren gegeben Rath und wurde erst mit bestehender Ruptur in die Klinik gebracht.

Es liegt aber eine ganz besondere Schwierigkeit vor, wenn wir über den Verlauf früherer Geburten nicht unterrichtet sind und im gegebenen Falle aus dem objektiven Befund den Grad der vorangegangenen Verletzung beurtheilen sollen. Die Schwierigkeit wird ja gewiss nicht in allen Fällen eine gleich große sein, häufig wird man aber vielleicht die Größe der vorangegangenen Verletzung unterschätzen.

Bei einer Frau, welche bei ihrer 3. Entbindung eine ausgedehnte Uterusruptur erlitten hatte, konnten wir bei der vaginalen Untersuchung 30 Tage post partum eine Narbe feststellen, welche auf der rechten Seite die ganze Portio vaginalis durchsetzte. Am inneren Muttermund gelangte der untersuchende Finger in eine kleine, für die Fingerkuppe einlegbare Vertiefung, die mit Schleimhaut ausgekleidet schien. Im rechten Parametrium wurde ein etwa bleistiftdicker Strang getastet, der nach rechts und hinten zog. Der Uterus war gut involvirt, in normaler Lage, nur in seiner Beweglichkeit etwas eingeschränkt. Bei der Entbindung hatte ein Riss stattgefunden, welcher, an der rechten Seitenkante verlaufend, am Muttermund begann, das ganze untere Uterinsegment durchsetzte, ein Stück in das Corpus hinein sich erstreckte, während das Peritoneum bis zum Abgange des Lig. rot. abgehoben und die so gebildete Höhle mit Blut gefüllt war.

Ich glaube nicht, dass Jemand, der den Fall nicht kannte, die Größe der stattgehabten Verletzung aus dem sich 30 Tage p. partum darbietenden Befund richtig hätte beurtheilen können[14].

---

[14] Vor wenigen Wochen stellte sich die Pat. im 3. Monate gravid wieder in der Klinik vor. Wir haben bei ihr den Abortus eingeleitet und waren bei der

Auch die Narben nach kleineren Verletzungen, welche dem Untersucher während der Geburt nur zu leicht entgehen können, können dadurch, dass es zum Weiterreißen von der Narbenstelle aus kommt, von großer Bedeutung für den Geburtsverlauf werden und ich möchte mich ganz entschieden der Meinung der Autoren anschließen, welche glauben, dass die ungemein größere Häufigkeit der Rupturen bei Mehrgebärenden in einem großen Procentsatz durch das Auseinanderreißen und Weiterreißen einer von einer früheren Geburt herrührenden Narbe seine Erklärung finden kann.

III.

(Aus der Bonner Frauenklinik.)
Ein sich selbst haltendes Bauchspeculum.
Von
Oberarzt Dr. W. Stoeckel.

Bei Laparotomien erhält man eine gute und vollständige Übersicht über das Operationsterrain, besonders die Beckenhöhle, durch Entfaltung des unteren Winkels der Bauchwunde. Diesem Zwecke dienen Specula, von denen die Fritsch'schen als die zweckmäßigsten wohl die weiteste Verbreitung gefunden haben. Ihre Handhabung bei der Operation fällt meist dem an zweiter Stelle thätigen Assistenten zu, der außerdem Tupfer und Servietten zuzureichen hat und auch in Tumoren eingesetzte Zangen halten, die Tumoren durch Zug in gewünschter Lage fixiren, Arterienklemmen bereit halten muss u. A. m. Es ist für ihn oft schwer, manchmal unmöglich, allen seinen Pflichten gerecht zu werden. Er ist nicht selten gezwungen, das Bauchspeculum loszulassen, um anderswo zuzugreifen. Hat in solchen Momenten auch der zur Hand Assistirende mit Unterbindungen, Erfassen der Nadeln, Tupfen etc. zu thun, so muss das Speculum entweder vom Operateur selbst gehalten oder zeitweise entfernt werden. Der Gang der Operation wird dadurch aufgehalten, die Übersichtlichkeit vorübergehend gestört. Es wird für Operateur und Assistenten eine sehr wesentliche Erleichterung sein, wenn das Bauchspeculum dauernd und gleichmäßig in der gewünschten Lage fixirt wird, ohne dass es besonders gehalten zu werden braucht.

Austastung des entbundenen Uterus im Stande, uns von der außerordentlichen Dünnheit der entsprechend der vorhandenen Narbe, welche sich bis über den inneren Muttermund verfolgen ließ, atrophischen Uteruswand überzeugen zu können. Wir hielten uns in dem Falle zur Unterbrechung der Schwangerschaft für berechtigt, wenn auch nicht ausgeschlossen ist, dass bei genauer ärztlicher Überwachung der Frau eine Entwicklung der Schwangerschaft bis zum lebensfähigen Alter der Frucht abgewartet werden könnte. Nachdem aber eine solche Überwachung der Frau aus äußeren Gründen sich als nicht durchführbar ergab, glaubten wir die Pat. nicht den Gefahren einer jederzeit möglichen Ruptur der Narbe aussetzen zu dürfen.

Ich versuchte, diese Fixation in einfachster Weise durch Gewichtszug zu erreichen. Ein Fritsch'sches Speculum (Fig. 1) trägt an Stelle
des üblichen Griffes einen kurzen, flachen Stiel mit einem Einschnitt
in der Mitte. In diesen Einschnitt ist das Ende eines rechtwinklig
gebogenen Metallstabes eingefügt. Derselbe kann beliebig verschoben
und mittels einer Schraube fixirt werden. An dem anderen Ende
des Stabes ist mittels Hakens eine ca. 1½ m lange Schnur befestigt.
Nach Eröffnung der Bauchhöhle wird das Speculum in die Wunde
eingesetzt, die Schnur vom Operateur über das Fußende des Tisches
geworfen und an das freie Ende derselben von einer bei der Operation nicht betheiligten Person ein Gewicht befestigt (Fig. 2). Die
Versuche mit diesem Speculum fielen so befriedigend aus, dass es

Fig. 1.   Fig. 2.

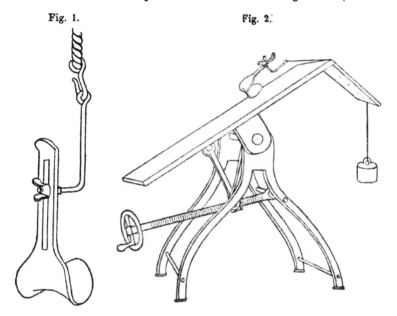

jetzt stets in unserer Klinik benutzt wird. Es ist in Folge seiner
einfachen Konstruktion durch Kochen sicher zu sterilisiren, beansprucht wenig Platz, behindert den Operateur in keiner Weise
und erfüllt vor allen Dingen völlig seinen Zweck. Dadurch, dass der
Gewichtszug nicht in gerader Verlängerung des Speculumstiels, sondern
unterhalb davon angreift, wird eine Hebelwirkung erzielt. Der Stiel
wird beim Anzug etwas gehoben, das Speculum in Folge dessen in
die Bauchhöhle hereingehebelt. Ein Herausgleiten aus der Wunde
kann nicht eintreten. Je nach der Entfernung des unteren Wundwinkels von der Symphyse kann der Metallstab näher oder weiter vom
Speculum mittels der Schraube in dem Einschnitte des Stieles fixirt
werden. Das Gewicht darf nicht zu leicht genommen werden, weil

bei dicken Bauchdecken ein nicht geringer Widerstand zu überwinden ist; es darf auch nicht zu schwer sein, damit die Wundränder
nicht zu stark gedrückt werden. Nach unseren Erfahrungen ist die
geeignete Belastung 8—10 Pfund.

Das Speculum wird von F. A. Eschbaum-Bonn angefertigt.

IV.

(Aus der Universitäts-Frauenklinik Gießen.)

Blasenmole bei beiderseitigen Ovarialkystomen.

Von

Dr. med. Baumgart,

Frauenarzt in Kassel (früher Assistenzarzt der Klinik).

Über die Ätiologie der Blasenmole herrscht unter den Autoren,
die darüber berichten, bis jetzt noch keine Übereinstimmung. Es
lag ja zunächst nahe, pathologische Vorgänge im Organismus, die
man gleichzeitig mit Blasenmolenbildung des öftern einhergehen
sah, als Ursache derselben anzusprechen. Und so finden wir in den
Lehrbüchern namentlich Schwäche, Herzfehler, Anämie, chronische
Nierenerkrankungen, Syphilis, überstandene, schwere Krankheiten etc.
als Ursache verzeichnet. Kaltenbach beobachtete eine besondere
Häufigkeit von Blasenmole am Anfang und am Ende des zeugungsfähigen Alters, selbst jenseits des Klimakteriums; Kehrer fand sie
besonders bei älteren Frauen.

Eine andere Gruppe von Autoren sucht den Grund für die
Anomalie theils in primären Veränderungen des Eierstockseies, theils
in solchen des Ansiedlungsortes des befruchteten Eies. So möchte
Virchow den Grund der Blasenmolenbildung in einer von der
Uterusinnenfläche oder von dem mütterlichen Blut direkt übertragenen Reizung suchen. Schröder fand Blasenmole bei sehr ausgedehntem, interstitiellem Uterusmyom. Schoorel, der die Blasenmole als eine Hyperplasie des Bindegewebes mit Ödem betrachtet,
findet die Ursache dieser Hyperplasie in einer Umwandlung des
Endometriums, wobei Cirkulationsstörungen vorkommen. J. Veit
nimmt »eine im Einzelnen noch nicht genügend bekannte Veränderung des Endometriums, die sich von der bei Endometritis unterscheiden wird«, an.

Die Ansicht, dass die Blasenmole die Folge einer primären
Eierstockserkrankung sei, hat ebenfalls ihre Vertreter gefunden. Ehe
ich etwas näher auf diesen Punkt eingehe, sei es mir gestattet, über
einen Fall von Traubenmole zu berichten, dessen Ätiologie wohl
ebenfalls in einer primären Eierstockserkrankung zu suchen ist.

Frau M. B., 22 Jahre, seit Juni 1900 verheirathet, wurde am 22. Januar v. J.,
nachdem 2mal die Periode ausgeblieben war, von einer Blasenmole entbunden. Nach-

dem Anfangs der Blutabgang aus den Genitalien sistirt hatte, trat er nach einigen
Wochen wieder auf. Der behandelnde Arzt stellte gleichzeitig Tumorbildung im
Unterleib fest und überwies die Pat. der Klinik. Die Untersuchung der blassen, zart
gebauten Frau ergab bei einem weiten Introitus einen antevertirten, aufs 3fache verdickten Uterus, Sondenlänge 11 cm, Muttermund für Finger eingängig; es besteht
Blutabgang. Auf beiden Seiten des Uterus konnte je ein kindskopfgroßer, sehr
beweglicher, cystischer Tumor gefühlt werden. Am 25. April Abrasio. Mikroskopischer Befund: Uterusschleimhaut im Zustand interstitieller Entzündung, Epithel
zum Theil noch gut erhalten; es finden sich noch vereinzelt degenerirte Zotten. —
Auf Wunsch der Pat. wurde die ihr vorgeschlagene Laparotomie zur Entfernung
der beiden Unterleibstumoren erst am 8. Juni vorgenommen. Es fand sich rechts
neben dem Uterus ein dunkelblaurother, länglich-ovaler, gebuckelter, cystischer
Ovarialtumor, von 20 cm Länge und 8 cm Breite. Der Stiel desselben, welcher eine
halbe Drehung nach links zeigte, ist fast 2 Finger breit, geschwellt, succulent. Der
linkseitige Tumor, ebenfalls dem Ovarium angehörend, ist gleich lang, aber bedeutend breiter; sein Stiel ist schmal, lang ausgezogen; der Tumor musste erst
aus dem linken Hypochondrium heruntergeholt werden. Die Entfernung der
Tumoren gestaltete sich sehr einfach. Nach völlig reaktionslosem Wundverlauf
Entlassung der Pat. am 29. Juni.

Es sind bisher nur spärlich Fälle der Komplikation von Blasenmolenbildung und cystischer Entartung der Eierstöcke beschrieben
worden. Marchand »fand das in mehreren Fällen vorhandene gleichzeitige Vorkommen von Blasenmole und cystischer Eierstocksentartung
auffallend«. Kaltenbach erwähnt in seinem Lehrbuch der Geburtshilfe ein Präparat der Hallenser Klinik — eine in der Ausstoßung
begriffene Blasenmole mit doppelseitigen Ovarialtumoren. Kreutz-
mann fand bei Traubenmole ein doppelseitiges Kystoma glandul.
prolif. Runge hat einen Fall von »ausgedehnter myxomatöser Entartung der Placenta« veröffentlicht. Auch dieser Fall, welcher letal
endete, zeigte 2 hühnereigroße Ovarien, welche mehrere wasserklare
Cysten enthielten. Fraenkel beobachtete bei einer 25jährigen Pat.,
welche im Jahre 1892 zum ersten Mal gravid wurde und nach zwei
Monaten eine kindskopfgroße Blasenmole ausstieß, nach dem im
Jahre 1894 an den Folgen einer Laparotomie erfolgten Exitus ebenfalls das Vorhandensein zweier bedeutend vergrößerter, kleincystisch
degenerirter Ovarien. In jüngster Zeit erwähnt W. Poten ebenfalls
die Komplikation von doppelseitigen, faustgroßen Ovarientumoren
(multilokuläre Cysten) mit Blasenmole. Die Eierstockstumoren wurden 3 Wochen nach Ausräumung der Mole per laparotomiam entfernt.

In allen diesen Fällen, wie auch in dem von mir beschriebenen,
war die Erkrankung der Eierstöcke stets eine doppelseitige; es ist
stets eine mehr oder minder ausgebreitete cystische Entartung der
Eierstöcke dabei beobachtet worden. Das Zusammentreffen von
Traubenmole und Eierstockscysten scheint mir nun durchaus kein
zufälliges zu sein, namentlich, wenn mit Sicherheit, wie in dem
oben beschriebenen Falle, die erwähnten Allgemeinerkrankungen oder
auch vorhergegangene Erkrankungen des Endometriums auszuschließen
sind. Zu entscheiden wäre es nun, ob die Bildung der Blasenmole

direkt auf die Eierstockserkrankung zurückzuführen ist, oder ob endometritische Processe, wie sie bei Eierstockserkrankungen als Folge
von Cirkulationsstörungen beobachtet werden, die Ursachen sind.
Hiermit berührten wir wieder die von Veit etc. vertretene Anschauung über die Ursache der Blasenmolenbildung, wenn auch im umgekehrten ursächlichen Verhältnis.

In dieser Hinsicht die Aufmerksamkeit auf die Ätiologie der
Blasenmole erneut zu richten ist der Zweck dieser kurzen Mittheilung.

Litteratur.

Veit-Olshausen, Lehrbuch der Geburtshilfe. 13. Aufl.
Kaltenbach, Lehrbuch der Geburtshilfe.
Frommel, Jahrg. 1898. p. 684, 685.
Marchand, Zeitschrift für Geburtshilfe u. Gynäkologie Bd. XXXII. Hft. 3.
Fränkel, Archiv für Gynäkologie Bd. XLVIII. p. 80.
Runge, Centralblatt für Gynäkologie 1880. No. 14. p. 319.
Virchow, Krankhafte Geschwülste. Bd. I. p. 414.
Poten, Monatsschrift für Geburtshilfe und Gynäkologie Bd. XIV. Hft. 3.

Berichte aus gynäkol. Gesellschaften u. Krankenhäusern.

1) Niederländische gynäkologische Gesellschaft.
Sitzung vom 13. Oktober 1901.
Präsident: Prof. Kouwer; Schriftführerin: Dr. C. van Tussenbroek.

Kouwer: 1) Hernia vaginalis posterior.
40jährige Nullipara klagt seit einigen Monaten über Vorfall. Taubeneigroßer
Tumor vor der Vulva, vom hinteren Fornix der Vagina gebildet; vordere Vaginalwand und Uterus in normaler Lage, Rectum ebenfalls. Der Sack enthält nur
Dünndarmschlingen; Resektion des Sackes, Schluss der Bauchhöhle mit Tabaks-
beutelnaht. Glatte Heilung.

2) Cystöses, intraligamentär entwickeltes Myom.
37jährige IIpara erkrankte vor 3 Wochen unter peritonitischen Erscheinungen.
Temperatur 38,2, im Unterleib ein schmerzhafter, fluktuirender Tumor bis über
den Nabel; Portio nach rechts, Uterus nicht scharf abzugrenzen wegen starkem
Ödem der Vagina. Diagnose: wahrscheinlich Ovarialtumor mit Stieltorsion.
Bei der außerordentlich schwierigen Operation stellt sich der Tumor als ein
cystisches, überall mit der Umgebung verwachsenes Myom heraus, das intraligamentär von der rechten Uteruskante ausgeht. Abdominale Totalexstirpation, darauf
noch Entfernung der Appendix, die 2 Steine enthält. Starker Collaps, Ausstoßung
gangränöser Fetzen aus der Vagina, nach 12 Tagen sekundäre starke Blutung,
weitere Heilung ungestört.
Treub fragt im Anschluss an den ersten Fall, ob Kouwer viel Vaginal-
hernien gesehen hat. Er selbst hat trotz vieler Totalexstirpationen nur eine
einzige einschlägige Beobachtung gemacht.
Kouwer sah sie häufiger nach Totalexstirpationen wegen Prolaps.
Treub meint nicht derartige Fälle von totalem Prolaps der Vagina, sondern
solche, wo die Narbe in situ bleibt, und sich dahinter eine Vaginocele entwickelt;
die Erklärung scheint ihm sehr schwierig.
van Tussenbroek demonstrirt die mikroskopischen Präparate des im December vor. J. gezeigten Hymens mit feinster Öffnung. Der Befund ist analog
dem früheren Hymen von Hämatokolpos, nur ist hier an der vaginalen Seite das

Plattenepithel deutlich erhalten. In beiden Fällen fehlt jegliches Zeichen von Entzündung.

Kouwer fragt ob andere Entwicklungsstörungen vorhanden waren.

van Tussenbroek: So viel ihr bekannt, nicht.

Treub demonstrirt im Anschluss daran ein Präparat, das er gestern durch Operation gewonnen hat.

28jährige Pat., nie menstruirt, mit Molimina menstralia. Chloasmata uterina. Sonde 4 cm in die Cervix, Uterus von normaler Größe rechts und links ein Tumor. Diagnose: Atresia o. i. mit doppelseitiger Hämato- oder Pyosalpinx.

Bei der Operation findet sich links ein größerer mit Darmschlingen verwachsener Tumor, der sich als eine Ovarialcyste dokumentirt, neben normaler Tube. Rechts ein cystisch degenerirtes Ovarium; in der vergrößerten Tube ist Blut.

Am Präparat zeigt sich der Uterus oberhalb des Ostium internum als völlig solid; also offener Cervicalkanal, offene Tuben, dazwischen ein völlig solider Uteruskörper. Die mikroskopische Untersuchung steht noch aus.

Kouwer: Sind die peritonitischen Erscheinungen allein links gefunden.

Treub: Ja.

Driessen hält die Möglichkeit nicht für ausgeschlossen, dass die Uterusatresie auf entzündlicher Basis entstanden ist.

Treub hält das nicht für wahrscheinlich, giebt aber gern für diesen Fall die Möglichkeit zu. Das Mikroskop wird entscheiden.

Van de Velde: Ein Fall von Pubiotomie.

28jährige IIpara. Das erste, sehr kleine Kind war bald nach der Geburt gestorben. Jetzt ist die Geburt seit 24 Stunden im Gange, Puls sehr frequent, Schmerzen zwischen den Wehen. Muttermund 5—6 cm, Kontraktionsring. Kopf über dem Becken, Conjugata vera 8,5, kindliche Herztöne normal. Blase gesprungen.

Wegen Hochstand des Kontraktionsringes wird die Wendung nicht gewagt, Perforation des lebenden Kindes wollte Vortr. nicht machen und Sectio caesarea schien ihm wegen des frequenten Pulses und etwas übelriechenden Fruchtwassers bedenklich. So blieb nur die Wahl zwischen Symphyseotomie und Pubiotomie. van d. V. bevorzugte die letztere Methode, welche vor ihm einmal von Bonardi (1898) und einmal von Calderini (1900) mit gutem Resultat gemacht war. Auch in seinem Falle war das Resultat für Mutter und Kind gleich günstig. Am 3. Tage zeigte sich bei der Mutter eine leichte Phlegmasia alba links, an der Seite der Incision. Am 18. Tage konnte Pat. das Bett verlassen.

Sitzung vom 10. November 1901.

Diskussion über den Vortrag van de Velde.

Treub beglückwünscht van de Velde an seinem schönen Erfolg. Vor der Symphyseotomie hat die Pubiotomie entschieden den Vorzug der geringeren Gefahr von Blutung und des Fehlens eine Kommunikation mit den Geburtswegen.

Mendes de Leon fragt, wie van de Velde die Indikation von Pubiotomie, von Wendung und Sectio caesarea abgrenzen will.

van de Velde kann darauf nur allgemein antworten, da erst 3 Pubiotomien vorliegen. Die unterste Grenze dürfte wohl 7 cm Conjugata vera sein; darunter Sectio caesarea; die obere Grenze, wobei die Wendung mit in Frage kommt, ist schwerer zu bestimmen; jedenfalls ist die Wendung, wo möglich, vorzuziehen.

Kouwer meint, dass die Indikation nicht über alle Zweifel erhaben ist. Bei drohender Infektion (stinkendes Fruchtwasser) ist es fraglich, ob Sectio caesarea gefährlicher ist als Pubiotomie; von unten her kann die Pubiotomiewunde nicht sicher steril gehalten werden.

van de Velde hebt hervor, dass die Infektionsgefahr jedenfalls kleiner ist als bei Symphyseotomie, da die Wunde seitlich von der Vulva liegt.

Kouwer giebt gern zu, dass die Pubiotomie bei Weitem der Symphyseotomie vorzuziehen sei, jedoch die drohende Infektion will er nicht als Indikation gelten lassen, trotzdem dieser Fall so besonders günstig verlaufen ist.

van de Velde ist auch sehr froh, dass der Verlauf so günstig war, bleibt aber dabei, dass in solchen Fällen die Pubiotomie immer noch weniger gefährlich ist als die Sectio caesarea.

Pompe van Meerdervoort demonstrirt:

1) Ovarialtumor von einer 36jährigen Nullipara, die nur über Dysurie klagte. Nach Entfernung des Tumors, der frei gestielt war, verschwanden die Klagen, kehrten aber bald zurück; es fand sich nun ein Papillom in der Blase, bei nochmaliger Laparotomie Verwachsung der Därme und Detritusmassen im Abdomen. Das Mikroskop zeigte in dem Tumor ein carcinomatös degenerirtes Dermoid.

2) Sämmtliche äußeren Genitalien nebst Anus von einer älteren Pat., die er wegen Kraurosis vulvae operirt hatte. Der große Substanzverlust konnte leicht gedeckt werden; die Heilung schreitet gut vorwärts.

Kouwer: Sind keine gesunden Stellen zwischen den kranken gewesen?

Pompe: Zu wenig, um sie erhalten zu können.

Kouwer fragt weiter, ob es nicht äußerst seltene Fälle sind, die eine derartige eingreifende Therapie nöthig machen; er selbst hat nur wenige auf Kraurosis verdächtige Fälle, keinen einzigen ausgesprochenen gesehen.

Treub meint, dass auch leichtere Fälle klinisch leicht zu erkennen sind, namentlich die bekannten weißen, glänzenden Flecke sind charakteristisch.

van Tussenbroek hat etwa 10 Fälle gesehen; auch sie findet die Diagnose nicht schwierig.

Mendes de Leon schließt sich ihr an. Er hat 2 Fälle wegen Kraurosis operirt, und darüber berichtet.

Schoemaker: Über Carcinomparasiten.

Unter ausführlicher Besprechung der neueren Litteratur und unter Darlegung eigener Kontrollversuche, die namentlich die Schüller'schen Veröffentlichungen betreffen, kommt S. zu der Schlussfolgerung, dass für die parasitäre Genese des Krebses noch kein einziger Beweis geliefert ist, und dass es sich meist um Degenerationsprodukte handelt.

Treub kann ihm nur völlig zustimmen, die Leopold'schen Präparate, die er gesehen hat, schienen ihm eben so wie Hartmann nichts anderes als Granulationsgewebe zu sein.

Kouwer fragt, ob die Schüller'schen und Leopold'schen Befunde jemals von Fachpathologen kontrollirt sind?

Josselin de Jong: Siegenbeek van Heukelom hat als seine Ansicht ausgesprochen, dass es sich bei allen (bis zu seinem Tode) publicirten Carcinombefunden ausschließlich um Degenerationsprodukte handele.

Strats macht darauf aufmerksam, dass trotz des zweifelhaften Charakters der sog. Carcinomparasiten Loeffler in der Deutschen,med. Wochenschrift bereits eine Therapie durch Impfung mit Malaria gegen Carcinom empfiehlt.

Treub theilt mit, dass er bei einer 45jährigen Pat. außer einem Ovarialtumor auch den Uterus und das andere scheinbar gesunde Ovarium weggenommen hat, weil 3 ihrer Schwestern an Carcinom gestorben waren, worunter 2 an Ovarialcarcinom.

Kouwer fragt, warum Treub auch den Uterus weggenommen hat.

Treub hat in 3 Fällen aus seiner Praxis gesehen, dass vom Ovarium durch das Lig. lat. das Carcinom sich bis zum Uterus fortsetzte und auf diesen überging.

C. H. Strats (den Haag).

----

2) Brit. med. association 1901.

(Section of obstetric, medecine and gynaecology.)

(Brit. med. journ. 1901. Oktober 5.)

Prof. Byers führt den Vorsitz und hält den einleitenden Vortrag, indem er zunächst auf die Errungenschaften des verflossenen Jahrhunderts aufmerksam macht. Unbefriedigend ist zur Zeit die Sterblichkeit an Puerperalfieber in der allgemeinen Praxis. In England, Irland und Schottland schwankt die Sterblichkeitssiffer an Puerperalfieber zwischen 2—5,8 pro mille. Nur durch Vermeidung von Vielgeschäftigkeit und durch strengste Anwendung der antiseptischen Principien können wir hoffen, in unserem Jahrhundert weiter zu kommen. Ein anderer Gegenstand, der uns auch keine Veranlassung zur Befriedigung geben kann, ist das Uteruscarcinom. Vortr. nimmt mit Cullen an, dass in Wirklichkeit nur 5% der Carcinomkranken durch die Operation geheilt werden. Schließlich erwähnt B. die Abnahme der Geburten im Vereinigten Königreiche: während 1875 auf 1000 Einwohner 35 Kinder kamen, sind es im Jahre 1900 nur 29. Es muss deshalb von ärztlicher Seite dahin gestrebt werden, die Kindersterblichkeit zu vermindern. Dieses kann 1) nach dem Vorgehen der Amerikaner geschehen, indem man der Milchfrage vermehrte Aufmerksamkeit zuwendet. 2) sollte aber auch die Untersuchung Schwangerer wesentlich gründlicher geschehen als gewöhnlich. Herz, Nieren, Lungen etc. sind zu untersuchen (der Urin vom 4. Schwangerschaftsmonate an häufiger und zwar nicht nur auf Eiweiß, sondern auch auf Harnstoff), eine geburtshilfliche Untersuchung vor der Geburt ist nicht zu versäumen, Syphilis und Anämie sind zu behandeln.

Es folgt eine Diskussion über Ursache, Verhütung und Behandlung der Aborte.

Peter Horrocks räth für die Debatte den Ausdruck »Abort« nur auf die Schwangerschaftsprodukte vom Beginn der Schwangerschaft bis zum Schlusse des 6. Monates anzuwenden. Die Häufigkeit der Aborte kann man nicht aus der Hospitalpraxis berechnen (1 : 80). Zur Zeit der regelmäßigen Periode oder einige Tage nach derselben wird wohl recht häufig ein befruchtetes Ovum abgehen (Menstruationsaborte). Kriminelle Aborte, die bald nach der ersten ausbleibenden Periode durch innerliche oder äußerliche Mittel eingeleitet werden, hält H. für ungemein häufig. Bei der Aufzählung der allgemeinen Ursachen für Aborte macht H. die Angabe, dass er Zahnextraktionen in der Schwangerschaft für besonders nachtheilig hält. Zur Einleitung des künstlichen Abortes hat Vortr. 1896 empfohlen, an einem Katheter einen kleinen Gummiballon zu befestigen und etwas über den inneren Muttermund einzuführen. Der Ballon wird dann mit etwas Jodlösung gefüllt. Bei Syphilis der Eltern soll die Mutter täglich kleine Dosen von Quecksilber während der ganzen Schwangerschaft gebrauchen.

Lawrence will nach Ausräumung des Uterus mit dem Finger das Uteruscavum mit Jodtinktur behandeln.

Smith (Dublin) giebt bei Abortblutungen, die kein aktives Eingreifen erfordern, neben Bettruhe Opium und Hydrastis. Muss man das Ei lösen, was am besten mit dem Finger geschieht, so soll man dasselbe zum Schlusse exprimiren.

Hawkins-Ambler (Liverpool) vermuthet meist Endometritis und will deshalb ausschaben, eventuell mehrere Male und daran anschließend eine weitere geeignete Behandlung einleiten. Die Curette ist sauberer als der Finger und entfernt Deciduareste gründlicher.

Lycett (Wolverhampton) glaubt, dass auch Abusus spiritus. zu Aborten führen könne. An Stelle der Quellstifte, die L. der Sepsis wegen fürchtet, verwendet er einen selbstkonstruirten Dilatator.

Duncan hält neben Endometritis auch Erkrankungen des Herzens ätiologisch für wichtig. Herzkranke Frauen müssen Bettruhe einhalten.

Inglis Parsons weist darauf hin, dass gesunde Frauen sich viel in der Schwangerschaft zumuthen können, ohne zu abortiren. Radfahren und selbst Reiten hat er in den ersten 4 Monaten ohne Nachtheil ausüben sehen. Zahnextraktionen sind in Narkose unschädlich. Viburnum prunifol. ist ein sehr wirksames Sedativum bei drohendem Abort.

Mrs. Boyd empfiehlt, stets vor der Dilatation der Cervix die Tamponade der Scheide zu versuchen.

Haultain warnt vor zu frühzeitigem Entfernen des Fötus resp. des Eies, ehe nicht der Halskanal genügend weit sei. Mehrere Male hatte er den abgerissenen kindlichen Kopf unter großen Schwierigkeiten zu entfernen. Eine feste Tamponade sollte häufiger verwendet werden.

Darauf berichtet Horrocks über ein Deciduoma malignum.

Munro Kerr (Glasgow) spricht zur Kaiserschnittsfrage.

Die Tuben wurden stets doppelt unterbunden und zwischen den Ligaturen durchtrennt.

In der Debatte sprechen sich Praslow und Duncan für die Hysterektomie aus, wenn man beabsichtigt, die Frau steril zu machen.

Horrocks glaubt, dass man die künstliche Frühgeburt und die Perforation noch nicht verweigern darf. Die Mortalitätsziffer dieser Eingriffe in der vorantiseptischen Zeit darf man auf keinen Fall mehr verwerthen. H. verwirft die Hysterektomie und will statt dessen ein Stück von $1/_2$ Zoll Länge aus der Tube excidiren.

Hawkins-Ambler (Liverpool) hält einen ausführlichen Vortrag über Chok nach Bauchoperationen.

Sherrington wies nach, dass die Menge des Blutplasmas in den ersten 2 Tagen nach der Operation vermindert ist. Hodge glaubt, an Hunden und Katzen durch stundenlange elektrische Reizungen Veränderungen an den Nervenzellen hervorgerufen zu haben, und auf diese Thatsachen fußend, stellte Crile die Theorie auf, dass beim Chok die Zellen des Bulbus durch wiederholte Reize gelitten haben. Schließlich muss auch beim sog. Chok stets an akute Sepsis gedacht werden. Die ungeheuere Ausdehnung des venösen Netzes in der Bauchhöhle lässt es erklärlich erscheinen, dass Anämie des Gehirns und des Herzens durch Lähmung der Vasomotoren der Bauchgefäße auftreten kann. Zur Vorbeugung und Abwendung des Chok kann Folgendes dienen. Die Pat. sollen möglichst vor der Operation eine Zeit der Erholung haben. Zu starkes Abführen ist zu vermeiden. Vor der Operation ist ins Rectum Kochsalzlösung oder warmes Wasser mit Brandy zu geben. Lokale Anästhetica sind vorzuziehen. Dr. Duke's heizbarer Operationstisch ist zu empfehlen, event. sind heiße sterile Tücher, die häufig gewechselt werden, anzuwenden. Bei länger währenden Operationen soll von Zeit zu Zeit die Bauchhöhle mit heißer Kochsalzlösung ausgewaschen werden. Nach beendeter Operation ist viel Flüssigkeit zuzuführen, sei es per os oder per Klysma oder als Infusion. Eine einmalige Injektion von Atropin plus Morphium auf dem Operationstisch zum Schluss der Operation vermindert die Gefahren des Choks. Digitalin kann nützlich sein. Das Fußende des Bettes soll erhöht werden.

Duncan sprach zu dem Thema: »Wann und wie sollen wir Uterusmyome operiren?«

Er verwirft das Morcellement von der Scheide aus sowohl desshalb, weil er Infektionen fürchtet, als auch, weil die Erhaltung des Uterus einer etwa folgenden Schwangerschaft wegen ihm eher eine Gefahr als ein Nutzen zu sein scheint. Die vaginale Hysterektomie hat D. niemals ausgeführt, weil er die abdominale Entfernung für eben so sicher hält und der Überblick dabei ein besserer ist. D.'s Erfolge mit der abdominalen Operation sind allerdings vorzüglich, von 127 Myomektomien mit retroperitonealer Stielversorgung verlor er nur 4, und zwar hatte er unter den letzten 81 Operationen keinen Verlust zu beklagen. Um Herzschwäche nach der Operation zu verhüten, giebt Vortr. schon 8 Tage vor dem Eingriff subkutan Strychnin. Alle 4 Stunden werden post operationem Nährklystiere gegeben. Ein Mastdarmrohr sorgt für Abgang der Flatus, event. wird nach 24 Stunden ein Terpentinklystier gegeben.

Lockyer berichtet über die Operation eines großen cystischen Fibromyoms bei einem 22jährigen Mädchen.

Die Geschwulst wurde durch Morcellement per vaginam entfernt.

In der Diskussion bekennt sich Alban Doran ebenfalls wie der Vortr. als Anhänger der retroperitonealen Methode. D. ist bestrebt, ein Ovarium zu erhalten, doch sind die Ausfallserscheinungen nach seiner Erfahrung auch nicht groß, wenn man beide Eierstöcke entfernt.

Christopher Martin hat 7mal (!) maligne Erkrankungen des Stumpfes nach retroperitonealer Stielversorgung in eigener Praxis gesehen und verwirft deshalb die Totalexstirpation des Uterus nicht. Als Nachtheile der Totalexstirpation führt er an: 1) Gewisse Gefahren für Blase und Ureteren, 2) Blutungen aus den durchschnittenen Scheidenwänden, 3) Gefahr der Adhäsionsbildung an der Vaginalwunde oder den tamponirenden Gazestreifen, 4) Infektionsgefahr des Peritoneums von der Scheide aus, 5) die nachfolgende Verkürzung des Scheidenkanals. — Nach der Operation ist das Fußende des Bettes, in welchem die Operirten liegen, 12 Stunden lang erhöht. Nach länger dauernden Operationen wird Strychnin injicirt und eine Infusion mit Kochsalzlösung gemacht. Den Operirten wird auch fernerhin viel Flüssigkeit zugeführt.

John Campbell warnt vor der Anwendung der Curette, wenn bei Myomen die Uterushöhle nicht schmal und regelmäßig ist.

Mrs. Boyd widerspricht Duncan, der vaginale Operationen, insonderheit das Marcellement, nicht schätzt.

Bowreman Jesset vermuthet, dass Lookyer's Fall (fibrocystischer Tumor) sarkomatös war. Bei Operationen will J. stets präventive Blutstillung anwenden, besonders der großen Venen wegen. Nach der Operation giebt J. warmes Wasser per os und Kalomel nebst Terpentinklystier. Morphium der Schmerzen wegen soll man nicht geben.

Jayle (Paris) empfiehlt für gynäkologische Untersuchungen eine Lage, die der Trendelenburg'schen Beckenhochlagerung ähnlich ist. Die Beckenhochlagerung soll übrigens schon Scultetus 1645 und Maestro Orlando gar im 13. Jahrhundert für die Operation der Hernien empfohlen haben.

Beim Kapitel »Extra-uterin-Gravidität« berichtet Smith (Dublin) über die Operation einer ausgetragenen Bauchhöhlenschwangerschaft und Mrs. Boyd über gleichzeitig bestehende intra- und extra-uterine Gravidität.

Hierauf sprach Gilford über das Thema: Ovarialschwangerschaft.

Vortr. selbst, van Tussenbroek, Croft und Anning-Littlewood haben kurz hinter einander unanfechtbare Fälle dieser Art beschrieben. Vortr. hält in Folge dessen die Ovarialschwangerschaft nicht für selten; er konnte aus der Litteratur 16 sichere und 12 wahrscheinliche Fälle sammeln.

Es folgt eine Diskussion über Diagnose und Behandlung der Metritis und ihre Beziehungen zu malignen Erkrankungen, wozu Campbell (Belfast) die Einleitung giebt. Er meint, dass die Unterscheidung der Metritis vom Carcinom der Portio durch mikroskopische Untersuchung für die Praxis zu weitläufig sei, es genüge auch, das Verhalten gegen die scharfe Curette zu prüfen. Proktitis mit Tenesmus kann durch Metritis veranlasst sein oder die Symptome der Metritis können noch durch einen Mastdarmpolypen o. Ä. hervorgerufen werden. Als Reflexsymptome einer Metritis sind Husten, Kurzathmigkeit, Flatulenz u. A zu nennen. Der Gynäkologe soll bei unklaren Fällen aber nicht die Untersuchung des übrigen Körpers vernachlässigen. Bei der Prophylaxe erwähnt C. vor Allem die Behandlung der Aborte. Er hält es für falsch, nur mit dem Finger auszuräumen, da man ganz unmöglich Alles entfernen kann. Die Anwendung der Curette muss stets dem Finger folgen. Unzweckmäßiges Verhalten bei der Periode und die so häufige Gonorrhoe bilden weitere Ursachen der Metritis. Die therapeutischen Ausführungen bringen nichts Neues, auffallend ist die völlige Verwerfung der Atmokausis. Der Ausschabung, die empfohlen wird, muss stets eine längere Nachbehandlung folgen. Erosionen sollen mit salpetersaurem Silber behandelt werden, das besser als Holzessig wirkt. Als Varietäten unterscheidet C. noch eine hämorrhagische und eine schmerzhafte Form der Metritis. Hinsichtlich der Abhängigkeit maligner Erkrankungen von der Metritis behauptet C., dass dieselbe für das Corpuscarcinom erwiesen, unsicher aber für das Cervixcarcinom sei.

Scharlieb (London) äußert sich besonders zu der Abhängigkeit maligner Erkrankungen von der Metritis und hält dieselbe für sichergestellt.

Snow (Brompton) verwirft die mikroskopische Diagnose ausgeschabter Stücke gänzlich. Cervixcarcinome sollen von Anfang an Schmerzen machen. Gegenüber Campbell's Ausführungen will er die Anwendung der Curette eingeschränkt wissen und glaubt, dass sich nach wiederholten Ausschabungen maligne Erkrankungen entwickelt haben.

Inglis Parsons sah Metritiden, die jeder Behandlung trotzten, etwa wie eine chronische Bronchitis oder Gicht. Meist sind es Frauen mit schwacher Körperkonstitution, denen gute Luft und Ernährung am meisten nützen.

Bowreman Jessett sagt, dass manche Frauen geheilt würden, wenn man den falsch gelagerten Uterus aufrichtete und ein passendes Pessar gäbe. Auswischen der Uterushöhle mit rauchender Salpetersäure, die nach einigen Minuten durch eine Ausspülung mit kohlensaurem Natron neutralisirt wird, hält er für nützlich. Schließlich bricht J. eine Lanze für den pathologischen Anatomen.

Parslow (Birmingham) hat 4mal den Uterus wegen unstillbarer Blutungen exstirpirt, wobei man die Gefäße des Uterus erkrankt fand. Er hätte gern mehr über die Atmokausis und die Anwendung von Gelatineinjektionen gehört.

Haultain (Edinburgh) hat 1%ige Protargollösungen und 1⁰/₀₀ige Argoninlösungen zu Ausspülungen des Uterus und zur Tamponade desselben benutzt. Er ist bei gonorrhoischen Erkrankungen mit dem Erfolg zufrieden.

Bryers (Belfast) zieht Sublimatlösungen zu diesem Zwecke vor. Die pathologischen Anatomen müssen specielle Übung in der Untersuchung der ausgeschabten Stückchen haben.

Inglis Parsons berichtet darauf über 40 Fälle von Uterusprolaps, die er nach seiner Methode behandelt hat. Dieselbe besteht bekanntlich, wie an dieser Stelle referirt wurde, in Injektionen von Chininlösungen (1 : 5) in die Ligg. lata. Nach der Injektion wird ein Pessar eingelegt, das nach 4 Tagen entfernt werden kann. Die Pat. liegen zu Bett in Rückenlage und die Injektionen sind zu wiederholen. Wie häufig? giebt Vortr. selbst nicht klar an. Angeblich unter 40 Fällen nur 2 Recidive!

Christopher Martin (Birmingham) empfiehlt für einzelne Fälle von Totalprolaps die Exstirpation des Uterus und der Vagina.

Haultain (Edinburgh) hat eine chronische Uterusinversion abdominal reponirt dadurch, dass er, in den Inversionstrichter eingehend, die hintere Wand desselben spaltete. Die Wunde wurde nachher vernäht. Küstner's und Piccolli's Vorgehen werden erwähnt, denselben aber die beschriebene Methode vorgezogen, weil 1) die Incision des Uterus kleiner sei, 2) die Reposition durch Zug an den Ligg. latis und Tuben leichter gelinge, 3) die Blutstillung exakter sei, da der Uterus in normaler Lage bei der Naht sich befinde.

Rissmann (Osnabrück).

3) Gesellschaft für Geburtshilfe in London.
(Lancet 1901. Oktober 12.)

Unter dem Vorsitz von Peter Horrocks hält Herman einen Vortrag über »Leukämie und Schwangerschaft«.

Vortr. glaubt 8 sichergestellte Fälle verwerthen zu können, darunter einen selbst beobachteten. Er stellt folgende Thesen auf: 1) Die Frauen leiden wegen der vergrößerten Milz und Leber bedeutend durch den stark ausgedehnten Leib. 2) Die Symptome der Leukämie verschlimmerten sich. 3) Abort oder Frühgeburt tritt häufig ein. 4) Der Tod tritt oft plötzlich nach der Geburt ein. 5) Nach Ablauf der Schwangerschaft bessert sich das Befinden wesentlich, wesshalb H. die Einleitung des Abortes oder der künstlichen Frühgeburt für richtig hält.

Amand Routh fragt, wie die Wirkung auf den Fötus sei.

Galabin hat eine Pat. gesehen, die an Leukämie oder Pseudoleukämie litt und sich anfänglich in der ersten Zeit der Schwangerschaft besser als vorher befand, wesshalb G. nicht eingriff. Später soll die Frau an Blutung zu Grunde gegangen sein, als man die Frühgeburt einleitete. G. befürchtet Blutungen bei der Leukämie.

Der Vorsitzende ist erstaunt, dass nach Herman's Bericht die Blutungen bei den Geburten so gering waren.

Herman erwidert, dass die Kinder nicht gelitten hätten.

Folgende Demonstrationen finden statt:

Von Galabin ein subperitoneales Fibromyom und ein Uterussarkom;

von Herbert Spencer eine 3 Tage nach der Geburt geplatzte Ovariencyste;

von William Duncan ein Myom und eine papillomatöse Cyste des Lig. lat.;

von Andrews ein Myom und ein melanotisches Sarkom des Ovarium;

von Robert Wise eine Fasszange für brüchige Scheidentheile.

Rissmann (Osnabrück).

Neueste Litteratur.

4) Archiv für Gynäkologie Bd. LXIV. Hft. 3.

1) L. Thumim. **Chirurgische Eingriffe bei Myomen der Gebärmutter in Schwangerschaft und Geburt.**

Diese aus der L. Landau'schen Klinik stammende Arbeit erörtert das Thema eingehend und in übersichtlichster Weise nach allen Richtungen hin. Die beigefügten Tabellen geben eine Übersicht von den nach jeder Operationsweise seit 1885 veröffentlichten Fällen. Aus dem Material der Landau'schen Klinik selbst berichtet Verf. über 3 Fälle von abdominaler Enukleation mit fortbestehender Schwangerschaft und glatter Entbindung am Endtermin, ferner über 5 (resp. 6) Fälle von abdominaler Totalexstirpation des schwangeren myomatösen Uterus. Mit Recht tritt Verf. gegen die Entfernung der Frucht allein, sei es durch künstlichen Abortus oder künstliche Frühgeburt, auf. Am wichtigsten erscheint Ref. der Fortschritt in Bezug auf die Mortalität der abdominalen radikalen Operationen. Bei der abdominalen Totalexstirpation ist gegenüber der Olshausen'schen Zusammenstellung die Mortalität von 33,3% auf 8,92% gesunken, die supravaginale Amputation weist nur noch eine Mortalität von 11,23% auf. Die meisten Todesfälle weist die letztere Methode sowohl bei einfacher Amputation als bei Porrooperation auf, wenn der Stiel extraperitoneal versorgt wurde. Das in der Landau'schen Klinik bevorzugte Doyen'sche Verfahren mit der Modifikation der Adnex- resp. Ligamentversorgung durch Hebelklemmen wird besonders empfohlen. Unter den Nachtheilen der Amputation gegenüber der Totalexstirpation wird die Gefahr der Infektion und Nachblutung vom Stumpf aus und die der Bildung von bösartigen Tumoren desselben (es sind schon 15 Fälle bekannt) hervorgehoben. Diese letztere Gefahr droht auch bei Zurücklassung der Ovarien. Ehrenfest veröffentlichte eine Reihe von Fällen, wo es in zurückgelassenen Ovarien zur Cystenbildung kam. T. kann diesen noch 2 aus dem Landau'schen Material hinzufügen.

2) A. Sittner (Brandenburg a/H.). **Ein Fall von siebenmonatlicher Schwangerschaft außerhalb der Gebärmutter mit lebendem Kinde.**

S., ein Schüler Landau's, schildert diesen Fall genau, der zuerst konservativ behandelt zu einer Anzahl von diagnostischen Irrthümern Veranlassung gegeben hatte, bis die von Th. Landau ausgeführte und glücklich verlaufene Operation mit Exstirpation des Fruchtsackes vollständige Aufklärung über die thatsächlichen Verhältnisse gab. Im Anschluss an diesen lehrreichen Fall giebt Verf. eine vollständige Übersicht über die verschiedenen Möglichkeiten von Fehldiagnosen bei ektopischer Schwangerschaft überhaupt, über die Verwechslungen mit einfachem Abort, entzündlichen Processen der Adnexe, Perityphlitiden, über die Fehldiagnosen im positiven Sinne bei Kothtumoren und Verlagerungen und Aussackungen der intra-uterinschwangeren Gebärmutter.

Was die operative Heilung anbetrifft, so sind die Meinungen geklärt über das sofortige Einschreiten bei Fällen in den ersten Monaten und kurz vor dem End-

termin. Es fragt sich nur: Soll man bei Extra-uterin-Gravidität im Beginn der
zweiten Schwangerschaftshälfte ohne Rücksicht auf das lebende Kind sofort operiren, oder warten bis zur Lebensfähigkeit des Kindes? Diese Frage, so wie die
der Art des operativen Vorgehens sucht Verf. durch die Aufstellung einer Sammel-
statistik über alle Fälle zu beantworten, welche im Laufe des vorigen Jahrhunderts nach der 20. Woche bei lebendem Kinde durch Laparotomie beendet worden
sind.

Es sind 126 Fälle mit großer Mühe zusammengebracht, die uns zunächst
zeigen, dass von 93 Kindern annähernd die Hälfte der Beeinflussung seitens der
durch die ektopische Schwangerschaft bedingten Schädigungen entgangen ist.
Weder Missbildungen noch Ernährungsstörungen brauchen der weiteren Entwicklung Eintrag zu thun. Mehrere dieser Kinder sind bis zum Alter von 20 Jahren
in blühender Gesundheit gediehen. Man kann daher das kindliche Leben nicht
als eine quantité négleable bei der Aufstellung der Operationsindikationen betrachten, und soll bei gutem Befinden der Mutter mit der Operation event. bis zur
34. Woche zuwarten.

Die Art des operativen Vorgehens gipfelt hier hauptsächlich in der besten
Art möglichst wenig blutreich zu operiren. Der Vorschlag Olshausen's vor
Lösung der Placenta präventiv die Uterina und Spermatica zu unterbinden, die
Martin'sche Art der breiten Umstechung des Placentarbodens, die Aortenkom-
pression werden durchgesprochen und kritisirt. Statistisch sucht Verf. vor allen
Dingen zu entscheiden, ob man überhaupt an die oft so sehr gefährliche Placentarlösung gehen soll, oder ob man nicht besser die Placenta resp. der ganze Fruchtsack
zurückgelassen wird. Es ergeben sich 53 Fälle mit Entfernung und 54 Fälle mit
Zurücklassung der Placenta; erstere zeigen eine Mortalität von 18, letztere von
57%. Eine genauere Berücksichtigung verschiedener wichtiger Momente, wie des
Umstandes, dass zu Anfang des Jahrhunderts bei mangelnder Asepsis und Technik
fast immer die Placenten ohne Weiteres zurückgelassen wurden, veranlasste Verf.,
mehr auf die technischen Methoden einzugehen, und diese statistisch zu berücksichtigen. So fand er, dass bei Einnähung des Sackes in die Bauchwand und
Ausschaltung der vorantiseptischen Zeit die Mortalität auf 23,5% fällt. Von der
einschneidendsten Bedeutung für das Resultat der Operation ist unter allen Verhältnissen die anatomische Lagerung der Placenta. Bei atypischem Sitz der Placenta am Darm ergiebt die Statistik die gleichen schlechten Resultate für die ent-
fernende und zurücklassende Methode, die gleichen guten bei Insertion an den
Beckenorganen und der Bauchwand. Alles in Allem wird immerhin die Belassung
der Nachgeburt vom Standpunkte der chirurgischen Auffassung und nach den statistischen Ergebnissen nur Anspruch auf ein Verfahren der Noth zu machen haben.
Gleiche Resultate vorausgesetzt haben wir noch zu berücksichtigen, dass eine glat-
tere und gefahrlosere Heilung zu erwarten steht, wenn der Fruchtsack total exstirpirt und die Bauchhöhle geschlossen ist.

3) L. Pick. Die Marchand'schen Nebennieren und ihre Neoplasmen.

Durch diese erschöpfende Arbeit P.'s gewinnen wir nicht nur eine Übersicht
über den jetzigen Stand unseres Wissens Betreffs der Marchand'schen Nebennieren und ihrer physiologischen und vergleichend-anatomischen Stellung, wir finden
in ihr auch eine kritische Besprechung aller wichtigen Fragen, die sich auf die
Pathologie des Nebennierengewebes beziehen, eine Zusammenstellung der Kasuistik
und eine Reihe von seltenen eigenen Beobachtungen des Verf. aus dem Material
der Landau'schen Klinik.

Im 1. Theile der Arbeit beschäftigt sich Verf. mit der Definition der Marchand'schen Nebennieren, mit ihrer Kasuistik beim erwachsenen Weibe und ihren
morphologischen Eigenthümlichkeiten und Abarten. Mit Aichel werden als
Marchand'sche Nebennieren die aus Nebennierengewebe bestehenden Körperchen
bezeichnet, welche beim Weibe im Lig. latum, beim Manne in der Nähe des
Hodens und Samenstranges, und bei beiden Geschlechtern an der hinteren Bauchwand an allen Punkten zwischen dem unteren Nierenpol und den Geschlechts-

drüsen vorkommen. Diese Absonderung von den anderen oberhalb des unteren Nierenpols gefundenen accessorischen Nebennieren (z. B. im rechten Leberlappen, Pankreas etc.) ist keine bloße topographisch-anatomische, sondern eine genetische, indem erstere Gruppe nicht als Versprengungen vom Hauptorgan aus, sondern als autochthon entstandene Organe zu betrachten sind, die von den Querkanälchen des Mesonephros herstammen, im Lig. latum des Fötus fast regelmäßig im Anschluss an das Epo- und Paroophoron zu finden sind, und auch beim erwachsenen Weibe, wenn auch viel seltener, diesen topographischen Sitz zeigen. In gutem Einklange mit dieser Auffassung Aichel's stehen die vikariirenden Anschwellungen dieser kleinen Gebilde nach Entfernung oder Verlust des Hauptorgans. Allerdings macht Verf. die Einschränkung, dass es sich morphologisch nur um Nebennierenrindengewebe und nicht auch um Marksubstanz handle (Fehlen der chromaffinen sympathicusähnlichen Markzellen). Beim erwachsenen Weibe sehen wir sie als kleine Knötchen zwischen den Lamellen und am freien Rande des Ligaments in unmittelbarer Nähe des Eierstocks. Der verschiedene Gehalt der Zellen an Fett und Pigment bedingt makroskopisch ein hellgelbes bis dunkelbraunes Aussehen. Von allgemeinen Eigenschaften seien hier noch erwähnt, die Beziehungen zu den Kanälchen des Mesonephros und die Lage der Knötchen direkt unter dem vorderen Peritonealblatt des breiten Mutterbandes. Histologisch finden wir einen Zellkomplex vom typischen Bau der Rinde der Glandula suprarenalis umschlossen von einer Bindegewebskapsel. Die von Rossa gefundenen Gebilde im Lig. latum Erwachsener hält Verf. wie ähnliche, die von ihm 3mal unter der Tubenserosa nachgewiesen wurden, für Jugendstadien der Marchand'schen Nebennieren. Beschreibt Marchand einen Fall von Hyperplasie bei gleichseitiger Hyperplasie der Glandula suprarenalis und Missbildung an den Genitalien, so ist Verf. in der Lage, einen 2. Fall von Hyperplasie einer Marchand'schen Nebenniere bei gesunden Genitalien und normaler Nebenniere hinzuzufügen.

Im 2. und größten Theile seiner Arbeit bespricht Verf. die Geschwulstbildungen des extrarenalen accessorischen Nierengewebes, insbesondere der Marchand'schen Nebennieren. Zunächst wird die pathologische Anatomie und Histologie der Grawitz'schen hypernephroiden Nierengeschwülste, der Strumae aberratae lipomatodes renum ausführlich erörtert. Die Hypothese Burkhardt's, der diese Tumoren aus rein adenomatösem Gewebe hervorgehen lassen will, und nach dem sich beim Umschlag ins maligne »anaplastische« Veränderungen des strumösen Gewebes vollziehen, wird als unhaltbar zurückgewiesen. Das Tumorgewebe repräsentirt den Aufbau der Nebennierenrinde, ein vaskuläres Stroma in Form eines Maschenwerkes von Blutkapillaren, an dessen Endothelien die Geschwulstzellstränge direkt angelagert sind, welche aus polyedrischen, epithelialen, drüsenzellähnlichen, fetttropfen- und glykogenhaltigen Zellen sich zusammensetzen. Charakteristisch ist das helle, ungefärbte Cytoplasma, die scharfe Kernmembran und helle Kernsubstanz, von der die dunkel gefärbten Nucleolen sich scharf abheben. Besondere Beachtung verdient der seltene Fall von hypernephroider Ovarialgeschwulst, der vom Verf. genau beschrieben wird. Bei einer 51jährigen Frau wird eine rechtsseitige Eierstocksgeschwulst entfernt, die genau im anatomischen Bilde den destruirenden hypernephroiden Nierentumoren gleicht. Nach $1^{3}/_{4}$ Jahre erkrankt Pat. von Neuem und stirbt bald darauf unter Geschwulstbildung in beiden Nieren, der linken Nebenniere und dem linken Kleinhirn.

Wenn auch die letzteren Tumoren nicht mikroskopisch beschrieben werden können, ist doch so viel sicher, dass es sich um keine bekannte Tumorkategorie des Ovariums handelt, und dass hier eine primäre, metastasirende Geschwulstbildung vorliegt, die als Analogon der hypernephroiden Tumoren der Niere aufgefasst werden muss. Topographisch entspricht zugleich der große, knotige Haupttumor des Ovariums in seinem Ausgangspunkt von der Hilusgegend dem hier zuweilen präformirten Nebennierengewebe.

Die Geschwulst ist also eine autochthone, hervorgegangen aus einer Marchand-schen, am Eierstockhilus gelegenen, Nebenniere.

Die auffällige Neigung der vorliegenden Geschwulst zur Cystenbildung spricht durchaus nicht gegen seine hypernephroide Natur. Auch in hypernephroiden Nierentumoren kommt es oft zu dieser Erscheinung, die P. mit Buday dadurch erklärt, dass nach Einschmelzung der centralen Theile reticulirter Zellhaufen eine Transsudation aus den Gefäßen, oder eine Sekretion der wandständigen Nebennierenzellen stattfindet. Die Geschwulstzellen der hypernephroiden Tumoren haben die Eigenschaft, bald solide Stränge, bald Schläuche, bald echte Cysten zu bilden, besonders dann, wenn das Geschwulstparenchym den in hypernephroiden Tumoren seltenen Typus der Zona glomerulosa der Nebennierenrinde reproducirt.

Die Kasuistik der sicheren Fälle von Neoplasmen der abgesprengten extrarenalen und Marchand'schen autochthonen Nebennieren beläuft sich auf 8 Tumoren, die im rechten Leberlappen, im retroperitonealen Bindegewebe, zwischen den Strängen des Plexus solaris, zum Theil in der Umgebung der Nebenniere, zu einem anderen zwischen dem unteren Nierenpol und der Geschlechtsdrüse und auch (in dem beschriebenen Falle) in ihr gelegen sind. Sie alle weisen typisches Nebennierengewebe auf, und da sie an den Stellen auftreten, wo auch accessorisches — versprengtes oder autochthones — Nebennierengewebe vorkommt, so lässt sich eben der sichere Schluss ziehen, dass alle diese Tumoren hypernephroide sind. Am weiblichen Genitale können diese Tumoren einen rein intraligamentären wie auch exklusiv ovariellen Charakter darbieten. Es kann sich auch die strumöse Proliferation mit einer specifisch ovariellen Cystenbildung kombiniren (Peham). Wie bei den Grawitz'schen Tumoren finden wir auch bei den extrarenalen einfache hyperplastische Zustände und bösartige Wucherungen ohne besondere strukturelle Differenzen. Für ihre klinische Diagnose besitzen wir bis jetzt keine brauchbaren Kriterien.

Im 3. Theile berichtet Verf. über Glykogenbefunde bei verschiedenen Eierstockstumoren (Dermoide, Endotheliome, Adenocarcinom), vor Allem aus dem Grunde, um die Meinung zu zerstören, als könnte für die Differentialdiagnose der Tumoren der Marchand'schen Nebennieren, die sich intraovariell entwickeln, der Glykogengehalt des Geschwulstparenchyms von irgend welcher Bedeutung sein. Auch in anderen Ovarialgeschwülsten hat P. Glykogen gefunden, und erklärt seine positiven Ergebnisse gegenüber Langhans und Lubarsch hauptsächlich aus technischen Gründen. Er ist der Meinung Ehrlich's, dass die im Cytoplasma vorhandenen Glykogenschollen postmortale Ausscheidungen der intravital gelösten Substanz darstellen. In allen glykogenreichen Geschwülsten (Endothelgeschwülste der Muskeln und Knochen, des Eierstocks, Adenome und Carcinome des Hodens, bestimmte Strumen der Schilddrüse und die hypernephroiden Tumoren jeglicher Lokalisation) zeigt sich in so fern ein allgemeines morphologisches Princip, als in allen die Geschwulstzellen eine außerordentlich nahe topographische Beziehung zum strömenden Blute aufweisen oder zur Lymphe. Vielleicht liegt also in dem Glykogengehalt der Geschwulstzellen eine aktive Leistung derselben vor, die durch unmittelbare Diffusionsbeziehungen zwischen Zelle und Blutstrom erleichtert wird.

4) G. Preiser. Ein Beitrag zur Lehre von den Tuboovarialcysten.

Die Arbeit stammt aus der gynäkologischen Abtheilung des Krankenhauses der Elisabethinerinnen in Breslau und beschäftigt sich mit der Morphogenese der Tuboovarialcysten. Ein Theil derselben entsteht sicher so, dass die Zwischenwand zwischen einer Pyosalpinx und einem Hohldamm im Ovarium, sei es ein Hydrops des Graaf'schen Follikels, ein Corpus luteum- oder eine proliferirende Cyste, einschmilzt. Bei diesen Tuboovarialcysten ist in der kombinirten Cystenwand nichts vom Fimbrienende der Tube zu finden. Schwieriger ist die Erklärung der Fälle, wo die Fimbrien schon kranzförmig ausgebreitet an der Innenwand der Ovarialcyste sich angewachsen vorfinden oder gar frei im Innern derselben flottiren. Verf. gelingt der Beweis, dass die von Burnier und Richard angenommenen Entstehungsformen für diese Tuboovarialcysten nicht zu den thatsächlichen pathologisch-anatomischen Befund passen, und dass die Theorie die meiste Wahrscheinlichkeit für sich hat, die Pfannenstiel schon in den Verhandlungen der Deutschen Gesellschaft für Gynäkologie 1899 mitgetheilt hat, und nach der angenommen wird, dass sich zunächst um den Tubenpavillon und den diesem entquellenden Eiter eine Pyocele peritubaria bildet. Die Pyocelenmembran umschließt den Pavillon vollständig, so dass seine Fimbrien in den entzündlichen Hohlraum hineinragen, der zunächst mit Eiter, später mit seröser Flüssigkeit erfüllt sein kann. So gewinnen wir eine plausible Erklärung dafür, dass auf der Innenwand eines solchen Hohlraumes sich die Tubenfimbrien strahlenförmig ausgebreitet und mit der Innenwand verlöthet vorfinden können. Grenzt nun an einen solchen Tubensack eine Ovarialcyste, so kann durch Einschmelzung der Zwischenwandungen die Tuboovarialcyste zu Stande kommen. Verf. ist auch in der Lage, aus dem Material des Krankenhauses eine Anzahl von Fällen anzuführen, die die verschiedenen Stadien dieses Bildungsmodus demonstriren. Mikroskopisch findet man alsdann in dem den Tubenpavillon umschließenden Theil der Cyste kein Ovarialgewebe. Auch Waldstein, der sich neuerdings mit der Entstehung der Tuboovarialcysten beschäftigt hat, nimmt zwischen Tube und Ovarialcyste eine verbindende Membran an, die jedoch nach seiner Ansicht aus einer organisirten Hämatocelenkapsel hervorgeht. Außer anderen Gründen führt nun Verf. gegen die Ableitung der peripheren Tubensäcke von Hämatocelen die häufige Doppelseitigkeit an, die nicht zur Seltenheit der doppelseitigen Extra-uterin-Gravidität, wohl aber zur Häufigkeit doppelseitiger eitriger Tubenkatarrhe im richtigen Verhältnis steht. Verf. leugnet diesen Entstehungsmodus keineswegs gänzlich, glaubt jedoch, dass die Pyocele peritubaria Pfannenstiel, welche sich um das in Folge von Ausfließen infektiösen Tubensekrets entstandene Exsudat als Abkapselungsmembran bildet, für die meisten derartigen Fälle von Tuboovarialcysten die ausreichendere und begründetere Erklärung giebt. 7 Abbildungen der Präparate im Text erläutern die übersichtliche Darstellung des Verf.

5) **Fleck.** Mittheilungen aus der Göttinger Frauenklinik.
I. Zur Ätiologie der Mastitis.
Als der Hauptentstehungsweg für die Mastitis wird wohl jetzt allgemein der Lymphweg angesehen. Dabei kommt die Infektion durch Schrunden oder anderen Verletzungen der Haut zu Stande. Doch ist es nicht richtig, verschiedene klinische Formen der Mastitis in Beziehung zu den bakteriologischen Befunden zu bringen, wie Bumm und Zweifel. Sie unterscheiden die parenchymatöse Form nach Staphylokokken- und die pseudoerysipelatöse nach Streptokokkeninfektion. Erstens wurden schon andere Mikroorganismen gefunden (Gonococcus, Staphylococcus tetragenus) und zweitens hängt die klinische Erscheinungsform auch von anderen Faktoren ab, wie von Quantität und Virulenz der Keime, von der Widerstandsfähigkeit des Organismus etc. Verf. beschreibt einen Fall von abscedirender Mastitis im Wochenbett nach recidivirendem Gesichtserysipel in der letzten Zeit der Schwangerschaft. Im Eiter fanden sich nur Streptokokken. Trotz ihrer Proveniens von einem Erysipel hatten dieselben weder ein Pseudoerysipel noch einen retromammären Abscess der Mamma erzeugt.

II. Primäres Carcinom der vollkommen invertirten Scheide mit totalem Prolaps des Uterus.
Bei einer Nullipara von 43 Jahren wird auf dem totalen Prolaps eine große, exulcerirte Partie der Scheidenschleimhaut beobachtet, die sich unter dem Mikroskop nicht als Decubitus, sondern als Cancroid erwies. Bei dem kachektischen Zustande der Pat. wird von einer Operation abgesehen, und zwar mit Recht, wie die nach 4 Wochen vorgenommene Sektion zeigte. Das Carcinom war schon nach dem Douglas durchgebrochen, und außerdem bestanden 2 Abscesse am Rectum und oberhalb der Blase, die mit diesen Organen kommunicirten. Auch war doppelseitige Pyelonephritis vorhanden. Primärer Scheidenkrebs bei prolabirtem Uterus und invertirter Vagina ist äußerst selten und erst 4mal beschrieben.

Verschiedenes.

5) A. Hegar (Freiburg).   **Das Puerperalfieber.**
(Münchener med. Wochenschrift 1901.)

In diesem sehr interessanten, auf dem oberrheinischen Ärztetag gehaltenen Vortrage betrachtet H., von Semmelweis' Lehre ausgehend, die Ursachen des Puerperalfiebers, die Invasionswege der Bakterien, die von letzteren gesetzten Entzündungsformen. Das aseptische Fieber wird vom septischen in seinen Details abzugrenzen gesucht. In der Freiburger Klinik und Poliklinik pflegt man keinen Dammriss gleich post partum zu nähen. Bei septischer Endometritis wird Permanentdrainage des Uterus für 2mal 24 Stunden vorgenommen und etwa alle 2 Stunden nach einem genau angegebenen Verfahren das Cavum uteri mit dünnem Chlorwasser durchspült. Hat man nach 2mal 24 Stunden von diesem Vorgehen keinen Erfolg, so ist dieser auch bei weiterer Fortsetzung dieser Behandlung nicht zu erwarten. Eine Temperatur bis 39° C. und darüber fordert die Drainage, sobald sie mehr als 24 Stunden anhält.   **E. Kehrer** (Bonn).

6) A. Fleischmann.   **Über akute puerperale Uterusinversion.**
(Münchener med. Wochenschrift 1901. No. 7.)

Es werden 2 Fälle berichtet. Das erste Mal scheint der Credé'sche Handgriff bei nicht ganz vollständig kontrahirtem Uterus ausgeführt worden zu sein, im 2. Falle zog die Hebamme an der Nabelschnur, die dicht an ihrer Insertionsstelle an der Placenta abriss. Beide waren also violente Inversionen. Die am umgestülpten Fundus noch festsitzende Placenta wurde beide Male abgelöst und dann die Reposition vorgenommen; dabei war die Zurückbringung in die Vagina leicht, dann aber bildete die Cervix eine feste Umschnürung; der umschnürende Ring wurde im ersten Fall mit 3 gespreizten Fingern gedehnt und gleichzeitig der Fundus mit der Hohlhand nach oben gedrängt, wobei die äußere Hand den Inversionstrichter nach unten stülpte, damit durch einseitigen Druck nicht die Cervix nicht mit nach oben geschoben wurde. In beiden Fällen trat — trotzdem die ganze Innenfläche des Uterus frei zu Tage lag — kein Puerperalfieber ein.
                    E. Kehrer (Bonn).

7) Marx (New York).   **Die Toxämie der Schwangerschaft.**
(Med. record 1901. April 20.)

Die Toxämie der Schwangerschaft ist eine aus verschiedenen Faktoren zusammengesetzte Erscheinung, hängt keineswegs allein mit Albuminurie und Cylinderbildung zusammen. Dies ist so wenig der Fall, dass viele Frauen trotz des Auftretens von Eiweiß und Cylindern im Harn in der Schwangerschaft gar keine Zeichen von Toxämie haben, ja dass sogar die schlimmsten Fälle der letzteren ganz ohne Eiweißharn einhergehen. Vielmehr ist eine falsche Harnstoffausscheidung der Grund der Toxämie der Schwangerschaft. In allen Fällen dieser findet sich auffallende Verminderung der Harnstoffausscheidung. Daher dringt M. auf regelmäßige und methodische Harnstoffuntersuchungen bei Schwangeren, während die Eiweißuntersuchung erst in zweiter Reihe Bedeutung hat. Fortschreitende Veränderung der Harnstoffausscheidung trotz entsprechender Behandlung ist dann erst eine Indikation für Einleitung der künstlichen Frühgeburt. Diese Behandlung ist vorwiegend prophylaktisch. Verminderung der Harnstoffausscheidung muss sofort zu Anregung aller anderen Ausscheidungen Veranlassung geben; Bettruhe, leichte Abführmittel und milde Diuretica. Unter diesen liebt M. die Digitalis nicht, zieht die Natronsalze vor. Die Vasodilatatoren sind sehr wichtig, das Nitroglycerin, Natrumnitrit, Chloral, kleine Dosen Opium. Unter den Stimulantien für das Herz ist Spartein und Koffein dem Strychnin vorzuziehen. Veratrum viride und Aderlass sind vielgepriesene Mittel, indem man von der Voraussetzung ausgeht, dass bei schwachem, weichem, leicht zusammendrückbarem Pulse keine Krämpfe auftreten, eine Voraussetzung, die keineswegs zutrifft. Besteht aber sehr harter, gespannter Puls, und gar Cyanose, so können beide Mittel von Werth sein. Allein statt ihrer in diesen Fällen sofort zur Entleerung der Gebärmutter zu schreiten, ist weit rationeller.

Die Diät sei eine milde Milch, Buttermilch, Kumys, Matzoon, viel Wasser, auch als Einguss in den After bei erhöhtem Steiß. Selbst bei schon ausgebrochenen Krämpfen werden hohe Eingüsse von Kochsalzlösung von bestem Einfluss sein. Die Hautthätigkeit werde durch Einpackungen, Bäder u. dgl., aber nicht durch das so giftige Pilokarpin befördert. **Lühe** (Königsberg i/Pr.).

8) **P. Dalché.** Hygiene und Behandlung der Pubertät und ihrer Zufälle bei der Frau.

(Bull. génér. de thérapeut. T. CLX. Liefg. 15 u. 16.)

Verf. bespricht eingehend die bei der Hygiene der Pubertät zu beachtenden Dinge, als Wohnung, Ernährung, Kleidung, die Nothwendigkeit gymnastischer Übungen und der Hydrotherapie, die Wichtigkeit der regelmäßigen Spaziergänge in freier Luft, den Nutzen und die Gefahren des Reitens und Radfahrens etc. und schließt daran eine Darstellung der Ursachen und Behandlung der Leukorrhoe, des Pruritus vulvae, der Ekzeme der Vulva, der Amenorrhoe, Menorrhagie und Dysmenorrhoe und ihrer Folgezustände ohne wesentlich neue Gesichtspunkte zu geben. **Hohl** (Bremerhaven).

9) **Meyer.** Beitrag zur Statistik der Totalexstirpation bei Uteruscarcinom.

Inaug.-Diss., Bonn, 1901.

In der Bonner Frauenklinik kamen in den letzten Jahren 170 Fälle von Uteruscarcinom zur Behandlung. Von diesen betrafen fast die Hälfte die Portio. Zur Operation gelangten 69 Fälle = 40%. (In Breslau hatte Fritsch einen Operabilitätsprocentsatz von nur 19%.)

Operirt wurde nur, wenn Aussicht war, im Gesunden zu operiren, und wenn die Parametrien frei waren. Von 67 Fällen, bei denen die Totalexstirpation ausgeführt wurde, starben 7 im Anschluss an die Operation, d. i. eine Mortalität von 10%. Was die Recidive anlangt, so wurde später wie 3½ Jahre post operationem ein Recidiv nicht mehr festgestellt. (Winter sah nach 5 Jahren noch Recidive). Von 13 Pat., die 5 Jahre in Beobachtung waren, blieben 7 = 53% recidivfrei. Von 39 Operirten, die geheilt entlassen wurden, trat bei 16 = 41% nach 2½ Jahren ein Recidiv nicht auf. Auch hier gaben die Corpuscarcinom stets die beste Prognose.

Bis zum Jahre 1896 wurden 51 Frauen behandelt, davon 14 = 27% operirt und dauernd geheilt 7, d. i. 13,7% allen Kranken. **Engelmann jun.** (Eppendorf).

10) **Schaeffer** (Heidelberg). Über experimentelle von den inneren Genitalien auslösbare reflektorische und koordinirte Fernerscheinungen, besonders des Blutgefäßsystems.

Vortrag, gehalten auf der Naturforscher- und Ärzte-Versammlung in Hamburg, am 25. Oktober 1901.)

Unter bestimmten physiologischen wie pathologischen Bedingungen verändert sich die Blutmischung des Uterus in jeweilig typischer Weise. Ein Gleiches vermögen wir durch bestimmte Behandlungen, Operationen, Experimente hervorzurufen. Die Bestimmung dieser Veränderungen geschieht mittels Entnahme von Blutproben aus der Portio vaginalis und Prüfung der Resistenz der Erythrocyten und der Frequenz der verschiedenen Formen von Leukocyten in isotonischen Flüssigkeiten. Andere Veränderungen betreffen den Blutdruck; diese lassen sich als Fernerscheinungen mittels des Gärtner'schen Tonometers feststellen. Die Versuche geschahen in Gestalt von Reizungen des eröffneten Douglasseptum, der eröffneten Douglasspalte, des inneren Muttermundes und des Cavum uteri. Z. B. bewirkt die Metreuryse ein Sinken der in der Schwangerschaft erhöhten Resistenz der Blutmischung des Uterus, hingegen die Laminariadilatation, z. B. bei Cervixstenose oder infantilem Uterus, eine Erhöhung; dessgleichen die Atmokausis, hier sofort eintretend und sogar noch wochenlang anhaltend. Gleichzeitig sinkt bei der letzteren während des Eingriffes der Blutdruck, während der Puls zuerst verlangsamt, sogar aussetsend, dann aber klein und frequent wird. Während der forcirten Dilatation steigen Blutdruck und Pulsfrequens genau wie unter der Wehenthätigkeit. Spannung und Druckreis der Douglasgewölbegegend bringt stürmische Würg- und Respirationsbewegungen unter Kleiner- und Rascherwerden des Pulses zu Wege etc.

Halten wir diese Befunde mit den klinischen Beobachtungen, z. B. Pulsveränderungen bei der Wehenthätigkeit, zusammen, so können wir bei den meisten nicht von einfachen gelegentlichen Reflexen, sondern von koordinirten Symptomkomplexen, welche durch Vermittlung höherer Centren zur Auslösung gelangen, sprechen.   (Selbstbericht.)

11) **Van Buren Knott (Siouxcity, Jowa). Sarkom der Gebärmutter.**
(Annals of surgery 1901. Februar.)

Verf. hat 118 Fälle von Gebärmuttersarkom aus den Veröffentlichungen der letzten 10 Jahre zusammengestellt. Das Alter der Erkrankten betrug im Durchschnitt 37 Jahre, schwankte aber von 7 Monaten bis 67 Jahren. 40mal war das Parenchym selbst, 33mal die Schleimhaut, der Cervicaltheil 29mal, die Chorionzotten endlich 10mal der Ausgangspunkt. Das Muskelgewebe behauptet somit den Vorrang, und nicht selten ist erwähnt, dass Fibromyome sich in Sarkome umgewandelt haben. Die Möglichkeit eines solchen Vorgangs muss mithin bei allen Fibroiden, die plötzlich stark zu wachsen beginnen, ins Auge gefasst werden. Ferner gleichen häufig die im Cervicaltheil sich entwickelnden Sarkome einfachen Polypen; daher muss die mikroskopische Untersuchung solcher Polypen nie unterlassen werden. Besondere Beachtung verdient die ganz besonders bösartige Form des Sarcoma deciduo-cellulare; stets wo nach Entbindung, Abort oder Molenschwangerschaft auch trotz Curettage Blutungen und Vergrößerung der Gebärmutter andauern, muss man an die Entwicklung eines Deciduasarkoms denken.

Die häufigsten Erscheinungen sind Blutung und Schmerz, Kachexie tritt erst in späteren Stadien ein. Häufig wird seröser, blutiger oder wässriger Ausfluss erwähnt. Vergrößerung der Gebärmutter ist stets vorhanden, von ihrem Grade hängt das Auftreten von Druckerscheinungen ab. Zu fürchten ist vor Allem die Metastase in den Lungen, welche wohl am häufigsten beim Deciduasarkom auftritt, doch ist sie auch 5mal unter den Schleimhaut- und 1mal unter den Cervixsarkomen erwähnt. Nur 1mal ist Metastase im Gehirn erwähnt, bei einem Melanosarkom des Fundus und Cervix wurde Metastase in den Lungen und auf einer Semilunarklappe gefunden. Ein großes Rundzellensarkom der Schleimhaut machte Metastasen in Lungen, Haut und Brust, endlich ein Schleimhautsarkom in einem Eierstock und auf dem Netz.

Nur 2mal wurde die Wand durchbrochen, wonach 1mal tödliche Bauchfellentzündung auftrat, das andere Mal sich ein abgesackter Eiterherd bildete und durch die Bauchwand nach außen entleerte. Bei einem Schleimhaut- und einem Cervixsarkom griff die Erkrankung auf die Scheide über und 2mal wurden Mastdarm und Harnblase bei Cervixsarkom befallen.

Sehr ungünstig ist die Prognose, weit ungünstiger als beim Krebs; von 86 mit Hysterektomie behandelten Kranken genasen nur 31; doch ist bei vielen dieser angeblich Genesenen der entferntere Erfolg nicht berücksichtigt, so dass gewiss in Wirklichkeit die Sterblichkeit weit höher ist. Bei den übrigen Operirten trat Recidiv auf, und zwar im Zeitraum von 5 Wochen bis zu 2 Jahren. Dennoch ist die einzige Behandlung, welche Aussichten gewährt, die frühzeitige und vollständige Entfernung der Gebärmutter und ihrer Anhänge.

                                         Lühe (Königsberg i/Pr.).

Originalmittheilungen, Monographien, Separatabdrücke und Büchersendungen wolle man an *Prof. Dr. Heinrich Fritsch* in Bonn oder an die Verlagshandlung *Breitkopf & Härtel* einsenden.

Centralblatt
für
GYNÄKOLOGIE
herausgegeben

von

Heinrich Fritsch
in Bonn.

Sechsundzwanzigster Jahrgang.

Wöchentlich eine Nummer. Preis des Jahrgangs 20 Mark, bei halbjähriger
Pränumeration. Zu beziehen durch alle Buchhandlungen und Postanstalten.

No. 5.   Sonnabend, den 1. Februar.   1902.

Inhalt.

I.

(Aus Prof. L. Landau's Frauenklinik in Berlin.)

Ein weiterer Beitrag zur Kenntnis der polypösen Schleimdrüsenkystome des Labium minus.

Von

Dr. Agnes Bluhm.

Durch die Güte des Herrn Prof. L. Landau hatte ich vor ca.
einem Jahre Gelegenheit, im Anschluss an 2 Fälle über einen wenn
auch bis dahin nicht ganz unbekannten, so doch anatomisch-ätiologisch missdeuteten Typus der Cysten des Labium minus zu berichten[1],
den ich als das polypöse glanduläre Kystom bezeichnete. Inzwischen ist in der Landau'schen Klinik ein weiterer einschlägiger Fall
zur Operation gekommen, der in seinen Einzelheiten mit dem von
mir damals entworfenen Bilde völlig übereinstimmt, und den mit
gütiger Erlaubnis des Herrn Prof. Landau mitzutheilen ich mich
für um so eher berechtigt halte, als seit meiner Publikation meines
Wissens weitere hierhergehörige Beobachtungen nicht bekannt gegeben worden sind.

---

[1] Archiv für Gynäkologie Bd. LXII. Hft. 1.

Wie ich l. c. ausführte, lassen sich die Cysten des kleinen Labium anatomisch-ätiologisch in 2 große Gruppen sondern. Es sind zu unterscheiden:

1) Cysten, welche von normalen Bestandtheilen des Labium minus abstammen, also Bildungen idiotoper Natur sind. Hierher gehören die zahlreichen Fälle von Retentionscysten der Talgdrüsen der Nymphen und die Lymphcysten dieser Organe.

2) Cysten, welche aus abnormerweise im kleinen Labium vorkommenden Gebilden entstehen, also heterotoper Natur sind. Dabei hat man wiederum zu trennen solche Bildungen, die von versprengten oder verlagerten Drüsenkeimen ausgehen, die also einer Drüsenheterochthonie ihren Ursprung verdanken, von solchen, denen vom Labiumepithel abnormerweise gebildete Drüsen als Ausgangspunkt dienen, bei denen es sich also um eine Drüsenheteroplasie handelt.

Freilich ist es weder klinisch noch anatomisch immer möglich, in jedem einzelnen Falle zu entscheiden, welcher dieser beiden Untergruppen derselbe zuzuweisen ist. Aus topographisch-anatomischen Rücksichten liegt es nahe, für die auf Drüsenheterochthonie beruhenden Cysten Absprengungen der Glandulae vestibulares minores et majores verantwortlich zu machen.

Da normalerweise tubulöse, schleimproducirende Drüsen im Labium minus nicht vorkommen, so müssen wir alle jene Cysten, an welchen sich die Charaktere solcher Drüsen noch feststellen lassen, den heterotopen Bildungen zuzählen.

Pichevin[2] und Wéber[3] stellen nun noch eine dritte Gruppe von Cysten im Labium minus auf, die sie kurzweg als »Kystes Wolffiens« bezeichnen und vom persistirenden, abnormerweise im kleinen Labium endigenden Gartner'schen Gang ableiten. Ich konnte l. c. zeigen, dass die von Wéber als Illustration dieser Gruppe mitgetheilten selbstuntersuchten und aus der Litteratur herangezogenen Fälle keineswegs einwandsfreie »Kystes Wolffiens« darstellen, und dass, ganz abgesehen davon, dass trotz zahlreicher sorgfältiger Untersuchungen eine Endigung des Gartner'schen Ganges im Labium minus bisher noch niemals konstatirt wurde, jene von Wéber beschriebenen Cysten schon die erste Hauptbedingung einer »Kyste Wolffien«, nämlich Ausdehnung in die Tiefe bis in die Gegend des Parovarium, in keinem einzigen Falle erfüllen. Dagegen zeigten jene Cysten eine auffallende klinische und anatomische Ähnlichkeit mit unseren zwei Fällen von polypösem glandulären Kystom, das wir als von echten Schleimdrüsen abstammend auf Drüsenheterotopie zurückführen, also unserer Gruppe II einordnen mussten.

Klinisch zeichnen sich die polypösen Kystome des Labium minus aus durch langsames Wachsthum bis zu nicht unbeträchtlicher Größe (das

---

[2] Pichevin et Wéber, Semaine gynécologique 1898. No. 14 u. 15.
[3] Wéber, Contribution à l'étude des kystes vulvaires (kystes Wolffiens). Thèse de Paris 1898.

größte war kleinorangegroß) und das Fehlen besonderer Beschwerden, die sie eigentlich nur durch ihre Lokalisation verursachen. Anatomisch sind sie charakterisirt durch ihren Ursprung, anscheinend meist vom freien Rand der oberen Partie des Labium minus, das ihnen als Stiel dient und sie so eine polypöse Gestalt gewinnen lässt, ihren kolloiden weißlichen resp. bräunlichen Inhalt, ihre Bedeckung durch die Haut des kleinen Labium und vor Allem durch ihre innere Auskleidung mit einem hohen, schmalen Cylinderepithel mit basalständigen Kernen, das durchaus den Eindruck eines Drüsenepithels macht, zumal es vielfach senkrechte, auf aktive Wachsthumsvorgänge deutende Einsenkungen und Buchten in die Cystenwand hinein bildet Die cystischen Tumoren können ein- oder mehrkammerig sein, also schon grobmakroskopisch den kystomatösen Charakter darbieten.

Dass die Geschwülste auch an ein und demselben Labium multipel vorkommen können, zeigt unser neuer (3.) Fall.

Hier finden sich zwei ganz von einander getrennte Bildungen, die eine am oberen, die andere am unteren Theile des kleinen Labium. Gestielt ist hier freilich nur die obere, während die untere, kleinere mehr breitbasig aufsitzt. Auch zeigt diese kleinere Cyste im Gegensatz zu der gestielten größeren, welche, wie schon makroskopisch erkennbar, von der gefälteten runzligen Haut des Labium minus bedeckt ist, eine mehr glatte Oberfläche und eine dünnere durchscheinende Wandung. Indessen ist die mikroskopische Übereinstimmung beider Cysten eine so große, dass beide zweifelsohne denselben anatomischen Ausgangspunkt besitzen. Nur ist die kleinere wohl in Folge ihrer besonderen topographischen Verhältnisse nicht zu einer ausgesprochenen Stielung, sondern lediglich zu breitbasiger Vorwölbung über das Oberflächenniveau des kleinen Labium gelangt.

Die größere der Cysten bietet dagegen das von mir l. c. gezeichnete Bild des polypösen Schleimdrüsenkystoms des Labium minus in reinster Form.

Der Fall ist in Kurzem folgender:

Anamnese. Frau Cl. M. (Journ. No. 7006), 45 Jahre alt; 8 Partus; 6 Abortus. Als Mädchen stets gesund. Menstruation mit 16 Jahren, stets regelmäßig, von 8tägiger Dauer, zuletzt am 24. Juni 1900. Kein Fluor. Keine Urin- und Stuhlbeschwerden. Keine Schmerzen.

Die einzigen Klagen der Pat. beziehen sich auf eine Geschwulst der rechten kleinen Schamlippe, welche vor 10 Jahren zuerst bemerkt wurde, Anfangs allmählich, dann in den letzten 4 Jahren etwas schneller wuchs und Behinderung beim Gehen und bei der Arbeit hervorrief.

Status praes. vom 16. Juli 1900. Untersetzte Frau mit starkem Fettpolster; Organbefund normal, dessgleichen innerer Genitalbefund. An der rechten kleinen Labie sitzen 2 cystische Geschwülste, deren obere kleinapfelgroß, polypös gestielt herunterpendelt, während die untere, etwa kirschgroße, dem Rande des Labium breitbasig ansitzt und sich kuglig vorwölbt. Beide zeigen deutliche Fluktuation, die untere ist praller gespannt.

16. Juli 1900. In Narkose werden beide Tumoren zusammenhängend mit dem entsprechenden Bezirk des Labium minus abgetragen. Die Wundfläche wird durch Seidenknopfnähte zur Vereinigung gebracht.

28. Juli 1900 geheilt entlassen.

Präparatbefund (Protokoll-No. 1867). Das vorliegende Präparat zeigt die Randpartie des rechten kleinen Labium von 4 cm Länge und in maximo 1,2 cm Breite. Der obere Pol bildet den breiten Stiel einer hühnereigroßen, polypös-pendelnden, cystischen, ziemlich schlaff fluktuirenden Geschwulst. Die Wände derselben sind derb, an der Oberfläche gerunzelt und so äußerlich dem Aussehen der Labiumoberfläche analog. Beim Anschneiden entleert sich eine dickliche, weißlichem Schleim ähnliche Masse. Die Innenfläche ist glatt, schleimhautähnlich, das Cavum einfach. Längendurchmesser desselben 5 cm, Dickendurchmesser ca. 3 cm, Wanddicke bis 2 mm.

Im hinteren unteren Theil der abgeschnittenen Partie des rechten Labium prominirt eine sehr prall gefüllte, kirschgroße Cyste, breitbasig aufsitzend, welche mit ihrer glatten, verdünnten und durchsichtigen Wand gegen die derbe gerunzelte Haut der Labiumoberfläche erheblich kontrastirt. Die Cyste entleert beim An-schneiden dickliche, schleimig-hämorrhagische Flüssigkeit. Wanddicke kaum 1 mm.

Mikroskopische Untersuchung: Celloidineinbettung; Färbung mit Hämalaun-Eosin.

A. Das mikroskopische Bild der größeren Cyste entspricht vollkommen demjenigen unserer beiden l. c. beschriebenen Fälle, in so fern die Wandung hier wie dort 3 deutlich von einander unterschiedene Schichten erkennen lässt:

1) eine äußere Decke,
2) ein bindegewebiges Stroma,
3) eine innere epitheliale Auskleidung.

Ad 1) Die äußere Decke zeigt die Charakteristica der äußeren Haut des Labium minus: ein wohl ausgebildetes Stratum Malpighi et corneum mit Ein-lagerung von schwärzlichem Pigment in den tieferen Zelllagen des ersteren.

Ad 2) Das Stroma besteht aus einem im Ganzen ziemlich dichten, zellarmen Bindegewebe, das gegen die Innenfläche hin etwas lockerer erscheint. Es wird von zahlreichen, wenig gefüllten, nicht geschlängelten Gefäßen durchzogen. Rund-zelleninfiltration so wie Riesenzellen, Mastzellen und jene auffallend großen Pigmentzellen, die wir in unseren beiden früheren Fällen konstatiren konnten, fehlen; wie in diesen, konnten auch im vorliegenden Falle glatte Muskelfasern im Stroma nicht nachgewiesen werden.

Ad 3) Die innere Auskleidung, die lückenlos erhalten ist, wird gebildet durch hohe, schmale Cylinderzellen mit durchscheinendem hellen Plasma und basal-ständigem Kern, die in Übereinstimmung mit den früheren Fällen den Vergleich mit dem Epithel der Cervicaldrüsen nahelegen. Flimmern lassen sich mit Sicher-heit nicht erkennen. Stellenweise ist das Epithel niedriger, mehr kubisch; aber auch hier erhält Kerns und die Transparenz des Cyto-plasmas. Hier und da wird das Epithel auf kurze Strecken ganz flach.

Überall sitzen die Epithelzellen dem Stroma direkt auf, vielfach Einstülpungen in dasselbe hineinsendend. Obgleich dieselben im Großen und Ganzen flacher sind als diejenigen in der Nebencyste des l. c. beschriebenen Falles I, tragen sie doch durch ihre ausgesprochen schlauchförmige Gestalt und ihr Eindringen in die Tiefe des Stromas senkrecht zur Innenfläche der Cyste deutlich das Gepräge von Bil-dungen, die ein aktives ›evertirendes‹ Wachsthum der Epithelschicht bezeugen. Der Cysteninhalt besteht zumeist aus körnigem Detritus, vereinzelten ab-gestoßenen Epithelien von wechselnder Gestalt und zahlreichen großen ein- und mehrkernigen Leukocyten.

B. Die kleinere Cyste wiederholt mikroskopisch im Großen und Ganzen das Bild der größeren. Auch bei ihr lässt die Wandung eine deutliche Dreischichtung erkennen: Der äußeren Decke, welche durch die Labialhaut gebildet wird, folgt centralwärts ein bindegewebiges Stroma, und diesem sitzt das die Innenfläche der Cyste darstellende Cylinderepithel unmittelbar auf. Die Differenz in der Wan-dungsdicke beider Tumoren beruht auf geringerer Entwicklung und geringerem Gefäßreichthum des bindegewebigen Stromas an der kleineren Cyste.

Als augenfälligster Unterschied imponirt weiter bei der mikroskopischen
Untersuchung die fast ganz glatte Beschaffenheit der Innenfläche der letzteren.
Epitheliale Einsenkungen sind hier nur sehr spärlich vorhanden. Auch ist das
auskleidende Epithel im Ganzen etwas niedriger als in der größeren Cyste, bewahrt indess auch hier überwiegend durchaus den Charakter des Schleimdrüsen-
epithels: Cylinderform, basalen Stand des Kerns, Transparenz des Plasmas. An
den ganz vereinzelten Einbuchtungen kommt es zu besonders hohen, pallisaden-
förmig aufgestellten Cylinderzellformen. —

Die Differenzen im mikroskopischen Befund beider Tumoren erklären sich
unschwer aus dem größeren Inhaltsdruck in der kleineren Cyste, und dieser mag
in erster Linie, wie aus der hämorrhagischen Beschaffenheit des Inhalts zu
schließen ist, auf einer Vermehrung des letzteren durch eine Hämorrhagie (traumatischen Ursprungs) bedingt sein. Daher hier die stärkere Abflachung des Epithels und die Verdünnung der dehnungsatrophischen Wand, die sich bis zu förm-
licher Transparenz derselben steigert.

Da Pigmentablagerungen resp. Pigmentzellen im Stroma völlig fehlen, so
darf gefolgert werden, dass eine wesentliche Resorption des Blutergusses zur Zeit
der Abtragung des Tumors noch nicht stattgefunden hatte, die Hämorrhagie in
das Cysteninnere also noch jungen Datums ist. .

Zum Schlusse sei es mir gestattet, Herrn Prof. L. Landau für
die gütige Überlassung auch des vorliegenden Falles so wie Herrn
Privatdocenten Dr. L. Pick für die freundliche Durchsicht der Präparate meinen verbindlichsten Dank auszusprechen.

II.

(Aus der chir. Abtheilung des städt. Krankenhauses zu Frankfurt a/O.
Dirig. Arzt Sanitätsrath Dr. Rehfeldt.)

Drei Fälle von Kaiserschnitt bei Eklampsie.

Von

Hans Loewenstein,
Assistenzarzt.

Die Überlegung, dass man um einer gerechten Beurtheilung
therapeutischer Maßnahmen willen am allerwenigsten ungünstige
Ergebnisse der Öffentlichkeit vorenthalten solle, veranlasst mich, der
nicht allzu umfangreichen Kasuistik 3 weitere einschlägige Beobachtungen hinzuzufügen.

Über die Indikation zum Kaiserschnitt bei Eklampsie gehen die
Ansichten der einzelnen Autoren sehr aus einander. Im Allgemeinen
wird ihm die Berechtigung nur zuerkannt, wenn bei lebendem Kinde
der Zustand der Mutter hoffnungslos und die Geburt auf anderem
Wege nicht schnell genug zu ermöglichen ist (Ahlfeld[1]). Ähnlich
äußern sich andere Kliniker. So lässt Müller[2] (Bern) den Kaiserschnitt für die schwersten Fälle gelten, wo das mütterliche Leben

---

[1] Citiert nach diesem Centralblatt 1901. p. 596.
[2] Ibid. p. 713.

sonst doch vorloren erscheint. Olshausen[3] sagt, der Kaiserschnitt
sei in schweren Fällen, wenn die Geburt nicht fortschreite, geboten
und nicht gefährlicher wie die Dührssen'schen Incisionen.

Diese Ansicht Olshausen's diente uns in dem ersten der
3 Fälle als Richtschnur unseres Verhaltens. Der Gedankengang,
der uns bei den beiden anderen Fällen nothwendigerweise zur Vornahme des Kaiserschnittes führen musste, war etwa folgender. Beide
Male handelte es sich um die anerkannt prognostisch schlechten
Fälle von Schwangerschaftseklampsie, und zwar von äußerst schwerer
Eklampsie, bei der von vorn herein tiefes Koma bestand. Nun war
die Frage, welche Therapie die rationellste sei. In den letzten
Jahren ist die Zahl Derer gewachsen, die nicht daran glauben, dass
der allgemein angenommene günstige Einfluss der Entbindung auf
den Verlauf der Eklampsie immer zu Recht besteht (Seifert[4],
Gessner[5]). Diese Anschauung stützt sich auf die relative Häufigkeit der Wochenbettseklampsien, die in der Glockner'schen[6] Statistik ca. 15% betragen, und ferner auf die Thatsache, dass selbst
nach der Entbindung die eklamptischen Anfälle oft in ca. der Hälfte
der Fälle nicht aufhörten. Auch die neueren Anschauungen über
die Ätiologie der Eklampsie führen zu der Ansicht, dass es manchmal nothwendiger sein wird, vorerst die Vergiftung des mütterlichen
Organismus durch geeignet erscheinende Mittel (Kochsalzinfusion,
Sauerstoffinhalationen, Aderlass etc.) zu paralysiren, als das Kind
möglichst schnell aus dem Mutterleibe zu entfernen. Andererseits
jedoch sind die Kenntnisse hierüber noch so wenig gesicherte, dass
keinesfalls dem Praktiker ein Vorwurf gemacht werden kann, der
auch heute noch als rationellste Therapie die sich auf vielfache
klinische Erfahrungen stützende schleunigste Entbindung ansieht
und eine Änderung des bisher in praxi geübten Regimes nicht vornimmt. In den vorliegenden Fällen entschloss man sich also zur
schnellsten Entbindung, wobei als Verfahren nur der Kaiserschnitt
in Betracht kam, da es sich um Schwangere am Anfange des 9.
bezw. 8. Monats handelte und die Cervix bei beiden noch vollkommen erhalten war.

Was das Ergebnis anbetrifft, so müssen wir unsere Fälle als so
schwere ansehen, dass ihnen durch keine Therapie mehr zu helfen
war. Darauf deuteten schon die außerordentlich heftigen Anfälle
und das tiefe Koma hin. Fall 1 bot noch die relativ günstige Prognose, da die eklamptischen Anfälle mit der Entleerung des Uterus
thatsächlich aufhörten. Andererseits zeigt er, wie der in seiner
Lebensenergie schwer geschädigte Organismus nicht mehr fähig ist,
den Kampf mit den Infektionserregern, wie sie bei jeder Operation
in die Wunde gelangen, mit Erfolg zu bestehen.

---

[3] Ibid. p. 712.
[4] Ibid. 1901. p. 481.
[5] Ibid. 1901. p. 713.
[6] Ibid. p. 826.

Wir stimmen nach unseren Erfahrungen Gessner[5] vollständig
zu, wenn er sagt, dass es Fälle giebt, wo jede Behandlung fruchtlos
ist, und wo im Besonderen auch die künstliche oder natürliche
Geburt ohne jeden Einfluss auf den Verlauf der Erkrankung bleibt.

Einer Statistik wird man die 3 angeführten Fälle nicht ohne
Weiteres einreihen können, da ins Krankenhaus bei uns erfahrungsgemäß nur die allerschwersten Eklampsien eingeliefert, die mittel-
schweren und leichten dagegen durchweg draußen behandelt werden.
Man wird jedoch nach diesen Erfahrungen in Zukunft vielleicht gut
thun, in solchen Fällen, die von vorn herein prognostisch ganz ungünstig erscheinen, also hauptsächlich bei Schwangerschaftseklampsie
mit gehäuften Anfällen und tiefem Koma, die Angehörigen nicht allzu-
sehr zur Erlaubnis des Kaiserschnittes zu drängen. Denn dass das
Publikum bei ungünstigem Ausgange die Schuld dem operativen
Eingriffe zuschiebt und einen solchen dann auch in anderen prognostisch besseren Fällen zu verweigern geneigt ist, ist bekannt.

Die Krankengeschichten folgen nachstehend.

1) 1899/1900. No. 763. Helene D., 28 Jahre alt, aufgenommen 14. Oktober 1899,
Nachts. Primipara, hat in der Gravidität gehustet, angeschwollene Beine gehabt.
Seit dem 12. Oktober Morgens Wehen, kein Fortgang der Geburt bis zum 13. Ok-
tober Mittags. Dann bis zum Abend 5 eklamptische Anfälle. Status Nachts 2 Uhr:
Kopf über dem Beckeneingang, Becken nicht verengt, äußerer Muttermund nicht
erweitert, Blase steht. Sectio caesarea (Längsschnitt). Lebender Knabe. Uterus-
Peritonealbauchnaht. 14. Oktober Morgens Befinden gut, kein Anfall; bronchitische
Affektion, hämorrhagische Nephritis. 17. Oktober Temperatur steigend, heute
Abend 39,8. Starke Bronchialsekretion. Expektorantien. Im Urin 7⁰/₀₀ Albumen.
Wunde sieht gut aus, geringer blutiger Ausfluss. Puls andauernd 140—160, dabei
nicht klein. Subjektives Befinden leidlich. 19. Oktober zunehmende Schwäche,
Temperatur fallend. Rechts hinten unten Pneumonie. Im Urin 7⁰/₀₀ Albumen.
Abends Exitus unter den Erscheinungen von Athmungsinsufficienz. Autopsie
ergiebt Verjauchung des Uterusinnern, circumscripte Peritonitis an der allseitig
verklebten Uterusnaht. Bauchdeckenabscess. Parenchymatöse Nephritis. Pneumonie
des rechten Unter- und Mittellappens.

2) 1901/1902. No. 68. Frau B., aufgenommen am 18. April 1901. Pat., Ipara,
wird vom behandelnden Arzt mit der Angabe hereingeschickt, dass sie am 15. d.
M. einen leichten Krampfanfall gehabt und seit heute Vormittag ununterbrochen Krämpfe habe. Im Urin waren Spuren von Albumen. Status: Mittelgroße, schmächtige Frau. Leibesumfang und Stand des Fundus entsprechen dem
Beginn des 9. Monats. II. Schädellage. Pat. wird im Anfall hereingebracht;
klonische Krämpfe der Gesichts- und Extremitätenmuskulatur so wie der Rumpf-
und Augenmuskeln, hochgradigste Cyanose, Zeichen von Lungenödem, viel Schaum
vor Mund und Nase. Die Untersuchung ergiebt den äußeren Muttermund für
einen Finger durchgängig, Cervix erhalten. Keine Spur von Wehenthätigkeit.
Kind lebt. Da die Anfälle trotz Morphium und Chloroform nicht nachlassen,
wird zur Sectio caesarea geschritten. Operation 6½ Uhr Abends. (Operateur Dr.
Glaser, Oberarzt der inneren Abtheilung, in Vertretung des abwesenden chirurgischen Oberarztes). Querer Fundalschnitt, der die Ecke der Placenta trifft.
Rasche Entwicklung des Kindes. Blutung relativ mäßig. Uterus-Peritoneal-
Fascien-Hautnaht. Uterus kontrahirt sich erst nach der Peritonealnaht. In die
Scheide wird ein erhebliches Blutquantum ausgestoßen. Tamponade derselben.
Deckverband. 1 Spritze Cornutin. Puls besser, Lungenödem geschwunden. Kind
schwer asphyktisch. ½ Stunde lang Wiederbelebungsversuche, endlich erfolgreich.

Mutter zeigt noch andauernd Unbesinnlichkeit, leichte Anfälle. Dieselben halten die ganze Nacht hindurch an.

19. April Morgens Verbandwechel. Entfernung des Scheidentampons. Urin enthält mäßig viel Eiweiß. Pat. liegt andauernd unbesinnlich da, hat aber keine Krampferscheinungen. Temperatur steigt Abends bis 39,0. Puls kräftig, gut. 20. April: die Nacht war ruhig. Um 4½ Uhr setzen plötzlich wieder heftige Anfälle ein. Gegen ½7 Uhr beginnt Lungenödem. Pat. liegt moribund da, Puls ist noch kräftig, wird im Laufe des Tages schwächer. Exitus Abends 8½ Uhr. Erlaubnis zur Sektion verweigert.

3) 1901/1902. No. 227. Frau H., aufgenommen am 30. November 1901. Anamnese: Pat. stammt aus gesunder Familie, soll selbst stets gesund gewesen sein. Seit 7 Monaten gravid, seit 3 Wochen verheirathet. Keine Beschwerden während der Schwangerschaft. Heute Vormittag wurde Pat. von Hausbewohnern bewusstlos in der Stube liegend gefunden, mit kühlen Extremitäten, schwerer Athmung und blauem Gesicht. Der herbeigerufene Arzt dachte zuerst an Rauchvergiftung, bis ein typischer Krampfanfall erfolgte. Bis zur Ankunft im Hospital erfolgten zu Hause noch weitere 4 Anfälle. Zu Bewusstsein war Pat. nicht gekommen.

Status 2 Uhr Mittags. Mittelgroße, kräftige, blühende aussehende Frau. Puls 110—120. Keine Pupillenreaktion, kein Cornealreflex, Bewusstlosigkeit. Athmung stertorös. Reichliche Speichelsekretion. Bald nach der Aufnahme ein Krampfanfall, einsetzend mit verlangsamter Athmung, dann klonische Krämpfe der Gesichtsmuskulatur, die bald auf beide Arme, auf Hals, Rücken und die Beine übergehen, von außerordentlicher Heftigkeit sind und ungefähr eine Minute dauern. Begleitet sind sie von einer geradezu beängstigenden Cyanose des Gesichts. Nach Aufhören des Anfalls ist die Athmung sehr stark stertorös, flacht dann allmählich ab. Innerhalb von 2 Stunden folgen 5 solche Anfälle. Der mittels Katheter entleerte Urin, eine nur ganz geringe Menge, zeigt bei der Kochprobe einen hohen Eiweißgehalt. Uterus überragt den Nabel um 2 Querfinger, ist starr kontrahirt, so dass eine Bestimmung der Kindeslage unmöglich ist, eben so die Konstatirung kindlicher Herztöne. Innere Untersuchung ergiebt eine vollständig erhaltene Cervix mit gut geformter Portio. Therapeutisch wird zunächst vermittels des Heißluftapparates eine profuse Schweißsekretion erzeugt. Als im Laufe von ½ Stunde · 3 Anfälle erfolgen, werden 0,02 Morphium subkutan verabreicht. Dann ein prolongirtes heißes Bad mit nachfolgender Einpackung. Alle Proceduren zeigen nicht den geringsten Erfolg bezüglich Nachlassens der Anfälle und Wiedererlangung des Bewusstseins. Es wird daher um ³/₄6 Uhr zur Sectio caesarea geschritten, wegen der Bewusstlosigkeit ohne Narkose. Querer Fundalschnitt. Placenta sitzt links an der Hinterwand, wird also nicht getroffen. Blutung sehr gering. Placenta und Eihäute werden unversehrt gelöst, Uterus durch eine Reihe tiefer und darüber gelegte Sero-Serosanähte geschlossen. Dann exakte Bauchnaht in 3 Etagen. Während der Bauchnaht ein leichter Anfall. Das Kind, ein Mädchen, ist tot. Größe entspricht etwa dem 7. Monat. Nach der Operation sistiren die Anfälle bis auf 2, die 4 resp. 5 Stunden später erfolgen. Doch bleibt der komatöse Zustand, die stertoröse Athmung und Bewusstlosigkeit bestehen. Gegen Morgen verschlechtert sich der Zustand rapide, Puls nicht mehr fühlbar, Lungenödem. Exitus um ¼9 Uhr. Erlaubnis zur Sektion verweigert.

III.

Beiträge zur Kasuistik des Kaiserschnittes nach Fritsch.

Von

Dr. D. Jurowski,

Primärarzt der geburtshilflichen Abtheilung des Israelitenhospitals zu Warschau.

In Anbetracht dessen, dass unter den Geburtshelfern letzthin der Vorschlag von Fritsch, beim klassischen Kaiserschnitt den Uterus durch einen Querschnitt über den Fundus zu eröffnen, großes Interesse erweckt hat und mit Rücksicht darauf, dass die Diskussion über die Zweckmäßigkeit dieser Methode noch nicht geschlossen ist, halte ich es daher für geboten, 3 nach erwähnter Methode von mir operirte Fälle dem Gesammtmateriale beizufügen.

1. Fall. S—aja, 39 Jahre alt, aus Grajewo im Gouvernement Lomscha gebürtig, wurde am 16. April 1900 um 8 Uhr Abends in das Krankenhaus aufgenommen. Die Anamnese ergiebt Folgendes: Pat. war in der Kindheit, mit Ausnahme einer fieberhaften Krankheit (Typhus?) im 12. Jahre, stets gesund. Sie erinnert sich dessen nicht, wann sie zu gehen begann. Die Menses stellten sich im 14. Jahre ein, dieselben waren von 5wöchentlichem Typus und 3—4tägiger Dauer. Pat. heirathete vor 6 Jahren und hat seitdem 3mal geboren. Die erste Geburt (wahrscheinlich eine Frühgeburt) war mühsam und langwierig, das Neugeborene lebte kaum einige Stunden, die zweite und dritte Geburt wurden durch Perforation des Kopfes der Frucht beendigt. Der Pat. blieb von der ersten Geburt eine Blasen-Scheidenfistel zurück, welche mit Erfolg in Berlin operirt wurde. Die gegenwärtige Geburt ist der Reihe nach die vierte. Die Wehen haben sich gestern eingestellt, Morgens Abgang des Fruchtwassers. Pat. ist elend ernährt, das subkutane Fettgewebe nahezu fehlend. Knochen- und Muskelsystem gering entwickelt (kindlich). Der Leib entspricht der Größe nach dem Ende der Schwangerschaft. Die Palpation der Kindestheile sehr deutlich. Erste Schädellage. Kopf über dem Beckeneingange. Seitens der Wirbelsäule und der Extremitäten sind keine pathologischen Verunstaltungen zu konstatiren. Zwergwuchs 118 cm, Umfang des Abdomens in der Nabelgegend 89 cm. Die Entfernung des Processus xiphoideus vom Nabel 22 cm, diejenige vom Nabel bis zur Symphyse 20 cm.

Beckenmaße: Dist. spin. 23 cm, Dist. crist. 23½ cm, Conj. ext. 14½ cm, Conjug. diagon. 7½ cm, Dist. trochant. 25½ cm. Der Muttermund 4 Finger weit geöffnet, der Kopf liegt vor, die Blase ist gesprungen.

Da S—aja unbedingt wünschte, ein lebendes Kind zu gebären, so schritt ich unverzüglich zur Ausführung des Kaiserschnitts. Die Operation wurde nach der Methode von Fritsch ausgeführt. Der Bauchschnitt in der Linea alba wurde derart gemacht, dass der Nabel in dessen Mitte fiel. Der Fundus uteri wurde nach außen vorgewälzt, mit sterilisirten Servietten umlegt und durch einen im Niveau der unteren Tubenostien ca. 12 cm langen Querschnitt eröffnet. Das Kind wurde am Fuße extrahirt. Nach der Lösung der Placenta habe ich die Uterusinnenfläche sorgfältig ausgerieben und 12 Knopfnähte, darunter 6 tiefgreifende und 6 oberflächliche angelegt. Die Blutung war eine sehr geringe, sie sistirte nach der Lösung der Placenta völlig. Letztere saß derart an der Vorderwand des Uterus, dass der obere Rand der Placenta in der Schnittwunde zum Vorschein kam. Die Bauchdecken wurden in 2 Etagen geschlossen und ein Verband angelegt. Die ganze Operation dauerte 50 Minuten. Das neugeborene lebende Mädchen war von 2250 g Gewicht und 47 cm Länge. Der postoperative Heilverlauf war in jeder Beziehung ein glatter. Am 8. Tage wurde der erste Verband gewechselt und die Nähte dabei entfernt. Die Wunde heilte per primam intentionem. Am 21. Tage verließ die Wöchnerin das Bett und am Ende der 4. Woche ist sie vollkommen gesund mit dem Kinde entlassen worden. Vor der Entlassung war Pat. untersucht, man fand den Uterus sehr hochstehend (3 Finger breit unterhalb des Nabels) und dem unteren Winkel der Bauchwunde adhärirend, die Portio vaginalis fand man hinter der Symphyse.

2. Fall. L. F., 28 Jahre alt, in Nowo Minsk geboren, ist am 23. Juli um 11 Uhr Nachts, 20 Stunden nach dem Weheneintritt, ins Krankenhaus aufgenommen worden. Wir erfahren aus der Anamnese, dass Pat. als Kind an einer linksseitigen, von mehrjähriger Eiterung begleitenden Coxitis gelitten hat. Die Menses traten mit 17 Jahren ein, wiederholten sich regelmäßig alle 4 Wochen, bei 3 bis 4tägiger Dauer. Pat. ist seit 8 Jahren verheirathet und gebärt zum 4. Male. Die erste Geburt war durch Perforation des Kindskopfes, die zweite und dritte durch Wendung und Extraktion von todten Früchten beendigt. Pat. ist mittleren Wuchses und von schmächtigem Körperbau. Den Fundus uteri findet man zwischen dem Processus xiphoideus und dem Nabel. II. Schädellage. Kopf über dem Beckeneingange. Kindliche Herztöne deutlich. Ein ankylotisch schräg verengtes Becken. Das linke Bein ist kürzer als das rechte und im Hüftgelenk ankylosirt. Das linke Darmbein steht beträchtlich höher als das rechte. Die Lendenwirbel sind gedreht und nach der Seite der Ankylose gekrümmt. Im Bereiche der Gelenke und der linken Hinterbacke findet man 6 von fistulösen Gängen hinterlassene Narben. Beckenmaße: Dist. crist. 26 cm, Distant. spin. 25 cm, Conjug. ext. 17 cm. Die Diagonalconjugata konnte in Folge von Hochstand des Promontoriums nicht bestimmt werden. Die Entfernung zwischen der Spina ilei post dextra und der Spina ilei anter. sinistra misst 21 cm. Diejenige zwischen Spina ilei post sinistra und der Spina anteria dextra 18 cm. Der Abstand von der Spina sup. post. dextra bis zum Trochanter sin. 25½ cm, derjenige von der Spina ilei post. sin. bis zum Trochanter sin. 21 cm. Der Muttermund ist für 3 Finger passirbar. Der Kopf steht sehr hoch über dem Beckeneingange. Die Blase ist noch vorhanden. An der linken Seite sind die Knochen in die Beckenhöhle eingepresst.

Mit Rücksicht auf die beschriebene Beckenanomalie habe ich mich zum Kaiserschnitt entschlossen. Die Operation wurde am 24. Juli um 9 Uhr Abends ausgeführt. Schnitt durch die Bauchdecken, Eröffnung der Bauchhöhle, Herausbeförderung des Fundus uteri und Schnitt durch den letzteren wurden in durchaus gleicher Weise wie im vorigen Falle gemacht. Der Schnitt durch den Uterus hat die Placenta getroffen, welche daher durchschnitten werden musste. Die ziemlich beträchtliche Blutung sistirte nahezu vollkommen sofort nach der Lösung der Placenta. Das Kind wurde am Fuße extrahirt, die Innenfläche des Uterus sorgfältig ausgerieben und die Wundränder durch 5 tiefgreifende und 6 oberflächliche Nähte geschlossen. Die Bauchdecken wurden in 2 Etagen geschlossen und ein Verband angelegt.

Die ganze Operation dauerte 35 Minuten.

Das Neugeborene — ein lebendes Mädchen — war 3250 g schwer und 50 cm lang. Der postoperative Verlauf war ein vollkommen glatter. Am 10. Tage wurden die Nähte entfernt, die Wunde heilte per primam intentionem. Am Anfange der 4. Woche verließ die Wöchnerin das Bett und wurde am Ende der 5. Woche mitsammt dem Kinde, das sie selbst gestillt hat, völlig gesund entlassen.

Bei der Entlassung fand man den Uterus mobil, anteflektirt und den Fundus einen Finger breit über der Symphyse stehend.

3. Fall. F. P., 28 Jahre alt, in Warschau geboren, ist am 25. Juli um 7 Uhr Morgens, 10 Stunden nach dem Weheneintritt, ins Krankenhaus aufgenommen worden. Pat. war in der Kindheit angeblich stets gesund, nur zu gehen begann sie spät. Die erste Periode bekam sie mit 15 Jahren, dieselbe wiederholte sich alle 4 Wochen und dauerte 4 Tage an. Sie gebärt zum 4. Mal. Das erste Kind

kam todt zur Welt, bei der zweiten und dritten Geburt wurden Zangen angelegt und todte Früchte entwickelt.

Eine Frau von kleinem Wuchse und schwachem Körperbau mit deutlichen Merkmalen von Rachitis. Die Wirbelsäule ist in der Lendengegend nach rechts gekrümmt, die unteren Extremitäten sind kurz und die Hüften sind derart gebogen, dass ihre Konkavität nach hinten und innen, die Konvexität dagegen nach vorn schaut. Ein Hängebauch. Beckenmaße: Dist. crist. 26 cm, D. spin. 24½ cm, Conj. ext. 17½ cm, Conj. diag. 11 cm, Dist. trochant. 26 cm. Zweite Hinter-hauptslage. Kopf über dem Beckeneingang. Kindliche Herztöne deutlich. Collum verstrichen. Stehende Blase. Muttermund für 1½ Finger durchgängig.

Da die Gebärende dringend ein lebendes Kind zu haben wünscht und sogar eine gefährliche Operation in Kauf nehmen möchte, unternahm ich desselben Tages, um 8 Uhr Abends, unter durchaus analogen Umständen wie zuvor, den Kaiserschnitt. Die Operation wurde auf dieselbe Weise wie in den 2 ersten Fällen ausgeführt, wobei ein lebendes Mädchen von 3200 g Gewicht und 49 cm Länge entwickelt wurde. Der Heilungsverlauf war ein völlig glatter und am 10. Tage wurden die Nähte entfernt. Die Wunde heilte per primam. Am Ende der zweiten Woche trat im unteren Winkel der Bauchwunde spärliche Eiterung ein, mittels eines kleinen Schnittes entleerte man den Eiter. Die Wunde verheilte nach einigen Tagen und die Wöchnerin ist mit dem Kinde vollkommen gesund entlassen worden.

Nicht gar so lange her galt der Kaiserschnitt für eine so gefährliche Operation, dass die Mehrzahl der Autoren dieselbe nur in Fällen absoluter Unmöglichkeit die Geburt auf natürlichem Wege zu beenden anrieth. Obgleich diese Operation heut zu Tage, Dank den Fortschritten der Chirurgie der Bauchhöhle, mit solch großer Gefahr nicht mehr verbunden ist, wird dennoch jetzt, besonders bei uns, verhältnismäßig selten zum Kaiserschnitt geschritten. Der Grund hierfür ist einerseits darin zu suchen, dass man zur Ausführung des Kaiserschnittes unbedingt die Einwilligung der Gebärenden haben muss, andererseits pflegen wir das Leben des Kindes viel zu gering zu schätzen und wir zur Rettung desselben nicht geneigt sind, die Gebärende selbst der kleinsten Gefahr auszusetzen. Immerhin wollen wir hoffen, dass sich die Indikationen des Kaiserschnitts in der nächsten Zukunft mit der Vervollkommnung der Technik desselben wesentlich erweitern werden und es uns gelingen wird, viele Kinder, die gegenwärtig unvermeidlich zu Grunde gehen, zu retten. Als einen wesentlichen Fortschritt auf dem Wege der Vervollkommnung der Technik des Kaiserschnitts ist unstreitbar die Einführung des Querschnitts durch den Uterus von Fritsch zu bezeichnen. Fast alle Autoren, die nach dieser Methode zu operiren Gelegenheit hatten, sprachen sich zu ihren Gunsten aus und bestätigten die von Fritsch supponirte Überlegenheit des Querschnitts gegenüber dem Längsschnitt (V. Braitenberg, Clemenz, Czyzewicz, Johaunowsky, Knauer, Perlis, Reying, Riedinger, Siedentopf, Stankiewicz, Hahn u. A.).

Ich gebe dieser Meinung meinen völligen Beifall, wenngleich ich die Frage der Zweckmäßigkeit des Querrchnitts für eine endgültig noch unentschiedene halte. Es muss noch zur schließlichen Entscheidung der Frage nothwendig festgestellt werden, wie groß

sich die Gefahr der Verwachsung der Gebärmutter mit den Nachbarorganen der Bauchhöhle, besonders aber mit den Därmen, bei dem
Querschnitte herausstellen wird (Ewerke).

Was alle übrigen gegen die Zweckmäßigkeit des Querschnitts
geäußerten Bedenken betrifft, haben sie sich alle als unhaltbar erwiesen.

Berichte aus gynäkol. Gesellschaften u. Krankenhäusern.

1) Gynäkologische Gesellschaft in München.

Sitzung vom 21. November 1901.

Vorsitzender: Herr J. A. Amann.

Bericht von Dr. Sigm. Mirabeau.

I. Herr Arthur Mueller: Demonstrationen.

a. Zwei Fälle von Hydrorrhoea gravidarum, in denen nach frühzeitiger
Zerreißung des Amnion die Früchte noch längere Zeit fortlebten und sich weiter
entwickelten, während fortwährend Fruchtwasser abfloss.

Bei einem 1899 beobachteten Falle verstrichen zwischen dem Blasensprung
und der Geburt 8—9 Wochen. Das Kind wurde lebend im 6. Monat geboren.
Das Amnion war kaum handtellergroß.

Im 2. Falle trat 9 Wochen nach der letzten Periode Fruchtwasserabfluss ein,
seitdem bestand wässriger Ausfluss, der allmählich übelriechend wurde. Im
5. Monate, 13 Wochen nach dem Blasensprung, trat eine Blutung ein und die
Frucht stellte sich in Steißlage zur Geburt. Trotz der Kleinheit der Frucht machte
die Entwicklung des Kopfes und nachher die Lösung der Nachgeburt wegen Rigidität des Muttermundes Schwierigkeiten. An dem demonstrirten Präparat sieht
man sehr deutlich den kaum hühnereigroßen Amnionsack. Die Frucht selbst zeigt
typische Verkrüpplung der Extremitäten in Folge Fruchtwassermangels.

b. Ein Fall von Häufung mehrerer Geschwulstarten bei ein und
derselben Frau.

Eine 55jährige IIIpara, die seit 3 Jahren die Regel verloren hat, und angeblich immer gesund war, bemerkte seit 3 Wochen leichten Blutabgang. Die Untersuchung ergab beginnendes Cancroid der vorderen Muttermundslippe, beweglichen
Uterus, flache Verdickung des linken Lig. latum (Ovarium?). Die Hysterektomie,
welche mit Hilfe des Schuchardt'schen Schnittes ausgeführt wurde, machte zunächst unerwartete Schwierigkeiten durch alte entzündliche Verwachsungen im
vorderen Douglas, bei deren Lösung die Blase einriss und vernäht werden musste.
Auch nachdem der Uterus vorn und hinten frei gemacht war, gelang die Umstülpung des Fundus wegen Verwachsung nicht. Nach Abbindung des rechten Parametrium und Lig. latum zeigte sich, dass im Fundus 2 Myome saßen, und außerdem fand sich eine schlaffe Ovarialcyste, die einerseits mit dem Uterus, andererseits mit dem Omentum fest verlöthet war und nur schwer gelöst werden
konnte. Erst dann gelang die Entwicklung und Exstirpation des Uterus. Am
3. Tage nach der Operation stellte sich eine sehr bedrohliche Magenblutung ein.
Die Palpation der Magengegend ergab eine deutliche Verdickung, außerdem fühlte
man Knoten in der Leber. Ob es sich um ein Magencarcinom oder ein altes
Ulcus ventriculi handelt (Pat. soll vor 3 Jahren schon Magenblutungen gehabt
haben) ist noch nicht entschieden, jedenfalls erholte sich die Pat. zunächst gut.

Diskussion: Herr Gossmann hält die Annahme eines Ulcus ventriculi nach
dem klinischen Befunde für das wahrscheinlichere.

Herr Mirabeau weist zur ersten Demonstration darauf hin, dass man bei
Extra-uterin-Gravidität häufig frühzeitigen Austritt der Frucht aus der Eihöhle,
und trotzdem Weiterentwicklung bis zur Reife beobachten kann.

Herr Mueller hält die Gefahr bei intra-uteriner Gravidität besonders wegen der Kommunikation mit der Außenwelt für größer als bei Extra-uterin-Gravidität.

Herr Amann bemerkt, dass die übrigen Eihäute auch nach Platzen des Amnion einen Abschluss nach außen noch schaffen können.

II. Herr J. A. Amann demonstrirt Stieltorsion einer Hydrosalpinx.

Das vorliegende Präparat stammt von einer 33jährigen Pat., welche 2mal (vor 10 und 3 Jahren) geboren hat. Die Menstruation war vom 17. Jahre ab regelmäßig ohne besondere Abnormitäten, die letzte vor 14 Tagen.

Pat. gab an, dass vor 10 Tagen plötzlich ein starker Schmerz im Leibe aufgetreten sei und seitdem in heftiger Weise fortbestünde.

Die äußere Untersuchung ergiebt einen Tumor, der ziemlich median gelegen, bis etwa 3 Querfinger breit unterhalb des Nabels hinaufreicht und sich ins kleine Becken fortsetst. Die Beweglichkeit des Tumors ist gering, die Konsistenz elastisch, das Abdomen in der Gegend des Tumors empfindlich. Die innere Untersuchung ergiebt die Portio an regulärer Stelle, der anteflektirte Uteruskörper ist an seiner vorderen Fläche gut tastbar, seine hintere Fläche scheint diffus in den oben erwähnten elastischen Tumor überzugehen, links ist ein rundlicher, etwa pflaumengroßer Tumor zu fühlen.

Es wird ein event. durch Stieltorsion mit dem Uterus verwachsener Ovarialtumor rechts, eine Hydrosalpinx links angenommen.

Operation: Abdominale Köliotomie, suprasymphysärer Querschnitt.

Der elastische Tumor, der mit Netz und Darmschlingen ziemlich innig verwachsen ist, entspricht einer sehr großen rechtsseitigen Hydrosalpinx, ca. 20 cm lang und ca. 6 cm breit, die 2½mal nach rechts um ihren Stiel gedreht ist und durch die Cirkulationsstörungen und Blutaustritte braunroth verfärbt ist. Nach Lösung der Adhäsionen und Ligirung des Stiels, besonders der Art. spermatica, wird der Tumor abgetragen; die linke Tube ist ebenfalls in eine, allerdings kleine, Hydrosalpinx verwandelt. Es wird an derselben eine Salpingostomie gemacht und ein Theil des cystisch veränderten Ovariums resecirt. Die Heilung verläuft reaktionslos.

III. Herr Mirabeau: Schwangerschaft und Geburt bei vorgeschrittener Tabes dorsalis.

Wenn schon überhaupt Tabes dorsalis bei Frauen in auffallend geringerer Zahl als bei Männern beobachtet wird, so erscheint Schwangerschaft und Geburt bei einer Tabetikerin nach dem wenigen, was in der Litteratur darüber zu finden ist, ein äußerst seltenes Ereignis zu sein.

In den internistischen Lehr- und Handbüchern fand ich bei Besprechung der Symptomatologie meist ohne specielle Berücksichtigung der Frau die allgemeine Bemerkung, dass die Geschlechtsfunktionen fast regelmäßig bei vorgerückter Erkrankung abnehmen, ja dass Impotenz manchmal schon zu den frühesten Symptomen der Erkrankung gehöre.

Nur in einer der neuesten Arbeiten über Tabes dorsalis von v. Leyden und Goldscheider[1] fand ich eine speciell auf die Geschlechtssphäre der Frau sich besiehende Bemerkung; es heißt dort: »Nicht so eklatant ist der Einfluss auf die Geschlechtssphäre des Weibes. Die Menstruation geht meist regelmäßig von statten, auch sind Fälle von normal verlaufener Schwangerschaft und Entbindung beobachtet. Immerhin scheint es doch im weiteren Verlaufe der Krankheit nur ausnahmsweise zur Konception zu kommen und auch Menstruationsstörungen sind häufig«.

In den geburtshilflichen Werken wird nur ganz vereinzelt Tabes dorsalis als Komplikation von Schwangerschaft und Geburt erwähnt, und wenn man die be-

---

[1] Nothnagel, Handbuch der inneren Krankheiten. Bd. X.

treffenden Litteraturnachweise prüft, so handelt es sich in den wenigen Publikationen um meist gar nicht näher geschilderte Lähmungserkrankungen, z. Th. aus einer Zeit, da die Tabes dorsalis als einheitlicher Symptomkomplex von Romberg bezw. Duchenne noch gar nicht festgestellt war. Auch in dem von v. Winckel[2] citirten Fall von Benike aus der Berliner Frauenklinik[3] handelte es sich nicht um eine Tabes, sondern um eine von Wirbelcaries ausgehende Querschnittsmyelitis, die erst während der Schwangerschaft auftrat und bekanntlich ein ganz anderes Krankheitsbild erzeugt, als die heut zu Tage als Tabes dorsalis bezeichnete Systemerkrankung der Hinterstränge des Rückenmarks mit den bekannten 3 Kardinalsymptomen: Reflektorische Pupillenstarre, Erlöschen der Patellarreflexe, Ataxie zunächst der unteren Extremitäten.

Nur ein Fall aus neuerer Zeit, und zwar der von Litschkus[4] 1885 publicirte, erwies sich als Partus bei Tabes dorsalis. Der Fall ist in einer russischen Zeitschrift publicirt, ich konnte nur das Referat im Centralblatt für Gynäkologie nachlesen.

Danach handelte es sich um eine 26jährige Kreißende, die zuletzt vor 9 Jahren entbunden hatte, und bei der seit 7 Jahren Zeichen von beginnender Tabes: Incontinentia urinae, charakteristischer Gang, erloschene Patellarreflexe, Ataxie an Beinen und Armen konstatirt worden war. Die Geburt dauerte 5 Tage, erfolgte aber doch spontan und auch das Wochenbett verlief normal.

Was dagegen die wiederholt citirte Arbeit von Helfft[5]: »Von der Lähmung während der Geburt und nach der Schwangerschaft« anlangt, so ist dies lediglich eine Besprechung einer englischen Statistik von 34 Fällen von Lähmungen in der Schwangerschaft[6], aus der Mangels jeglicher neurologischer Ordnung gar nichts zu ersehen ist, als dass der Autor die Lähmungen »auf durch die Schwangerschaft entstandene Veränderungen der Blutmischungen« zurückführt. Ein Fall von Tabes scheint nicht darunter zu sein, größtentheils sind es Hemiplegien, hysterische Lähmungen und anscheinend periphere Neurosen.

Angesichts der Spärlichkeit dieses in der Litteratur vorhandenen Materials dürfte die Mittheilung eines neuen Falles von einigem Interesse sein.

Es handelt sich um eine jetzt 34 Jahre alte Frau, die ich seit 3 Jahren zu beobachten Gelegenheit hatte.

Die seiner Zeit erhobene Anamnese ergab, dass die 1867 geborene Frau in ihrer Jugend immer gesund war und seit ihrem 17. Lebensjahr die Periode regelmäßig, stark und mit Anfangskrämpfen verbunden, hatte. In demselben Jahre erkrankte die Pat. kurze Zeit nach einem sexuellen Rapport und wurde ¼ Jahr lang im Krankenhaus l. d. L. einer antiluetischen Kur unterzogen. Im folgenden Jahre trat ein Hautausschlag auf, der auf eine Schmierkur rasch verschwand und seither blieb Pat. gesund. 5 Jahre nach dieser Infektion heirathete die Pat., die Ehe blieb kinderlos. Der Mann war nie geschlechtskrank und hatte den lebhaften Wunsch, ein Kind zu haben.

Im 26. Lebensjahre, also 9 Jahre nach der Infektion und im 4. Jahre der Ehe, bemerkte die Pat. zunehmende Schwäche der Beine, Unsicherheit beim Gehen und zeitweise Schmerzen in den Extremitäten. Sie konsultirte nun im Laufe der nächsten Jahre, wie das bei derartigen unheilbaren Krankheiten die Regel ist, eine Reihe von Ärzten, dann einige Kurpfuscher, und auch nach Wörrishofen hatte sie nicht versäumt zu gehen, Alles ohne Erfolg, die Lähmung war immer weiter fortgeschritten, so dass Pat. überhaupt nicht mehr stehen konnte.

Im September 1898 sah ich die Pat. zum 1. Mal, als ich wegen einer starken Genitalblutung zu ihr gerufen wurde.

---

[2] v. Winckel, Lehrbuch der Geburtshilfe.
[3] Zeitschrift für Geburtshilfe und Gynäkologie 1877. Bd. I. p. 28.
[4] Wratsch 1885, ref. Centralblatt für Gynäkologie 1885.
[5] Monatsschrift für Geburtskunde 1854. Bd. IV.
[6] W. Churchill, Dublin quaterly journal of med. science 1854. Mai.

Die Frau befand sich in vorzüglichem Ernährungszustande und machte im Bette liegend durchaus nicht den Eindruck einer leidenden Person. Die Periode war damals 2 Monate ausgeblieben und nun war seit 5 Tagen eine starke Blutung erfolgt. Der Uterus war vergrößert, von weicher Konsistenz, der Muttermund geschlossen; es ging beständig Blut ab. Allem Anscheine nach war ein Abort vorausgegangen, doch war nichts mehr davon zu erkennen. Auf Bettruhe, heiße Ausspülungen und Eisblase stand die Blutung und in einer Woche fühlte sich die Pat. wieder wohl. Die Untersuchung, die ich darauf vornahm, ergab das Bild einer vorgeschrittenen Tabes. Beide unteren Extremitäten vollständig gelähmt, Patellarreflexe fehlen, vollständige Ataxie beider Beine, Sensibilität stark herabgesetzt, enge Pupillen bei vollkommener reflektorischer Starre. Sensibilitätsstörungen an den oberen Extremitäten. Dann vor Allem schwere Störung der Urin- und Stuhlentleerung. In Folge völliger Unempfindlichkeit fehlt jede Kontrolle. Sexuelle Empfindungen bestehen seit 3 Jahren nicht mehr. Doch duldet Pat. die häufigen sexuellen Rapporte ihres Mannes, besonders mit Rücksicht auf dessen Wunsch nach einem Kinde.

Ich empfahl der Pat. im Hinblick auf den Abort und die zweifellos luetischen Antecedentien der Tabes eine neuerliche antiluetische Kur, die dann auch gleichzeitig mit einer mechanischen Kur durchgeführt wurde, worauf das Befinden der Pat. sich so weit besserte, dass sie eine Zeit lang am Stock stehen und einige Schritte gehen konnte. Ich sah sie erst nach 3/4 Jahren wieder, von der Besserung war nichts mehr zu erkennen, dagegen bestand eine Schwangerschaft im 3. Monat. Es wurde nun nochmals ein Inunktionskur absolvirt und die Schwangerschaft nahm einen regelmäßigen Verlauf. Die Pat. hatte keinerlei Beschwerden während der Schwangerschaft, fühlte nie Kindsbewegungen, nur die Urinentleerung gestaltete sich noch schwieriger als zuvor, und wiederholt mussten große Mengen Urin mit dem Katheter entleert werden.

Noch merkwürdiger gestaltete sich die Entbindung, die genau am berechneten Schwangerschaftsende erfolgte. Mit Rücksicht auf die hochgradigen nervösen Störungen an den unteren Extremitäten, an Mastdarm und Blase, musste man auch an eine Insufficiens der Uterusmuskulatur denken, denn wir wissen ja, dass die Innervationscentren für die Genitalorgane ebenfalls in der Gegend des Überganges vom Brust- zum Lendenmark sitzen, d. h. gerade da, wo die Degeneration der Hinterstränge bei Tabes in der Regel beginnt. Man konnte also mit einer wirksamen Wehenthätigkeit nicht rechnen und musste, zumal es sich um eine 30-jährige Erstgebärende handelte, auf eine künstliche Entbindung gefasst sein.

Nun ging aber Alles ganz anders. Ein Zeitpunkt des Beginns der Geburt ließ sich überhaupt nicht bestimmen, da die Pat. nicht die geringste Empfindung von Wehen hatte. Erst der Abfluss des Fruchtwassers machte die Umgebung darauf aufmerksam, dass die Geburt begonnen habe. Dabei erwies sich der Muttermund handtellergroß. Von diesem Moment bis zur Vollendung der Geburt verstrichen 65 Minuten, und in dieser Zeit kamen 7 Wehen zu Stande, und zwar 5 von ganz ungewöhnlicher Länge und Stärke und 2 kürzere. Von all dem verspürte die Pat. nicht das Geringste, sie lag ruhig, fast theilnahmslos da, während der Uterus die Frucht herauspresste, nur als die Bauchpresse einige Mal reflektorisch mit in Aktion trat, sagte sie auf Befragen, sie fühle leichten Stuhldrang, den sie schon seit Jahren nicht gefühlt hatte. Mit der 6. Wehe kam das Kind, ein kräftig entwickeltes Mädchen, mit der 7. die Nachgeburt. Erst als die Frau das Kind hörte und sah, wusste sie, dass sie geboren hatte. Eben so ideal und ungestört wie die Geburt verlief das Wochenbett.

Das Kind kam alsbald aufs Land und gedieh prächtig; 3 Wochen post partum trat nach Mittheilung des Arztes ein fleckiger Ausschlag auf, der auf Kalomel rasch verschwand. Um was es sich hier handelte, kann ich nicht sagen, doch scheint der Arzt Lues vermuthet zu haben.

Wenn wir diesen Verlauf der Geburt mit den bekannten Thatsachen aus der Physiologie der Geburt vergleichen, so ergiebt sich vor Allem, dass die motorischen Funktionen des Uterus ziemlich unabhängig vom Rückenmark sind, und offenbar im Wesentlichen durch periphere Nervencentren im Uterus selbst ausgelöst werden. Damit stimmen vor Allem die Thierexperimente überein, die Gols zum Studium dieser Frage anstellte: er sah bei Hündinnen, denen er das Rückenmark am Übergang von Brust- und Lendenmark vollständig durchschnitten hatte, Konception und Wurf ungestört erfolgen. Eben so sah Rein trächtige Hündinnen, bei denen alle zum Uterus führenden Nervenbahnen durchschnitten waren, glatt ihre Jungen werfen.

Nun war, wie wir gesehen haben, die Schmerzempfindlichkeit im vorliegenden Falle vollkommen aufgehoben; wir müssen also annehmen, dass die nervöse Verbindung von Uterus und Lendenmark bezw. Sympathicus im Wesentlichen aus sensiblen Bahnen besteht, die dann allerdings reflektorisch auch motorische Reize auslösen können, die aber gegenüber den vom Uterus selbst ausgelösten Kontraktionen höchstens regulirend, ja sogar hemmend wirken.

Ich habe ja oben erwähnt, dass die Wehen bei der Frau von ganz ungewöhnlicher Länge und Kraft waren, und in Folge dessen von großer Wirkung.

Nun beobachten wir andererseits bei normalen Geburten, dass gerade die große Schmerzhaftigkeit es ist, welche die Kraft und den Effekt der Wehen beeinträchtigt, die Frauen arbeiten unwillkürlich den Wehen entgegen. In solchen Fällen leistet bekanntlich das Morphium gute Dienste, indem es durch Herabsetzung der Schmerzhaftigkeit indirekt wehenstärkend wirkt. Dies scheint mir ein ganz paralleler Vorgang zu sein: was hier das Morphium leistet, das leistet in dem Falle von Tabes der Ausfall der sensiblen Bahnen zum Rückenmark in noch viel höherem Maße. Auch in dem oben erwähnten Falle von Litschkus wird ausdrücklich erwähnt, dass kein Wehenschmerz vorhanden war, eben so in dem Falle von Benike.

Es liegt eine merkwürdige Ironie in der Thatsache, dass eine schreckliche, unheilbare Krankheit, wie es die Tabes dorsalis ist, das Weib in Folge einer eigenthümlichen Konstellation physiologischer Momente zur idealsten Gebärerin macht, und es von dem alten Fluch erlöst, mit Schmerzen Kinder zu gebären.

Diskussion: Herr Theilhaber glaubt, dass Geburten bei Lähmungen öfters vorkommen, und doch wohl meist verzögert sind; er selbst hat normalen Partus bei wahrscheinlich hysterischer Lähmung gesehen.

Herr Nassauer: Die Geburt kann auch in diesem Falle schon sehr lange vor dem Blasensprung begonnen haben, ohne dass die Frau es bemerkte.

Herr Amann hat bei sonst ganz normalen Gebärenden völlige Schmerzlosigkeit der Wehen beobachtet.

Herr Ludwig Seitz: Der Fall scheint von besonderem physiologischem Interesse, weil er auch für die menschliche Gebärmutter die Existenz peripherer, im Uterus selbst gelegener motorischer Centralorgane sicherstellt, was bisher nur für einzelne Thiere festgestellt werden konnte.

Herr Mirabeau: Auch vom Blasensprung an gerechnet ist die Dauer der Geburt für eine 30jährige Ipara ungewöhnlich kurz. Die absolute Schmerzlosigkeit der Wehen ist in diesem Falle eben so wie in ähnlichen doch sicher auf die bestehende Rückenmarkserkrankung zu beziehen. Weitere Fälle der Art, außer den erwähnten, konnte ich in der Litteratur nicht finden.

IV. Herr J. A. Amann: Die abdominale Totalexstirpation bei kompleter Uterusruptur.

Vortr. erwähnt zunächst die aus den Berichten der Kliniken zu entnehmenden, im Allgemeinen schlechten Resultate bei der Therapie der Uterusruptur. Aus der Zusammenstellung einzelner publicirter Fälle kommen allerdings sehr große Zahlen zu Stande, doch geben sie keineswegs ein so klares Bild von der Schwere der Komplikation, wie die Berichte aus Kliniken, bei denen jeder auch nicht günstig verlaufende Fall erwähnt wird.

Bezüglich der Therapie, der nicht operativen und der operativen und der Art der letzteren kommen besonders die Zusammenstellungen aus den Kliniken, die

Schmit gegeben hat, so wie die sehr große Zusammenstellung von Klien, welche sämmtliche in genügender Weise publicirten Fälle enthält, in Betracht.

Vortr. geht nur auf die typische Uterusruptur, die im unteren Gebärmutterabschnitt vorkommt, näher ein. Die im Corpus an prädisponirten Stellen, in alten Kaiserschnittnarben, nach früheren Placentarlösungen, gynäkologischen Eingriffen etc., auftretenden Rupturen des graviden Uterus werden nicht näher besprochen, doch vom Vortr. ein hierher gehöriger Fall erwähnt, bei welchem sich im Anschluss an eine Fundusruptur im Puerperium durch Anlegung des Darmes eine Dünndarm-Uterusfistel zugleich mit eitriger Peritonitis entwickelt hatte, bei welchem Vortr. den Uterus abdominal total exstirpirte und zugleich ein über 25 cm langes Stück Dünndarm resecirte mit vollkommener Heilung (Gynäkologischer Kongress, Berlin 1899).

Vortr. geht nun zur Schilderung seiner Beobachtung von typischer kompleter Ruptur im unteren Uterinsegment etc. über:

30jährige Vpara, Wehenbeginn am 2. November 1901 Mittags. Blasensprung 2 Uhr Nachts (3. November). Die gerufene Hebamme konstatirt um 3 Uhr Schieflage des Kindes. Um ³/₄5 Uhr werden von einem Arzt in Narkose Wendungsversuche gemacht. Um 6 Uhr wird ein zweiter Arzt beigezogen. Dieser konstatirt, neben dem vorliegenden rechten Arme eindringend, einen Uterusriss in der rechten Seite und fühlt sofort durch den Riss sich hereindrängende Darmschlingen. Die unteren Extremitäten des Kindes liegen in der freien Bauchhöhle, das Kind ist beweglich, die Wendung und Extraktion des Kindes gelingt leicht, die Placenta wird manuell gelöst. Da bereits Zeichen schwerer innerer Blutung bestehen, wird rasch der Uterus, resp. die Gegend des Risses, mit langen Gazestreifen tamponirt, die Bauchdecken mit Binden fest umwickelt und Ergotin injicirt. Sofort wird der Transport der Pat. in die Krankenanstalt zum rothen Kreuz mit Sanitätswagen, ca. 5 km weit, bewerkstelligt.

Als Vortr. um ¹/₂9 Uhr die Pat. dort zuerst sah, konstatirte er alle Zeichen einer inneren Blutung, hochgradige Blässe, Puls sehr klein und sehr frequent. Pat. wird sofort auf den Operationstisch in steile Beckenhochlagerung gebracht, zugleich zur Autotransfusion. Da die Herausnahme des Streifens eine stärkere Blutung zur Folge haben konnte, war eine Desinfektion der Vagina nicht möglich; es konnten daher nur die Bauchdecken und die Vulva desinficirt werden.

Operation 9¼ Uhr (3. November 1901), abdominale Köliotomie. Nach Eröffnung der Bauchhöhle erkennt man einen über handtellergroß klaffenden, von evertirten Uterusrändern begrenzten Riss, durch welchen ein fast kindskopfgroßes Packet von Gazestreifen in die Bauchhöhle herausragt, auf welchem Dünndarmschlingen verklebt sind. Der Riss befindet sich am Ansatzpunkte der Blase und erstreckt sich nach oben rechts seitlich und durchtrennt die ganze vordere Cervixwand bis in das vordere Vaginalgewölbe. Das rechte Lig. rot. ist abgerissen und blutet nicht. Der Peritonealriss geht nach rechts weit über das rechte Lig. lat. dextr. hinauf bis weit unter das Coecum, so dass letzteres vollkommen von seiner Basis losgetrennt, frei beweglich hoch oben in der Mitte über Nabelhöhe sich befindet. Die Blase ist vollkommen vom Uterus losgetrennt. In der Bauchhöhle befindet sich eine große Menge flüssigen Blutes, in der Lebergegend Mekoniummassen im Blute.

Bei den zerfetzten Wundverhältnissen wurde von einer Naht abgesehen und sofort zur abdominalen Totalexstirpation übergegangen. Zunächst Unterbindung der Ligg. infundibulo-pelvica, dann durch einen bei der Operation nicht betheiligten Assistenten Entfernung des tamponirenden Gazestreifens von der Vagina aus; nun erkennt man, dass sich der Riss weit in das Lig. lat. hinein erstreckt, dass die Art. uterina in großer Ausdehnung bloßliegt und dass ein Ast derselben eingerissen ist und spritzt.

Die Arteriae uterinae werden isolirt gefasst und ligirt, die Ureteren stumpf freigelegt (was leicht gelingt), um die Beziehung des Risses zu denselben zu erkennen.

Durch den Riss wird nun eingegangen und die in ihrer vorderen Wand vollkommen zerfetzte Cervix mit Kugelzangen hervorgezogen und am Vaginalansatz
mit Schere aus ihren Verbindungen gelöst, die hierbei blutenden Gefäße sofort
gefasst.

Nachdem nun so der Uterus sehr rasch entfernt war, erkennt man die offene
Vagina, nach vorn die schon vorher beim Geburtsakte abgelöste Blase, nach rechts
die tiefe, zerwühlte Höhle, das Lig. lat. dextr., in welchem noch einige Gefäße
unterbunden werden müssen, und als Fortsetzung dieser Höhle hoch hinauf unter
das Coecum den oben erwähnten Peritonealriss.

Das Blasenperitoneum wird mit einer Katgutnaht über die fetzig aussehende
hintere Blasenwand an die vordere Vaginalwand, das Douglasperitoneum an die
hintere Vaginalwand angenäht. Ein dicker Jodoformgazestreifen wird in die Vagina eingeführt und mit demselben auch die breite fetzige Höhle, die dem Lig.
lat. dextr. entspricht, hoch hinauf·locker tamponirt, darüber das Peritoneum geschlossen. Der Peritonealschlitz am Coecum wird vereinigt, das Coecum wieder
seitlich angeheftet. Auch der linke Ligamentstumpf wird mit Peritoneum bedeckt.
Somit ist das Peritoneum über dem Jodoformgazetampon, welcher durch die Vagina
nach abwärts geleitet wird, geschlossen.

Auswaschung der Bauchhöhle mit mehreren Litern physiologischer Kochsalzlösung. Im unteren Wundwinkel kleiner Jodoformgazestreifen gegen das Vaginalgewölbe. Schluss der Bauchwunde, Kochsalzinfusion.

In den folgenden Tagen geht auch aus der Vagina etwas Urin ab, offenbar
war beim Geburtsakt die Blase nicht allein vom Uterus losgerissen, sondern auch
an einer Stelle eingerissen. Die unwillkürliche Urinentleerung wurde immer weniger
und hörte nach ca. 15 Tagen auf. (Es war ein Dauerkatheter eingelegt worden.)

Ohne jegliche Temperatursteigerung (nie über 37,3°) erholte sich
Pat. auffallend rasch und konnte bereits am 18. Tage in denkbar
gutem Wohlbefinden nach Hause zurückkehren.

Es handelt sich somit in diesem Falle um eine komplete Uterusruptur mit Austritt des Kindes in die Bauchhöhle (zum großen
Theil), komplicirt durch Abreißung der Blase mit Verletzung derselben, Aufreißung des rechten Lig. lat. mit ausgedehnter Lostren-
nung des Coecum von seiner Basis, Fortsetzung des Risses in die
Vagina. Die Infektionsgefahr war durch die weit durch den Riss
hindurch in die Bauchhöhle vorgeschobenen Gazestreifen, welche
durch die offenbar unter den gegebenen Umständen nicht als aseptisch anzusehende Vulva eingeführt werden mussten, in diesem
Falle als ziemlich bedeutend zu erachten; noch dazu waren die
Darmschlingen zwischen den Gazestreifen verklebt. Die Blutung
war eine sehr intensive; das Aussehen der Pat. äußerst anämisch
der Puls kaum fühlbar gewesen.

Bei der Therapie sind die kompleten Uterusrupturen von den inkompleten
zu trennen, die letzteren sind bei jeder Art der Therapie viel günstiger. Die mit
Blasenverletzungen kombinirten Uterusrupturen sind nach Klien die
schlimmsten Geburtsverletzungen, die es giebt. Von 15 Fällen wurden nur 2 geheilt (Mortalität von 87%).

Was die operative Therapie anlangt, kommen folgende Methoden in
Betracht:

Abgesehen von der in manchen Fällen nur durch abdominale Köliotomie möglichen Entfernung des vollkommen in die Bauchhöhle ausgetretenen Kindes

1) Die Naht des Risses:
   a. auf abdominalem Wege,
   b. auf extraperitonealem Wege,
   c. auf vaginalem Wege.
2) Die supravaginale Amputation des rupturirten Uterus:
   a. mit extraperitonealer Stielbehandlung (Porro),
   b. mit intraperitonealer resp. retroperitonealer Stielbehandlung.

3) Die Totalexstirpation des Uterus:
    a. auf abdominalem Wege,
    b. auf vaginalem Wege.

Die **Naht des Risses** hat nur dann Aussicht auf Erfolg, wenn der Riss einfach, nicht zerfetzt ist und nur geringe Infektionsgefahr besteht. Bei **kompleten** **Rissen** kommt nur der **abdominale Weg**, bei **inkompleten** vorderen und seit. lichen Rissen kann auch **transperitoneal** vorgegangen werden. Von der **Vagina** aus kann fast nie genäht werden. Unter den 149 operirten Fällen der **Klien'schen** Statistik wurde die **Naht** bei primärer Köliotomie (also auch Kind per koeliotomiam entfernt) 19mal mit 53% Mortalität, bei sekundärer Köliotomie (also nach vaginaler Entfernung des Kindes) 32mal mit 47% Mortalität ausgeführt. Auch wenn die Naht gut heilt, bleibt bei einer späteren Geburt die Gefahr einer Ruptur in der alten Uterusnarbe (wie in alter Kaiserschnittnarbe).

Die **supravaginale Amputation** wurde unter den 149 Fällen primär 29mal mit 45% Mortalität, sekundär 26mal mit 42% Mortalität ausgeführt. Die supravaginale Amputation mit **extraperitonealer** Stielbehandlung ist von den abdominalen Köliotomien für den Praktiker am leichtesten und schnellsten auch unter ungünstigen äußeren Verhältnissen auszuführen. Die **intra**- resp. **retroperitoneale Stielbehandlung** erfordert specielle operative Schulung, Möglichkeit peinlichster Asepsis, gute Assistenz etc. Es bleibt ein event. noch gut ernährter Stumpf zurück, der meist zerfetzt und häufig durch die vorhergegangenen Entbindungsmanipulationen schon inficirt ist. Trotz der supravaginalen Amputation waren in 10 Fällen noch Reste des Risses im Stumpf übrig, die genäht werden mussten.

Die Drainage nach der Vagina zu ist nicht sehr ausgiebig, Hämatome müssen event. nach oben drainirt werden.

Die **abdominale Totalexstirpation des rupturirten Uterus setzt** die klarsten Wundverhältnisse: Die unnütze und durch Infektion event. schädliche Cervix bleibt nicht zurück; die Blutstillung ist exakt, es bleibt eine breite Vaginalöffnung für die Drainage, die sich zugleich auch in die seitlichen Hämatomhöhlen erstreckt, darüber kann das Peritoneum geschlossen werden.

Unter den 149 abdominal Köliotomirten wurde die abdominale Totalexstirpation bei kompleter Uterusruptur nur 13mal ausgeführt mit 7 Todesfällen. Von den 7 sekundär (nach vaginaler Entbindung) abdominal Totalexstirpirten sind 5 gestorben, von den 6 primär abdominal Totalexstirpirten dagegen nur 2, dazu kommt noch ein günstig verlaufener Fall von Schmit (primär abdominal total) und mein vorher erwähnter günstig verlaufener Fall (sekundär abdominal total). Aus den kleinen Zahlen ist bei der Verschiedenartigkeit der Fälle kein Schluss zu ziehen; in verschiedenen Fällen wurde erst im Verlaufe der Operation wegen der zerfetzten Wundverhältnisse zur abdominalen Totalexstirpation übergegangen.

Ich glaube, dass gerade die planmäßig von Anfang an durchgeführte Totalexstirpation des Uterus Vortheile gegenüber der supravaginalen Amputation bietet, sie ist in kürzerer Zeit auszuführen, mit der event. inficirten Cervix kommt man am wenigsten in Berührung. Vortr. beschreibt den Gang der Operation. Die Vagina bleibt offen, über dem Jodoformgazedrain wird das Peritoneum geschlossen; ist letzteres im kleinen Becken zu sehr zerfetzt, so empfiehlt Vortr. zur Deckung der Defekte die Flexur an die vordere Becken- oder Blasenwand zu nähen, wie er dies auf Grund sehr zahlreicher diesbezüglicher Erfahrungen in ähnlichen Fällen auf dem internationalen med. Kongress Paris 1900 empfohlen hat. Vortr. hat schon seit einer Reihe von Jahren in allen Fällen, bei welchen der Uterus als funktionsfähiger nicht mehr erhalten werden konnte, an Stelle der supravaginalen Amputation die abdominale Totalexstirpation und zwar gewöhnlich nach der Doyen'schen Methode ausgeführt, so besonders bei Myomen, und hebt auf Grund der außerordentlich günstigen Resultate mit dieser Methode die Vortheile derselben, klare Wundverhältnisse, exakte Blutstillung, wenn nöthig breite Drainage nach Vagina, Vermeidung eines Cervixstumpfes, exakte Peritonealvereinigung etc., die alle spe-

ciell auch für die Verhältnisse der Uterusruptur von besonderer Bedeutung sind,
nur wieder hervor.

Die vaginale Totalexstirpation des rupturirten Uterus ist trotz
der bisherigen ungünstigen Resultate (von 9 Fällen starben 6), die aber z. Th. auf
unglücklichem Zufall oder ungeeignetem Vorgehen beruhten, als zweckmäßig zu
bezeichnen bei vorderem oder hinterem Uterusriss ohne Zerreißung
der Lig. lata. Die vaginale Totalexstirpation kann rasch und ohne besonders
geschulte Assistenz auch in nicht ganz geeigneten Räumlichkeiten ausgeführt
werden.

Von den nicht operirten 198 Rupturfällen (Klien) wurden 48% geheilt.
Von 42 Drainagefällen (Drainrohr oder Jodoformdocht) heilten hingegen 35 = 83%.
Der hierdurch naheliegende Schluss, die Drainage sei die beste therapeutische Me-
thode, wäre nur bedingt richtig, da hauptsächlich günstig liegende Fälle dieser
Behandlung unterworfen wurden.

Die Fortschritte unserer operativen Technik, die Besserung unserer Methoden
werden künftighin auch eine Rolle bei der Indikationsstellung abgeben. Immerhin ist es für Denjenigen, der in ungünstigen Verhältnissen arbeiten muss, eine
gewisse Beruhigung, zu wissen, dass aus der bisherigen Statistik hervorgeht, dass
das operative Verfahren keineswegs unter allen Umständen vorzuziehen ist, dass
mit der Drainage sehr gute Resultate erzielt wurden.

Für die Behandlung der kompleten Uterusruptur dürften vielleicht folgende
Gesichtspunkte maßgebend sein:

a. **Akute Verblutungsgefahr**: Handeln an Ort und Stelle.

Bei ungünstigen äußeren Verhältnissen: Entbindung vaginal, Kompressivverband (event. mit Abknickung des Uterus nach der Rückseite), Drainage
im Riss; event. Porro mit extraperitonealer Stielbehandlung (Tamponade nicht zweckmäßig, höchstens Mikulicz).

Bei günstigen äußeren Verhältnissen (z. B. Klinik) primäre abdominale Köliotomie, Entfernung des Kindes, (Naht oder) abdominale Totalexstirpation. Wenn der Riss vorn oder hinten: vaginale Totalexstirpation.

b. **Mäfsige oder keine Blutung**: Wenn irgend schonend möglich, Transport
in die Klinik (da nach der Entbindung event. erst Gefahr eintreten kann). Dort
Entbindung per vias naturales. Drainage mit Jodoformgaze, -Docht oder Drainrohr. Beobachtung. Bei späterer Nachblutung bei seitlichem Riss abdominale
Köliotomie mit Totalexstirpation, bei vorderem oder hinterem Riss vaginale Totalexstirpation.

Ist der Transport unmöglich, Entbindung per vaginam, Drainage; bei späterer
Nachblutung Kompressivverband wie oben. Im Nothfalle Porro bezw. vaginale
Totalexstirpation.

Die supravaginale Amputation mit intraperitonealer Stielbehandlung wurde
aus den oben angeführten Gründen nicht empfohlen; sie bedarf der gleichen Vorbedingungen, Assistenz etc., wie die abdominale Totalexstirpation; bei entsprechender Schulung lässt sich letztere rascher als erstere ausführen.

Je rascher nach erfolgter Ruptur der operative Eingriff gemacht werden kann,
um so günstiger ist die Prognose desselben. Die besten Chancen für eine nicht
operative Behandlung (Drainage) geben die inkompleten Rupturen ohne besondere Blutung.

Diskussion: Herr Faltin berichtet kurz über einen selbst erlebten Fall,
in dem bei vaginaler Operation der nicht zerrissene Theil der Portio erhalten
werden konnte.

Herr Ludwig Seitz erwähnt 4 Fälle von Uterusruptur aus der Frauenklinik,
in welchen 2mal supravaginale Amputation, 1mal abdominale Vernähung des Risses
mit Erhaltung des Uterus, 1mal vaginale Tamponade ausgeführt wurde. Alle gingen
in Heilung aus.

Herr Amann: Die in der Diskussion erwähnten Fälle, bei denen operativ vorgegangen wurde, betreffen nur supravaginale Amputationen. Auf Grund
der von mir in meinem Vortrage hervorgehobenen Vortheile möchte ich an Stelle

der supravaginalen Amputation des rupturirten Uterus die von Anfang an planmäßig durchgeführte abdominale Totalexstirpation des Uterus empfehlen;
bei entsprechender Schulung ist dieselbe rascher auszuführen; sie setzt die
günstigsten Wundverhältnisse.

Bei nur vorderem oder hinterem Uterusriss scheint mir die vaginale
Totalexstirpation den anderen Methoden überlegen zu sein.

Neueste Litteratur.

2) Zeitschrift für Geburtshilfe und Gynäkologie Bd. XLVI. Hft. 2.

1) **A. Feitel.** Zur arteriellen Gefäßversorgung des Ureters, insbesondere der Pars pelvina.

Wertheim hatte bei 57 Totalexstirpationen des carcinomatösen Uterus, die
per laparotomiam nach seiner Methode ausgeführt worden waren, 5mal die Entstehung von Ureterfisteln beobachtet. Da eine Verletzung der Ureteren bei der
Operation nicht stattgefunden hatte, so konnten die Fisteln nur von einer Ernährungsstörung der Harnleiterwand in Folge zu ausgiebiger Durchtrennung der
zuführenden Blutgefäße abhängig gemacht werden.

F. hat auf Grund von Sektionsergebnissen weiblicher Leichen den typischen
Verlauf der Ernährungsgefäße der Ureteren festgestellt.

Er empfiehlt zur Vermeidung von Ureterenfisteln nach der Wertheim'schen
Operation das Beobachten folgender Vorschriften:

Die Ureteren dürfen nicht stumpf freigelegt werden. Zur Erhaltung der Blutversorgung der Harnleiter sind die Vasa nutrientia nach Möglichkeit bei der
Operation frei zu präpariren.

Die Spaltung des Peritoneum über dem Ureter ist zur Schonung der Ernährungsgefäße in der Weise vorzunehmen, dass die Schnittführung oberhalb der Mitte
der Pars pelvina des Ureters lateral, unterhalb jener Stelle medial vom Ureter
verläuft.

2) **G. Kien.** Zwei Fälle eigenthümlicher Schwellung der Parotis
bei Neugeborenen.

Der eine Fall betraf ein im Straßburger Hebammeninstitut geborenes Kind.
Die Geburt war in Hinterhauptslage glatt verlaufen, die Durchmesser des kindlichen Köpfchens waren eher kleiner als normal. Die Vergrößerung der Drüse
erstreckte sich besonders auf die accessorischen Lappen; der Ductus Stenonianus
war durchgängig. 4 Wochen nach der Geburt war die Schwellung spontan fast
ganz verschwunden.

Ein ganz ähnlicher, von anderer Seite beobachteter Fall ist Verf. mündlich
mitgetheilt worden.

Betreffs der Ätiologie dieser angeborenen Parotisschwellungen ist es noch nicht
möglich, ein sicheres Urtheil abzugeben.

3) **E. Ihm.** Zur Therapie der Extra-uterin-Schwangerschaft.

Innerhalb eines Zeitraumes von $3\frac{1}{2}$ Jahren wurden in der Königsberger
Frauenklinik 44 Fälle von Extra-uterin-Schwangerschaft beobachtet.

Nach Absug von 5 ausscheidenden Fällen wurden von den übrigbleibenden
39 Kranken 19 operirt — 17 durch Laparotomie, 2 durch Kolpotomia post. —
und der Rest wurde exspektativ behandelt.

Todesfälle kamen weder bei den mittels Laparotomie noch bei den exspektativ behandelten Kranken vor.

Die Zeit von der Operation bis zum Entlassungstage betrug durchschnittlich
bei den 19 Operirten 26,7 Tage.

In 15 Fällen war es möglich, über das Dauerresultat der Operation Nachricht
zu erhalten: nur 3 Kranke waren nicht im Stande, schwere Hausarbeit zu verrichten.

Von den exspektativ Behandelten belief sich der Aufenthalt in der Klinik, bei einer wechselnden Größe der Hämatocele von Gänseei- bis zu Mannskopfgröße, im Durchschnitt auf 5 Wochen. Während dieser Zeit wurde vollständige Resorption nur in 1 Falle erzielt.

Von 11 der exspektativ Behandelten war es I. möglich, über das spätere Schicksal nach der Entlassung Untersuchungen anzustellen. Es ergab sich das auffallende Resultat, dass die Beschwerden nach der Entlassung durchschnittlich noch 8,6 Monate andauerten.

Verf. räth daher, Kranke mit Hämatocele aus dem Arbeiterstande principiell, intelligente Kranke aber nur dann zu operiren, wenn sie selbst die Operation der viel länger dauernden exspektativen Behandlung vorziehen.

4) H. W. Freund. Zur erweiterten Freund'schen Operation bei Krebs der Gebärmutter.

15 Fälle von erweiterter Freund'scher Operation werden ausführlich mitgetheilt: 3mal war das Carcinom auf den Uterus beschränkt, 12mal hatte es sich über die Grenzen des Organs ausgedehnt.

Verf. empfiehlt für sämmtliche Fälle von Gebärmutterkrebs, in denen die Neubildung den Uterus nicht wesentlich überschritten hat, die erweiterte Freund'sche Operation, weil die Übersichtlichkeit größer ist, und weil man radikaler operiren kann als bei vaginalem Vorgehen. Allein nach eröffnetem Abdomen ist es möglich, die Beckenlymphdrüsen auszuräumen, die bekanntlich bereits bei beginnendem oder bei wenig vorgeschrittenem Uteruscarcinom inficirt sein können.

Die vaginale Operationsmethode ist auf diejenigen Fälle zu beschränken, in denen das Carcinom schon über die Grenzen des Uterus und dessen nächste Umgebung hinausgewuchert ist.

5) C. J. Bucura. Über die Verkürzung der runden Mutterbänder auf vaginalem Wege.

Nachdem die Plica vesico-uterina wie bei der Kolpotomia ant. eröffnet worden ist, werden die Ligg. rotunda beiderseits durch Schleifenbildung verkürzt, ohne dass es dabei gewöhnlich nothwendig wäre, den Uterus in die Vagina zu dislociren.

Die Lage des Uterus nach der Operation entspricht noch mehr der Norm als nach der Alexander'schen Operation.

Wertheim, der Erfinder der obigen Methode, hat im Laufe von über 4 Jahren 86 Frauen in dieser Weise operirt.

Nur in 25 Fällen handelte es sich um unkomplicirte Fälle von Retroversioflexio.

Bei der Entlassung lag der Uterus nur 2mal in Retroversion, sonst stets in normaler Lage.

Störungen in der Gravidität oder im Wochenbett kamen nach der Operation in keinem Falle vor.

Die Dauererfolge der Operation beliefen sich auf über 79%. Recidiv wurden ausschließlich complicirte Fälle, so dass kein Fall der Methode zur Last zu legen war.

Die Wertheim'sche Operation übertrifft wegen ihrer leichten und schnellen Ausführbarkeit und wegen ihrer vollkommenen Ungefährlichkeit die übrigen wegen Lageveränderungen des Uterus angegebenen Operationsverfahren.

6) K. Winkler. Das Deciduom.

Die Arbeit behandelt 2 im Breslauer pathologischen Institut während der letzten 2 Jahre secirte Fälle von malignem Deciduom.

Im 1. Falle — 33jährige Frau — war die Geschwulst nach einem Abort, im 2. Falle — 26jährige Frau — nach einer Blasenmole entstanden. Beide Kranke waren bereits inoperabel in klinische Beobachtung gekommen.

W. fand beide Male im Primärtumor und in den Metastasen 2 mit großer Regelmäßigkeit vorhandene Zellarten: große, polygonale, in Haufen zusammenliegende, »epithelähnliche« Rundzellen und mächtige, vielkernige Protoplasmahaufen.

Die ersteren Zellen leitet Verf. nicht von der Langhans'schen Zellschicht, sondern von den Rundzellen der normalen Decidua ab

Die 2. Zellenart ist eben so wie das Syncytium der Chorionzotten als ein Abkömmling der Syncytoblasten der normalen Decidua zu betrachten.

Mit den Syncytoblasten sind die sog. chorialen Wanderzellen einiger Autoren identisch, die durchaus nicht als Abkömmlinge der Chorionepithelien aufzufassen sind.

Da demnach diese Uterustumoren von den Elementen der normalen Decidua abstammen, so ist für sie der Name »Deciduom« mit Recht gewählt; sie sind den Sarkomen zuzuzählen.

Die Arbeit des Verf. wird sicher dazu beitragen, die Ansichten der Forscher auf dem so viel umstrittenen Gebiet der malignen Deciduome in höchst dankenswerther Weise zu klären.

7) **R. Lomer. Zur Therapie wiederholter Aborte und der Frühgeburt todter Kinder.**

L. giebt Zwecks Therapie wiederholter Aborte und der Frühgeburt todter Kinder in allen Fällen während der Dauer der ganzen Schwangerschaft Jodkali in Verbindung mit Eisen.

Durch diese Medikation wird auf die 3 gewöhnlichen Ursachen der habituellen Aborte eingewirkt, nämlich specifisch auf eine Lues heredit. oder auf eine Schwangerschaftsniere oder auf entzündliche Veränderungen der Decidua bei Endometritis.

21 Krankengeschichten aus der Praxis beweisen die glänzenden Erfolge der obigen, bis dahin in dieser Weise noch nicht methodisch geübten Behandlungsweise.

Die Wirkung des Jodkali ist vielleicht darin zu suchen, dass der Entstehung von Blutergüssen innerhalb des Mutterkuchens vorgebeugt wird, während durch die langdauernde Verabreichung von Eisen die in diesen Fällen stets gleichzeitig vorhandene chronische Anämie geheilt werden soll.

8) **G. Burckhard. Über Drainage nach Laparotomien.**

In der Würzburger Frauenklinik wurde in den Jahren von 1889—1901 bei 31 Kranken — Krankengeschichten s. Original — nach Laparotomien eine Drainage der Bauchhöhle vorgenommen.

Gewöhnlich wurde die Drainage ausgeführt, weil sich während der Operation Eiter in die Bauchhöhle entleert hatte. Sie kam ferner in Anwendung bei Zurückbleiben eines Stückes Cystenwand, bei Vorhandensein größerer, mit Serosa nicht zu bekleidender Wundflächen innerhalb der Bauchhöhle, so wie bei Verdacht einer Verletzung von Darm oder Blase.

Von den 31 Pat. mit Drainage starben 8, und zwar 7 an Peritonitis.

Die Drainage soll entweder mit steriler Gaze (nicht Jodoformgaze) oder mit Glasdrains ausgeführt werden.

Der Vorschlag, vor der Operation durch Probepunktion Eiter zu entleeren und auf seine Virulenz zu untersuchen, ist zu verwerfen, da die Ergebnisse unsicher sind.   *Scheunemann* (Stettin).

Verschiedenes.

3) **B. Campbell** (St. Joseph). **Eine Betrachtung der verschiedenen Verfahren bei Behandlung der Retroversionen der Gebärmutter.**

(St. Paul med. journ. 1901. März.)

Die Kürzung der runden Mutterbänder ist jeder anderen Art von Fixation vorzuziehen. Doch hat die Methode von Alexander allseitig anerkannte Begrenzung, namentlich ist sie nicht anwendbar bei verwachsenem Uterus. Verf. hat eine neue Methode ersonnen und angewendet, welche eine Verbesserung des von

A. Martin eingeschlagenen Verfahrens darstellen soll. Zunächst wird eine vordere Kolpotomie gemacht und der Fundus in die Scheide gezogen. Dann zieht man jedes runde Mutterband aus seiner peritonealen Bedeckung durch einen Einschnitt nahe seiner Anheftungsstelle heraus und hält es mit einem Haken fest. Darauf wird ein vorderer Schnitt durch die Peritonealbedeckung des Uterus gemacht, in der Mitte und in der Höhe der Anheftungsstellen, führt eine Pincette durch diesen Schnitt unter der Peritonealbedeckung bis zum Ansatzpunkt jeder Seite, fast das Band mit dieser Pincette, zieht es unter das Peritoneum und befestigt es mit 3 tief durch die muskulöse Wand der Gebärmutter geführten Katgut-Nähten, dann endlich Schluss der 3 kleinen Schnitte in der serösen Bedeckung der Gebärmutter, dann der Scheidenwände. Die Genesung soll rasch vor sich gehen.

Lühe (Königsberg i/Pr.).

4) L. Peters (Baltimore). Resektion der Bauchwand bei Hängebauch und hochgradiger Fettsucht.

(Annals of surgery 1901. März.)

Bei einer Frau von 32 Jahren hatte sich Kelly entschlossen, die außerordentlich starken Brüste abzutragen und als nun die Bauchwand in höchst lästiger Weise zunahm, auch diese. Die abgetragene Masse von Haut und Unterhautfettgewebe erreichte das Gewicht von 7450 g. In Folge der in der Zeit der Nachbehandlung eingeschlagenen strengen Diät verschwand wenigstens während dieser Zeit der ziemlich hohe Zuckergehalt.   Lühe (Königsberg i/Pr.).

5) L. Schaller. Wie kann man die Sterblichkeit an Gebärmutterkrebs verhindern?

(Med. Korrespondenzblatt des Württemberg. ärztl. Landesvereins.)

Die gestellte Frage wird folgendermaßen beantwortet: Es muss die breite Masse des Volkes ganz entschieden darauf hingewiesen werden, dass der Uteruskrebs im Anfang nur sehr geringfügige wenig auffallende Beschwerden macht. Mag dieser Weg der populären Belehrung, den auch Dührssen empfahl, die Carcinomophobie vermehren, Krebsangst ist heilbar, ein vernachlässigter Krebs führt sicher zum Tode. Zwischen dem 45. und 50. Lebensjahre sterben jährlich ca. 1 % Frauen an Uteruscarcinom; diese Zahl entspricht etwa dem Mortalitätsprocentsatz der deutschen Armee im 70er Krieg! Heute sterben jährlich mehr Frauen an Gebärmutterkrebs als an Kindbettfieber. Die primären Resultate der vaginalen Totalexstirpation sind günstig; die Mortalität beträgt wenig über 5 %. Von der Gesammtzahl der ärztliche Hilfe aufsuchenden Kranken werden 10—12 % dauernd geheilt, i. e. sind in den nächsten 5 Jahren recidivfrei geblieben.   E. Kehrer (Bonn).

6) Stimson (New York). Veränderte Schnittführung für den Bauchschnitt.

(Annals of surgery 1901. April.)

Um die Bildung von Bauchbrüchen zu verhüten hat S. begonnen, Querschnitte statt der gebräuchlichen Längsschnitte bei Laparotomie zu machen. Zuerst machte er seine Querschnitte etwas gekrümmt, mit der Konvexität nach oben, später umgekehrt, unmittelbar oberhalb der Schamhaare. Der Schnitt durchdringt die Scheide der geraden Bauchmuskeln, die werden abgelöst und bei Seite geschoben, die Eröffnung der Bauchhöhle erfolgt dann in der Mittellinie von der Mitte des Querschnittes bis zum Nabel. Von diesem Schnitt aus ist man sehr wohl im Stande, die Gebärmutteranhänge zu entfernen. Braucht man mehr Platz, so setzt man auf den Querschnitt noch einen Längsschnitt in der Mittellinie. Es ist das also Pfannenstiel's Schnittführung.   Lühe (Königsberg i/Pr.).

Originalmittheilungen, Monographien, Separatabdrücke und Büchersendungen wolle man an *Prof. Dr. Heinrich Fritsch* in Bonn oder an die Verlagshandlung *Breitkopf & Härtel* einsenden.

Centralblatt

für

GYNÄKOLOGIE

herausgegeben

von

Heinrich Fritsch

in Bonn.

Sechsundzwanzigster Jahrgang.

Wöchentlich eine Nummer. Preis des Jahrgangs 20 Mark, bei halbjähriger Pränumeration. Zu beziehen durch alle Buchhandlungen und Postanstalten.

No. 6.   Sonnabend, den 8. Februar.   1902.

I.

(Aus Prof. Dr. Torggler's gynäkologisch-geburtshilflicher Abtheilung in Klagenfurt.)

Zwei Fälle von Foetus papyraceus.

Von

Dr. Theodor v. Lichem,

ehem. klin. Assistenten.

Zu den Seltenheiten ist der Foetus papyraceus nicht zu zählen und auch in praktischer Beziehung beansprucht diese eigenthümliche, längst bekannte postmortale Umwandlung abgestorbener und längere Zeit im Eisack verbliebener Früchte kein großes Interesse. Wenn wir trotzdem hierhergehörige Beobachtungen mittheilen, so veranlasste uns dazu einmal der Umstand, dass der Verlauf der Fötusausscheidung nicht der gewöhnliche war, und dann unser Versuch, durch Röntgenaufnahme das Alter der verschrumpften Früchte zu bestimmen.

Vorerst wollen wir unsere Fälle kurz skizziren, wozu wir nur bemerken, dass diese postmortale Veränderung sicher häufiger vorkommt, als allgemein angenommen wird. Wir z. B. konnten die folgenden 2 Fälle innerhalb 14 Monaten bei ca. 500 Geburten beobachten; Fasola war in der Lage einmal 3 Foetus papyraceus zu gleicher Zeit zu demonstriren. Freilich handelte es sich nahezu immer um Zwillingsschwangerschaft, wo im intra-uterinen Kampfe ums Dasein der eine Fötus unterliegt, abstirbt, aber durch Monate neben der sich weiter entwickelnden Frucht im Eisacke verweilt, wenn auch Fruitwight einen Fall erwähnt, bei welchem diese Mumifikation bei einer einzelnen Frucht im Uterus vor sich ging. Extra-uterin konnten diese Veränderung beobachten: Falk, Pawlik und Sinclair. Nun aber zur Mittheilung unserer Beobachtungen:

Der 1. Fall betrifft eine am 20. Mai 1900 aufgenommene 30 Jahre alte Ilgebärende. Die Pat. wurde mit 18 Jahren menstruirt. Die Menses ziemlich stark, von 8tägiger Dauer, waren bis vor einem Jahre regelmäßig und zeigten sich das letzte Mal vom 5.—20. August 1899. Mitte December 1899 wurden die ersten Kindsbewegungen wahrgenommen. Die Mutter der Pat. hatte 4 Kinder geboren, davon einmal Zwillinge. Von den Zwillingen (Knabe und Mädchen) gebar die Schwester 2mal, aber immer nur 1 Kind; der Bruder der Zwillingsschwester zeugte 2 Kinder (nicht Zwillinge). Die erste Geburt der Pat. im Jahre 1893 war eine Zwillingsgeburt. Während der jetzigen Schwangerschaft trat starkes Erbrechen auf, das bis zum Ende der Gravidität anhielt. Ein Abscess am linken kleinen Labium eröffnete sich im April 1900 spontan. Am 21. Mai 1900 11 Uhr Vormittags stellten sich Wehen ein. Die bald darauf unternommene Untersuchung ergab folgenden Befund:

Lebendes Kind in I. Hinterhauptslage am Ende des 10. Schwangerschaftsmonats, Kopf fest im Beckeneingange. Muttermund im Verstreichen, die Blase erhalten. Dem Hinterhaupte sitzt wie eine Haube ein längsovaler Körper von ziemlich derber Konsistenz auf, der an seinen Enden mäßig verbreitert ist und von dessen linkem Pol sich ein ca. bandwurmdicker plattgedrückter Strang nach oben längs der linken Mutterseite verfolgen lässt. Dieses dem Kopfe aufsitzende Gebilde konnte mit dem Finger leicht entfernt werden und wurde als Fötus papyraceus erkannt. Der oben angeführte Strang, die plattgedrückte Nabelschnur wurde mit der Schere durchtrennt. Kopf und Rumpf des Fötus[1] sind plattgedrückt, zeigen in Längs- so wie Querachse eine Krümmung mit einer der linken Fruchtseite entsprechenden Konkavität. Diese Konkavität ist der Hinterhauptswölbung der 2. Frucht angepasst. Die oberen so wie die unteren Extremitäten sind vollkommen ausgebildet, in den Gelenken gebeugt, gleichfalls plattgedrückt, dem Körper eng anliegend. An den Phalangen sieht man bereits die Nagelbildung; deutlich ist das Geschlecht als weiblich zu erkennen.

Die 1½ Stunden später lebend geborene Frucht, ein Mädchen, ist 49 cm lang und 3220 g schwer. Die dazu gehörige Nachgeburt ist vollkommen normal und gab keinerlei Anhaltspunkte Betreffs der zum Foetus papyraceus gehörigen Placenta, wesshalb dem Wochenbett ein größeres Augenmerk geschenkt wurde. Dieses verlief fieberfrei (höchste Temperatur 37°); die blutigen Lochien waren außerordentlich spärlich. Am 24. Mai, also 3 Tage nach der Geburt, erfolgte unter leichten Wehen die Ausstoßung der zum Foetus papyraceus gehörigen Nachgeburt ohne jegliche

---

[1] Siehe Fig. 1.

Blutung. Die Placenta hat die Form eines Deltoides (11 cm : 9 cm), ist plattgedrückt, 80 g schwer, von röthlich brauner Farbe und sehr derber Konsistenz. An der gekörnten Mutterseite der Placenta wechseln gelblich verfettete mit blutig imbibirten Stellen. Die Eihäute sind vollständig (Chorion und Amnion). Die Nabelschnur, 20 cm lang, inserirt central und zeigt einige feste Torsionen.

10 Tage nach der Geburt verlässt Pat. mit folgendem Befund das Spital: Allgemeinbefinden gut, Brüste ziemlich groß, milchhaltig; am linken kleinen Labium eine ca. 1 cm lange, 3 mm breite Narbe; Gebärmuttergrund einen Querfinger über der Symphyse tastbar, Uterus in Anteflexionsstellung, Adnexa normal, Parametrium frei. Das von der Mutter gesäugte Kind hat um 250 g zugenommen.

Der 2. Fall betrifft eineiige Zwillinge, von denen einer ein Foetus papyraceus ist.

Die 30 Jahre alte Vgebärende, in deren Familie von mehrfachen Schwangerschaften nichts bekannt ist, wurde mit 17 Jahren menstruirt. Die regelmäßigen und ziemlich starken Menses sistirten seit Anfang November 1900. Von den früheren normalen Geburten lebt nur das erste Kind, die übrigen starben innerhalb der ersten 3 Monate, unbekannt woran. Die gut genährte, kräftig gebaute Pat. traf am 16. Juli 1901 um 1 Uhr 45 Minuten Mittags ein und laut Krankengeschichte wurde folgender Befund konstatirt: »Muttermund im Verstreichen, Blase stehend, Vorlagerung der rechten Hand; im rechten Kreuzbeinwinkel ein Foetus papyraceus tastbar. 1. Querlage, 2. Unterart« Die äußere Wendung auf den Kopf gelang nicht, wohl aber die auf das Beckenende Um 3 Uhr 40 Minuten Nachmittags erfolgte der Blasensprung, um 3 Uhr 50 Minuten wurde der Foetus papyraceus im Amnion eingeschlossen geboren, worauf sofort der Steiß der 2. Frucht tiefer trat. Die Geburt wurde mittels Manualhilfe beendet.

Die lebend geborene Frucht, ein Mädchen, war 46 cm lang und wog 2500 g. Der Foetus papyraceus hat eine Länge von 21 cm und ein Gewicht von 110 g, ist stark zusammengedrückt und weiblichen Geschlechts. Eine Viertelstunde nach der Geburt des lebenden Kindes wurde die Nachgeburt ausgestoßen. Der gemeinsame Fruchtkuchen wiegt 900 g, ist rund von Gestalt mit einem größten Durchmesser von 22 cm und zeigt mehrere erbsen- bis bohnengroße Infarkte. Randständig findet sich ein ca. 4 cm langer und 3 cm breiter weißer Infarkt, der dem Ernährungsbezirke des Foetus papyraceus entspricht. Die Nabelschnur der lebenden Frucht ist excentrisch, die des Foetus papyraceus velamentös eingepflanzt. Zwischen den beiden Kreisläufen bestehen Anastomosen. Die Eihäute (1 Chorion und 2 Amnien) sind vollständig.

Nach v. Winckel und anderen Autoren geht die mumificirte Frucht meist mit der Placenta des zweiten Zwillings ab, in unseren beiden Fällen wird der Foetus papyraceus vor der ausgebildeten Frucht geboren; Spiegelberg drückt sich diesbezüglich etwas allgemeiner aus, wenn er anführt, dass den Eihäuten des reifen Kindes außen anliegend der Foetus compressus gefunden wird; weiter erwähnt dieser Autor, dass man diesen plattgedrückten Embryo nach der Geburt der einen Frucht findet. Ähnlich äußert sich Ahlfeld. Beinahe denselben Befund hinsichtlich der Lage des Foetus papyraceus, wie in unseren Fällen, berichten Abel(1893), Neumann(1898) und Littauer(1898). Bei ersterem Autor findet sich im handtellergroßen Muttermund neben einer geschlossenen Eiblase ein mumificirter Fötus (29 cm lang, 150 g schwer), der mittels Kugelzange entfernt wurde. Neumann fand im 4fingerweiten Orificium einen Foetus papyraceus, der, in seinem Amnion eingeschlossen, durch das Fruchtwasser der zweiten ausgetragenen Frucht herausgespült wurde. Nach Littauer wurde ein 3monatlicher Fötus vor der Geburt des reifen Kindes ausgestoßen.

Hinsichtlich der Ätiologie dieser Anomalie ist zu erwähnen, dass sich eine plattgedrückte mumificirte Frucht, wie Eingangs gesagt, nahezu ausschließlich bei mehrfacher Schwangerschaft findet und da relativ häufig bei Drillingsschwangerschaft. Bazzanella fand, und eben so später Sänger, bei einer lebenden Frucht 2 Foetus papyraceus; Letzterer auch einmal lebende Zwillinge und 1 Foetus compressus.

Die Ursache, die den Tod des ersten Fötus herbeiführte, festzustellen, ist schwer. Amniotische Stränge, die eine Abschnürung der Nabelschnur bewirkt hätten, wie im Falle Neumann, lassen sich nirgends nachweisen, eher tragen die Torsionen der Nabelschnur die Schuld am Absterben der Frucht.

Im 2. Falle hingegen bedingte wohl das Auftreten des randständigen Infarktes das Absterben, da genau an Stelle des Haupternährungsbezirkes für den Foetus papyraceus sich der Infarkt vorfand. Denselben Befund hatte Littauer. Anhaltspunkte für Lues, Endometritis oder für eine Affektion der Nieren fehlen bei der Pat., wodurch die Infarktbildung erklärt wäre.

Was den Geburtsverlauf bei dieser Anomalie der Gravidität anbelangt, so verlaufen die Geburten im Allgemeinen gut, ob dies jemals ein Geburtshindernis geben kann, ist wohl in Frage zu stellen. Oft wird diese Fruchtveränderung übersehen, zumal wenn die abgestorbene Frucht nicht mit der Nachgeburt ausgestoßen wurde, Stunden und Tage vergehen oft post partum des einen Zwillings bis der zweite Fötus sich zeigt. Bei Bazzanella stieß sich 48 Minuten nach der Zwillingsgeburt der zweite Foetus papyraceus ab; 3 Tage nach der Geburt ereignete sich diese überraschende Thatsache bei Brindeau und Bouchacourt; im Baecker'schen Falle gar erst am 5. Tage. Aber nicht nur die Frucht, sondern auch deren Fruchtkuchen kann überraschenderweise ausgestoßen werden, wie dies unerwartet bei Bazzanella am 2. Tage, erwartet in unserem 1. Falle am 3. Tage geschah. Dass derlei Ereignisse öfters geschehen, als angeführt wird, ist gewiss. Tritt der Fruchttod frühzeitig ein, so wird wohl oft dies fragliche Gebilde als Blutcoagulum, als Placenta succenturiata oder dergleichen angesehen und nicht weiter betrachtet, wenn auch dieser Vorgang häufig mit starker Blutung verbunden ist. Wo diese Gebilde nachher genau untersucht wurden, ist eine falsche Deutung wohl nicht möglich; in zweifelhaften Fällen stellt die Röntgenphotographie die Diagnose, wie Brindeau und Bouchacourt zum ersten Mal uns zeigten. Freilich sind dort, wo dieses Hilfsmittel zur Verfügung steht, auch versirte Geburtshelfer vorhanden, denen eine solche Anomalie nicht entgehen wird. Der Röntgenapparat dürfte wohl mehr Werth für die Altersbestimmung resp. für die Bestimmung des Entwicklungsgrades des Foetus pap. haben. So viel aus der Litteratur zu entnehmen ist, erfolgt das Absterben der Frucht meist zwischen dem 3. und 5. Schwangerschaftsmonat. Die kleinsten verschrumpften Früchte scheinen Baecker so wie Goldberger beobachtet zu haben (im Falle des Letzteren betrug die Länge $2^1/_2$ cm und das Gewicht 35 g). Whiteley sowohl als Geuer theilen Fälle mit, in denen diese postmortale Umwandlung Früchte des 6. resp. des 7. Monats betraf. Doch aus der Beschreibung Whiteley müssen wir eher auf eine Maceration und nicht auf eine Mumifikation schließen und Geuer bezeichnet seine aus Steißlage extrahirte eineiige Zwillingsfrucht später als »wachsweich, macerirt«. Wir dürften also mit der Behauptung, dass die Mumifikation als typische Veränderung der intra-uterin abgestorbenen Früchte vom Anfang des 3. bis Ende des 5. Schwangerschaftsmonates anzusehen ist, kaum fehlgehen. Allerdings ist die Bestimmung des Entwicklungsgrades des Foetus papyraceus nicht immer leicht. Zugegeben, dass das Skelett durch die vorliegende postmortale Veränderung keine Resorption erfährt, daher das Maß der Fruchtlänge sein Bestimmungsrecht beibehält, so verlieren doch alle anderen diesbezüglichen Hilfsmittel sehr an Werth, insbesondere das Gewicht, zumal der Schrumpfungsprocess mit Verlust aller Flüssigkeit vor sich geht; auch die Größenbefunde einzelner Organe werden durch die vorliegende Umwandlung werthlos. Von den anderen einzelnen, auffallenden Entwicklungsvorgängen behält einen gewissen Werth die Insertion der Nabelschnur, einen etwas größeren die Länge der Röhrenknochen, doch sind letztere häufig verbogen und gebrochen. Als Beihilfe zur Altersbestimmung können wir noch die Knochenkerne heranziehen. Makroskopisch lassen sich dieselben erst Anfang des 7. Monats nachweisen, wohl aber giebt die Röntgenaufnahme die beste Beihilfe, da die Photographie die Schatten der bereits ossificirten und der in Ossifikation begriffenen Skeletttheile bringt, während die noch nicht ossificirten Theile am Bilde fehlen. Der Skizzirung unserer Bilder möchten wir noch vorausschicken, dass für die Deutung der Verhältnisse am Kopfe schon normalerweise Schwierigkeiten erwachsen, um so mehr bei der vorliegenden Abnormität, wo doch die Theile des knöchernen Gerüstes nicht nur Verschiebungen, sondern auch Verbiegungen erlitten haben.

Im 1. Falle sehen wir am Röntgenbilde ganz deutlich die Schatten der Belegknochen, des Ober- und Unterkiefers, des Jochbeins, der Hinterhauptsschuppe so wie des Anulus tympanicus.

Die linke Clavicula zeigt die normale Krümmung, die rechte ist gestreckt. Dem Knochenkern im Körper des Wirbels erblicken wir je einen Knochenkern an den Wurzeln der Bögen zur Seite; die Rippen enden frei, das Brustbein fehlt. Die Diaphysen der langen Röhrenknochen sind beinahe vollkommen verknöchert, von den Epiphysen ist keine Spur vorhanden. Gut zu sehen ist das Schulterblatt, wogegen die Verhältnisse am Beckengürtel verschwommen sind. Deutlich ausgesprochen sind die Phalangen, die

Metacarpalia und Metatarsalia, wogegen Carpalia, Calcaneus, Talus und die übrigen Tarsalia fehlen; desgleichen fehlt die Patella.

Am 2. Bilde treten im Ganzen und Großen dieselben Verhältnisse der Verknöcherung dem Beschauer entgegen, nur ist zu bemerken, dass sich an den Centren in den Wirtelkörpern, besonders an denen der Wirbelbogen die Ossifikation als weiter vorgeschritten präsentirt, ferner dass Scapula, Os ileum, so wie die langen Röhrenknochen sich kräftiger darbieten. Brustbein, Carpalia, Tarsalia und Patella fehlen auch hier.

Fig. 2.

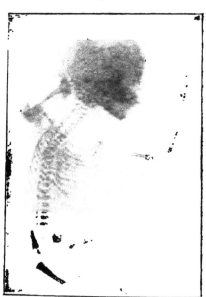

Fig. 1.

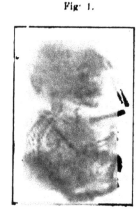

Ermöglichen nun diese mittels Röntgenstrahlen erhaltenen Befunde das Fruchtalter leicht resp. genau zu bestimmen? Wir glauben diese Frage bejahen zu können. Man braucht nämlich nur diese Bilderbefunde, mit den Ergebnissen, wie sie Lambertz in seinem Werke »Die Entwicklung des menschlichen Knochengerüstes während des fötalen Lebens« zusammengestellt hat, zu vergleichen. Wir finden diesbezüglich, dass die allerdings bereits in der 7. Woche ossificirten Claviculae sehr scharf hervortreten, dessgleichen sind die Schädelknochen zum größten Theil verknöchert, was ebenfalls Ende des 3 Monats auch vollzieht. Um die Mitte des 3. Fötalmonats beginnt die Ossifikation der Wirbeln mit einem Knochenkern im Körper und zu einem an dem Wurzel der Bogen; am Ende des 3. Monats hat die Verknöcherung fast aller Wirbel begonnen. In unseren Fällen ist letztere bereits eingetreten, wie auch die im Allgemeinen etwas früher eintretende Ossifikation der langen Röhrenknochen, des Schulterblatts, des Darmbeins, der Rippen und Endphalangen. Von noch größerem Werthe ist der Umstand, dass in beiden Bildern die deutlich ossificirten Mittelphalangen der 5. Finger gesehen werden, da diese Ossifikation erst in der 15. bis 16. Woche nachweisbar wird. Hingegen enden die verknöcherten Rippen frei, da das Sternum fehlt. Dieses beginnt beim menschlichen Embryo erst vom 6. Monat an zu verknöchern. Dessgleichen fehlen auch die während des 6. Monats auftretenden Kerne im Calcaneus und Talus.

Aus diesen Gegenüberstellungen geht hervor, dass unsere Föten sicher in den 4. Lunarmonat und zwar in das Ende derselben eingetreten sind, nicht aber den 6. Entwicklungsmonat erreicht haben. Die nähere Beobachtung der Bilder ergiebt, dass der Foetus papyraceus des 1. Falles seiner Entwicklung nach der letzten Woche des 4. oder dem Anfange des 5. Fötalmonats angehört, während der 2. Fötus in die Mitte des 5. Entwicklungsmonats fällt. Wir konnten mithin das Fruchtalter relativ genau bestimmen und hoffen desshalb durch die Mittheilung dieses Versuches die Anregung zu geben, jeden derartigen Fall zu röntgenisiren, denn zustimmend der Ansicht Lambertz steht es fest: »Alles, was auf einem einzigem, in so kurzer Zeit hergestellten Röntgenbilde gesehen werden kann, ist auf anderem Wege nur durch schwierige Präparation und durch das mühevolle Serienschnittverfahren zu gewinnen«.

Litteratur:

Abel, Centralblatt für Gynäkologie Bd. XVII. 1893. p. 149.

Ahlfeld, Lehrbuch der Geburtshilfe 1894. p. 368.

Baecker, Monatsschrift für Geburtshilfe und Gynäkologie Bd. IV. p. 387.

Bassanella, Centralblatt für Gynäkologie Bd. XV. 1891. p. 625.

Brindeau und Bouchacourt, Monatsschrift für Geburtshilfe und Gynäkologie Bd. IX. p. 268.

Falk, Centralblatt für Gynäkologie Bd. XXIII. 1899. p. 1231.

Fasola, Ibid. Bd. XII. 1888. p. 446.

Fruitwight, Ibid. Bd. VIII. 1884. p. 400.

Geuer, Ibid. Bd. XVIII. 1894. p. 391.

Goldberger, Monatsschrift f. Geburtshilfe u. Gynäkologie Bd. IV. p. 389.

Lambertz, Die Entwicklung des menschlichen Knochengerüstes während des fötalen Lebens. Hamburg 1900.

Littauer, Centralblatt für Gynäkologie Bd. XXII. 1898. p. 59.

Neumann, Monatsschrift für Geburtshilfe u. Gynäkologie Bd. VIII. p. 731.

Pawlik, Centralblatt für Gynäkologie Bd. XXIV. 1900. p. 428.

Sänger, Ibid. Bd. XVII. 1893. p. 150.

Sinclair, Ibid. Bd. XXIV. 1900. p. 429.

Spiegelberg-Wiener, Lehrbuch der Geburtshilfe. 1891. p. 213.

Whiteley, Centralblatt für Gynäkologie Bd. XI. 1887. p. 80.

v. Winckel, Lehrbuch der Geburtshilfe. 1889. p. 322.

II.
Ein Fall von Vagitus uterinus.
Von
Dr. L. Reidhaar in Basel.

Der Vagitus uterinus ist und bleibt eine seltene Erscheinung,
die man auch in großen Kliniken nur ausnahmsweise zu beobachten
Gelegenheit hat. Bis vor wenigen Jahren wurde die Möglichkeit
desselben überhaupt von vielen Seiten noch angezweifelt, da eine
Zusammenstellung mehrerer oberflächlich beschriebener Fälle aus der
ersten Hälfte des vorigen Jahrhunderts wissenschaftlich kaum gewürdigt werden konnte. In neuester Zeit sind indess eine Reihe
von Publikationen auf diesem Gebiete von kompetenter Seite erschienen und wird heute wohl kaum mehr Jemand an dem Vorkommen dieses Phänomens auch nur im Geringsten zweifeln.

Anders verhält es sich mit der Deutung desselben; in diesem
Punkte ist noch keine Einigkeit erzielt worden.

Die Erklärung dieser Erscheinung ist eng verknüpft mit der
Erklärung des ersten Athemzuges, da der erste Schrei sowohl extra-
als intra-uterin durch das Einsetzen der Athmung mehr oder weniger
bedingt wird. Obwohl vor langer Zeit schon Schwarz[1] und nach
ihm Zuntz[2] experimentell nachgewiesen, dass einzig und allein in
Folge Reizung des Athmungscentrums durch die im Blute vorhandene
Kohlensäure die Respiration angeregt wird, während weder thermische
noch mechanische oder elektrische ¦Reize der peripheren Nerven
solches im Stande sind, werden immer wieder Fälle von Vagitus
uterinus publicirt, bei welchen der Hautreiz als veranlassendes
Moment hingestellt wird. So in dem Falle von Thorn[3], wo nach
Platzen eines Barnes in 2 Absätzen je 3 Töne gehört wurden, wobei
Verf. annimmt, dass das Kind nicht geathmet habe, sondern unter
dem Einfluss des mächtigen Reizes, welchen die dem Dilatator unter
großer Gewalt ausströmende Luft in seinen großen Luftwegen und
auf seiner Körperoberfläche, vielleicht auch durch die Detonation
an sich setzten, seinem Unlust- oder Schmerzgefühl durch kurze
exspiratorische Töne Ausdruck gegeben habe, so wie in dem Falle
von Schaller[4], wo während einer von einem ungeübten Arzte vorgenommenen ungeschickten Wendung das Kind bei angeblich intaktem Placentarkreislauf etwa 15—20 Sekunden geschrien haben
soll und wo als Ursache des Vagitus uterinus auch ein Hautreiz angenommen wurde.

---

[1] Archiv für Gynäkologie Bd. I. Berlin 1870.
[2] Deutsche med. Wochenschrift 1895. No. 8.
[3] Centralblatt für Gynäkologie 1896. No. 44.
[4] Zeitschrift für Geburtshilfe und Gynäkologie Bd. XXXI. Hft. 2.

Ich erlaube mir daher, den von mir beobachteten Fall von
Vagitus uterinus zu publiciren, da derselbe in mehrfacher Beziehung
als interessant zu bezeichnen und als klinischer Beweis der Schwarz-
schen Theorie zu betrachten ist, während die Möglichkeit eines Haut-
reizes als veranlassendes Moment bei demselben völlig ausgeschlossen
werden kann. Ich lasse hier die Krankengeschichte des Falles in
Kürze folgen.

Frau F., 21 Jahre alt, erkrankte Anfangs August an Typhus abdominalis, zu
dem sich bald eine Endocarditis septica mit Embolien in Leber, Lungen und
Nieren gesellte. Wegen der anhaltend hohen Pulsfrequenz (100—130) und der
nicht ganz unbedeutenden Albuminurie ($^1/_4^0/_{00}$) entschloss ich mich zur Einleitung
der künstlichen Frühgeburt, nachdem sich die Herren Prof. Müller und Gönner
mit meinem Vorhaben einverstanden erklärt hatten.

Status praesens am 23. November 1900:

Ziemlich große, gut entwickelte aber körperlich etwas reducirte Frau mit
normalem Becken in der 34. Woche der Gravidität stehend. Hypertrophie des
rechten und linken Herzens, leichtes diastolisches Geräusch über der Pulmonalis.
Puls 100. Die kindlichen Herztöne deutlich links unten hörbar (140). Cervix
ca. 1 ½ cm lang, für einen Finger durchgängig; Kopf über dem Beckeneingang
stehend.

Ohne vorausgegangene Dilatation der Cervix begann ich um 10 Uhr Vormittags mit der Einführung der kleinsten Nummer meines Metreurynters (cf. Korrespondenzblatt für Schweizer Ärzte 1901 No. 11), was mir ohne besondere Schwierigkeit gelang, aber in Folge Blasensprungs zum Abfluss des Fruchtwassers führte.
Nach ca. 1 Stunde entfernte ich diese erste Nummer, da keine richtige Wehenthätigkeit sich einstellen wollte und versuchte bei 1frankenstückgroßer Öffnung die
zweite Nummer einzulegen. Es wollte mir dies anfänglich nicht gelingen. Während der wiederholten Versuche traten krampfartige Schmerzen im Uterus auf,
wobei die in Folge ihrer überstandenen schweren Krankheit empfindlich gewordene
Pat. einigermaßen in Aufregung gerieth. Da mit einem Male ertönten rasch hinter
einander etwa 7 deutliche Schreie des im Uterus befindlichen Kindes so laut,
dass dieselben, wenn auch etwas gedämpft, doch im nebenan liegenden Zimmer
gehört werden konnten. Als ich nach ca. 2 Minuten die Cervix neuerdings fasste,
da wiederholte sich dasselbe Phänomen eben so deutlich wie das erste Mal. Die
kindlichen Herztöne waren nur undeutlich, verlangsamt (ca. 100), der mütterliche
Puls dagegen frequenter als vorher (130).

Bald darauf gelang es mir, die zweite Nummer des Metreurynters einzulegen
und die Wehenthätigkeit kam in Fluss. Von da an waren die fötalen Herztöne wieder
normal und der mütterliche Puls weniger frequent (100—110). Abends 7 Uhr wurde
der Ballon, an dem ich einige Stunden vorher Behufs rascherer Erweiterung der
Cervix ca. 1 kg Gewicht befestigt hatte, ausgestoßen und konnte ich hierauf mit
Leichtigkeit die größte Nummer einlegen. Kräftige und regelmäßig einsetzende
Wehen führten sodann gegen 3 Uhr Morgens zur Ausstoßung des Ballons. Der
Muttermund war vollständig erweitert und konnte die Geburt bei erster Schädellage mittels Zange rasch beendigt werden. Das Kind kam apnoisch zur Welt,
machte aber im Bade bald regelmäßige Athembewegungen. Gewicht 2237 g. Das
Wochenbett nahm einen normalen Verlauf und besserte sich das Allgemeinbefinden
zusehends. Heute erfreuen sich Mutter und Kind der besten Gesundheit.

Die Erklärung des Falles bietet keine besondere Schwierigkeit.
Offenbar konnte beim Einführen des Metreurynters nach erfolgtem
Blasensprung Luft in den Uterus gelangen. Durch die wiederholten
Versuche beim Einlegen der zweiten Nummer wurde der Uterus

zur Kontraktion angeregt und dadurch bei der an und für sich schon
äußerst mangelhaften Herzthätigkeit der Frau die Venosität des kindlichen Blutes herbeigeführt.

Abgesehen von der vorübergehenden Verlangsamung der kindlichen Herztöne muss eine Störung des Placentarkreislaufes stattgefunden haben; denn so deutlich und so anhaltend wie in vorliegendem Falle konnte das Kind unmöglich schreien ohne dabei zu athmen.
Hautreiz oder gar Äußerung einer Schmerzempfindung können in
unserem Falle nicht in Betracht kommen, da der Vagitus uterinus
bei kaum 1frankenstückgroßer Öffnung schon beim bloßen Fassen der
Cervix mit der Kugelzange ausgelöst wurde.

In Bezug auf den Zeitpunkt des Lufteintrittes in den Uterus
ist mit Wahrscheinlichkeit anzunehmen, dass beim Einführen des
ersten Metreurynters Luft in denselben gelangte und das Kind zu
athmen und nach einiger Zeit zu schreien anfing, es ist indess aber
auch nicht ausgeschlossen, dass erst beim Anziehen der vorderen
Muttermundslippe mit der Kugelzange behufs Einlegung des zweiten
Metreurynters Luft in den Uterus eindringen und zur intra-uterinen
Athmung und zugleich zum Vagitus uterinus führen konnte. Bei
Annahme dieser zweiten Möglichkeit wäre die Erweiterung der Cervix
beim Eintritt des Vagitus uterinus eine äußerst geringe gewesen. Der
Fall würde dann in forensischer Beziehung in so fern von Interesse
sein, als derselbe zur Annahme berechtigte, dass auch bei verbreche-
rischen Manipulationen, wie Einführen von Bougies oder Uterusspritzen
in die Uterushöhle (was namentlich in Frankreich häufig von Hebammen prakticirt wird), bei vorhandener pathologischer Herzthätigkeit
der Mutter Vagitus uterius beobachtet werden könnte, was bis jetzt
auf Grund der im Jahr 1816 von der Berliner wissenschaftlichen
Deputation[5] aufgestellten Theorie (nach welcher dieses seltene Phänomen nie bei verheimlichten Geburten, sondern nur da, wo Manualhilfe geleistet wird, vorkommen kann) als unmöglich angesehen worden war.

III.
Zur Behandlung der Sepsis.
Von
Dr. J. Wernitz in Odessa.

Es ist schon mehrfach empfohlen worden, bei septischen Erkrankungen subkutane oder intravenöse Infusionen von Kochsalz-
lösungen anzuwenden, oder dieselben durch Mastdarmeinläufe zu ersetzen. In entsprechenden Fällen hatte ich sie wiederholt angewandt,
erzielte aber nicht den erwünschten Erfolg. Bei schon ausgesprochener

---

[5] Der Kindermord. Leipzig, C. F. Kunze, 1860.

Herzschwäche in Folge von Sepsis muss man, glaube ich, mit den subkutanen Infusionen sehr vorsichtig sein und nicht zu viel und nicht zu rasch Flüssigkeit zuführen, da man sonst das letale Ende nur beschleunigt. Trotzdem ich keine guten Resultate zu verzeichnen hatte, so glaubte ich doch, dass das Princip ein richtiges sei und die Methode nur modificirt werden müsse. Ich wollte es dem Organismus überlassen, so viel Flüssigkeit aufzunehmen, wie viel er zu bewältigen im Stande ist, wollte ihm aber dabei die Möglichkeit bieten, unbegrenzte Mengen von Flüssigkeit aufzusaugen und wieder auszuscheiden. Das konnte aber nur vom Darmkanal aus geschehen und zwar vom Mastdarm. Große Mengen zu trinken, ging schon des Brechreizes wegen nicht an und bei beginnender Bauchfellentzündung resorbirt der Magen auch wenig. Die gewöhnlichen Klystiere erreichen den Zweck auch nicht, sie rufen oft Drang und Stuhl hervor und wenn es oft vorkommt, so belästigt es Schwerkranke nicht wenig. Ich beschloss daher, Hegar'sche Einläufe anzuwenden. Ein Irrigator wird mit einem Mastdarmrohr verbunden, dasselbe eingeführt, und die Flüssigkeit (schwache Kochsalzlösung) langsam einlaufen gelassen. Sobald Drang eintritt, wird der Irrigator gesenkt, wodurch ein Theil der Flüssigkeit aus dem Mastdarm wieder in den Irrigator zurückfließt. Dieses Heben und Senken des Irrigators wird oft wiederholt. Die im Darm vorhandenen Kothmassen lösen sich allmählich auf, es entweichen dazwischen auch reichlich Gase, und ist das Wasser stark verunreinigt, so ersetzt man es durch reines. Hat man die Absicht, die Flüssigkeit zur Resorption zu bringen, so muss diese Procedur lange fortgesetzt werden und das Einlaufen muss sehr allmählich stattfinden, wobei man beobachten kann, dass mehr Flüssigkeit hineinfließt als zurückkommt. Dazwischen tritt auch ein stärkerer Drang auf oder etwas Schmerzen, senkt man dann mehr den Irrigator, so fließen in denselben dünnflüssige Kothmassen, es entweichen Gase, zur großen Erleichterung der Kranken. So lange im Darmkanal viel Kothmassen vorhanden sind, wird die eingeführte Flüssigkeit wenig resorbirt, und erst später tritt eine stärkere Resorption auf. Es ist ein langwieriges und umständliches Verfahren, das man das erste Mal immer selbst machen muss, um es der Pflegerin oder Wärterin zu zeigen, aber nur dann, wenn man Geduld und Ausdauer hat, kann man den gewünschten Erfolg erzielen. Beschränkt man sich auf die Verordnung, »ein hohes Klystier zu stellen«, so erreicht man gar kein Resultat. Auch die Verordnung stündlich oder halbstündlich ein Wasserklystier zu machen, bleibt erfolglos und belästigt die Kranken ungemein. Von dieser Procedur werden die Kranken sehr wenig belästigt, lässt man nicht zu viel Flüssigkeit auf einmal einlaufen und ist der Druck des Wassers gering, so fühlen die Kranken die Procedur gar nicht Tritt eine peristaltische Bewegung auf, so steigt die Flüssigkeit im Irrigator, lässt sie nach, so fließt das Wasser wieder in den Darm hinein.

Bei den meisten septischen Kranken, mit denen wir Gynäkologen es zu thun haben, ist meist das Bauchfell mehr oder weniger
ergriffen, es besteht Meteorismus, der ungünstig auf die Herzaktion
wirkt. Bei den lange fortgesetzten Einläufen entweichen beim Senken
des Irrigators zuweilen große Mengen von Gas und die Spannung der
Bauchdecken wird viel geringer. Unterbricht man die Einläufe, so
tritt oft, namentlich in der ersten Zeit, dazwischen ein reichlicher
weicher Stuhl auf.

Diese methodische Befreiung des Darmkanals von seinem Inhalt ist aber nicht das Wichtigste, sondern das Wichtigste und Wirk-
samste ist die Resorption von Flüssigkeit dabei. Dauert die Procedur eine Stunde, so wird ungefähr $1/2$—1 Liter Flüssigkeit resorbirt.
Dass eine Resorption stattfindet, erkennt man an dem Steigen der
Harnsekretion, am Verschwinden des Durstgefühls und der Trocken-
heit der Schleimhäute und, was sehr wichtig ist, am Auftreten der
Schweißsekretion. Letztere tritt Anfangs schwerer und nur spärlich
auf, aber bei Fortsetzung der Einläufe kommt sie allmählich in
Gang und wird profus. Es wird also durch die Einläufe Alles erreicht, was man bei einer Vergiftung des Organismus theoretisch zu
erreichen suchte: Befreiung des Darmkanals von seinem Inhalte, Vermehrung der Sekretion und Exkretion desselben, bedeutende Steigerung der Harnsekretion und reichliche Schweißsekretion. Von großer
Bedeutung schien mir dabei zu sein, dass das Gefäßsystem nicht auf
einmal und plötzlich überladen wird, sondern dass die Flüssigkeit
vom Darm in dem Maße resorbirt wird, wie es der Organismus verträgt, und dass dieselbe sehr langsam und auf natürlichem Wege
ins Gefäßsystem gelangt. Je schwächer das Herz ist, um so langsamer und schonender findet die Flüssigkeitsaufnahme statt, je besser
das Herz arbeitet, um so größer wird die Flüssigkeitsaufnahme. Mit
Gewalt kann die Flüssigkeit durch den Darmkanal nicht ins Gefäßsystem getrieben werden. Die Harnsekretion wird sehr reichlich,
der Harn hell und die 24stündige Menge beträgt 5—6 Liter und
mehr. Die Schweißsekretion, die allmählich auftritt, unterscheidet
sich in manchen Stücken von der gewöhnlichen. Sie ist hier ein
Zeichen der Überladung des Körpers mit Flüssigkeit, daher tritt sie
auch erst auf, wenn man eine Stunde oder länger die Einläufe macht,
und lässt nach, wenn man die Einläufe unterbricht. Sie unterscheidet sich auch dadurch von den gewöhnlichen Schweißausbrüchen,
dass sie keine unangenehmen Nebenerscheinungen hat, keinen Collaps
bewirkt, auch dann nicht, wenn die Temperatur bis zur Norm sinkt.
Da bei diesem Schweißausbruch keine Verarmung des Körpers an
Flüssigkeit erfolgt, sondern nur der Überschuss von Flüssigkeit ausgeschieden wird, so tritt das Schwäche- und Mattigkeitsgefühl nicht
ein und Pat. fühlen sich ganz behaglich beim Transpiriren. Dem
kritischen Schweiß der Infektionskrankheiten ist dieser Schweiß nicht
gleich zu setzen, was schon daraus zu sehen ist, dass, wenn man den
Einlauf unterbricht und die Schweißsekretion damit aufhört, die-

Temperatur allmählich, am Anfang schneller, später langsamer in die Höhe geht. Die Temperatur steigt aber niemals mit einem Schüttelfrost an, wie nach den künstlichen Fiebermitteln, sondern allmählich, da der Überschuss von Flüssigkeit aus dem Körper nur allmählich schwindet. Der Puls wird beim Transpiriren nicht schlechter, er bleibt sich gleich oder wird eher voller, so lange der Einlauf dauert, und dieses Vollerwerden überdauert die Schweißsekretion. Das subjektive Befinden der Pat. bessert sich während des Einlaufes, die Benommenheit wird geringer, der Kopfschmerz hört auf, und ist es gelungen die Temperatur ganz herabzudrücken, so fühlen die Kranken sich ganz munter, empfinden keine Schwäche, wahrscheinlich in Folge der Füllung des Gefäßsystems.

Der Erfolg, der bei einer schweren, fast hoffnungslosen Infektion eintrat, war so überraschend günstig, dass ich es für meine Pflicht halte, die Methode mitzutheilen und aufs wärmste zu empfehlen, nur muss ich nochmals betonen, dass sie zeitraubend und umständlich ist, dass ein jeder Einlauf eine Stunde und auch mehr dauert und so lange fortgesetzt werden muss, bis die Schweißsekretion und der Temperaturabfall eintritt. Fängt die Temperatur dann wieder an zu steigen, so muss der Einlauf von Neuem gemacht werden. Dabei darf nicht möglichst viel Flüssigkeit in kurzer Zeit hineingegossen werden, sondern der Einlauf muss langsam unter schwachem Druck stattfinden, wobei der Irrigator hin und wieder gesenkt werden muss, so dass ein Theil der Flüssigkeit wieder zurückfließt, wobei man das stark verunreinigte Wasser durch frisches ersetzt. Ich benutze eine $1/2$—1 %ige Kochsalzlösung. Man hat es in der Hand, die Schweißsekretion beliebig lange dauern zu lassen; gefährlich ist es nicht, denn Collaps ist ausgeschlossen.

Die ganze Procedur ist sozusagen ein Auslaugen des Körpers. Die Flüssigkeit des Körpers wird wie in einem Verdrängungsapparat von der nachfolgenden herausgepresst.

Der Fall, der nach dieser Methode behandelt wurde, war folgender:

Frau P—w., 32 Jahre alt, Mutter von 4 Kindern, brachte ihren gelähmten Mann zur Stadt, um ihn in einer Heilanstalt unterzubringen. Beim Heben des Mannes soll ihr, die im 4. Monat schwanger war, das Fruchtwasser plötzlich abgeflossen sein. Wie weit die Angabe glaubwürdig ist, lasse ich dahingestellt. Bei der Untersuchung am folgenden Tage fand ich eine feste, kontrahirte Gebärmutter von der Größe einer Faust, stark anteflektirt, der Vaginaltheil lang, sehr schwer zugänglich, der Kanal nicht erweitert. Keine ausgesprochenen Wehen, der Uterus aber schmerzhaft. Ausscheidung von seröser, etwas blutig gefärbter Flüssigkeit. Der Abort war unvermeidlich, es wurde daher die Scheide mit schwacher Jodoformgaze und Watte tamponirt. Am folgenden Tage (7. November) hatte Pat. angefangen zu fiebern, sie wurde in eine Anstalt untergebracht und als ich sie in den Nachmittagsstunden sah, hatte sie einen starken Schüttelfrost, der schon mehrere Stunden dauerte, eine Temperatur über 40° C., kleinen, fliegenden Puls und dabei viel Schmerzen, aber keine eigentlichen Wehen. Der Zustand war beunruhigend, und da an lokale Infektion gedacht werden musste, so musste der Uterusinhalt entfernt werden. In der Chloroformnarkose wurde der Cervikalkanal dilatirt und die Frucht und Placenta stückweise entfernt. Der Uterus war krampfhaft kontrahirt, die Placenta nicht adhärent, schon vollständig gelöst, so dass die Blutung unbedeutend war und nach vollständiger Ausräumung wurde der Uterus lose mit Marli tamponirt. Die Frucht entsprach der 14.—15. Woche, es waren keine Zeichen der Zersetzung, kein Geruch vorhanden. Während der Narkose und auch nachher war der Puls von sehr schlechter Beschaffenheit, 160 in der Minute, dazwischen aussetzend, die Herztöne jagend.

Verordnet wurden Eisblase und Analeptica.

Die Hoffnung, dass die Temperatur nach Ausräumung der Gebärmutter über Nacht fallen würde, ging nicht in Erfüllung. Am Morgen (8. XI.) zeigte sich 40° und 144 Puls, klein und wenig gefüllt. Es wurde noch einmal eine gründliche Ausspülung der Gebärmutter mit Sublimatlösung gemacht, aber auch ohne jeden Erfolg. Peritonitische Erscheinungen waren gering, der Leib wenig schmerzhaft, Erbrechen war einmal aufgetreten. Benommenheit und Unruhe. An der Diagnose »schwere Allgemeininfektion« war nicht zu zweifeln und der schlechte Puls von 140 und mehr ließ die Prognose sehr ungünstig erscheinen. Gegen Abend wurde der Zustand noch schlechter. Da kein örtlicher Infektionsherd nachzuweisen war, so wurde eine örtliche Therapie, wie etwa Exstirpation des Uterus, als aussichtslos unterlassen. Nachts war die Temperatur 40,5, Puls 152, die Prognose absolut schlecht und bei solch schlechtem Zustande der Kranken fing ich am 9. November 1 Uhr Nachts an, die Hegar'schen Mastdarmeingießungen zu machen.

Jede Eingießung dauerte meist über eine Stunde, so dass in den ersten 24 Stunden fast 12 Stunden lang die Eingießungen gemacht wurden. Die Schweißsekretion war Anfangs nicht stark, nahm erst später zu. Wurden die Eingießungen längere Zeit ausgesetzt, so stieg die Temperatur wieder über 40° und mehr. Die Pulsbeschleunigung nahm nur allmählich ab. Das subjektive Befinden besserte sich bald und wenn die Temperatur fast bis zur normalen herabgedrückt war, stellten sich auch Appetit ein. Die Harnmenge betrug in den ersten 24 Stunden über 5 Liter. Am 10. November wurden noch 4mal die Eingießungen gemacht und am Abend konnte Pat. als Genesende betrachtet werden.

Im Laufe von 24 Stunden nach Beginn der Eingießungen hatte sich der hoffnungslose Zustand der Pat. so gebessert, dass irgend welche Lebensgefahr ausgeschlossen werden konnte, und das war nur durch methodische Zufuhr von Flüssigkeit bewirkt. Kein Reizmittel wäre im Stande gewesen, die Herzthätigkeit so schnell wieder herzustellen, und kein Fiebermittel hätte die Temperatur so gefahrlos und schnell dauernd herabgesetzt. Dass es eine schwere Infektion war, muss man bei Betrachtung der Temperatur und namentlich des Pulses zugeben, um so überraschender war der Erfolg.

Den Anstoß zu dieser Behandlungsmethode im vorliegenden Falle gaben mir die günstigen Resultate, die ich schon vor längerer Zeit in ähnlichen Fällen mit den Eingießungen erzielt hatte. Ich hatte sie damals nicht systematisch und zielbewusst gemacht und die Erfolge dem günstigen Zufall zugeschrieben, nachträglich bin ich aber zur Überzeugung gekommen, dass die Erfolge nur der lange fortgesetzten Eingießung zuzuschreiben sind. Die Fälle waren folgende: 1) Akute Sepsis bei einer Erstgebärenden nach normaler Geburt. Beginn der Erkrankung 24 Stunden nach der Geburt mit Schüttelfrost. Kontinuirliche Temperatur von 40° und progressive Verschlechterung des Pulses. Am Ende des 5. Krankheitstages bei fast hoffnungslosem Zustande der Kranken Beginn der Eingießungen. Am folgenden Tage ausgesprochene Besserung und dann vollständige Genesung. 2) Akute Peritonitis in Folge eines alten salpingitischen Processes. Bei sehr schlechtem Allgemeinzustande Beginn der Eingießungen. Günstiger Erfolg. Genesung vom peritonitischen Anfall. 3 und 4) 2 Fälle von septischem Abort mit bedrohlichen Allgemeinerscheinungen. Sofortiges Nachlassen aller Allgemeinerscheinungen, trotz Fortbestehen des lokalen Infektionsherdes.

Die beiden letzten Fälle lehren, dass ein bestehender und nicht vollständig entfernbarer Lokalherd die Wirkung der Eingießungen nicht beeinträchtigt. Das vom Organismus aufgenommene Gift wird eliminirt, man gewinnt Zeit, und bei septischen Processen ist Zeit gewinnen von großer Bedeutung. Wenn sich diese Behandlungsweise auch in anderen Händen bewährt und damit die Möglichkeit der erfolgreichen Bekämpfung septischer Erkrankungen sich bestätigt, so eröffnet sich ein weites Feld nicht nur für die Behandlung septischer Krankheiten, sondern aller Infektionskrankheiten, die mit Blutvergiftungserscheinungen verlaufen. Die Gefahr der Infektion müsste damit beseitigt werden können. Vor Allem müssten die Eingießungen günstig wirken bei einer Krankheit, die als akute Vergiftung des Organismus betrachtet wird, der Eklampsie resp. der Urämie, wobei aber auch speciell auf die nothwendige lange Dauer der Eingießungen hingewiesen werden muss. Wer die Ohnmacht der Therapie bei akuter Sepsis kennt, wird, glaube ich, gern die hier beschriebene Methode erproben und seine Zeit und Mühe nicht sparen, wenn er damit einen sicheren Erfolg erringen kann, und dass letzteres möglich ist, davon hat mich der geschilderte Fall überzeugt[1].

Neueste Litteratur.

1) Beiträge zur Geburtshilfe und Gynäkologie Bd. V. Hft. 2.

1) H. Sellheim (Freiburg): Über normale und unvollkommene Dammbildung.

Als Hemmungsbildungen sind nur solche Dammmissbildungen aufzufassen, deren Form einem Stadium der embryonalen Entwicklung entspricht. Dieselben sind selten. Den Spaltbildungen, der persistirenden Kommunikation zwischen Mastdarm und Sinus urogenitalis und dem Fehlen des definitiven Dammes fügt S. als 4. Gruppe die unvollkommene Bildung des definitiven Dammes an. Er giebt eine Übersicht über 22 derartige Fälle, die innerhalb 3½ Jahren beobachtet wurden. Die unvollkommene Bildung ist dadurch entstanden, dass sich die Ränder der ektodermalen Kloake nur unvollkommen an einander gelegt haben. Die Fläche eines normalen Dammes ist mindestens 3 cm lang, gemessen vom Analrand bis zum Frenulum. Bei der unvollkommenen Dammbildung sinkt dieses Maß bis unter 2,5 cm (kurzer Damm), unter Umständen bis auf 1 cm (sehr kurzer Damm). Oft ist dabei die Distanz vom vorderen Dammende bis zum Hymenalsaum sehr lang (bis 2,5 cm), wodurch eine trichterförmige Vulva gebildet wird, die an den

---

[1] Ich habe die Hegar'schen Einläufe genauer und weitläufiger beschrieben, als Mancher es für nöthig finden wird, doch that ich es desshalb, weil dieselben im Ganzen wenig bekannt und noch weniger angewandt werden. Ein hohes Klystier ist nicht dasselbe. Im Nothfalle kann ein gewöhnliches Klystierrohr benutzt werden.

ursprünglichen Sinus urogenitalis erinnert. Die Trägerinnen solcher unvollkommener Dämme wiesen sehr oft auch andere Bildungsfehler auf (Tuberkulose, Chlorose, abnorme Behaarung, Prognathismus, Zahn- und Gaumenanomalien, späten Menstruationseintritt, schlechte Brustdrüsen und Brustwarzen, kleinen, wenig behaarten Mons Veneris, kurze, stark gefaltete Scheide, infantilen Uterus, mangelhaften Descensus der Ovarien, kindlichen Beckentypus). Die Entwicklungshemmung des Dammes ist vor die Mitte oder gegen die Mitte des Fötallebens zu legen. Der Arbeit ist ein schöner medialer Sagittalschnitt beigefügt, der einen sehr kurzen Damm darstellt. Das Präparat stammt aus dem Institut Chiari's.

2) H. Sellheim (Freiburg). Unvollkommener Descensus ovariorum. S. berichtet über 44 klinische Beobachtungen, in denen vermittels der an der Freiburger Frauenklinik sehr ausgiebig angewandten Untersuchung in Narkose exquisite Hochlagerung der Ovarien nachzuweisen war. Eine solche Hochlagerung wurde angenommen, wenn ein größerer Abschnitt des Organs ins große Becken hineinragend getastet werden konnte. Sämmtliche Pat. bis auf eine waren Nulliparae, 4 davon steril verheirathet. Das Alter schwankte zwischen 16 und 30 Jahren. Bleichsucht fand sich in ⅓, später Eintritt der Periode in mehr als ⅔ der Fälle; in 6 Fällen bestand Amenorrhoe. Mehrfach wurde erbliche Belastung und manifeste Tuberkulose konstatirt, außerdem kleiner Wuchs, Anomalien der Zähne, auffallende Diaphysenlänge an den unteren Extremitäten. Brustdrüsen und Brustwarzen waren sehr oft schlecht entwickelt, 2mal wurden überzählige Mammillae gefunden. An den äußeren Genitalien wurden in mehreren Fällen mangelhafte Behaarung und schlechte Entwicklung der Schamlippen, bei 9 Mädchen eine unvollkommene Dammentwicklung konstatirt. Von sonstigen Bildungsfehlern waren vorhanden: Faltenbildung, Kürze, Enge, Straffheit, Verdoppelung der Scheide, Fehlen des oberen Scheidendrittels, Septumrest, sehr kleine Portio, sehr kleiner Uteruskörper, spitzwinklige Anteflexion, in der überwiegenden Mehrzahl Retroflexio uteri verschiedenen Grades. Die Größe der mangelhaft descendirten Ovarien schwankte zwischen Walnussgröße und Erbsengröße; in einem Falle konnte nur ein Ovarium gefunden werden. Die Gestalt der Ovarien war spindelig, langgestreckt, walzenförmig, abgeplattet, die Richtung in 4 Fällen fast parallel der Körperachse, die Oberfläche vielfach ganz glatt oder nur wenig höckerig. Fälle von entzündlicher Affektion und Fixation wurden ausgeschlossen. Das knöcherne Becken war in der Mehrzahl der Fälle ausgesprochen infantil, eben so kamen abnorme Behaarung und psychische Störungen vor. Der mangelhafte Descensus ovariorum vervollständigt also das Bild des unentwickelten, weiblichen Individuums. Der Zeitpunkt der Störung muss in die Zeit vom 3. Embryonalmonat bis zum Ablauf des 1. Lebensjahres zurückdatirt werden. Die Stellung des Uterus bei hochliegenden Ovarien hängt von der Länge der Ligg. ovarii propria ab, deren Kürze resp. Unnachgiebigkeit in diesem Falle den Uterus hinten hält oder ihn zur Retroflexio wenigsten disponirt. Diese Thatsache ist praktisch wichtig, weil Operationen gegen Retroflexio, Pessarbehandlung etc. in solchen Fällen selbstverständlich nutzlos sind und weil es ferner meistens rathsam erscheint, im Falle der Erkrankung solcher hochliegender Adnexe auf den vaginalen Weg zu verzichten. Zum Schluss der Arbeit werden 2 beweisende anatomische Befunde mitgetheilt, welche die Ergebnisse der langjährigen klinischen Untersuchungen bestätigen. Einer dieser Fälle (lateraler Sagittalschnitt durch das Becken) ist in einem sehr guten Lichtdruck reproducirt.

3) F. A. Kehrer (Heidelberg). Über tubare Sterilisation. K. hat als Erster die Tubendurchschneidung mit isolirter Unterbindung beider Stümpfe Zwecks sicherer Sterilisirung der Frau ausgeführt. Er theilt 4 weitere Fälle mit, in denen er die Operation mittels Kolpocoeliotomia anterior machte. Die Indikationen bestanden in hochgradiger Entkräftung in Folge zahlreicher, rasch auf einander folgender Geburten (2 Fälle), im Auftreten von Bauchbruch nach jeder neuen Geburt in einer Laparotomienarbe, wodurch der Erfolg der Herniotomie immer wieder vereitelt wurde (1 Fall) und in dem Auftreten von

schweren maniakalischen Anfällen mit Mordversuchen an den eigenen Kindern (1 Fall). K. stellt die in der Litteratur bekannt gewordenen Fälle zusammen, in denen die tubare Sterilisation bei abdominalen oder vaginalen Köliotomien als Nebenoperation ausgeführt wurde, und bespricht die verschiedenen Methoden, die bisher zur Anwendung gekommen sind. Er hält eine Prüfung an großem Material für erwünscht, um die Werthigkeit der bisher gemachten Vorschläge festzustellen. Er empfiehlt nach seinen bisherigen Erfahrungen Colpotomia anterior mit Querschnitt, Resektion größerer Stücke der Isthmi und Versenkung der unterbundenen Stümpfe ins Parametrium. Wird bei Laparotomie die Tubenresektion als Nebenoperation ausgeführt, so verdient die Keilexcision der Tubenecken den Vorzug. Bevor man eine Frau sterilisirt, sollen folgende Bedingungen erfüllt sein: 1) Es müssen vorher antikonceptionelle Mittel vergeblich versucht sein; 2) es müssen in der Regel mehrere lebende Kinder vorhanden sein (ausgenommen Einzelfälle von Beckenenge); 3) beide Ehegatten müssen einverstanden sein (schriftliche Erklärung; 4) der Hausarzt und ein 2. erfahrener Kollege müssen ihre schriftliche Zustimmung geben. Als Indikationen kommen in Betracht: 1) Höhere Grade von Beckenenge und zwar bei Beckenenge II. Grades, wenn nur todte Kinder spontan oder mit Kunsthilfe geboren sind und die künstlichen Frühgeburten auch todte Kinder ergeben haben. Bei Beckenenge III. Grades, wenn die Geburt nur durch Sectio caesarea oder Symphyseotomie zu beendigen war und die Wiederholung dieser Operationen abgelehnt wird. Ferner können folgende konstitutionelle Affektionen und chronische, schwere Erkrankungen die Sterilisirung rathsam erscheinen lassen: Chronische Anämie, Marasmus, Herzfehler, Lungenemphysem und Lungeninduration, progrediente Tuberkulose der Lungen, der Knochen und des Darmes, gewisse Magen-, Darm- und Leberkrankheiten (Lebercirrhose), nicht zu bessernde chronische Nephritis und Pyelonephritis mit Exacerbationen in der Schwangerschaft, Manie. Kontraindikationen sind: Leukämie, Hämophilie, Diabetes, Skorbut, bei denen wegen Gefahr der Nachblutung und Infektion jede Operation ausgeschlossen ist, außerdem hochgradiges Fettherz und Myokarditis.

4) E. Knauer (Wien). Die Erfolge der in der Klinik Chrobak wegen Gebärmutterkrebs ausgeführten vaginalen Totalexstirpationen.

Das besprochene, zu einer sehr gewissenhaften und eingehenden Statistik verwandte Material umfasst den Zeitraum von 1890—1900. Es kamen mit Uteruscarcinom zur Klinik 1374 Fälle von 40 000 Pat. überhaupt. 236 = 17,3% wurden radikal operirt, davon 213 durch vaginale Totalexstirpation. Die Indikationsstellung für die radikale Operation wird als »mittlere bis weite« bezeichnet, da auch Ergriffensein der Parametrien und der Scheide nicht als Kontraindikation galten, wenn irgend welche Aussicht vorhanden war, im Gesunden die Exstirpation ausführen zu können. In 21 Fällen, die zu den vorhin genannten 213 noch hinzukommen, stellte sich im Verlauf der vaginalen Totalexstirpation die Inoperabilität heraus. Von 4 derselben war keine Nachricht zu erlangen, von den restirenden 17 starben 12 innerhalb des 1. Jahres an Recidiv. In Folge dessen ist die vaginale Totalexstirpation ein palliativer Eingriff zu verwerfen. Auf die übrigen 213 vaginalen Totalexstirpationen kommen 12 Todesfälle = 5,6%. Stets wurde sorgfältig vorbereitet (Abkratzung, Verschorfung). Ligaturmethode, Klammermethode und Igniexstirpation wurden nach einander angewendet. Für die Kontrolle der Dauerresultate kommen von 176 weiter Beobachteten 78 Operirte in Betracht (Dauer von 5 Jahren), von denen 27 = 34,6% recidivfrei blieben. Als absolute Heilungsziffer aller Uteruscarcinome des Gesammtmaterials durch vaginale Totalexstirpation ergab sich 7,7%. Weitere Erhebungen ergaben, dass die vaginale Operation auch bei bereits über den Uterus hinausgehenden Carcinomen sich leistungsfähig erwiesen hat. Die Igniexstirpation kam in 45 Fällen zur Anwendung. Nebenverletzungen kamen gerade bei dieser Methode nicht vor, während bei den anderen Methoden in 7 Fällen Ureteren, Blase oder Rectum verletzt wurden. Die Mortalität bei der Igniexstirpation betrug 4,4%, 1—4 Jahre nach der Operation waren noch 61,5% recidivfrei, während Schuchardt für seine

Methode 10% Mortalität und 55,5% Heilungen angiebt. Auf Grund der statistischen Resultate scheint es das Richtige zu sein, den Schuchardt'schen Schnitt
mit der Igniexstirpation zu verbinden, wodurch man sowohl eine vorzügliche Zugänglichkeit zum Operationsterrain erlangte, als auch den Vortheil der Klemmen
und der Glühhitze hätte. Das Referat kann nur diese wenigen Zahlen und Haupt-
ergebnisse, nicht aber die sehr interessanten Berechnungen und Resultate anführen, die sich aus der Gruppirung des Materials nach den verschiedensten Gesichtspunkten hin ergeben haben. Es wäre zu wünschen, dass der Modus für die
Aufstellung der Statistik, wie ihn K. ausgearbeitet und durchgeführt hat, wegen
der strengen Objektivität allgemein acceptirt würde, damit große Zahlenwerthe auf
absolut gleicher Basis gewonnen würden.

5) S. Oberndorfer (Genf). Ein Fall von Chorionangiom.

35jährige IVpara; Wendung, Tod des asphyktischen, ausgetragenen Kindes.
Gänseeigroßer Tumor an der fötalen Placentarseite neben der Nabelschnurinsertion,
der überall deutlich gegen das Placentargewebe hin abgesetzt war. Der Durchschnitt erinnerte an das Bild eines kleinalveolären Leberangioms. Das Stroma
der Geschwulst bestand aus Chorion, das eigentliche Geschwulstgewebe aus sehr
reich entwickelten, strotzend mit Blut gefüllten Kapillaren. In der Geschwulst
fanden sich mehrfache gelbweiße, derbe Einlagerungen. Hier war die kavernöse
Natur des Tumors entweder ganz verschwunden oder die Kapillaren erwiesen sich
komprimirt bei starker Verbreiterung des Stromas. Die größeren Gefäße dieser
Abschnitte waren verengt oder völlig obliterirt. Das dem Tumor anliegende Placentargewebe zeigte eine enorme Ausdehnung der Zottengefäße und Kapillaren,
an einzelnen Stellen fast angiomatösen Charakter. O. schließt sich der Hypothese
von Beneke an, wonach das Primäre bei derartigen Tumorbildungen eine lokale
Stauung und Blastomatose der Kapillarendothelien ist, deren Beginn in die aller-
frühesten Stadien der Placentarentwicklung zurückgeführt werden muss. Die
angiomatöse Neubildung stellt eine excessive Wucherung der Zottenkapillaren dar,
die natürlich durchaus gutartigen Charakters ist. Die 13 gleichartigen Fälle der
Litteratur werden kurz referirt.

6) R. Freund (Halle a/S.). Beiträge zum Ulcus rodens vulvae.

Bericht über 2 Fälle, deren erster (33jährige IVpara) bereits in der Dissertation von Rechenbach ausführlich mitgetheilt ist. Beim zweiten (46jährige
VIIIpara) war die Vulva elephantiastisch vergrößert und ödematös. Zwischen den
Schamlippen lagen unregelmäßige, eitrig belegte Geschwüre. Nymphen und Clitoris infiltrirt. Atresia vaginalis 4 cm hinter dem Introitus. Der Finger kam
durch die hart infiltrirte Harnröhre direkt in die Blase; Scheidenwände ulcerirt.
Rectalrohr starr, derb infiltrirt. Analöffnung von knolligen, bläulichen Gebilden
umgeben. Rectalschleimhaut rauh und zerklüftet. 10 cm oberhalb des Anus
Stenosis recti. — Zu diagnostischen Zwecken Tuberkulininjektion (0,001), auf die
keine Reaktion erfolgte, darauf Probeexcision (linke Nymphe). Am nächsten Tage
Fieber (40,3°), Schüttelfrost, Husten, nach 7 Tagen Exitus unter Symptomen des
Lungenödems. Die Sektion ergab: Luetische Geschwüre der Flexur und am Introitus vaginae, paraproktitischer Abscess; Kondylome am Anus; Milztumor,
Lungenödem, hypostatische Pneumonie. — Die mikroskopische Untersuchung ließ
eine starke Entzündung mit massenhafter Rundzelleninfiltration erkennen, die sich
längs der Gefäße und Gewebelücken bis zur Oberfläche einerseits, bis ins Muskelgewebe andererseits erstreckte. Verschiedentlich wurden Riesenzellen, nie Tuberkelbacillen gefunden. Der schon weit vorgeschrittene Process hatte seinen
Ausgang von der Urethralgegend genommen, wo der Zerfall am stärksten war und
hat offenbar die Tendenz einer serpiginösen Ausbreitung auf Introitus, Labien,
Vagina, Urethra und Blase. Die Neigung, in die Tiefe vorzudringen, ist geringer;
allerdings kann das Beckenbindegewebe durch die Lymphbahnen inficirt werden.
Ätiologisch schließt F. Lues als unbewiesen aus und nimmt vielmehr eine tuberkulöse Grundlage an und zwar eine primäre Vulvatuberkulose mit sekundärer Infektion des Mastdarms und der Flexur vom Bindegewebe aus. Die Elephantiasis

ist als Konsequenz der Ulceration aufzufassen, von deren Intensität ihre Ausdehnung abhängig ist.

7) H. Schumacher (Straßburg i/E.). Experimentelle Beiträge zur
Eklampsiefrage.

Die äußerst werthvolle Arbeit basirt auf zahlreichen, sehr exakt ausgeführten
Urininjektionsversuchen an Kaninchen (Vena jugularis ext. resp. femoralis), wie
sie schon von Volhard begonnen waren. Um zunächst die Wirkung ungiftiger
Flüssigkeiten festzustellen, wurde den Thieren physiologische Kochsalzlösung
injicirt. Dabei konnten in der Regel bedeutende Quantitäten ohne Schaden eingeführt werden. Wurde der Kochsalzgehalt der Flüssigkeit gesteigert, so stieg
die Giftwirkung, entsprechend der Koncentration, in ausgesprochener Weise. Bei
der Injektion mit Urin gesunder, nicht schwangerer Personen verhielten sich die
Thiere sehr verschieden. Der Urin gesunder Schwangerer und Wöchnerinnen ließ
keinen gesetzmäßigen Unterschied bezüglich der Giftigkeit erkennen. Eine Abnahme der Harngiftigkeit bei der schwangeren, eine Zunahme bei der entbundenen
Frau besteht sicherlich nicht. Der Grad der Giftigkeit ist sehr veränderlich. Die
verschiedene Resistenz der Versuchsthiere spielt oft eine ausschlaggebende Rolle.
Maßgebend für die Gefährlichkeit der Injektion ist die Koncentration des Urins,
die Gefahr steigt mit dem höheren spec. Gewicht. Bei Nephritis gravidarum erreicht der Harn keinen höheren Grad von Toxicität als bei gesunden Schwangeren
und Wöchnerinnen. Der Eiweißgehalt ist dabei ohne Einfluss und die Harnkoncentration auch hier wieder entscheidend. Eben so zeigt der Urin Eklamptischer (6 Fälle) keine schädlicheren Folgen als der Urin gesunder oder nephritischer
Schwangerer resp. Wöchnerinnen, wenn nur Urinproben von gleichem spec. Gewicht verglichen werden. Der Harn Eklamptischer erwies sich zwar während des
konvulsivischen Stadiums scheinbar als auffällig toxisch. Das kann aber nicht
auf das Vorhandensein specifischer Harngiftstoffe, sondern lediglich auf die hohe
Harnkoncentration zurückgeführt werden. Krampfanfälle traten nach Injektion
eklamptischen Urins ,wohl ein, waren aber auch nach Einspritzung von Urin gesunder Menschen nicht ganz selten. — In einer 2. Versuchsreihe wurde Blutserum
injicirt, zunächst von gesunden Frauen und deren Kindern. Dasselbe besaß eine
viel größere Giftigkeit als der Harn. Die Art der Injektion ist dabei von großer
Bedeutung. Die kontinuirliche Einspritzung wirkt sehr viel stürmischer als die
absatzweise, die schnelle deletärer als die langsame. Die Sera verschiedener Individuen verhalten sich in ihrer Wirkung sehr ähnlich. Als Durchschnittszahl
für die Serumwirkung ergab sich für die Mehrzahl der Versuche 4—5 ccm pro
Kilogramm Körpergewicht. Durchgreifende Unterschiede zwischen mütterlichem
und kindlichem Serum bestehen nicht. Die Annahme einer höheren Giftigkeit des
fötalen Blutserums ist unhaltbar. Das Blutserum Eklamptischer ist ausnahmslos
sehr giftig, aber keinesfalls giftiger als das Serum ganz gesunder Gebärender.
Das Blutserum von Neugeborenen eklamptischer Mütter ist nicht giftiger als das
Blutserum dieser Letzteren. Die Schwere der Eklampsie beeinflusst den Toxicitäts-
grad des Serums nicht. Schließlich wurde die Wirksamkeit des Fruchtwassers
geprüft. Es konnte hier ebenfalls zwischen Eklamptischen und Gesunden kein
Unterschied konstatirt werden. Von eklamptischem Fruchtwasser konnten 18,6
bis 21,7 ccm pro Kilogramm intravenös einverleibt werden, ohne dass die Thiere
starben, von dem Fruchtwasser Gesunder 20,5—24,3 ccm pro Kilogramm.

Die von Volhard besonders betonte Fähigkeit des eklamptischen Urins,
intravitale Thrombosen hervorzurufen, kommt nach den Erfahrungen S.'s auch dem
Urin und Blutserum ganz Gesunder zu. Bei allen nach Seruminjektionen ein-
gegangenen Thieren war das Blut ausnahmslos lackfarben, nach Harninjektion
von annähernd normaler Färbung. Vielleicht wird also durch das fremde Serum
eine Zerstörung des Kaninchenblutes bedingt. Bei Verdünnung des Serums durch
Wasserzusatz konnte keine größere Quantität von den Thieren vertragen werden
als bei unverdünntem Serum. Der Harn wirkt also lediglich als Salzlösung entsprechend seiner Koncentration bei der Injektion, während das Serum toxisch
wirkende Eiweißsubstanzen enthält.

S. zweifelt die Richtigkeit der Autointoxikationslehre bei der Eklampsie nicht an, erkennt aber die bisher von Bouchard und seinen Schülern dafür erbrachten Beweise nicht als richtig an. Die Prüfung der Giftigkeit von Harn und Serum hat ein absolut negatives Resultat gehabt. Aussichtsvoller sind die Untersuchungen durch Bestimmung der Gefrierpunktserniedrigung des kindlichen und mütterlichen Blutes, die allerdings bisher zu widersprechenden Resultaten geführt haben.

8) W. Zangemeister (Leipzig). Der Ammoniakgehalt des Urins in Schwangerschaft, Geburt und Wochenbett, mit Berücksichtigung der Eklampsie.

Z. benutzte das Schlössing'sche Verfahren zur Ammoniakbestimmung und fand, dass die Ammoniakausscheidung der Ausscheidung des Urinwassers ziemlich parallel geht und wie diese am Ende der Schwangerschaft erhöht ist, um im Wochenbett allmählich abzunehmen. Es ist anzunehmen, dass die präformirt in die Niere gelangenden Ammoniaksalze in denselben Theilen des Nierenparenchyms ausgeschieden werden, wie das Urinwasser. Während der Geburt nimmt die Diurese und die Ammoniakausscheidung ab, im ersten Wehenbeginn und nach der Geburt zu. Der relative Ammoniakgehalt steigt bei Abnahme der Diurese und umgekehrt. Auftreten und Verschwinden von Eiweiß während und nach der Geburt beeinflusst die Ammoniakausscheidung nicht. Bei Nephritis (3 Untersuchungsreihen) sind die bei der normalen Geburt vorhandenen Schwankungen besonders ausgesprochen. Die nephritische Niere ist im Stande, große Mengen von Ammoniaksalzen hindurchgehen zu lassen und zwar entsprechend der Diurese. Bei Eklampsie (10 Untersuchungsreihen) ist der Urin auch bei danniederliegender Diurese oft von relativ geringerem Ammoniakgehalt. Die Erhöhung der Koncentration fällt öfters mit dem Aufhören der Anfälle zusammen, bevor die Diurese ansteigt. In der Mehrzahl der Fälle scheint also eine Zurückhaltung von Ammoniaksalzen im Körper vorzuliegen. Trotzdem besitzen dieselben wohl keine ursächliche Bedeutung für die Eklampsie. Wohl aber ist die eklamptische Niere in ihrer Durchlässigkeit für gewisse Salze offenbar alterirt, der Körper dadurch in seiner Fähigkeit, überschüssige Säuren auszuscheiden, geschädigt. Die versiegende Ammoniakausscheidung steht desshalb vielleicht in indirekter Beziehung zum Ausbruch der Eklampsie. **Stoeckel** (Bonn).

Geburtshilfliches.

2) S. Kaminer (Berlin). Über den Einfluss von Schwangerschaft und Entbindung auf den phthisischen Process und den therapeutischen Werth der Einleitung von künstlichen Aborten.
(Deutsche med. Wochenschrift 1901. No. 35.)

Nach einem kurzen Überblick über die Ansichten verschiedener Autoren Betreffs der Einwirkung von Schwangerschaft und Geburt auf die Tuberkulose theilt K. seine Beobachtungen, welche er bei 50 Fällen gemacht hat, mit. Bei 33 Kranken trat eine Verschlimmerung der Phthise ein; nur bei 8 blieb die Schwangerschaft ohne Einfluss auf die Ausbreitung und den Verlauf der Tuberkulose; bei 9 konnte ein Urtheil hierüber nicht abgegeben werden.

Die Verschlimmerung in einem so hohen Procentsatz führt Verf. auf die so häufig in den ersten Monaten der Gravidität durch Übelkeit, Erbrechen, Appetitlosigkeit auftretenden Ernährungsstörungen zurück, ferner auf das Hochdrängen des Zwerchfells, die Verkleinerung (Retraktion) der Lunge und die mangelnde Ausgiebigkeit der Athmung, Momente, welche auf die Blutcirkulation in der Lunge und die Thätigkeit des rechten Herzens störend einwirken, was um so mehr ins Gewicht fällt, als heute gewisse Beziehungen zwischen Blutcirkulation in der Lunge und tuberkulösen Processen in derselben nicht gänzlich zu leugnen sind.

In den von ihm beobachteten Fällen schien es K., dass die subjektiven, vielleicht auch die objektiven Symptome in den ersten Schwangerschaftsmonaten stärker ausgeprägt waren als in den letzten — bis zur Entbindung. Wie ungünstig diese wirkt, beweist, dass von 23 Frauen 14 im Anschluss an die Entbindung starben, 7 in den ersten Tagen des Wochenbettes. In 2 Fällen trat metastatische Tuberkulose auf.

Verf. plaidirt auf Grund dieser Beobachtungen für die Einleitung des künstlichen Aborts 1) weil, wie erwähnt, der Einfluss der Schwangerschaft auf die Lungenphthise während der ersten Hälfte derselben stärker zu sein scheint als in der zweiten, 2) weil der Abort für die kranke Frau ein weniger schwerer Eingriff ist wie die Frühgeburt, 3) weil, je kürzer die Schwangerschaft dauert, desto kleiner auch der schädigende Einfluss derselben sein muss.

In 15 Fällen wurde der Abort eingeleitet, in 2 trat er spontan ein. Bei 30% der Kranken schloss sich eine Verschlimmerung des Zustandes an, bei 12% der Tod, bei 70% aber Stillstand der Erkrankung. Eine Heilung konnte im Gegensatz zu der Behauptung Maragliano's in keinem Falle konstatirt werden. Gerade mit Rücksicht hierauf hält es K. nicht für angezeigt, in jedem Falle den Abort einzuleiten; er will jene Kranken ausschließen, wo mit oder ohne Schwangerschaft die Prognose quoad vitam als matt zu bezeichnen ist. Als besonders geeignet bezeichnet er die Fälle, in welchen während der Schwangerschaft eine nur auf diese zurückzuführende Verschlechterung des Lungenbefundes eintritt, ferner die, wo sich während der Gravidität die ersten Symptome der Phthise zeigen; endlich, wenn sich Hämoptoë oder metastatische Tuberkulose einstellt.

Zum Schluss betont der Verf., dass es fast immer für eine tuberkulöse Frau ein Unglück ist, wenn sie schwanger wird, und dass es Pflicht der Ärzte sei, hierauf aufmerksam zu machen.   Graefe (Halle a/S.).

3) **A. Ruppin** (Halle a/S.). Die Zwillings- und Drillingsgeburten in Preußen im letzten Jahrzehnt.

(Deutsche med. Wochenschrift 1901. No. 38.)

Aus einer Statistik über die im letzten Jahrzehnt in Preußen geborenen Zwillinge und Drillinge zieht R. folgende Schlüsse:

1) Die Todtgeburten sind bei Zwillingen fast doppelt, bei Drillingen fast 4mal so häufig als im Durchschnitt aller Geburten überhaupt.

2) Unter den Zwillingsgeburten sind am häufigsten die mit 1 Knaben und 1 Mädchen (37,56%); es folgen die mit 2 Knaben (32,16%), schließlich die mit 2 Mädchen (30,28%).

3) Unter den Drillingsgeburten sind am häufigsten (26,56%) die mit 2 Knaben und 1 Mädchen. Es folgen die mit 1 Knaben und 2 Mädchen (25,54%), dann die mit 3 Knaben (24,31%), schließlich die mit 3 Mädchen (23,54%).

4) Unter den Zwillingsgeburten stehen in Bezug auf Vitalität am ungünstigsten die Geburten mit 2 Knaben (7,068% Todtgeburten aller Geborenen). Günstiger sind die Zwillingsgeburten mit 2 Mädchen (5,669% Mortalität), am günstigsten die mit 1 Knaben und 1 Mädchen (4,852%).

5) In Bezug auf das Verhältnis der Geschlechter unterscheiden sich die Zwillingsgeburten nur ganz unwesentlich von allen Geburten überhaupt.

                     Graefe (Halle a/S.).

4) **A. v. Guérard** (Düsseldorf). Uterusruptur bei Eklampsie und Zwillingen; Leibschnitt; Heilung.

(Deutsche med. Wochenschrift 1901. No. 38.)

38jährige IVpara. Starke Ödeme; Urin 15°/00 Eiweiß. Temperatur 38,5, Puls 120. Seit einer Stunde schwere eklamptische Anfälle. Feuchte Einpackungen so wie große Gaben Morphium beruhigten etwas. Untersuchung ergab Querlage, Schulter in den 2markstückgroßen Muttermund eingepresst. Herztöne frequent, aber deutlich hörbar. Bei einer heftigen Bewegung der Kranken sehr starker

Wasserabgang; gleichzeitig Collaps. Wendung und Extraktion eines inzwischen abgestorbenen Kindes. Nach derselben Blutung. Die in die Uterushöhle Zwecks Placentarlösung eingeführte Hand fand dieselbe leer, gelangte aber bei Verfolgung der Nabelschnur in eine große, rechts neben dem Uterus gelegene Höhle, aus der die Placenta entfernt wurde. Diese ergab, dass an ihr noch eine 2. Nabelschnur inserire. Dieser folgend Auffinden des zweiten, macerirten, ca. 7monatlichen Fötus. Extraktion desselben. Eine mit ihm vor der Scheide erscheinende Membran mit scharfen Rändern, ganz den Eihäuten entsprechend, zu entfernen, gelang nicht. Wegen erneuter, leichter eklamptischer Anfälle leichte Narkose. Bei v. G.'s Ankunft Temperatur 40,1, Puls 160. Köliotomie 1 Stunde später ohne Narkose. Es zeigte sich ein langer Riss des Uterus und der Scheide; Blase völlig vom Uterus abgesprengt; dieser bis ganz nach seiner linken Seite vom Peritoneum entblößte Riss fast genau in der Mitte erstreckte sich bis an die Grenzen des unteren und mittleren Drittels des Corpus, setzte sich nach vorn rechts in die Scheide fort. Rechts eine enorme Höhle, gebildet durch die völlig entfalteten Blätter des Lig. latum und theilweise von seiner Unterlage abgelöstes Peritoneum. Das vordere Peritonealblatt, durch die Uterus-Scheidenwunde nach unten durchgezogen, hatte die vor der Vulva liegenden Eihäute vorgetäuscht. Resektion desselben. Naht der Uteruswunde bis zur Cervix. Durch den Riss der letzteren Tamponade der großen Höhle. Allseitiger Abschluss der Bauchhöhle durch Vernähen des Peritoneum. Nahtlinie mit Jodoformgaze bedeckt, die aus der unteren Bauchwunde herausgeleitet wurde. Scheidentampon wurde von selbst ausgestoßen, Bauchtamponade am 6. Tage theilweise, am 10. Tage ganz entfernt. Pat. nach 5 Wochen geheilte ntlassen.   Graefe (Halle a/S.).

5) A. Martin (Greifswald). Symphyseotomie und Kaiserschnitt.
(Deutsche med. Wochenschrift 1901. No. 42.)

M. berichtet über eine Ipara mit mäßig geradverengtem Becken (Diag. 11,0), bei welcher der Kopf in Folge ungewöhnlicher Härte trotz energischer Wehenthätigkeit nicht ins Becken trat. Da die Pat. zu fiebern anfing, die kindlichen Herztöne auf 180 stiegen, ein Zangenversuch in Walcher'scher Hängelage missglückte, so wurde die Symphyseotomie gemacht. Nach derselben klaffte die Symphyse um ca. 5 cm. Trotzdem gelang auch jetzt die Zangenextraktion nicht, obgleich beide Hüft-Kreuzbeingelenke gesprengt wurden. Desswegen Sectio caesarea mit Fundalschnitt. Das asphyktische Kind konnte nicht zum Leben gebracht werden. Sektion ergab ausgedehnte Absprengung des hinten gelegenen Scheitelbeins und ausgedehnte intrameningeale Blutung. — Naht der Uteruswunde in 3 Etagen durch fortlaufende Katgutnaht, des Symphysenperiosts mit 2 Knopfnähten. Zusammenschieben des Beckens mit straff angezogener Wochenbettsbinde. Genesung. Erster Gehversuch am 20. Tage. Pat. verrichtet jetzt ohne Bebinderung ihre Arbeiten.

Im Anschluss an diesen Fall bekennt sich M. als überzeugten Anhänger der künstlichen Frühgeburt bis ca. zur 36. Schwangerschaftswoche. Ist dieser Zeitpunkt vorüber, so hält er die prophylaktische Wendung für erlaubt, falls der Kopf selbst eine entsprechende Konfigurationsfähigkeit besitzt und die ganze Frucht noch beweglich ist. Auch den Versuch der Zange am hochstehenden Kopf, unter Umständen in Walcher'scher Hängelage, verwirft er nicht. Schließlich bleibt die Symphyseotomie. Dass auch sie unter Umständen noch nicht die Überwindung des Missverhältnisses zwischen Kopf und Becken ermöglicht, zeigt der vorstehende Fall. M. will sie daher in Zukunft nur dann wieder ausführen, wenn der Kopf in den Beckeneingang eingetreten ist oder von innen hineingepresst werden kann und damit die Möglichkeit erwiesen ist, dass er bei einer Erweiterung des Beckenringes um 6 cm dann auch durchgeführt werden kann. Fehlt diese Voraussetzung, so ist nach Ansicht des Verf. im Interesse des lebenden Kindes die Indikation zum Kaiserschnitt gegeben. Er empfiehlt den Fundalschnitt.   Graefe (Halle a/S.).

6) **E. Eckstein.** Die Therapie bei Abort.

Suttgart, **F. Enke,** 1901.

Gestützt auf eine 10jährige praktische Erfahrung und die Litteratur der letzten 10 Jahre bespricht Verf. eingehend das Verfahren zahlreicher Autoren und das von ihm selbst geübte. Die Prophylaxe der Frauenkrankheiten gipfelt großentheils in einer Lege artis-Behandlung des Abortus. Die Hauptfolgekrankheiten nach Abort sind 1) der vernachlässigte puerperale Zustand, der zu Retroversioflexio, Subinvolutio, Endometritis, 2) die Retention von Eitheilen oder Secundinaetheilen, die zu Endometritis decidualis und dem Deciduoma malignum führen kann. Verf. spricht den berechtigten, aber praktisch unausführbaren Wunsch aus, dass der Arzt, der mit Infektionskrankheiten oder inficirten Wunden zu thun gehabt, am besten einen Abort nicht anrühre; in solchen Fällen sollen nach Ansicht des Ref. Gummihandschuhe angewendet und statt der digitalen Ausräumung die ausschließlich instrumentelle vorgenommen werden. Verf. ist überhaupt bei Abortbehandlung ein Freund der letzteren; es ist falsch, zu sagen: Weil so und so viele Verletzungen mit Curette, Polypenzange, Sonde vorgekommen sind, sind diese zu verbannen. Zahlreiche Fälle von Uterusperforationen, darunter der berühmte Fall von Boldt und Dietel werden besprochen. Curettage nach Abortus wird unter gewissen Verhältnissen empfohlen, denn 1) es werden kleinste Eitheile und so das oft erkrankte Endometrium resp. die Decidua vera mit entfernt; 2) es wird ein mechanischer Reiz auf den Uterus ausgeübt, so dass sich dieser energisch kontrahirt. Auch bei Abortus putridus ist Curettage und leichte Intra-uterin-Tamponade anzuwenden.

Der sehr lesenswerthen, mit großem Fleiß zusammengestellten Arbeit ist weitere Verbreitung besonders bei allen denen, die praktisch geburtshilflich thätig sind, zu wünschen. **E. Kehrer** (Bonn).

7) **L. Knapp** (Prag). Kasuistische Beiträge zur Frage der Entfernung des in der Gebärmutter zurückgebliebenen Kopfes.

(Münchener med. Wochenschrift 1901. No. 17.)

Verf. berichtet im Anschluss an die neulich von Neugebauer im Centralblatt gebrachte Arbeit über 16 Fälle von Dekapitationen, die in fast 10 Jahren an der deutschen Klinik in Prag ausgeführt wurden. Der noch im Uterus befindliche Schädel wurde in 9 Fällen perforirt, dann mit dem Kranioklasten extrahirt, in 3 Fällen wurde der Schädel mittels der Boer'schen Knochenzange, 4mal durch Einhaken der Finger in den Mund und Zug am Unterkiefer unter gleichzeitiger Expression von außen extrahirt. **E. Kehrer** (Bonn).

8) **A. Gerlach** (Lauchheim). Ein Fall von Paralyse der Placentarinsertionsstelle.

(Münchener med. Wochenschrift 1901. No. 11.)

Zu den Ursachen der Blutungen post partum gehört auch die partielle Atonie der Placentarstelle, die nur selten beschrieben wird. Verf. konnte in einem Falle außer am Uterus eine trichterförmige Einsenkung, immer an entsprechender Stelle eine schwammige Masse nachweisen, die von innen nach außen durch die untersuchende Hand vorzudrängen war. Die Blutung stand erst durch Eisenchlorid-gazetamponade. **E. Kehrer** (Bonn).

9) **W. Albert** (Dresden). Über die Behandlung der Geburt beim engen Becken durch die Wendung mit sofort sich anschließender Extraktion.

(Münchener med. Wochenschrift 1901. No. 14.)

In der geburtshilflichen Poliklinik zu Dresden wurde in 3½ Jahren 105mal die Wendung ausgeführt, darunter 60mal bei engem Becken. Es ist bei engem Becken sehr viel Werth darauf zu legen, dass die noch stehende Blase erhalten

bleibt und es ist in der Regel erst einzugreifen, wenn der Muttermund genügend
erweitert ist. Der Kolpeurynter wird bei engem Becken warm empfohlen; er
schützt und ersetzt die Fruchtblase, dient zur Erweiterung des Muttermundes, er
gestattet dabei doch dem kindlichen Kopf ins Becken einzutreten, mit ihm erreicht
man also die günstigsten Vorbedingungen für die Wendung. Die leichten Reiz-
zustände, die der Kolpeurynter hervorruft, werden durch etwas Morphium gehoben.

E. Kehrer (Bonn).

10) **E. Kreisch** (Coblenz). Geburtskomplikation in Folge Hydropsie
des Fötus.

(Münchener med. Wochenschrift 1901. No. 35.)

Die Mutter hatte Nephritis. Die Extraktion des in Fußlage gewesenen, bis
zu den Waden vorgezogenen Kindes misslang, weil der Bauch des dorso-posterior
liegenden Kindes eben so wie der Brustkorb durch Flüssigkeit stark ausgedehnt
war und ersterer sich auf der Symphyse aufgestemmt hatte. Neben Hydrothorax
und Ascites bestand Oedema faciei. Ätiologisch sieht Verf. fötale Nephritis an,
obwohl die Nieren mikroskopisch scheinbar nicht untersucht wurden.

E. Kehrer (Bonn).

11) **Häberlin** (Zürich).　Über den Dammschutz.

(Korrespondenzblatt für Schweizer Ärzte 1901. No. 14.)

H. empfiehlt folgendes Verfahren. Der Dammschutz wird am besten in linker
Seitenlage gemacht, die linke Hand hält während der Wehe den Kopf zurück,
dehnt in der Wehenpause die vorderen Weichtheile und schiebt sie nach hinten.
Die rechte Hand verhindert die übermäßige Ausdehnung des Dammes, indem sie
zangenförmig die hintere Hälfte der Vulva umgreift, den Saum in der Wehenpause durch Zurückziehen über den Kopf dehnt, während der Wehe den Kopf
zurückhält und ihn in der Wehenpause durch Einwirkung des Druckes hinter
dem größten Schädelumfang nach vorn drängt.　　　　　**Reifferscheid** (Bonn).

12) **Latzko**.　Beitrag zur Therapie verschleppter Querlagen.

(Wiener med. Wochenschrift 1901. No. 27.)

L. hat während seiner 12jährigen geburtshilflichen Thätigkeit 6mal wegen
verschleppter Querlagen die Embryotomie ausgeführt und sich dabei wiederholt
des folgenden Verfahrens bedient. Mit 2 neben einander eingesetzten Museux-
schen Zangen wird der Thorax an den im Orificium sich präsentirenden Stellen
gefasst. Stört der vorgefallene Arm, so wird er abgeschnitten. Zwischen den
Zangen wird der Thorax eröffnet, die Zangen fassen die Thoraxränder; Erweiterung des Schnittes; Entfernen von Lungen und Herz mit einer Kornzange. Ab-
wärts- und Auseinanderziehen der Zangen durch eine assistirende Person; schrittweise Verlängerung der Incision nach der Wirbelsäule hin unter kletterndem
Nachfassen der Wundränder mit den Zangen. Durchschneiden der Wirbelsäule
mit der Schere. Jetzt lässt sich der Kindskörper in die Scheide herabziehen und
unter Weiterbenutzung der Klettermethode wird der Thorax gänzlich durchtrennt.
Reposition der unteren Körperhälfte; dann Extraktion erst der oberen, dann der
unteren Körperhälfte.

Das Verfahren ist eine weitere Ausbildung der Simpson'schen Spondylo-
tomie. Es kann in jedem Falle von verschleppter Querlage, sowohl bei hohem
als bei tiefem Stande der Schulter Anwendung finden. Die Einführung der Hand
in die ohnehin überdehnte Cervix fällt fort; die Gefahr der Uterusruptur wird
beseitigt durch die vorausgeschickte Volumsverringerung des Kindskörpers; die
dem Fötus mitgetheilten Bewegungen sind gering; die Entfernung des zurückbleibenden Kopfes und ihre Gefahren fallen fort; Narkose ist entbehrlich.

Bei leicht erreichbarem Hals ist die Dekapitation kürzer und bequemer. Dagegen in den zahlreichen Fällen, in denen sich bei imminenter Uterusruptur und
tiefstehender Schulter dem Erreichen des Halses Schwierigkeiten entgegensetzen,

hält L. die transversale Zweitheilung mit Hilfe der Klettermethode für eine Bereicherung der geburtshilflichen Therapie. **Reifferscheid** (Bonn).

13) Commandeur. Über die Beweglichkeit des Kopfes am Ende der Schwangerschaft bei Erstgebärenden unter dem Einfluss der Blasenfüllung.

(Prov. méd. XV. Jahrg. No. 38.)

Während der beiden letzten Monate der Schwangerschaft bleibt die leere Blase vollständig im kleinen Becken. Wenn der Kopf in das Becken sinkt, ist die normale Art der Ausdehnung der Blase modificirt. Die vertikalen Durchmesser vergrößern sich hauptsächlich. Der Gipfel der Blase erscheint über dem Schambein, selbst bei minimaler Füllung. Es giebt auch Fälle, wo die Blase sich in ihren von vorn nach hinten gehenden Durchmessern erweitert, die Blase dehnt sich dann im kleinen Becken unter dem Kopf aus, verhindert ihn, herabzutreten, oder drängt ihn aus dem Becken heraus, so dass er wieder beweglich wird. Die Ursachen für diese Art der Blasenausdehnung sind nicht sicher bestimmbar, doch kommen nach Ansicht des Verf. folgende Punkte in Betracht: Verlängerung der Vagina, Entfernung und elevirte Stellung der Cervix. Jedes Mal wenn man am Ende der Schwangerschaft bei einer Primipara einen beweglichen Kopf findet, muss man an die Möglichkeit dieser Blasenausdehnung denken und muss sie entleeren. Es giebt Urinretentionen am Ende der Schwangerschaft, welche sich nicht durch mechanische Hindernisse erklären lassen, welche von einer zeitweiligen Blasenparese herrühren. **Hohl** (Bremerhaven).

14) Simon-Pierre Grosjean (Paris). Behandlung der Placentarretention nach Abort durch intra-uterine Tamponade.

Thèse de Paris, G. Steinheil, 1900.

Bonnaire war der Erste, der die intra-uterine Tamponade systematisch zur Behandlung der Placentarretention nach Abort anwandte, nicht nur zur Blutstillung, sondern auch zum Zweck der Austreibung der Placenta. Verf. theilt 13 nach dieser Methode behandelte Fälle mit. Bei diesen wurde 12mal die Placenta in 7—24 Stunden ausgetrieben, die Blutung stand unter dem Einfluss der Tamponade. Die Vortheile der Methode sind: Ausführbarkeit ohne Narkose, Schutz vor Blutung und Infektion, nur muss sie unter streng aseptischen Kautelen ausgeführt werden. **Hohl** (Bremerhaven).

15) G. Keim (Paris). Die Expression des Fötus von den Bauchdecken aus.

Paris, G. Carré & C. Naud, 1901.

Verf. theilt seine Erfahrungen über die Expression des Fötus in einer ausführlichen Arbeit mit und kommt zu folgenden Schlüssen:

Eben so wie die Expression der Nachgeburt intra-uterine Eingriffe vermindert hat, kann die Expression des Fötus häufig das Eingehen mit der Hand oder Instrumenten vermeiden. Sie findet daher neben den anderen geburtshilflichen Operationen ihren Platz, sie kann einige unter ihnen unterstützen und ergänzen. Die Expression soll die Natur nachahmen. Die Intensität und angewandte Kraft unterliegen der Kontrolle des Geburtshelfers. Im richtigen Moment angewandt, ist sie nicht schmerzhaft, sondern bringt der Gebärenden Erleichterung, d. h. also in der Austreibungsperiode. Man kann die Expression auch außerhalb dieser Periode anwenden, um das Verhältnis vom Kopf zum Becken abzuschätzen (Schatz-Müller), oder um den Kopf einzupressen (Hofmeier), oder in der 1. Geburtsperiode, um zur Erweiterung des Muttermundes beizutragen. Die Expression erstreckt sich auf den ganzen Fötus oder sie ist partiell beim nachfolgenden Kopf nach Extraktion und Embryotomie. Sie dient ferner zur Unterstützung der Extraktion, des Forceps etc. Sie wirkt am besten bei vollständig

erweitertem Muttermund und nachgiebigen Weichtheilen. In diesen Fällen liefert
Gefahr für Kind oder Mutter die Indikation. Bei absoluter Wehenschwäche oder
bei Tetanus des Uterus, oder bei sehr starren Weichtheilen oder engem Becken
muss man auf die Expression verzichten. Gefahren hat die Operation nicht, weder
für den Uterus, noch für den Damm, noch für die Nachgeburtsperiode. Die Kompression der Placenta schadet, wenn sie intermittirend ist, dem Fötus nichts. Besonderen Vortheil gewährt die Expression bei der Geburt des Rumpfes.

Hohl (Bremerhaven).

16) **Steffann** (Bielefeld). Über den Kaiserschnitt nach Porro wegen
schwerer puerperaler Infektion in der Schwangerschaft.

(Korrespondenzblatt der ärztlichen Vereine in Rheinland u. Westfalen 1901. Juli.)

S. berichtet über folgenden Fall: Gebärende im 9. Schwangerschaftsmonate.
10. Februar 1901 Wasserabfluss. Seitdem bis 12. Februar kaum fühlbare Wehen.
Querlage, Herztöne 140. Uterus umschließt die Frucht fest. Kein Fieber. 12. Februar Mittags 12 Uhr Schüttelfrost. Temperatur 38,9, Puls 132, keine Wehen.
Bis zum nächsten Tage noch mehrere Schüttelfröste mit hohem Temperaturanstieg.
Muttermund für 1 Finger durchgängig. Wegen hoher Gefahr für Mutter und
Kind Kaiserschnitt nach Porro mit extraperitonealer Stielversorgung. Knabe,
lebend. Sofort nach der Operation Temperaturabfall. Glatter Verlauf. Innen-
fläche des Uterus eitrig belegt.

Verf. sieht diesen Fall als einen Beweis an, dass auch in der Geburtshilfe
allerdings nur bei sehr schweren Fällen, der chirurgische Satz gilt: Wo du eine
Infektion siehst, suche ihren Herd auf und beseitige ihn.

Hohl (Bremerhaven).

17) **E. Wormser** (Basel). Die Infektion des Uteruscavums im Wochenbett.

(Semaine méd. 1900. November 7.)

Verf. untersuchte 100 nicht fiebernde Wöchnerinnen am 11. oder 12. Tage
nach der Entbindung und fand in 80% der Fälle, dass das Uteruscavum Keime
enthielt. Nach seiner Ansicht stammen diese Keime aus der Vagina, den kleinen
Wunden der Vulva und den äußeren Genitalien und gelangen durch Ascension
in den Uterus. Um zu entscheiden, ob eine Desinfektion der Vagina nothwendig
sei, wurde in der Klinik in Basel (Bumm) im Jahre 1897 und 1899 nach Hof-
meyer desinficirt, 1898 nicht. Das Resultat war: 1897 81,9% afebrile Wochenbetten, 1898 84,5%, 1899 86,7%. In 5 Fällen von Frühgeburt durch Einführen
eines sterilisirten Bougies, konnte Verf. 4mal in dem am Bougie haftenden Schleim
Keime nachweisen, einmal ein kurzes Stäbchen, welches Gram nicht annahm und
Gas entwickelte, 2mal Staphylococcus citreus und 1mal Staphylococcus albus. Er
nimmt an, dass diese Keime aus der Vagina stammen. Nur in einem Falle (Placentarlösung) leicht fieberhaftes Wochenbett. Verf. schließt aus seinen Beobachtungen: Die größte Mehrzahl der Fälle von Infektion und besonders schwerer
Infektion sind heterogener Natur. Die Hauptquelle ist der untersuchende Finger.
Die beste Prophylaxe ist Desinfektion der Hände (event. Abstinenz oder Gummihandschuhe), der äußeren Genitalien der Kreißenden. Desinfektion der inneren
Genitalien nur bei Geburt nothwendig, die sich in die Länge ziehen. Nach
intra-uterinen Manipulationen ist eine intra-uterine Lysolspülung am Platz.

Die in der 2. Woche des Wochenbettes gefundenen Keime geben zu Fieber-
steigerungen keinen Anlass, da die Uterusschleimhaut sich schon fast wieder
erneuert hat, die Blutgerinnsel an der Placentarstelle organisirt sind. Die Untersuchung der Lochien kann für die Diagnose und Prognose der fieberhaften Erkrankungen gut verwerthet werden. Bei Abwesenheit irgend welcher Keime
handelt es sich um Resorptionsfieber oder um Fieber aus extragenitalen Ursachen.
Bei Anwesenheit von Gonokokken rührt das Fieber von diesen her. Bei Anwesenheit anderer Mikroben, ausgenommen Streptokokken, handelt es sich um Fäulnis-

fieber. Schwere Fieber durch Staphylokokken und Bacterium coli sind selten. Bei Anwesenheit von Streptokokken handelt es sich um Endometritis streptococcica. In letzterem Falle ist die Prognose immer ernst.

Hohl (Bremerhaven).

Verschiedenes.

18) **E. Braatz** (Königsberg). Zur Dampfdesinfektion in der Chirurgie.
(Münchener med. Wochenschrift 1901. No. 2.)

Verf. findet auf Grund seiner experimentellen Untersuchungen die bekannten Schimmelbusch'schen Behälter in den Lautenschläger'schen Sterilisatoren für unbrauchbar, sie erfüllen ihren Zweck nicht; der Dampf tritt in sie nur durch seitliche Löcher ein, die Randschichten der Gasetupfer und des übrigen zu sterilisirenden Materials werden im Apparat — nicht durch Dampf, sondern durch Heißluft — vorgewärmt, entsprechend den Schimmelbusch'schen Postulaten, und in Folge dessen kommt auf die Gaze nicht der gesättigte 100°ige Wasserdampf, sondern überhitzter Dampf von etwa 110—130° zur Wirkung. Erwin v. Esmarch, Rubner und Verf. zeigten nun aber die merkwürdige Thatsache, dass Milzbrandsporen in überhitztem Dampf viel länger am Leben blieben als im Dampf von 100°. Daraus folgt die Minderwerthigkeit des überhitzten Dampfes gegenüber dem gesättigten von 100° und es erwächst das Postulat, dass der Dampf zur Desinfektion nicht erhitzt werden darf. So weit sich Referent ein Urtheil erlauben darf auf Grund der Untersuchungen von B., die hier nicht im Detail angeführt werden können und auf Grund von Erfahrungen mit den Schimmelbusch'schen Trommeln im Lautenschläger'schen Apparat, so wäre das Résumé für die Praxis folgendes: Die Trommeln müssen an den Seiten viel mehr — vor der Entnahme aus dem Sterilisator zu schließende — Löcher besitzen zum ungehinderten Eintritt des Dampfes. Die Gazetupfer müssen locker zusammenliegen. Die Trommeln mit der Gaze sind wohl am besten erst, nachdem reichliche Dampfentwicklung besteht, also etwa 1/2 Stunde nach Anzünden der Brenner, schnell in den Sterilisator zu stellen und die Entnahme aus demselben hat am besten erst nach 2stündiger Einwirkung des gesättigten Wasserdampfes zu erfolgen.

E. Kehrer (Bonn).

19) **Lachmann** (Breslau). Die Vaporisation des Uterus.
(Münchener med. Wochenschrift 1901. No. 22.)

Verf. berichtet über 32 Fälle aus Pfannenstiel's Krankenhaus, die mit Vaporisation behandelt wurden, darunter waren 12 Fälle mit klimakterischen und präklimakterischen Blutungen, 14 Fälle von Endometritis haemorrhagica bei jüngeren Frauen. In längeren physikalisch begründeten Ausführungen zeigt L., dass von einer genauen Dosirung des Dampfes keine Rede sein kann. Die von der Vaporisation von verschiedenen Autoren beobachteten nachtheiligen Folgen, die aber zum Theil einer mangelhaften Technik zugeschrieben sind, werden besprochen: unbeabsichtigte Obliteration des ganzen Cavum, Synechie der unteren Uteruswände und Hämatometra, narbige Stenose am Os internum durch Schleimhautatrophie an diesen Stellen, Retentionscystenbildung durch Nekrose der obersten Mucosaschichten und Obliteration der Drüsenausführungsgänge, zu ausgedehnter Thrombosenbildung bis in das Lig. latum und die Cava selbst hinein, mangelhafte Einwirkung des Dampfes an einzelnen Stellen der Mucosa, akut auftretende entzündliche Processe der Umgebung des Uterus: Salpingo-Oophoritis, parametrane Exsudate in Fällen, bei denen die Adnexe und Ligamente vorher ganz gesund befunden wurden, endlich leichte Temperatursteigerungen ohne nachweisbaren Befund. Zur Sterilisirung des Cavum uteri, wie man vorschlug, zur Behandlung der Myome, inoperabler Carcinome, des putriden Aborts und puerperaler Prozesse darf die Vaporisation keine Anwendung finden. Die Curettage darf höchstens dann der Vaporisation direkt vorausgeschickt

werden, wenn Obliteration erstrebt wird. Klimakterische und präklimakterische
Blutungen und jene bei Hämophilie stehen obenan unter den Indikationen für die
Vaporisation. Bei der Endometritis haemorrhagica jüngerer Frauen ist die Dampf-
anwendung häufig aber durchaus nicht immer von Erfolg begleitet; von 14 derartigen Fällen wurden nur 6 gründlich geheilt.   **E. Kehrer** (Bonn).

20) **H. Fuchs** (Kiel). Experimentelle und klinische Beiträge zur
Vaporisation des Uterus.

(Münchener med. Wochenschrift 1901. No. 22.)

In der Kieler Klinik findet die Atmokausis mit dem Dührssen'schen Va-
porisator häufig Verwendung. In Narkose wird nochmals — nachdem am Tage
vorher ein Tupelostift eingelegt worden — genau auf fehlende Adnexentzündungen
untersucht, die Cervix dilatirt, die Corpushöhle oft ausgetastet und immer curettirt.
Dann wird alles Blut aus dem Uterus durch Spülung mit 1½ %igem Karbolwasser
entfernt und nach dem Pincus'schen Grundsatz werden bei der Atmokausis Temperaturen von 115°—120° C. bei einer Einwirkungsdauer von 20—40 Sekunden
verwendet. 22 Fälle von klimakterischen Blutungen hat Verf. so behandelt, in
einem kam es in Folge zu langer Dampfeinwirkung von 2 Minuten bei 105° C.
zur Synechie der Wände im unteren Uterusabschnitt, es entstand Hämatometra.
Die 22 Fälle wurden 6 Monate lang beobachtet. In 3 Gruppen lassen sich dieselben rubriciren. Gruppe I mit 6 Fällen, bei denen nach der Atmokausis endgültige Menopause eintrat; Gruppe II mit 7 Fällen, bei denen nach mehrwöchiger
Menostase sich Menstruationen in geringer Intensität wieder einstellten; Gruppe III
mit 9 Fällen, bei denen schwache Blutabscheidungen doch wieder auftraten. Was
die Indikationen zur Vaporisation betrifft, so decken sich die auf den Erfahrungen
der Kieler Klinik aufgebauten, sehr eng gezogenen Ansichen, etwa mit denen,
die Stoeckel in seiner bekannten Arbeit neulich aufgestellt hat. Danach findet
sie Anwendung in erster Linie bei starken präklimakterischen und klimakterischen
Blutungen, in zweiter Linie erst zur Stillung zu starker menstrueller Blutungen
und zur Stillung der Metrorrhagien bei Hämophilie. Auf Grund eines Falles, bei
dem das Rohr 1¾ cm weit, vom Os internum ab gerechnet, im Corpus lag und in
dem die untere Zone völlig unbeeinflusst war von der Dampfwirkung, räth Verf.
das Schutzrohr nur höchstens bis 1 cm oberhalb des inneren Muttermundes einzuführen, dann muss aber vorher die Länge des Cervicalkanals gemessen worden
sein.   **E. Kehrer** (Bonn).

21) *Godart.* Über konservative Operationsmethoden bei Erkrankung
der Adnexe.

(Policinique 1901. No. 16.)

Seit einigen Jahren geht das Streben der operativen Gynäkologie nach konservativen Operationen.

Der Exstirpation der ganzen Organe zieht man die Resektion des kranken
Theiles vor.

Handelt es sich um alte Adnexentzündungen mit festen Verwachsungen der
Genitalorgane mit der Umgebung, so ist nur eine operative Beseitigung der
Adhärensen im Stande eine restitutio ad integrum herbeizuführen. Findet man
bei einer Operation ein mit kleinen Cysten bedecktes Ovarium, so können die
Cysten resecirt werden.

Eventuell kann man das ganze Ovarium spalten und die Wunde später wieder
vernähen. Eben so zweckmäßig ist die Salpingostomie bei Erkrankung des abdominalen Tubenendes. Der Operation muss natürlich eine Sondirung der Tube vorhergehen. Vidal hat sogar in einem Falle die Tube gespalten, danach vernäht
und nach dem Uterus zu drainirt.   **Engelmann jun.** (Eppendorf).

22) **Count.** Die Entstehung des Krebses der Tuben in hyperplastischer Salpingitis.

(Bull. of the Johns Hopkins hospital 1901. März.)

Der Übergang einfach hyperplastisch entzündeter Gewebe in gutartige Geschwulstbildung ist für die Schleimhaut der Eileiter schon mehrfach gezeigt worden. Allein C. nimmt diesen Übergang auch für die bösartige Form an, für das Adenocarcinom der Autoren und sucht diese Anschauung durch die Ergebnisse der genauen histologischen Untersuchung einer durch Operation gewonnenen Geschwulst zu beweisen. **Lühe** (Königsberg i/Pr.).

23) **Turk** (Chicago). Chok bei Bauchoperationen.

(Philadelphia med. journ. 1901. März. 30.)

T. hat durch Versuche bewiesen, dass das Blut im Chok befindlicher Thiere, subkutan unter die Haut oder unmittelbar in das Blut anderer Thiere eingebracht, bei diesen gleichfalls Chokerscheinungen, selbst den Tod im Collaps herbeiführte. Am meisten neigten zu diesen Vergiftungserscheinungen Meerschweinchen und Kaninchen. Diese Versuche erinnern an die von Mosso angestellten Versuche mit dem Blut ermüdeter Thiere.

Eine weitere Versuchsreihe zeigte, dass Thiere, welche vorher durch Anwendung von Wärme in der Region der splanchnischen Nerven stimulirt worden waren, gegen diese Infektion sich widerstandsfähiger erwiesen. Selbst wenn das Blut eines so stimulirten Thieres einem anderen eingespritzt wurde, fand sich diese größere Widerstandsfähigkeit. Alles weist darauf hin, dass Zerfalls- oder Ermüdungsprodukte der Muskeln und Nerven beim Chok im Blut angehäuft werden, welche dessen Erscheinungen herbeiführen.

Andererseits sieht T. in diesen Versuchen eine Bestätigung seiner Anschauungen, dass man den Chokerscheinungen entgegenarbeiten kann, indem man der Bauchhöhle und ihren Nerven Wärme zuführt. Dies erreicht er entweder durch in den Magen eingeführte Gummiballons, die mit warmem Wasser angefüllt und entleert werden können, oder durch ähnliche Ballons, die in die durch Operation eröffnete Bauchhöhle wie Wundschwämme eingelegt werden.

Lühe (Königsberg i/Pr.).

24) **Trautmann.** Myom und Schwangerschaft.

Inaug.-Diss., Bonn, 1901.

Der Verf. erörtert zuerst die verschiedenen Indikationsstellungen für den operativen Eingriff.

Fritsch hält eine Operation in der Schwangerschaft nur bei dringender Gefahr für geboten. Am Ende der Schwangerschaft räth er, den Kaiserschnitt zu machen, wenn das Becken ganz durch den Tumor ausgefüllt und die Gebärunmöglichkeit von vorn herein evident ist, und ehe ungünstige Verhältnisse die Chancen der Genesung verschlechtern.

Es folgt die Wiedergabe von 6 Krankengeschichten einschlägiger Fälle aus der Bonner Frauenklinik: Myomotomien in der Schwangerschaft.

Den Schluss der Arbeit bildet die Fortsetzung der tabellarischen Übersichten einer älteren Dissertation von Kirchheimer über die chirurgischen Eingriffe bei Myom und Schwangerschaft. **Engelmann jun.** (Hamburg-Eppendorf).

25) **Funke** (Straßburg). Beitrag zur abdominalen Totalexstirpation bei Carcinom und Sarkom mit Rücksicht auf die Dauerresultate.

(Münchener med. Wochenschrift 1901. No. 6.)

Bekanntlich wird neuerdings wieder mehr der alten Freund'schen abdominalen Totalexstirpation bei Carcinom und Sarkom des Uterus das Wort geredet. F. berichtet über 19 Fälle, die theils nach dieser Methode, theils nach dem vagino-abdominalen Verfahren behandelt wurden; diese addiren sich zu weiteren früher besprochenen 21 Fällen. Einmal wendete Verf. eine abdomino-vaginale

Methode an, bei der er ähnlich wie Wertheim auf Exstirpation der Drüsen in der Nähe der Ureteren und auf möglichst vollständige Entfernung der Ligg. Douglasii Werth legt. Nach Schluss der Laparotomiewunde und Umlagerung der Pat. erfolgt Circumcision der Portio und Eröffnung der Plica vesico-uterina, was sehr leicht geht, da die Blase ja vorher abgelöst wird. Die Mortalität bei den 19 Fällen betrug 3 = 15,7 %, die Mortalität der 21 Fälle betrug 4; im Ganzen also 40 Fälle mit 7 Todesfällen.   E. Kehrer (Bonn).

26) **Theilhaber** (München). Die Ursachen und die Behandlung der
      Menstrualkolik (Dysmenorrhoe).
              (Münchener med. Wochenschrift 1901. No. 22.)

Bekanntlich hat T. mit Salin u. A. zusammen schon seit Jahren die pathologische Dignität der Retroflexio-versio geleugnet. Im vorliegenden Aufsatz bespricht Verf. die bisher als giltig angenommenen Ursachen der Dysmenorrhoe, ein Wort, das er durch »Menstrualkolik« ersetzt zu sehen wünscht, und kommt zu dem Schluss, dass in der Mehrzahl der Fälle von Menstrualkolik anatomische Störungen nicht die Ursache dieser Affektion sind. Er leugnet, dass Stenose des Cervix, des Os internum oder externum, dass in der Regel auch Metritis und Endometritis ätiologisch in Betracht kommen, die ovarielle Dysmenorrhoe erkennt er nicht an, die Menstrualkoliken bei Perioophoritis und Perisalpingitis beruhen auf der begleitenden Perimetritis. Die häufigen Dysmenorrhoen bei mangelhafter Ausbildung des Uterus, bei Uterus foetalis, infantilis, pubescens und der Hypoplasie werden nicht besprochen. Die interessanten Ausführungen des ersten Theils der Arbeit, die zum größten Theil auf eigene Beobachtungen sich stützen, schließen mit der Besprechung der sogenannten nasalen Dysmenorrhoe, für die T. eine bemerkenswerthe Erklärung giebt: Experimente der Physiologen und vom Verf. selbst zeigen, dass Reizungen von Haut und Schleimhäuten verändernd auf den Blutgehalt der inneren Organe wirken können. Während einerseits bei schmerzhafter Erregung einer Hautstelle Blässe des Gesichts entsteht, kömmt es umgekehrt bei Reiben der Haut irgend welcher Körperstellen zu Anämie der Därme und des Uterus. Cocain wirkt ferner in kleinen Gaben steigernd, in großen Dosen verringernd auf den Blutdruck. So mag Bepinselung der Nasenschleimhaut mit Cocain anämisirend auf die Organe der Unterleibshöhle wirken. Experimentell hat T. seine Anschauungen nicht geprüft. Im 2. Theil der Arbeit bespricht Verf., warum er in der Regel funktionelle Störungen als Ursache der Menstrualkolik ansieht. Die »essentielle Dysmenorrhoe« beruht auf spastischer Kontraktion der Cirkulärfasern am inneren Muttermund und diese Spasmen treten in erster Linie bei neuropathisch veranlagten Individuen auf. Nach der Geburt eines reifen Kindes hört meist die Menstrualkolik auf, das beruht auf den zahlreichen Einrissen am Os internum, am Sphincter orificii interni. Auf Grund dieser Annahme resecirt T. kleine Stücke aus dem letzteren und hat mit dieser Behandlungsweise gute Erfolge zu verzeichnen.   E. Kehrer (Bonn).

27) **J. v. Mikulicz** (Breslau). Die Methoden der Schmerzbetäubung
      und ihre gegenseitige Abgrenzung.
              (Archiv für klin. Chirurgie Bd. LXIV. Hft. 4.)

Gestützt auf eigene Beobachtungen und durch Umfrage in Schlesien gesammeltes Material stellt Verf. die lokale Anästhesie der allgemeinen gegenüber. Die Cocainanästhesie ist relativ sehr ungefährlich, trotzdem kamen auf 100 000 Fälle 36 Todesfälle, auch bei Anwendung der Schleich'schen Methode; 3 mil war allerdings die erlaubte Dosis überschritten worden. Die Bier'sche Lumbalanästhesie wandte Verf. selbst 61 mal an, mit 38 vollkommenen, 13 zweifelhaften und 10 Misserfolgen. Unangenehme Nebenerscheinungen blieben nicht aus; am besten hat sich in dieser Richtung das Tropacocain bewährt.

Die lokale Anästhesie eignet sich hauptsächlich für kleinere Eingriffe, wo eine Erschlaffung der Muskulatur benöthigt wird, versagt sie (Laparotomien,

Exstirpation der Mamma mit Ausräumung der Achselhöhle). Wegen Erschwerung der Grenzbestimmung und Größe der Operation und daher zu befürchtender Cocainvergiftung ist sie auch nicht brauchbar bei malignen Tumoren. Bei einer gewissen Gruppe schwerer und mittelschwerer Operationen am Magen und Darm (Hernien) und bei Lungen- und Herzerkrankungen ist ihre Anwendung geboten. Merkwürdigerweise ist die Mortalität und Morbidität an Pneumonien größer bei der Schleich'schen Lokalanästhesie als bei der Allgemeinnarkose. Verf. zieht daraus den Schluss, dass nicht die Art der Schmerzbetäubung, sondern die Art der Operation und die Disposition eine Rolle spielt.

Endlich sind auch die individuellen Verschiedenheiten, das körperliche und geistige Befinden der Kranken zu berücksichtigen; Chok kann auch ohne Allgemeinnarkose auftreten. Bei Bauchoperationen ist auch die Empfindlichkeit des Peritoneum parietale und die unangenehme Wirkung des Zuges am Magen, Netz u. Ä. zu bedenken.

Zur Allgemeinnarkose übergehend, beleuchtet M. die Todesfälle der schlesischen Statistik kritisch. Von 55 Chloroform-Todesfällen (1 : 1669) scheiden 14 aus wegen mangelhaften Berichtes oder fehlenden Zusammenhanges mit der Narkose. 26mal hätte die Narkose durch Lokalanästhesie ersetzt werden müssen, theils wegen der Art der Operation, theils auf Grund bestehender Kontraindikationen. In 33 Fällen war die Technik nicht einwandsfrei: es wurden zu Anfang zu große Dosen gegeben. Bei der Ätheranwendung kamen 4 Todesfälle auf 4177 Narkosen; 2 davon waren durch Lokalanästhesie zu ersetzen, 3 Todesfälle sind sicher auf Vernachlässigung der Kontraindikationen zu beziehen.

Zur Verringerung der Gefahren räth M., die tiefen Narkosen möglichst einzuschränken, und die Kontraindikation mehr zu berücksichtigen. Von diesen schließt er einen gut kompensirten Herzfehler aus, akute und chronisch septische Zustände betrachtet er dagegen als Gegenanzeige. In indifferenten Fällen soll man den Äther häufiger anwenden, besonders in der Form der Tropfmethode nach Hofmann, mit Morphium kombinirt, nur wenn diese versagt, kommt die Julliard'sche Maske und auch diese nur bis zur Erzielung der tiefen Narkose zur Anwendung.

Für kurze Narkosen eignet sich vorzüglich das ebenfalls aufzutropfende Bromäthyl. Bei Frauen und Kindern kommt man auch mit der Halbnarkose oder mit Operiren im ersten Ätherrausch aus. **Calmann** (Hamburg).

28) **G. Kelling** (Dresden). Die Tamponade der Bauchhöhle mit Luft zur Stillung lebensgefährlicher Blutungen.
(Münchener med. Wochenschrift 1901. No. 38 und 39.)

In der auf mühsame Experimente an Thieren und menschlichen Leichen aufgebauten Arbeit räth K., bei Blutungen der Baucheingeweide Luft, die durch Watte filtrirt ist, durch einen Trokar, der mit einem Quecksilbermanometer und einem Doppelgebläse verbunden ist, in die Bauchhöhle einzulassen. Der dann bis auf 50 mm Hg gesteigerte Druck verhindert kleine und mittelgroße Arterien weiterzubluten. Das Verfahren ist im Original nachzulesen. Ohne vorher an Leichen angestellte Versuche wird wohl vorerst Niemand wagen, die Methode selbst bei Menschen, die in Verblutungsgefahr sind, anzuwenden. Besteht Verdacht auf Milzblutungen, so dürfte wohl das Verfahren leicht verderblich werden. Und ob gerade der Ort, an dem Verf. das Einstechen des Trokar empfiehlt, in der Nähe des unteren Leberrandes zu Verletzung der Leberserosa und Leberblutung führen kann? **E. Kehrer** (Bonn).

29) **Brinkmann.** Orthopädische und funktionelle Resultate der Ventrofixatio uteri bei Retroflexio uteri.
Inaug.-Diss., Bonn, 1901.

In den letzten Jahren wurde in der Bonner Frauenklinik 118mal die Ventrofixation ausgeführt.

Was die Technik angeht, so ist hervorzuheben, dass Fritsch den Uterus
nicht an den Bauchdecken, sondern nur am Peritoneum fixirt, weil die erste Art
der Befestigung bei schwerer Arbeit Veranlassung zu Schmerzen giebt. Von den
118 Fällen handelte es sich in 42 Fällen um eine mobile, in 30 Fällen um eine
fixirte Retroflexio; 46mal bestand eine Komplikation mit einer Adnexerkrankung.
Nach Ausschließung der letzteren, gelangen noch 50 Fälle zur näheren Betrachtung. In 26 von diesen Fällen lag eine mobile Retroflexio vor. Eine Heilung
oder Besserung wurde in 10 von diesen, keine Heilung oder Besserung in 16 Fällen
erzielt.

Von den 22 weiter beobachteten Pat. mit fixirter Retroflexio konnte die Hälfte
als geheilt betrachtet werden.

Der Verf. kommt zu dem Schluss, dass in vielen Fällen von unkomplicirter
Retroversio-flexio uteri mobilis und fixati die Retroflexionsbeschwerden unabhängig
von der Lageanomalie des Uterus sind. **Engelmann jun.** (Hamburg-Eppendorf).

30) Quedflieg (Aachen).   Zur Kasuistik der Hernia ovarica ingui-nalis.

(Münchener med. Wochenschrift 1901. No. 20.)

Bericht über 2 Fälle von kongenitaler Ovarialhernie bei kleinen Kindern —
davon in dem einem Falle Gangrän des Ovariums in Folge Stieldrehung, im anderen
Falle cystisch degenerirtes adhärentes Ovarium — und über 1 Fall von erworbener
Ovarialhernie. Immer handelte es sich um Leistenbrüche. Bei den kongenitalen
Hernien musste Ovariotomie vorgenommen werden. Die bei einer Gravida im
4. Monat beobachtete und hier seit einigen Jahren bestehende Leistenhernie wurde
radikal operirt unter Reposition der geschwollenen rechtsseitigen Adnexe. Die
Differentialdiagnose zwischen Bubo, Netzhernie und Hydrocele muliebris ist oft
nicht leicht.   **E. Kehrer** (Bonn).

31) J. Lorthioir.   Totale Hysterektomie bei einem 3jährigen Kinde wegen Sarkom.

(Journ. de chir. et annal. de la soc. belge de chir. 1901. No. 8.)

Bei einem 3jährigen Kinde trat durch Pressen ein penisartiges Gebilde aus
der Vulva, welches mit der rechten Muttermundslippe zusammenhing. Abtragung
desselben. Naht der Excisionswunde. Mikroskopische Untersuchung ergab Fibrom.
Trotzdem schon nach $\frac{1}{4}$ Jahr Recidiv von der Größe des Primärtumors. Probeexcision ergab jetzt Rundzellensarkom. Schwierige vaginale Exstirpation des
Uterus bis zum Fundus mittels Morellement. Glatte Heilung. Nach weiteren
2 Monaten kleinkindskopfgroßer, das kleine Becken ausfüllender Tumor festgestellt.
Köliotomie. Exstirpation der Geschwulst und der Adnexe. Tod nach ca. 12
Stunden.   **Graefe** (Halle a/S.).

32) L. Schaller (Stuttgart).   Über die Anzeichen zur palliativen und radikalen Behandlung der Uterusmyome.

(Münchener med. Wochenschrift 1901. No. 7.)

In dem lesenswerthen Aufsatz werden vor Allem die bekannten Symptome der
Myome und die therapeutischen Maßnahmen besprochen. Verf. räumt der konservativen Therapie ein weites Feld ein, verspricht sich aber nichts von der
Elektrotherapie. Der vaginalen Totalexstirpation des Uterus mit Morellement
giebt er in gewissen Fällen mit Recht den Vorzug vor der supravaginalen Amputation, wenngleich er das Morellement auch als vaginale Metzelei bezeichnet.
Das mag für manche Fälle gelten, aber vollendete Technik und die Auswahl
richtiger Instrumente vermögen gar viel beim Morellement.
                                                 E. Kehrer (Bonn).

Originalmittheilungen, Monographien, Separatabdrücke
und Büchersendungen wolle man an *Prof. Dr. Heinrich Fritsch* in Bonn oder
an die Verlagshandlung *Breitkopf & Härtel* einsenden.

Centralblatt

für

GYNÄKOLOGIE

herausgegeben

von

Heinrich Fritsch

in Bonn.

Sechsundzwanzigster Jahrgang.

Wöchentlich eine Nummer. Preis des Jahrgangs 20 Mark, bei halbjähriger
Pränumeration. Zu beziehen durch alle Buchhandlungen und Postanstalten.

No. 7. [Sonnabend, den 15. Februar. 1902.

I.

Weitere Untersuchungen über Zottendeportation und ihre Folgen.

Von

R. Scholten und J. Veit.

Mütterliches Blut umspült die Peripherie der Chorionzotten; in
den mütterlichen Kreislauf können Zotten und Zellen von der Zottenperipherie gelangen. Es liegt die Frage sehr nahe, ob in gleicher
Weise, wie bei der Hämolyse, daraus weitere physiologische Folgen
entstehen, deren Studium nach den Methoden von Ehrlich möglich ist.

Wenn man eine Zellart in das Blut bringt, so bildet sich hier
ein Antitoxin für diese Zellen, indem nach Ehrlich's Seitenketten-
theorie in das Serum mehr als an sich nöthig ist von der Substanz

7

gelangt, durch welche die Zellart an die rothen Blutkörperchen verankert wird. Bei der Zottendeportation gelangen außer den Zellen des Chorionbindegewebes die Zellen der Langhans'schen Schicht und Syncytium so wie vielleicht kindliches Blut in den mütterlichen Kreislauf hinein. Es muss sich also eine Substanz bilden, die diese Gebilde schädigt, ein Cytotoxin, ein Syncytiolysin, wie wir es der Einfachheit halber nennen wollen.

Um die Eigenschaften dieses Körpers zu studiren, brachten wir Placentarstücke in die Peritonealhöhle von Kaninchen; um dabei möglichst einfache Verhältnisse zu schaffen, entfernten wir auf die verschiedenste Weise alles fötale Blut aus den Gefäßen und das mütterliche Blut aus dem intervillösen Raum. Mit einiger Mühe gelang uns das schließlich so vollkommen, dass wir ziemlich sicher sein konnten, nur Zellen von der Zottenperipherie und Zottenbindegewebe eingebracht zu haben. Aus dem Blutgehalte des intervillösen Raumes und der fötalen Gefäße erklären wir es uns, dass zuerst, wie mit allem Vorbehalt auf dem 9. Kongress der deutschen Gesellschaft für Gynäkologie berichtet, auch Hämolyse eintrat; je sorgfältiger wir die Fernhaltung von Blut erreichten, desto sicherer blieb Hämolyse aus.

Unsere Resultate sind die folgenden:

1) Das Serum von Kaninchen, denen wir einmal 5—10 g menschlicher Placenta in die Bauchhöhle brachten, wirkte auf menschliches Blut nicht stärker hämolytisch, als das Serum nicht vorbehandelter Kaninchen.

2) Das Serum schwangerer Frauen zeigte im Allgemeinen keine hämolytischen Eigenschaften auf das Blut von Männern und schwangeren oder nichtschwangeren Frauen.

3) Ausnahmsweise, ohne dass es bisher gelang, die Bedingungen festzustellen, zeigte sich eine sehr geringe Hämolyse des Serums Schwangerer auf das Blut Nichtschwangerer.

4) Das Serum von Kaninchen, die mit menschlicher Placenta vorbehandelt waren, war ungiftig für andere Kaninchen.

5) Das Serum von 2 eklamptischen Frauen — das eine Serum stammte aus Utrecht; wir bezeugen Herrn Prof. Dr. Kouwer unseren verbindlichsten Dank für die Überlassung dieses für uns sehr werthvollen Serum — zeigte keine hämolytischen Eigenschaften für das Blut von Männern, nichtschwangeren oder schwangeren Frauen; auch war es in gewissen Mengen in Kaninchen eingespritzt ungiftig.

6) Der Urin von Kaninchen, die mit menschlicher Placenta oder mit Placenta von Kaninchen vorbehandelt waren, zeigte nach 24—48 Stunden einen deutlichen Gehalt an Eiweiß, der dann bald verschwand.

7) Stücke menschlicher Placenta, welche frisch in frisches Serum von mit menschlicher Placenta vorbehandelten Kaninchen für 24 Stunden gelegt wurden, zeigten eine Auflösung der Kerne des Syncytium,

die größer war als bei den in gewöhnliches Kaninchenserum gelegten Placentarstücken.

Wir veröffentlichen diese Ergebnisse unserer Versuche schon jetzt, weil uns der regelmäßige positive Befund von Eiweiß im Harn vorbehandelter Kaninchen dafür zu sprechen scheint, dass wir auch bei der Zottendeportation Gleiches zu erwarten haben. Es ist daher wünschenswerth, dass man bei Albuminurie in der Schwangerschaft darauf untersucht, ob Zottendeportation vorliegt. Wir glauben nicht, dass dies bei allen Fällen von Albuminurie der Fall sein wird, aber wir hoffen bei der relativen Seltenheit der Möglichkeit des anatomischen Nachweises der Deportation auf die Mitarbeit auch Anderer bei der weiteren Aufklärung der Frage des Zusammenhanges dieses Vorganges mit der Albuminurie; wir zweifeln nicht, dass man damit auch die Eklampsieätiologie fördern wird.

II.

Ein interessanter Fall von zweifelhaftem Geschlecht eines erwachsenen als Frau verheiratheten Scheinzwitters.

Mitgetheilt von

Franz Neugebauer.

Unter den 33 Fällen von Scheinzwitterthum, welche ich bis jetzt persönlich zu untersuchen Gelegenheit hatte, befinden sich mehrere, wo das Geschlecht zweifelhaft blieb, diese betrafen aber fast ausnahmslos Kinder im Alter bis zu 14 Jahren. Wie bekannt, wird eine »Erreur de sexe« meist nach eingetretener Geschlechtsreife manifest, indem z. B. ein verspäteter Descensus testiculorum resp. testiculi unius, Eintreten von Pollutionen oder aber das Eintreten der Periode einen positiven Anhalt für die Erkennung des bisher zweifelhaften oder verkannten Geschlechts liefern. Gleichwohl giebt es Fälle, wo eine irrthümliche Geschlechtsbestimmung erst nach dem Tode erkannt wurde und zwar bei der Nekropsie im Alter von 60, 70, 80 Jahren verstorbener Scheinzwitter. Beispiele dieser Art sind in der Kasuistik der 815 bisher von mir zusammengestellten Fälle von Pseudohermaphroditismus durchaus gar nicht selten.

Handelt es sich um die Feststellung einer »Erreur de sexe« an der Leiche, so hat die Sache nur ein rein wissenschaftliches Interesse — wenigstens ist mir bisher kein Fall bekannt geworden, wo etwa auf Grund einer Feststellung irrthümlicher Geschlechtsbestimmung einer bereits verstorbenen Person Verwicklungen in Erbschaftsangelegenheiten vorgekommen wären. Viel wichtiger ist die Frage, das richtige Geschlecht zu erkennen, wo es sich um ein lebendes Individuum handelt und kann hier der befragte Arzt in die größte Verlegenheit gerathen, wo er schließlich sagen muss, er könne das Geschlecht nicht entscheiden ohne eine diagnostische Operation, wie solche ja bereits ausgeführt worden sind, wie z. B. in einem Falle von Porro, der seinen Entscheid von dem Ergebnisse eines diagnostischen Leisteneinschnittes abhängig machte. Ein junges Mädchen von 23 Jahren hatte sich an ihn gewandt wegen fraglichen Geschlechts, er legte eine unterhalb der äußeren Öffnung eines Leistenkanals liegende Geschlechtsdrüse bloß, die eben so der Hode eines männlichen als Mädchen erzogenen Scheinzwitters sein konnte, als auch ein ektopisches Ovarium. Er stellte fest, dass es ein Hode war und die junge Dame verließ hochbeglückt ob der Änderung ihrer bisherigen socialen Stellung als Mann gekleidet die Klinik.

Am 4. Januar 1900 wandte sich eine aus Warschau gebürtige Gouvernante an mich, von Herrn Kollegen Dr. Semon in Danzig dazu aufgefordert. Der Vater dieses Mädchens, welcher sich durch Riesenwuchs ausgezeichnet hatte, war an Schwindsucht gestorben[1], die Mutter an Uteruskrebs. Eine Schwester und vier Brüder des Mädchens waren im frühen Kindesalter in Folge von Kehlkopfleiden gestorben. Fräulein X. X. ist verlobt und kam zu mir mit der Frage, ob sie heirathen könne oder nicht? Eine heikle Frage!!! Bis jetzt hatte die junge Dame niemals ihr weibliches Geschlecht angezweifelt bis ihr Dr. Semon in Danzig erklärt hatte, sie könne niemals heirathen. An Herrn Dr. Semon hatte sich Pat. gewandt wegen bisheriger Amenorrhoe. Das Fräulein ist gleich dem Vater von sehr hohem Körperwuchs von 170 cm und hat eine männliche, rauhe Stimme. Bis zum 13. Lebensjahre will sie eine so schöne Sopranstimme gehabt haben, dass der Gesanglehrer davon entzückt war. Damals im 13. Jahre trat plötzlich ein jäher Wechsel der Stimme ein. Es soll während der Gesangsstunde mit Geräusch etwas im Kehlkopfe geplatzt sein, der Lehrer soll sofort gefragt haben, was passirt sei — wie das Fräulein erzählt(?). — Die Stimme hatte plötzlich das Timbre einer Altstimme angenommen.

Das Allgemeinaussehen ist absolut männlich heute, wo Fräulein X. X. bereits 19 Jahre alt ist. Knochenbau und Muskulatur absolut männlich, das Muskelsystem verräth jedoch eine Schwäche, welche sich auch in einer habituellen Skoliose dokumentirt und Anlage zum Senkrücken, wie er öfters bei schwächlichen Personen bei sitzender Stellung sich findet, Gesichtsbehaarung männlich, Stimme männlich, Kehlkopf vorspringend, männlich. (Eine Untersuchung des Schildknorpels auf den Modus seiner Ossifikation hin mittels Röntgenstrahlendurchleuchtung und Photogramm, wie dies zuerst Prof. Berthold in Königsberg gethan hatte, habe ich nicht vornehmen können.) Brustkorb breit, flach, männlich, ohne weibliche Brustdrüsen, behaart, Athmungstypus männlich. Der Unterleib ist auffallend stark behaart, eben so die Schamgegend, der Damm und die unteren Extremitäten. Hände und Füße sehr groß, männlich. Mons Veneris flach, männlich, Unterhautfettgewebe spärlich. Man sieht weder ein vorspringendes Scrotum noch fettreiche Schamlefzen Angesichts der übermäßig reichen Behaarung der Schamgegend. Bei Auseinanderziehen der Labia pudendi bemerkt man eine Clitoris von 5—6 cm Länge mit einer von dem Präputium nicht bedeckten, also entblößten Glans clitoridis. Die Vorhaut ist nach hinten gestreift. Dieses Organ sieht aus wie der Penis eines mosaischen Knaben von etwa 12 Jahren. Bis jetzt sollen weder Erektionen dieses Gliedes noch Ejakulationen bemerkt worden sein. Erhebt man die Clitoris nach oben, so sieht man eine Schamspalte von etwa 52 mm Höhe, in deren Tiefe sich die weibliche Harnröhrenmündung befindet; unterhalb derselben liegt die von einem Hymen umrahmte Öffnung der in der Tiefe blind geschlossenen Scheide. Der gesammte Sinus urogenitalis ist von einer dunkelrothen scheinbaren(?) Schleim-

---

[1] Interessant ist bei dem Vater die Koincidenz von Tuberkulose mit Riesenwuchs, bei der Tochter Koincidenz des Scheinzwitterthums mit übermäßiger Behaarung und Tuberkulose des Vaters.

haut ausgekleidet. An der unteren Fläche der Clitoris bemerkt man eine Rinne, welche einer gespaltenen männlichen Penisharnröhre entspricht mit 2 sichtbaren Lacunae Morgagnii. Die kleinen Schamlippen sind sehr ausgesprochen. Lateral von jeder kleinen Schamlippe sieht man eine stark behaarte Haut, sucht aber vergebens nach den konvex vorspringenden Hautwülsten der großen Schamlefzen oder Hälften eines gespaltenen Scrotum. Der rechte Leistenkanal lässt die Fingerkuppe etwas eindringen, der linke nicht, es existirt aber bis jetzt keinerlei Bruch. In den Schamlefsen konnte ich keinerlei Gebilde ausfindig machen, die für Geschlechtsdrüsen hätten angesprochen werden können. Die Scheide lässt ein Fingerglied eindringen. Per rectum tastete ich eine Art segelartig quer durch das kleine Becken gespanntes Septum, welches die Excavatio rectovesicalis in einen vorderen und hinteren Abschnitt zerlegt. Dieses Septum machte auf mich den Eindruck als ob es sich vielleicht um einen rudimentären Uterus, und zwar möglicherweise um einen rudimentären Uterus bicornis mit den breiten Mutterbändern handle. Es gelang mir nicht, eine Prostata oder Samenblase oder irgend wo die Geschlechtsdrüsen zu tasten. Der Charakter dieser Person, ihre Anschauungen, ihre Lebensweise und Beschäftigung waren bisher absolut weibliche, wohl gemäß ihrer Erziehung als Mädchen. Die Schamgegend trägt das Gepräge einer Hypospadiasis peniscrotalis mit Existenz einer rudimentären Vagina bei gleichseitigem Kryptorchismus: sämmtliche sekundären Geschlechtscharaktere sind absolut männlich: Körperwuchs, Knochenbau, Muskulaturanlage, Stimme, Kehlkopf, Mangel der Brüste, Beschaffenheit des Beckens und Thorax, die allgemeine Behaarung und die Behaarung des Gesichts, Rumpfes, der Genitalien und Extremitäten etc. Von einer Untersuchung unter Narkose, geschweige denn von einer diagnostischen Köliotomie wollte das Fräulein absolut nichts wissen. War es möglich, hier das Geschlecht zu entscheiden, frage ich? — »Nein« und abermals »nein«! Wie bekannt, können aber die sekundären Geschlechtscharaktere sehr schlimme Täuschungen hervorrufen. Das Fräulein behauptet, bis jetzt niemals irgend welchen geschlechtlichen Drang empfunden zu haben. Weiß bis jetzt nicht (nach seinen Worten) was Liebe ist, gleichwohl ist es entschlossen, seinen Bräutigam zu heirathen, weil derselbe diese Ehe wünsche. Die allgemeine Ernährung dieser Dame war sehr herabgesetzt, sie sah blass und anämisch, geschwächt, elend aus. Als Ursache gab sie an, sie sei erst jetzt gesundheitlich so heruntergekommen, nach den ihr gemachten Mittheilungen bezüglich ihres zweifelhaften Geschlechts. Sie mache sich deshalb Kummer und Sorge, weil sie missbildet und möglicherweise ein Mann sei; habe schon viele Nächte nicht geschlafen, sondern fortwährend geweint. Auf Grund meiner Untersuchung konnte ich das Geschlecht ¦nicht entscheiden, glaube aber, dass es sich hier eher um männliches Scheinzwitterthum handelt; eine Unterstützung findet diese Vermuthung meinerseits in den von Siegenbeck van Heukelom gemachten hochinteressanten Erörterungen über die in den Vorhandensein eines Uterus bicornis bei männlichen Scheinzwittern liegende Prädisposition zu Kryptorchismus.

Am 10. December 1901 erhielt ich aus Nordamerika von dem ehemaligen Fräulein X. X. einen Brief, geschrieben am 26. November 1901, den ich fast wörtlich folgen lasse: »Geehrter Herr Dr.! Da ich versprochen habe zu schreiben, so schreibe ich. Ich bin anderthalb Jahre verheirathet und lebe in der Ehe sehr glücklich. Mein körperliches Befinden lässt natürlich viel zu wünschen übrig, bis jetzt hat sich bei mir noch nichts wesentlich verändert nach meinem Wissen, als wie dass ich sehr mit Haaren bewachsen bin; ich glaube, dass ein Mann kaum mehr bewachsen sein kann als ich; die Brüste sind größer geworden. Schmerzen habe ich manchmal im Rücken und dem Unterleibe. Die Öffnung ist etwas vergrößert, das Gesicht behaart; ich muss die längsten Haare immer auszupfen, damit es Niemand weiß, aber mein Mann weiß Alles; ich habe ihm nichts verheimlicht, im Gegentheil, er hat mich sehr lieb, ich kann wohl sagen, dass kein Mann im Stande wäre, eine größere Liebe und Achtung seiner Frau entgegenzubringen als Er. Unser ehelicher Verkehr findet so statt, wie eben möglich ist, und ich muss Ihnen die Wahrheit gestehen, dass ich zu dem einen

großen Reiz habe, seit dem Beischlafe mit meinem Manne. Ich war hier bei
einem Arzte, welcher einen solchen Fall kurirt hat bei einer Schwedin, welche
nach 3monatlicher Behandlung vollkommen hergestellt wurde und jetzt schon
ihrer Niederkunft entgegen sieht. Der Arzt sagte mir, in seiner ganzen Praxis
habe er noch nicht die Freude gesehen, welche ihm die Schwedin entgegenbrachte;
er meint, mit mir ist es derselbe Fall[2], aber mein Mann will die Operation nicht
zulassen, denn er giebt nichts darum, Kinder zu haben, er will lieber seine Frau
behalten als Kinder haben.«

So viel von dieser Person, deren Geschlecht zu entscheiden ich
mich nicht anheischig machen kann. Ob hier ein Beischlaf statt
hat mit Benutzung der rudimentären Vagina, der Urethra oder des
Anus, vermag ich natürlich nicht zu sagen, eher würde ich das
erstere annehmen. Mit der Zeit dürften die Conamina eine Art
Scheide herstellen auf dem Wege einer künstlichen Depression Einstülpung der Gewebe wie in dem Falle von Pollaillon.

Seiner Zeit habe ich in dem Aufsatze: 50 Mischehen wegen Homo-
sexualität der Gatten und einige Ehescheidungen wegen »Erreur de
sexe« (Centralblatt für Gynäkologie 1899 No. 18) 51 Fälle berichtet,
wo eine Ehe zwischen 2 Personen gleichen Geschlechts geschlossen
worden war, seither habe ich persönlich einen als Frau seit 16 Jahren
verheiratheten männlichen Scheinzwitter untersucht und beschrieben,
so wie noch 6 weitere analoge Fälle aus der Kasuistik zusammengestellt, deren interessantester wohl derjenige von A. Engelhardt ist:
Karl Menniken, verheirathet vom 27. bis zum 57. Jahre mit einer Frau,
älter als er, starb im Alter von 59 Jahren. Die Sektion stellte weibliches Scheinzwitterthum fest und als Todesursache Uteruscarcinom!
Wenn es an und für sich leicht verständlich ist, dass ein männlicher
Scheinzwitter, behaftet mit Hypospadiasis peniscrotalis und einer mehr
oder weniger ausgebildeten oder rudimentären Vagina beim Beischlafe
die Rolle einer Frau spielen konnte, so ist es viel schwieriger verständlich, wie ein weiblicher Scheinzwitter jahrelang in der Ehe die
Rolle des Gatten spielen konnte, und doch sind solche Fälle notorisch
bekannt. Ich vermag nicht zu sagen, ob in dem heute von mir berichteten Falle die beiden Gatten homosexuell sind oder nicht und
sehe mit Spannung der Zukunft entgegen, die vielleicht einen Entscheid nach der einen oder anderen Richtung bringen wird. Es ist
ja sehr möglich, dass ein Descensus testiculorum noch erfolgen
kann — ein solcher kann in jedem Lebensalter noch erfolgen, wie
z. B. im 45. Lebensjahre nach einem Sturze bei einem als Frau verheiratheten männlichen Scheinzwitter (Fall Blondel's). Das seelische
weibliche Empfinden der heute von mir beschriebenen Person darf nicht
als Beweis weiblichen Geschlechts angesehen werden, es wäre eben
einfach als psychischer Feminismus eines männlichen Scheinzwitters
bei gleichzeitigem homosexuellem Geschlechtstriebe zu erklären. Wenn

---

[2] Ich möchte mich der Vermuthung des amerikanischen Kollegen, dass er
hier operativ eine Mutterschaft ermöglichen werde, ganz bestimmt nicht anschließen.
Neugebauer.

es sich thatsächlich hier um einen solchen Fall handelte, so würde ich nicht gleich Moll diesen psychischen Zustand und perversen Geschlechtstrieb auf angeerbte Bedingungen ohne Weiteres beziehen, sondern eher einem suggestiven Einflusse der Erziehung eines Mannes als Mädchen zuschreiben, so wie dem langjährigen Aufenthalte unter lauter Mädchen. Freilich bricht sich bei solchen »Erreurs de sexe« sehr oft nach erreichter Geschlechtsreife der richtige, also heterosexuelle Geschlechtstrieb früher oder später, und das oft gewaltsam, Bahn, das schließt aber keineswegs die Fälle aus, wo Zeit Lebens ein homosexueller Geschlechtstrieb bestehen blieb. Es ist auch nicht gesagt, dass bei der von mir heute beschriebenen verheiratheten Frau, falls sie, wie ich vermuthe, wirklich ein männlicher Scheinzwitter ist, der Geschlechtstrieb nicht einst in den entgegengesetzten umschlagen sollte, auch dafür liefert die Kasuistik des Scheinzwitterthums Beispiele, z. B. der Katharina Hohman betreffende Fall.

Näheres über den Geschlechtstrieb der Scheinzwitter so wie deren Geschlechtsverkehr findet sich in meiner Gesammtkasuistik des Scheinzwitterthums, welche ich im Jahre 1902 in deutscher Sprache herauszugeben beabsichtige. Wer sich für die Frage interessirt, sei aufmerksam gemacht auf einen Aufsatz, den ich für den nächsten Band der Redaktion des Jahrbuchs für sexuelle Zwischenstufen etc. (herausgegeben von Herrn Dr. Magnus Hirschfeld) eingesandt habe. Die junge Dame, um die es sich in dem heute beschriebenen Falle handelt, sandte mir in ihrem Briefe einen Zeitungsausschnitt, der eine neue Beobachtung von Pseudohermaphroditismus betrifft, die ich hier wörtlich folgen lasse: »Syrakuse (N. Y.), 21. November 1901: Fräulein Klara Harriman, welche seit 38 Jahren hierselbst als ein Wesen weiblichen Geschlechts gelebt hat, wurde von den Ärzten als Mann erklärt und wird heute von den Behörden die Erlaubnis nachsuchen, ihren Namen Klara Harriman in Horace Harrison Harriman umzuändern. Als Klara 1863 geboren wurde, war ihr Geschlecht unentschieden und auf den Rath der Ärzte wurde das Kind als Mädchen getauft und erzogen. Klara besuchte die öffentliche Schule, dann die Hochschule und nahm auf der Syracuse University einen Kursus in der Musik und den freien Künsten. Sie war stets lebhaft, von kühnem Geiste und außerordentlich fähig in Allem, was sie unternahm. In kurzer Zeit wuchs Fräulein Klara ein schöner dichter Bart, welcher sie zwang, sich täglich zu rasiren und auf der Straße einen Schleier zu tragen. Als sie schließlich die Ärzte wegen ihres Geschlechtes befragte, wurde dasselbe als zweifellos männlich erklärt. Fräulein, oder besser gesagt, Herr Harriman ist klein von Wuchs, aber sehr breitschulterig und muskulös. Sie hat sein langes Haupthaar kurz schneiden lassen und sich einen Herrenanzug bestellt und wird von jetzt an als Mann weiterleben. Er wohnt mit seinen Brüdern im Harriman'schen Familienhause«.

III.

Vorderer Uterus-Scheidenschnitt nach Rühl bei einer Geburtskomplikation, bedingt durch tiefe Vaginaefixur mit Fibromyomenukleation und Cervixplastik.

Von

Dr. F. Stähler,

Frauenarzt in Siegen.

Am 28. November 1901 wurde ich von Herrn Dr. Burgmann wegen einer Geburtsstörung zur Konsultation nach E. gebeten. Es handelte sich um eine 26jährige Ilgebärende, Frau R., über deren Vorgeschichte ich bei meiner Ankunft (Nachmittag 5 Uhr) Folgendes erfuhr:

Die Frau war gesund bis zu ihrer ersten Entbindung am 10. Januar 1899. Die erste Entbindung ist nach Angabe der auch damals gegenwärtigen Hebamme bei noch nicht vollständigem Muttermund mit Zange beendet worden; Kind lebend geboren, lebt noch. Während des Wochenbetts immer Schmerzen in der linken Seite. Erstes Aufstehen nach 3 Wochen. Pat. erholte sich nicht recht nach dem Wochenbett, war sehr nervös; die Schmerzen in der linken Seite bestanden fort. 9 Wochen nach der Entbindung wurden von einem Kollegen starke Muttermundsrisse festgestellt und Vernähung derselben angerathen. Auf den Operationsvorschlag wurde nicht eingegangen, dagegen eine Badekur in Bertrich versucht, die Linderung brachte. Da aber die Schmerzen in der linken Seite immer wiederkehrten, wurde im Januar 1900 Herr Dr. Rühl in Dillenburg konsultirt, welcher »verkehrte Lage der Gebärmutter« feststellte und die »Annähung derselben an die Scheide« machte (cf. unten Bericht von Herrn Dr. Rühl). Nach der Operation hörten die Schmerzen auf, aber die Nervosität blieb bestehen.

Das Ende der Schwangerschaft, deren Verlauf ohne Besonderheiten, wurde schon vor 3 Wochen erwartet; innerhalb der letzten 3 Wochen schon vereinzelte Wehen. Die Geburt hat vor etwa 28 Stunden mit kräftigen, häufigen Wehen begonnen. Der Hebamme ist gleich aufgefallen, dass sie den Muttermund nicht erreichen konnte. Vor 10 Stunden ist spontaner Blasensprung mit reichlichem Fruchtwasserabfluss erfolgt. Bei der danach vorgenommenen Untersuchung war sich die Hebamme nicht klar über den Befund und schickte in Annahme einer Komplikation in Folge der vorhergegangenen Operation zu Herrn Dr. Burgmann. Dieser stellte bei seiner ersten Untersuchung vor 4 Stunden (Nachmittags 1 Uhr 30) fest, dass der Muttermund nur eben mit 2 Fingern zu erreichen und der noch nicht entfaltete, starrwandige Cervicalkanal für 2 Finger durchgängig war. Der vorliegende Kindstheil war wegen der sehr erschwerten Untersuchung nicht deutlich; auch von außen war wegen der Wasserleere des Uterus eine genaue Diagnose nicht zu stellen; am wahrscheinlichsten war Beckenendlage. — Die Wehen hatten nach dem Fruchtwasserabfluss nachgelassen.

Bei meiner ersten Untersuchung (Nachmittag 5 Uhr) war der Befund noch wie der von Herrn Dr. Burgmann erhobene. Bei starkem Emporziehen des etwas nach vorn überhängenden Fundus uteri rückte der Muttermund den untersuchenden Fingern etwas näher, so dass sich jetzt leichter ein genauer Befund erheben ließ. Die noch ganz erhaltene vordere Cervixwand fühlte sich außerordentlich derb an; die hintere Wand war um die Hälfte kürzer und ziemlich weich; die seitlichen Cervixpartien bildeten in der Konsistenz einen Übergang zwischen Vorder- und Hinterwand. Der vorliegende Theil war mit Sicherheit als Steiß zu erkennen, der in seiner Stellung zum Becken einer I. Lage entsprach. Beckenverhältnisse normal. Äußere Konfiguration des Uterus bot bis auf mäßiges Überhängen des Fundus nach vorn nichts Besonderes. Beim Emporheben des Fundus, welches leicht gelang, reichte derselbe rechts bis an den Rippenbogen. Herztöne des Kindes gut, in Nabelgegend. Befinden der Mutter zufriedenstellend bei ca. 76 Puls und 37,8 Temperatur.

Es wurde beschlossen, zunächst Eröffnung durch Metreuryse zu versuchen unter häufiger Temperaturkontrolle. — Das Einlegen eines birnförmigen Ballons in den Uterus nach Cervix- und Scheidenspülung mit Lysollösung (rückläufiges Mutterrohr) gelang nur mühsam, theils wegen der schweren Zugängigkeit des Muttermundes, theils wegen des festen Aufsitzens des Steißes auf dem Becken. ·Füllung mit ca. 350 g dünner Lysollösung mittels Stempelspritze. Anbringen einer Extensionsvorrichtung an dem Schlauch des Ballons mit Hilfe von Band, das über den unteren Bettrand geleitet und mit Holzscheiten beschwert wurde. Der Uterus wurde mit Hilfe von Handtüchern hochgebunden.

Trotzdem ziemlich gute und nach Verlauf von 2 Stunden auch häufige Wehen einsetzten und durch die Extensionsvorrichtung ein starker Zug ausgeübt wurde, war bei Kontrolle nach 5 Stunden nur ein ganz geringer, auf Entfaltung der hinteren Cervixwand beruhender Fortschritt in der Eröffnung zu bemerken (Durchgängigkeit für 3 Finger); vordere Cervixwand ganz unverändert. — Da die Temperatur der Frau inzwischen bis 37,2 gesunken war, wurde bei Fortsetzen der Behandlung noch 2stündiges Abwarten beschlossen.

Aber auch nach dieser Zeit absolut kein weiterer Fortschritt trotz zufriedenstellender Wehenthätigkeit. Weil auch der Zug an einem heruntergeholten Fuß keine größere Aussicht auf Dehnung der starren Narbengewebe bot — 7stündige Metreuryse mit starker Extension hatte ja gänzlich versagt —, so entschlossen wir uns zu einer Durchschneidung derselben, denn wir konnten die schon sehr abgespannte Frau nicht noch der durch längere mechanische und wohl auch aussichtslose Dehnungsversuche drohenden Infektionsgefahr aussetzen.

Lagerung der Frau auf einem Tische in Steinschnittlage, wobei Beinhalter durch Handtücher und Stricke improvisirt wurden; Chloroformnarkose (Hebamme); gründliche Desinfektion der äußeren Genitalien; Auswischen der Scheide mit Lysoltupfern. — Mit großem Simon'schen Speculum ließ ich die hintere Scheidenwand stark nach abwärts und die mit Küstner'scher Zange angehakte vordere Muttermundslippe stark nach vorn ziehen. Danach unter Leitung der Finger erst doppelte Umstechung in der Mitte des vorderen Muttermundssaumes — mit etwa 1½ cm Abstand der Umstechungsstellen von einander — und nach Abnahme der Zange unter Ansiehen der langgelassenen, festgeknoteten Umstechungsfäden, Durchtrennung des zwischen den Fäden liegenden Gewebes mit der Schere, und in dieser Art schrittweise Durchtrennung der vorderen Uterus-Scheidenwand bis zu dem mittels Katheter etwas oberhalb der inneren Muttermundsgegend festgestellten Ansatzpunkt der Blase, in dessen Nähe das Gewebe am derbsten war[1]. Da auf diese Weise schon eine für meine Hand durchgängige Öffnung hergestellt war, so hoffte ich, dass bei Herabholen eines Fußes und nachfolgender Extraktion sich die Gewebe so weit dehnen würden, dass eine glückliche Entwicklung des Kindes möglich wäre. Zu dem Versuch einer Abschiebung der Blase und Herstellung einer noch tieferen Incision, welche eine sicherere Aussicht auf glatte Entwicklung des Kindes geboten hätte, konnte ich mich wegen der Gefahr einer Blasenverletzung, die bei den durch die frühere Operation erschwerten Orientirungsverhältnissen und bei der ungünstigen Beleuchtung wohl zu befürchten war, überdies nicht entschließen.

Ich holte also einen Fuß herab und übte einen ständigen, mäßigen Zug an demselben aus. Steiß und Rumpf traten dabei ziemlich leicht durch, dagegen machte die Lösung der hochgeschlagenen Arme Schwierigkeiten und der dicke und harte Kopf des kräftigen, übertragenen Kindes war trotz energischer Bemühungen nicht durch den derbwandigen, künstlich erweiterten Muttermund hindurchzuziehen und ließ sich erst nach Perforation des Hinterhauptes und Herausspülen des Gehirns entwickeln. Ein Weiterreißen des Schnittes war trotz der starken Dehnung nicht erfolgt.

Wegen dauernder, mäßiger Blutung wurde die Placenta schon ¼ Stunde nach Austritt des Kindes exprimirt (Duncan'scher Modus des Austritts). Unter

---

[1] Cf. Rühl, Über die Behandlung der Geburtsstörungen nach vaginaler Fixation. Centralblatt für Gynäkologie 1896. p. 147.

leichter Massage blieb der Uterus gut kontrahirt und es erfolgte keine nennenswerthe Nachblutung, insbesondere keine Blutung aus der versorgten Wunde.

Das Befinden der Frau war nach Beendigung der Operation zufriedenstellend;
Puls zwar beschleunigt (108—110) aber leidlich kräftig; Temperatur $1/_2$ Stunde
post op. 37,0. Uterus blieb in fester Kontraktion.

Während des Wochenbettes 1.—3. Tag fieberfrei. Vom 4.—6. Tage Abendtemperaturen zwischen 38,0 und 38,2, dann noch ein paar Tage um 37,8. Während
der Zeit der Temperatursteigerungen übelriechende Lochien, deretwegen mehrfach erfolgreiche Scheidenspülungen mit Lysollösungen gemacht wurden. Allgemeinbefinden der Wöchnerin immer gut. — Bei einer Spiegeluntersuchung am
9. Wochenbettstag zeigten sich die unteren Schnittränder der Operationswunde
auf ca. 3 cm vom Orific. ext. nach aufwärts klaffend, die Fäden (theils Seide,
theils Katgut) abgestoßen resp. resorbirt. Eventuelle Anfrischung und Naht des
Spaltes nur bei Eintritt späterer, darauf höherer Beschwerden in Aussicht genommen. Fundus uteri überragte am 9. Wochenbettstage um 1—2 Querfinger die
Beckeneingangsebene; nirgends Schmerzen oder Resistenzen bei Palpation der
Parametrien[2].

Da die Angaben der Frau über die »Annähung der Gebärmutter«
zu unbestimmt waren, eine genaue Auskunft aber über die Art der damals
ausgeführten Operation wegen der daraus resultirenden erheblichen
Geburtsstörungen große Bedeutung hatte, so wandte ich mich an den
Operateur selbst, der mir auch bald in liebenswürdiger Weise Auskunft
gab. Seine wörtlichen Angaben über die Operation sind folgende:
»Was die Operation der Frau R. betrifft, so muss dieselbe als
eine recht komplicirte bezeichnet werden. Es handelte sich um
einen durch parametritische und perimetritische Schwielen resp.
Narbenbildung sehr fest fixirten, retroflektirten Uterus, bei
weit klaffender, mit kolossalem Ektropium behafteter Cervix.
Auch waren in der vorderen Uteruswand 2 kleine Fibromyome vorhanden, von denen das eine (haselnussgroße) fast die
ganze Uteruswand durchsetzte. Die Operation bestand in sehr
schwieriger Mobilisirung des Uterus, wobei eine Anzahl peri-
metritischer Stränge durchtrennt werden musste. Ferner wurde eine
ausgiebige Cervixplastik mit Excision von tief in das Parametrium hineinragender Schwielen vorgenommen. Die beiden Fibromyome wurden enukleirt und das Geschwulstbett vernäht. Der
Uterus wurde dann vaginaefixirt durch tiefe Fixur«.

Nach diesem Bericht ist es klar, dass die beschriebene Geburtsstörung nicht als Beweis dafür gelten kann, dass auch die sog. tiefen
Vaginaefixationen an sich, wie sie hauptsächlich von Martin und
seinen Schülern[3] und von Rühl[4] befürwortet werden, den Frauen
im gebärfähigen Alter bei späteren Geburten Gefahren bringen
können. Das müssen auch diejenigen zugeben, welche, wie ich selbst,
dieser Fixationsmethode noch skeptisch gegenüberstehen. — Wenn
wir nach sorgfältiger Beobachtung auch die Überzeugung hatten,
dass nur in geringerem Grade die Narben der Cervixplastik, im

---

[2] 3 Wochen post partum die Nachricht, dass es der Frau bis auf die alten
»nervösen Beschwerden« gut gehe.

[3] Rieck, Vaginifixur und Geburt. Monatsschrift für Geburtshilfe und Gynäkologie Bd. XIV. Hft. 2.

[4] Samml. klin. Vortr. N. F. No. 185/186. Leipzig, Breitkopf & Härtel, 1901.

Wesentlichen das außerordentlich derbe Gewebe im Verlauf der Vaginaefixurnarbe das Hinderniss für die Entfaltung der Cervix abgab, so muss hier wohl die Ausdehnung und Festigkeit der Narbe zu einem Theile auf die Fibromyomenukleation zurückgeführt werden; die 3fache Narbenbildung ist hier das schädigende Moment für die Geburt gewesen. — Ob nicht auch manchmal ohne derartige Komplikation allein durch die tiefe Vaginaefixur ungewollt so derbe Narben an der Cervix entstehen können, dass ähnliche Geburtsstörungen wie die beschriebene verursacht werden, müssen weitere Beobachtungen lehren. Vorläufig steht wohl die Zahl der beschriebenen günstigen Geburtsfälle nach tiefer Fixation noch in keinem Verhältnis zur Zahl der nach dieser Methode an gebärfähigen Frauen ausgeführten Operationen — und eine einzige derartig schwere Komplikation, die nur der tiefen Vaginaefixur zuzuschreiben wäre, würde bei der Kritik der Operation mehr ins Gewicht fallen als eine Reihe Geburtsbeobachtungen ohne nennenswerthe Störungen.

Beachtenswerth ist, dass Rühl, ein eifriger Vertreter der modificirten Vaginaefixur, in einer neueren Arbeit[5] für eine Anzahl der nach hoher Fixation beobachteten schweren Geburtsstörungen zu einem großen Theile auch die durch andere Affektionen hervorgerufene Rigidität der Cervix verantwortlich machen will. Sowohl diese Ausführungen Rühl's wie die Beschreibung des vorliegenden Geburtsfalles müssen uns doch jedenfalls davor warnen, bei schon vorhandener pathologischer Rigidität der Cervix durch eine Vaginaefixurnarbe die Derbheit und Unnachgiebigkeit des Cervixgewebes noch zu erhöhen, da sonst immer die Gefahr einer Unmöglichkeit der spontanen Entfaltung bei späterer Geburt droht.

Was das von uns eingeschlagene Entbindungsverfahren betrifft, so glaube ich, dass es unter den vorliegenden Umständen das schonendste für die Mutter war, und wenn es sich nicht um ein außergewöhnlich starkes, übertragenes Kind gehandelt hätte, so würde auch wohl dieses sich durch die mit Hilfe des vorderen Uterus-Scheidenschnittes erzielte Öffnung haben lebend entwickeln lassen. — Wenn nun schon bei einer derartigen Geburtskomplikation nach tiefer Vaginaefixation mit geringer Verschiebung der Blasenansatzstelle nach oben der Rühl'sche vordere Uterus-Scheidenschnitt so große Vortheile bietet, so muss derselbe für diejenigen typischen Vaginaefixationsgeburten bei Fixation des Fundus uteri, für welche keine andere Entbindungsmöglichkeit auf vaginalem Wege sich bietet, das allergünstigste und der Sectio caesarea wesentlich vorzuziehende Entbindungsverfahren für Mutter und Kind sein, da man ohne Befürchtung einer Blasenverletzung eine auch für starke Kinder durchgängige Öffnung herstellen kann, die sich nach Entleerung des Uterus bequem wieder schließen lässt.

---

[5] Rühl, Kritische Bemerkungen über Geburtsstörungen nach Vaginaefixatio uteri. Monatsschrift für Geburtshilfe und Gynäkologie Bd. XIV. Hft. 4.

Berichte aus gynäkol. Gesellschaften u. Krankenhäusern.

1) Gesellschaft für Geburtshilfe und Gynäkologie zu Berlin.

Sitzung vom 13. December 1901.

Vorsitzender: Herr Olshausen; Schriftführer: Herr Gebhard.

I. Demonstrationen.

Herr Mackenrodt: M. H.! Vor 2 Jahren hatte ich die Ehre, Ihnen einen Fall von Ovarialcarcinom vorzustellen, welches zur Infektion des Uterus durch die Tuben geführt hatte; bei scheinbarer Operabilität hatte ich die abdominale Radikaloperation unternommen, aber im Verlauf derselben kam in der Tiefe im Beckenbindegewebe ein metastatisches Gebilde zum Vorschein, welches sich um den linken Ureter herum entwickelt hatte, der Fall war inoperabel. Obwohl die Aussichtslosigkeit auf Dauerheilung durch die Operation evident war, so konnte diese doch aus chirurgischen Gründen nicht mehr abgebrochen werden; es wurde also jener Knoten, so weit es möglich war, entfernt und der entsprechende Ureter, der darin eingewachsen war, resecirt. Ich habe dann beide Ureterenden wieder zusammengebracht und durch Invagination und Vernähung wieder vereinigt.

Die Kranke hat darauf noch 2 Jahre gelebt und ist bei scheinbar vollkommener Gesundheit noch bis vor 4 oder 5 Wochen ihrem Gewerbe als Köchin in einer kleinen Stadt nachgegangen; erst vor wenigen Tagen ist sie an Pneumonie zu Grunde gegangen. Herr Kollege Vigelius ist sofort hingefahren und hat das Präparat entnommen. Es hat sich bei der Sektion herausgestellt, dass vielfach Metastasen vorhanden waren im Peritoneum, in der Leber und in der Lunge, und eine solche Lungenmetastase ist die Veranlassung zu der tödlichen septischen Pneumonie geworden. Ich will nur beiläufig erwähnen — was ja paradox klingen mag —, dass die wenigsten Carcinomkranken an Carcinom sterben; sie sterben meist an accidentellen Krankheiten, wenn nicht zufällig das Carcinom ein lebenswichtiges Organ zerstört. Hier lege ich nun den linken Ureter vor, aus der Bindegewebsmasse, in die er eingebettet war, herauspräparirt; die Sonde hat sich von der Blase aus in den Ureter hineinschieben lassen; an der Stelle, wo die beiden Ureterenden durch Invagination vereinigt worden sind, ist eine Verengerung eingetreten, die aber zweifellos zu keiner stärkeren Urinretention geführt hat, aber hinter dieser Verengerung liegen zahlreiche Uretersteine, über dem Engpass ist der Ureter erweitert. Die zugehörige Niere ist kleiner als die rechte Niere, die Sie hier sehen, sie ist in atrophirendem Zustande. Außerdem ist das Nierenbecken erweitert, also eine Hydronephrose im kleinsten Maßstab. Es ist immerhin interessant, jetzt nun durch die mikroskopische Untersuchung den Vorgang der Heilung zu studiren.

Herr Kollege Schäffer richtete damals die Frage an mich, ob es wohl wahrscheinlich sei, dass, wenn ein Ureterende in das andere invaginirt würde, trotz der zwischen beiden Ureterwänden liegenden Schleimhaut eine Verheilung beider Wände mit einander zu Stande kommen würde. Nun das mikroskopische Bild wird uns ja zeigen, in welcher Weise sich die Reste der Schleimhaut verhalten haben, die zwischen den beiden Ureterwänden, die über einander liegen, noch zurückgeblieben sind. Im Übrigen zeigt der Erfolg dieser Operation, dass diese Invaginationsmethode nur im äußersten Nothfalle anzuwenden ist. Denn das ist ja klar, dass, wenn man ein Ureterende in das andere hineinsteckt, eine Verengerung des Ureters zu Stande kommen muss. Und wenn es auch dieser Kranken nicht geschadet hat, so glaube ich doch, dass, wenn ein entzündlicher Process in der Niere vorhanden gewesen wäre, diese Frau schon lange an Pyelonephritis zu Grunde gegangen wäre. Es ist deshalb die Induktion des Ureterstumpfes in die Blase, selbst bei dieser geringen Länge des Ureters, immer noch die richtigere Operation. Diese ist auch bei kurzen Ureterstümpfen noch möglich, wenn man genau die Technik anwendet, welche ich wiederholt beschrieben und zuletzt in Hamburg demonstrirt habe.

Wie weit man nun gehen kann bei verletzten Ureteren, das centrale Stück wieder in die Blase zu induciren, das lehrt folgender Fall, welchen ich Ihnen jetzt demonstrire, den ich Ihnen jedoch nicht desswegen zeige, sondern aus einem anderen Grunde. Dieser Fall ist für mich ein weißer Rabe, nämlich ein wirklich operables Carcinom, welches wir bekommen haben. Freilich waren schon Metastasen im Ligament, aber es war noch so viel Ligament übrig, dass doch die Beweglichkeit des Uterus im Ganzen nicht beeinträchtigt war. Ich habe bei der sehr elenden, schwachen Kranken — deren Kurven ich mir erlaube hier herumzugeben — vor 8 Tagen die Laparotomia hypogastrica gemacht zur retroperitonealen Entfernung des Uterus mit den Beckendrüsen. Hier ist das Präparat. Ich habe — weil ich einmal in der Lage bin zu zeigen, wie viel wir bei noch nicht hochgradig verändertem Uterus von dem Bandapparat herausbekommen — die Bänder so entfaltet, wie sie in natura waren und habe sie dann in Formalinlösung hart werden lassen. Daneben liegen die ausgeräumten Drüsen. Sie sehen, in welchem Umfang man das lange Dreieck zwischen den großen Gefäßen des Beckens auszuräumen vermag, wenn man nach meinem Rath die Operation ausführt. Kleinere Partien von Fett habe ich gar nicht mit hierher gelegt, um nicht das Bild zu verwirren.

Der Gang dieser sehr interessanten Operation war folgender: Es wurde in typischer Weise die Laparotomia hypogastrica ausgeführt, mit einem die Recti umkreisenden Schnitt die Recti von der Symphyse abgelöst, nun in der für mich schon typisch gewordenen Art das Peritoneum geöffnet und die Adnexa abgebunden, sodann das Bauchwandperitoneum auf das hintere Beckenband aufgenäht und der Bauch also wieder geschlossen. Der rechte Ureter wurde präparirt und den zuschauenden Kollegen demonstrirt. Vor Aller Augen erwischte ihn im Eifer der Demonstration die Schere und schnitt ihn an. Die verletzte Stelle lag ungefähr 5 cm über dem Lig. infundibulo-pelvicum; was also von dem Ureter übrig geblieben ist bis zur Niere, ist sicherlich nur die Hälfte, vielleicht noch nicht einmal. Der Ureter wurde zunächst zugeklemmt und die Operation in typischer Weise vollendet, die Bänder abpräparirt, wobei es auf der rechten Seite in Folge der außerordentlichen Brüchigkeit der Gefäße — die wie ein Unstern über der Operation lastete — auch noch zu einer Verletzung eines Venenplexus, des Plexus vesico-vaginalis, kam. Die Blutung wurde durch Klemmen gestillt und stand später nach Abnahme der Klemmen von selbst.

Als wir damit fertig waren und das Präparat im oberen Drittel der Scheide abgesetzt hatten, wurden die Drüsen entfernt. Es wurden, auch in typischer Weise, die Beckengruben ausgeräumt.

Es musste das Bündel Drüsen, welches um den Nerv. obturatorius herum sich gruppirt, mit Vorsicht losgelöst werden. Im letzten Moment zeigte sich, dass dieser Drüsenplexus ein abführendes Gefäß direkt in die Vena iliaca externa abgab und zwar in die hintere Wand. Bei der Ausräumung bin ich wohl nicht mit der nöthigen Vorsicht verfahren: Mit dem Drüsenplexus riss ich das kleine Gefäß aus der Wand der Vena iliaca, die blutende Vene wurde mit einer kleinen Klemme gefasst und wandständig zugebunden. Dann wurde die Ausräumung der Beckendrüsen auf der anderen Seite vorgenommen und nunmehr der Ureter inducirt. Die Behandlung der linken Seite ist von Anfang an ohne Unfall verlaufen. Sicher ist die Verletzung des Ureters auf der rechten Seite ein Grund gewesen, mehr Unruhe zu entwickeln als nöthig gewesen ist.

Die ganze Schwierigkeit führe ich darauf zurück. Das sind ja aber nicht Dinge, die man der Operation als solcher vorwerfen darf, sondern die man nur dem Operateur vorwerfen kann. Andere Verletzungen können ja kaum vorkommen.

Ein solches Ereignis wird nicht gerade eine Schädigung sein. Sollte dennoch eine Verletzung großer Gefäße, Venen, vorkommen, so würde man sie versorgen, ohne für die Kranke beträchtlichen Schaden befürchten zu müssen.

Die Induktion des Ureters habe ich so gemacht, wie ich sie in Hamburg und hier wiederholt geschildert und beschrieben habe. Es wurde die dem Ureterende am nächsten gelegene Stelle der Blase mit einem Trokar, der durch die Urethra eingeführt wurde, vorgeschoben, dann durch den Trokardorn ein Faden gezogen, dieser Faden durch das Ureterende geführt und mit Hilfe des Fadens der Ureter durch Zurückziehen des Dorns in die Trokarkanüle hineingezogen, darauf die Kanüle mit sammt dem Ureter in die mittels Kugelzangen fixirte Blasenwand versenkt, so dass der Ureter etwa 5 mm über das Niveau der Blasenschleimhaut in das Blaseninnere hervorstand. Mit 2 Ligaturen wurde der Ureter mit der Blase vernäht, darüber manschettenartig die umgebende Blasenwand gestülpt und an der Ureterwand befestigt.

Das war die ganze Operation, die die Dauer der Hauptoperation nicht weiter erheblich beeinflusst hat. Die Temperaturkurve, welche ich Ihnen herumgebe, wird Ihnen zeigen, dass der Verlauf der Heilung ein absolut reaktionsloser gewesen ist. Die verletzte Vene hat keinen weiteren Schaden erlitten.

Noch ein 3. Präparat lege ich vor. Hier habe ich einen Fall, der eine 63-jährige Dame betrifft und zeigt, wie sehr man sich in Bezug auf die Operabilität eines Carcinoms täuschen kann. Von sachverständiger Seite wurde dieser Fall namentlich wegen der weiten Scheide für ein leicht zu operirendes Carcinom gehalten. Mir kam die Sache von vorn herein unbehaglich vor, weil, trotzdem das Cervixcarcinom nach außen nicht durchgebrochen war, dennoch die Mobilität des Uterus bei der Untersuchung sich als sehr beschränkt erwies. Es zeigte sich der Grund: es bestanden in der Bauchhöhle die ausgedehntesten Verwachsungen; sowohl die hinteren Bänder als auch die seitlichen Ligamente waren von Carcinom bereits erfüllt. Man sieht, wie sich Metastasen in das Ligament hinein erstrecken, so dass viel von dem Ligament nicht übrig geblieben ist. Hier sind außerdem Myome, und hier ist bei der Exstirpation die Cervix eingerissen. Das ist ein sehr unangenehmes Ereignis für jeden Kenner der Sache. Was für Infektionskeime im Carcinom leben, wissen wir heute noch nicht; es ist aber Thatsache, ich wenigstens habe die Erfahrung fortgesetzt gemacht, dass jedes Carcinom, welches unpräparirt zur Radikaloperation kommt oder bei dem zufällig ein Einreißen des Collum passirt, das Bindegewebe stets inficirt und unter Eiter und Fiebererscheinungen das Leben schwer bedroht und es oft genug vernichtet. So ist es auch hier gewesen. Nachdem bis dahin die Rekonvalescenz ganz ungestört verlaufen war, ging ich am 4. Tage nach der Operation an den Verbandwechsel heran; dabei ist es sicherlich zu einer kleinen Läsion des Peritoneum gekommen. Da die sehr fette Frau außerordentlich unter dem Verbandwechsel litt, habe ich diesen sehr eilig gemacht. Die Folge der vermuthlichen Verletzung war die, dass Pat. sofort bis Abends anhaltend brach; nach mehreren Stunden legte sich die Übelkeit wieder und der weitere Verlauf ist dann in dieser Beziehung nicht mehr besorgniserregend gewesen. Die Temperaturen aber bewegen sich immer noch zwischen 37 und 38, einmal 38,2. Heute Abend sind es 37,5 und der Puls ist auf 110 heruntergegangen. Der Appetit, so weit man es verlangen kann, ganz gut; also ich meine, schwere Besorgnisse kann ich nicht mehr haben. Immerhin habe ich auch bei dieser Operation gelernt — und das ist der Grund, warum ich den Fall Ihnen zeige, namentlich den Herren, die beabsichtigen, diese Operation zu machen —, dass man sich bei dem Verbandwechsel außerordentlich in Acht nehmen soll. Wenn Tampons, die in den Beckengruben liegen, fest granulirt sind an dem Peritoneum, soll man lieber keinen Drainagewechsel vornehmen; es kommt doch nach 6, 8, 10 bis 12 Tagen die Zeit, wo die Tampons sich wieder lösen und man sie glatt herausbekommt.

Das Nachtamponiren ist immer eine missliche Sache, namentlich bei empfindlichen Pat.; es treten leicht peritonitische Erscheinungen auf, die hier in diesem Falle aber auch glücklich wieder zurückgegangen sind.

Herr P. Strassmann demonstrirt:

1) Große Pyonephrose: 27jährige Frau, keine Tuberkulose, keine Gonorrhoe, 1. Schwangerschaft mit Schmerzen in der Seite, Niederkunft im 7. Monat

August 1897, Fieber vom 5. Tage des Wochenbetts; intermittirender rechtsseitiger Nierentumor und Pyurie; nach vergeblicher medikamentöser Behandlung zunehmende Abmagerung, Psoassymptome; 5. Oktober 1897 Nephrektomie; Schnitt von der 12. Rippe bis zur Spina ant. sup., beim Präpariren
reißt das Peritoneum ein, Vernähung, Überdeckung mit Bindegewebsschichten;
unterer Nierenpol bereits usurirt, Eiter paranephritisch. Exstirpation ohne Schwierigkeiten, Tamponade vom Zwerchfell bis zum Becken nach Mikulicz; Ausspülungen der Blase, in die sich noch reichlich Eiter entleert hatte.

Am Präparat sackartige Erweiterung des Nierenbeckens, Ureter
inserirt hoch, daraus erklärt sich die Intermittens der Pyurie und der Nieren-
schwellungen. Die Gesundheit der anderen Niere war durch Cystoskop festzustellen, auch war die Diurese reichlich und mit geringem Eiter gewesen, wenn
die Pyonephrose anschwoll.

Verlauf bis zur 5. Woche leicht febril. — Die andere Niere übernahm ohne
Störung die vikariirende Funktion in der Rekonvalescenz.

Da Pat. das rechte Bein nicht bewegen konnte, wurde zur Verhütung des
Decubitus die Kreuzbeingegend prophylaktisch durch ein großes Zinkleimenpflaster
geschützt; am 14. Tage Verschwinden der Psoasstörungen; am 41. Tage aufgestanden; am 48. entlassen.

Gleich nach der Entlassung Konception; Schwangerschaft und Geburt (2. Oktober 1898) ohne Störung; Niere gesund; Pat. nährte ½ Jahr; jetzt
nach 4 Jahren Wohlbefinden, keine Hernie, trotzdem der Quadratus lumborum
eingekerbt wurde; Narbe sehr klein, im unteren Theil nach außen von der Spina.

Die Incision war ursprünglich gerade über der hervorragendsten Stelle des
Tumors und hat sich erst bei der Vernarbung schräg verzogen.

(Vorstellung der Pat., Demonstration der Temperaturkurven
und der Urinzahlen.)

Herr Olshausen bemerkt, dass er den Schnitt immer halbmondförmig mache,
um mehr Platz zu gewinnen.

2) Zwei ideale Gallensteinoperationen gelegentlich von Ovariotomien.

a. 1. Pat., 42jährige VIIIgebärende, im letzten Wochenbett Fieber,
2 Tumoren fühlbar: Ovarialtumor und vergrößerte Gallenblase, geringes Fieber.
Laparotomie, Entfernung eines theilweise vereiterten Kystoms, Verlängerung des Medianschnittes, Einnähen der gefüllten Gallenblase mit Knopfnähten
an das Bauchfell des oberen Wundwinkels; Eröffnung, Entfernung eines muskat-
nussgroßen Cholestearinsteins.

Galle nicht getrübt, Gänge frei; Naht der Gallenblase mit Seidenfäden, die
lang gelassen werden und später gezogen werden. Glatte Genesung.

(Demonstration der Präparate.)

b. 36jährige Pat., Temperatur 38,4—39,0°; neben dem Uterus Tumoren und
knollige Massen im Bauch neben Ascites; die Vermuthung, dass es sich um
maligne Metastasen handelt, bestätigte sich nicht, es waren doppelseitige
Kystome, von denen das rechte rupturirt war; mikroskopisch: Cystadenoma
ovarii papilliferum, invertirender Typus; deutlich maligne Stellen nicht zu finden.

Die mit Steinen überfüllte Gallenblase wird bei der Austastung des Bauches
aufgefunden; nach beendigter doppelter Ovariotomie Verlängerung des Schnittes
in der Mittellinie, cirkuläre Annähung der Gallenblase, Eröffnung, Entleerung von
28 facettirten Steinen; Austastung der Gallenblase, die 3 Gänge frei, Lösung aller
Adhäsionen; Naht der Gallenblase mit Seidenfäden und darüber Katgut-Lambert.
Naht der Bauchwunde mit Silk; der obere Winkel mit Jodoformgaze offen gehalten. Verlauf: Lytischer Abfall des Fiebers. Am 10. Tag Bauchfäden entfernt,
14. Tag Gallenblasenfäden, keine Fistel.

In der 2. Woche hatte sich ein kleiner Decubitus gebildet, der nicht recht
heilen wollte und nach der Entlassung noch behandelt wurde; 2 Monate nach
der Operation Aufnahme in die chirurgische Klinik von Geh.-Rath König wegen

Ileus; Operation unter der Annahme einer inoperablen malignen Verlegung des Darmes abgelehnt, Tod; Sektion bestätigte die Annahme und
zwar fanden sich Adenocarcinome an zwei Stellen, einmal am Mastdarm,
im Douglas'schen Raum, wo die Bröckel des geborstenen Tumors mit der Hand
herausgeschöpft worden waren. Zweitens in der Leber in Form ungeheuerer
Knoten; die Gallenblase fand sich bei der Sektion vollkommen gesund, ventrifixirt; beide Organe waren bei der Laparotomie sicher als gesund abzutasten; es
ist ja nicht ausgeschlossen, dass ein kleines Mastdarmcarcinom übersehen worden
ist, das so auffallend schnell sich ausgebreitet und Metastasen gemacht hatte; es
wäre aber auch denkbar, dass eine Art Impfung von den in der Bauchhöhle ver-
schwemmten Tumormassen durch die Hand des Operateurs an diesen beiden Stellen
erfolgt ist.

(Demonstration der Tumoren, Steine, mikroskopischen Präparate und der
Kurve.)

3) Totalexstirpation von Uterus mit Anhängen und Scheide bei
komplettem Prolaps mit beginnender Gangrän.

50jährige Pat., 2faustgroße Masse vor der Vulva, großes Decubitalgeschwür,
Temperatur 38,0—38,2°; bei der Operation fand sich eine alte und frische
Perimetritis, eine frische eitrige Entzündung, besonders auf der
linken Seite, woselbst ein alter Tubensack vorhanden war. Umschneidung am
Hymenalring, Abpräpariren der Scheide, die mit der Portio in Zusammenhang
bleibt; das Decubitalgeschwür war mit Argentumstift versorgt worden; Vereinigung
der geöffneten Peritonealumschlagsstellen mit dem Scheidenrest, Abbinden aller
Verbindungen von Uterus und Adnexen unter gleichzeitigem Anheften nach außen.
Dämmerhöhung. Der Peritonealtrichter war oberhalb des Vorfalls so stark
verengt, dass bei der Operation Därme oder freie Bauchhöhle nicht berührt zu
werden brauchten; dieser Umstand trug jedenfalls auch zu dem günstigen Verlauf
mit bei.

Entfernung der Dammsilks am 11. Tage, die Seidenfäden des linken Stumpfes
wurden am 21. Tage gezogen, danach 2 Schüttelfröste, Temperatur 39—40°; allmähliche Entfieberung (Jodoformsäpfchen, Eisblase, Chinin). 37. Tag aufgestanden,
39. geheilt entlassen.

(Demonstration des Präparates und der Kurve.)

II. Diskussion zu dem Vortrag des Herrn Emanuel: Über die Tumoren
des Ligamentum rotundum.

Herr Müllerheim macht an der Hand zahlreicher mikroskopischer Präparate
von einer Hydrocele muliebris saccata auf die Schwierigkeit aufmerksam, Endothel
vom Epithel zu unterscheiden, und zeigt, dass das flache Endothel unter dem
Einfluss von Entzündung, die zur Verklebung des Peritoneum führt, in Ausbuchtungen und Vertiefungen sich aufrichtet und ein epitheliales Aussehen annimmt; er erinnert daran, dass schon Fabricius u. A. dies Moment bei den von
ihm gefundenen subperitonealen Cysten verwandt hat.

Herr Opitz bemerkt, dass er die Abstammung der epithelialen Gebilde in
den Tumoren des Lig. rot. von der Urniere für eben so wenig bewiesen ansehe,
wie derjenigen in den Adenomyomen der Tube und des Tubenwinkels. Gegen
die Urnierentheorie spricht beim Lig. rot. vor Allem die Thatsache, dass die
Tumoren nicht, wie zu erwarten, je näher der Urniere, desto häufiger auftreten,
sondern im Gegentheil in der überwiegenden Mehrzahl der Fälle in der weitesten
Entfernung von der Urniere, außerhalb des Leistenkanals gefunden werden.

Bezüglich der von Herrn Müllerheim erwähnten Eigenthümlichkeit des
Peritonealepithels, sich aufzurichten und höhere Zellen zu bilden, ist zu bemerken,
dass es auch Fälle giebt, bei denen diese Erklärung nicht ausreicht. Neben
eigenen, nicht veröffentlichten Erfahrungen gehört hierher z. B. ein von Pick
demonstrirter Fall, bei dem das Peritoneum des Beckens in großer Ausdehnung
Flimmerepithel trug.

Die Möglichkeit, die Epithelien in den Tumoren des Lig. rot. vom Peritoneal-epithel absuleiten, lässt sich wohl nicht von der Hand weisen, doch verbietet der Umfang einer solchen Erörterung ein näheres Eingehen auf diese Verhältnisse in einer Diskussionsbemerkung.

Herr Robert Meyer bemerkt, dass eine Differentialdiagnose zwischen Tu-moren des Leistenkanals und denen seiner Nachbarschaft nicht immer möglich ist, ferner dass die Tumoren am unteren Ende des Leistenbandes leichter entdeckt werden; nur große Tumoren im intrapelvinen Theil des Bandes fallen auf; wenn letztere wirklich seltener sind, so ist eine verschiedene lokale Disposition (wie auch an den Myomen des Uterus bekannt) und die Häufigkeit von Traumen der Leistengegend geltend zu machen.

Bezüglich der Herkunft der Epithelien in den Tumoren des Lig. rot. hält M. nach seinen Befunden an 2 Hydrocelen bei Frauen, so wie an der Beckenserosa überhaupt, die Möglichkeit für vorliegend, dass besonders oberflächliche Drüsen am Lig. rot. vom Epithel des Proc. vagin. periton. ausgehen; er betont jedoch, dass der organoide Aufbau wie von ihm u. A. in mehreren Fällen beschrieben, dazu nöthige, für gewisse Adenomyome des Lig. rot. an der Urnierengenese fest-zuhalten. Die hypothetische Möglichkeit der Inkorporation von Urnierentheilen in das distale Ende des Lig. rot. stützt M. durch Demonstration von Serienschnitten zweier Embryonen und zeigt andererseits, dass die Beziehung des Lig. rot. zum Müller'schen Gang bereits zur Zeit seiner Entstehung eine sehr entfernte ist. — Der organoide Aufbau der Tumoren sei kein fingirter, die Vergleichung derselben mit einzelnen Bildern aus Schleimhautadenomen des Uterus oder der Tube be-weise nichts. M. verlangt, dass der ganze Tumor den charakteristischen Aufbau zeige und legt 80 Präparate von seinem Falle vor zum Beweise, dass die Bilder nicht vereinzelt oder ausgesucht seien, sondern stets wiederkehren und nirgends an Uterusschleimhaut erinnern.

Herr Emanuel (Schlusswort): Was zunächst die Einwendungen des Herrn Meyer bezüglich des vorhin erwähnten differentialdiagnostischen Merkmals gegen-über der Hydrocele anlangen, so ist allerdings zuzugeben, dass z. B. bei excen-trischem Sitz einer Cyste am Lig. rot. oder wenn eine im Innern des Ligaments sitzende Cyste einseitig gegen die Oberfläche wächst, die Muskelfasern an dieser Stelle vollständig fehlen, resp. aus einander resp. bei Seite gedrängt werden können; die Fassung des Herrn Meyer, dass also die Cysten resp. Tumoren dann bestimmt dem Lig. rot. angehören, wenn sie allseitig von glatter Muskulatur umgeben werden, ist wohl die richtigere.

Bezüglich der Deutung der meinerseits vom Wolff'schen Körper abgeleiteten drüsenartigen Bildungen muss ich noch auf eine Arbeit von Foederl, >Über Hydrocele muliebris<, zurückkommen, deren Inhalt mir zur Zeit, als ich hier den Vortrag hielt, noch nicht bekannt war. Dieser Autor konnte nämlich an der Hand von Reihenschnitten in der Wand des Hydrocelensackes den Übergang von plattem Endothel in hohes, cylindrisches, ja pallisadenartiges Epithel mit Deutlichkeit zeigen, und zwar gelang ihm dieser Nachweis nicht nur an der hinteren, dem Lig. rot. direkt anliegenden, sondern auch in dessen vorderer Sackwand, so dass man also von einer Epitheldystopie im Sinne von v. Recklinghausen absehen muss. Bei Anerkennung dieses Thatbestandes ist daher bei der Deutung der >drüsenartigen Einschlüsse< in meiner Beobachtung auch diese Frage zu berücksichtigen; ich habe aber in dem mir zu Gebote stehenden Schnitten — es waren im Ganzen 15 Präparate, in denen drüsenartige Bildungen vorhanden waren — nirgends Übergänge dieser letzteren weder in das den Hauptcystenraum auskleidende platte Endothel noch in solches der vielen kleinen Nebenkanälchen nachweisen können und ich muss daher für meine Beobachtung an der Erklärung im Sinne von v. Recklinghausen festhalten. In Zukunft muss man aber auf diese von Foederl nachgewiesene Thatsache bei Tumoren der Ligg. rot. oder solcher, die sich in dessen Nachbarschaft entwickeln, besonders Rücksicht nehmen.

III. Herr Jaquet hält den angekündigten Vortrag: Über die Discision. Die Diskussion wird vertagt.

Schwangerschaft.

2) Chambrelent. Ein Fall von Zwillingsschwangerschaft und Hydramnios.

(Gaz. hebdom. de méd. et de chir. 1901. No. 1.)

Es handelt sich um eine 31jährige IIpara. Im März 1901 2. Schwangerschaft, 1½ Monat später Pleuritis. Ende Mai bemerkt Pat. starke Zunahme des Leibesumfangs. Im September wird wegen des kolossalen Bauchumfangs Schwangerschaft mit Hydramnios diagnosticirt. Im Verlauf von 2 Tagen nehmen Dyspnoë und Leibesumfang derart zu, dass die Punktion der Eihäute gemacht werden musste. Hierbei werden 7—8 Liter Flüssigkeit entleert. Am folgenden Tage Zwillingsgeburt mit Anwendung der Zange. Zwei lebende Kinder, das eine mit Atresia ani et urethrae. Beide Kinder starben bald.   **Rech** (Trier).

3) F. Servé. Über die Entstehung der Zwillingsschwangerschaft.

Inaug.-Diss., Straßburg i/E., 1900.

Nach kritischer Beleuchtung einer Reihe von Fällen in der Litteratur, welche als Beweis für oder gegen Superfötation oder Superfökundation angeführt sind, kommt Verf. zu folgenden Schlusssätzen:

Zwillinge können entstehen:

1) aus einem Ei mit 2 Keimen,

2) aus 2 Eiern eines Follikels, die gleichzeitig oder kurz nach einander befruchtet werden,

3) aus 2 Eiern verschiedener Follikel, die eben so befruchtet werden und aus einer Ovulationsperiode stammen.

Die Befruchtung zweier Eier aus verschiedenen Ovulationsperioden ist bisher nicht nachgewiesen, da nach Befruchtung des ersten Eies die Ovulation aufhört. Diese Art der Entstehung ist zwar mechanisch in den ersten 2 Monaten möglich, später auch das nicht mehr, aber physiologisch unmöglich.

Hohl (Bremerhaven).

4) Seitz. Über Blutdruck und Cirkulation in der Placenta, über Nabelschnurgeräusch, insbesondere dessen Ätiologie und klinische Bedeutung.

(Sammlung klin. Vorträge N. F. No. 320. Leipzig, **Breitkopf & Härtel**, 1901.)

Die Ergebnisse der sorgfältigen Untersuchungen sind folgende:

1) Blutcirkulation in Nabelschnur und Placenta. a. Die Kapillaren der Placenta sind weiter und leichter durchgängig als die des anderen Körpers; vielleicht spielen auch präkapilläre Übergänge in der Placentacirkulation eine Rolle. b. Möglicherweise schon unter normalen, sicher aber unter pathologischen Verhältnissen, so bei Stenosenbildung irgend welcher Art und dadurch bewirkter Anstauung des Blutes, pflanzt sich der Puls durch das Kapillarsystem auf die Nabelvene fort; an der stenosirten Stelle entsteht ein Geräusch. c. Der Blutdruck an der Antrittsstelle einer Nabelarterie beträgt ca. 73 mm Hg. d. Die Venen der Nabelschnur haben keine Klappen, die Arterien können manchmal Andeutungen von solchen zeigen.

2) Ätiologie des Nabelschnurgeräusches. Man muss unterscheiden: A. Prädisponirende Momente. Dazu gehören: höherer Blutdruck und größere Stromgeschwindigkeit des Blutes; abnorme Kürze (Spannung) und abnorme Länge der Nabelschnur; Klappenbildung spielt nur eine geringe Rolle und kommt ausschließlich bei den Arterien in rudimentären Gebilden vor; starke Windungen, Torsionen, falsche und echte Knoten, insbesondere die Armuth der Nabelschnur an Wharton-scher Sulze; der hauptsächlichste und wichtigste Faktor ist die Nabelschnur-

umschlingung. B. Das auslösende Moment ist einzig und allein die Stenose der Schnur: 1) dieselbe kann eine isolirte, durch den anatomischen Bau bedingte sein, das in seltenen Fällen; 2) durch Kompression der Schnur entstandene sein. Für alle Arten von Nabelschnurgeräusch muss also dieses Verhalten in erster Linie als Ursache angesehen werden.

3) Klinische Bedeutung des Geräusches: a. Die intra graviditatem et partum verschwindenden Geräusche haben eine praktische Bedeutung nicht. b. Leise oder stark in der Intensität variirende Geräusche sind meist ohne besondere Einwirkung auf die Frucht; nur ausnahmsweise lassen sich bei den geborenen Kindern Spuren vorausgegangener Gefährdung erkennen. c. Am gefährlichsten für das kindliche Leben sind jene Geräusche, die besonders laut sind und bis zum Schluss der Geburt andauern; namentlich diejenigen, die an Intensität noch zunehmen. Hier lassen sich in 90 % der Fälle mehr oder minder ausgesprochene Symptome der Gefährdung des Kindes konstatiren, so Unregelmäßigkeit der Herztöne, Asphyxie, Abgang von Mekonium, Aspiration von Schleim oder Mekonium, Ödeme der Genitalien, strotzende Füllung der Nabelschnurgefäße mit leichter Erweiterung der Kapillaren, in seltenen Fällen Ödem der Nabelschnur. Die Mortalität der Kinder steigt auf 10,3 %.

Starke und in der Austreibungsperiode andauernde Geräusche erfordern desshalb unsere besondere Aufmerksamkeit, damit man bei drohender Gefahr für das Kind im rechten Augenblick eingreifen kann. **Witthauer** (Halle a/S.).

5) **Mouchet.** Incarceration des graviden Uterus, durch Köliotomie geheilt.

(Ann. de gynécol. et d'obstétr. 1900. December.)

Heilungen von incarcerirten graviden Uteri mittels Köliotomie sind noch Seltenheiten, einerseits weil vielfach die Reduktion spontan erfolgte, andererseits die einfachen gebräuchlichen Mittel hinreichten, und man auch ein solch eingreifenderes Vorgehen noch zu sehr fürchtete. Verf. schildert 2 Fälle, in denen er, da die bisher bekannten und gebräuchlichen Mittel ihn im Stiche ließen, die Köliotomie mit Erfolg ausführte und auch die Schwangerschaft sich normal weiter entwickelte. In einem Falle war eine Ovarialcyste die Ursache der Einklemmung; in dem anderen Falle war weder ein Tumor, noch irgend welche Verwachsungen vorhanden. Es handelte sich um einen Uterus von beträchtlichem Volumen, der sich in Retroversion entwickelt hatte und bei dem zu spät die Reduktion versucht worden war. Der vollständige Erfolg in beiden Fällen beweist, wie gerechtfertigt heute ein solcher Eingriff ist, um eine so ernsthafte und das Leben so sehr bedrohende Erkrankung schnell zu heilen. **Odenthal** (Bonn).

6) **U. Chiaventone.** Über Schwangerschaftshämaturie.

(Ann. de gyn. et d'obstétr. 1901. September.)

Bisher sind in der Litteratur 13 solche Fälle beschrieben worden, von denen aber eigentlich nur 7 so ziemlich einwandsfrei sind. Unter dieser eigenartigen Erkrankung sind während der Schwangerschaft auftretende Blutungen zu verstehen, welche am Ende derselben auch wieder verschwinden, ohne dass irgend welche Ursachen nachweisbar sind, die ihren Grund einzig und allein in der Schwangerschaft haben. Verf. verkennt auch nicht die außerordentliche Schwierigkeit eines solchen Nachweises, zumal in einem Falle auch keine cystoskopische Untersuchung und Ureterensondirung vorgenommen werden konnte. Aber die seit dem Auftreten der Blutungen, von der Mitte der Schwangerschaft bis zum allmählichen Verschwinden am 7. Tage des Wochenbettes, immer und immer wieder vorgenommenen Untersuchungen des Urins, der stets normal war, die absolute Beschwerdelosigkeit, das gute Allgemeinbefinden ließen an der Diagnose keinen Zweifel aufkommen. Verf. geht eingehend die Ätiologie der Blutungen im uropoëtischen System durch und spricht am Schluss seiner Arbeit die Hypothese aus, dass es sich um die von Pinard für die Eklampsie angenommene »Toxémie gravidique« handeln könne. **Odenthal** (Bonn).

7) **Pohl.** Zur Kasuistik der eingebildeten Schwangerschaft.

(St. Petersburger med. Wochenschrift 1901. No. 34.)

20jährige, gesunde Nullipara, die alle Schwangerschaftssymptome aus Büchern genau kennt, bildet sich ein, schwanger zu sein, als die Periode einmal ausbleibt. Bei genauer Beobachtung werden auch bald zahlreiche andere Schwangerschaftssymptome festgestellt. Sehr reichliche.Ernährung führte zu bedeutender Zunahme an Körperfülle. Eine nach einiger Zeit konsultirte Hebamme bestätigt das Bestehen einer Schwangerschaft. Nach 9 Monaten, während welcher Zeit die Menses nicht wieder aufgetreten waren, traten »Wehen« ein; die Hebamme bereitet Alles zur Geburt vor. 2 Ärzte werden hinzugezogen, als die Wehen stundenlang ohne Erfolg bleiben, von denen der eine ein warmes Bad und Scheidenduschen anordnete, der andere zur Geduld rieth, da der vorliegdnde Theil noch hoch stehe, event. müsse der Muttermund künstlich erweitert und die Wendung auf den Fuß gemacht werden. Schließlich wurde Verf. konsultirt und konstatirte, dass eine Schwangerschaft überhaupt nicht vorhanden sei. Der Uterus war eher an Umfang verkleinert. Die »Kreißende« beruhigte sich daraufhin. Nach 6 Monaten wurde sie dann wirklich schwanger, nachdem sie sich auf den Rath P.'s von ihrer Fettsucht kurirt hatte.   **Reifferscheid** (Bonn).

8) **Lop.** Pneumonie nnd Schwangerschaft.

(Gaz. des hôpitaux 1901. No. 66.)

L. hatte Gelegenheit, 8 Fälle von Lungenentzündung bei bestehender Gravidität zu beobachten. In 5 Fällen wurde die Schwangerschaft unterbrochen durch die Pneumonie. 3mal hat die Lungenentzündung keinen schädigenden Einfluss auf die bestehende Gravidität. Diese 3 Beobachtungen werden ausführlich beschrieben und durch Fieberkurven erläutert. Im 1. Falle blieb die Temperatur 7 Tage, im 2. Falle 6 Tage und im 3. Falle sogar 15 Tage über 40°, ohne dass die Schwangerschaft gestört wurde.   **R. Biermer** (Wiesbaden).

Verschiedenes.

9) **E. Fraenkel** (Hamburg-Eppendorf).   Über das sog. Pseudomyxoma peritonei.

(Münchener med. Wochenschrift 1901. No. 24.)

Bekanntlich bestehen über dieses mit einem irreführenden Namen belegte anatomische Bild, das keine selbständige Erkrankung des Peritoneums bedeutet, 2 Anschauungen. Nach Werth sind die Gallertmassen auf Peritoneum parietale und viscerale nur aus rupturirten, mit dickgallertigem Inhalt versehenen Ovarialkystomen ausgetreten, nach Olshausen sind sie metastatische Neubildungen. Verf. berichtet über einen Fall von solchem Pseudomyxoma peritonei; 3mal wurde die Laparotomie vorgenommen innerhalb von 3 Jahren und jedes Mal das Peritoneum mikroskopisch untersucht. Das Bauchfell war überaus arm an elastischen Elementen, die Spalträume waren mit Gallertmassen erfüllt. Keine Organisation, sondern nur einer Abkapselung der gelatinösen Massen durch dünnste, von Kapillaren durchzogene Pseudomembranen wurde beobachtet. Das Cystadenoma glandulare pseudomucinosum zeigte herdweise myxomatös degenerirte Wandpartien. So weit stimmte die Untersuchung mit der Angabe von Werth. Aber nach der Sektion wurde auf der Serosa des Colon descendens veritable Metastasenbildung nachgewiesen — allerdings nur an einer Stelle. Verf. hält es sonach für eine Glückssache, ob man reine Gallertmassen oder wirkliche metastatische Cysten findet und neigt zur Olshausen'schen Anschauung. Wenn man tüchtig sucht, findet man auch in der Regel die Implantationsmetastasen auf dem Peritoneum. Mangel des Nachweises von metastatischen Cysten beweist nicht, dass solche wirklich nicht vorhanden sind. Dass nicht reine Gallerte, sondern Metastasenbildung auf dem Peritoneum sich findet, schließt Verf. noch aus einem anderen

Grund. Es gelangte zu seiner Beobachtung ein merkwürdiger Casus von Ruptur eines cystisch entarteten, mit gallertigem Inhalt gefüllten Wurmfortsatzes; es hatten sich reichliche Gallertmassen in der unteren Bauchhöhle angesammelt und das Peritoneum hatte darauf mit chorionähnlichen zottigen Wucherungen reagirt, die durchaus die normale Peritonealstruktur zeigten. In dem Falle von Pseudomyxoma peritonei aber war das Bauchfell in ganz anderer Weise sekundär erkrankt; 1) zeigte sich an ihm eine gewöhnliche chronische Fremdkörperentzündung, die zu Pseudomembranen führte, welche wiederum zu Darmverwachsungen und Abkapselung der Gallerte neigten; 2) bestand eine Peritonitis chronica productiva myxomatosa unter fast totalem Schwund der elastischen Fasern.

E. Kehrer (Bonn).

10) **Hoppe** (Königsberg). **Hat der Vater oder die Mutter auf die Vitalität des Kindes den größeren Einfluss?**
(Deutsche med. Wochenschrift 1901. No. 34.)

Aus einer Statistik der Todtgeburten bei Christen, bei Juden und bei Mischehen hat **Ruppin** (Deutsche med. Wochenschrift No. 20) den Schluss gezogen, dass der Mann einen überwiegenden Einfluss auf die Lebensfähigkeit des Kindes ausübe, gegen den der Einfluss der Frau fast ganz zurücktrete. H. bestreitet, dass hier ein mystisches, biologisches Gesetz zu Grunde liege, giebt vielmehr eine ganz einfache natürliche Erklärung. Er weist darauf hin, dass die Juden eine wesentlich größere Lebensfähigkeit resp. eine wesentlich geringere Sterblichkeit als die Christen haben, weil sie unter den gefährlichen, lebensbedrohenden und lebensverkürzenden Infektionskrankheiten, aber auch unter organischen Erkrankungen, wie Herz- und Nierenkrankheiten viel weniger zu leiden haben. Besonders sind Tuberkulose, Syphilis und Alkoholismus viel seltener bei ihnen. Alle drei spielen in den Jahren der besten Männerkraft die größte Rolle. Andererseits ist der deletäre Einfluss besonders der Syphilis und des Alkoholismus auf die Nachkommenschaft hinlänglich bekannt. H. führt daher die verhältnismäßig große Zahl von Todtgeburten in den (rein christlichen oder Misch-) Ehen, wo der Vater Christ ist, gegenüber den (rein jüdischen oder Misch-) Ehen, wo der Vater Jude ist, auf das wesentlich häufigere Vorkommen von Alkoholismus und Syphilis bei christlichen Männern zurück.

Graefe (Halle a/S.).

11) **M. Einhorn** (New York). **Scheinbare Tumoren des Abdomens.**
(Berliner klin. Wochenschrift 1901. No. 43.)

E. berichtet über scheinbare Tumoren, welche im Epigastrium direkt oder im linken resp. rechten Hypochondrium angetroffen werden. Mit einer Neubildung haben sie nichts zu thun. Verf. fand sie unter 6045 Pat. 42mal, bei 8 Männern und 34 Frauen. 5 Krankengeschichten werden detaillirt mitgetheilt.

Verf. führt aus, dass die scheinbaren Tumoren bedingt sein können: 1) durch einen prolabirten linken Leberlappen; 2) durch Verdickung und Bloßliegen der Abdominalaorta; 3) durch einen hypertrophischen Zustand einzelner Muskelpartien der Bauchwand; 4) durch Adhäsionen (?) um die kleine Curvatur des Magens. Er bespricht die einzelnen diagnostischen Merkmale dieser 4 Gruppen und die Entscheidung der Frage, ob es sich in einem gegebenen Falle um einen wirklichen Tumor (Neubildung) oder nur um eine scheinbare Geschwulst handelt. Für die letztere spricht mehr oder weniger glatte Oberfläche, jedenfalls Fehlen deutlicher Höcker; der Tumor wird nicht immer mit gleicher Schärfe gefühlt, entgeht gelegentlich der Entdeckung durch Palpation; er hat die oben skizzirte Lage; in der Regel ist ein hoher Grad von Enteroptose zu konstatiren. Gewöhnlich zieht sich der Krankheitsverlauf über Jahre hin, auch bestehende Unterernährung ist älteren Datums.

Bei der Behandlung spielen 2 Punkte eine wichtige Rolle, erstens Ablenkung der Aufmerksamkeit des Pat., zweitens konsequent durchgeführte genügende Ernährung.

Graefe (Halle a/S.).

12) **H. v. Schroetter** (Wien).   Über Stenosirung der Pulmonal-
arterie, zugleich ein Beitrag zur Kenntnis der Metastasirung des
Uteruscarcinoms.

(Deutsche Ärztezeitung 1901. No. 21.)

Bei der 39jährigen Pat. war vor 2½ Jahren wegen Portiocarcinom der Uterus
vaginal exstirpirt worden. Seit ca. 3 Monaten waren heftige Schmerzen im Bereich
der linken Thoraxseite, trockener Husten und Heiserkeit aufgetreten, später Brechreiz und Erbrechen. Im Sputum fanden sich geringe Blutmengen. Laryngoskopische
Untersuchung ergab vollständige linksseitige Recurrenslähmung. Genitaluntersuchung ergab kein Recidiv. Anfänglich wurde an ein Aortenaneurysma gedacht,
später mit dem Nachweis eines höckrigen Tumors über der Bifurkation die
Diagnose auf Kompressionsstenose der Pulmonalis gestellt. Die Sektion — der
Tod trat 3 Monate später ein — bestätigte dieselbe. Es fand sich ein metastatisches
Carcinom der bronchialen und mediastinalen Lymphdrüsen mit krebsiger Infiltration der Bifurkationsstelle der Trachea, Kompression der Lungenarterien und
der rechten Lungenvenen.

Interessant ist das Auftreten von Lymphdrüsenrecidiven an weit entfernter
Stelle. 2½ Jahre nach vaginaler Totalexstirpation des Uterus.

Graefe Halle a/S.).

13) **Vanderpool Adriance** (New York).   Vorzeitig geborene Kinder.

(Amer. journ. of the med. sciences 1901. April. p. 410.)

Verf. hat als Arzt des Nursery and Childs Hospital in New York gute Gelegenheit, Erfahrungen über sein Thema zu machen. Die bekannten Zeichen der
Reife fehlen bei vorzeitig geborenen Kindern, welche nach ihrer Geburt einer
weit größeren Aufmerksamkeit bedürfen, als die reifen Kinder. Die größte Aufmerksamkeit erfordert die Körpertemperatur, denn einestheils ist das Regulirungs-
centrum für die Temperatur noch nicht hinlänglich geschult, andererseits ist der
Verlust von Wärme bei der verhältnismäßig großen Körperoberfläche sehr erheblich.
Zuweilen ist die Körperwärme erhöht, wodurch der Verlust an Fett steigt und
die Körperkraft aufgezehrt wird, oder sie bleibt subnormal, als Zeichen für die
herabgesetzte Vitalität. Gewöhnlich aber schwankt die Temperaturkurve zumal
in den ersten Tagen beständig zwischen hoch und tief, mehrere Tage pflegen zu
vergehen, ehe Regelung eintritt. Hierfür werden einige Kurven gegeben. Diese
Unregelmäßigkeiten erklärt A. durch die noch nicht genügende Schulung des
Wärmecentrums. Allein natürlich muss man sich mit dieser Erklärung im Einzelfalle nicht beruhigen, sondern nach einer Veranlassung suchen, welche sehr oft
durch Störungen in den Organen, besonders in den Verdauungsorganen zu
suchen ist.

Auch die Lungen des vorzeitig geborenen Kindes sind noch nicht hinreichend
vorbereitet für ihre neuen Aufgaben. Die Alveolen sind noch starr durch einen
Überfluss an Bindegewebe, so dass sie gegen die überwiegend vertretenen Bronchien
zurückstehen. Das reiche Kapillarnetz kann leicht zu stark ausgedehnt werden.
Dazu kommt, dass die schwache Athmung leicht zum Zusammenfallen der Luftbläschen und zu Blutstockungen in den Kapillaren führt, so dass Hypostase und
Atelektase in den hinteren und abhängigen Abschnitten der Lungen entstehen.
Selten sieht man bei Autopsien unreifer Kinder vollkommen lufthaltige Lungen,
sondern es finden sich atelektatische Stellen in ihnen. Auch sogar das Knochen-
gerüst der Brust ist nicht widerstandsfähig genug, so dass es bei forcirter Athmung einsinkt. Das Respirationscentrum arbeitet nicht gleichmäßig, die Athmung
ist daher unregelmäßig, oft sieht man sie ähnlich der Cheyne-Stokes'schen Athmung.
Alle diese Momente treffen dann zusammen, so dass Cyanose eintritt, ein cyano-
tischer Zustand folgt dem anderen, wird immer schlimmer, bis endlich der Tod
erfolgt, die häufigste Todesart bei frühgeborenen Kindern. Unter den 40 vorliegenden Beobachtungen, traten 11mal cyanotische Anfälle auf, 4mal erfolgte der
Tod, in 2 anderen Todesfällen waren noch andere Komplikationen vorhanden.

Je früher die Kinder geboren sind, desto mehr neigen sie zu diesen Erstickungsanfällen, welche überwiegend bei Kindern, die in der 28. bis 30. Woche der Schwangerschaft geboren waren, zum Tode führen, und zwar auch nur in den ersten Lebenstagen, nicht über den 10. Tag hinaus. Offenbleiben des Foramen ovale scheint keinen Antheil an diesen Anfällen zu haben, wenigstens sprachen weder der Sektionsbefund noch die klinischen Erscheinungen dafür.

Seltener scheint das Herz zu versagen, welches ja auch seine Thätigkeit nicht erst nach der Geburt beginnt. Nur 4mal ist Mangels anderer Veranlassung Herz-Collaps als Todesursache anzunehmen gewesen. Harnsäure wird im Überschuss ausgeschieden, und oft findet man Harnsäureinfarkt in den Pyramiden. Häufig findet sich ein allgemeines Ödem, sei es, dass dies eine Folge der Herzschwäche, der Nierenschwäche oder der Anämie ist, welche letztere oft genug zu finden ist. Denn wenn auch bei der Geburt das zu früh geborene Kind einen Überschuss von Hämoglobin besitzt, welches erst in den letzten 3 Wochen vor der normalen Geburtszeit verloren geht, so tritt doch oft eine übertriebene Abgabe von Hämoglobin, das noch nicht fest an die rothen Blutzellen gebunden ist, in den ersten Lebenstagen ein, so dass Anämie folgt.

Während das reife Kind nur in den ersten 3 Tagen an Gewicht verliert, dann aber rasch sein anfängliches Gewicht wiedergewinnt, ist dies beim unreifen Kind nicht vor dem 31. Tage der Fall.

Von den 40 Kindern, die der Studie zu Grunde gelegt werden, starben 24 und zwar 13 an Krankheiten, die unmittelbar der Unreife zur Last fallen, die anderen an zufällig erworbenen Krankheiten, denen sie freilich auch eine geringere Widerstandsfähigkeit entgegenbringen. Außer den an Cyanose und Herzschwäche verstorbenen 8 Kindern, gingen 2 an Blutungen zu Grunde, 1mal lag Blutung in die Seitenventrikel, 1mal in die Nierenkapsel mit Durchbruch in die Bauchhöhle vor, 1mal ferner war mit Cyanose Blutung aus Mund, Nase, Scheide und Mastdarm verbunden. 1 Kind starb an Anämie, 1 an allgemeinem Ödem.

Vor der 29. Woche geborene Kinder bleiben selten am Leben. Je früher ein Kind an Gewicht zunimmt, desto mehr Aussichten hat es.

Die dringenste Indikation erfüllt der Inkubator, in welchem nicht allein eine möglichst gleichmäßige Temperatur innegehalten, sondern auch Licht und Geräusch ferngehalten werden muss. Nur anfänglich muss in manchen Fällen die Temperatur annähernd der Körperwärme gleich sein, gewöhnlich genügen ca. 30° C. Die Regelung der Temperatur darf aber nicht schematisch erfolgen, sondern sich ganz dem Bedürfnis im Einzelfall anpassen, sie wird allmählich verringert.

Möglichste Ruhe muss dem Kinde gelassen werden, selbst Bäder unterlasse man in den ersten Lebenstagen. Harn und Koth fange man in einem Stück Watte auf, welches entfernt werden kann, ohne das Kind zu stören. Als beste Kleidung sieht Verf. ein Hemd aus 2 Lagen billigsten Schirtings an, dazwischen eine Schicht Watte, welches nach Beschmutzung weggeworfen wird. Um Störungen zu vermeiden, wird auch das Wiegen nicht alltäglich vorgenommen.

Erstickungsanfälle werden durch Sauerstoffgas und einige Tropfen Whisky bekämpft; treten sie nach Nahrungsaufnahme ein in Folge von Verschlucken, so dreht man das Kind um, und schlägt es auf den Rücken. Auch Ausdehnung des Magen-Darmkanals kann einen Anfall hervorbringen, weil die Peristaltik mangelhaft ist; dies bekämpfte man mit kleinen Dosen Ricinus. Während der Magen eines reifen Kindes etwa 30 g fasst, kann der eines frühgeborenen Kindes weniger auf einmal aufnehmen, mit 8—12 g muss man beginnen, ja sogar zuweilen bis 4 g herabgehen. Solche kleine Mengen muss man anfänglich stündlich verabfolgen und nur allmählich steigern. Sehr häufig sind die Kinder noch nicht fähig, zu saugen, sie müssen mithin gefüttert werden, und zwar mittels eines Tropfglases, immer nur wenig Tropfen auf einmal, die dann in den Schlund rinnen und geschluckt werden; erst später kann man die Brust oder die Flasche geben. Das »Nudeln« (gavage) wird zwar empfohlen, aber es stört zu sehr und wird besser vermieden. Modificirte Milch enthalte anfänglich nur 1 % Fett und 50 % Proteïne, weil sie schlecht verdaut werden. Man suche aber, wenn möglich, Muttermilch zu verwenden. Diese ist nach einer Frühgeburt auch anders zusammengesetzt als nach rechtzeitiger Geburt und ihre Veränderung tritt in anderer Weise ein. Der Überschuss an Albumin hält länger an, bis in den zweiten Monat hinein erreicht er noch 2 ⅹ und mehr, auch der Salzgehalt bleibt lange hoch. Niedrig dagegen ist der Gehalt an Kohlehydraten. Man lässt daher die Mutter große Mengen Wasser trinken, um die Milch zu verdünnen, 'allein das wird oft nichts nützen. Es ist daher besser, nicht die Milch der eigenen Mutter zu geben, sondern eine Amme heranzuziehen, die schon nicht mehr Colostrum absondert. Dies betrachtet Verf. als sehr wichtig und glaubt, dass durch Berücksichtigung dieser Erfahrung manches zu früh geborene Kind erhalten bleiben würde, das sonst dem Tode verfallen ist.   **Lühe** (Königsberg i/Pr.).

14) **L. Sternberg** (Pasewalk).   Ein Fall von Ischiopagus.
(Münchener med. Wochenschrift 1901. No. 5.)

Es war Zwillingsschwangerschaft diagnosticirt. Ein Kopf, in tiefem Querstand auf dem Beckenboden stehend, wurde mit Forceps schwierig entwickelt. Der übrige Körper folgte nicht. Die Arme mussten kunstgerecht gelöst werden. Ein dritter Arm wurde sichtbar. Nach Eingehen mit der ganzen Hand in den Uterus zeigte sich eine Anstemmung des 2. vorliegenden Kopfes an die Symphyse. Das weitere vom Verf. angewendete Verfahren der Extraktion wird ungenau beschrieben. Der 2. Kopf war in den gemeinsamen Bauch beim Durchtritt durch den Geburtskanal hineingedrückt worden, so dass die Geburt ähnlich wie mit conduplicato corpore erfolgte. Der zuerst entwickelte Kopf hatte noch Athembewegungen gemacht.
                                                    E. Kehrer (Bonn).

15) **A. Palmedo** (Kolmberg).   Geburtstörung durch Doppelmissbildung.
(Münchener med. Wochenschrift 1901. No. 5.)

Es handelt sich um einen aus weiblichen Früchten bestehenden Thoracopagus. Die Diagnose war auf Zwillinge gestellt worden. Nach Entwicklung eines Kopfes mit der Zange und mühsamer Hervorholung der Schultern und Arme blieben alle weiteren Extraktionsversuche vergeblich. Die eingeführte Hand erkannte eine Verwachsung beider Früchte. Das halb geborene Kind wurde symphysenwärts gehoben und seine Füße heruntergeholt. Die wiederum eingeführte Hand wendet die 2. nunmehr schräg liegende Frucht auf die Füße, worauf die Extraktion der Doppelmissbildung leicht war in Folge der außerordentlichen Verschiebbarkeit der Früchte an der Verwachsungsstelle.
Die erste Frucht lebte 1 Stunde, die 2. kam leblos zur Welt.
                                                    E. Kehrer (Bonn).

16) **Paulsen** (Ellerbek).   Über gonorrhoische Exantheme bei Neugeborenen.
(Münchener med. Wochenschrift 1901. No. 25.)

Dass Ophthalmoblennorrhoe, Mundschleimhautgonorrhoe, Vulvitis und Vaginitis und Arthritis gonorrhoica bei Neugeborenen recht häufig sind, ist bekannt. Gonorrhoische Exantheme beim Neonatus, auftretend in Form von Papeln und gonorrhoischen Bläschen, sind aber sehr selten und werden in den Lehrbüchern nicht erwähnt. Verf. hat etwa 9 Fälle gesehen; die Bläschen fanden sich vorzugsweise am Kopf, als dem bei der Geburt vorangehenden Theil. Sie sind theils primäre Infektionen, theils — wie Verf. sich ausdrückt — »Metastasen« der gonorrhoischen Augenentzündung. Die Diagnose ist nur durch den mikroskopischen Nachweis der Gonokokken in den Bläschen zu stellen.   **E. Kehrer** (Bonn).

Originalmittheilungen, Monographien, Separatabdrücke und Büchersendungen wolle man an *Prof. Dr. Heinrich Fritsch* in Bonn oder an die Verlagshandlung *Breitkopf & Härtel* einsenden.

Centralblatt
für
GYNÄKOLOGIE
herausgegeben

von

Heinrich Fritsch
in Bonn.

Sechsundzwanzigster Jahrgang.

Wöchentlich eine Nummer. Preis des Jahrgangs 20 Mark, bei halbjähriger Pränumeration. Zu besiehen durch alle Buchhandlungen und Postanstalten.

No. 8.   Sonnabend, den 22. Februar.   1902.

Inhalt.

I.

(Aus der Univ.-Frauenklinik in Innsbruck. Prof. Ehrendorfer.)

Kasuistische Beiträge zum Scheidendefekt.

Von

Dr. C. Donati, Assistent der Klinik.

Wenn auch die Kasuistik der Entwicklungsanomalien der weiblichen Genitalorgane eine recht reichhaltige ist, so entbehren zum Theil die sie begleitenden Funktionsstörungen, eben so wie die Folgen der Schwierigkeiten bei der Kohabitation, nicht an klinischem bezw. forensischem Interesse. In No. 41 1891 ds. Centralbl. hat S. Monsiorski in Warschau einen Fall von Vaginalatresie publicirt, welcher als Hauptmerkmal eine starke, durch Kohabitation, bedingte Erweiterung der Urethra darbot. Ich bin in der Lage, einen analogen Fall anzuschließen, dessen Mittheilung mir mein verehrter Chef, Prof. Ehrendorfer, freundlichst überließ.

Vorerst in Kürze die Krankengeschichte:

Fräulein M. M. wurde am 4. December 1901, Prot.-No. 327, von einem auswärtigen praktischen Arzte der hiesigen Klinik zugewiesen. Die 18jährige Pat. überstand Masern, sonst war sie immer gesund. Da sie nun binnen kurzer Zeit heirathen wollte, und bei ihr bis heute noch keine Menstruation eintrat, so entschloss sie sich, auf ärztlichen Rath die Klinik aufzusuchen, um Aufklärung zu erhalten, aber auch noch aus einem anderen Grunde.

Das Mädchen hat nach ihrem Zugeständnis mit einem jungen Mann geschlechtlich verkehrt. Der erste Kohabitationsversuch war angeblich sehr schmerzhaft und von leichter Blutung begleitet. Da nun die Immissio penis nur unvollständig gelang, und Pat. dabei große Schmerzen verspürte, so wurden dann spätere Versuche unterlassen. Der Mann erklärte ihr, »er könne mit ihr nichts machen«. Indessen fanden öfter Masturbationsversuche statt, und konnte dabei die Kranke den Finger ganz leicht einführen. Mäßigen sexuellen Reiz will Pat. verspürt haben, Befriedigung konnte sie sich jedoch nicht verschaffen. Die Harnentleerung erfolgte vollständig normal.

Das Mädchen hatte nun die Absicht (einen Mann, der noch keine sexuellen Versuche bei ihr angestellt hatte) zu heirathen, und das der weitere Grund, der sie herführte.

Status praes. Es handelt sich um ein kräftig gebautes und gut entwickeltes Mädchen. Die Brustorgane bieten nichts Abnormes, die Brüste prall, parenchymreich, die Bauchdecken mäßig fettreich, virginell. Das äußere Genitale zeigt normale Verhältnisse, reichlicher Haarwuchs, die großen und kleinen Lippen und die Clitoris sind völlig ausgebildet. Die Ausführungsgänge der Bartholini'schen Drüsen beiderseits vorhanden. Eine der Länge nach spaltförmige Öffnung stellt das Orif. ext. urethrae vor, links davon ist ein paraurethrales sichtbar. Vom unteren Rande des Urethralwulstes sieht eine Schleimhautfalte gegen die hintere Kommissur, auf deren beiden Seiten eine leichte blind endigende Vertiefung zu sehen ist. Durch das Orif. ext. gleitet der untersuchende Finger ohne Widerstand in die Urethra und in die Harnblase, so dass wir hier von einer allgemeinen Erweiterung der Harnröhre sprechen können. Von einem Introitus vaginae und einem Vaginalkanal ist nichts nachzuweisen.

Die kombinirte digitale Untersuchung (per rectum et urethram) ergiebt, dass die Harnblase unmittelbar der vorderen Rectumwand anliegt; auch von einem Septum recto-vaginale, geschweige denn einer Vaginalwand, ist nichts zu tasten. Hinter der Symphyse, etwa am Beckeneingange, ist ein kleinfingerdicker ca. 2 cm langer Körper fühlbar (rudimentärer Uterus); seitwärts davon 2 undeutlich abtastbare notizbleistiftdicke Stränge (rudimentäre Tubae). Links unten ein kleines bohnengroßes Körperchen tastbar (linkes rudimentäres Ovarium).

Die mangelhafte Entwicklung des ganzen inneren Genitales mit einem vollständigen Mangel der Scheide wäre nach der bekannten Eintheilung von Kussmaul, Fürst, Nagel denjenigen Missbildungen anzureihen, bei welchen eine Entwicklungshemmung kurz nach der Verschmelzung der beiden Müller'schen Gänge stattfindet. Die Atrophie (Ernährungsstörungen), welche sich zu der Entwicklungshemmung gesellt (Nagel), und zwar nicht nur in dem proximalen, sondern auch in dem distalen — vaginalen — Abschnitte, bedingt das Zustandekommen jener Verkümmerung, welche mit dem Namen von Uterus rudimentarius cum defectu vaginae zu bezeichnen ist.

In diesem Falle haben wir nun einen vollständigen angeborenen Defekt der Scheide, welcher mit einer Verkümmerung des inneren Genitales verbunden ist. Auch bei wiederholter kombinirter Untersuchung gewinnt man den Eindruck, dass kein bindegewebiges Septum zwischen Rectum und Harnblase vorliegen kann, so dicht liegt die Harnblase dem Mastdarm an. Auch lässt sich das Vestibulum mit dem Finger kaum einstülpen.

In solchen Fällen unterbleibt nicht nur die Aus-, sondern auch überhaupt die Abscheidung des Menstrualblutes, was eben nicht nur auf die mangelhafte Entwicklung des Uterus, sondern auch auf einen Defekt der Gebärmutterhöhle — wie gewiss in unserem Falle — zurückzuführen ist. Weiter ist zu erwähnen, dass bei unserer Kranken keine Molimina menstrualia bestanden haben, und nie vikariirende Blutungen aufgetreten sind.

Wie oben bemerkt, fanden wir bei der Pat. eine starke Erweiterung der Harnröhre bei gleichzeitiger Kontinenz[1]. Wie Fritsch annimmt, besitzt die Urethra in solchen Fällen schon angeborenerweise eine ungewöhnliche Weite, daher leichtere Anpassungsfähigkeit des Organs für die neue Funktion. Nicht nur die Begattungsversuche, sondern auch die Masturbation per urethram bedingten bei unserer Kranken die permanente Dilatation der Harnröhre, und trotzdem war nie Incontinentia urinae vorhanden.

Kolischer erwähnt, dass manche Frauen die in Folge der Kohabitation aufgetretene permanente Erweiterung der Harnröhre symptomlos ertragen und weder über Schmerzen, noch über Inkontinenz klagen. Auch im Falle Monsiorski's trat trotz der künstlichen Erweiterung der Urethra keine Inkontinenz auf. Neulich hat Krevet[2] einen Fall von Scheidendefekt mitgetheilt, bei welchem, wie er angiebt, der untersuchende Finger leicht durch die erweiterte Harnröhre in die Harnblase gleiten konnte. Der Anamnese nach muss man annehmen, dass die Harnröhrenerweiterung ebenfalls auf die Kohabitation zurückzuführen sei. Krevet macht keine Erwähnung von einer Harninkontinenz.

Für unseren und ähnliche Fälle wäre vielleicht anzunehmen, dass eine allmählich sich entwickelnde Hypertrophie der Sphinkterfasern die starke Dehnbarkeit des Muskels ausgleichen und eine gewissermaßen vikariirende Funktion übernehmen könnte.

Die Angabe des Mädchens, es sei bei den ersten schmerzhaften Kohabitationsversuchen etwas Blut abgegangen, dürfte wohl mit der Sprengung des Orific. ext. urethrae in Zusammenhang zu bringen sein. Hinsichtlich der Therapie im vorliegenden Falle, glaubte Prof. Ehrendorfer mit Rücksicht auf die oben geschilderten Verhältnisse von dem Versuche der Anlegung einer Vagina absehen zu sollen. Da die Blasenwand direkt der Rectalwand anlag, wäre ein operativer Eingriff mit der großen Gefahr der Entstehung einer vesicalen oder rectalen Verletzung und, wie dies schon beobachtet wor-

---

[1] Diesbezügliche Litteratur in der Publikation von G. Kolischer: »Die Erkrankungen der weiblichen Harnröhre und Blase«. Leipzig u. Wien, 1898.
[2] Zeitschrift für Geburtshilfe und Gynäkologie Bd. XLVI. Hft. 1.

den, einer Fistelbildung verbunden gewesen, wodurch der Kranken
statt Nutzen, nur ein größerer Schaden hätte zugefügt werden können.
Auch von einer Autoplastik (Gersuny[3]), — einen Theil der vorderen
Wand der Rectalampulle zur Bildung eines Vaginalrohres zu verwenden — wurde aus folgender Erwägung Abstand genommen.

Nachdem das Mädchen gehört, dass sie missgebildete Genitalorgane hätte, wünschte sie eine volle Aufklärung über ihren Zustand. Die Sache wurde ihr klargelegt und erfuhr sie dabei, dass
sie eben so wenig ihre Regel als je Kinder bekommen könne. Es
wurde ihr erklärt, dass man eine Art Scheide anzulegen versuchen
könnte, falls sie es wünscht. Auf Alles das hin, erklärte das sehr
intelligente Mädchen, sie sehe ein, dass sie in der Ehe, falls der
Mann Kinder dringend wünschte und sie ganz ungeeignet, um welche
zu bekommen, gebaut sei, noch recht unglücklich werden könne; sie
ziehe vor überhaupt nicht zu heirathen, wünsche dann aber auch
nicht sich irgend einer Procedur zur Scheidenanlegung zu unterziehen.

Im Anschluss daran sei es mir gestattet, noch über einen
2. Fall von Scheidendefekt zu berichten, welcher im Jahre 1893 in
der hiesigen Klinik zur Behandlung kam. Aus der Krankengeschichte
(17. März 1893) konnte ich folgende Daten eruiren:

A. D., 19jähriges Dienstmädchen, war immer gesund; sie giebt nur an, dass
bis jetzt keine Menstruation aufgetreten ist. In 4wöchentlichen Zwischenräumen
hat sie nur ein merkwürdiges Gefühl von Ziehen im Kreuz, verbunden mit krampfartigen Schmerzen im Unterleibe. Von der Pat. werden wiederholte Kohabitations-
versuche zugestanden.

Es handelt sich um ein mittelgroßes, gut genährtes Mädchen, welches ihrem
Alter nach eine entsprechende Entwicklung des Körpers zeigt. Die Brüste und
das äußere Genitale gut ausgebildet.

Bei Entfaltung der großen Labien kommt anstatt des Vaginaleingangs nur
ein trichterförmiges Grübchen zum Vorschein. Bei Einführung des Fingers lässt
sich der Trichter leicht auf ca. 3 cm vertiefen. Die Harnröhre nicht auffällig
erweitert.

Bei kombinirter Bauchdecken-Rectaluntersuchung findet man, dass die Blase
dem Rectum anliegt und von ihm nur durch eine relativ geringe bindegewebige
Schicht getrennt ist. Von einem Vaginalkanal ist nichts zu tasten. In der gewöhnlichen Höhe erreicht man per rectum einen beweglichen Körper von der Form
und der Größe eines Uterus mit schlanker Cervix, welche konisch zugespitzt
ist. An der Spitze derselben ein seichtes Grübchen tastbar. Uterus selbst nicht
verkleinert, retrosinistroponirt, die Adnexa nicht mit Sicherheit zu differensiren.

Die Kranke, welche über ihren Zustand vollständig aufgeklärt wird, wünscht
wenigstens Behufs Kohabitation die Herstellung einer Vagina. Nach Darm- und
Blasenentleerung, so wie äußerer Reinigung wird das vertiefte Vestibulum in der
Narkose der Quere nach gespalten (Prof. Ehrendorfer) und wird hauptsächlich
stumpf mit dem Finger unter gleichzeitiger Rectalkontrole bis zur Cervix uteri
vorgedrungen. Nirgends zeigt sich eine Spur eines Vaginalschlauches. Als der
Finger nahe dem unteren Ende der Cervix war, wurde dieselbe mittels einer Kugelzange unter Fingerleitung zu fassen und herabzuziehen getrachtet, um sich von
ihrer eventuellen Durchgängigkeit zu überzeugen. Dabei fühlte man jedoch statt

[3] Centralblatt für Gynäkologie 1897. No. 15.

einer Öffnung nur eine kleine Depression an derselben. Bei dieser Manipulation riss das Douglasperitoneum ein, worauf eine geringe Menge von Peritonealflüssigkeit abfloss. Hierauf wurde vom weiteren Herabziehen abgesehen und die gut fingerlange Wundhöhle mit Jodoformgaze ziemlich fest tamponirt, wobei die Schleimhaut des vertieften Vestibulum in den Wundtrichter emporgezerrt worden ist.

In den nächsten Tagen mäßiges Fieber; die Tamponade wurde öfter erneuert und breitete sich von der Vestibularschleimhaut eine ausgedehnte Epithelwucherung in die Höhe aus. Am 3. Mai wurde die Pat. entlassen. Das neugebildete Vaginalrohr war auf die Tiefe des kleinen Fingers mit Epithel bedeckt und bequem für einen Finger durchgängig. Pat. stellte sich später ab und zu vor; leider war es mir nicht möglich, trotz brieflicher Anfragen über ihren gegenwärtigen Zustand Nachrichten zu erlangen.

In diesem 2. Falle bestand natürlich ebenfalls Amenorrhoe; nur waren die Molimina menstrualia sehr ausgesprochen, obwohl Schroeder, Nagel u. A. angeben, dass dieselben in den meisten Fällen fehlen. Vielleicht rührten sie in diesem Falle von krampfartigen Zusammenziehungen des hier kräftig angelegten Uterus her. Trotz des geschlechtlichen Umganges war, wie oben erwähnt, keine nennenswerthe Dilatation der Urethra zu konstatiren, offenbar weil in Folge des in diesem Falle einstülpbaren Vestibulum der Penis nicht in der Richtung der Urethra eindrang.

II.

(Aus der Privatklinik von Prof. Bulius in Freiburg i/B.)

Zur Pathologie und Diagnose der Cervixtuberkulose.

Von

Dr. Ernst Alterthum,
Frauenarzt in Freiburg i/B.

Die Tuberkulose tritt am Uterushals häufig in einer Form auf, die makroskopisch große Ähnlichkeit mit einer malignen Neubildung hat. Wir finden in der Litteratur verschiedene Fälle, in denen tuberkulöse Geschwüre an der Portio vaginalis für ein beginnendes Carcinom gehalten, als solches exstirpirt, und der Irrthum erst am herausgeschnittenen Organ entdeckt wurde. In anderen Fällen wurde die Tuberkulose erst nach mikroskopischer Untersuchung excidirter Gewebsstücke erkannt.

Ein derartiger Fall kam kürzlich in der Klinik von Prof. Bulius zur Beobachtung. Eine Mittheilung desselben scheint mir bei der Seltenheit tuberkulöser Erkrankungen des Uterushalses und bei der diagnostischen Bedeutung dieses Falles von Interesse zu sein.

Es handelte sich um eine 36 Jahre alte Frau, deren Vater an Kehlkopfschwindsucht gestorben war. Sie selbst war in ihrer Jugend gesund. Die Periode trat mit 14 Jahren ein, war stets regelmäßig, von 3tägiger Dauer, stark, ohne Beschwerden. 1888 spontane Geburt. 1896 Abort im 3. Monat. Im Anschluss daran »Unterleibsentzündung«. Pat. lag längere Zeit in Berlin in einer Klinik; eine damals vorgeschlagene Operation wurde abgelehnt. Seitdem hat sich Pat. nie mehr vollkommen wohl gefühlt. Es bestehen Leibschmerzen, Obstipation, Schmerzen beim Stuhlgang. Mai 1901 wiederum Abort im 2. Monat. Seither Zunahme der Beschwerden. Seit 8 Wochen wurde Fieber konstatirt und eitriger Ausfluss. Periode regelmäßig, wie früher.

Untersuchungsbefund: Herz und Lungen ohne Besonderheiten. Abdomen mäßig aufgetrieben, in den unteren Partien bei Berührung schmerzhaft. Innere Untersuchung: Portio vaginalis kurz. Muttermund eine breite, klaffende Spalte. An der hinteren Lippe fühlt man eine polypenartige, bei Berührung leicht blutende Erhebung. Das ganze Becken ist mit knolligen Massen ausgefüllt von theils fester, theils weicherer Konsistenz, welche das hintere und die seitlichen Scheidengewölbe herabdrängen und nach unten bis zu einer durch die Mitte zwischen unterer Schoßfugenrand- und Spinalebene gelegten Parallelebene herabreichen. Die Geschwulstmassen gehen überall bis fest an die Beckenwand heran, der Uteruskörper ist aus ihnen nicht zu isoliren. Bei der Rectaluntersuchung zeigt sich, dass der Mastdarm weit nach links hin verschoben ist. In der Gegend des Sphincter ani tertius kommt man an eine den Mastdarm umgebende starke Zwinge von 2$^1/_2$ cm Höhe. Vom Mastdarm aus fühlt sich die Oberfläche der Geschwulstmassen wie mamellonirt an.

Specularbefund: In dem weit klaffenden Muttermund sieht man eine von der hinteren Wand der Cervix ausgehende erbsengroße, polypöse Wucherung, deren Basis etwa an der Grenze des Platten- und Cylinderepithels beginnt. Sie blutet bei Berührung außerordentlich leicht. Auch die übrige Cervicalschleimhaut ist, so weit sichtbar, stark geschwellt und zeigt einzelne kleine Exkrescenzen.

Auf Grund dieser Untersuchung regte sich der Verdacht, dass ein beginnendes Carcinom vorläge, welches komplicirend zu einer alten Para- und Perimetritis hinzugetreten wäre. Zur Sicherstellung der Diagnose wurde der Polyp mit dem darunter liegenden Gewebe excidirt, sofort in 10%iger Formalinlösung eingelegt und nach Nachhärtung mit Alkohol und Celloidineinbettung geschnitten. Die mikroskopische Untersuchung der theils mit Hämalaun-Eosin, theils nach van Gieson gefärbten Präparate ergab Folgendes:

Schon bei schwacher Vergrößerung sieht man, dass das Gewebe von zahlreichen mit Cylinderepithel ausgekleideten Cervixdrüsen durchzogen ist. Am freien Rand findet man auf eine kurze Strecke das geschichtete Plattenepithel der Portio vaginalis. An dieses schließt sich ein hohes einschichtiges Cylinderepithel, welches zahlreiche vom Cervicalgewebe vorspringende Papillen überkleidet. Dieses Cylinderepithel erleidet an einzelnen Stellen charakteristische Umwandlungen, und ganz dieselben Processe spielen sich in zahlreichen Drüsen ab. Das Epithel fängt an zu wuchern, wird entweder auf längere Strecken hin mehrschichtig oder bildet büschel- und kolbenförmige Anschwellungen. Einzelne Drüsenlumina sind von den wuchernden Zellen ganz ausgefüllt. Aber überall sind die Wucherungen nur superficiell, die Membranae propriae der Drüsen sind erhalten, an keiner Stelle sieht man ein Einbrechen der Epithelien in das Zwischengewebe. Dabei ändert sich der Zellcharakter. An Stelle der hohen Cylinderzellen mit den basal gestellten Kernen treten rundliche, polygonale oder auch halbmondförmige Gebilde. Die Grenzen zwischen den einzelnen Zellen werden undeutlich, im Protoplasma treten zahlreiche Vacuolen auf. Die Kerne rücken in die Mitte der Zellen, nehmen ebenfalls die verschiedenartigsten Formen an, sind meist nur schwach tingirt. Nur einzelne Kerne, die sich durch besondere Größe auszeichnen, sind stark klezig gefärbt und sehen ganz ähnlich aus, wie die Kerne des Syncytiums. In zahlreichen Zellen kann man Mitosen und amitotische Theilungsvorgänge beobachten. In vielen Vacuolen finden sich Leukocyten mit fragmentirten Kernen. Auch sonst ist das Epithel von einzelnen Rundzellen durchsetzt. Vielfach beginnen degenerative Processe in dem gewucherten Epithel. Die Zellen gehen zu Grunde und werden abgestoßen. Dann sind die Drüsenlumina und die Zwischenräume zwischen den Papillen mit Detritusmassen und Rundzellen erfüllt.

Im Zwischengewebe findet man außer einer mäßigen Blutfüllung der Gefäße und einzelnen Rundzellenherden in der Umgebung derselben nichts Besonderes.

Dieser Befund ließ eine maligne Neubildung ausschließen. Die Epithelwucherungen sind überall nur superficiell. Weder sehen wir ein Einbrechen der Zellen in das Nachbargewebe, noch die starke Hyperämie und reaktive Entzündung, die wir bei beginnendem Carcinom in der Umgebung der Wucherungen nie vermissen. Dagegen erinnerte der Befund an Bilder, die ich früher bei Cervixtuberkulose gesehen und beschrieben habe(1).

Wucherungs- und Metaplasirungsvorgänge am Epithel sind uns bei Tuberkulose schon längere Zeit bekannt. In der Schleimhaut des Uteruskörpers sind sie von einer ganzen Anzahl Autoren (v. Franqué(2), Orthmann(3), Walther(4), Alterthum(1), Neumeister(5), Michaëlis(6), Kundrat(7) beschrieben worden. Bei Cervixtuberkulose habe ich sie zuerst beobachtet und auf ihre diagnostische Bedeutung aufmerksam gemacht. Diese Befunde sind später von Michaëlis(6) in einem weiteren Falle von Cervixtuberkulose bestätigt.

Offenbar spielen sich die pathologischen Processe in der Cervixschleimhaut in ganz der gleichen Weise ab, wie im Uteruskörper. Bulius(8) hat in der Encyklopädie von Sänger-Herff in dem Artikel »Tuberkulose« ausgeführt, dass wir bei der Endometritis tuberculosa histologisch 2 Hauptformen unterscheiden müssen. Bei der einen Form sei das Schleimhautgewebe in ein von zahlreichen Epithelioidzellen, Riesenzellen, verkästen Herden, durchsetztes Granulationsgewebe umgewandelt. Nur ganz vereinzelt fänden sich Drüsen. Das Oberflächenepithel bleibe dabei intakt. Bei der 2. Form nehme der Process von der Oberfläche seinen Ausgang, es treten Wucherungen und Metaplasie am Oberflächen- und Drüsenepithel auf. Später könnte in beiden Fällen die ganze Schleimhaut zerstört und die Uterushöhle mit käsigen Massen erfüllt sein.

In dem hier geschilderten, eben so wie in dem von mir früher beschriebenen Falle handelt es sich um eine von der Oberfläche der Cervicalschleimhaut ausgehende tuberkulöse Infektion. Denn nirgends in der Schleimhaut waren Tuberkel oder Riesenzellen zu finden. In dem Falle von Michaëlis dagegen, in welchem neben den epithelialen Processen auch Tuberkel und Riesenzellen beobachtet wurden, müssen wir annehmen, dass außer der Oberflächeninfektion auch eine Verbreitung der Bacillen in den Lymphbahnen der Schleimhaut stattfand.

War nach dem histologischen Befund auch für uns nicht mehr zweifelhaft, dass wir eine Cervixtuberkulose vor uns hätten, so lag mir doch daran, durch das Auffinden der Bacillen in den Schnitten den sicheren Beweis für die Richtigkeit der Diagnose zu erbringen. Zuerst mühte ich mich lange vergebens mit der Untersuchung von mit Karbolfuchsin-Methylenblau gefärbten Schnitten ab. Erst als ich die von Kaufmann(9) empfohlene Methode nach Kühne-Borrel anwandte, gelang es mir innerhalb von Detritusmassen an der Oberfläche einzelne Tuberkelbacillen nachzuweisen.

Ob freilich das ganze Krankheitsbild allein durch eine tuberkulöse Infektion bedingt ist, möchte ich bezweifeln. Möglich wäre, dass wir daneben auch die Residuen einer alten, septischen Entzündung vor uns hätten. Die starke Zwingenbildung um den Mastdarm ist meines Wissens bei rein tuberkulösen Genitalerkrankungen nicht beobachtet worden. Wohl aber ähnelt unser Befund den Bildern, die Sellheim(10) in seinem Atlas von einem Falle von tuberkulös-septischer Mischinfektion gegeben hat.

Selbstverständlich wird man in analogen Fällen auch künftighin den Bacillennachweis schon aus wissenschaftlichen Gründen nicht unterlassen. Darin besteht aber meines Erachtens die Bedeutung dieser Mittheilung, dass sie uns beweist, dass wir tuberkulöse Oberflächenaffektionen der Cervix aus den charakteristischen Epithelveränderungen allein zu diagnosticiren im Stande sind.

Litteratur.

1) Alterthum, Beiträge zur Geburtshilfe u. Gynäkologie von Hegar Bd. I.
2) v. Franqué, Sitzungsberichte der physikal.-medicinischen Gesellschaft zu Würzburg 1894 und Zeitschrift für Geburtshilfe und Gynäkologie Bd. XXXVII.
3) Orthmann, Festschrift für A. Martin. Berlin 1895.
4) Walther, Monatsschrift für Geburtshilfe und Gynäkologie Bd. VI.
5) Neumeister, Inaug.-Diss., Rostock, 1899.
6) Michaëlis, Beiträge zur Geburtshilfe und Gynäkologie von Hegar Bd. III.
7) Kundrat, Archiv für Gynäkologie Bd. LXV.
8) Bulius, Encyklopädie von Sänger-Herff, Artikel »Tuberkulose«.
9) Kaufmann, Zeitschrift für Geburtshilfe und Gynäkologie Bd. XXXVII.
10) Sellheim, Topographischer Atlas des weiblichen Beckens. Leipsig 1900.

III.

Castratio mulieris uterina.

Von

Ludwig Pincus.

Es handelt sich im Folgenden um die arteficielle Zerstörung der Funktionstüchtigkeit der physiologisch noch voll funktionsfähigen Frau, also um die Aufhebung der Fortpflanzungsmöglichkeit im produktiven Alter.

Die arteficielle Zerstörung der Funktionstüchtigkeit, welche hier gemeint ist, hat die arteficielle, definitive Ausschaltung der Menstruation, so weit sie eine Funktion des Endometrium corporis uteri darstellt, zur unbedingten Voraussetzung. Die Intaktheit des Endometrium cervicis uteri wird gewährleistet. Es soll nur zerstört werden, was unbedingt geboten ist.

Dies therapeutische Princip fußt im Wesentlichen auf der Atmokausis. Denn frühere Versuche, Gleiches oder Ähnliches mit Hilfe von Chlorzinkstiften (Dumontpallier, Sänger) zu erreichen, mussten als unzuverlässig und gefahrvoll aufgegeben werden.

Von den Errungenschaften, welche die Gynäkologie der Atmokausis verdankt, ist es wohl die intensivste. Sie wird an Intensität fast erreicht, an Extensität bei Weitem übertroffen durch die arteficielle Herbeiführung der Menopause vermittels der Atmokausis, also durch jene Beobachtungen, bei welchen es sich um völlige Zerstörung der physiologisch bereits fast erloschenen Funktionstüchtigkeit im nicht, oder kaum noch funktionsfähigen Alter der Frau handelt.

Absichtlich wird hier nicht von Obliteratio uteri arteficialis gesprochen. Das war ein Schlagwort in der Entwicklungsperiode unserer Methode. Denn längst ist der Beweis — an eigenem Materiale — erbracht, dass die Funktionszerstörung des Uterus durchaus nicht auch die Obliteration zur unbedingten Voraussetzung hat. Wohl ist es oft eine erwünschte, wohl oft eine erstrebte Folge; doch nothwendig ist sie nicht. Die Menopause kann eintreten, sei es Nah- oder Fernwirkung der Atmokausis, während das Cavum uteri als anatomisches Moment — und ausschließlich als solches — erhalten bleibt. Wer die Litteratur des Gegenstandes kennt, wer im Besonderen die neue (10.) Auflage der ›Krankheiten der Frauen‹ von Fritsch gelesen, wird nicht mehr bezweifeln, dass die Obliteratio corporis uteri eine intensive und sicher die extensivste Errungenschaft der Atmokausis darstellt. ›Es sind das Fälle‹, sagt Fritsch ›wo man ohne dies Hilfsmittel den Uterus exstirpiren müsste.‹

Der heutigen Mittheilung liegt eine Beobachtung zu Grunde, welche bis Mai 1898 zurückreicht. Die Publikation verzögerte sich, weil es sich um ein ernstes therapeutisches Princip handelte, und die Privatpraxis durchaus nicht berufen schien, dasselbe zu begründen. Es erschien geboten, die Fernwirkung abzuwarten, wenngleich die Nahwirkung eine so vortreffliche war, dass auf dringenden Wunsch des Verf. vom Verlage dieses Blattes schon in den, in größerer Auflage hergestellten und verschickten Sonderabdrücken eines bezüglichen Aufsatzes (aus Centralblatt für Gynäkologie 1898 No. 22) ein Satz angefügt wurde, in welchem auf die Möglichkeit der künstlichen Sterilisirung der Frau vermittels der Atmokausis hingewiesen wurde: ›Somit besitzen wir in der Atmokausis ein sicheres, ungefährliches Mittel zur künstlichen Sterilisirung der Frau‹.

Dieser Satz kehrte dann in dem ›vorläufigen Ergebnis‹ im Centralblatt 1898 No. 38 wieder. Und modificirt auch in der Sammelforschung und weiteren Abhandlungen. Es erschien jedoch nicht richtig, schon damals Schlussfolgerungen zu ziehen oder genauer formulirte Empfehlungen niederzuschreiben, welche möglicherweise geeignet gewesen wären, die als segensreich und unersetzbar erkannte junge Methode zu diskreditiren, wenngleich an konkrete

Vorgänge in der Praxis angeknüpft werden konnte. Nach ernsten Erwägungen wurde bisher von einer Berichterstattung abgesehen, resp. musste eine solche abgelehnt werden. Der vor einigen Tagen aufgenommene Befund der Fernwirkung gestattet jedoch nicht nur die Publikation, sondern fordert direkt zur Nachahmung auf, zumal noch eine ähnliche Beobachtung aus dem Jahre 1900 angefügt werden kann.

Es handelte sich um eine phthisische Frau, aus stark belasteter Familie, von 26 Jahren, welche seit 4 Jahren verheirathet war und 2 Kinder geboren hatte. Da die Lungenveränderungen in Folge der schwächenden Momente der Schwangerschaft und des Wochenbetts und dessen Folgen (wochenlang nicht beeinflussbare Metrorrhagien) erhebliche Fortschritte machten, wurde auf Anregung des Hausarztes und im Einverständnis mit der Familie die Atmokausis verwerthet, in der ganz bestimmten Absicht, wenn irgend erreichbar, die Menstruation und die Fortpflanzungsmöglichkeit zu beseitigen. Es muss ausdrücklich bemerkt werden, dass die Menses jetzt regelmäßig, fast 4wöchentlich, waren und im Ganzen 3—4 Tage dauerten bei starkem Blutverlust. Das Vorgehen war also nicht wegen Menorrhagie oder Metrorrhagie indicirt. Der Dampf strömte bei der nicht narkotisirten Frau 40 Sekunden mit einer Temperatur von 110° ein. Nachdem sich die Schorfe in kleinen Fetzen abgestoßen hatten und die Uterushöhle gereinigt war, wurde 3 Wochen später die Atmokausis neuerdings angewandt (110°, 50 Sekunden). Ohne jegliche Beschwerde vollzog sich die Operation (Dilatation war zum Ausschluss der Malignität 14 Tage zuvor gemacht worden), ohne jegliche Beschwerde die Rekonvalescenz. Menstruationen sind seitdem nicht mehr eingetreten. Die Frau hat sich gut erholt; sie war jetzt zum Besuch ihrer Schwester in Danzig. Und wenn auch noch immer zwischendurch Bacillen beobachtet werden, auch noch objektive Lungenerscheinungen vorhanden sind (Bericht des Hausarztes), so ist dennoch zu hoffen, dass die Lebensdauer auf Jahre hinaus verlängert wurde. Der Uterus ist ganz atrophisch und von oberhalb des Orificium internum an vollkommen obliterirt. Bemerkenswerth ist, dass in Folge des Ausfalles der Menstruation nur sehr geringfügige Beschwerden bekannter Art aufgetreten sind.

In einem 2. Falle von Morbus Brightii bei einer 32jährigen, IVpara, hochgebildeten Dame mit selbständigem Urtheil, wurde in vollem Einverständnis mit der Pat. und dem behandelnden Arzte am 11. September 1900 ähnlich vorgegangen. Zunächst 1 Minute 115° und am 2. Oktober 1 Minute 112°. Es handelte sich auch hier um postpuerperale Metrorrhagien bei weitem, leerem Cavum ohne Malignität. Monatelang starke Albuminurie mit Ödemen während der Gravidität und dauernde Albuminurie in wechselnder Stärke. In jedem Wochenbett, trotz Ergotin und heißen Irrigationen etc., enorme Blutverluste. Menses jetzt regelmäßig, 5 bis 6 Tage, mäßig stark. Auch hier verlief Alles ohne Störung. Obliteration ist jedoch nur in der oberen Hälfte, aber hier zweifellos vollständig, eingetreten.

Die Funktion des Endometrium corporis ist vollständig zerstört. Ob später noch eine Menstruatio cervicis eintreten wird, lässt sich natürlich nicht entscheiden. Möglich ist es schon, da das Endometrium cervicis absolut intakt erhalten blieb. Diese letzteren Erwägungen wurden neuerdings aktuell, da Fritsch in seinem Lehrbuche (10. Auflage, p. 572) dgl. mittheilt: »Ich sah auch einen Fall, wo nach 2 Jahren der bis zum inneren Muttermund oben verödete Uterus wieder aus der Cervix zu menstruiren anfing«. Immerhin ist das eine Frage zweiten Ranges, da die Fortpflanzungsmöglichkeit unwiederbringlich beseitigt wurde (Sonden- und Palpationsbefund).

In den beiden Fällen lag eine Indicatio vitalis vor, doch keine absolute. Wohl aber wurde die Aufgabe gestellt, auf gefahrlose und schmerzlose Weise das schwach wurzelnde und ernstlich gefährdete Leben zu verlängern. Das ist ein Moment in der ärztlichen Thätigkeit, welches durchaus in idealer Konkurrenz mit der unmittelbaren Lebenserhaltung oder Lebensrettung steht.

Die von uns angestrebte, mittelbare Lebensverlängerung der im produktiven Alter stehenden, schwer kranken(!) Frau hat jedoch die Zerstörung der Funktionstüchtigkeit zur unbedingten Voraussetzung.

Blut ist Leben. Und wenn man schon bei hochgradig anämischen Zuständen durch Verringerung oder vorübergehende künstliche Ausschaltung der Menstruation (Tamponade) einen schnelleren Ersatz des in geringerer Qualität und Quantität in corpore vili kreisenden Blutes erzwingen kann und wohl auch soll und muss, so erscheint es geradezu als Pflicht bei unheilbar kranken Frauen die beiden Hauptzehrquellen zu zerstören. Es gilt einmal, den Blutverlust zu vermindern oder zu beseitigen und vor Allem die Fortpflanzungsmöglichkeit auszuschalten, falls die Möglichkeit besteht, dies auf ungefährliche Weise zu erreichen, oder doch jedenfalls durch Mittel zu erzwingen, deren Gefährlichkeit in gar keinem Verhältnisse zu dem erstrebten und erzielten Nutzeffekte steht.

Das ist durch die Castratio uterina atmokaustica erreichbar.

Doch darf dieselbe nur bei unheilbar kranken Frauen aus unmittelbarer oder mittelbarer Indicatio vitalis anempfohlen und verwerthet werden. Sie aus anderen Gründen vorzunehmen, sie etwa gar in den Dienst des Malthusianismus, der »fakultativen Sterilität« zu stellen, ist verwerflich.

Neue Bücher.

1) **The journal of obstetrics and gynaecology of the british empire.**
London, **Baillière, Tindall and Cox,** 1902.

Es ist höchst bemerkenswerth und beruht wohl auf dem konservativen, an dem Alten festhaltenden, das Neue nur langsam annehmenden Charakter des englischen Volkes, dass in dem Lande, in welchem bereits vor bald 50 Jahren ein James Simpson, Spencer Wells, Tomas Keith die ersten Bausteine zu dem jetzt so stolz dastehenden Gebäude der Gynäkologie zusammentrugen und in die Fundamente einfügten, bis heute diese Wissenschaft kein eigenes Organ in der Presse besaß, für ihre Veröffentlichung auf die Gastfreundschaft allgemein medicinischer Organe angewiesen war. Nur die Gesellschaften publicirten ihre Verhandlungen und letzthin hat man angefangen, als Anhänge an dieselben einzelne wissenschaftliche Facharbeiten anzufügen. Dieser Zustand war des hohen Standes, den die englische Gynäkologie einnimmt, unwürdig.

Da ist es denn mit Freude zu begrüßen, dass auf die Initiative mehrerer hervorragender Fachmänner in der uns vorliegenden Zeitschrift ein Werk ins Leben getreten ist, welches sich, wie mit Sicherheit zu erwarten ist, den älteren Organen anderer Kulturvölker würdig an die Seite stellen wird.

Das Centralblatt begrüßt das neue Schwesterorgan aufs wärmste und wünscht ihm recht großen Erfolg.

Es sind die ersten Fachmänner des vereinigten Königreichs, frühere und aktive Präsidenten der großen gynäkologisch-geburtshilflichen Gesellschaften, die sich an die Spitze gestellt haben und das »editorial committee« bilden; als eigentlicher Herausgeber zeichnet Alban H. G. Doran vom Samariter-Hospital, unterstützt von Berry Hart (Edinburgh), F. W. Kidd (Dublin), W. Sinclair (Manchester), Namen von Weltruf.

Das Blatt bezeichnet sich als Organ dieser Fachwissenschaft des »British Empire«. Ein Zeichen der Zeit; nicht mehr England, sondern »Greater Britain«. Die englischen Kolonien besitzen sehr tüchtige Fachmänner, die an dem geistigen Leben des Mutterlandes und der anderen Kulturnationen regen Antheil nehmen.

Der Inhalt des 1. Heftes (Januar 1902), das uns vorliegt, ist naturgemäß ein ausgewählter. In der Vorrede geben die Herausgeber ihr Programm. Das Blatt soll vollständig und unpartheiische englische Wissenschaft und Praxis wiedergeben und zugleich erschöpfende Berichte aus der zeitgenössigen wissenschaftlichen Arbeit sämmtlicher Kulturvölker in unserer Fachwissenschaft bringen.

Die Reihe der wissenschaftlichen Arbeiten wird durch Charles J. Cullingworth eröffnet, der eine Analyse von 100 schweren

Fällen von Uterusmyom giebt, die er im St. Thomashospital beobachtet hat. Peter Horrocks, der jetzige Präsident der Obstetrical Society of London spricht über Kontraktion und Retraktion der Muskelbündel mit Bezug auf die Gebärmutter. Berry Hart giebt einen kurzen Abriss des Standes der Geburtshilfe am Beginn des 20. Jahrhunderts. Sinclair steuert als Beitrag einen Bericht bei über einen Fall von Tubenschwangerschaft vom 6. Monat ohne Ruptur der Tube; Cameron einen solchen über Schwangerschaft in einem Uterushorn. Hierauf folgen kritische Aufsätze. Arnold W. W. Lea berichtet über den Stand der Frage der spinalen Anästhesie. Den Schluss machen zahlreiche vortreffliche Referate aus dem Gebiet der Weltlitteratur.

Auf einzelne Arbeiten wird noch zurückzukommen sein.

Engelmann (Kreuznach).

Berichte aus gynäkol. Gesellschaften u. Krankenhäusern.

2) Geburtshilflich-gynäkologische Gesellschaft in Wien.

Sitzung am 5. November 1901.

Vorsitzender: Lihotsky; Schriftführer: Peham.

I. Reinprecht: Ein Fall von Symphysenruptur (Krankendemonstration).

R. stellt eine 36jährige Pat. vor, welche am 25. Juni 1901 als Wöchnerin wegen einer Symphysenruptur in die Klinik Chrobak aufgenommen worden war. Der 1. Partus im Jahre 1884 wurde durch Zange beendet, die folgenden 6 Geburten, einschließlich eines Abortus im 2. Monate, erfolgten spontan. Während aller Wochenbetten konnte Pat. an den ersten 3—4 Tagen die unteren Extremitäten aktiv nicht bewegen, bei passiven Bewegungsversuchen verspürte sie Schmerzen in den Leistengegenden. Als sie aufstand, war ihr Gehvermögen jedes Mal wieder ein völlig normales. Während der letzten Schwangerschaften traten Schmerzen in der Symphysengegend, namentlich beim Gehen auf, die in der letzten Gravidität so hochgradig waren, dass Pat. am Ausgehen verhindert war. Bei der jetzigen, 8. Entbindung versuchte ein Arzt unmittelbar nach dem Blasensprung die Zange anzulegen, ein Versuch, der erst 2 Stunden später nach mehrfachen Wiederholungen glückte, worauf ein 52 cm langes, 3850 g schweres Kind entwickelt wurde. Bei der Extraktion verspürte Pat. weder einen heftigen lokalisirten Schmerz, noch auch nahm sie ein Krachen wahr. Wegen eines »Risses« wurde sie sodann in die Klinik gebracht. Hier wurde folgender Befund erhoben: Unvermögen, die unteren Extremitäten aktiv zu bewegen; bei passiven Bewegungen heftige Schmerzen in der Symphysengegend; diese außerordentlich druckempfindlich, an ihrem oberen Ende eine deutliche Delle zu tasten. Ein Druck auf die Spinae ant. sup. nach innen oder außen wird weder in der Symphyse noch in den Ileosacralgelenken schmerzhaft empfunden. Letztere sind nicht druckempfindlich. In der vorderen Vaginalwand ein Längsriss, welcher die Urethra an ihrer rechten Seite freilegt. Durch diesen Riss ist der freie mediale Rand des vom Knorpel losgelösten rechten Schambeinastes zu tasten, welcher nach außen und aufwärts dislocirt ist. Dadurch klafft die Symphyse auf ca. 4 cm. Die Urethra selbst zeigt einen Riss an der Übergangsstelle in die Blase, einen 2. Einriss am Orificium externum. — Nach Fixation des Beckens durch einen Beckengurt wurde die Rissstelle mit Jodoformgaze drainirt und ein Verweilkatheter eingeführt.

Der Heilungsverlauf war ein günstiger, afebriler trotz einer Cystitis, trotz einer Phlebitis im rechten Oberschenkel. Nach 8 Wochen konnte Pat. bereits

das Bett, 2 Wochen später, allerdings mit einer noch bestehenden Vagino-Urethral-
fistel die Anstalt verlassen, wegen der sie die Anstalt jetzt wiederum aufsucht.
Das Gehvermögen ist ein gutes. Trots Druckempfindlichkeit der Symphysengegend treten Schmerzen nur auf, wenn Pat. zu gehen beginnt. Die Rupturstelle
an der Symphyse ist größtentheils durch bindegewebige Massen ausgefüllt, die
Beweglichkeit daselbst eine äußerst geringe. Die Weichtheilwunde ist bis auf die
erwähnten Urethralverletzungen vollständig verheilt.

R. sieht die in der Symphyse während der Schwangerschaft aufgetretenen
Schmerzen als den Ausdruck einer hochgradigen Auflockerung derselben an, welche
bei einer fehlerhaft ausgeführten Zangenoperation das Zustandekommen der
schweren Verletzung begünstigte.

II. Keitler: Ein Fall von Beckentumor (Krankendemonstration).
(Erscheint ausführlich.)

Die Geschwulst ging scheinbar von der vorderen Kreuzbeinfläche aus, war
knorpelhart und verengte das kleine Becken dergestalt, dass der verfügbare Raum
in der rechten Beckenhälfte einen geraden Durchmesser von weniger als 3 cm,
in der linken einen solchen von 3—3$^1/_2$ cm besaß. Außerhalb der Anstalt war der
Rumpf des in Steißlage befindlichen ausgetragenen Kindes extrahirt worden, wobei
starke Verletzungen der Scheide gesetzt wurden. Der Schädel wurde von K.
stückweise entfernt. Die Frau, welche fiebernd überbracht wurde, hat sich trotz
einer Streptokokkeninfektion und beträchtlicher Verletzungen gut erholt. Die
Geschwulst wurde im Wochenbett kleiner und weicher; möglicherweise handelte
es sich um eine gutartige Geschwulst, ausgehend von einem Antheil der Beckenfascie.

III. Wertheim: a. Bericht über die seit dem Gießener Kongress
ausgeführten abdominalen Uteruskrebsoperationen mit Exstirpation der Parametrien und regionären Lymphdrüsen.

Über die ersten 30 Fälle hat W. im Archiv für Gynäkologie Bd. LXI berichtet. Die 2. Serie von 30 Fällen wurde auf dem Kongress in Gießen besprochen
und findet ihre ausführliche Darlegung im Archiv für Gynäkologie Bd. LXV.
Seither hat W. weitere 17 Fälle operirt und verfügt nunmehr über eine Gesammtzahl von 77 Fällen.

Unter den verschiedenen Einwänden, die seiner Zeit und namentlich im Anschluss an den einschlägigen Vortrag in der k. k. Gesellschaft der Ärzte zu Wien
gegen die Operation erhoben worden sind, war der schwerwiegendste wohl der der
hohen Operationsmortalität. Die Zuversicht, welche der Vortr. damals äußerte,
dass es gelingen werde, dieselbe mehr und mehr zu verringern, hat sich aber
vollständig gerechtfertigt erwiesen. Während von der 1. Serie 12 Fälle der
Operation erlagen, starben in der 2. Serie nur mehr 5 Fälle, und von den letzten
17 Fällen ist nur ein einziger zu Grunde gegangen, und dieser — nach 5tägigem
bestem Wohlbefinden — an einer Embolie der Art. pulmonalis (Sektion: Prosektor
Schlagenhaufer). Berücksichtigt man des weiteren, dass in der 2. Serie die
letzten 10 Fälle gut ausgegangen sind, so ergiebt sich eine fortlaufende Reihe von
27 Fällen mit nur einem Exitus, und dieser ist keineswegs der Operationsmethode
zur Last zu legen.

Mit dieser Verbesserung der augenblicklichen Erfolge ist der Vorwurf der
besonderen Gefahr der Operation hinfällig geworden. Wenn man bedenke, dass
die Indikationsstellung durchaus nicht strenger geworden sei — im Gegentheil
war die Operabilitätszahl im Zeitraum der 2. Serie 40%, während sie zur Zeit
der 1. Serie nur 29,2% war, müsse man diese Resultate als außerordentlich befriedigende anerkennen.

Solche Resultate zu erreichen, war nur möglich durch fortgesetzte Verbesserung der Operationstechnik. Die Operation wurde zu einer vollkommen typischen
ausgebildet, und jeder einzelne Akt, jeder Handgriff war genau vorgezeichnet,
und so konnte durch immer steigende Schulung viel Zeit erspart werden. Durch

das bereits in Gießen beschriebene Klemmenmanöver lässt sich Infektion vom Carcinom her mit Sicherheit vermeiden.

W. erläutert nun an der Hand von Tafeln den Gang und die wesentlichen Akte der Operation[1].

Auch die Ureterennekrose scheint immer seltener zu werden: in den letzten 17 Fällen kam sie nur mehr 1mal vor. Genauere Berücksichtigung der die Ureteren versorgenden Gefäße (siehe Feitel's Arbeit, die in Bälde in der Zeitschrift für Geburtshilfe und Gynäkologie erscheinen wird) und feineres Präpariren haben diesen Fortschritt gezeitigt.

Die einzige Sorge macht W. nur mehr die nach der Operation fast regelmäßig auftretende Cystitis, welche eine ungemein sorgfältige Nachbehandlung erheischt.

Über Dauererfolge zu sprechen, wäre natürlich verfrüht, obwohl die ältesten von W. operirten Fälle schon 3 Jahre alt sind. Doch ist das, was sich diesbezüglich bisher erkennen lässt, außerordentlich ermuthigend.

Diskussion. Chrobak fragt Wertheim, wie er es jetzt mit der Ausräumung der Drüsen halte und ob dieselben immer typisch auszuräumen seien.

Wertheim erwidert, dass er auf dem schon in Gießen dargelegten Standpunkt stehe, d. h. dass er die Drüsen nur dann ausräume, wenn sie vergrößert seien; nicht vergrößerte Drüsen nehme er nicht heraus, weil er aus seinen Serienschnittuntersuchungen ersehen hat, dass in nicht vergrößerten Drüsen Carcinom nicht zu finden sei. W. giebt zu, dass man ihm dies als einen Mangel an Konsequenz auslegen könnte. Aber die Sache sei doch noch nicht spruchreif und man müsse die Enderfolge abwarten, und da werde es sich zeigen, ob es nothwendig sei, in allen Fällen selbst die unvergrößerten Drüsen wegzunehmen, oder ob die Methode, nur die vergrößerten Drüsen wegzunehmen, genüge.

b. Demonstration von exstirpirten Scheidenkrebsen.

W. demonstrirt 2 neue Fälle von Scheidenkrebs, bei denen er die von ihm angegebene und in dieser Gesellschaft vor Jahresfrist demonstrirte abdominale Totalexstirpation der Vagina ausgeführt hat (siehe Centralblatt für Gynäkologie 1900 No. 52).

Wie damals erwähnt, wurde W. zu dieser Methode geleitet durch die große Leichtigkeit, mit welcher sich bei der erweiterten abdominalen Uteruskrebsoperation das Scheidenrohr beliebig weit abwärts frei machen lässt. Je weiter abwärts man vordringt, desto stärker lässt sich die Scheide hoch ziehen und so den operirenden Händen näher bringen; man sieht wie hierbei die Umgebung der Vulva herangezogen wird. Die Methode hat beträchtliche Vorzüge vor den anderen Behufs Totalexstirpation der Scheide zur Verfügung stehenden Methoden, der perinealen und sacralen: nämlich die große Zugänglichkeit und Übersichtlichkeit des Operationsfeldes, die Möglichkeit, das paravaginale Gewebe und die regionären Drüsen mit zu entfernen, die Leichtigkeit, in der richtigen Trennungsschicht zu arbeiten und namentlich die Ausschließung jeglicher Infektionsmöglichkeit vom Carcinom her, indem nämlich das ringsum und bis zur Vulva freigemachte, aber uneröffnete Genitalrohr nach vollzogenem peritonealem Abschluss und Naht des Bauchdeckenschnittes von unten her (nach Umschneidung des Introitus vaginae) extrahirt wird.

In den beiden Fällen handelt es sich um weit vorgeschrittene Carcinome der hinteren Scheidenwand, in dem einen Falle in der unteren, im anderen Falle in der oberen Scheidenhälfte sitzend. Im ersteren Falle erwies sich das Rectum vom Carcinom ergriffen: Die Rectalwand ließ sich nicht ablösen und musste ein ovales Stück derselben resecirt werden, welches am Präparat im Zusammenhang mit dem Carcinom zu sehen ist. Im 2. Falle gelang die Ablösung des Rectums eben noch. Beide Frauen haben den Eingriff eben so glatt überstanden, wie die 2 vor Jahresfrist demonstrirten.

----

[1] Siehe auch die demnächst im Archiv für Gynäkologie Bd. LXV erscheinende Arbeit, woselbst die Bilder sammt Erläuterung wiedergegeben sind.

IV. Dr. v. Khautz jr. (als Gast): Eine seltene Form einer Dermoidcyste.

K. demonstrirt eine mannskopfgroße, einkammerige Ovarialcyste, welche in ihrer Wand dendritisch verzweigte, mit Dermoidbrei gefüllte, flache Hohlräume trägt. Der Cysteninhalt war eine vollkommen klare, gelbliche, leicht fadenziehende Flüssigkeit; der Dermoidbrei bestand aus einem Gemenge von feinen, bis 1 cm langen Härchen, Plattenepithelien und spärlichen Fettkugeln. Die Dermoidschläuche sind von niedrigem, mehrschichtigem Plattenepithel ausgekleidet, das in seinen obersten Schichten starke Verhornung und Desquamation zeigt. Die Entstehung stellt sich Redner so vor, dass eine Dermoidanlage durch ein in demselben Ovar sich entwickelndes, aber bedeutend rascher wachsendes Kystom an die Oberfläche des letzteren gedrängt und zersprengt wurde, wodurch das Dermoid in seiner weiteren Ausbreitung gehemmt wurde.

V. Knauer: Nachtrag zu der in der letzten Sitzung gehaltenen Demonstration »Totale Inversion des Uterus post partum«.

K. berichtet mit Bezug auf seine am 18. Juni 1901 gehaltene Demonstration »Fall von kompleter puerperaler Uterusinversion«, dass ein von ihm am 23. Tage nach erfolgter Inversion in Narkose vorgenommener Reinversionsversuch ohne Erfolg blieb, während die durch 4 Tage angewandte Kolpeuryse 34 Tage nach Zustandekommen der Inversion zur vollständigen Reinversion führte. Er schließt daraus, dass die operative Behandlung der Inversio uteri puerperalis nur dann gerechtfertigt sei, wenn der Versuch der manuellen Reinversion, oder die Kolpeuryse ohne Erfolg geblieben sind.

VI. Dr. Frankl (als Gast): Ein neues trepanförmiges Schädelperforatorium. (Vortrag mit Demonstration).

F. berichtet über ein Instrument, welches er nicht so sehr für die gynäkologischen Specialärzte konstruirte, als vielmehr für jene praktischen Ärzte, welchen die Übung und Sicherheit der Fachärzte mangelt, die indess gezwungen sind, gelegentlich die Perforation allein auszuführen. Der neue Trepan ermöglicht eine rasche, absolut gefahrlose Anbohrung ohne Assistenz, ohne Überwindung besonderer Schwierigkeiten. Dies wird erreicht, indem die eigentliche Trepanation, id est die Anlegung des kreisförmigen Loches bei fixirtem Schädel erfolgt. Der Akt der Trepanation selbst fixirt den Schädel, denn durch ihn wird der Kopf gegen den Beckeneingang gezogen, während bei den bisher gebräuchlichen Trepanen durch die Trepanationskraft der Schädel vom Beckeneingang abgedrückt wurde.

Eine Schraube, und mit ihr ein aus 4 Zähnen bestehender, zusammengeklappter Trepan wird ins Cranium eingeführt; sodann wird durch einen Handgriff das System der 4 Zähne im Schädelinneren gespreizt und so eine Trepankrone hergestellt, welche gestattet, den Schädel von innen nach außen zu trepaniren. Nach erfolgter Trepanation kommen die Zahnspitzen in eine Hülse zu liegen, welche mit der linken Hand während der ganzen Operation gegen den Schädel gedrückt wird.

Das Instrument ist vollständig zerlegbar, leicht und gründlich zu reinigen und gestattet auch bei nicht allzu bedeutender Beschränkung des Raumes die Perforation des nachfolgenden Kopfes. (Die genaue Beschreibung erscheint in der Wiener klin. Wochenschrift.)

Wegen der vorgerückten Zeit wird die Diskussion dieses Gegenstandes auf die nächste Sitzung verschoben.

<hr/>

Sitzung am 19. November 1901.
Vorsitzender: Chrobak; Schriftführer: Regnier.

I. Diskussion zum Vortrag des Herrn Dr. O. Frankl: Über ein neues trepanförmiges Schädelperforatorium.

Schauta meldet sich zum Wort, weil er Gelegenheit hatte, das Instrument an der Lebenden anzuwenden. Dasselbe funktionirt gut und es sei ein guter Gedanke gewesen, die Trepanation auch einmal von innen nach außen machen zu können. Das Instrument hat auch den Vortheil, dass die Trepankrone durch die Hülse gedeckt werden kann. S. wendet sich zunächst gegen die Bemerkung Frankl's, es sei ein Bedürfnis nach solchen Instrumenten vorhanden, was zu bestreiten sei, da wir so viele gute scheren- und trepanförmige Perforatorien haben, dass kein weiteres Bedürfnis vorzuliegen scheine. Ferner würde es S., entgegen der Behauptung Frankl's, dass man sein Instrument ohne Assistenz anwenden könne, nicht wagen, dasselbe bei am Beckeneingang beweglichem Schädel ohne Assistenz in Anwendung zu ziehen. Behufs Fixation des Schädels am Beckeneingang könne man auch hier die Assistenz nicht entbehren. Auch sei das Instrument für den nachfolgenden Kopf nicht zu empfehlen, da es zu voluminös ist, um zwischen Beckenwand und Kindskörper eingeführt werden zu können; es könnte ferner dabei nicht senkrecht aufgesetzt werden, denn dann würden die Zähne unregelmäßig eingreifen und die Deckung im Stiche lassen. Für den nachfolgenden Kopf dürfte sich immer noch am besten das scherenförmige Perforatorium empfehlen.

Frankl beantwortet zunächst die Frage Chrobak's, wie theuer sich das Instrument stelle, damit, dass vorläufig nur das Modell gemacht worden sei, doch dürfte es zu dem Preis wie das Guyon'sche Instrument zu haben sein. Bezüglich der Bemerkung Schauta's, dass das Instrument für den nachfolgenden Kopf nicht tauglich sei, müsse er bemerken, dass das demonstrirte Instrument noch nicht das Endresultat seiner Versuche sei und dass er noch Manches zu modificiren gedenke, wodurch das Instrument weniger voluminös sich gestalten würde und dann auch für den nachfolgenden Kopf in Anwendung gezogen werden könnte.

F. demonstrirt zum Schlusse die Anwendung des Instruments an dem Schädel einer Kindesleiche.

Chrobak hat nie ein Bedürfnis nach anderen Instrumenten als dem Perforatorium gehabt, und bedient sich nie des Trepans. Es sind ihm 3 Fälle bekannt, in denen der abgleitende Trepan ins Kreuzbein, speciell in der Nähe der Promontoriums eingebohrt wurde.

Die Gefahr des Abgleitens, welche der Vorredner als wesentlich geringer bezeichnete, erscheine ihm durchaus nicht vermieden und hält er es auch für unmöglich, das Instrument ohne Assistenz zu handhaben.

II. Schauta: Über Krebsoperationen. (Demonstration.)

Die wenig befriedigenden Erfolge, welche die gewöhnliche Methode der vaginalen Totalexstirpation beim Carcinom ergeben hat, haben die Gynäkologen schon seit längerer Zeit veranlasst, Umschau zu halten, ob nicht nach verschiedenen Richtungen hin eine Besserung der Verhältnisse möglich sei. Eine solche war denkbar in Bezug auf die Ausdehnung der Indikationsstellung auf eine Reihe derjenigen Fälle, die heute noch durchwegs abgewiesen werden, wenn es sich um den vaginalen Weg handelt und zweitens musste man wünschen, eine Verbesserung in Bezug auf die Dauerresultate der Operation zu erreichen. Verschiedene Operateure suchten nun auf verschiedenen, ihnen geeignet erscheinenden Wegen dieses Ziel zu erreichen.

Nach den heuer erschienenen Publikationen von Jordan und Schuchardt habe ich beschlossen, das Verfahren von Schuchardt zu prüfen, und ich habe die ersten derartigen Fälle mittels paravaginalen Schnittes im Juni d. J. operirt. Schon bei den ersten 2 Fällen habe ich den Eindruck gewonnen, dass man mit Zuhilfenahme des Schuchardt'schen Schnittes nicht nur bei leichten, sondern sogar bei sehr schweren Fällen eine derartige Zugänglichkeit zu den Parametrien erlangt, dass man dieselben in ihrer ganzen Breite bis zur Beckenwand und in ihrer ganzen Höhe bis gegen den Ureterschlitz hin entfernen kann. Dass dies in leichten Fällen in höherem Grade gelingt als in schweren, liegt in den anatomischen Verhältnissen, da bei infiltrirten Parametrien diese geschrumpft sind, so dass zwischen Beckenwand und Uterus oft nur wenige Millimeter Gewebes liegen, das oft erst während der Operation als dehnbares, weiches Gewebe erkennbar wird, während man vor der Operation bei der Untersuchung den Eindruck bekommt, als wenn die Infiltration bis dicht an die Beckenwand hinginge.

Die Zahl der Fälle, die ich so operirt habe, beträgt 31 — für die kurze Zeit, während welcher ich die Methode übe, keine kleine Zahl. Es erklärt sich dies aus der Thatsache, weil ich viel mehr Fälle der Operation unterworfen habe als ich es früher je bei Ausführung der gewöhnlichen vaginalen Totalexstirpation gethan hätte. Es waren z. B. unter diesen Fällen nur 5 Fälle mit freien Parametrien; in 6 Fällen kann ich mit Bestimmtheit behaupten, dass ich sie vor mehr als ¹/₂ Jahre unbedingt abgewiesen hätte; es waren dies Fälle, in denen die Parametrien in ihrem ganzen Umfang infiltrirt erschienen. Darunter befand sich ein Fall, in dem die Frau schon Wochen vorher abgewiesen worden war; bei derselben war die Exkochleation gemacht worden, worauf sie wieder in einem elenden Zustand und jammernd vor Schmerzen in die Klinik kam, zu einer Zeit, in der eben die ersten derartigen Operationen mit gutem Erfolg bei uns gemacht worden waren. Es gelang zwar in diesem Falle, das kranke Gewebe vollständig zu entfernen, aber beiderseits ging der Ureter durch das Carcinom, wesshalb er resecirt werden musste; die Frau ging 4 Wochen später zu Grunde. Bei der Sektion zeigte sich, dass vom Carcinom nichts zurückgeblieben war, da man bei dem scheinbar inoperablen Falle doch vollständig im Gesunden operirt hatte.

Dass die Fälle schwer waren, geht auch aus dem Operabilitätsprocent hervor. Sie haben seiner Zeit von Waldstein gehört, dass in meiner Klinik in den Jahren 1892—1898 14,7% Carcinome der vaginalen Totalexstirpation unterzogen wurden. Vom Anfang Juni bis Anfang November d. J. habe ich nun 46,5% sämmtlicher Fälle von Carcinom, die in die Klinik kamen, der Operation zugeführt. Man könnte nun fragen: Wie kann man ¹/₂ Jahr mit 7 Jahren vergleichen? Ich habe desshalb in meiner Klinik Vergleiche angestellt, indem ich dieselbe Zeit von Anfang Juni bis Anfang November des Vorjahres 1900 zum Vergleich heranzog und die Fälle von Carcinom zählte, die sich während dieser Zeit in meiner Klinik präsentirten und diejenigen, welche wirklich operirt worden waren. Da stellte es sich heraus, dass in dem Jahr vorher 15,1% aller Fälle operirt hatte. Wir haben also in diesem Jahre ein um 30% höheres Operabilitätsprocent erzielt, als in dem früheren. Ich kann also wohl ruhig behaupten, dass, wenn ich sage, 6 Fälle wären a limine abgewiesen worden, in der That mehr gewesen sind, die ich früher nicht operirt hätte.

Dass man bei einer so weitgehenden Indikationsstellung keine glänzenden Resultate erreichen könne, liegt wohl auf der Hand. Ich habe von 31 Fällen 5 verloren. Davon kommen zweifellos 2 auf Kosten der Operation; es waren schwere, vorgeschrittenen Carcinome, bei denen beiderseits die Ureteren resecirt wurden, weil sie mitten durch das Carcinom gingen; ein Fall ist an Embolie gestorben, ein Fall an innerem Darmverschluss und in einem Falle dürfte vielleicht ein Fehler in der Antiseptik vorgelegen haben.

Dass ich nicht schönfärben will, möchte ich durch folgende Thatsache begründen: Unter diesen 31 Fällen befinden sich 3 aus meiner Privatpraxis; es zwingt mich Niemand, meine Privatfälle in eine solche Statistik hineinzunehmen. Von diesen 3 Fällen starben 2, welche meine Statistik sehr verschlechtern. Ich habe sie aber, um dem Vorwurf zu begegnen, dass ich meine Statistik schönfärben wolle, gerade desshalb, weil hier 2 Verluste zu zählen sind, mit aufgenommen.

Ich habe den Eindruck gewonnen, dass der Schuchardt'sche Schnitt es ermögliche, 1) die Operationsgrenzen weiter hinauszuschieben, als es bis jetzt auf vaginalem Wege möglich war und dass 2) der Umfang, in dem man die Parametrien zu excidiren im Stande ist, ein weitaus größerer ist, als bei der alten vaginalen Methode selbst bei der kunstvollsten Technik.

Was die Technik betrifft, so halte ich mich im Allgemeinen an die Vorschriften Schuchardt's. Für exakte Blutstillung muss gesorgt werden. Das Carcinom wird vorher präparirt, nach Umschneidung der Scheide in größter Entfernung vom Carcinom eine Scheidenmanchette über dem Carcinom vernäht, die lang gelassenen Fäden als Zügel verwendet. Das Punctum saliens der Operation ist die Abpräparirung der Blase und der beiden Zipfel derselben, welche neben der Cervix gegen die Parametrien ziehen; man hat dann keine Schwierigkeiten bezüglich der Freilegung des Ureters. Die beiden Zipfel, welche rechts und links sehr fest hängen, müssen mittels eines Scherenschlages gelockert werden, worauf man gleich auf die Ureteren kommt. Hat man dieselben zu Gesicht bekommen, dann kann man sie bis zu dem bekannten Schlitz, durch den die Ureteren an der Basis des Lig. latum nach hinten ziehen, präpariren; hierauf wird das ganze Parametrium nach Eröffnung des Douglas abpräparirt.

Ich habe mich dabei mit Massenligaturen nicht viel aufgehalten; es ist merkwürdig, wie wenig es blutet. Die Uterina ist nach innen und oben vom Ureter leicht zu finden. Bei einigen Fällen bin ich sogar mit 4 Ligaturen ausgekommen. Sind die Parametrien auf beiden Seiten versorgt, dann werden die Ligg. lata abgebunden, die Adnexe mitgenommen oder auch belassen, je nach ihrer Beschaffenheit. Man näht dann das Peritoneum rings an den Scheidenwundrand um die Wundflächen zu decken, drainirt den Wundraum. Man vernäht dann von Scheide und Damm aus den Paravaginalschnitt und legt in den untersten Wundwinkel einen Jodoformgazestreifen, weil man dadurch am sichersten Sekretretention vermeidet.

Ich zeige Ihnen nun hier die Uteri, welche ich auf diese Weise exstirpirt habe und an welchen Sie ersehen können, bis zu welcher Ausdehnung man die Parametrien mit entfernen kann. Ich lege Ihnen hier alle meine bis jetzt nach Schuchardt exstirpirten Uteri vor, weil ich den Eindruck habe, dass man über diese Dinge nur dann urtheilen kann, wenn man nicht nur die Paradefälle gesehen hat. Es unterliegt keinem Zweifel, dass es nicht immer gelingt, die Parametrien in so großer Ausdehnung darzustellen, wie wir das in jedem Falle wünschen würden. Doch habe ich bestimmt den Eindruck, dass man nur in den seltensten Fällen mittels der früheren vaginalen Methode das erreichen konnte, was man hier erreicht hat. Es scheint mir diese Methode ein großer Gewinn gegenüber der früheren, denn die erste Etappe des Carcinoms ist ja immer das Parametrium.

Ich will nur noch kurz bemerken, dass dies die ersten Versuche sind. Wie es ja in der Natur der Sache liegt, man lernt noch immer zu, und ich hoffe in der 2. Serie von 30 Fällen noch schönere Erfolge zeigen zu können. Ich habe jedenfalls die Absicht, diesen Weg, der mir so aussichtsvoll erscheint, vorläufig auch weiter zu betreten.

Diskussion. Wertheim betont, dass die von Hofrath Schauta demonstrirten Uteri gewiss sowohl für die Überlegenheit der mittels Schuchardt'schen Schnittes ausgeführten vaginalen Uterusexstirpation über die gewöhnliche vaginale Uterusexstirpation, als auch für die hervorragende Technik des Operateurs sprechen. Aber so viel Parametrium zu entfernen, wie bei der von ihm geübten abdominalen Methode, könne hierbei nicht möglich sein. Um der Gesellschaft einen maßgebenden Vergleich zu ermöglichen, legt er neuerdings eine Reihe von seinen Präparaten vor.

Chrobak hat ebenfalls den Schuchardt'schen Schnitt, allerdings nicht so häufig angewendet. Der höhere Werth desselben gegen den bisher geübten Scheiden-Dammschnitt liege darin, dass er eine größere Ausbreitung des Operationsfeldes gestatte. Auch theile er die Ansicht Schauta's, dass der Schuchardt'sche Schnitt einen wesentlichen Fortschritt bedeute. In seiner Klinik wurde der Schuchardt'sche Schnitt nur 12mal ausgeführt. Die Methode ist eine sehr leistungsfähige und kann ganz gut mit den anderen Methoden konkurriren, allerdings nur in so weit es sich darum handelt, die Parametrien und die Scheide zu entfernen.

C. hat heuer in Gießen darauf aufmerksam gemacht, gestützt auf die Statistik von Knauer, dass in seiner Klinik häufig mit dem Paquelin operirt werde und demgemäß wurde auch die Igniexcision beim Schuchardt'schen Schnitt gemacht. Dieselbe sichert seines Erachtens mehr vor Impfmetastasen und — das glaubt Niemand, der es nicht selbst versucht hat — sie erleichtert die Operation wesentlich. Man kommt nämlich viel leichter in jene Schichten des Gewebes, innerhalb welcher die Abschiebung und Ablösung zu geschehen hat, denn erstens ist die oft störende Blutung bedeutend geringer und zweitens — und dies beobachtete er erst vor wenig Tagen auch bei einer ausgedehnten Exstirpation der Scheide — ist die Ablösung der Gewebsschichten vom Neugebilde dadurch erleichtert, dass der nicht zu heiße Paquelin das lockere, fetthaltige Gewebe so durchtrennt, dass man die Begrenzung besser wahrnimmt und gewissermaßen durch diese Art der Trennung in die richtigen Schichten geradezu geleitet wird.

Schließlich bemerkt C., dass der Vorwurf, den man der Igniexcision gemacht hat, dass sie viel Nebenverletzungen setze, ganz ungerechtfertigt sei. An seiner Klinik sei sie 77mal ohne Verletzungen ausgeführt worden.

Knauer demonstrirt einige mittels der Schuchardt'schen Methode gewonnene Präparate, darunter 3 Fälle, bei denen nebst einer breiten Scheidenmanschette ein breites Stück Parametrium mit exstirpirt wurde. In einem anderen Falle wurde die ganze Vagina bis nahe an die Urethralmündung resecirt.

III. H. Schmit: Zur Kasuistik der Chorioepitheliome (Demonstration).

Am 19. Juli 1901 wurde in die Klinik Schauta eine 29jährige Frau aufgenommen, die 5mal spontan entbunden hatte, das letzte Mal Anfang December 1900. Die Menses waren seither, da die Pat. ihr Kind selbst stillte, noch nicht aufgetreten.

Einen Monat nach der Entbindung — das Wochenbett war vollkommen normal verlaufen — erkrankte die Frau plötzlich unter starken Schmerzen im Leibe und Fieber, welches 14 Tage lang andauerte. Dann trat eine starke Blutung auf, welche nach einigen Tagen sistirte, doch war die Pat., welche sich nun wohler fühlte, nicht völlig beschwerdefrei. Sie klagte über Schmerzen in der rechten Seite des Bauches, die in das Bein ausstrahlten, und magerte stark ab. Seit 3 Wochen Zunahme der Schmerzen und Erbrechen, wesshalb die Pat. in die Klinik kam.

Bei der Aufnahme fand sich an der blassen, stark abgemagerten Frau in der unteren Hälfte des Bauches ein bis 3 Querfinger über die Symphyse reichender, prall elastischer, unverschieblicher Tumor, der beiderseits von der Mittellinie walnussgroße Höcker aufwies und in das kleine Becken weit hinabreicht, so dass das Scheidengewölbe stark herabgedrängt wurde. Bei der bimanuellen Untersuchung konnte man die Geschwulst vom Uterus nicht isoliren, diesen selbst nicht sondiren. Die Diagnose schwankte (da die Pat. leicht fieberte) zwischen puerperalem Exsudat und malignem Tumor. Da bei der Cystoskopie die Blasenschleimhaut keine Veränderung aufwies, gewann die letztere Diagnose an Wahrscheinlichkeit.

Laparotomie am 23. Juli 1901: Bei Eröffnung der Bauchhöhle zeigte sich die über kindskopfgroße, höckerige Geschwulst von Netz und Darm bedeckt, nach deren Ablösung die braunrothe Oberfläche sichtbar wird. Eine Probeincision ergiebt, dass der Tumor aus stark durchblutetem Gewebe besteht, in dem keine deutliche Struktur nachweisbar ist. Er ist mit der hinteren Fläche des Uterus in innigem Zusammenhang und reicht bis in den Douglas hinab. Beide Tuben sind sehr lang, an der Geschwulstbildung unbetheiligt. Das linke Ovarium hühnereigroß cystisch degenerirt, das rechte nirgends zu finden. An seiner Stelle erstreckt sich der beschriebene Tumor weit nach rechts herüber und ist hier intraligamentär entwickelt. Bei der Totalexstirpation reißt der Tumor stellenweise ein und bleiben an der Beckenwand Reste zurück, in denen der rechte Ureter verläuft und erst herauspräparirt werden muss, bevor auch diese Theile exstirpirt werden können. Da sich zeigt, dass die Wand der an die Geschwulst angelötheten Flexura sigm. zum Theil von Neoplasma eingenommen ist, wird die Resektion vorgenommen, eben so das Blasenperitoneum resecirt.

Die sehr herabgekommene Pat. war nach dem schweren Eingriffe ziemlich kollabirt und verfiel trotz Excitantien immer mehr. Exitus letalis 16 Stunden post operationem.

Die Obduktion ergab Lobulärpneumonie im Unterlappen der rechten Lunge und eitrige Bronchitis. Anämie und Degeneration der inneren Organe (Doc. Dr. Ghon).

An dem Präparate zeigte sich der Uterus vergrößert, seine Innenfläche vollkommen normal, die Tuben, wie schon beschrieben, verlängert mit freiem Ostium abdominale, das linke Ovarium cystisch. Von der hinteren Wand des Uterus ging die über kindskopfgroße Geschwulst aus und war nach der rechten Seite zu zwischen die Blätter des Lig. latum gewachsen. Sie bestand fast ausschließlich aus Fibrin und altem Blute und nur an der Hinterfläche des Uterus aus einer schmalen Zone weißlichen Gewebes, das die äußeren Wandschichten substituirte, von der Mucosa uteri noch durch eine breite Schicht intakter Muskulatur getrennt war. Die mikroskopische Untersuchung ergab: Typisches malignes Chorioepitheliom.

Bezüglich des Ausgangspunktes der Geschwulst musste man daran denken, ob sie nicht nach einer seit der letzten Schwangerschaft bestandenen Ovarialgravidität der rechten Seite aufgetreten sei, eine Annahme, die sehr gezwungen und Angesichts des anatomischen Befundes auch nicht sehr wahrscheinlich sei. Vortr. glaubt vielmehr, dass die Entstehung in der Weise zu denken sei, dass bei der letzten Schwangerschaft Chorionzotten in die Gefäße der äußeren Wandschicht der Gebärmutter verschleppt wurden und dort von ihrem Epithel das Geschwulstgewebe den Ausgang nahm, eine Annahme, für die in den Beobachtungen Fiedler's und Holsapfel's Analogien vorliegen.

Interessant ist jedenfalls die Thatsache, dass es ein Chorioepitheliom des Uterus giebt, ohne dass die Corpushöhle erkrankt ist, eine Thatsache, die in gleicher Weise ihre Erklärung findet, wie die bei gesundem Uterus beobachteten Chorioepitheliomknoten der Scheide, von denen auch der Vortr. 2 Fälle beobachtet und publicirt hat.

Auf die Frage Peters', ob Schmit Zottenelemente oder endochorioideale Elemente gefunden hat, erwidert dieser mit »nein«.

IV. Dr. J. Hofbauer (als Gast): Zur Technik des Curettement. (Mit Demonstration.)

Gemäß den Untersuchungen von Werth, Sänger und Löhlein sind die üblichen Curetten (nach Roux und Récamier) nur für die Seitenwände des Uterus verwerthbar, dagegen für den Fundus uteri und die Tubenecken unbrauchbar. Für letztere wird zumeist der scharfe Löffel in Anwendung gebracht.

Ein Vergleich zwischen Curette und scharfem Löffel entscheidet zu Gunsten der ersteren, da beim Löffel nur der obere Rand zur Geltung kommt und daher eine größere Kraftanwendung nothwendig ist als bei der in flachem Bogen verlaufenden Schneide der Curette (Hebelwirkung). — Daher hat der Vortr. die Récamier'sche Curette in dem Sinne modificirt, dass sie auch für Fundus und Tubenwinkel sich verwerthen lässt: Die Schneide wird von der Konkavität der Curette auf die Konvexität verlegt, das Curettement wird zunächst mit den üblichen Curetten begonnen, dann bestreicht die Funduscurette, deren obere schneidende Fläche unter einem stumpfen Winkel gegen den Gebärmuttergrund gerichtet ist, die der früheren Curette unzugänglichen Partien.

Neueste Litteratur.

3) Zeitschrift für Geburtshilfe und Gynäkologie Bd. XLVI. Hft. 3.

1) F. Heinsius. Beiträge zur Lehre von der Tubargravidität, insbesondere zur Lehre von der Einbettung des Eies in der Tube.

Bei einer 30jährigen Pat. wurden in der Breslauer Frauenklinik wegen Tubargravidität die Adnexe der linken und ³/₄ Jahre später wegen erneuter Eileiterschwangerschaft rechts die der rechten Seite mit Zurücklassung des rechten Ovarium entfernt. Bei der 1. Operation hatten Tube und Ovarium rechts durchaus normal ausgesehen, so dass ihre Exstirpation nicht in Frage gekommen war.

Beide Male gehörte die Gravidität einer sehr frühen Zeit an, da die Periode 1- bezw. 2mal ausgeblieben war.

Die gewonnenen Präparate, was besonders von dem Ergebnis der 1. Operation gilt, zeigten sich als sehr wohlerhalten, und gelang es H., bei der mikroskopischen Untersuchung an ihnen äußerst wichtige Beobachtungen zu machen.

Abbildungen von Schnitten des 1. Präparates beweisen, dass die Eihöhle nicht im Tubenlumen, sondern außerhalb desselben inmitten der Ringmuskellage des Eileiters gelegen ist. Zwischen Tube und Eihöhle befand sich eine Gewebsschicht, die im Centrum dünner, peripher dicker war und an letzterer Stelle deutlich Muskelgewebe erkennen ließ.

Die periphere Begrenzung der gesammten Eihöhle wurde von dicht bei einander liegenden Zellen des Ektoderms »der Langhans'schen Zellschicht« gebildet, von denen man annehmen muss, dass sie aktiv in die Eileitermuskulatur weiter und weiter vordringen und dadurch als das eigentlich wirksame Princip das Wachsthum des Eies in seinem ganzen Umfange bewirken.

Die Reaktion der Tube auf die Einnistung des befruchteten Eies besteht der Hauptsache nach in einer Hypertrophie und Hyperplasie der Elemente des Eileiters. Die Ausbildung einer tubaren Decidua findet, wenn sie überhaupt erfolgt, sicher nicht in den ersten Monaten der Gravidität wie bei der uterinen Schwangerschaft statt.

An weiteren 4 Präparaten von Tubargravidität der ersten Monate konnte Verf. im Wesentlichen die mitgetheilten Befunde durch seine mikroskopischen Untersuchungen bestätigen.

Der 1. Fall gewinnt dadurch noch ein weiteres Interesse, dass er zu den verhältnismäßig seltenen Fällen gehört, in denen nach einander bei denselben Kranken eine Tubargravidität der einen und dann der anderen Seite beobachtet wurde. Da makroskopisch bei der 1. Operation die Tube der anderen Seite durchaus normal ausgesehen hatte, so kann die Ursache für die erneute ektopische Schwangerschaft nur in Erkrankungen des Tubeninnern oder in der Ausbildung pathologischer, nicht genügend beweglicher und daher in der Tube steckenbleibender Ovula gesucht werden.

2) R. Emanuel. Über gleichseitiges Vorkommen von Drüsenkrebs und Hornkrebs im Uteruskörper, zugleich ein Beitrag zur Histogenese der primären Hornkrebse.

Bei einer 61jährigen Frau war wegen Corpuscarcinom die vaginale Totalexstirpation des Uterus vorgenommen worden. E. theilt die Ergebnisse seiner mikroskopischen Untersuchung des exstirpirten Organs ausführlich mit und erläutert seine Ansicht durch Abbildung vorzüglicher, in hohem Grade instruktiver Schnitte.

Das Bedeutungsvolle des Untersuchungsbefundes bestand darin, dass im Uteruskörper scheinbar gleichzeitig ein Drüsen- und ein Plattenepithelkrebs vorhanden war.

Verf. weist nach, dass es sich nicht um zwei neben einander bestehende Krebse handelte. Als Matrix der Geschwulst sind allein die Cylinderepithelien der Uterindrüsen anzusehen. Durch Metaplasie gehen die carcinomatös degenerirten Zellen der Drüsenimitationen in Plattenepithelien über, und der auf diese Weise entstandene Plattenepithelkrebs wuchert selbständig weiter mit allen charakteristischen Merkmalen eines Cancroids.

Die kritische Durchmusterung der wenigen in der Litteratur mitgetheilten Fälle von gleichzeitigem Nebeneinanderbestehen von Drüsen- und Plattenepithelkrebs des Uteruskörpers hat Verf. zu der Überzeugung geführt, dass der Process stets derselbe war wie in seinem Falle, d. h. dass nur ein von den Uterusdrüsen abzuleitender Krebs vorhanden war, der durch Metaplasie der Carcinomzellen einen scheinbar gleichzeitigen 2. Plattenepithelkrebs vorgetäuscht hatte.

3) **R. Saniter. Drillingsgeburten. Eineiige Drillinge.**

Die Arbeit behandelt 30 im Laufe der letzten 24 Jahre in der Berliner Frauenklinik beobachtete Fälle von Drillingsschwangerschaft. Auf 2349 Geburten kam 1 Drillingsgeburt. Dieser hohe Procentsatz ist darauf zurückzuführen, dass bei Drillingen verhältnismäßig oft die Hilfe der Poliklinik in Anspruch genommen wurde. Die 30 Fälle vertheilen sich daher in der Weise, dass die Geburten nur 5mal in der Klinik und 25mal in der Poliklinik stattfanden.

Das Alter der Mutter war 18mal über und 12mal unter 30 Jahren; 31,66 Jahre stellen den Höhepunkt der Drillingsfruchtbarkeit dar.

Drillingsgeburten kamen häufiger vor bei Multiparen als bei Pluriparen und Iparen.

Bei 5 Müttern waren Mehrlingsgeburten ein oder mehrere Male vorausgegangen.

In 3 Fällen ließ sich anamnestisch Heredität in der Neigung zu Mehrgeburten nachweisen.

Die Mehrzahl der Schwangerschaften wurde nicht ausgetragen, am häufigsten kam es in der 2. Hälfte des 8. Lunarmonats zur Frühgeburt.

Die Dauer des Partus war die normale. Die Pausen zwischen der Geburt der einzelnen Drillinge betrug durchschnittlich etwas mehr als $1/2$ Stunde.

Nur die Hälfte der Drillinge kam in Schädellage zur Welt. Am häufigsten verlief die Geburt in der Weise, dass 1 Kind in Schädellage und 2 in Beckenendlage geboren wurden.

7mal trat nach Geburt 1 oder 2er Drillinge eine starke Blutung auf, in den übrigen Fällen wurde die Placenta nach Geburt der Kinder in toto ausgestoßen.

Von den 30 Müttern ist keine gestorben, auch kam es in keinem Falle zu einer ernsten Erkrankung im Puerperium.

Die Differenz in den Längenverhältnissen der Drillingsgeschwister war zu gering, um aus ihr einen Beweis für das an sich wahrscheinliche Vorkommen einer Nachempfängnis abzuleiten.

Es wurden beobachtet: Eineiige Drillinge 2mal, 2eiige Drillinge 14mal, und 3eiige Drillinge 9mal.

Verf. ist der Meinung, dass man die bei Drillingsgeburten vorhandene Neigung, die Dauer der Trageseit abzukürzen, als eine weitere Stütze der Atavismustheorie der Drillingsgeburten betrachten muss.

In der Litteratur werden nur 8 eineiige Drillingsgeburten — 1 Fall von S. selbst — beschrieben. Eine beigefügte Tabelle giebt über alle wichtigen Einzelheiten dieser Fälle Aufschluss.

Aus der Vergleichung mit den Thesen Rumpe's ist zu schließen, »dass im Großen und Ganzen die eineiigen Drillinge denselben Gesetzen folgen, die Rumpe für eineiige Zwillinge aufgestellt hat«.

4) **Krönig. Bemerkungen zu dem Aufsatz von Sticher: »Handsterilisation und Wochenbettsmorbidität«.**

K. wendet sich gegen einige der von Sticher aufgestellten Thesen und vertheidigt seine Anschauungen gegenüber Angriffen Sticher's.

Sticher hatte behauptet, dass die Geburten in der Breslauer Klinik in der Weise geleitet worden wären, dass Handkeime mit Sicherheit ausgeschlossen werden mussten. K. erhebt dagegen Einspruch, weil aus der Arbeit keineswegs ersichtlich ist, dass beim Dammschutz, beim Abspülen der Genitalien und beim Klystiergeben nicht doch Handkeime mit in Frage gekommen sind.

Es ist ferner die Annahme Sticher's, dass die 17,3% der Wöchnerinnen, welche trotz »Handsterilisation« und spontaner Geburt im Wochenbett fieberten, puerperal inficirt worden wären, als nicht erwiesen zu betrachten, weil eine bakteriologische Untersuchung der Lochien nicht vorgenommen wurde, und weil die bloße klinische Diagnose auf puerperale Infektion als nicht ausreichend zu betrachten ist. Nach K.'s eigenen Forschungen kommt eben eine extragenitale Entstehung des Fiebers viel häufiger im Wochenbett vor als Sticher annimmt.

Zuzugeben ist, dass puerperale Infektionen ohne Zuthun der die Geburt leitenden Person möglicherweise dadurch entstehen können, dass endogene Bakterien der intakten Haut der äußeren Genitalien in die Scheide und weiter hinauf wandern. Diese puerperalen Infektionen sind aber durchgängig leichter Natur.

Ebenfalls sind die in der Scheide stets vorhandenen Saprophyten im Gegensatz zu Sticher's Ansichten von untergeordneter Bedeutung in Bezug auf Puerperalfieberentstehung.

Man darf daher nicht den Gegensatz zwischen Bakterien der äußeren Haut und der Scheide fallen lassen und, wie Sticher es behauptet, hier wie dort pathogene Keime annehmen.

In den Küstner'schen Versuchen sieht K. im Gegensatz zu Sticher eine Bestätigung seiner Ansichten, dass nämlich die Scheidenkeime nicht nur nicht pathogen, sondern bedeutungslos in Bezug auf Entstehung von Puerperalfieber sind. Anderenfalls hätte trotz »Händesterilisation« durch das Touchiren besonders von Seiten der ungeübten Studenten Inokulation von Scheidenkeimen in höher gelegene Abschnitte und damit eine Vermehrung der Puerperalfieberfälle zu Stande kommen müssen.

Noch in anderen Punkten wendet sich K. gegen die Sticher'schen Ausführungen, so weit sie sich auf die Trennung in pathogene Außen- und bedeutungslose Scheidenkeime besiehen, ohne damit den hohen Werth des Küstnerschen Experimentes, eine Serie von Gebärenden allein mit Handschuhen untersuchen und operativ entbinden zu lassen, in Frage stellen zu wollen.

Schennemann (Stettin).

Wochenbett.

4) Brouha (Liége). Über einen seltenen Fall von puerperalerMastitis.

(Separatdruck.)

Interessant ist dieser Fall dadurch, dass die Entzündung in den ersten 12 Stunden nach der Geburt auftrat. Eine Verletzung der Warze war nicht vorhanden. Verf. hält die Entzündung für eine lymphogene, sich oberflächlich ausbreitende Mastitis, die früher schon als ein Pseudoerysipel der Mamma beschrieben worden ist. Nach seiner Meinung handelt es sich um eine Infektion der periglandulären Lymphbahnen durch Keime, welche aus den Milchgängen stammen.

Rech (Trier).

5) Mandl (Wien). Ein Fall von Gangrän der beiden unteren Extremitäten im Wochenbett.

(Wiener med. Wochenschrift 1901. No. 27 u. 28.)

Es handelt sich um eine kräftige Frau mit gesunden Brust- und Bauchorganen, die im Anschluss an eine spontane, durch einen kompleten Dammriss komplicirte Geburt ein kleines Puerperalgeschwür acquirirt, am 7. Wochenbettstage an einer Phlebothrombose des linken Beines erkrankt, zu welcher sich am 11. Wochenbettstage eine solche des rechten Beines hinzugesellt. Am 13. Tage p. p. die ersten Zeichen von Gangrän auf beiden Beinen, die rechts unaufhaltsam weiterschreitet, links sich auf große Zehe und Ferse beschränkt. Bei der nothwendig werdenden Amputation des rechten Beines zeigen sich alle Gefäße, Arterien und Venen vom Fuße an bis zum unteren Drittel des Oberschenkels thrombosirt. Heilung. Wegen Spitzfußstellung des linken Fußes nach einem halben Jahre Achillotenioplastik.

Der Ursprung der Erkrankung ist nach M. nicht aus der Geburt abzuleiten, sondern in die Schwangerschaft zurückzuverlegen. Die Venenthrombose war das Primäre, die Arterienthrombose sekundär.

M. wurde durch die Angriffe der Ehegatten zu einer Ehrenbeleidigungsklage genöthigt, die zu seinen Gunsten entschieden wurde. **Reifferscheid (Bonn).**

6) **Budin** und **Perret.** Ein Fall von später Milchsekretion.

(Gas. hebdom. de méd. et de chir. 1901. No. 1.)

Verff. berichten über eine Gravida, die am 31. Oktober 1900 niederkam. Das Kind wog 2040 g. Bis zum 9. November erhielt es die Flasche und nahm ab bis auf 1870 g. Es wurde dann mit der Mutter in die Anstalt der Verff. aufgenommen. Das Kind wurde einer Amme übergeben; ging gut voran und wog am 20. December 2660 g. Der Mutter legte man ein starkes Kind an die Brust, worauf sich die 3 Wochen lang ausgebliebene Milchsekretion einstellte, so dass die Frau neben ihrem eigenen Kinde noch fremde nähren konnte, da sie pro Tag über 960 g Milch secernirte.   **Roch** (Trier).

7) **J. Stewart** (Montreal). Puerperale Polyneuritis und Poliomyelitis.

(Philadelphia med. journ. 1901. Mai 4.)

S. theilt hier die Krankengeschichte und den Obduktionsbefund mit genauen histologischen Angaben über eine 33jährige Frau mit, welche etwa 2 Monate vor ihrer 5. Entbindung über ein Gefühl von Taubheit in den unteren, später auch in den oberen Gliedmaßen zu klagen begann, nachdem sie in den ersten Monaten an starkem Erbrechen gelitten hatte. Allmählich bildete sich gänzliche motorische Paralyse aller 4 Glieder aus, welche schließlich aufsteigend auch die Athemmuskulatur ergriff und zur Ausbildung einer tödlichen Pneumonie führte. Die Empfindung war zwar herabgesetzt, aber nicht aufgehoben, schmerzhafte und thermische Reize wurden noch wahrgenommen. Die Kniereflexe waren aufgehoben, eben so die Fußsohlenreflexe, die Bauchreflexe waren erhalten. Es bestand erhebliche Muskelatrophie, die anfänglich normale elektrische Erregbarkeit wurde später geringer, es trat Entartungsreaktion ein, doch konnte dies wegen der hohen Schmerzhaftigkeit nicht genau festgestellt werden.

Bei der histologischen Untersuchung fand sich ausgesprochene parenchymatöse Entartung in den peripherischen Nerven, eben so auch in den Hinter- und Seitensträngen des Rückenmarkes, nur die Vorderstränge waren frei. In den Ganglienzellen der grauen Substanz fanden sich chromolythische Veränderungen, namentlich in den Vorderhörnern und Clark'schen Säulen und zwar waren diese am weitesten vorgeschritten, bis zu völliger Atrophie und zum Verschwinden der Zellen in der Gegend der 5., 6. und 7. Halswirbel und zwar nicht gleichmäßig an beiden Seiten, sondern rechts noch ausgebreiteter und weiter gediehen. In den übrigen Theilen der grauen Substanz herrschte zwar nicht so ausgeprägte Atrophie aber doch auch noch ausgesprochene chromolythische Vorgänge.

Dass es sich um primäre aufsteigende Polyneuritis gehandelt hat, an welche sich dann eine parenchymatöse Poliomyelitis hinzugesellt hat, dürfte weder klinisch noch anatomisch zweifelhaft sein. Nur ist es merkwürdig, dass die vorderen intramedullaren Nervenstränge frei waren, dass also eine direkte Fortsetzung der peripheren Entzündungsvorgänge auf die centralen Organe nicht nachgewiesen ist. Auffallend ist ferner die Hyperemesis in der Schwangerschaft, welche in ähnlichen Fällen gleichfalls zuweilen beobachtet ist, z. B. von Whitfield, Reynolds u. A. Leider war auch die bakteriologische Untersuchung unterlassen worden. Alle sonst für Neuritis angeführten Ursachen, Alkohol- und Bleiintoxikation, Septikämie und andere Infektionskrankheiten konnten ausgeschlossen werden.

                                                                  Lühe (Königsberg i/Pr.).

8) **W. Breipohl.** Die puerperalen Todesfälle der Marburger Universitätsfrauenklinik (vom 1. April 1883 bis zum 31. März 1900.

Inaug.-Diss., Marburg, 1900.

Verf. liefert einen kasuistischen und statistischen Beitrag zu dieser Frage und theilt die in Frage stehenden Krankengeschichten und Sektionsprotokolle ausführlich mit. Es starben in der Marburger Klinik in der genannten Zeit von 5404 Entbundenen 29 = 0,54%, davon 7 Frauen unmittelbar post partum oder noch an demselben Tage. 21 im Puerperium, 1 unentbunden (Traubenmole). An

21 von diesen 29 Frauen wurden 31 Operationen ausgeführt. Verf. theilt die Todesfälle in 3 Gruppen:

1. Gruppe: Tod im Anschluss an eine in oder nach der Geburt stattgefundene Infektion oder Selbstinfektion, 14 Frauen.

2. Gruppe: Tod in Folge Blutverlust, Eklampsie, Collaps etc., 9 Frauen.

3. Gruppe: Tod in Folge nicht puerperaler Erkrankungen, 6 Frauen.

An Infektion starben also 0,26% oder nach Ausschaltung der nicht in der Klinik selbst Inficirten 0,185%. Seit 1896, in welchem Jahre noch 2 Todesfälle von Sepsis zu verzeichnen sind, kam ein Todesfall an Sepsis nicht mehr vor. Verf. sieht den Grund hierfür in der Einführung der Heißwasser-Alkoholdesinfektion.

Hohl (Bremerhaven).

9) Bumm. Über die chirurgische Behandlung des Kindbettfiebers.

(Graefe's Sammlung zwangloser Abhandlungen Bd. IV. Hft. 4.)

Der Hauptgrund des Versagens der Antiseptik bei Geburten in der Privatpraxis liegt in der Schwierigkeit der Durchführung; desshalb sind hier Infektionen immer häufiger wie in den Anstalten. Was die chirurgischen Eingriffe bei Puerperalinfektionen betrifft, so ist zunächst die Curettage eine sehr ernste und gefährliche Maßnahme, die besser unterlassen wird. Ist intra-uterine Fäulnis durch Retention von Eitheilen oder Blutcoagulis entstanden, dann soll die digitale Ausräumung vorgezogen werden. Die Totalexstirpation des septischen Uterus wurde häufig aus sehr laxer Indikation vorgenommen, Verf. selbst hat sie nur 5mal gemacht, von denen 2 Pat. genasen. Bei der einen handelte es sich um Nekrose und Verjauchung des Endometriums durch 2tägige Retention des abgerissenen Kopfes, das 2. Mal um Jauchung nach Chlorzinkinjektion ins Cavum des im 3. Monate schwangeren Uterus. Aussicht auf Erfolg bietet die Operation nur bei Verletzungen, die bei Einleitung des Abortus oder intra partum stattgefunden haben und bei denen man reine Wundverhältnisse schaffen will oder bei Fällen tiefgreifender Gangrän des Uterus, wie sie durch nekrotische Myome, mehrere Tage lang retinirte Kindstheile und größere Placentarstücke bewirkt werden.

Bei septischen Adnextumoren muss vor frühzeitigen operativen Eingriffen im Allgemeinen gewarnt werden. Eingriffe bei septischer Peritonitis sind nur dann aussichtsvoll, wenn es sich um abgekapselte Eiterherde handelt. Parametrane Phlegmonen sind erst dann zu incidiren, wenn eine große und gut zugängliche Abscesshöhle gebildet ist. Bei Phlegmasia alba wäre als letzter Versuch in aussichtslosen Fällen eine Excision der Vena spermatica gerechtfertigt, vorausgesetzt, dass eine Betheiligung der Becken- und Beinvenen ausgeschlossen werden kann.

Die chirurgischen Erfolge sind also keine guten und B. erhofft mehr von der Ausbildung der Serotherapie.　　　　　Witthauer (Halle a/S.).

10) H. Keller. Der Stoffwechsel im puerperalen Zustande.

(Ann. de gyn. et d'obstétr. 1901. Mai.)

In einer früher veröffentlichten Arbeit über Stoffwechsel während der Periode wies K. nach, dass alle Lebensfunktionen des Weibes periodischen und (rhythmischen Schwankungen unterworfen sind. Verf. hat nun weitere Versuche bei 14 schwangeren Frauen angestellt, um zu sehen, ob derartige Schwankungen auch in diesem Zustande eintreten. Die 24stündliche Urinmenge, das spec. Gewicht, der Stick- und Harnstoffgehalt wurde genau bestimmt. Er machte nun ähnliche Beobachtungen wie bei seinen ersten Versuchen. Auch in der Schwangerschaftszeit sind diese periodischen und rhythmischen Schwankungen zu beobachten. Die Zeit der Entbindung und die 4 vorangehenden Tage mit einbegriffen entsprechen der Zeit der Menstruation. Es ist diese Zeitperiode gekennzeichnet durch das Maximum des Oxydationskoëfficienten, durch eine sehr große Verminderung der Urinmenge, des Gesammtstickstoffs und des Harnstoffs. Der Tag der Entbindung selbst ist durch das Minimum gekennzeichnet. Aus der Verlangsamung des Stoffwechsels und der Verminderung der Verbrennungsenergie, welche gerade dem puerperalen Zustande eigen ist, schließt Verf., dass hauptsächlich die Funktion der Leber beeinträchtigt ist. Diese Funktionsbeeinträchtigung von Seiten der Leber und die Verlangsamung des Stoffwechsels ist es, die dann auch die so oft während und nach der Schwangerschaft auftretende Fettsucht verursacht und die schwangere Frau gegen krankhafte Störungen weniger widerstandsfähig macht und auch leicht Erkrankungen anderer Organe, vor Allem der Nieren, nach sich zieht. Die Resultate dieser Arbeit bringen daher einen weiteren Beweis für die von Pinard aufgestellte Theorie der » Hepatotoxémie gravidique «. Daher hat auch vor Allem streng durchgeführte Milchdiät und Ruhe so große prophylaktische Bedeutung für die Eklampsie.   **Odenthal** (Bonn).

11) **J. J. Klitin.** Histologische Veränderungen des puerperalen Uterus in Fällen der akuten Streptokokkeninfektion bei Anwendung des Antistreptokokkenserum und ohne derselben.
(Wratsch 1901. No. 24 u. 25.)

Verf. hat eine Reihe von Versuchen an Kaninchen, die unlängst geboren haben, ausgeführt, um die Veränderungen des Uterus bei akuter puerperaler Infektion, je nachdem, ob dieselbe mit Antistreptokokkenserum behandelt oder nicht behandelt wurde, zu bestimmen. Verf. hat die Kaninchen mit lebenden Kulturen der giftigen Streptokokken gleicher Giftigkeit inficirt, wobei die Stellen der Infektion und die Art der Einführung nach Möglichkeit geändert wurden. Auch die Zeit, die nach der Geburt verflossen ist, wurde beachtet. Es ist ja bekannt, dass der Zustand des puerperalen Uterus von der Zeit der Infektion abhängig ist. Die Veränderungen des Uterus der inficirten Kaninchen, die mit Serum behandelt oder nicht behandelt wurden, wurden vergleichend untersucht. Parallel wurde auch der Uterus von nicht inficirten, im Puerperium sich befindenden Kaninchen untersucht.

Auf Grund seiner Untersuchungen zieht Verf. folgende Schlüsse:

1) Veränderungen im Uterus von Kaninchen, die unlängst geboren haben, bei Einführung einer Kultur von giftigen Streptokokken in den Uterus selbst, sind denen bei Einführung der Kultur in das Blutgefäßsystem fast vollständig gleich. In der Schleimhaut und in der Muskulatur sind reichlich abgestorbene Theile vorhanden, die mit Streptokokken gefüllt sind. Die Blutgefäße sind in Folge der Anwesenheit von körnigen Massen, die dieselben Mikroorganismen enthalten, erweitert. Das Gefäßendothel ist aufgeschwollen. Reaktive Durchtränkung mit Granulationselementen und weißen Blutkörperchen ist gering ausgesprochen. Diese Veränderungen beobachtet man wie bei der Früh- so auch bei der Spätinfektion. Bei der letzten ist Rückwärtsbildung der Gebärmutter zurückgeblieben.

2) Bei der Infektion durch die Vaginalschleimhaut, auch durch das Unterhautzellgewebe sind die Veränderungen im Uterus ihrer Art und Verbreitung nach von der Zeit der Infektion abhängig. In Fällen früher Infektion sind sie denen unter 1 beschriebenen ähnlich mit dem Unterschied, dass sie nicht so stark ausgesprochen sind; das Gefäßendothel bleibt unverändert. In Fällen später Infektion ist das Muskelgewebe theilweise glasig verändert. Zellige Elemente sind in großer Menge, Streptokokken in geringer Menge vorhanden. Erweiterte Blutgefäße enthalten in sich viele Blutelemente.

3) In Fällen, wo das Antistreptokokkenserum angewendet wurde, kommt die Rückbildung der Gebärmutter in Folge besserer Rückbildung der zelligen Elemente und Muskulatur schneller und regelmäßiger zu Stande. Durchtränkung mit Granulationselementen und weißen Blutkörperchen ist größer. Blutgefäße sind sehr gefüllt. Streptokokken in geringer Menge vorhanden. Morphologisch und mikrochemisch stellen sie sog. Involutionsformen vor und verlieren ihre frühere Giftigkeit. Diese Eigenthümlichkeit beobachtet man in Fällen von Anwendung des Serums bei Früh- und Spätinfektion.

4) Das Serum stellt die Zellenelemente in solche Bedingungen, bei denen die Wirkung der Streptokokken im Körper abgeschwächt wird.

5) Mit dieser Erscheinung hängt wahrscheinlich auch zusammen, dass die inficirten Versuchsthiere, bei denen Antistreptokokkenserum angewendet wurde, immer die Kontrollthiere überlebten.   **M. Gerschun** (Kiew).

12) **L. A. Libow.** Einige Beobachtungen über die Anwendung von Antistreptokokkenserum bei Puerperalerkrankungen.

(Wratschebnaja Gazeta 1901. No. 44. [Russisch.])

Verf. hat 9 Fälle von Puerperalerkrankungen beobachtet, von denen 8 Kranken Antistreptokokkenserum injicirt wurde; bei einer wurde das Serum nicht angewendet, weil die Verwandten dieses nicht zuließen. Alle 8 Kranken, bei denen das Serum angewendet wurde, genasen, die letzte starb. Außerdem fiel bei denen, die zeitlich ärztliche Hilfe aufsuchten, die Temperatur sofort nach Injektion des Serums. Verf. meint, dass bei Anwesenheit einer Puerperalerkrankung außer allen anderen Mitteln auch das Antistreptokokkenserum versucht werden muss, da irgend welche Nebenwirkungen, wie Ausschlag, Depressionszustand, Schwächung der Herzthätigkeit, nicht beobachtet wurden.   **M. Gerschun** (Kiew).

13) **J. J. Grinewitsch.** Zwei Fälle von Puerperalerkrankungen, mit Antistreptokokkenserum behandelt.

(Wratschebnaja Gazeta 1901. No. 44. [Russisch.])

Verf. hat in 2 Fällen von Puerperalerkrankungen eine geringe Menge von Antistreptokokkenserum (20 ccm in einem und 10 ccm im 2. Falle) injicirt und einen sehr guten Erfolg erzielt: Temperatur fiel schnell, Allgemeinbefinden wurde gut. Verf. schreibt die Temperaturerniedrigung der Wirkung des Serums zu: Antitoxin hat sich mit den im Blut cirkulirenden Toxinen vereinigt und dieselben neutralisirt. In der letzten Zeit meinen fast alle Untersucher, dass Puerperalerkrankungen nicht nur in Folge von Streptokokkeninfektion erfolgen, sondern auch andere Mikroorganismen diese Krankheit hervorrufen können. Darum wird, nach Verf.s Meinung, nur in Fällen reiner Streptokokkeninfektion mit dem Serum guter Erfolg erzielt. Da der praktische Geburtshelfer nicht immer eine bakteriologische Untersuchung ausführen kann, so muss in jedem entsprechenden Falle von Puerperalerkrankungen Antistreptokokkenserum versucht werden.   **M. Gerschun** (Kiew).

Verschiedenes.

14) **A. Schmidt** (Bonn). Die Fehler der Saugflaschen und ihre Vermeidbarkeit. Ein Beitrag zur Säuglingsernährung.

(Münchener med. Wochenschrift 1901. No. 1.)

Die Nahrungsaufnahme des Flaschenkindes ist im Vergleich zur aktiven Saugthätigkeit des Brustkindes eine mehr passive, oft mühelose und daher irrationelle. Der nothwendige und nützliche Saugakt 1) regt die Magensaftsekretion an, 2) sorgt dafür, dass die Nahrungsaufnahme langsam, mit Erholungspausen geschieht, so dass der Magen nicht zu plötzlich überlastet wird, 3) macht das Kind müde und verhindert so das mit dem Schreien häufig verbundene Brechen. Bei der Ernährung des Flaschenkindes bestehen aber folgende Nachtheile: 1) die Kinder nehmen die Milch fast ausschließlich durch Kaubewegungen, nicht durch Saugen, 2) bei der großen Öffnung oben am Saugstopfen trinkt das Kind zu schnell und der Magen wird überdehnt, 3) es wird viel Luft mitgeschluckt, denn das Kind muss häufig den Mund öffnen, dadurch wird die Überdehnung des Magens noch größer.

S. hat nun eine Verbesserung an den Saugstopfen angebracht, bei denen die letztgenannten Nachtheile wegfallen. Seine Saugstopfen zeigen: 1) ein regulirbares Ventil, das die Luft an anderer Stelle in die Flasche eintreten lässt als da, wo die Milch austritt; dadurch wird das gefährliche Mitschlucken der Luft verhütet; 2) kein Loch an der Spitze, sondern nur Schlitzöffnungen; 3) sie können nicht kollabiren. **E. Kehrer** (Bonn).

15) Morf (Chicago). Hernie des Eileiters ohne Eierstock.

(Annals of surgery 1901. März. p. 24.)

Hernien des Eileiters ohne den dazu gehörigen Eierstock sind selten. M. beschreibt hier einen selbst beobachteten Fall, zu welchem er außer 21 von Schultz 1898 zusammengestellten (2 sind zweifelhaft) noch 4 in der Litteratur aufgefunden hat, so dass er also 24 rechnet. Der Grund für dieses seltene isolirte Auftreten des Eileiters in einem Bruchsack ist einmal der Umstand, dass der Eileiter meist nur dem Vorfall des Eierstocks folgt, dass ferner der Eileiter so tief im Becken liegt, dass es außergewöhnlicher Umstände bedarf, um ihn gegen die natürlichen Bruchpforten hinzudrängen, endlich, dass der Eierstock in so naher Beziehung zum Eileiter steht, dass jener meist mit ihm in den Bruchsack hineingerissen wird. Von den 24 Hernien, die in Frage stehen, waren 13 Leisten-, 10 Schenkelbrüche und 1 Hernia obturatoria. Unter den 13 Leistenbrüchen stammten 5 aus der Kindheit, in welcher der Canalis Nuckii noch offen und die inneren Geschlechtstheile noch hoch gelagert sind, also der Vorfall des Eileiters wesentlich leichter ist. Auch bei Schwangerschaft treten Gebärmutter und Anhänge höher, in 2 Fällen lag Schwangerschaft vor; eben so begünstigte in 1 Falle ein Fibroid die Lageveränderung. Schließlich wird an die Rolle plötzlicher Bewegungen in der Entstehungsgeschichte der Brüche erinnert und einmal wird ein langer Schnitt als Ursache angenommen.

Auch für die Schenkelbrüche ist die Erschlaffung der Bauchwand durch Schwangerschaften ein wichtiger Faktor, mehrmals wird sie erwähnt, wie überhaupt dieselben Momente hier wie bei den Leistenbrüchen in Frage kommen.

Sehr häufig entstanden unangenehme Erscheinungen, Einklemmung vor Allem, welche zu Eingriffen und hierdurch zur Entdeckung des Sachverhaltes drängten. Einmal wurde (Jordan) Schwangerschaft in dem vorgefallenen Eileiter gefunden, der Eisack war umgeben von Darmschlingen, hier hatte Darmverschluss die Operation veranlasst. Es trat Tod ein.

Natürlich kann nur dann an Reposition der Tube gedacht werden, wenn sie sich als gesund erweist, ist sie auch nur leicht verändert, wird man sie abtragen und zwar meist wohl mit dem Eierstock. **Lühe** (Königsberg i/Pr.).

16) Morris (New York). Bemerkungen über Eierstockeinpflanzung.

(Med. record 1901. Januar. 19. p. 83.)

M. giebt eine Übersicht über die bisher bekannt gewesenen Versuche mit homoplastischer und heteroplastischer Eierstockeinpflanzung bei Thieren und Menschen. Er selbst hat bereits seit 1895 mit Versuchen begonnen und in zwölf Fällen operirt, wovon aber 2 erst vor zu kurzer Zeit operirt worden sind, von weiteren 4, die anfänglich menstruirten, aber später aus dem Gesicht verloren sind. Die noch übrig gebliebenen 6 haben sämmtlich in so fern einen günstigen Erfolg gehabt, als die Menstruation regelmäßig und anhaltend blieb bei einer noch jungen Frau, bei welcher nur ein kleiner Theil gesunden eigenen Eierstocksgewebes hatte eingepflanzt werden können, allerdings nur 4 Jahre lang; vielleicht war hier der erhaltene Rest zu klein gewesen. Dieselbe Frau war auch schwanger geworden, hatte aber frühzeitig abortirt, das Stück des Eierstocks war in den Stumpf des Eileiters eingepflanzt worden. 3mal wurde homoplastisch, 3mal heteroplastisch verfahren.

Was die Ausführung der Operation selbst betrifft, so wird das zu verwendende Stück Eierstock sofort nach Ausschneiden in physiologische Kochsalzlösung von Körperwärme gelegt und diese Temperatur gleichmäßig erhalten bis es gebraucht wird. Anfänglich hat M. den Eierstock in einen Schlitz am Gebärmutterfundus so eingepflanzt, dass seine wunde Fläche an die wunde Fläche des Mesometriums festgenäht wurde, die natürliche Oberfläche aber in die Gebärmutterhöhle vorsprang.

Oder er nähte die Wundfläche an den Stumpf des Eileiters an. In letzter Zeit hat er vorgesogen, einen Schlits im breiten Mutterband su wählen und lässt die nicht wunde Oberfläche des Eierstocks in die Bauchhöhle möglichst nahe dem natür- lichen Sits hineinragen. Diese Anordnung sichert wohl am Besten die Ernährung des verpflansten Gewebes.   **Lühe** (Königsberg i/Pr.).

17) **Torggler** (Klagenfurt).   Beitrag zur palliativen Behandlung in- operablen Gebärmutterkrebses.
(Münchener med. Wochenschrift 1901. No. 30.)

Die jetzt wohl am meisten geübte Trockenbehandlung bei inoperablen Carci- nomen, von Fritsch, Sänger, Torggler inaugurirt, und von diesen Autoren mit Bortannin, Jodoformpulver, Kohlen-Jodoformpulver geleitet, hat Verf. auf- gegeben, seit er die vorzügliche Wirkung des Wasserstoffsuperoxyds kennen ge- lernt hat, das ein ungiftiges, hämostatisches, desodorisirendes Antisepticum vorstellt die jauchigen Wunden sehr rasch reinigt und sie in granulirende Stellen ver- wandelt. Verf. verfährt nach folgender Methode, die er bei 260 inoperablen Car- cinomen anwendete. Tamponade mit »von 12 gewichtsprocentiger = 39,9 volum- procentiger Wasserstoffsuperoxydlösung triefende Jodoformgaze«, wobei durch O-Entwicklung Schaumbildung entsteht. Tampon bleibt 2—4 Tage liegen. Da- nach Exkochleation mit Messer, Schere, Paquelin und Einlegen eines in 40%iges Schering'sches Formaldehyd getauchten Wattetampons für 5—10 Minuten. In 6—10 Tagen stößt sich der Formalinschorf von der getrockneten Wunde ab.
E. Kehrer (Bonn).

18) **K. Franz** (Halle a/S.).   Über vaginale Punktionen und Incisionen.
(Münchener med. Wochenschrift 1901. No. 31.)

Verf. hat an einem Material von 81 Fällen in der Hallenser Klinik unter- sucht, was die diagnostische Punktion vom hinteren Scheidengewölbe bei Douglas- tumoren leistet. Besonders bei der oft schwierigen Differentialdiagnose zwischen Hämatocele retro-uterina und entzündlichen tubaren und ovariellen Tumoren und pel- veoperitonitischen Exsudaten leistet die diagnostische Punktion gute Dienste. Solche sind aber von cystischen Tumoren durch Palpation zu unterscheiden. Die Punktionsnadel darf nicht zu eng und muss 15—20 cm lang sein; die Punktion ist mit größter Vorsicht vorzunehmen, da Infektionen vorgekommen sind. Das ab- solut ablehnende Verhalten von F. gegenüber der Incision der Hämatocele retro- uterina per kolpotomiam post., das sich besonders auf einen Fall von Verblutung nach der Incision stützt, dürfte wohl nicht ohne wesentliche Einschränkungen die allgemeine Billigung erhalten.   **E. Kehrer** (Bonn).

19) **J. Fabre.**   Über den Gebrauch der Bauchlage in der geburts- hilflichen Radiometrie.
(Province méd. XV. Jahrg. No. 37.)

Die Bauchlage beeinträchtigt in nichts die Genauigkeit der Beckeneingangs- messung mit der Methode der Radiographie. Sie macht die Abweichung des Pro- montoriums bei der Lebenden möglich. In dieser Lage sind die transversalen Durchmesser besser zu messen als die antero-posterioren. Bei dem Gebrauch des doppelten Planes von Durillon gelangt man zu derselben Genauigkeit der Messung der antero-posterioren wie der transversalen Durchmesser.
Hohl (Bremerhaven).

20) **Auvray.**   3 Fälle von Überschwemmung der Bauchhöhle mit Blut nach Ruptur von Extra-uterin-Schwangerschaft.
(Progrès méd. 1900. Juni. 9.)

Die Fälle sind folgende:
1) 25jährige Frau. 18 Tage Menopause, plötzliche Erkrankung unter den Erscheinungen schwerer innerer Blutung, Collaps, pulslos etc. Laparotomie. Rechts-

seitige Tubarschwangerschaft im uterinen Ende. ¹/₂ cm große Rissöffnung. Abtragung der Tube. Linke Adnexe gesund. Keine Hämatocele. Heilung.

2) 37jährige Mehrgebärende. Letzte Menses dauern 3 Wochen. Linksseitiger
cystischer Tumor. Keine Hämatocele. Im Krankenhaus plötzlich heftige Schmerzen,
Collaps, beginnende Agonie. Laparotomie. Linksseitige orangegroße Bauchhöhlen-
Eierstockschwangerschaft. Abtragung derselben. Heilung.

3) 26jährige Mehrgebärende. Ebenfalls plötzliche Erkrankung unter bedrohlichen Erscheinungen innerer Blutung. Laparotomie. Tubenschwangerschaft in der
Ampulle, taubeneigroß, Ruptur. Heilung.

Diese 3 Fälle beweisen wiederum, dass man selbst in ultimis durch Operation
die Kranken retten kann.   Hohl (Bremerhaven).

21) **A. Dührssen** (Berlin). Die Kolpoköliotomie anterior — lateralis
— ein neuer vaginaler Operationsweg in die Bauchhöhle.
(Berliner klin. Wochenschrift 1901. No. 44.)

Um die Technik der vaginalen konservativen Köliotomie zu vereinfachen,
empfiehlt D. die Kolpoköliotomia ant. mit der völligen Durchtrennung eines Lig.
lat. zu kombiniren. Als Vortheile dieses Verfahrens rühmt er Folgendes: 1) Beginnt man mit der Durchtrennung des Lig. coron., ohne sofort den vorderen oder
hinteren Douglas zu eröffnen, so kann man perametrane Abscesse oder Eiteransammlungen in Tuben und Ovarien extraperitoneal breit eröffnen und unter
Konservirung der Adnexe zur Ausheilung bringen. Macht dies absolut konservative Vorgehen Schwierigkeiten oder findet man statt eines Ovarialabscesses eine
Ovarialcyste, so erleichtert die Durchtrennung des Lig. coron. das Eindringen in
die Bauchhöhle.

2) Beabsichtigt man von vorn herein Zwecks Exstirpation der Adnexe eine
Durchtrennung des ganzen Ligaments, so erleichtert letztere, gleich zu Beginn
ausgeführt, das Eindringen in die Bauchhöhle und die Freilegung der Adnexstiele.

3) Sie gewährt einen eben so guten Zugang zu den Adnexen wie die Totalexstirpation, da der Uterus aus allen seinen Verbindungen, bis auf diejenige mit
dem nicht durchtrennten Ligament, gelöst ist und daher ganz aus der Vagina
herausgezogen und seitlich über das eine Labium herübergeklappt werden kann.

4) Sie ermöglicht es, genau wie die vaginale Exstirpation des Uterus und der
Adnexe, einen entzündeten, mit Mikroorganismen durchsetzten Adnexstiel durch
Annähung an die seitliche Vaginalwand völlig extraperitoneal zu lagern und hier-
durch eine von ihm ausgehende Infektion der Bauchhöhle zu verhindern.

5) Sie ermöglicht eine eben so ausgezeichnete Drainage der ganzen Beckenhöhle
wie die Exstirpation des Uterus und der Adnexe, eine bessere wie die Drainage
durch den eröffneten Douglas.

6) Die Kolpoköliotomia ant.-lat. ermöglicht in Fällen, wo konservativ verfahren werden soll, die Blutstillung unter den schwierigsten Verhältnissen und
macht die in diesen Fällen für die Pat. häufig sehr unerwünschte Totalexstirpation
unnöthig, welche bisher in solchen Fällen eine Operation der Nothwendigkeit war,
um die Kranken vor dem Verblutungstod zu bewahren.

Alleinige Durchtrennung des Lig. coron. ist nach Verf. bei größeren, mehr
seitlich gelegenen Ovarialabscessen oder Pyosalpingen angezeigt, völlige Durchtrennung des ganzen Lig. lat. 1) Bei schwerer Fixation des Uterus, die durch
eine chronische Parametritis oder ausgedehnte Verwachsungen der Adnexe der
einen Seite mit der Beckenwand bewirkt wird, um das Eindringen in die Bauchhöhle und die Freilegung der Adnexstiele zu erleichtern, 2) bei entzündlich infiltrirten Adnexstielen — um diese extraperitoneal zu lagern, 3) bei Peritonitis
resp. Verunreinigung des Bauchfells mit infektiösem Eiter zum Zweck der Drainage, 4) bei Blutungen aus der Oberfläche des Uterus, aus durchtrennten Verwachsungen oder dem Lig. infundibulo-pelv. — in den letzteren Fällen, um fest
tamponiren besw. Dauerklemmen anlegen zu können, 5) bei Uterusruptur Zwecks
Naht des Risses und Drainage.

Acht Operations- und Krankengeschichten werden zur Illustration der Ausführungen des Verf.s mitgetheilt. Graefe (Halle a/S.).

22) L. Verhoeve (Brügge). Große multiple Fibromyome. Abdominale Totalexstirpation nach Doyen.

(Journ. de chir. et ann. de la soc. Belge de chir. 1901. No. 6.)

Bis zum Proc. xiphoid. reichender, auch die Fossae iliacae ausfüllender, den Douglas vorbuchtender Kolossaltumor. Cirkulationsstörungen, Dyspnoë, Ödeme der Beine, hochgradige Anämie in Folge profuser Metrorrhagien. Köliotomie. Feste Verwachsung der Geschwulst in ihrem oberen Abschnitt mit den Bauchdecken. Nach Lösung derselben Enukleation zweier kindskopfgroßer Tumoren. Wegen starken Blutverlustes wiederholte subkutane Injektionen von physiologischer Kochsalzlösung. Da die Abschiebung der Blase von oben her wegen verschiedener Einbuchtungen, in die sie hereingewachsen, nicht möglich war, musste zunächst ein in das kleine Becken eingekeilter Abschnitt der Geschwulst entwickelt und ausgeschält werden, um dann das hintere Scheidengewölbe zu eröffnen, die Portio vorzuziehen, zu umschneiden und von hieraus die Blase abzulösen. Dann Totalexstirpation. Glatte Genesung trotz mehrstündiger Dauer der Operation.

Graefe (Halle a/S.).

23) Glaevecke (Kiel). Über den Prolaps der Urethra beim weiblichen Geschlecht.

(Münchener med. Wochenschrift 1901. No. 22.)

Diese Erkrankung ist selten, es sind etwa 150 Fälle in den letzten 170 Jahren beobachtet, denen Verf. einen neuen Fall von einem 11jährigen Mädchen zufügt. An der Hand der Litteratur bespricht G. das Krankheitsbild. Grundursache ist Erschlaffung der Gewebe in Folge allgemeiner schlechter Ernährung oder seniler Involution oder zu häufiger Geburten. Die Therapie ist eine operative; die von Kleinwächter angegebene Methode der Abtragung der prolabirten Schleimhaut und nachherige Vereinigung der kleinen ringförmigen Wunde wird am meisten empfohlen. E. Kehrer (Bonn).

24) F. Horn (Köln). Urininfiltration in der Geburtshilfe.

(Münchener med. Wochenschrift 1901. No. 31.)

Verf. berichtet über eine Geburt bei einer 31jähr. IVpara, bei der die C. diag. 11 gemessen wurde. Anlegen der Zange und Extraktion in Vorderhauptslage. Es war eine Blasen-Cervixfistel zu stande gekommen, mit Lochien innig vermischter Urin floss per vag. et urethram ab. Verf. meint, nicht durch den Forceps, sondern spontan durch Druck des Schädels sei hier, wo es sich weder um zu großen kindlichen Kopf noch um plattes Becken handelte, die Fistel entstanden. Es wurde die vordere Cervicalwand und die entsprechende Stelle der Blasenwand bis zur Ischämie und Nekrose gedrückt und nach 3 Tagen kam es — das ist das seltene des Falles — zur Urininfiltration des paracervicalen Gewebes, die zur akuten letalen Sepsis führte. E. Kehrer (Bonn).

25) F. Westhoff. Zur Alexander-Adams'schen Operation.

Inaug.-Diss., Bonn, 1901.

Verf. bespricht 63 Fälle von Retroflexio, bei denen Alexander-Adam-Operation vorgenommen wurde, i. e. im Ganzen 126 Operationen. 120mal wurde das Band gefunden, 6mal nicht; 105mal gelang die Auffindung mühelos. Das Ligament war 4mal auf einer Seite, 1mal auf beiden Seiten nicht auffindbar; 7mal riss es beim Anziehen ab. 105mal heilten die Wunden per primam, in 21 Fällen trat Eiterung ein. Die schlechten Heilungen betrafen meist sehr fette Personen.

E. Kehrer (Bonn).

Originalmittheilungen, Monographien, Separatabdrücke und Büchersendungen wolle man an Prof. Dr. Heinrich Fritsch in Bonn oder an die Verlagshandlung Breitkopf & Härtel einsenden.

Druck und Verlag von Breitkopf & Härtel in Leipzig.

Centralblatt

für

GYNÄKOLOGIE

herausgegeben

von

Heinrich Fritsch

in Bonn.

Sechsundzwanzigster Jahrgang.

Wöchentlich eine Nummer. Preis des Jahrgangs 20 Mark, bei halbjähriger Pränumeration. Zu beziehen durch alle Buchhandlungen und Postanstalten.

No. 9.   Sonnabend, den 1. März.   1902.

Inhalt.

I.

Zum Aufsatz Winter's „Über die Principien der Carcinomstatistik" (Centralbl. f. Gynäkol. 1902 No. 4).

Von

E. Wertheim.

In dem Aufsatze »Über die Principien der Carcinomstatistik«, in welchem Winter seine auf dem Gießener Kongress gemachten diesbezüglichen Vorschläge nochmals zur Diskussion stellt, findet sich die neue bisher nicht erhobene Forderung ausgesprochen, dass bei Berechnung der Dauererfolge ein Abzug der palliativ oder unvollständig Operirten von der Gesammtzahl der Operirten nicht gemacht werden dürfe. Im Allgemeinen mit der von Winter geübten Strenge und seinen vom reinsten Streben nach Ermittlung der Wahrheit diktirten Vorschlägen vollkommen einverstanden, kann ich diese Forderung nicht als begründet anerkennen.

Über unvollständig operirte Fälle verfügt wohl jeder Operateur mit größerem Materiale — nach welcher Methode er immer vorgeht —, auch wenn er die palliative Exstirpation des krebsigen

9

Uterus nicht übt. Man stößt eben manchmal bei der Operation von
Fällen, in welchen man bei der klinischen Untersuchung den Eindruck gewonnen, dass das Carcinom noch auf den Uterus resp. dessen
allernächste Umgebung beschränkt sei, in Folge zu weiter Ausbreitung
desselben auf Schwierigkeiten, welche die Radikaloperation unausführbar machen. Bei kühnem Vorgehen kann man allerdings
dieser Schwierigkeiten in einzelnen Fällen Herr werden: man kann
die carcinomatöse Blase, den Ureter, das ergriffene Stück des Mastdarms etc. reseciren. Aber so etwas darf doch nur gewagt werden,
wenn sonst die Verhältnisse derartige sind, dass die Aussicht besteht,
dass ein solcher Eingriff vertragen wird. Die Operabilität hängt
nicht bloß von der Ausbreitung des Carcinoms, sondern auch
vom Kräfte- und Ernährungszustand und speciell von der Qualität
der Herzaktion ab. Von 2 Fällen mit genau gleicher Ausbreitung
des Carcinoms kann der eine operabel, der andere inoperabel sein.
Die Ausbreitung des Carcinoms und der allgemeine Kräftezustand
gehen bekanntermaßen nicht immer Hand in Hand: es giebt einerseits sehr vorgeschrittene Uteruskrebse bei relativ gutem Kräftezustand,
und andererseits kann frühzeitig Kachexie sich einstellen.

Solche in Folge der unerwartet weit gediehenen Ausbreitung des
Carcinoms erst bei der Operation als inoperabel erkannte Fälle
können aber keineswegs der betreffenden Operationsmethode zur
Last gelegt werden. Sie sprechen vielmehr ausschließlich für die
Unzulänglichkeit der klinischen Untersuchung und beweisen nichts
Anderes, als dass die Feststellung der Operabilität in vorgeschritteneren
Fällen — nur solche kommen hier in Betracht — durch die klinische
Untersuchung bei Anwendung aller derzeit zu Gebote stehenden
Hilfsmittel unmöglich sein kann. Sie sind desshalb nicht in die
Reihe der radikal operirten Fälle aufzunehmen, sondern den inope-
rablen Fällen zuzuzählen.

Trifft dies für alle Operationsmethoden zu, so haben doch jene
Operateure, welche den Uteruskrebs vorwiegend auf abdominalem
Wege angehen, besonderen Grund, die neue Forderung Winter's
abzulehnen. Denn gerade diese werden über relativ viele »unvollständige« Fälle zu berichten haben. Das kommt einerseits davon,
dass sie verhältnismäßig oft die hier in Betracht kommenden weiter
vorgeschrittenen Fälle angehen (was in der größeren Leistungsfähigkeit des abdominalen Weges begründet ist, die allerdings auch ihre
Grenzen hat), andererseits davon, dass der abdominale Weg Fälle als
inoperable feststellen lässt, die bei der Anwendung anderer Wege
gar nicht oder zu spät als solche erkannt werden. Krebsdissemina-
tion auf entferntere Partien des Peritoneums (nach Vorgedrungensein
des primären Tumors bis auf den Serosaüberzug des Uterus) oder
krebsige Durchwachsung der Wandungen der großen Gefäße von
Seiten carcinomatöser Lymphdrüsen, z. B. pflegen beim vaginalen
Operiren gänzlich unentdeckt zu bleiben, und Ergriffensein der Ureteren,
der Blase, des Rectums kommt bei vaginalem Vorgehen erst in einem

mehr oder weniger späten Stadium der Operation zur sicheren Kenntnis, während nach Ausführung des Bauchdeckenschnitts entweder schon die bloße Inspektion und Palpation oder doch eine leicht vorzunehmende und keineswegs zur Durchführung der Radikaloperation engagirende Präparation zur sicheren Feststellung aller dieser Komplikationen genügt. So in die Augen springend ist dieser Unterschied des abdominalen Vorgehens vom vaginalen, dass mir beim Uteruskrebs die Explorativlaparotomie nicht weniger berechtigt erscheint als bei irgend welchen Erkrankuhgen, bei denen sie allgemein anerkannt ist.

. Die Befürchtung Winter's, dass bei solchem Vorgehen der Willkür in der Berechnung Thür und Thor geöffnet sei, scheint mir nicht zutreffend. Dieselbe kann sich wohl nur darauf beziehen, dass vermeintlich radikal operirte Fälle, nachdem sich Recidiv eingestellt hat, nachträglich zu den unvollständig resp. explorativ Operirten gerechnet werden, damit so bessere Dauererfolge vorgespiegelt würden. Für ein solches Vorgehen aber wäre die Bezeichnung »Willkür« viel zu milde, und es scheint mir richtiger, mit der Möglichkeit desselben nicht zu rechnen. Es wird genügen zu fordern, dass alle explorativ und bewusst unvollständig operirten Fälle in allen Einzelheiten dargelegt werden, damit Jedermann ein Einblick in dieselben und in den Gedankengang des Operateurs möglich sei. So wird ein Fehler in der Berechnung der Dauererfolge nicht eintreten können, vielleicht aber ein Fortschritt in der klinischen Beurtheilung der Operabilität angebahnt werden.

II.

Vereinigung deutscher Hebammenlehrer und Wöchnerinnenasyl-Direktoren?

Von

Sanitätsrath Dr. Brennecke.

In der vorjährigen Versammlung deutscher Naturforscher und Ärzte in Hamburg hat Schatz die Frage behandelt, »Ist das jetzige Hebammenwesen im Princip beizubehalten?«, und hat damit die Anregung zur Konstituirung einer »Vereinigung deutscher Hebammenlehrer« gegeben. Da auch mir — wenn schon nicht Hebammenlehrer — die ehrenvolle Aufforderung zugegangen ist, dieser Vereinigung als Mitglied beizutreten, so möge es mir vergönnt sein, noch vor der nächsten im Mai a. cr. in Berlin geplanten Zusammenkunft meine Stellung zu der obigen Frage in Kürze klarzulegen. Auch möchte ich bei dieser Gelegenheit nicht versäumen, einmal wieder an die großen socialen Probleme auf dem Gebiete der Geburts- und Wochenbettshygiene zu erinnern, an welchen die Vereinigung deutscher Hebammenlehrer schwerlich wird vorübergehen

9*

können, wenn sie ernstlich dahin wirken will, dass unserem Volke zuverlässige und gesunde geburtshilfliche Verhältnisse geschaffen werden.

In Beantwortung der Frage, ob das jetzige Hebammenwesen im Princip beizubehalten sei, weiß ich mich in erfreulicher Übereinstimmung mit Schatz. »In dem Getriebe der Geburts- und Wochenbettshygiene ist ein Hebammenstand mit genau den Befugnissen, mit genau den Rechten und Pflichten und im Wesentlichen auch mit genau den Beschränkungen, wie sie heute dem Hebammenstande rechtlich zustehen, unentbehrlich. Aber wir brauchen einen Hebammenstand, der in jeder Weise mehr als bisher fähig ist, den an ihn gestellten Anforderungen Genüge zu leisten. Aus diesen beiden Sätzen heraus,« so schrieb ich[1] im Jahre 1893, »hat sich das ganze Programm der Reform des Hebammenwesens in allen seinen Einzelheiten zu entwickeln«. Und getreu diesen Sätzen ist das Reformprogramm von mir entworfen, welches den Berathungen der preußischen Ärztekammern in den letztverflossenen Jahren zu Grunde gelegen hat.

Solch ein Hebammenstand kann selbstverständlich nur aus gutem Material gebildet werden, und dies ist, wie auch Schatz betont, in genügender Anzahl wirklich schwer zu beschaffen. Die Schwierigkeit seiner Beschaffung liegt aber nicht sowohl darin, dass es überhaupt — wie Schatz mit Recht hervorhebt — gar nicht so übermäßig viel Taugliche giebt, als vielmehr darin, dass wir unter den jetzigen unwürdigen socialen und jammervollen pekuniären Verhältnissen des Hebammenstandes die Tauglichen nicht bekommen. Wollen wir sie in ausreichender Menge gewinnen, so gilt es vor Allem, diese hemmenden Verhältnisse umzumodeln, den Hebammen eine gesicherte, sie über das Niveau der Proletarier hebende Existenz und eine geachtetere sociale Stellung zu verschaffen. Das wird nur gesetzlich erreicht werden können. Einen zu diesem Ziele führenden Weg glaube ich in meinem Programm gewiesen zu haben. Ob und in wie weit er von den gesetzgebenden Faktoren beschritten werden wird, steht abzuwarten. Die in weiten Kreisen herrschende Unterschätzung der hygienischen und national-ökonomischen Bedeutung eines zuverlässigen Hebammenwesens lässt leider die Befürchtung zu, dass man noch immer glauben wird, sich mit halben Mitteln begnügen zu dürfen. So viel ist gewiss, dass erst auf Grund einer ernsten Reform des Hebammenwesens die Frage nach dem Maß der Vorbildung der Hebammenschülerinnen, die Frage, aus welchen Schichten der Bevölkerung sich der Hebammenstand zu rekrutiren habe, ein regeres aktuelles Interesse wird gewinnen können. Zur Zeit ist schon dadurch viel erreicht, dass ein lebhaftes Interesse für den geburtshilflichen Beruf bei den Frauen und

---

[1] Allgemeine deutsche Hebammenzeitung 1893. No. 24.

Mädchen der höheren und mittleren Stände erwacht und dass das thörichte Vorurtheil gegen denselben in diesen Kreisen mehr und mehr geschwunden ist. Denn eben weil es gar nicht so übermäßig viel Taugliche giebt, so bin ich der Ansicht, dass man sie heranziehen soll aus allen Ständen, wo nur immer geeignete Kräfte zu finden sind.

Der Hebammendienst verlangt vielleicht mehr als irgend ein anderer weiblicher Beruf Persönlichkeiten, die nicht nur den Kopf, sondern auch das Herz auf dem rechten Fleck haben, die in entsagungsvollem Berufe tapfer und unverdrossen zu arbeiten verstehen. Solche Persönlichkeiten wachsen vor Allem in der Atmosphäre einer »guten Kinderstube« heran, in den Häusern, die auf strenge Ordnung und Reinlichkeit, ernste Arbeit und Fleiß, Zucht und gute Sitte Werth legen. Dass sich aber solche Verhältnisse vorwiegend in den solid-bürgerlichen und in den gebildeten Ständen finden, deren Kinder die mittleren und höheren Schulen zu besuchen pflegen, wird niemand in Abrede stellen wollen. Wohl sind »gute Kinderstuben« im obigen Sinne auch in den höheren und höchsten (d. h. in diesem Falle reicheren und reichsten), wie in den niederen und niedersten Ständen zu finden — doch zweifellos seltener, weil in jenen nur zu oft Verwöhnung und Verweichlichung, in diesen Verwahrlosung bei Erziehung der Kinder Platz greift. Wenn Schatz besonders die mittleren Stände, mit guter Bürgerschulbildung als für den Hebammenberuf geeignet bezeichnet, so entspricht das ganz meiner Überzeugung —, nur rechne ich zu den mittleren Ständen auch die zahlreichen vom Mammonismus nicht angekränkelten Familien mit höherer und bester Schul- und Universitätsbildung, deren Frauen und Töchter bei bescheidenen Einkommensverhältnissen an ernste Arbeit und Pflichterfüllung gewöhnt sind. Gerade in diesen Kreisen sind die besten Kräfte mit tiefer Gemüths- und vortrefflicher Verstandesbildung zu finden. Der Idealismus der heutigen Männerwelt wird von Schatz ganz gewaltig überschätzt, wenn er meint, dass eben diese Eigenschaften der Mädchen sie unweigerlich in den Hafen der Ehe führen müssten. Dazu gehören heute andere Eigenschaften, wie Jeder zugeben wird, der den vielbeliebten Tanz ums goldene Kalb mit offenem Auge verfolgt. Wie man dessen ungeachtet es wagen kann, die 40 und mehr Procent sitzen gebliebener Mädchen gerade aus den besseren und gebildeten Ständen für »nur selten gutes Material« zu erklären, ist mir unerfindlich, und stimmt mit meinen Erfahrungen nicht überein. Gerade für die vielen, hier schlummernden Kräfte den geburtshilflichen Beruf zu ebnen und zugängig zu machen, lohnt wohl der Mühe, und ein Unrecht ist es, wenn man diese wohlgeeigneten Kräfte unter dem Sammelnamen und Schlagwort »höhere Töchter« blind zusammenwirft mit der großen Schaar jener thatsächlich unbrauchbaren weiblichen Wesen höherer Stände, die nur zu Genuss und Wohlleben und zu tändelndem Dasein verzogen und verbildet sind. Ich habe den Eindruck,

dass Schatz diesen Fehler begeht und dass er das Wesen echter
Bildung und den Werth derselben auch für den Hebammenberuf
unterschätzt. Denn offenbar hat er mehr die verbildete »Dame« als
die gebildete Frau und das gebildete Mädchen im Auge, wenn er
halb wegwerfend erklärt: »eine Hebamme kann ja wohl einmal ohne
Schaden auch höhere Bildung besitzen«, und wenn er witzelnd hinzufügt: »die Hebamme braucht nicht französisch und englisch zu
entbinden«. Letzteres ist gewiss richtig — in demselben Sinne, wie
auch die Ärzte und Professoren der Geburtshilfe nicht griechisch
und lateinisch zu entbinden brauchen. Und doch hielt es der ärztliche Stand für seine Pflicht einmüthig Protest zu erheben gegen
die geplante und leider zur Durchführung gelangte moderne Verflachung und Preisgabe der humanistischen Vorbildung für den ärztlichen Beruf. Sollte nicht in ähnlicher Weise wie für den Arzt die
humanistische Bildung, so auch für die Hebamme die höhere Schulbildung gewisse Vorzüge haben? Die französische und englische
Sprache sind nun einmal das Mittel, um die Verstandeskräfte der
weiblichen Jugend in der Schule nach Möglichkeit zu entwickeln.
Und dass im Allgemeinen geistig so vorgeübte Personen dem Unterricht auch in der Hebammenschule mit ganz anderem Verständnis
werden folgen können, als irgend eine Kuhmagd oder Tagelöhner-
frau, — das unterliegt mir trotz aller gegentheiliger Behauptungen
auch nicht dem mindesten Zweifel. Und ich stütze mich dabei auf
die zahlreichen Erfahrungen, die ich im Unterricht gebildeter und
ungebildeter Personen in den ganz analogen Wochenpflegekursen in
13jähriger Praxis habe machen dürfen.

Darin aber hat Schatz recht, die Hebamme braucht nicht
nothwendig die Bildung der höheren Töchterschulen, es genügt
auch die einer guten Bürgerschule. Ja, bei vorsichtiger Auswahl
und gründlicher Schulung wird man selbst aus dem Volksschul-
material noch immer eine Anzahl guter Hebammen zu gewinnen
vermögen. Dieser meiner Überzeugung habe ich, wie schon früher,
so auch im vergangenen Jahre in einer dem Ministerium überreichten
»Denkschrift zur Reform des Hebammenwesens« von neuem Ausdruck
gegeben mit den Worten: »Es unterliegt mir keinem Zweifel, dass
gute Volksschülerinnen wie heute, so auch in Zukunft im Hebammenwesen ihren vollberechtigten Platz finden werden und finden
müssen. Die guten Volksschülerinnen und Volksschulhebammen
sind aber zu allen Zeiten rar und in verschwindender Minderheit
gewesen. Der Satz unserer Reformvorlage — »die geistige Qualifikation der Hebammenschülerinnen gilt durch erfolgreiche Absolvirung
einer höheren oder mittleren Töchterschule für erwiesen« — zielt,
wie von vorn herein aus meinem erläuternden Referate ersichtlich
war, nicht etwa darauf ab, die Volksschülerinnen principiell vom
Hebammenberufe auszuschließen, — er weist nur nachdrücklichst
darauf hin, dass der Hebammenberuf in Zukunft auch und vor-
nämlich den Frauen und Mädchen der gebildeten und mittleren

bürgerlichen Stände erschlossen werden soll. Nur so kann es meiner
Überzeugung nach gelingen, dem Hebammenstande nicht wie bisher
nur einige, sondern durchweg gute Elemente zuzuführen, die
fähig sind, sich in ihrem Berufe von dem Bewusstsein tragen zu
lassen, dass sie Mitarbeiterinnen an den Aufgaben der Geburts- und
Wochenbettshygiene sind«.

Wenn Schatz sagt: »Die Forderung mancher naiver, besonders
»litterarischer« Geburtshelfer, die Hebammen nur aus den gebildeten
Ständen zu requiriren, zeugt von ihrer mangelhaften Erfahrung oder
Beobachtungsgabe«, — so kann ich dem nur beipflichten. Ich muss
aber bemerken, dass mir in der Litteratur kein einziger Geburtshelfer begegnet ist, der die von Schatz gegeißelte Forderung wirklich aufgestellt hätte. Vielleicht hat Schatz die Freundlichkeit, sich
gelegentlich deutlicher über diese Species der »litterarischen« Geburtshelfer auszusprechen. Dahingegen weiß ich, dass hier und da
in der Litteratur sich vereinzelte Geburtshelfer haben vernehmen
lassen, die ohne genügende Kenntnis meiner Schriften in phantasie-
voller Weise mir Manches nachzurühmen wussten, die auch mehr
oder weniger bestimmt mir nachgesagt haben, ich breche über alle
Volksschülerinnen den Stab und verlange höhere Schulbildung für
alle Hebammen. Ich habe solche Phantastereien erst unlängst[2] nachdrücklichst zurückgewiesen und darf wohl hoffen, dass man sich in
Zukunft mehr als bisher bemühen wird, jede legendarische Entstellung meiner Reformbestrebungen zu vermeiden. Nicht meinet-
wegen verlange ich das, sondern der von mir vertretenen Sache
halber, die durch unklare Wiedergabe, durch tendenziöse oder un-
bewusste, nur auf Hörensagen fußende Entstellung diskreditirt und
in ihrer Entwicklung gehemmt wird. Gehemmt aber nicht unter-
drückt! Denn keine Macht der Welt wird im Stande sein, eine
sociale Bewegung auf die Dauer niederzuhalten, die so dem gereiften
Bedürfnis [der Zeit entspricht wie die angestrebte Hebung des
Hebammenstandes.

Genug davon. Ich freue mich, Schatz im Wesentlichen mit
mir am gleichen Strange ziehen zu sehen.

Noch habe ich, wie schon Eingangs bemerkt, der »Vereinigung
deutscher Hebammenlehrer« einen Wunsch vorzutragen, auf dessen
Erfüllung ich zuversichtlich hoffe.

Das Hebammenwesen einerseits, die sociale Hilfsorganisation
zur Pflege der Kreißenden und Wöchnerinnen andererseits sind
gleichwichtige Faktoren in dem neu zu erstrebenden und in den
letzten Jahrzehnten immer greifbarer sich gestaltenden Organismus
der Geburts- und Wochenbettshygiene. Die Centren dieser beiden
Faktoren sind die Hebammenlehranstalten und die Wöchnerinnen-

---

[2] S. Kritische Bemerkungen zu den Verhandlungen der 16. Hauptversammlung
des Preußischen Medicinalbeamten-Vereins über die Reform des Hebammenwesens,
von Dr. Brennecke. Halle a/S., Karl Mahrhold, 1900.

asyle, und es liegt auf der Hand, dass gesunde Verhältnisse in der
Geburtshilfe nur dann erreicht werden können, wenn jene beiden
Faktoren und ihre Centren zu möglichster Vollkommenheit entwickelt werden und wenn sie es lernen, in geordneter und zielbewusster Weise Hand in Hand mit einander zu arbeiten. Von
solchem Zielbewusstsein und gedeihlichem mit einander Arbeiten ist
leider bisher nicht viel zu bemerken. Vielmehr begegnet die junge
Institution der Wöchnerinnenasyle mit Allem, was darum und daran
hängt — Wochenpflege, Hauspflege, Wanderkörbe —, noch immer
bei der Mehrheit der Direktoren geburtshilflicher Lehranstalten einer
auffälligen Theilnahmlosigkeit. Dass das recht verstandene Wöchnerinnenasyl nicht ein die Lehranstalt gefährdendes, sondern er-
gänzendes, — dass es ein die Geburts- und Wochenbetthygiene
erst zu voller Reife entwickelndes Institut ist, — dass es desshalb
auch unmittelbar neben der Lehranstalt nicht nur berechtigt, sondern
in organischer Angliederung geradezu wünschenswerth und nothwendig ist, — dass es im Interesse des Volkswohls für die Lehranstalten wie für die Wöchnerinnenasyle geboten erscheint, ihren
Wirkungskreis klar und bestimmt gegen einander abzugrenzen, dann
aber auch planvoll einander zu fördern, — dass Wöchnerinnenasyle,
große und kleine in Stadt und Land, noch in Menge erforderlich
sind, um dem hygienischen Bedürfnis voll zu genügen, — das Alles
sind Gedanken, denen nachzugehen man noch immer wenig geneigt
ist. Quieta non movere! Recht bezeichnend für die all diesen
Fragen gegenüber noch vorherrschende Stimmung ist die Aufnahme,
welche jüngst wieder Queisner's wohlgemeinter und beachtens-
werther Vortrag über »Wöchnerinnenasyle und Wochenpflegerinnen«
auf dem Gynäkologenkongress in Gießen gefunden hat. Man hüllte
sich dem unwillkommenen Thema gegenüber — genau wie einige
Jahre zuvor in der gynäkologischen Sektion der Naturforscherversammlung zu Düsseldorf — in eisiges Schweigen. Man ließ nur
zu Protokoll nehmen, dass dieses Schweigen nicht Zustimmung bedeute und dass überhaupt keine Resolution gefasst sei. Es ist als
walte ein besonderer Unstern über der Antiseptik, deren Geschichte
wahrlich nicht zu den Ruhmesblättern der geburtshilflichen Wissenschaft und ihrer tonangebenden Vertreter gehört. 25 Jahre lang
hat man sich den Semmelweis'schen Lehren der Antiseptik verschlossen; müssen denn wieder 25 Jahre vergehen, ehe man Interesse
gewinnt für die nothwendigen praktischen Konsequenzen der Antiseptik auf socialem Gebiete?

Ich würde es bedauern müssen, wenn auch die neugegründete
»Vereinigung deutscher Hebammenlehrer«, — wie es nach der pro-
grammatischen Rede Schatz's beinahe den Anschein hat, — sich
darauf beschränken wollte, nur das Hebammen- und Hebammen-
schulwesen in den Kreis ihrer Berathungen zu ziehen, — wenn auch
sie nicht Ernst machen wollte mit der Beackerung des ganzen
weiten Feldes der Geburts- und Wochenbetthygiene, — eines

Feldes, das durch die Wöchnerinnenasyle, durch zahlreiche Frauenvereine und einzelne Kommunalverwaltungen schon urbar gemacht
ist, das aber planvoller Mitarbeit der Hebammenlehrer und der
Hebammen dringend bedarf. Ist aber die »Vereinigung deutscher
Hebammenlehrer« geneigt, sich auch dieses Arbeitsfeldes
anzunehmen, ist sie geneigt, ihre Losung nicht nur Reform des Hebammenwesens, sondern Reform der geburtshilflichen Ordnung lauten zu lassen, so wird das Verlangen
nicht unberechtigt erscheinen, dass sie sich erweitern
möge zu einer »Vereinigung deutscher Hebammenlehrer und
Wöchnerinnenasyl-Direktoren«. Damit würde auch den in Gießen
zum Ausdruck gebrachten Wünschen Queisner's voll entsprochen
werden. Die Thatsache, dass mir bereits eine Einladung zugegangen
ist, lässt mich hoffen, dass der Erfüllung meines Wunsches nichts
im Wege stehen wird. In gemeinsamer Arbeit der Hebammenlehrer
und der Asyl-Direktoren aber wird, wie ich hoffe, manches Missverständnis beseitigt, die Geburts- und Wochenbetthygiene kräftig
gefördert und nach allen unsere Zeit bewegenden Richtungen hin
zu einem wohlgegliederten Organismus entwickelt werden können.

III.

Parametritis posterior, eine Darmerkrankung.

Von

Dr. A. Mueller ·

Frauenarzt in München.

Im 52. Heft des Jahrgangs 1901 des Centralblatts für Gynäkologie giebt E. Kehrer einen vorzüglichen Überblick über die
neuesten Behandlungsmethoden der in den letzten Jahren im Vordergrund des Interesses stehenden »Parametritis posterior«. Während
die Veröffentlichung hauptsächlich den Zweck hat, die schon bewährte Heißluftbehandlung auch vermittels elektrischer Glühlampen
zu empfehlen, erwähnt er als vorläufige Mittheilung (p. 1416), dass
er versucht hat, durch Ballonbehandlung vom Rectum aus eine Dehnung der Ligg. sacralis zu erzielen.

Diese Mittheilung veranlasst mich, klinische Erfahrungen und
Anschauungen zu veröffentlichen, welche ich in den letzten 4 Jahren
gewonnen habe, deren Publikation ich aber zurückhielt, weil ich zu
pathologisch-anatomischen Untersuchungen noch nicht gekommen
war. Vielleicht veranlasst diese Mittheilung zu den fehlenden
Leichenuntersuchungen.

Dass die Obstipatio mulierum chronica mit den Sexualleiden
in innigem Zusammenhang steht, und dass die Beseitigung derselben
ein wesentlicher Faktor in der Behandlung der Frauenleiden ist,
dürfte schon, ehe es eine moderne Gynäkologie gab, allgemein bekannt gewesen sein. Trotzdem findet man höchst selten die Anschauung vertreten, dass es sich hierbei um entzündliche Processe

des Darmrohres selbst handle und werden höchstens periproktitische Abscesse, Adhäsionen, vereiterte Schleimhautausstülpungen etc. beschrieben. Fast stets wird aber die Darmerkrankung als Folge der Unterleibserkrankung, als Atonie betrachtet, selten umgekehrt.

Durch einige Operationen, bei welchen ich von den Adnexen ausgehende Entzündungen zu finden erwartete, diese aber wie den Uterus gesund fand, dagegen hinter demselben Verwachsungen und Jaucheherde, welche mit dem Darm in Verbindung standen, klarlegte, wurde mein Interesse für das Rectum erregt. Als ich die Anamnese und Klagen dieser Pat., welche von Jugend auf an Obstipatio gelitten hatten, später an Rückenmarksleiden, Ischias etc. behandelt worden waren, mit anderen verglich, kam ich dazu, systematisch bei allen Pat., welche Schmerzen hinter dem Uterus hatten, den Darm möglichst hoch hinauf, wenn möglich bis in den oberen Theil des Colon descendens zu untersuchen und die Anamnese immer weiter zurück zu verfolgen. So kam ich zu der Anschauung, dass der große Procentsatz der nicht gonorrhoischen chronischen und akuten Unterleibsentzündungen fast ausschließlich vom Darm ausgeht und dass auch die gonorrhoischen Entzündungen in ihrem Verlauf, wenn sie mit solchen welche vom Darm ausgehen, zusammentreffen, ungünstig beeinflusst werden. Den Gang dieser Entzündungen glaube ich auf Grund vieler Anamnesen und Beobachtungen, die alle ziemlich gleichförmig sind, kurz so schildern zu können:

In den Schul- und Pensionsjahren in Folge der sitzenden Lebensweise und der oft vorhandenen unglückseligen Verachtung der körperlichen Funktionen in den Bildungsanstalten — bisweilen auch schon in der ersten Kindheit —, bildet sich »Hartleibigkeit« aus. Die Pat. oder deren Mütter geben dies bestimmt an, erinnern sich auch, dass das Kind oft an Leibschmerzen litt und beim Stuhlgang Schmerzen hatte, dass dann »immer eine Schwäche des Darmes blieb«. Später leiden diese Mädchen an »schwachem Rücken« und können das Sitzen auf den harten Schulbänken nicht aushalten wegen Kreuzweh. Die Periode ist beim Eintritt schon schmerzhaft, ist meist unregelmäßig; sehr gering oder profus.

Bei geringen Graden bessert oft schon körperliche Bewegung: Turnen, Radeln und später das Eheleben; oft auch der erste Partus, welcher die Theile massirt und dehnt, die Dysmenorrhoe und das Kreuzweh, oft aber treten in Folge der Quetschung der entzündeten Theile erst im Anschluss an die Geburt, besonders wenn dieser längere Obstipation folgte, ernstere Beschwerden auf, so dass die Erkrankung dann von der Geburt an datirt wird.

Der diesem klinischen Bilde entsprechende anatomische Verlauf scheint sich mir folgendermaßen zu gestalten: In Folge der Obstipatio wird die Darmmucosa und weiterhin auch Muscularis und das umgebende Bindegewebe gereizt und entzündet. Es bilden sich Schleimhautgeschwüre, Follikelschwellungen und auch submucöse Abscesse. Wandert der Process weiter, so erzeugt er an den Stellen des Darmes, welche mit Peritoneum bedeckt sind lokale Peritonitis mit Adhäsionsbildungen, welche den Darm mit der Beckenwand oder den Nachbarorganen: Adnexe, Uterus, Dünndarm etc. verlöthen. Diese Verlöthungen können sich nach Heilung wieder lösen oder persistiren. An den Theilen, an welchen kein Peritoneum mehr ist, in der Gegend des Sphincter tertius, geht der Process auf die hier den Darm eng umfassenden Ligamenta utero-sacralia über. Diese Gegend ist so wie so disponirt für Kothstauung, weil hier der Darm eine starke Knickung von links her kommend nach unten hinten macht und daher ist diese Stelle meist allein ergriffen, fast immer aber am stärksten erkrankt. Die vom Darm fortgeleitete Entzündung der Ligamenta sacralia verwandelt die vorher langen elastischen Bänder in kurze dicke Stränge, welche den Darm fest umklammern und die Passage harter Kothmassen immer mehr verhindern. Hierdurch nimmt wieder die Entzündung zu und steigt, da oberhalb der Verengerung der harte Koth liegen bleibt und reizt immer höher. Trotz Durchfall und regelmäßiger Entleerung können sich so oberhalb der Stenose im dilatirten Colon große Mengen Koth, scheinbar wegen »Darmatonie« ansammeln. Ist auch die mechanische Stenose vielleicht noch nicht hochgradig, so ist doch oft der Sphincter tertius respektive die ganze Darmwand der Gegend so gereizt, dass sie sich bei Berührung mit festen Kothmassen sofort tetanisch kontrahirt und die Passage für harte Massen unmöglich macht, während weicher Koth passiren kann. Es wechselt dann oft Obstipatio mit Diarrhöe.

Von den Bändern geht der Process oft weiter auf den Uterus und zunächst auf die Portio. So ensteht bei Virgines die pathologische Anteflexio mit knorpelharter Portio, Cervicalkatarrh und Dysmenorrhoe.

Gelingt es, das infiltrirte Parametrium posterius und die Portio zu lockern, so verschwindet die Dysmenorrhoe. Schreitet die Entzündung im Beckenbindegewebe weiter, so erreicht sie das Periost des Kreuzbeins, so wie die aus demselben tretenden Nerven und erzeugt Periostitis, Perineuritis und die wiederholt beschriebenen schmerzhaften Knötchen. Hierdurch werden oft Rückenmarksleiden, Ischias, Coccygodynie etc. vorgetäuscht. Steigt der Process über die Ligamenta sacralia im Darm empor, so bewirkt er außer der schon bestehenden Retropositio auch Retroversio oder Retroflexio, d. h. Verlöthung höherer oder tieferer Partien des Corpus uteri mit der hinteren Beckenwand. Hierbei tritt alsdann auch »Perimetritis«, richtiger lokale Peritonitis, auf, ohne dass dies als ein neues Krankheitsbild zu betrachten wäre. Findet die Verlöthung rechts neben dem Promontorium im Gebiete des Plexus sympathicus, speciell der Gegend des Ganglion solare statt, so entstehen Reflexwirkungen besonders im Magen: Übelsein, epigastrischer Schmerz, Aufstoßen etc. Tritt aber Schwangerschaft ein, so tritt in Folge des Zuges an den Verwachsungen, welche sich, falls die Verlöthungen leichte sind, durch das Wachsthum des Uterus lösen, Erbrechen auf.

Erfolgt die Lösung nicht, so nimmt das Erbrechen bis zur Hyperemesis zu. Gelingt es durch Massage, die hintere Uteruswand von der vorderen Wand der Wirbelsäule und dem Kreuzbein völlig loszulösen, wobei man allerdings Frühgeburt riskiren muss — ein Fall, der mir indessen noch nicht vorkam —, so sistirt das Erbrechen; gelingt die Lösung nicht, so tritt spontane Frühgeburt ein oder dieselbe muss eingeleitet werden.

(In der Januarsitzung der Münchener gynäkologischen Gesellschaft 1902 habe ich diese Theorie zum ersten Mal öffentlich ausgesprochen.)

Geht die Entzündung im Beckenbindegewebe oder zwischen den peritonealen Verlöthungen über das exsudative Stadium hinaus, so giebt es parametrane-paraproktitische oder abgekapselt peritoneale, meist jauchige Abscesse. Diese können jahrelang bestehen bleiben, brechen aber meist in den Darm, seltener in die Scheide oder die Blase durch, oder sie führen in die Leibeshöhle durchbrechend zu ausgedehnter Peritonitis. Oberflächliche Abscesse bilden sich offenbar oft zahlreich in der Darmwand. Sie erzeugen einen klopfenden Schmerz, der nach einer Steigerung verschwindet. Ist die Pat. darauf aufmerksam gemacht, so findet sie Blut und Eiter im Stuhl.

Geht die Erkrankung, durch die Koprostase begünstigt, durch das S romanum nach dem Colon weiter, so bilden sich Schleimhautdivertikel, Verwachsung des Darmes am Knochen — besonders typisch links oberhalb der Linea innominata auf der Darmbeinschaufel, eine oft auch von außen palpabele — so wie Schrumpfung des Mesocolon, wodurch die Beweglichkeit des Darmes noch mehr leidet.

Als Fernwirkung oder auf gleicher Ursache, der Koprostase, beruhend, findet man meist Schleimkatarrh des Dickdarms.

Der Process kann sich auch weiter auf die Genitalien ausbreiten, besonders durch Erkältung bei Menstruation etc. und so Metritis, Salpingitis Oophoritis, — letztere auch direkt vom Darm aus fortgeleitet — erzeugen.

Es ist selbstverständlich, dass der ganze Entzündungsprocess auch den umgekehrten Weg gehen kann: von der Cervix auf die Ligamenta sacralia und von da auf den Darm. Nach meinen Beobachtungen scheint aber der Weg vom Darm nach den Genitalien weitaus häufiger zu sein als der umgekehrte. Daher halte ich auch die Auffassung der Erkrankung als primäre Darmkrankheit, welche ungezwungen alle die verschiedenen klinischen und anatomischen Erscheinungen unter gemeinsamen Gesichtspunkt zusammenfassen lässt für die richtige.

Was die Erkenntnis der Rectalaffektion der Diagnose so leicht entzieht ist der Umstand, dass die kranke Stelle, vom Anus 12—14 cm entfernt, für den Finger nicht leicht erreichbar ist. Der Schmerz, welcher bei Berührung oder spontan entsteht, wird außerdem meist im Anus »als Hämorrhoidalschmerz« empfunden oder im Kreuz, wie das Dehnen der Ligamenta sacralia per vaginam, und daher als Mutterbandschmerz aufgefasst.

Mit Sonden — ich benutze Steinsonden und lange Spritzenrohre — wird aber der Darm offenbar sehr selten untersucht. Bei gesundem Darm kann man ohne jeden Schmerz feste Sonden, leicht S-förmig gebogen, bis fast oder ganz zum Rippenbogen führen. Meist fühlen die Pat. überhaupt nichts davon und sind erstaunt, wenn man ihnen oberhalb oder neben oder am Nabel die Sondenspitze fühlen lässt. Dies ist auch oft bei denjenigen Pat. der Fall, bei denen das Passiren der Ligamenta sacralia äußerst schmerzhaft ist. Bei schweren Fällen findet man auch oberhalb der Stenose höckerige rauhe, empfindliche Stellen. Dicht oberhalb der Stenose nach links ist oft eine Stelle, welche bei Berührung Blasenschmerz auslöst, wodurch ein Blasenleiden vorgetäuscht werden kann.

Bei Männern ist die Sondirung des Darmes bis zum Rippenbogen leichter als bei Frauen, wohl wegen der geringeren Kreuzbeinkrümmung und Beckenneigung.

Dass die pathologischen Anatomen eben so wie die Chirurgen nur die schwereren Formen mit breiten Adhäsionen des Darmes und mit Abscessen genauer kennen, beruht wohl auf der Art, wie die Beckenorgane entfernt zu werden pflegen. Sobald dieselben, wie bei Sektionen üblich, vom Kreuzbein gelöst sind, ist das ganze Bild verwischt und die kleinen Knötchen in der Darmwand — wohl geschwellte Follikel — sind nicht mehr auffällig.

Was nun die Therapie anbelangt, so hat dieselbe Kehrer, so weit sie die Genitalorgane und indirekt den Darm trifft, so klar geschildert, dass ich hierauf verweisen kann. Dass die Ventrofixatio durch Befreiung des Darmes nützt, ist auch wohl klar ersichtlich, wenn dieselbe auch wohl nur in denjenigen schwersten Fällen nöthig sein dürfte, bei welchen auch anderweitige Verwachsungen des Darmes vermuthet werden. Die vaginale hintere Köliotomie hat, wie ich mich gelegentlich bei Tumorenentfernung überzeugte, keine heilende, eher schädliche Folge.

Was ich von meinem Standpunkt aus der Behandlung der »Parametritis posterior« hinzufüge, ist die zielbewusste Darmbehandlung. Per os sind außer allgemeinen Diätvorschriften Pilulae aloe ticae ferratae, Karlsbader Salz, Apenta, Ichthalbin, Duotal etc. oft von Werth, besonders bei Colitis membranacea. Als Klysmata habe ich Tannin, Eichenrindenabkochung, hypermangansaures Kali, Protargol, Argent. nitr., Ichthyolöl und Guajakolöl etc. brauchbar gefunden. Lindernd wirken bei reizbarem Darm Öl und Haferschleimklysmen. Das Hauptbestreben muss aber außer Bekämpfung der Entzündung die Befreiung des Darmes aus seiner Einschnürung sein. Dies erzielt man durch die Massage per vaginam, besonders durch die Dehnung der Ligamenta sacralia. Eine nur dem Rectum angehörige Bindegewebsschicht scheint hierdurch bisweilen nicht mitgefasst zu werden. Es ist dadurch bisweilen auch eine Dehnung direkt vom Darm aus

nöthig. Dieselbe geschieht mit dicker Sonde oder dickem Spritzen-
ansatz; — dünne Sonden gerathen leicht in Hautfalten, wodurch
sofort heftiger Schmerz und Darmkrampf erzeugt wird. Hat das
Instrument die Enge passirt, so wird es bei Reizung des Darmes oft
wie von einer Faust fest umschlossen. Dass diese Art Darmbehandlung ganz besonders vorsichtig ausgeführt werden muss, ist selbstverständlich und habe ich mich auch selbst erst im Laufe der Jahre
langsam immer weiter vorgewagt.

Bei der Dehnung der Ligamente und Adhäsionen fiel mir auf,
dass Zitterbewegung der Hand von günstigem Einfluss war. Ich
habe daher in letzter Zeit Versuche mit dem Vibrationsapparat begonnen, die mir einen günstigen Eindruck gemacht haben; die Hand
ersetzen kann der Apparat aber nicht.

Résumé: Die Krankheiten, welche von anderen Autoren als
Parametritis posterior, Periproktitis, Anteflexio uteri pathologica mit
Dysmenorrhoe, Retropositio uteri, Adhaesiones peritoneales inferio-
res etc. etc. beschrieben wurden, welche sich durch den von den
Franzosen als »Syndrome uterine« beschriebenen Symptomenkomplex
auszeichnen, gehen meist von einer Erkrankung des Rectum an der
Stelle, wo es von den utero-sacralen Bändern umschlossen wird, aus;
seltener ist der Uterus der Ausgangspunkt derselben Erkrankung.

Berichte aus gynäkol. Gesellschaften u. Krankenhäusern.

1) Geburtshilfliche Gesellschaft zu Hamburg.

Sitzung vom 5. November 1901.

Vorsitzender: Herr Staude; Schriftführer: Herr Roesing.

I. Demonstrationen.

Herr Lomer demonstrirt: 1) ein Präparat von Kraurosis vulvae. Dasselbe
entstammt einer älteren Pat., die mehrfach geboren und schon längere Jahre starke
Beschwerden gespürt hat. Da alle Mittel, u. A. auch Guajakolwasser, sich nutzlos
erwiesen, entschloss L. sich zur Abtragung.

Er bemerkt, dass er im Ganzen nur 4 Fälle von Kraurosis beobachtet habe,
von denen dies der zweite operativ behandelte sei. Die Heilung verlief glatt.

2) zeigt er eine Placenta. Er wurde zu der Frau gerufen wegen anscheinen-
der Krampfwehen und vermuthete sofort vorzeitige Placentalösung. Nach der
Geburt des todten Kindes bestätigte sich diese. Der Harn enthielt Eiweiß und
die Frau war sehr anämisch.

3) legt er ein Myom von Kindskopfgröße vor. Dasselbe hatte das ganze
kleine Becken ausgefüllt und den Verdacht auf eingekeilten Ovarialtumor erweckt,
erst die Operation ermöglichte Erkennung des subserösen Myoms. Anstandslose
Heilung.

Diskussion: Herr May fragt, ob es sich um Schwangerschaftsnephritis
oder andere Nierenerkrankung gehandelt habe.

Herr Lomer: Um erstere.

Herr Seeligmann bemerkt, dass er Guajakolwasser nur für Pruritus vulvae
empfohlen habe. Bei Kraurosis sei dasselbe nutzlos, da es sich um Infektion mit
einem von ihm gefundenen Diplococcus dabei handle.

Herr Mond berichtet über einen Fall von Missed labour. Die 28jährige Pat.
hat einmal geboren. Seit Anfang April cessirten die Menses. Sie kam allmählich

seit Juni sehr herunter, wurde wegen melancholischer Depression längere Zeit in einer Irrenanstalt behandelt. Vor wenigen Tagen fand er den Uterus groß, weich und in ihm einen Fötus in der Größe der 8. Woche und die atrophische Placenta.

Derselbe berichtet über die Retention einer Abortplacenta bei Retroflexio uteri durch 30 Tage. Nach Ausräumung glatte Heilung.

Herr Schrader bemerkt als Nachtrag zu seinem Vortrag in der Sitzung vom 22. Oktober, dass ihm ätiologisch das weite Becken von Bedeutung scheine. Das Promontorium nehme bei diesem den wachsenden Uterus nicht auf, so dass derselbe weit mehr die Venae iliacae komprimiren könne, als beim engen Becken, dessen Vorberg wie ein Prellbock wirke. Unter der Geburt mache der auf dein Beckenring tretende Kopf große Schmerzen, die nur vorübergehend durch Uteruslüftung beseitigt werden und ihn wiederholt veranlassten zur Morphiumspritze zu greifen.

II. Herr Staude: Über Kephalotrypsie und Kranioklasie.

Ausgehend von dem Vortrag Credé's auf der Münchener Naturforscherversammlung 1877 und der Fritsch'schen Arbeit in den Volkmann'schen Heften über das gleiche Thema bespricht S. die Vorzüge und Nachtheile des Kephalotrypters und des Kranioklasten nach kurzem Bericht über die Ansichten, die in unseren geburtshilflichen Lehrbüchern über beide Instrumente niedergelegt sind. Das Instrument, das sich in S.'s Händen befindet, ist der Martin'sche Kephalotrypter, mit dem er als Verkleinerungs- und hauptsächlich als Extraktionsinstrument sehr gute Erfahrungen gesammelt hat.

S. versucht 2 Vorwürfe, die man dem Kephalotrypter gemacht hat, den, dass er den Kopf, den er in der einen Richtung verkleinere, in der darauf senkrechten Richtung ausdehne, eine Vorstellung, beruhend auf den Leichenversuchen F. Weber's, und dass er zu leicht abgleite, zu entkräften. Das erstere stimmt nicht, denn die Langstreckung des Kopfes erfolgt, wie Credé und Fritsch ganz richtig betonen, in der Längsrichtung des Instruments, also in der günstigen Richtung. S. zeigt eine Photographie eines Schädels mit daran sitzendem Kephalotrypter, die von einem kürzlich beendeten Geburtsfalle herstammt und die diese Langstreckung des Kopfes sehr schön demonstrirt. Betont wird besonders, dass die vorausgeschickte Perforation eine Hauptbedingung für diese günstige Wirkung und auch für das Festhalten des Kephalotrypters ist. Für diesen 2. Punkt kommt es viel auf das Modell an, das genügend lang und mit einer guten Beckenkrümmung versehen sein muss. Die bei dem Martin'schen Modell ziemlich scharf umgebogenen Apices hält S. für einen Vortheil, was das Festhalten des Instruments betrifft. Ein gut angelegter Kephalotrypter soll mit seinen Löffeln womöglich über Schädel und Gesicht und mit seinen Apices unter dem Kinn fassen, dann ist ein Abgleiten so gut wie unmöglich. Bei der Extraktion muss man ferner den Drehungen, welche der Kopf und mit ihm natürlich das Instrument macht, folgen, selbst wenn der Kephalotrypter fast mit seiner Konvexität nach vorn den Beckenausgang passiren sollte. Diese für die Zange unmögliche Drehung gestattet dem Kephalotrypter die Schmalheit seiner Branchen. S. hat bei plattem Becken bei 6,5 Conjugata noch mit dem Kephalotrypter extrahirt. Das oben geschilderte gute Liegen des Kephalotrypters muss auch auf die Schädelbasis energisch einwirken. Eine 2. Photographie von demselben Geburtsfall illustrirt das gute Liegen des Instruments.

Mit dem Kranioklasten als Extraktionsinstrument war S. auch meist zufrieden, nur hat er in schweren Fällen die Erfahrung gemacht, dass der Kranioklast leicht einen Schädelknochen mit einem Stück Kopfhaut einfach ausreißt und somit eben so abgleitet, wie man das dem Kephalotrypter vorgeworfen hat. Auch bei dem sehr fest haltenden Auvard'schen Instrument kam es S. vor, in einem recht schweren Extraktionsfalle, dass er das ganze Schädeldach abriss und der übrige Kopf blieb zurück. Wie es ihm in einigen wenigen Fällen vorkam, dass er nach vergeblichem Anlegen des Kephalotrypters eine Geburt mit dem Kranioklasten

beendigte, so extrahirte S. noch mit dem Kephalothryptor, wo der Kranioklas
versagte. Hoch über dem Becken stehende Köpfe, die man erst in den Beckeneingang hineinziehen muss, würde S. lieber mit dem Martin'schen Kephalotrypter fassen, fest auf dem Beckeneingang stehende Köpfe, die vielleicht mit
einem kleinen Segment hereingetreten sind, extrahirt der Kranioklast unschwer.
Gerade bei den höheren Graden von Beckenengen möchte sich S. mehr auf den
Kephalotrypter verlassen, als auf den Kranioklast. Am nachfolgenden Kopfe
ist die für den vorangehenden Kopf dringend nöthige Perforation, wenn man den
Kephalotrypter anlegt, nicht nothwendig. Die Perforation ist nur nöthig für den
Hydrocephalus. Beide Methoden gestatten die gleich sichere Entwicklung des
Kopfes. Das Anlegen der Kephalotrypters am nachfolgenden Kopfe kann etwas
schwer sein, die Entwicklung desselben geht aber leicht von statten.

Diskussion: Herr Falk betont, dass auch B. S. Schultze die Kephalotribe für manche Fälle als nöthig betrachte.

Herr Schrader glaubt, dass für die Hamburger Verhältnisse der Kranioklast
wohl stets genüge, aber für sehr enge Becken die Kephalotribe mehr leisten können.

Sitzung vom 18. November 1901.
Vorsitzender: Herr Staude; Schriftführer: Herr Roesing.

Herr Falk demonstrirt einen Fall von Polymastie. Daran anknüpfend, bespricht er die Arbeiten, welche diese Anomalie als einen Rückschlag auf frühere
Begabung mit Sicherheit kennzeichnen, besonders die von Oscar Schultze und
Hugo Schmidt. Unter Hinweis auf einen 1897 von Hennig-Leipzig gehaltenen
Vortrag »Über den Zusammenhang der Polymastie in anthropologischer Beziehung
mit der Erhaltung der ursprünglichen Doppelanlage des Uterus«, — theilt F.
drei von ihm mit Sicherheit konstatirte Fälle von Schwangerschaft bei Doppel-
bildung des Uterus mit. In einem während seiner Jenenser Assistentenzeit beobachteten Falle, in welchem es sich um einen Uterus bicornis unicollis handelte,
konnte F. später Schwängerung auch des anderen Horns feststellen. Bei seiner
jüngsten Beobachtung konnte die ursprünglich gestellte Diagnose der Extra-uterin-
Gravidität durch Untersuchung in Narkose, Beachtung des Verlaufes der Ligg.
rotunda so wie durch Auffinden eines Restes von Vaginalseptum rectificirt werden.
F. verweist auf eine von Pfannenstiel in der Festschrift der Deutschen Gesellschaft für Gynäkologie 1894 erschienene Arbeit.

In der Diskussion, an der sich die Herren Grube, Roesing und Staude
betheiligen, berichtet Letzterer eingehend über einen interessanten, schon früher
publicirten Fall von Schwangerschaft im rudimentären Nebenhorn nach äußerer
Überwanderung des Eies. Derselbe wurde als bisher einziger mit richtig vorher-
gestellter Diagnose glücklich operirt.

Sitzung vom 17. December 1901.
Vorsitzender: Herr Staude; Schriftführer: Herr Roesing.

I. Demonstrationen.

Herr Staude zeigt einen wegen Atresia cervicis und Hämatometra vaginal
total exstirpirten Uterus. Die Atresia war aufgetreten im Anschluss an Curettage
und 2malige Vaporisation von anderer Seite. Eine konservative Behandlung war
unmöglich.

Herr Matthaei kam zufällig zur Kenntnis, dass in diesem Falle mit Cervix-
schutz 25 Sekunden bei 110° vaporisirt worden war nach Dilatation bis Hegar-
stift No. 10—11.

Her Falk verweist auf seine in der Monatsschrift erscheinende Arbeit, in der
er darlegt, dass bei alten Exsudaten solche Obliteration eintreten und überdies die
Tiefenwirkung im Fundus ganz unberechenbar ist.

Herr M o n d : 1) Demonstration eines kleinhühnereigroßen Myoms des Uterus, das nach Austastung des Uterus diagnosticirt und entfernt worden war. Pat. war durch 6monatliche Blutungen aufs äußerste erschöpft. Das Myom saß mit mäßig breitem Stiel in der rechten Fundusecke.

2) Demonstration einer geplatzten großen Ovarialcyste mit Gallertinhalt und handtellergroßer Rupturstelle in der hinteren Wand und daran anschließend

II. Vortrag über einen Fall von Pseudomyxoma peritonei (Werth).

Nach vorangehenden Bemerkungen über Werth's grundlegende Arbeiten und einem Überblick über die Litteratur, woraus zu ersehen ist, dass der Kampf der verschiedenen Meinungen und Ansichten noch zu keinem definitiven Ende geführt hat, bespricht Mond den eigenen Fall. Es handelt sich um eine 50jährige unverheirathete Dame, die in äußerst elendem Zustande im November zur Behandlung kam. Die Anamnese und der Befund ließen erkennen, dass es sich um einen großen Eierstocktumor mit Ruptur in die Bauchhöhle handelte (3 Wochen vor der Aufnahme). Trotz des kollabirten Zustandes Operation in Chloroform-Äthernarkose. Bauchhöhle ist mit dicken, kleisterähnlichen Gelatinemassen angefüllt, Peritoneum lederartig, mit gallertigen Auflagerungen durchsetzt, eben so wie das kleine Becken fast ganz von fest anhaftenden, mit massigen Adhäsionen durchsetzten zähen Massen ausgefüllt ist, die sich nur schwer von der Serosa entfernen lassen. Die Massen sind aus einem linksseitigen großen Ovarialtumor ausgetreten, in dessen hinterer Wand sich eine handtellergroße Rupturstelle findet. Mit der Hand werden gut 16 Pfund Gallertmassen ausgeschöpft, dann der Tumor abgetragen und eben so der bis zum Nabel reichende myomatöse Uterus, der gleichfalls von den glasigen Auflagerungen besetzt erscheint, mittels supravaginaler Amputation und exakter Vernähung der Wundfläche. Die Konsistenz des letzteren Tumors war theils weich, theils harthöckerig, so dass der Gedanke einer malignen Erkrankung nicht auszuschließen war. Dauer der Operation ³/₄ Stunde.

Verlauf in den ersten Tagen ganz normal, guter Puls von 80, normale Temperatur. Am 2. Tage Abgang von Flatus; am 4. Tage Verschlimmerung des Zustandes, Puls über 100, bei normaler Temperatur; am 6. und 7. Tage dasselbe Bild zunehmender Schwäche, Leib weich, eindrückbar, nirgends druckempfindlich. Am 8. Tage Tod an Erschöpfung ohne Erscheinungen von Sepsis. Aus äußeren Gründen Sektion nicht gestattet, doch war es möglich, die Bauchwunde zu öffnen und die Bauchsektion oberflächlich zu machen: Heilung p. primam, keine Peritonitis, Därme mit glatter, wenig injicirter Oberfläche, mit der Bauchwand nicht verklebt. Das kleine Becken ist mit gallertigen Massen noch angefüllt, in die der Uterusstumpf völlig eingebettet erscheint. Stumpf gut aussehend, im Zustande der Verheilung.

M. giebt dann nach genauer Schilderung des Präparates mit besonderer Berücksichtigung der Rupturstelle, an der deutlich zu erkennen ist, dass die Ruptur älteren Datums ist, eine Epikrise des Falles. Was die Therapie anlangt, so kommt nur schleunigste Operation und möglichste Entfernung aller krankhaften Processe, etwaige bestehende Implantationsmetastasen etc. in Betracht. Prognose ungünstig.

Die mikrochemischen Untersuchungen wurden im Laboratorium des Herrn Dr. Pappenheim in liebenswürdigster Weise ausgeführt. Dieselben werden später an anderer Stelle in ausführlicher Weise wiedergegeben. Organisationsgewebe im Sinne Werth's ließ sich nicht nachweisen. — Der Befund spricht für Implantationsmetastasen auf dem Peritoneum seitens der primären Ovarialcyste. — Sekundär gelangt dann das Pseudomucin in die Lymphbahnen, wie Werth dieses annimmt.

Herr Falk glaubt nach eigenen Befunden, dass Eugen Fränkel mit seiner Annahme von Metastasenbildung Recht haben könne.

Herr Mond betont gegenüber den pathologisch-anatomischen Befunden und Benennungen die klinische Bedeutung der Bezeichnung: Pseudomyxom.

Neueste Litteratur.

2) Archiv für Gynäkologie Bd. LXV. Hft. 1.

1) **E. Wertheim.** **Ein neuer Beitrag zur Frage der Radikaloperation beim Uteruskrebs.**

Den bereits veröffentlichten 29 Fällen von abdominaler Radikaloperation mit Wegnahme der Parametrien und Auslösung der regionären Lymphdrüsen fügt jetzt Verf. weitere 31 Fälle aus der Bettina-Stiftung hinzu. Es wird hierbei dieselbe originelle Art der Beschreibung angewendet, indem mit Weglassung jeder langen Krankengeschichte durch die bildliche Wiedergabe von Uterusdurchschnitten und Beckenschematis, in denen der Drüsenbefund eingetragen ist, eine Klarheit und Übersichtlichkeit geschaffen wird, deren nur wenige Arbeiten sich rühmen dürften und die in jedem einzelnen Falle eine augenblickliche Orientirung ermöglicht.

Hierauf folgt eine genaue Beschreibung der Operationstechnik, welche durch 6 auf 6 Tafeln wiedergegebene, an der Leiche gewonnene Photogramme der einzelnen Operationsakte wesentlich unterstützt wird. Es lässt dieselbe erkennen, wie sehr die gewonnenen Erfahrungen auf Verkürzung und Vereinfachung des Verfahrens hingewirkt haben. Insbesondere sei die Ersetzung der Exkochleation und Desinfektion des Carcinoms von der Scheide aus durch die Wertheim'schen rechtwinklig geknickten Klemmen hervorgehoben, welche nach Auslösung des Uterovaginalschlauches vom Abdomen angelegt werden, und den Carcinomkrater vollkommen abschließen.

Während von den ersten 30 Fällen 12 dem Eingriffe erlagen, gingen in der zweiten Serie nur 5 Fälle zu Grunde, und zwar 2 an Ileus ohne nachweisbare Peritonitis, 1 an Miliartuberkulose, 1 an Chok und 1 an Pyelonephritis in Folge beiderseitiger Ureterenwandnekrose. Die Untersuchung der exstirpirten Drüsen wurde wie in der ersten Serie gehandhabt und ergab ein gleiches Resultat, nämlich dieses, dass in einer nicht unbeträchtlichen Anzahl von Fällen die regionären Lymphdrüsen relativ frühzeitig ergriffen werden. Werden alle 60 Fälle zusammengenommen, so zeigt sich, dass krebsige Drüsen in 31% aller Fälle vorhanden waren, und in 15% der beginnenden und mittelweit vorgeschrittenen.

Sollten sich die auf die Operation gesetzten Erwartungen auch nur einigermaßen erfüllen, und die Dauerresultate denselben entsprechen, so müsste man allerdings wünschen, dass von den publicirten radikalen abdominalen Verfahren gerade das W.'sche sich einbürgerte, weil es den anatomischen Verhältnissen am besten Rechnung trägt und technisch mit den einfachsten Mitteln arbeitet.

2) **Löwenstein.** **Klinisch-statistische Beiträge zur Puerperalfieberfrage.**

Im zeitlichen Anschluss an die Saft'sche Arbeit giebt Verf. eine Übersicht über die vom 1. Mai 1896 bis 30. April 1900 in der Provinzialhebammenlehranstalt zu Breslau (Baumm) vorgekommenen 3352 Geburten. Nach Abgang von 46 Fällen mit interkurrenten Krankheiten und 51 schon außerhalb untersuchten ergiebt sich bei 3255 Geburten eine reducirte Morbidität von 45,7%, unter denen sich 7% schwerere Erkrankungen befanden. Bei innerlich Untersuchten und nicht Untersuchten konnte kein bemerkenswerther Unterschied berechnet werden; es zeigte sich nur ein Plus (4,7—7,4%) von schwereren Erkrankungen. Auf die weiteren vielfachen Untersuchungspunkte, in Bezug auf welche diese Statistik mit den Angaben anderer Autoren übereinstimmt, möchte hier nicht eingegangen werden. Hervorgehoben zu werden verdient das Resultat bei den sog. Methylenfällen, und bei den nach Hofmeier desinficirten. Bei den ersteren handelt es sich um 379 Fälle, die innerlich untersucht wurden mit Zuhilfenahme der mechanischen Reinigung allein und ohne Desinficiens, das durch eine Methylenblaulösung ersetzt wurde, um das Vertrauen der Hebammenschülerinnen in die Desinfektionsmethoden nicht zu erschüttern. Von diesen Geburten fieberten 47,2%, und die in derselben Zeit mit Anwendung von Desinficiens untersuchten Frauen wiesen eine Morbidität von 46,8% auf. Es hatte also die Weglassung des Desinficiens nach der mechanischen Reinigung der Hände keinen Einfluss auf die Morbidität. Die nach Hofmeier mit Ausreibung der Scheide vorbehandelten 394 Fälle fieberten mit 45,7%. Die präliminare innere Desinfektion hatte mit anderen Worten keinen Einfluss auf die Herabsetzung der Morbidität. — Zum Schluss sei noch erwähnt, dass die reducirte Mortalität bei 3301 Geburten 0,18% ausmachte.

3) Micholitsch. Ein Fall von Breus'scher Hämatommole mit blasenmolenähnlicher Degeneration der Chorionzotten.

Das in farbiger Skizze gut wiedergegebene Präparat wurde im Bettina-Pavillon in Wien (Wertheim) gewonnen. Es wurde von einer 38jährigen Multipara ausgestoßen, die sich scheinbar am Ende einer 9monatlichen Gravidität befand. Die Oberfläche des kaum faustgroßen Ovulums ist von zahlreichen partienweise zu traubenförmigen Gruppen geordneten schrotkorn- bis erbsengroßen Bläschen besetzt. Nach Eröffnung des Eies sieht man das typische Bild des Breus'schen tuberösen subchorialen Hämatoms. Aus dem histologischen Befunde ist die auffallend starke entzündliche Infiltration der Decidua bemerkenswerth, die vielleicht (Virchow) in ätiologischer Beziehung zu der blasenmolenähnlichen Bildung steht. Eine ähnliche Kombination von Hämatommole mit Bildung von traubiger Degeneration der Chorionzotten ist bisher nicht veröffentlicht.

4) Kundrat. Zur Tuberkulose der Tuben und der Uterusmucosa.

Wir finden hier die genaue Schilderung von 4 in der Bettina-Stiftung (Prof. Wertheim) beobachteten und operirten Fällen von Tuberkulose der Adnexe resp. der Uterusmucosa. Die interessanten mikroskopischen Befunde decken sich größtentheils mit den schon von anderen Autoren wie Alterthum, Wolff, Vassmer, Stolper gemachten Beobachtungen. Während bei 3 Fällen, die K. für descendirende sekundäre Tuberkulosen hält, die pathologischen Veränderungen der Tuben am meisten hervortreten und die Uterusmucosa intakt gefunden wird, lehrt die Untersuchung des vierten, dass auch die Schleimhaut des Uterus großentheils durch ein Gewebe ersetzt wird, das durch zahlreiche Epithelioidtuberkel mit Riesenzellen charakterisirt ist. Auch die Anamnese dieses Falles weist auf die ascendirende primäre Natur der Tuberkulose hin. Des Ferneren tritt dieser Fall dadurch noch besonders hervor, dass sich an den Tuben richtige Tubenwinkeladenomyome, entsprechend der Schilderung von v. Recklinghausen, fanden, die Verf. besonders genau in Wort und Bild schildert. Er ist wie v. Franqué der Ansicht, dass diese Gebilde keiner embryonalen Anlage ihre Entstehung verdanken, sondern dass Adenom- und Myombildung in Folge des entzündlichen Reizes der Tuberkulose von der Tubenschleimhaut aus erfolgt ist. Durch den entzündlichen Reiz wird nicht bloß in der Tube das Schleimhautepithel zur Proliferation angeregt und zu Ausstülpungen veranlasst, die auch die ringförmige Tubenmuskulatur durchbrechen, und ihrerseits wieder die letztere zur Wucherung anregen. — Der eine von den sekundären Fällen bietet das interessante und seltene Bild der Kombination von Cervixcarcinom und Tubentuberkulose. Bei der nach Wertheim ausgeführten abdominalen Radikaloperation wird eine vergrößerte Drüse im Theilungswinkel der Gefäße rechts gewonnen, in der an einer Stelle unter der Kapsel ein epithelioider Tuberkel mit einer Riesenzelle umgeben von Carcinomzapfen zu sehen ist, ein histologisches Unicum.

5) A. Nordmann (Basel). Zur Frage der Placentaradhärenz.

In 2 Fällen findet Verf. an Stelle der vorwiegend zelligen Zusammensetzung der Decidua serotina placentaris ausgedehnte Bindegewebswucherungen. Diese serotinale Form der Placentaradhärenz erklärt sich Verf. durch die wahrscheinlich zu gründlich vorgenommenen Ausschabungen, die in beiden Fällen vor der betreffenden Schwangerschaft vorgenommen waren. Es war nach seiner Ansicht soviel Schleimhaut weggenommen worden, dass es zu keiner vollständigen Restitutio ad integrum kam; vielmehr bildete sich starkes Granulations- und Narbengewebe, während die reichliche Durchwachsung des Stromas mit Drüsenschläuchen unterblieb. In einem dritten Falle wurden zurückgebliebene Placentartheile, nachdem die Pat. 5 Wochen post partum an Pyelonephritis gestorben war, im Zusammenhang mit der Uteruswand untersucht und gefunden, dass Placentargewebe und Uterusmuskulatur sich gegenseitig durchwachsen hatten, mit einander verschränkt waren. Verf. stimmt der Auffassung Neumann's bei, der diesen Vorgang als einen Wachsthumsexcess der Placenta erklärt. Als Ursache desselben betrachtet er aber nicht wie der genannte Autor den traumatischen Einfluss vorhergegangener manueller Placentarlösungen, sondern sieht in ihm eine Steigerung eines bis zu einem gewissen Grade normalen Verhaltens. N. unterscheidet demnach eine serotinale und eine muskuläre Form der Placentaradhärens, und glaubt, dass noch andere anatomische Grundlagen werden aufgefunden werden. Wenn auch die Placentarretentionen in Folge mechanischer Verhältnisse bedeutend überwiegen, ist die anatomisch begründete Placentaradhärens doch nicht so selten, wie viele glauben.

6) Joachimsthal (Berlin). Über angeborene Defektbildungen am Oberschenkel.

Verf. bespricht 3 derartige und seltenere Fälle, bei denen es ihm gelang, durch wiederholte Anwendung des Röntgenverfahrens einen Einblick in die Gestaltungs- und Entwicklungsverhältnisse der deformirten Gliedmaßen zu gewinnen, wie es bisher mit alleiniger Hilfe der Palpation nicht möglich war. Im 1. Falle handelt es sich um eine bedeutende Verkürzung des linken Beines bei einem 4jährigen Knaben, die nur durch den Oberschenkel bedingt war. Wie das Röntgenbild zeigt, ist die Diaphyse bedeutend verkürzt, die obere Epiphyse fehlt ganz, das proximale Stück der Diaphyse ist wie bei angeborener Luxation am Darmbein emporgerückt. Der 2. Fall betrifft ein 7jähriges Mädchen mit angeborenem Herzfehler, bei dem die rechte Kopfepiphyse fehlt. Die Differenz der beiden Oberschenkel glich das Kind so aus, dass es das linke Bein beim Stehen und Gehen im Knie- und Hüftgelenk stark beugte. Bis zu einem gewissen Grade hat die Natur in diesem Falle die Längendifferenz der beiden Oberschenkel dadurch ausgeglichen, dass, wie das Röntgenbild zeigte, der Schenkelhalswinkel des normalen Oberschenkels von seiner normalen Größe von etwa 128° auf 80° verkleinert war. An 3. Stelle giebt J. das Röntgenbild eines Neugeborenen aus der Sammlung der Kgl. Frauenklinik wieder, bei dem außer anderen Defekten beide Oberschenkelknochen ganz fehlten. Nur an Stelle des linken Femur ist ein 5 cm langes Rudiment der Diaphyse zu sehen. — Während sonst bei Defekten centraler Knochen auch die peripheren theilweise Verbildung zeigen, ist, wie bei den beschriebenen, in einem Drittel der bisher publicirten Fälle von Hypoplasie des Oberschenkels eine gute Ausbildung der distal gelegenen Theile der Extremität konstatirt worden.

7) Orgler. Zur Prognose und Indikation der Ovariotomie während der Schwangerschaft.

Mit einer stattlichen Tabelle über 148 Fälle, unter denen sich auch 12 aus der L. Landau'schen Klinik befinden, setzt Verf. die statistischen Berechnungen von Olshausen, Dsirne, Lönnqvist u. A. über die Ovariotomie in der Schwangerschaft fort. Er kommt zu der günstigen Mortalitätsziffer von 2,7%, und findet, dass durch die Operation in 22,5% der Fälle die Schwangerschaft vorzeitig unterbrochen wird. In der Mortalität ist ein entschiedener Fortschritt gegen die früheren Angaben zu verzeichnen, den Verf. der Vervollkommnung der Technik und Aseptik zuschreibt, während die Ziffer für die Abortprocente mit denen anderer Autoren sich deckt. Doch ist zu bemerken, dass O. zu den Aborten nach Fehling's Vorschrift auch die Fälle gezählt hat, wo der Fötus durch den Tod der Mutter zu Grunde geht. In Bezug auf den Termin der Operation schließt sich Verf. der Meinung Wähmer's (Fehling) an, der der Ansicht ist, dass um so seltener Unterbrechung der Schwangerschaft eintritt, je frühzeitiger operirt wird. Je kleiner die schwangere Gebärmutter ist, um so leichter muss es sein, eine Berührung derselben zu vermeiden.

Dem gegenüber setzt Verf. weiterhin aus einander, welche Gefahren Mutter und Kind bei exspektativer Therapie drohen. Nach Jetter tritt in 17% der Fälle Abort ein, und nach Litzmann nimmt die Geburt in 82% der Fälle einen pathologischen Verlauf, so dass noch eine weitere Procentzahl der Kinder bei rechtzeitiger Geburt ihr Leben lassen muss. Die Gefahren, welchen die Mutter in Schwangerschaft, Geburt und hauptsächlich im Wochenbett durch den Tumor ausgesetzt ist, sind bekannt und bedürfen im Referat keiner besonderen Erörterung. Zum Schluss stellt sich Verf. durchaus auf den bekannten Standpunkt Pfannenstiel's, im Gegensatz zu den vor Kurzem geäußerten Anschauungen Fehling's, der nur in bereits bestehenden Komplikationen (Stieldrehung, Einklemmung im kleinen Becken, rasches Wachsthum) eine strenge Indikation zur Operation sieht.

8) **Weinreb. Ein Beitrag zur Therapie der Ureterenverletzungen bei Laparotomien.**

Es werden zunächst die nach der Blumenfeld'schen Veröffentlichung in der Litteratur bekannt gewordenen Fälle von Ureterenverletzungen bei ventralen Operationen zusammengestellt und die dabei eingeschlagenen Verfahren, wie Ligaturlösung nach Unterbindung, Implantation in die Blase nach Durchschneidung, Vereinigung der durchtrennten Theile, die primäre und sekundäre Nephrektomie erörtert. Im Anschluss an die Fälle von Bastianelli, Füth und Phenomenow, bei denen sich die Operateure mit Glück der einfachen Unterbindung des renalen Abschnittes des durchschnittenen Ureters bedienten, theilt Verf. alsdann einen Fall aus der Landau'schen Klinik mit, wo bei der abdominellen Radikaloperation eines Cervixcarcinoms, das im rechten Parametrium einen starken Knoten entwickelt hatte, durch die Exstirpation desselben ein Stück Ureter resecirt wurde. Landau begnügte sich hier ebenfalls mit gutem Erfolge der Abbindung des centralen Endes. In allen 4 Fällen von Abbindung war es nicht nöthig, sekundär die Nephrektomie anzuschließen. Es ist daher dieses Verfahren wohl mit Recht dann zu empfehlen, wenn ein großes Stück des Ureters resecirt wurde, so dass es nicht möglich ist, die Blasenimplantation nach Witzel auszuführen, besonders da Büdinger und Füth gezeigt haben, dass die Unterbindung des Ureters an sich technisch völlig sicher und ungefährlich ist. Die primäre Nephrektomie ist gefährlicher als die sekundäre, wie Favre's Thierversuche lehren, und Tauffer aus seinen klinischen Erfahrungen schloss. Selbst wenn daher nach der Unterbindung des Ureterstumpfes die Bildung einer Pyonephrose eintritt, kann nachträglich die erkrankte Niere in wenig gefährlicher Weise entfernt werden. Reicht das übrig gebliebene Stück des Ureters hin, eine Bauchdeckenfistel anzulegen, so sollte man erwägen, ob nicht die einfache Unterbindung vorzuziehen wäre, da die erstere fast stets früher oder später die Nephrektomie nöthig macht, letztere aber den Pat. bei Ureterenabbindung erspart werden kann, wie die hier angeführten Fälle demonstriren. Der abgebundene Ureter wird nach dem Vorschlag Stoeckel's am besten in die Haut einzunähen sein.

9) **Davidsohn. Zur Lehre von der Vulva haematomatosa.**

Zwei in der Landau'schen Klinik beobachtete Fälle von Vulva haematomatosa und die genaue Untersuchung der Präparate bilden das Material, auf Grund dessen Verf. zu einer ganz neuen Anschauung über das Wesen dieser eigenthümlichen Abortiveier kommt. Weder die Theorien von Breus und Gottschalk, noch die entgegengesetzten Anschauungen Neumann's halten einer sachlichen Kritik stand. Insbesondere ist eine Erklärung der bei Bildung der Hämatommole eine wichtige Rolle spielenden mechanischen Vorgänge als missglückt anzusehen. Ein Weiterwachsen der Eihäute nach dem Tode des Embryo ist weder erwiesen, noch nur wahrscheinlich; mit dem Tode des Embryo hört das Wachsthum des Uteruskörpers auf. Das mit Hämatomen gefüllte Ei nimmt einen sehr viel größeren Raum in der Gebärmutterhöhle ein, als er bei dem der Ausbildung des Embryo entsprechenden Eidurchmesser von Seiten des Uteruscarcinoms gegeben ist. Das auffallende Missverhältnis zwischen Fötus und Eisackwand ist ein reelles und nicht nur ein scheinbares. Dies sind die leitenden Grundsätze, die Verf. für eine wichtige Erklärung der mit der Hämatommole verknüpften Erscheinungen und anatomischen Thatsachen auf Grund seines Materials aufstellen kann. Die größten der bei Hämatommole vorgefundenen Embryonen entsprechen dem 2. Schwangerschaftsmonat. Da aber Eisack und Cavum uteri unverhältnismäßig größer sind, und nach dem Tode des Embryo diese Größenzunahme nicht erfolgt sein kann, so bleibt nur übrig anzunehmen, dass diese Verhältnisse schon vor dem Tode des Embryo bestanden haben, dass es sich also um ein Hydramnion handelt. Alle Eigenthümlichkeiten der Hämatommole lassen sich, wie Verf. des Näheren aus einander setzt, mit Hilfe dieser Annahme in einfacher Weise erklären. Insbesondere erklärt sich die excessive Faltung der Membrana chorii et amnii auf die natürlichste Weise durch die allmähliche Extraktion des Uterus bei Abnahme der Fruchtwassermenge, und die theilweise Füllung der in die Eihöhle hervorragenden Sackfalten mit Blut, ohne dass diese Zeichen der Dehnung oder Zerrung aufzuweisen brauchen. So erklärt sich auch das klinische Verhalten der Mola haematomatosa als Missed abortion, da die Blutungen in die Protuberanzen des schrumpfenden Eisackes keinen Reiz auf das weite Cavum uteri ausüben, der es zu Kontraktionen und Ausstoßung seines Inhalts anregen könnte. In jedem Falle ist an dem Begriff der Hämatommole als einer durch primäres Hydramnion verursachten besonderen Unterart der durch Blutungen veränderten Abortiveier festzuhalten. **Courant** (Breslau).

Verschiedenes.

3) **P. D. Hughes** (Kansas). Sarkom des Uterus, welches sich in die Ligamenta lata, das Mesenterium, Darm-, Netz- und Bauchwand, einschließlich Rectus und Haut entwickelt hatte. Exstirpation. Genesung.

(Med. age 1901. No. 16.)

30jährige Ipara. 1 Jahr zuvor Ovariotomie während Schwangerschaft. Nach der Operation bestand noch ein uteriner Tumor, welcher einige Monate nach der normalen Entbindung stark wuchs, so dass er vom Becken bis fast zum Schwertfortsatz reichte. In der Haut, unter und über dem Nabel verschiedene Knoten. Köliotomie mit theilweiser Entfernung der Mm. recti. Nach Lösung und Abtragung von verwachsenen Netzpartien musste ein Stück Darm, in welches sich die Neubildung entwickelt hatte, resecirt werden. Großer Murphyknopf. Abbinden der Ligg. lata. Supravaginale Absetzung der Geschwulst mit Zurücklassung eines kleinen Cervixrestes, welcher extraperitoneal behandelt wurde. Nach Beendigung der Operation Abspülen der Därme mit Kochsalzlösung. Subkutane Injektion von Strychnin. Ungestörte Genesung. **Graefe** (Halle a/S.).

4) **L. Verhoeve** (Brügge). Ausschälung eines großen subserösen Myoms bei durch Hydramnios komplicirter Zwillingsschwangerschaft.

(Ann. de la soc. Belge de chir. 1901. No. 6.)

37jährige Igravida. Schnelle Zunahme des Leibumfanges. Von der Mitte des 6. Monats an schlechter Appetit, unstillbares Erbrechen, starke Dyspnoë, Präkordialangst, Ödeme der unteren Extremitäten. Untersuchung ergiebt einen fast bis zum Proc. xiphoid. reichenden Tumor, der unterhalb des Nabels regelmäßig, oberhalb desselben bucklig ist. Kindstheile sind nicht zu fühlen, Herztöne aber hörbar und zwar an 2 verschiedenen Stellen, so dass die Diagnose auf Zwillingsschwangerschaft gestellt wird. Köliotomie bis zum Proc. xiphoid. Abbinden und Durchtrennen zahlreicher Netz- und Dickdarmadhäsionen mit dem sehr gefäßreichen Tumor, bei dessen Enukleation es profus blutet. Umstechungen schneiden durch. Mikulicz'sche Tamponade, die durch eine kleine Öffnung, welche in der Bauchwunde belassen wird, herausgeleitet wird. Glatte Heilung.

Beschwerden nach der Operation verschwunden. 24 Tage p. op. trat der Part. praemat. ein. Beide Föten starben.

V. will die Möglichkeit nicht bestreiten, dass der Eintritt der Frühgeburt, obwohl er erst ziemlich spät nach der Operation erfolgte, doch mit letzterer zusammenhängt. Er möchte dann die Mikulicz'sche Tamponade, welche vielleicht zu Verwachsungen des Uterus mit der Bauchwand geführt, verantwortlich machen. In der der Mittheilung folgenden Diskussion sprechen sich mehrere Chirurgen gegen die Enukleation in gleichen Fällen aus. **Graefe** (Halle a/S.).

5) **H. Bärlocher.** Beiträge zur Kasuistik der Alexander-Adamsschen Operation.

Inaug.-Diss., Bern, 1901.

Die sehr fleißige Arbeit bestätigt die Ergebnisse früherer Autoren, und bringt wichtige Resultate. 141mal wurde die Operation in der Züricher Klinik in 3 Jahren ausgeführt; darunter waren 63 Fälle reiner Alexander-Operation und 78 Fälle von Alexander-Operation in Verbindung mit plastischen Vaginal- oder Perinealoperationen. Die Dauererfolge der letzteren Reihe sind wesentlich besser als bei der ersteren. Die Alexander-Operation in Verbindung mit plastischen Scheiden- und Dammoperationen ist überall da angezeigt, wo sich mobile Retroflexion, mache sie nun an und für sich Symptome oder nicht, mit Prolapsus vaginae aut uteri verbunden ist. Die genauen zahlenmäßigen Belege für diesen Satz sind im Original nachzulesen. **E. Kehrer** (Bonn).

6) **G. Raineri** (Turin). Das elastische Gewebe in den fötalen Adnexen zu verschiedenen Zeiten der Schwangerschaft.

(Mittheilung der kgl. Akademie der Medicin zu Turin. Sitzung vom 3. Mai 1901.)

Die Präparate entstammen dem 3., 6. Monat und dem Ende der Schwangerschaft; sie wurden in verschiedener Weise behandelt; die besten Bilder ergab die Weigert'sche Methode. Die Membranen (Amnios, Chorion und Caduca) enthielten zu keiner Zeit der Schwangerschaft elastische Fasern; eben so wenig die intermediäre Substanz zwischen Amnios und Chorion. Im Nabelstrang am Ende der Gravidität zeigen sich elastische Fasern in den Gefäßwandungen, wo sie elegante, koncentrische, netzförmige Gitterwerke bilden, die nach außen zu abnehmen; in der mukösen Substanz nur spärlich, hier und da geschlängelte Fasern. Im 6. Monat beschränken sich im Strang die elastischen Fasern lediglich auf die Tunica interna und media der Gefäße; im 3. allein auf die Intima und den inneren Theil der Media. In der Placenta finden sich elastische Fasern nur in den Gefäßwänden und deren unmittelbarer Nachbarschaft. Ihre Zahl nimmt mit dem Lumen des Gefäßes ab; und zwar sitzen sie bei den großen Gefäßen in allen 3 Schichten der Wandung, bei den mittleren in den 2 inneren und bei den kleinsten nur in der Intima. Zuerst verschwinden die Querfasern, dann die Längsfasern. Im 3. und 6. Monat sind die elastischen Fasern spärlicher und feiner. Es sind vorzügliche Tafeln der Arbeit angefügt. **Zeiss** (Erfurt).

7) **J. Audry** (Lyon). Mittheilungen über die gastrointestinalen Blutergüsse der vorzeitig und Neugeborenen.

(Lyon méd. 1901. Oktober 27.)

A. fand bei 100 Autopsien, in einer Krippen-Unterkunftsanstalt im Laufe der ersten 5 Monate dieses Jahres gemacht, 14mal beträchtliche gastrointestinale Blutergüsse. Es handelte sich dabei lediglich um frühgeborene Kinder und um solche, die innerhalb des 1. Monats starben. Dieser Umstand, der schlechte Zustand der Krippe, das gleichzeitige Bestehen einer Epidemie von Grippe und Gastroenteritis in der Anstalt erklärt die Häufigkeit der Affektion. Gewisse Eigenthümlichkeiten in der zeitweisen Gruppirung der Fälle erweckten in Verf. den Anschein sogar einer Art Epidemie der hämorrhagischen Darmaffektionen.

Zunächst wird eine genaue pathologisch-anatomische Schilderung gegeben: das Äußere der betroffenen Darmstellen, die Häufigkeit des Erkranktseins der verschiedenen Darmpartien, die verschiedene Beschaffenheit des hämorrhagischen Darminhalts, so wie der Schleimhaut selbst wird beschrieben. Größere Ulcerationen wurden nicht in einem einzigen Falle notirt. Typische Meläna war nur 1mal darunter. Nur in 3 Fällen befand sich Blut in den Stühlen, was sich erklärt dadurch, dass der Dünndarm der bevorzugte Sitz der Blutung ist. Im Allgemeinen herrscht das Bild einer akuten Gastroenteritis vor. Starke Cyanose war 5mal vorhanden; Leberschwellung niemals. Die Temperaturen waren auffällig wechselnd und kapriciös; zuletzt natürlich subnormal. Eis wird nicht vertragen, Lavements sind bei dem hohen Sitz der Affektion unnütz; Gelatine hat Verf. noch nicht probirt. Besserung ist nur von umfangreicher Prophylaxe zu erwarten.

Zeiss (Erfurt).

8) **Tunnicliffe** (London) und O. **Rosenheim.** Über den Einfluss von Borsäure und Borax auf den Stoffwechsel bei Kindern.
(Journ. of hygiene 1901. April.)

9) Dieselben. Über den Einfluss von Formaldehyd auf den Stoffwechsel bei Kindern.
(Ibid. 1901. Juli.)

Wegen der häufigen Verwendung von Borsäure und Borax für die Konservirung von Nahrungsmitteln wurden von den Verff. mit den genannten Präparaten Fütterungsversuche angestellt an 3 Kindern im Alter von $2^1/_2$, 4 und 5 Jahren. Kinder wurden gewählt einmal wegen der leichten Reaktionsfähigkeit ihres Organismus, andererseits weil gerade die Milch — ihr Hauptnährmittel — so häufig mit Borsäure und Borax versetzt wird.

Kleine Dosen von 1,0 g Borsäure und 1,5 g Borax pro die hatten auch bei fortgesetztem Gebrauche keinen Einfluss auf Gesundheit und Verdauung. Entgegen den Beobachtungen von Forster wurde eine Steigerung in der Quantität der Fäces und in deren Gehalt an Stickstoff und Phosphor nicht konstatirt, eben so wenig wie eine Einschränkung der Fäulnisprocesse zu bemerken war.

Die 2. Arbeit behandelt in ähnlicher Weise, jedoch noch ausführlicher durch Versuche an den gleichen 3 Kindern den Einfluss von Formaldehyd auf den kindlichen Stoffwechsel. Dies Präparat scheint weniger harmlos zu sein. Bei gesunden Kindern sind zwar Dosen von 1:5000 in Milch oder 1:9000 in der Gesammtnahrung ohne bemerkenswerthe Wirkung auf Stickstoff- und Phosphorausscheidung, so wie auf Fettresorption. Bei zarten Kindern zeigen aber die genannten Dosen die unangenehme Nebenwirkung einer leichten Darmreizung, so wie die Verminderung der Phosphor- und Fettassimilation. Dabei ist die Urinmenge und das Gewicht der Fäces vermehrt.

Es ist einleuchtend, von welch hoher Bedeutung diese Versuche für eine etwaige Konservirung der Säuglingsnährpräparate sind.

G. Frückhinger (München).

10) **Falk** (St. Louis). Tetanus neonatorum, Fall von Genesung.
(St. Louis cour. of med. 1901. August.)

Ein neugeborener Knabe, dessen Nabelschnur etwas eiterte, aber ohne weitere Besonderheiten zu zeigen, erkrankte 8 Tage nach der mit der Zange beendeten Geburt an Tetanus, ohne dass er vorher Abweichungen gezeigt hatte. Es wurde zunächst Chloral und Bromkali gegeben, ohne wesentlichen Erfolg während der ersten Tage. Am 4. Krankheitstage wurden außerdem noch 10 ccm Antitetanusserum intramuskulär am Gesäß eingespritzt, worauf Besserung eintrat. Doch musste diese Dosis noch einmal nach 2 Tagen wiederholt werden, ehe vollständige Genesung erzielt wurde.

Lühe (Königsberg i/Pr.).

Originalmittheilungen, Monographien, Separatabdrücke und Büchersendungen wolle man an *Prof. Dr. Heinrich Fritsch* in Bonn oder an die Verlagshandlung *Breitkopf & Härtel* einsenden.

Druck und Verlag von Breitkopf & Härtel in Leipzig.

Centralblatt

für

GYNÄKOLOGIE

herausgegeben

von

Heinrich Fritsch

in Bonn.

~~~~~~~~

Sechsundzwanzigster Jahrgang.

Wöchentlich eine Nummer. Preis des Jahrgangs 20 Mark, bei halbjähriger Pränumeration. Zu besiehen durch alle Buchhandlungen und Postanstalten.

No. 10.   Sonnabend, den 8. März.   1902.

I.

(Aus der Bettina-Stiftung in Wien.)

Kurzer Bericht über eine 3. Serie von 30 Uteruskrebs-operationen.

(Vide Archiv für Gynäkologie Bd. LXI. Hft. 3 u. Bd. LXV. Hft. 1.)

Von

Prof. E. Wertheim in Wien.

Den bei der Operation des Uteruscarcinoms vor nun $3\frac{1}{2}$ Jahren eingeschlagenen Weg fortsetzend, haben wir nunmehr 90 Fälle hinter uns, und es liegt mir daran, mit wenigen Worten über die primären Ergebnisse der letzten 30 Fälle zu berichten. Die ausführliche Publikation mit Mittheilung der Krankengeschichten erfolgt an anderer Stelle.

Die Operationsmortalität ist wiederum beträchtlich kleiner geworden. Während in der 1. Serie 12 Fälle und in der 2. Serie 5 Fälle dem Eingriff erlagen, starben in der 3. Serie nur 3. 1 Fall an Embolie der Art. pulmonalis am 6. Tage nach völligem Wohlbefinden, der 2. an Chok (er war zu kachektisch, wie auch der als

Gast anwesende Kollege Krönig konstatirte), und der 3. an Peritonitis.

Diese relativ guten primären Resultate wurden erreicht, obwohl die Indikationsstellung eine sehr weitgehende war. Während die Operabilität in der 1. Serie 29,2% und in der 2. Serie 40% betrug, stieg dieselbe in der 3. Serie auf 52,9%. In mehreren Fällen wurde die Inoperabilität erst nach Eröffnung der Bauchhöhle sichergestellt: in 3 Fällen wies der durch Harnstauung daumendick geschwollene Ureter beim ersten Blick darauf hin, dass er vom Carcinom schon ergriffen sei, was die Präparation sofort bestätigte, in 2 anderen Fällen war die Blase krebsig und in einem weiteren Falle fanden sich disseminirte peritoneale Krebsknötchen. Der Kräftezustand dieser Pat. war kein derartiger, dass ihnen beim Vorhandensein solcher Komplikationen die Radikaloperation zugemuthet werden durfte. Alle diese Fälle waren von vorn herein als Explorativlaparotomien bezeichnet worden. Die Bauchhöhle wurde entweder sofort oder erst nach Ausführung der aus rein technischen Gründen nothwendigen Uterusexstirpation geschlossen.

Dass die Steigerung der Operabilitätsprocente nicht durch günstigere Beschaffenheit des zuströmenden Materials bedingt war, geht daraus hervor, dass sich auch in der 3. Serie eine große Anzahl weit vorgeschrittener Fälle befand. 15 Fälle präsentirten sich bei der klinischen Untersuchung so, dass sie nach den für den vaginalen Weg geltenden Regeln für radikal nicht operabel gehalten werden mussten, und einige davon waren thatsächlich von berufener Seite abgelehnt worden.

Dem entsprechend war auch die Operation in einem Theil der Fälle komplicirt. In einem Falle musste ein 5 cm langes Stück Ureter, in einem anderen ein Stück Mastdarm resecirt werden. In 3 anderen Fällen musste die ganze Scheide, in 2 anderen die halbe Scheide mitexstirpirt werden. Wiederholt erwies sich außerdem ein Ureter, event. auch die Blase an das Carcinom fixirt, so dass die Ablösung nur mit größter Vorsicht gelang. In 2 weiteren Fällen schien zunächst die Resektion eines Stückes Mastdarm nöthig, konnte aber doch vermieden werden.

Die Operationstechnik war genau so, wie sie im Archiv für Gynäkologie Bd. LXV Hft. 1 beschrieben ist. Dieselbe erscheint so ausgearbeitet, dass wesentliche Änderungen sich kaum mehr ergeben können. Die Operationsdauer betrug 1—1½ Stunde (inkl. Bauchdeckennaht). Nur bei der Freilegung der Ureteren kam es zu einer kleinen Änderung, indem wir — entsprechend dem Vorschlag Feitel's (Zeitschrift f. Geburtshilfe u. Gynäkologie Bd. XLVI Hft. 2) — die Regel befolgten, die Spaltung des Peritoneums außen vom Ureter zu beginnen und abwärts so fortzuführen, dass sie, den Ureter in der Mitte die Pars pelvina kreuzend, an seiner Innenseite endigte.

Hierauf ist es wohl zurückzuführen, dass wir nur mehr 2mal eine Ureter-Scheidenfistel entstehen sahen. In dem einen Falle wurde die Urininkontinenz durch die Nephrektomie zur Heilung gebracht; im anderen Falle wird die Nephrektomie noch zur Ausführung kommen. In beiden Fällen war das entsprechende Parametrium carcinomatös und der Ureter fixirt, so dass seine Ablösung sehr mühsam war und naturgemäß die ernährenden Gefäße nicht geschont werden konnten. Es dürfte in solchen Fällen der Ablösung mit der fast sicher folgenden Nekrose die Resektion und Implantation in die Blase vielleicht doch vorzuziehen sein.

Die Exstirpation der regionären Lymphdrüsen, die sich in 22 Fällen als nöthig erwies (die uns hier vorläufig leitenden Grundsätze wurden schon wiederholt klargelegt), machte nur 1mal wegen Verwachsung derselben mit den großen Gefäßen besondere Schwierigkeit, gelang aber auch hier ohne Zwischenfall.

Die histologische Untersuchung derselben wurde mit derselben Sorgfalt fortgeführt, wie in den beiden ersten Serien. Es fand sich in den Lymphdrüsen von 11 Fällen Carcinom, davon 5mal in drüsenartigen Formationen, wie sie von R i e s, K e r m a u n e r und K r o e m e r ebenfalls gefunden und für Abkömmlinge des Wolff'schen Körpers erklärt worden sind. Über die Berechtigung dieser Annahme sind an meiner Anstalt umfassende Untersuchungen im Gange und sollen dieselben demnächst veröffentlicht werden. In der Voraussetzung, dass es sich in allen diesen 5 Fällen thatsächlich um Carcinom handelt, ergeben sich 36,6% Krebsigsein der regionären Lymphdrüsen, eine Zahl, die von der in den beiden ersten Serien erhobenen (31,7%) nicht stark abweicht.

Im Anschluss an diese Mittheilung der primären Ergebnisse meiner 3. Serie möchte ich nochmals (siehe 1) Centralblatt f. Gynäkologie 1900 No. 26 p. 674, 2) Wiener klin. Wochenschrift 1900 No. 48 u. 50, 3) Archiv f. Gynäkologie Bd. LXI Hft. 3 u. Bd. LXV Hft. 1, 4) Kongress der Deutschen gynäkol. Gesellschaft in Gießen) betonen, dass es ein Irrthum ist, zu glauben, dass der alleinige Zweck meines Vorgehens gegen den Uteruskrebs die Exstirpation der regionären Lymphdrüsen sei. Vielmehr war und ist für mich die ausgiebige Exstirpation der Parametrien mindestens eben so wichtig, wie ja auch aus der Technik meines operativen Vorgehens hervorgeht. Dass dasselbe auch in dieser letzteren Beziehung leistungsfähiger ist als jede vaginale Operationsmethode, habe ich mehrfach durch Demonstration der von mir gewonnenen Präparate und Vergleich derselben mit den nach der S c h u c h a r d t'schen Methode gewonnenen bewiesen, ist aber a priori klar wegen der bei Weitem größeren Übersichtlichkeit und Zugänglichkeit, welche das abdominale Vorgehen bietet. Übrigens wird dies ja auch in den Dauererfolgen zum Ausdruck kommen müssen.

Aber abgesehen hiervon glaube ich schon heute behaupten zu können, dass auch die Drüsenexstirpation zur Besserung der Dauererfolge beitragen wird. Denn wenn wir auch schon eine Anzahl von Drüsenrecidiven zur Kenntnis nehmen mussten, so verfügen wir

andererseits über Fälle, welche bei der Operation krebsige Drüsen
hatten und heute, nach 2—2¹/₂—3 Jahren, recidivfrei sind.

II.
Cervicalsegment und Contractio praevia.
Ein Vorschlag zur geburtshilflichen Nomenklatur.
Von
Prof. H. Bayer in Straßburg i/E.

Die Thatsache, dass die von mir verfochtenen und durch ein
— ich darf wohl sagen — ungewöhnlich großes Beweismaterial ge-
stützten Ansichten über die sog. Cervixfrage und die Placenta praevia so wenig Verständnis gefunden haben, möchte ich neben äußeren
Gründen zum Theil auch der Unklarheit zuschreiben, die in dem
Ausdruck »unteres Uterinsegment« gelegen ist. Ich selbst habe
diesen Ausdruck stets im Bandl'schen Sinne gebraucht, d. h. für
eine Zone, die nicht Corpus und nicht mehr Cervix ist, die zwar
an der Bildung des Brutraums, aber nicht an der Zusammenziehung
der oberen Abschnitte theilnimmt, und die ich desshalb und auf
Grund anatomischer Untersuchungen als einen entfalteten Theil des
kontraktionsunfähigen Mutterhalses ansehe.

Wer nun aber den unteren Abschnitt des Brutraums stets und
ohne weitere Einschränkung als »unteres Uterinsegment« bezeichnet,
für den sind Behauptungen wie die, dass das untere Segment zuweilen fehlt, oder dass die Placenta praevia in den gewöhnlichen
Fällen nicht im unteren Segment inserirt, nicht bloß paradox, sondern einfach unverständlich.

Ich möchte desshalb statt des Ausdrucks »unteres Uterinsegment«
die Bezeichnung »Cervicalsegment« vorschlagen. Freilich präjudicirt dieser Name die Auffassung, dass die betreffende Zone aus
der Cervix entstanden ist, und desshalb werden ihn die Anhänger
der Schroeder'schen Lehre nicht annehmen wollen. Indessen
sprechen ja auch diese von einer »Cervixdehnung«, obgleich sie dabei die Dehnung des »unteren Segments«, also eines angeblich dem
Corpus zugehörigen Abschnitts im Auge haben. Jedenfalls wären
Missverständnisse eher ausgeschlossen, wenn man den irreführenden
oder doch farblosen Ausdruck »unteres Segment« fallen ließe, und
es werden mir wohl Alle unbedingt zustimmen, wenn ich künftighin
sage: Die Placenta praevia haftet in den gewöhnlichen Fällen im
unteren Pol der Corpushöhle und nur ganz ausnahmsweise in einem
Cervicalsegment.

Schließlich ist es die nothwendige Grundlage einer jeden Diskussion, dass der Eine versteht, was der Andere meint, und diese
Grundlage scheint mir immer noch der Cervixkontroverse zu fehlen.

Auch der von mir zwar nicht erfundene, aber doch viel gebrauchte Ausdruck »Striktur« ist unklar. Viele Autoren leugnen

die Existenz der Cervixstrikturen, wie ich sie beobachtet und beschrieben, nehmen aber eine Striktur des äußeren Muttermunds an, die ich nun wieder geleugnet habe. Diese Differenzen beruhen selbstverständlich nicht auf Beobachtungsfehlern der einen oder der anderen Seite, sondern nur auf verschiedenartiger Benennung derselben Dinge. Und da muss ich nun zugeben, dass meine eigene Nomenklatur keine glückliche war.

Unter einer »Striktur« versteht man sonst die dauernde, ringförmige und auf eine bestimmte Stelle begrenzte Verengerung eines Hohlorgans. Eine solche konstatirt man in der That zuweilen am äußeren Muttermund, wenn dieser abnorm rigid ist; seltener findet man sie innerhalb der Cervix als Narbenring, Stenose, »degenerative Striktur«; aber an der Stelle meiner »Strikturen« kommt sie wohl nicht vor. Was ich dagegen eine »physiologische Striktur« nannte, ist nichts Anderes, als die unterhalb der Eispitze fühlbare Verengerung oder Erhärtung des Kontraktionsrings in den Fällen, in welchen kein Cervicalsegment gebildet und dem entsprechend der ursprüngliche innere Muttermund unter der Eispitze im Bereich des untersuchenden Fingers gelegen ist. Dieser nur in der Wehe vorhandenen, in der Wehenpause verschwindenden Einschnürung liegt weder Krampf noch vermehrte Resistenz des Gewebes zu Grunde; sie ist nur der physiologische Ausdruck gewöhnlicher Wehenthätigkeit auf abnormer anatomischer Grundlage, 'd. h. bei mangelhafter Entfaltung des Mutterhalses. Sie wird nur desshalb in den normalen Fällen vermisst, weil nach Entfaltung des Cervicalsegments der innere Muttermund einen weiten Ring bildet, dessen Zusammenziehung durch die Spannung des Eies in der Wehe verhindert ist. Wenn die Cervix wirklich, wie Viele glauben, während der ganzen Schwangerschaft intakt bliebe, dann 'müsste man im Beginn einer jeden Geburt dieser physiologischen Striktur begegnen.

Ausschließlich bei Tetanus uteri oder tetanischen Krampfwehen wird aus ihr eine stationäre Einschnürung, die aber auch nur Theilerscheinung der Dauerkontraktion des gesammten Uteruskörpers ist. Diese Dauerkontraktion des abnormerweise nicht erweiterten und unterhalb der Eispitze verbliebenen inneren Muttermunds habe ich als »spastische Striktur« bezeichnet, weil es sich dabei wirklich um einen Spasmus, d. h. den Krampfwehenzustand handelt. Ich brauche wohl kaum zu betonen, dass diese spastische Striktur nur dann bei tetanischen Krampfwehen zu fühlen ist, wenn das Cervicalsegment fehlt, d. h. bei mangelhafter Entfaltung der Cervix.

Diese Auseinandersetzungen zeigten wohl, dass der Ausdruck »Striktur« ein vieldeutiger und desshalb unklarer ist., Zur leichteren Verständigung werde ich daher an seiner Stelle künftighin die Bezeichnung »Contractio praevia« gebrauchen; sie bedeutet nach Analogie der »Placenta praevia« eine Kontraktion unterhalb des vorliegenden Theils.

Es ist mir gar nicht zweifelhaft, dass jeder erfahrene Geburtshelfer diese Erscheinung gelegentlich, vielleicht oft schon beobachtet
hat. Bei Mehrgebärenden, besonders bei Lage- und Haltungsano-
malien wird man ihr häufig begegnen, wenn man sich daran gewöhnt,
dem Zustand der Weichtheile dieselbe Aufmerksamkeit zu schenken,
wie den Verhältnissen des Beckens und des vorliegenden Theils.

Es ist mir wahrscheinlich, dass die »Contractio praevia« manches
Mal als eine krampfhafter Wehenthätigkeit zugehörige Erscheinung,
als eine Reizung der Weichtheile durch angeblich zu rohes Touchiren, als Folge einer abnormen Verwachsung der Eihäute im unteren Pol u. dgl. missdeutet wurde, oder dass man ihr überhaupt
keine Wichtigkeit beilegte. Sie ist in der That oft recht flüchtiger
Natur und verschwindet im Moment des Blasensprungs oder auch
schon vorher. Sie ist aber stets das Symptom einer anatomischen
Störung der Entfaltungsvorgänge in der Schwangerschaft, und sie ist
in so fern von praktischer Bedeutung, weil, wenn sie nicht rechtzeitig vorübergeht, oder wenn sie gar unter dem Einfluss von Krampfwehen zur stationären spastischen Striktur wird, erhebliche Geburts-
erschwerungen und gefährliche »Strikturrisse« ihre Folge sein können.
Dass sie auch partiell und einseitig vorkommt, und dass sie dann
auf dem Schiefstand des Kontraktionsrings bei ungleichmäßiger Entfaltung der Cervix beruht, das habe ich bei früheren Gelegenheiten
wiederholt hervorgehoben.

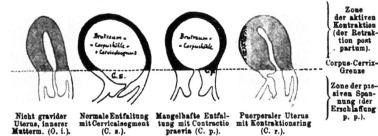

| Nicht gravider Uterus, innerer Mutterm. (O. i.). | Normale Entfaltung mit Cervicalsegment (C. s.). | Mangelhafte Entfal- tung mit Contractio praevia (C. p.). | Puerperaler Uterus mit Kontraktionsring (C. r.). | Zone der aktiven Kontraktion (der Retrak- tion post partum). Corpus-Cervix- Grenze Zone der pas- siven Span- nung (der Erschlaffung p. p.). |

Beistehende Skizze soll die Punkte illustriren, auf deren Klar-
stellung es mir in diesen Zeilen ankam.

III.

Traumatische Granulome der weiblichen Blase.

Von

Gustav Kolischer in Chicago.

Die Beobachtung einer bestimmten Reihe von Fällen erkrankter
weiblicher Blasen hat mich zu der Überzeugung gebracht, dass ein
Krankheitstypus der weiblichen Blase besteht, welcher bislang der
klinischen Erkenntnis fremd war. Ich glaube nämlich als Thatsache

feststellen zu können, dass beim Vorhandensein gewisser Vorbedingungen es unter Einwirkung bestimmter Schädlichkeiten zur Entwicklung von Granulationsgeschwülsten in der weiblichen Blase kommt. Diese Geschwülste haben ihren Sitz immer in der Gegend eines vorausgegangenen Traumas und sind sowohl die Ursache von sehr unangenehmen subjektiven Symptomen, als auch die von ihnen verursachten objektiven klinischen Erscheinungen sehr ausgesprochen sind. Zu ihrem Verhältnisse der Therapie gegenüber ist zu bemerken, dass sie sehr widerstandsfähig sind, so dass man zu ziemlich eingreifenden Maßnahmen seine Zuflucht nehmen muss, um sie gründlich zu entfernen.

Subjektive Symptome sind: vermehrter Harndrang, Kongestionsgefühl in der Blasengegend, welches sich namentlich in der Bettwärme steigert, lauter Symptome, welche auch sonst bei anderweitigen Geschwülsten in der Harnblase regelmäßig beobachtet werden. Objektiv sind zwei Symptome sehr hervorstechend, erstens das Auftreten von ziemlich kopiösen und häufigen Blasenblutungen, zweitens das Entleeren von Phosphaten in krümlicher Form mit dem Urin. Diese Phosphate stammen von Depositionen, welche ich fast regelmäßig auf diesen Granulomen gefunden habe. Wenn man aus den gefundenen einzelnen Bildern ein allgemeines cystoskopisches Bild summiren will, so kann man Folgendes sagen: An einer oder mehreren Stellen der Blasenwand sieht man aufsitzend einer Narbe eine erbsen- bis kirschgroße, hellrothe Geschwulst, die mit einer breiten Standfläche mit der Blasenwand in Verbindung steht. Die Oberfläche dieser Geschwulst erscheint rauh, himbeerartig; an einzelnen Punkten sieht man Blutgerinnsel hängen, so wie dunkle Verfärbungen der Oberfläche durch Blutungen ins Geschwulstgewebe. Die Kuppe dieser Geschwülste ist oft der Sitz von den dendritischen Phosphatablagerungen, deren freie Enden wie feines Schleiergewebe in der Füllflüssigkeit der Blase flottiren. Die Berührung dieser Geschwülste mit Instrumenten ruft sehr leicht beträchtliche Blutungen hervor. Bisweilen beobachtet man während der cystoskopischen Untersuchung auch spontane Blutungen. Es wäre noch zu bemerken, dass, während die Geschwülste selbst unempfindlich sind, ihre nächste Umgebung auf Berührung mit Schmerzempfindung reagirt. Das Merkwürdigste in der Entstehungsgeschichte dieser Granulome ist, dass ich sie bis jetzt nur als Folgeerscheinung von stumpfer Gewaltwirkung habe auftreten sehen. Die gar nicht so seltene Verletzung der Blase durch die bei plastischen Operationen angelegten Nähte, hat, so weit mir bekannt ist, noch nicht einmal zur Bildung von diesen permanenten Granulomen geführt, obwohl ich derartige Fälle auf das Genaueste verfolgt und regelmäßig cystoskopirt habe. Allerdings sieht man bisweilen um eine derartige Stichöffnung im Blaseninnern eine kleine Granulation, doch schrumpfen diese rasch mit Heilung des Stichkanals oder verschwinden nach einigen wenigen Ätzungen. Andererseits scheint es eine Vorbedingung für die Entstehung und für das

Bestehen der traumatischen Granulome zu sein, dass zur Zeit der
Gewalteinwirkung die Blasenwand bereits entzündlich erkrankt war,
so dass zu einer ereignislosen Heilung einer gegebenen Kontinuitätstrennung die Bedingungen möglichst ungünstig sind. Zur Illustration folgen Krankengeschichten von genau beobachteten Fällen:

L. F., 34 Jahre alt, drei lebende Kinder geboren. Seit Beginn der vorletzten
Schwangerschaft klagt Pat. über Blasenbeschwerden, die zwar in ihrer Intensität
wechselten, niemals aber ganz verschwanden. 3 Monate bevor ich die Pat. zum
ersten Male untersuchte, sehr schwierige Entbindung eines 4800 g schweren Kindes
durch hohe Zange. Sehr kurze Zeit nach der Geburt entleert der Katheter
blutigen Urin. Während des ganzen Wochenbetts Nothwendigkeit der Katheter-
applikation. Der Urin ist bald blutig, bald unblutig, aber immer trübe. Vier
Wochen nach der Entbindung Beginn der spontanen Blasenentleerung. Die Blasenbeschwerden, welche als Druckgefühl und Völle in der Blasengegend und vermehrter Harndrang geschildert werden, bestehen fort. Der Urin ist öfter leicht
blutig gefärbt. Bisweilen, das heißt, 1- bis 2mal wöchentlich, kommt es zum
Schluss der Blasenentleerung zu ganz bedeutender Blutung. Auswaschungen der
Blase mit Höllensteinlösung, mit welchen um diese Zeit begonnen wurde, hatten
den Erfolg, den Urin zur Zeit des Aussetzens der Blutungen klar zu machen und
die subjektiven Symptome beinahe ganz zum Verschwinden zu bringen. Die inter-
mittirenden Blutungen selbst aber wurden dadurch in Nichts beeinflusst. Pat.,
ihre Familienangehörigen und ihr Arzt geben mit Bestimmtheit an, dass durch
diese Blutungen der Allgemeinzustand der Pat. sehr ungünstig beeinflusst wurde.
Cystoskopischer Befund: Symmetrisch in beiden Seiten des Trigonums je eine
ziemlich geradlinige, glatte, weißliche, schwach reflektirende Narbe, welche diver-
girend gegen den Blasengrund hin vorlaufen. In der Mitte der rechtsseitigen
Narbe sitzt eine kirschgroße, hellrothe Geschwulst von höckeriger Oberfläche.
An ihrem Seitenumfange hängen einige Blutgerinnsel, einzelne Stellen erscheinen
schwärzlich suffundirt, offenbar als Resultat von Blutungen, welche in das Granulationsgewebe stattgefunden haben. Die Kuppe der Geschwulst trägt gelblich
weiße Phosphatablagerungen, deren dendritische freie Enden in der Flüssigkeit
flottiren. An dem centralen Ende der linksseitigen Narbe sitzen, getrennt durch
einen Zwischenraum von ungefähr $1/2$ cm, zwei erbsengroße Geschwülste des vorhin
beschriebenen Charakters. Die beiden Narben sind circa 3 cm lang. Pat. giebt
auf genaues Befragen an, dass sie bemerkt hat, dass gelegentlich harte, weißliche
Krümel mit dem Harnstrahl entleert wurden. Hält man die Geschichte der sehr
schweren instrumentellen Entbindung mit dem Befunde der symmetrischen Narben
in der Blasenschleimhaut zusammen, so erscheint es wohl berechtigt, anzunehmen,
dass während der gewaltsamen Herabbeförderung des Kindskopfes die Harnblase
so energisch gegen die beiden Schambeinäste gepresst wurde, dass bedeutende
Quetschwunden der Blasenwand die Folge waren. Tiefere und suffundirte Risse
der Schleimhaut, welche, wie aus der Krankengeschichte hervorgeht, schon längere
Zeit entzündlich erkrankt war, gaben offenbar die Veranlassung zur Entstehung
der Granulationen, welche in Folge der ungünstigen Heilungsverhältnisse weiter
wucherten. Eine Woche nach stattgehabter Cystoskopie wurde die operative Entfernung dieser Granulome mit dem Operations-Cystoskop in Angriff genommen.
Die nöthige lokale Anästhesie wurde durch Einspritzung einer 4%igen Antipyrin-
lösung erzielt. Es ergab sich nun folgende Schwierigkeit: Während es erfahrungsgemäß sehr leicht ist, frische Granulationen oder selbst infiltrirte Geschwüre unter
Zuhilfenahme des Operations-Cystoskops auszukratzen und niederzubrennen, erwiesen sich die Granulome dieses Falles theils in Folge der Auflagerung von
Phosphaten, theils durch die Derbheit des Granulationsgewebes selbst sehr resistent.
In der ersten Sitzung wurde thatsächlich nur ein, allerdings beträchtlicher Theil
dieser Granulome entfernt. Gelegentlich einer 3 Wochen später vorgenommenen
Cystoskopie wurde die Thatsache konstatirt, dass durch diese partielle Operation

eigentlich Nichts erreicht worden war. Die Granulome hatten ihre ursprüngliche
Größe wieder erreicht; Phosphatablagerungen waren vom Neuem erschienen. In
der unmittelbar angeschlossenen Operation wurde die radikale Entfernung folgender Maßen vorgenommen: Die Geschwulst wurde zunächst an der Basis mit der
Schere des Operations-Cystoskops abgetragen, worauf eine neuerliche Auswaschung
der Blase mit Antipyrin, um die Blutung zu stillen. Danach gründliche Auskratzung des Geschwulstsitzes und energische Verschorfung desselben mit dem
Galvanokauter. Seither Heilung. Bei der Operation wurde festgestellt, dass alle
diese Granulome breitbasig aufsaßen.

N. G., 25 Jahre alt, niemals schwanger gewesen. Pat. giebt an, seit mehreren
Jahren an Blasenkatarrh zu leiden. Vor 2 Jahren wurde ihr, da Menstruations-
beschwerden und Schmerzen im Unterleibe eintraten, von einem Arzte ein »Ante-
flexions-Pessar« eingelegt, welches sie bis in die letzte Zeit fortwährend getragen
hat. Vor circa 1 Jahre begann Pat. regelmäßig jeden Tag auf einer Nähmaschine
zu arbeiten. Mit dem Anfang dieser Beschäftigung haben sich die Blasenbeschwerden konstant gesteigert und sind dieselben im letzten Monate so uner-
träglich geworden, dass sich Pat. selbst das Pessar entfernte. Die Entfernung
des Pessars brachte eine gewisse Linderung der Blasenbeschwerden, jedoch traten
seit circa 3 Wochen in kurzen Zwischenräumen spontane Blasenblutungen auf,
welche Pat. sehr ängstigten und körperlich sehr herunterbrachten. Bimanuelle
Untersuchung ergiebt beiderseitige Adnexenschwellung, Uterus in Mittelstellung,
ziemlich beweglich. Aus der Cervix und aus der Urethra lässt sich leicht
gonokokkenhaltiges Sekret gewinnen. Cystoskopie: Typische, chronische Trigonum-
cystitis. Knapp vor dem Ligamentum intra-uretericum in der Mitte eines großen,
braunrothen Fleckens eine kirschgroße, hellrothe, warzige Geschwulst, neben der
zwei kleinere über stecknadelkopfgroße Granulationen zu bemerken sind. Nachdem
durch eine zweiwöchentliche Instillationsbehandlung die Cystitis nahezu abgeheilt
war, wird unter Zuhilfenahme des Operations-Cystoskops das große Granulom mit
der Schere abgeknippt, das Geschwulstbett ausgekratzt und verschorft. Die zwei
kleineren Granulationen wurden ohne weitere Schwierigkeiten mit Curette und
Galvanokauter entfernt. Die Nachbehandlung mit Instillation ergiebt komplete
Heilung in 3 Wochen.'

L. R., 22 Jahre alt. Gonorrhoische Infektion, angeblich vor 2 Jahren, seitdem permanente, jedoch in ihrer Intensität wechselnde Blasenbeschwerden. Vor
4 Monaten Sturz mit dem Bicycle. Im Sturz wird der eine Griff der Lenkstange
tief in die Scheide getrieben. Nachdem Pat. zu Bett gebracht worden war und
sie sich von dem Chok erholt hatte, stellt sich Unmöglichkeit spontaner Urinentleerung heraus. Der Arzt der Pat. entleert mit dem Katheter sowohl stark
blutig gefärbten Urin, als auch unter Zuhilfenahme von Blasenspülung Blutgerinnsel. Katheterismus und Blasenspülungen werden für circa 10 Tage fortgesetzt, danach spontane Entleerung unblutigen Urins. Ungefähr 4 Wochen nach
dem Unfalle neuerliches Einsetzen von Blasenbeschwerden. Hier und da Entleerung von blutig gefärbtem Urin, bis es endlich, ungefähr 6 Wochen nach dem
Unfalle, zu einer starken Blasenblutung kommt. Bisweilen wird der Abgang von
weißlichen Krümeln durch die Harnröhre beobachtet. Dieser Zustand, unter
wiederholtem Auftreten von Blasenblutungen, bleibt mit geringen Schwankungen
bestehen, bis Pat. zur cystoskopischen Untersuchung gesandt wird. In der Vagina
sind keine Narben zu bemerken. Das reichliche Cervicalsekret und das spärliche
Uretralsekret enthält keine Gonokokken. Cystoskopie: Vom Orificium internum
verläuft gegen die rechte Ureteröffnung, dieselbe nicht ganz erreichend, eine
strahlige weißliche Narbe, welche über 3 cm lang ist. In der Mitte dieser Narbe
eine kammartige, ungefähr $1/2$ cm hohe Granulationsmasse, deren freier Rand dick
mit Phosphaten belegt ist, während die Seiten rein und hellroth erscheinen. Berührung dieses Granuloms ruft eine derartige heftige Blutung hervor, dass eine
fernere Beobachtung unmöglich wird und zur Stillung der Blutung zur Auswaschung mit Lapislösung geschritten werden muss. 8 Tage nach der Unter-

suchung Operation mit Schere, Curette und Galvanokauter durch das Operations-
Cystoskop. Glatte Heilung binnen 14 Tagen.

R. F., 22jährige Erstgebärende, die seit der Zeit ihrer vor cirka 2 Jahren
stattgefundenen Verheirathung an Blasenbeschwerden leidet. Nach 24stündiger
Geburtsdauer wird von dem behandelnden Arzte Craniotomie gemacht, die nach
seiner Angabe 2 Stunden in Anspruch nahm. Der 5 Stunden nach der Geburt
applicirte Katheter bringt blutigen Urin zum Vorschein. 2 Stunden danach Eintreten von quälendem Harndrang, Unmöglichkeit zu uriniren. Der eingeführte
Katheter bringt nur wenige Tropfen Blut zum Vorschein. Da die Beschwerden
sich steigern, wird specialistische Hilfe gesucht. Es gelang mir erst nach Einführung eines Evakuationskatheters die Blutgerinnsel aus der Blase zu entfernen.
Danach Höllensteinausspülung, welche regelmäßig fortgesetzt wurde. Blasenblutungen wiederholten sich noch 2mal, allerdings in mäßigem Grade, während
des Wochenbettes. Ich verlor dann diese Pat. aus dem Auge, bis sie cirka
3 Monate nach der oben beschriebenen Entbindung zur Cystoskopie kam. Pat.
giebt an, fortwährend Blasenbeschwerden zu haben, die sich namentlich als Druckgefühl in der Blase so wie als Fortbestehen des Harndranges nach erfolgter Blasenentleerung beschreibt. Außerdem sind in den letzten Wochen mehrfach Mengen
von stark blutiggefärbtem Urin entleert worden. Die Cystoskopie ergiebt vollständig normale Verhältnisse bis auf eine Narbe, welche schief über das Trigonum
verläuft und an derem distalem Ende eine ungefähr nickelgroße, flächenhaft ausgebreitete Granulation sitzt, deren rothe Färbung mehrfach durch schwärzliche
Suffusionen unterbrochen ist. An mehreren Stellen der Oberfläche ist eine dicke
Ablagerung von Phosphaten, mit dendritischen flottirenden Enden zu sehen. Die
Operation dieses Falles ergab beträchtliche Schwierigkeiten, da ein Abtragen mit
der Schere wegen der flächenhaften Ausdehnung nicht gut möglich war und die
Curettage in Folge der starken Blutung mehrfach unterbrochen werden musste,
um durch neuerliche Ausspülungen wieder ein klares Gesichtsfeld zu gewinnen.
Nach über ³/₄ stündiger Arbeit gelang es endlich doch, die Granulation auszurotten,
worauf der Geschwürsgrund energisch ausgebrannt wurde. Komplete Heilung in
3 Wochen.

Alle diese Fälle wurden in Zwischenräumen regelmäßig nach-
untersucht, wobei die Heilung als dauernd festgestellt werden konnte.
Der älteste Fall ist cirka 1 Jahr, der jüngste ungefähr 3 Monate in
Beobachtung.

Resumirt man aus diesen Krankengeschichten, so ist es wohl
nicht unberechtigt, zu sagen, dass das Entstehen dieser Granulome
unmittelbar veranlasst wird durch ein einmaliges heftiges, oder durch
ein in Gewalt geringeres, aber kontinuirliches Trauma der Blasenschleimhaut. Das Wuchern und Bestehenbleiben dieser Granulome
wird dadurch bedingt, dass zur Zeit der Verletzung bereits eine
derartige krankhafte Veränderung der Blasenwand vorhanden war,
welche eine glatte Heilung der Kontinuitätstrennung ausschließt.
Andererseits ist zu bemerken, dass die durch die üblichen Mittel
herbeigeführte Ausheilung der bestehenden Blasenentzündung nicht
genügt, um diese einmal entstandenen Granulome zum Verschwinden
zu bringen. Es ist vielmehr nothwendig durch einen operativen Eingriff diese Granulome auszurotten. Es scheint, dass dieser Eingriff
sich mit Sicherheit durch das Operations-Cystoskop durchführen lässt.
Es dürfte nicht unangebracht sein, den Versuch zu machen, um die
während der Operation auftretenden Blutungen zu vermeiden, oder

um sie leicht zu beherrschen, in künftigen Fällen Nebennieren-Extrakt zu verwenden. So weit die vorliegenden Beobachtungen reichen, scheint es, dass durch die berichteten Eingriffe eine Dauerheilung erzielt wird.

Berichte aus gynäkol. Gesellschaften u. Krankenhäusern.

1) Gesellschaft für Geburtshilfe und Gynäkologie zu Berlin.

Sitzung von 10. Januar 1902.

Vorsitzender: Herr J a q u e t, später Herr S c h ü l e i n; Schriftführer: Herr G e b h a r d.

I. Demonstration.

Herr M a c k e n r o d t: Meine Herren, ich wollte Ihnen zunächst über die Fälle von denen ich Ihnen das vorige Mal die Präparate vorstellte, berichten, dass auch die weitere Rekonvalescenz glatt verlaufen ist. Sodann erlaube ich mir, Ihnen eine Temperaturkurve herumzugeben von einem Falle von Laparotomia hypogastrica wegen Cervixcarcinom, den ich vor drei Wochen operirt habe; aus dieser Kurve mögen Sie ersehen, dass er genau so glatt wie die anderen gezeigten Fälle verlaufen ist. Dieser Fall — ich habe den Uterus nicht mitbringen können, weil er Behufs genauerer Untersuchung zerschnitten worden ist — zeigt Metastasen in beiden Ligamentis latis und eben so nach hinten, während Blase und Rectum vollkommen frei waren. Bezüglich der Operabilität rechne ich solche Fälle immer noch zu den Carcinomen ersten Grades.

Hier zeige ich Ihnen ein anderes Präparat von vorgeschrittenem Cervixcarcinom, welches älteren Datums ist und bei welchem das Carcinom außer in beide Parametrien auch in die Blase vorgedrungen war, und außerdem zu einer Verseuchung der Fascia recto-vaginalis geführt hatte. Sobald der Carcinomfortschritt über den eigentlichen Lymphstromkreis des Uterus auf mit ihm verbundene Nachbarorgane hinausgegangen ist, so nenne ich das ein Carcinom zweiten Grades; diese sind aber in manchen, ich möchte sagen in vielen Fällen noch immer operabel. In diesem Falle ist die lange Dauer des Carcinoms bemerkenswerth: es hat notorisch seit Anfang vorigen Jahres bestanden; in der Mitte des vorigen Jahres ist bereits von anderer Seite die Exkochleation vorgenommen worden, weil mit Recht dabei angenommen wurde, dass die vaginale Totalexstirpation nicht mehr als Heilmittel angesehen werden könnte, da schon die Blase erkrankt sei. Diese damals gestellte Diagnose hat sich voll bestätigt. — Die Operation war sehr schwer und namentlich schwierig durch die Miterkrankung der Blase, welche auf der linken Seite bis über die Papille des Ureters hinaus vorgeschritten war, andererseits war die Operation schwierig wegen der totalen Mitentfernung der Fascia recto-vaginalis in Zusammenhang mit dem Parakolpium und dem ganzen seitlichen Beckenbindegewebe. Als die Operation schließlich vollendet war, zeigte sich, dass im Becken nicht mehr so viel Bindegewebe vorhanden war, um den freigelegten Ureter mit dem erforderlichen Lager zu versehen. Ich konnte nur das Wandperitoneum benutzen, um den Ureter gegen die Drains zu schützen, musste aber die Ureteren rechts wie links zwischen vorsichtig eingeführten Drains hindurchleiten. Die Operation ist nun erst gestern gemacht worden, und ich lege Ihnen trotzdem heute dieses Präparat vor, weil ich Ihnen die genaue Untersuchung ermöglichen wollte, so lange es noch frisch ist, und weil ich weiß, dass schon nach 8 Tagen in Spiritus das Präparat so gehärtet ist, dass Sie nicht mehr viel daran sehen können. Ich möchte dass Sie Alles sehen könnten. — Das Befinden der Kranken ist ausgezeichnet. Sie hat jetzt noch nicht hundert und zwar kräftige Pulse; sie war mit einem kleinen, fast nicht mehr zu fühlenden Pulse auf den Operationstisch gekommen, einige Kochsalzinfusionen ließen aber das Befinden sich heben. So sehe ich der Rekonvalescenz mit Ruhe entgegen; Komplikationen werden meines Erachtens nur noch von den

Ureteren möglicherweise zu erwarten sein, von denen nicht vorher zu sagen ist, ob sie bei der ungewohnten Umgebung von Silbergaze ihre Funktionen werden verrichten können.

Hier habe ich noch ein Präparat, welches gleichfalls durch die Laparotomia hypogastrica vor mehreren Tagen gewonnen worden ist, dieses Präparat zeigt, wie insufficient die vaginale Totalexstirpation bei Cervixcarcinom ist, selbst bei früh operirten Fällen. Eine ältere Frau wurde von anderer Seite im Oktober dieses Jahres durch die vaginale Totaloperation operirt; bereits im November wurde das Recidiv in den Parametrien konstatirt. Mitte December sah ich die Pat. und nahm folgenden Befund auf. Am Grunde der Scheidennarbe war die recidivirende Ulceration. Von dort aus waren die Stümpfe der Parametrien nach rechts und links infiltrirt, nicht ganz bis an die Beckenwand heran; nach unten erstreckte sich die Infiltration in die Ligamenta sacro-uterina in Verbindung mit der oberen Partie der Fascia recto-vaginalis und des Parakolpium zu einem gabeligen Fortsatz rechts und links, welcher das Rectum schon ganz umgeben und zu Stenosirung desselben geführt hatte. Weil aber die Masse des Tumors gegen die Becken-grenzen verschieblich war, und weil die sichere Miterkrankung der Beckendrüsen heute nicht mehr eine Kontraindikation der Operation ist, so habe ich, da tech-nisch das Präparat herauszubekommen war und die Beckendrüsen zu entfernen waren, die Operation nicht abgelehnt, sondern sie ausgeführt. Meine Erwartung hat sich erfüllt; es ist gelungen, dieses Präparat zu entfernen. Hier sehen Sie wie ein Fenster in dem Tumor den oberen Scheidenstumpf, welcher durch den Thermokauter abgetragen ist. Nach oben hin ist hier die Masse der recidivirten Carcinomgeschwulst unter dem Blasenperitoneum entwickelt. Es bildet hier einen kompakten Tumor; nach beiden Seiten sehen Sie die mit dem Thermokauter abge-getragenen, und zwar mit sammt beträchtlichen Partien der Beckenfascie Liga-menta lata.

Nach unten hin sehen Sie diese zwei Hörner, welche dem rechten und linken Parakolpium und Lig. sacro-uterinum entsprechen. In der sattelförmigen Ver-tiefung zwischen den beiden Hörnern sehen sie die oberste Muskelschicht des Rectums; diese ist mit der Fascie innig verwachsen. Zwischen der Fascie und der Scheide ist das Fettgewebe durch den Druck der Geschwulst vollkommen atrophisch geworden, so dass an jener Stelle die ganze Rectumfascie mit heraus-genommen werden musste. Die Rekonvalescens ist bis jetzt gleichfalls gut ver-laufen, wenn auch nicht so gut wie in dem anderen Falle. Es handelt sich um eine sehr fette Person, und man weiß nicht, welcherlei Zwischenfälle die Rekon-valescenz stören können. Immerhin möchte ich auch an der Hand dieses Falles Ihnen darlegen, wie der chirurgische Verlauf dieser eingreifenden Operation — die sicherlich zu den größten chirurgischen Eingriffen gehört, welche überhaupt gemacht werden können und die der Körper verträgt — heute ein vollkommen gesicherter ist. Es ist nur noch die Frage zu beantworten, ob es angebracht ist, solche Fälle zu operiren, ob die Operation einen wenn auch nicht dauernden, aber doch wenigstens für eine Reihe von Jahren vorhaltenden Nutzen haben wird. Diese Frage können wir heute nicht beantworten; aber, aufgefordert zu einer solchen Operation, werden wir, so fern die technische Möglichkeit der Operation überhaupt vorliegt, sie vornehmen, nachdem durch die Beobachtungen von Schu-chard und von mir, wie ich Ihnen wiederholt hier vorgeführt habe, einwands-frei festgestellt ist, dass Fälle von ausgedehntem Carcinom, bei denen von dem Ligament fast nichts übrig geblieben war, über fünf Jahre gesund geblieben sind. Erreichen wir das nicht in jedem Falle, so werden wir es doch in manchen, viel-leicht in vielen Fällen erreichen; und wo wir es nicht erreichen, da bin ich der Meinung, dass bei so vorgeschrittenem Leiden das Schicksal der Kranken nicht verschlechtert wird durch eine unglückliche Operation.

Was die Operation bei den operablen Fällen betrifft, so stehe ich nicht an, auch bei diesen Fällen heute wieder zu erklären, dass die Mortalität sicherlich nicht höher ist als bei der vaginalen Totaloperation, vorausgesetzt eine richtige Ausführung; und ich bin auch darüber nicht im Zweifel, dass gegen all und jeden

Widerspruch diese Operation sich einbürgern, sich behaupten wird bei allen Denjenigen, welche es mit dem Carcinom des Uterus ernst meinen und welche nicht der Meinung huldigen, dass schließlich doch jede Operation vergeblich sein würde, weil das Carcinom an sich überhaupt unheilbar sei.

II. Diskussion zu dem Vortrag des Herrn Jaquet: Über die Discision.

Herr Olshausen macht darauf aufmerksam, dass man für die weibliche Sterilität, außer den zwei von H. Jaquet aufgeführten Ursachen — Adnexerkrankungen und Stenosis orificii externi — noch eine Reihe anderer Ursachen gelten lassen muss; so Vaginismus, Retroflexio uteri (auch ohne Fixation), Hypoplasie des Ovarialparenchyms — Fälle, die O. näher schildert — Myome, Stenosen des Orific. int., welche letzteren viel häufiger Ursache von Sterilität sind, als Stenosen des Os externum, Lateralposition des Uterus u. A. m.

Für die Erweiterung des Os externum hat O. jahrelang eine genauer von ihm geschilderte Fadenoperation angewandt. Jetzt macht er die Erweiterung mit dem schneidenden Thermokauter. Der Schnitt ist beiderseits bis nahe an das Scheidengewölbe zu führen, um genügende, dauernde Erweiterung zu erzielen.

Für die kegelmantelförmige Excision fand O. meist ein Hindernis oder doch eine große Schwierigkeit, bedingt in der kleinen, stark konisch geformten Portio vaginalis und fragt Herrn Jaquet, wie er bei seiner der kegelmantelförmigen Excision ähnlichen Operation diese Schwierigkeit überwunden hat.

Herr Bokelmann bezweifelt die von dem Vortr. hervorgehobene Bedeutung der Stenose des Orificium externum in der Ätiologie der Sterilität und hält mit Herrn Olshausen die Verengerung des Orificium internum für erheblich wichtiger. Häufiger jedoch als alle Stenosen möchte er als die Ursache der weiblichen Sterilität die chronisch-entzündlichen Veränderungen der Uterusschleimhaut ansehen, die Endometritis, die, auch nach glücklich erfolgter Vereinigung von Ovulum und Spermatozoon, das befruchtete Ei sehr häufig nicht zur weiteren Entwicklung kommen lässt, oder diese Entwicklung durch Abort vorzeitig unterbricht. Therapeutisch bemerkt B., dass es ihm wiederholt gelungen ist, bei Verengerungen des Orificium internum durch die Behandlung mit der intra-uterinen Kathode des konstanten Stroms gleichzeitig mit der Dysmenorrhoe auch die Sterilität zu beseitigen.

Herr Kossmann meint, die Frage sei lediglich die, ob neben den mancherlei anderweitigen Ursachen der Sterilität auch die Stenose der Gebärmutter-Orificien an sich die Konception verhindern könne. Keinesfalls sei die Stenose als ein grob-mechanisches Hindernis für das Eindringen des Spermas anzusehen, denn wo das Menstrualblut herauskäme, könne auch das Sperma hinein. Nach den Erfahrungen bei Thieren müsse man annehmen, dass das Sperma durch peristaltische Bewegungen der Muskulatur der Genitalien, der Richtung der Flimmerbewegung entgegen, aufwärts befördert werde. Die Wirkung dieser Peristaltik nun könne vielleicht durch den Schleimpfropf, der bei Stenosen die ampullenartige Erweiterung des Cervicalkanals erfülle und ventilartig wirke, beeinträchtigt werden; oder es könnten sonst die von der Stenose bedingten abnormen Spannungsverhältnisse den normalen Ablauf der Peristaltik stören. Wie dem auch sei: die Discision sei thatsächlich oft erfolgreich, wo die passive Durchgängigkeit der Cervix für das Sperma außer Zweifel stehe.

Herr R. Schaeffer hat in Folge des Jaquet'schen Vortrages aus seinen letzten 3000 Krankengeschichten die sterilen Frauen herausgesucht und 345 darunter gefunden. Diese vertheilten sich auf a. 156 primär sterile und b. 189 sekundär sterile. Von diesen litten 1) an Periparametritis und Tumoren a. 69%, b. 79%; 2) an anderen die Sterilität verschuldenden Ursachen (Lues, Missbildungen, Endometritis, Retroflexio mobilis, so wie Impotentia mariti) a. 16%, b. 18%. Die Zahl der wirklich festgestellten Fälle von Impotentia generandi oder coeundi mariti war eine sehr kleine, weil die Ehemänner sich diesem Nachweis häufig entziehen. 3) An gleichzeitiger Stenose und Periparametritis a. 11%, b. 2%. Mithin »nicht für eine Erweiterungstherapie in Betracht kommend« a. 96,16%;

b. 98,94%. Von allen 345 sterilen Frauen litten nur 2,32% an reiner Cervix-
stenose, und diese war am inneren Muttermund ausgesprochener als am äußeren.
Die Laminariaerweiterung — zweckmäßig ausgeführt — beseitigt dieselbe dauernd.
Ihr Effekt auf Heilung der Sterilität war aber eine sehr ungenügende. Da die
Mittheilungen des Herrn Jaquet zu einer massenhaften Anwendung dieses Ver-
fahrens wohl führen wird, so ist es wünschenswerth, dass Herr Jaquet eine aus-
führliche Kasuistik mittheilt. Zur Kritik seiner Fälle müssen wir wissen, wie viel
Zeit zwischen Operation und der eingetretenen Konception lag.

Herr Gebhard bestreitet die Möglichkeit einer Peristaltik der Portiomusku-
latur und glaubt, dass die Spermatozoen durch die nach außen gekehrte Flimmer-
epithelbewegung des Uterinepithels nach dem Princip des Papierdrachens mit
dem Kopf uterinwärts gerichtet werden. Unter Überwindung des ihnen entgegen-
kommenden Flüssigkeitsstroms erreichen sie dann die Uterushöhle.

Herr Strassmann: Die Discision ist unzweifelhaft der Sondirung oder
der allgemeinen intra-uterinen Therapie, einschließlich des Elektrisirens überlegen.
Zwar kann nach einmaliger Sondirung die Sterilität sofort geheilt sein (2 Fälle),
so dass man vermuthen könnte, dass durch die Sonde Sperma über den inneren
Muttermund genommen worden ist und gewissermaßen eine künstliche Befruchtung
ausgeführt wurde. In anderen Fällen ist nach vergeblicher intra-uteriner Behandlung, auch nach Curettement und Dilatation die Discision wirksam.

Eine Peristaltik mit Fortführen des Sperma ist nicht wahrscheinlich. Der
innere Muttermund öffnet sich nur, wenn Uterusinhalt heruntergedrängt wird.
Kontrahirt sich überhaupt der leere Uterus, so wird er seine Höhle verengen und
den Schleim heruntertreiben.

Coituskontractionen rühren nicht von Uterus- oder Tubenbewegungen her,
sondern sind Bewegungen der Bauchpresse und der Beckenmuskulatur, die die
Scheide zusammenschnüren und das die männliche Harnröhre durchströmende
Sperma auspressen.

Der cervicale Schleimpfropf (Kristeller) ist von Bedeutung. Die
ampullenartige Erweiterung der Cervix bei mechanischer Dysmenorrhoe kommt
dadurch zu Stande, dass er verhindert ist, aus dem engen Muttermund hervor-
zutreten. Bei gespaltener Portio hängt er aus dem Uterus heraus und wird mit
Sperma bedeckt. Vielleicht ist auch ein gewisses Vor- und Zurückgehen des
Pfropfes bei der Kohabitation vorhanden.

Von der Cervix bis zum Ovarium wird der Weg dann nicht allzu schnell
zurückgelegt. Bei Thieren (Kuh, Kaninchen etc.) sind sie 1—2 Stunden nach der
Begattung dort angelangt. Rechnet man als Durchschnittsgeschwindigkeit 2,5 mm
in der Minute für den menschlichen Spermatozoen, so braucht er für 70 mm Uterus
und 100—120 mm Tube auch 1¼ Stunde, vorausgesetzt, dass der Weg gerade und
bei unverminderter Geschwindigkeit zurückgelegt ist.

Der alkalische Cervixschleim könnte auch positiv, der saure Scheidensaft
negativ chemotaktisch auf die Samenzellen wirken. Es wird an das von Selig-
mann in der Hamburger geburtshilflichen Gesellschaft berichtete Experiment
erinnert.

Bewegungskraft der Samenzellen und Flimmerepithel können gar-
nicht mit einander konkurriren. Jedenfalls ist das letztere keine Unterstützung
für die ersteren. Im Skioptikon sieht man, welche Kraft die aalartige Bewegung
der Samenzelle erfaltet, während Flimmerhaare nur leise wogen.

Die Indikation zur Discision ist auch bei jungen Mädchen mit hochgradiger mechanischer Dysmenorrhoe vorhanden. Sie wirkt sicherer als Dilatator
und Curette.

Wo bei A- oder Azoospermie gar keine Aussicht vorhanden ist, ist von dem
Eingriffe abzusehen. Wenn man ein rigides Hymen in Narkose entfernt, füge
man die Discision, die ja keine Gefahr birgt, gleich hinzu, um im Erfolge sicher
zu gehen.

Statt der von Herrn Schaeffer befolgten Art der Spermauntersuchung
empfiehlt es sich, die Vorschrift zu geben, morgens früh unter Benutzung eines

gefetteten Präservativs zu kohabitiren, das nachher zur Untersuchung geschickt wird.

Absolut negative Äußerungen über den mikroskopischen Befund dürfen aus verschiedenen Gründen niemals gemacht werden.

Die Discision soll stets mit Dilatation und Curettement verbunden werden, um die Enge des inneren Muttermundes und die Endometritis zu beseitigen unter Zuhilfenahme von Metalldilatatoren ist der Eingriff in einer Sitzung vorzunehmen.

Die Äußerungen von Herrn Olshausen über mangelhafte Eireifung sind von großer Bedeutung und erklären die Fälle, wo man bei der Operation oder zufällig bei einer Obduktion einer Menstruirten den frisch geplatzten Follikel vermisst.

Auf Laminaria soll man zu Zwecken der Sterilitätsbehandlung verzichten. Die Stunden, wo der Stift quillt, sind schmerzhaft. Dilatation mit Metall erfüllt einfacher die gewünschte Erweiterung. Auch ist der Stift bedenklich, da er die Sekrete in die Gewebe presst und selbst bei nur leicht eitrigem Sekret einmal anderweitige Störungen vorkommen.

Herr Olshausen glaubt nicht an die von Herrn Kossmann aufgestellte Theorie und meint, auch die Ansicht, dass, wo eine Sonde passiren könne, auch die Zoospermien den Weg finden müssten, durch die Erfahrung widerlegt wurde, wie schon Herr Strassmann erwähnte. Bezüglich der Stenose am Os externum und internum uteri besteht der auffällige Unterschied, dass erstere fast niemals zur Dysmenorrhoe führt, übrigens auch ungleich seltener Sterilität bedingt. Für die Frage der Aufsaugung des Sperma durch Muskelkontraktionen des Uterus inter oder post cohabitationem führt O. ein Experiment an, welches diese Art des Eintritts des Sperma in den Uterus nicht unwahrscheinlich macht.

Herr Gottschalk behandelt die hochgradigen Stenosen der Orificien des Uterus mit 3tägiger Laminariastifterweiterung von zunehmendem Kaliber. Ist der Halskanal für den Finger bequem durchgängig, so lässt er alsdann die blutige Erweiterung des äußeren Muttermundes folgen. Er macht aber keine Discision, sondern lässt den äußeren Muttermund als solchen dabei unberührt, indem er aus der Commissur und den angrenzenden Partien beider Lippen keilförmig aus der Tiefe beiderseits Stücke excidirt, welche gestatten, bei der nachfolgenden Naht (je 3 Knopfnähte) die cervicale Schleimhautbekleidung des äußeren Muttermundes mit der Schleimhaut der lateralen Fläche der Vaginalportio linear zu vereinigen. Die Schnittfigur hat die Form zweier spitzwinkliger Dreiecke mit gemeinschaftlicher der ganzen Dicke der Kommissur entsprechenden Basis, so dass der eine Scheitel in die vordere, der andere in die hintere Lippe fällt, aber nicht deren Mitte erreicht.

Die Hauptnaht entspricht der Kommissur, je eine vereinigt die Wunde in der vorderen und hinteren Lippe. Es wird so beiderseits der Muttermund um die ganze Breite der Commissur erweitert. Eine Narbenbildung ist ausgeschlossen. Bei der Operation wird Jodoformgaze in den Cervicalkanal eingelegt, um diesen noch einige Tage weit offen zu halten.

Dass sich Stenosen des inneren Muttermundes durch den konstanten Strom (intra-uterin und auf Bauchdecken) beseitigen lassen, kann G. nach reichlicher Erfahrung bestätigen. Der Erfolg hinsichtlich der Sterilität ist zum Theil aber gemäß den besseren Ernährungsverhältnissen des Uterus zuzuschreiben, welche in Folge der elektrisch ausgelösten Uteruskontraktionen sich einzustellen pflegen.

G. bemerkt Herrn Bokelmann gegenüber, dass er gerade auf diese langdauernde Erweiterung mit Laminaria den größten Nachdruck legt, weil sie am sichersten die Stenose des inneren Muttermundes dauernd beseitigt, während die forcirte Erweiterung mit Hegar'schen Stiften als starker Reiz eine baldige Verengerung zur Folge haben kann. Im Übrigen bezweifelt er, dass man einen Uterus mit angeboren engen Ostien mittels Laminariastiftes in 24 Stunden bis zur Fingerweite durchgängig machen kann.

Herr Schülein ist ebenfalls über die günstigen Resultate des Herrn Jaquet erfreut, glaubt jedoch, dass dieselben nicht durch die Art des Operationsverfahrens, sondern durch die peinliche Auswahl der Fälle erzielt sind. Gleiche Resultate erzielte er, wenn es sich nur um abnorme Enge des äusseren Muttermundes handelte ohne jede Nebenbeschwerden. Er operirte früher nur nach genauer Untersuchung des Sperma des Mannes auf Spermatozoen. Letztere unterblieb, wenn die Pat. Dysmenorrhoen oder Endometritis hatten und sich der Operation nicht der Sterilität wegen, sondern zur Beseitigung der bestehenden Beschwerden unterwarfen.

Er verfährt nun noch nach der alten Methode; hat dieselbe jedoch wesentlich modificirt. Der äussere Muttermund wird nach beiden Seiten aufgeschnitten, vordere und hintere Lippe aus einander gezogen, mit der Sonde die Enge des inneren Muttermundes geprüft und wenn keine Endometritis vorliegt, in den inneren Muttermund und die aufgeschnittene Cervix Jodoformgazestreifen eingelegt, welche ca. 2 bis 3 Wochen alle zwei Tage erneuert werden. Bei dieser Behandlung bleibt der Muttermund auch genügend weit auf.

Ist Endometritis vorhanden oder handelt es sich um Dysmenorrhoe, so wird immer ausser der Discision die Abrasio mucosae gemacht.

Er mahnt ferner zur Vorsicht bei der Untersuchung der Ehemänner auf Spermatozoen und räth ein ungünstiges Resultat denselben möglichst zu verschweigen, da dieselben manchmal durch diese Mittheilung aufs Äusserste deprimirt werden.

Herr Mackenrodt hält die Kontraktionsfähigkeit des Uterus intra cohabitationem für sicher; durch die Kontraktion wird der Schleimstrang in die Vagina hinausgedrängt, hier mit Sperma besetzt und bei der nachfolgenden Erschlaffung zurückgesogen, so dass die Schwängerung des Uterus am Schluss der Kohabitation perfekt ist. Die Stenose kann in dieser Beziehung sehr hinderlich sein und die Jaquet'sche Operation sehr förderlich und nützlich, ihre Erfolge verständlich.

Herr Pilsky: Die innere Stenose ist meiner Überzeugung nach meist keine runde, sondern eine lippenförmige, namentlich beim retroflektirten und anteflektirten Uterus.

Herr Jaquet (Schlusswort): Meine Herren, ich danke Ihnen dafür, dass meine kurzen Bemerkungen von neulich eine so lebhafte Diskussion hervorgerufen haben. Ich möchte sodann denjenigen Herren, welche sich an dieser Diskussion betheiligt haben, auf das, was sie mir entgegnet haben, Folgendes erwidern: Zunächst möchte ich Herrn Olshausen bemerken, dass ich nicht nur auf der einen Seite Stenosen, auf der anderen Seite Adnexerkrankungen, als die alleinigen Ursachen der Sterilität angegeben habe, sondern Stenosen auf der einen Seite und anderweitige Erkrankungen des Uterus und Adnexerkrankungen auf der anderen. Letztere sind allerdings ätiologisch häufigere und daher wichtigere. Was dann die Hypoplasie der Ovarien anlangt, so sind das Fälle, die eine sehr schlechte Prognose abgeben. Meist sind das Frauen, die sehr spät ihre Menses bekommen und sehr früh wieder verlieren und zeit Lebens steril bleiben. Diese würde ich auch von Discision ausschliessen, ihr Leiden aber den kontraindicirenden Adnexerkrankungen beizählen.

Die Fälle von Lateropositio uteri sind sehr oft mit Adhäsionen im kleinen Becken verbunden. Selbst die angeborenen Fälle von Lateropositio, auf die Virchow aufmerksam gemacht hat und die auf zu grosse Kürze des einen Ligamentum latum beruhen, sind sehr oft mit adhäsiven Zuständen im kleinen Becken komplicirt. Man findet schon in den ersten Lebensjahren derartige Fälle mit Adhäsionen am Uterus; ich habe sie schon bei Kindern unter einem Jahre in den Sektionsprotokollen des pathologischen Instituts der Charité angeführt gefunden. Auch auf diese Fälle möchte ich das beziehen, was ich bei Besprechung der Kontraindikationen gesagt habe. Herrn Olshausen's Frage, wie ich die Discision mache, und wie ich mich da zur kegelmantelförmigen Excision verhalte, möchte ich am Schluss der Diskussion beantworten.

Herrn Bokelmann muss ich erwidern, dass bei mir durchaus nicht Stenose und Sterilität identisch sind; ich habe das gerade Gegentheil gesagt und erklärt, dass die Sterilität viel häufiger andere Ursachen hat als die Stenose und nur in 14% auf dieser beruht. Zweitens habe ich Herrn Bokelmann zu entgegnen, dass es durchaus nicht egal ist, ob der innere und der äußere Muttermund eng oder weit ist. Ich möchte Herrn Bokelmann fragen, wie er es sich sonst erklärt, dass eine Frau mit engem Orificium, wenn sie einmal geboren hat, nachher sehr viel leichter wieder koncipirt? Doch wohl desshalb, weil die Cervix durch den vorausgegangenen Partus für alle Zeit erweitert worden ist. Drittens möchte ich Herrn Bokelmann erwidern, dass seine Erfolge mit der Behandlung durch den konstanten Strom vielleicht nur auf die damit verbundene mechanische Dilatation des Uterus zurückzuführen sind.

Herrn Kossmann gegenüber möchte ich auf die peristaltische Bewegung des Uterus nicht viel Gewicht legen und ihm zugleich erwidern, dass es sehr viel wichtiger ist, wenn der äußere als wenn der innere Muttermund erweitert wird, weil ich glaube, dass die Spermatozoen, wenn sie erst einmal in den Cervicalkanal gekommen und aus dem sauren Scheiden- in das alkalische Uterussekret gelangt sind, sich dann schon von selbst weiter helfen. Die Arbeiten von Kundrat und Engelmann, so wie die von Lott sind mir in dieser Beziehung überzeugend gewesen. Sie entsinnen sich noch des bekannten, von Lott an Hündinnen angestellten Experiments. Dieselben haben bekanntlich einen doppelten Uterus; Lott hat nun Hündinnen belegen lassen, dieselben sogleich danach getödtet und den Uterus herausgenommen, die Uterushälften getrennt und dann in verschiedenen Zeiträumen untersucht. In der zuerst und sofort untersuchten Hälfte fand er die Spermatozoen nur im äußeren Muttermund; in der anderen, nach einer Stunde untersuchten Hälfte aber waren die Spermatozoen durch Eigenbewegung schon bis zum Fundus gekrochen. So, glaube ich, geht es auch beim Menschen; wenn das Sperma erst in der Cervix uteri ist — und es gelangt natürlich mehr in denselben, wenn der Muttermund weit, als wenn er eng ist — wird es schon durch die Eigenbewegung der Samenthierchen weiter gelangen.

Herr Schäffer hat mir beigepflichtet, dass die Perimetritis noch häufiger die Ursache der erworbenen als der primären Sterilität ist; er hat mir ferner zugestimmt, dass die Zahl der erkrankten Männer vielleicht doch nicht so hoch sein dürfte, wie Herr Olshausen annimmt. Wenn dann seine Resultate bei der Stenosenbehandlung nicht so gute sind wie die meinigen, so ist das möglicherweise ein Vorzug meiner Behandlungsmethode; vielleicht spielt aber auch der Umstand mit, dass unter seinem Material viel poliklinisches ist. Es ist doch ein gewaltiger Unterschied, ob Frauen aus den besseren Ständen, wegen Sterilität zur Konsultation kommen, oder ob es sich mehr um eine poliklinische Klientel handelt. Wenn Herr Schäffer fürchtet, dass nach meiner Mittheilung nun die Frauenärzte wegen Discision bestürmt werden und sich zu indikationslosem Operiren verleiten lassen könnten, bevor ich meine Krankengeschichten veröffentlicht habe, so möchte ich darauf verweisen, was ich am Schlusse meines Vortrages gesagt habe; dass man keiner Frau zur Discision zureden darf, sondern im Gegentheil sagen soll, dass sie möglicherweise auch ohne Operation koncipiren könne. Ich habe außerdem unter meinen Kontraindikationen so viele angeführt, dass ich glaube, dass man die nicht beachten will, auch durch ein Verzeichnis meiner Krankheitsfälle vom leichtsinnigen Operiren nicht zurückzuhalten ist.

Herrn Gebhard stimme ich bei, dass die Flimmerbewegung des Uterusepithels sehr wichtig ist, trotzdem sie der Richtung der Einwanderung der Spermatozoen entgegenwirkt. Ich glaube zwar nicht, dass sie, wie der Sturm beim steigenden Drachen, wirksam ist, sondern dass Lott Recht hat, welcher auch diesen Punkt berücksichtigt hat und meint, dass die Flimmerbewegung den Zweck habe, die Spermatozoen, welche sich zusammenballen könnten, aus einander zu treiben und weiter zu verbreiten.

Herrn Strassmann kann ich sagen: es ist auch mir schon so gegangen, dass eine Frau nach einer einmaligen Sondirung sofort koncipirt hat. Aber das sind doch nur Ausnahmen; die durch die Sondirung bewirkte Dilatation hält nicht lange vor. Ich glaube, dass die dadurch erzielte günstige Wirkung vielleicht so zu erklären ist, dass die Frau möglicherweise unmittelbar vor oder bald nachher kohabitirt hat, und dass die vorübergehende Erweiterung des Muttermundes den Uterus dem Sperma zugänglich gemacht hat. Was übrigens den Schleimpfropf anbelangt, an welchem die Spermatozoen in den Uterus klettern sollen, so ist derselbe gar nicht Kristeller's Entdeckung, wie immer behauptet wird, die Theorie ist mehrere Jahre vor Kristeller's Publikation von einem Franzosen, dessen Name mir augenblicklich entfallen ist, aufgestellt worden.

Herr Gottschalk hat mich nicht davon überführt, dass die Dilatatoren so vortrefflich sind. Ich habe mit den Dilatatoren als Heilmittel für die Stenose vollständig gebrochen; nur um den Muttermund für die Curette durchgängig zu machen, wende ich sie noch an; alle solche Dilatationen wirken nur vorübergehend.

Herrn Schülein möchte ich sagen, dass es doch nicht so egal ist, ob der äußere Muttermund sehr klein ist oder nicht, und zwar aus den schon oben angeführten Gründen. Ich glaube, dass es wichtig ist, dass recht viel Sperma in den Cervicalkanal gelangt; nachher mögen die Spermatozoen sich selbst weiter forthelfen, Herr Schülein's Behandlungsmethode ist doch wohl etwas umständlich, nicht ungefährlich, weil es Infektionen ermöglicht, und dürfte daher wohl kaum eine Verbesserung gegenüber meinem operativen Verfahren sein.

Herrn Mackenrodt möchte ich erwidern, dass die nach meiner Operation auftretende bessere Kontraktionsfähigkeit des Uterus doch nicht das Wesentliche ist. Dann habe ich also Herrn Mackenrodt missverstanden.

Ich möchte zum Schluss nun noch auf die kegelmantelförmige Excision zu sprechen kommen: Herr Olshausen hat sehr richtig bemerkt, sehr oft ist die Portio vaginalis spitz und kegelförmig und liefert dann gar kein Material für die Excision. Ich mache aber auch gar nicht die kegelmantelförmige Excision, sondern excidire, nachdem die Portio bilateral gespalten und die vordere und hintere Muttermundslippe mit Kugelzangen nach oben und unten aus einander gezogen sind, die Wundflächen — nicht das stehengebliebene Gewebe der Portio — keilförmig in senkrechter Richtung, wie es die Zeichnung hier ganz richtig wiedergiebt, die Vernähung geschieht dann in horisontaler Richtung in der Weise, dass zuerst in der Mitte eine Sondennaht und dann oben und unten noch je zwei oder drei Katgutnähte angelegt werden. Dicht muss man nähen, damit keine Wundflächen zurückbleiben, die mit einander wieder verwachsen könnten. Bei der kegelmantelförmigen Excision besteht immer, namentlich aber wenn die Portio vaginalis klein und zierlich ist, der Nachtheil, dass wenn die Keile aus der vorderen und hinteren Lippe excidirt und die Lippen oben und unten vernäht sind, das Schleimhautmaterial für die Vereinigung der seitlichen Partien zu knapp wird, während gerade hier eine genaue Vereinigung am nothwendigsten ist, damit nicht der ganze Cervix wieder zuwächst. Herr Gottschalk hat den ganz richtigen Gedanken gehabt, dass er, wenn das Material zu knapp wird, die Vaginalschleimhaut heransieht. Bei meiner Methode ist auch dieses nicht nöthig.

Sitzung vom 24. Januar 1902.
Vorsitzender: Herr Schülein; Schriftführer: Herr Gebhard.

Dr. Gutbrot stellt eine Frau vor, welche seit 18 Jahren an starker Obstipatio alvi leidet; da seit 10 Tagen keine Defäkation eingetreten ist, wird von anderer Seite die Kolotomie vorgeschlagen. In Narkose Entfernung der harten Fäkalmassen. Durch Massage und starke Faradisation der Bauchdecken und des Rectum werden nach 14tägiger Behandlung regelmäßige normale Stuhlentleerungen erzielt. Er schlägt desshalb vor, alle zu Gebote stehenden Mittel vorher nicht unversucht zu lassen, ehe man zur Kolotomie schreitet.

Herr Heidemann hält den angekündigten Vortrag: Der fibrinöse Placentarpolyp.

Der fibrinöse Placentarpolyp ist entgegen der allgemeinen Anschauung auch nach reifen Geburten nicht selten. Er veranlasst ein eigenartiges Krankheitsbild.

Das Wochenbett zeigt in allen diesen Fällen Störungen des Wohlbefindens: Nachwehen, Schmerzen im Unterleib, Kopfschmerzen, Dysurie, sogar Ischurie, Obstipation. Dabei cyanotische Blässe, weite Pupillen, systolische Geräusche am Herzen und Meteorismus; die Temperatur zeigt gegen Ende des Wochenbetts unruhige Schwankungen, der Puls ist klein und erreicht meist in den ersten und letzten Tagen des Wochenbetts hohe Zahlen. Blutungen pflegen meist um den 8. Tag aufzutreten. — Der anatomische Bau des Polypen widerspricht der gewöhnlichen Vorstellung vom Wachsthum der Polypen durch Niederschlagung von Blut auf vorhandene Eireste. Er entsteht vielmehr durch Nachblutungen in die die Gefäße verschließenden Gerinnsel. — Vieles spricht dafür, dass der Polyp mit der Thrombose in engem Zusammenhang steht; das klinische Bild beider Krankheiten ist fast das gleiche, beide kommen oft gleichzeitig bei ein und derselben Wöchnerin vor und von 30 Frauen, bei denen der Polyp entfernt wurde, haben 7 eine Thrombose der Becken- und Beinvenen bekommen. — Die Blutungen beim Polypen werden verschieden erklärt: durch Dehnung des Uterus, oder Geburt der Polypen, oder Subinvolutio uteri oder Endometritis. — Der Polyp an sich macht keine Blutung, sondern Ursache ist die gleichzeitig vorhandene Endometritis, die bei hohem Sitz der Polypen häufiger angetroffen wird als bei tiefem. Bei Erschlaffung des Uterus erfolgt Stauung und damit Blutung. — Das Fieber ist nur in seltenen Fällen durch Fäulnis der Polypen veranlasst. Es ist Folge einer eigenartigen Infektion. Weitere Folgen der Infektion sind: Störung des Allgemeinbefindens, erhöhte Gerinnbarkeit des Blutes (Thrombose), Schädigung des Herzens, Erschlaffung des Darmes — Meteorismus —, der Blase — Dysurie — und des Uterus — Klaffen des Muttermundes. Die Schlaffheit ist nicht die Folge des Säfteverlustes, sondern der Infektion. — Wegen der häufigen Komplikation mit Thrombose ist bei Auftreten von Blutungen trotz des Verdachtes auf Polyp zunächst von intrauterinem Eingriff Abstand zu nehmen. Besonders bei schon vorhandener Thrombose der Becken- und Beinvenen sollte die Entfernung nur bei stärkeren Blutungen oder fauliger Zersetzung vorgenommen werden.

Herr Koblanck wundert sich über die Menge der Beobachtungen von Polypen im Wochenbett. Er sah nur sehr wenige, und diese zeigten im Innern Choriongewebe. Er fragt, ob Störungen der Placentarperiode vorangegangen wären, und wie Herr Heidemann die Diagnose auf Polyp gestellt hat. Eine innere Untersuchung zur Feststellung der Ursache von einfachen Wochenbettsblutungen hält er für gefährlich. Er hat den Verdacht, dass in manchen Fällen ein Blutgerinnsel einen Polyp vorgetäuscht hat. Das Fieber nach der Ausräumung braucht nicht als septisch erklärt zu werden, sondern es könnte auch saprämisch sein.

Herr Gottschalk muss dem Herrn Vortragenden in den wesentlichsten Punkten widersprechen. Nach seinen eigenen Untersuchungen bilden retinirte Placentarzotten, deren Langhans'sche Zellen in starker Wucherung waren oder noch sind, den Kern der fibrinösen Placentarpolypen. Die Retention dieser Placentarzotten ist also das Wesentliche für die Entstehung dieser Polypen.

Die consecutive Blutung wird dadurch ausgelöst, dass die verhaltenen Placentarzotten als Fremdkörper die Dauerkontraktion des Uterus verhindern, der Uterus bleibt schlaff. Die Blutung erfolgt in Schüben und dabei findet die Schichtung des Blutes um die retinirten Placentarzotten als Kern und Fremdkörper statt. Etwaige Thrombosen in den unteren Extremitäten im Anschluss an die Entfernung solcher Polypen sind nicht, wie der Herr Vortr. meint, auf die Entfernung zurückzuführen. Sie stellen bloß weitere Wachsthumsstadien der Thromben dar, welche sich in den Placentargefäßen in Folge des ungenügenden Kontraktionszustandes des frisch entbundenen Uterus post partum gebildet haben. Fieber ist kein Attribut des fibrinösen Placentarpolypen, sondern accidenteller Natur und auf saprämische oder septische Infektion zurückzuführen.

Auch gegen den therapeutischen Vorschlag des Herrn Vortr., der dahin ging, die Entfernung eines fibrinösen Placentarpolypen erst von Blutungen und Fieber abhängig zu machen, muss G. sich entschieden aussprechen. Vielmehr muss nach

Ansicht von G. jeder fibrinöse Placentarpolyp, sobald er festgestellt ist, unter allen aseptischen und antiseptischen Vorsichtsmaßregeln entfernt werden.

Die Thatsache, dass die äußeren Schichten des fibrinösen Placentarpolypen mehr oder minder in fortgeschrittener Organisation begriffen sind, erklärt sich aus der unmittelbaren Druckwirkung der Gebärmutterwandung.

Herr Olshausen stimmt mit dem Vortr. nach keiner Richtung überein Placentarpolypen ohne Placentarreste giebt es nicht. Die vom Redner geschilderte Symptomatologie erkennt O. nicht an. Es giebt nur zwei Symptome: die durch Lösung des Placentarrestes bedingte Blutung und Fieberzustände, welche auf Resorption (Intoxikation) beruhen. Schenkelthrombosen können sekundär nach Placentarpolypen entstehen. Die Therapie muss unbedingt aktiv sein. Jeder erkannte Placentarpolyp ist unbedingt sofort zu entfernen, was durch einfachen Druck des Fingers gegen den Stiel leicht bewerkstelligt wird.

Herr Schülein ist ebenfalls über die große Zahl der von dem Vortr. beobachteten Fälle erstaunt. — Er räth prophylaktisch zur reichlichen Darreichung von Sekale unmittelbar nach der Geburt und im Wochenbett besonders in den Fällen, wo irgend wie vermuthet werden kann, dass kleinere Placentarreste zurückgeblieben.

Herr Heidemann: (Schlusswort). Der anatomische Bau der Polypen widerspricht der Annahme, dass retinirte Chorionzotten den Grundstock für die Polypen abgeben, da die Außenschichten die älteren, die Innenschichten die jüngeren sind. Der gelegentlich noch flüssige Kern des Polypen ist sogar schon, allerdings fälschlich, als Erweichung angesprochen worden.

Erschlaffung des Uterus erklärt wohl größere Thromben in Umgebung der Placentarstelle nicht aber die schon früh sich zeigenden Thromben in den Waden, letztere erklären sich nur durch erhöhte Gerinnbarkeit. Wenn nach Entfernung fauliger Stoffe Schüttelfrost eintritt, wurden eben faule Massen in den Uterus einmassirt. Trotz strengster Desinfektion erfolgten doch gelegentlich fieberhafte Erkrankungen. Woher die hohe Zahl von Polypen kommt, weiß ich nicht; gehäufte intra-uterine Untersuchungen sind nicht gemacht. In Betreff der Placentarlösung wurde die abwartende Methode beobachtet, die Placenten waren stets vollständig, Eihautdefekte unter 30 Fällen nur 5mal, das Fieber ist wohl immer ein saprämisches, es findet sich ja oft schon in den ersten Tagen des Wochenbettes. Retention von Placentarresten verläuft klinisch völlig anders als diese fibrinösen Polypen. Blutungen bestehen vom Anfang an; das Allgemeinbefinden ist ungestört; von den oben angeführten Symptomen findet sich keines vor.

Herr Stratz berichtet über einen Fall von akuter doppelseitiger Hämatosalpinx bei Myom mit Stieltorsion. Das Epithel der Tuben war zu Grunde gegangen.

Herr Gottschalk fragt Herrn Stratz, womit er beweisen wolle, dass die doppelseitige Hämatosalpinx nicht schon alter Natur und keine Komplikation des Uterusmyoms sei, welche schon lange vor der Torsion des Uterus bestanden habe. G. selbst habe mehrmals bei Myomen Hämatosalpinx als Komplikation feststellen können.

Herr R. Meyer hebt hervor, dass dieser Fall sich von Hämatosalpinx bei Atresien wesentlich unterscheide, da die Zerstörung der Tubenschleimhaut und die Blutansammlung in den Tuben auf die venöse Stauung in der Tubenwand zurückzuführen sei.

Verschiedenes.

2) **Jacobi** (New York). Milchzucker in der Säuglingsnahrung.
(New Yorker med. Monatsschrift 1901. September 9.)

Es vollzieht sich in neuerer Zeit ein Umschwung in der Auffassung der Ernährung des Kindesalters. Dass die Säuglinge bei den verschiedensten Nährpräparaten gedeihen, ist ein Beweis, dass eine jeweilige Accommodation des kindlichen Verdauungsapparates eintreten kann. Beobachtungen am Lebenden sind mindestens eben so bedeutsam als diejenigen am Reagensglase. Die praktische Erfahrung geht häufig der theoretischen Begründung weit voraus.

Verf. setzt schon seit langer Zeit der künstlichen Nahrung des Säuglings Rohrzucker zu. Er ist überzeugt, dass dies Verfahren allmählich seinen Weg in die Praxis finden wird. Dafür sprechen die in der neueren Zeit ausgeführten chemischen Versuche, die dem Verf. immer mehr Recht zu geben scheinen. Es ist zweifelhaft geworden, ob der Milchzucker der Kuhmilch dem der Frauenmilch identisch ist. Der käufliche Milchzucker ist häufig unrein. Der größte Theil des aufgenommenen Milchzuckers wird in Milchsäure verwandelt. Je mehr Milchzucker also der Milch zugesetzt wird, um so mehr Gärungen werden im Darmkanal auftreten. Dazu kommt, dass das Kaseïn der Kuhmilch sich dem Milchzucker gegenüber anders verhält wie das Kaseïn der Frauenmilch. Jenes wird nämlich durch zu große Mengen Milchzucker niedergeschlagen und unverdaulich. Milchsäureüberschuss ist auch als Ursache der Rachitis angeklagt worden.

Die Arbeit polemisirt viel gegen Heubner, Soxhlet u. A.

G. Frückhinger (München).

3) **Henrotay** (Anvers). Hypospade péno-scrotal, élevé en femme jusque 24 ans.

(Bull. de la soc. belge de gynécol. et d'obstétr. 1901. No. 4.)

Am 11. November 1901 wurde H. von einem 24jährigen Mädchen konsultirt, welches mit einer verheiratheten Schwester in die Sprechstunde gekommen war. Als Philomene X. angab, sie habe bis jetzt noch keine Regeln gehabt, fiel dem Arzte die männliche Stimme des Mädchens auf. Nur einmal im Leben will Philomene X. einen Blutabgang im 17. Jahre bemerkt haben, aber es handelte sich damals nur etwa um 5 Tropfen Blut! Der Mangel der Periode veranlasst auch nicht die geringsten Beschwerden. Philomene X. ist verlobt, giebt an, ihren Bräutigam zu lieben. Sie hat kürzlich eine Geschwulst in der linken Schamlefze bemerkt, eine ähnliche Geschwulst zeigte sich zeitweilig auch unterhalb der äußeren Mündung des rechten Leistenkanals.

Pat. hatte desshalb einen Arzt konsultirt. Letzterer rieth, entweder ein Bruchband zu tragen oder eine Herniotomie zu vollziehen. Pat. wollte nun die Ansicht H.'s über die Nothwendigkeit einer solchen Operation hören. Die Untersuchung ergab männlichen Körperbau, männliches Aussehen, männliche Behaarung, Stimme und Kehlkopf, Andromastie und Descensus incompletus und retardatus testiculorum mit Pollutionen während nächtlicher libidinöser Träume. Weder Prostata noch Samenblasen per rectum sub narcosi getastet. Harnröhrenmündung weiblich, unterhalb eine Tasche, welche eine dünne Sonde 7—8 mm tief eindringen lässt; H. lässt es unentschieden, ob diese Tasche der Mündung der Vasa deferentia entspricht (wahrscheinlich eine rudimentäre Vagina, Pubes weiblich. Der gespaltene Penis hat eine Glans von Größe der Glans penis eines 7—8jährigen Knaben entsprechend. Im Liegen tastete man nur den linken Hoden in der Schamlefze, im Stehen dagegen trat auch der rechte aus dem Leistenkanal etwas heraus, senkte sich aber noch nicht in das Labium pudendi herab. Um eine Photographie aufnehmen zu können, wurde Philomene X. in der Narkose untersucht. H. überließ es der Person, zu entscheiden, ob sie Zuerkennung männlicher Standesrechte wünsche und männliche Kleider anlegen wolle oder nicht, verbot ihr aber die Verheirathung als Mädchen, da eine solche Ehe nothwendig illusorisch bleiben müsse! Die Person klagt über beißenden Ausfluss und glaubt H. annehmen zu dürfen, dass Beischlafversuche schon stattgehabt haben. Ob die Person seinem Rathe folgen wird, bezweifelt H., da die Mutter sofort äußerte, es gebe ja viele Frauen, die nicht ganz »justes« seien, die Tochter aber liebt ihren Bräutigam und rief öfters seinen Vornamen in der Narkose.

F. Neugebauer (Warschau).

4) Gatcheff. Pseudo-Hermaphroditisme et erreur de personne.

Thèse, Toulouse, 1901.

G. bespricht die Geschichte des Scheinzwitterthums, die Embryologie, die Klassifikation, unter Anführung von Beispielen der einen und anderen Species, der Androgynie und Gynandrie, sodann die Bedeutung des Scheinzwitterthums für die gerichtliche Medicin: die Folgen der irrthümlichen Geschlechtsbestimmung und die Maßregeln, um einer solchen vorzubeugen, resp. die Folgen einer irrthümlichen Geschlechtsbestimmung weniger empfindlich zu gestalten. Die Arbeit enthält nichts Neues, bringt jedoch in extenso eine neue Beobachtung von »Erreur de sexe« von Prof. Mossé in Toulouse. Es wurde ein Kind geboren, dessen Geschlecht den Eltern zweifelhaft erschien. Der Arzt zog einen Kollegen zu Rathe, da er persönlich einen Entscheid nicht fällen wollte. Das Geschlecht wurde als weiblich bestimmt und das Kind demnach als Mädchen erzogen. Im Alter der Geschlechtsreife blieben jedoch die Regeln aus. Die Eltern wurden hierdurch beunruhigt, so wie auch durch das Auftreten einiger Absonderlichkeiten. Der Vater berieth sich bei einem Advokaten, was hier zu thun sei und brachte auf dessen Rath hin die 10jährige Tochter nach Toulouse, wo sie von Mossé untersucht wurde. Obgleich der Gang männlich war, die Gesichtszüge scharf markirt, so hätte Mossé doch der äußeren Erscheinung nach keinen Verdacht auf eine »Erreur de sexe« geschöpft, um so mehr, als das Mädchen ein langes Haupthaar hatte, bis an die Lenden reichend. Niemals Blutverlust aus den Genitalien oder irgend welche Termina menstrualia, eben so wenig eine Ausscheidung von Sperma konstatirt. Es blieb zweifelhaft, ob das Mädchen überhaupt schon jemals irgend einen Geschlechtstrieb empfunden hatte inmitten der stetigen Umgebung von zahlreichen Mitschülerinnen. Das Geschlechtsgefühl schien noch nicht erwacht. Knochenbau und Muskulatur 'männlich, eben so das Becken, der Thorax, die allgemeine Behaarung — mit Ausnahme des langen Kopfhaares. Stimme männlich, der Stimmbruch war vor 2 Jahren eingetreten. Man fand einen rudimentären Penis fissus mit Glans und kurzer Vorhaut, an seiner unteren Fläche eine Rinne, an deren unterem Ende eine scheinbar weibliche Harnröhrenöffnung lag. Der Penis ist hakenförmig nach unten gebogen. Das gespaltene Scrotum ähnelt etwas den großen Schamlefzen: in der vulviformen Depression im gespaltenen Scrotum keine Spur einer Vaginalöffnung zu finden; rechterseits tastete man in labio pudendi den Hoden, etwas zurückgeblieben an Größenentwicklung und nicht vollständig herabgestiegen. Prof. Chalot, welcher das Individuum auch untersuchte, fand den linken, noch kleineren Hoden vor der äußeren Öffnung des linken Leistenkanals liegend. Kein Uterus getastet. Eigenthümlich war, dass das Mädchen nicht »ad parietes mingere« konnte, sondern sich beim Harnen ducken musste. Dabei hatte der Harnstrahl eine Richtung nach hinten, weil er an dem nach unten gebogenen gespaltenen Penis ricochettirte. Prof. Chalot schlug eine plastische Operation vor, um dem Penis die normale Richtung wieder zu geben und die Harnröhre zu verlängern. Der Vater ging auf den Vorschlag ein und wollte sehr bald den verkannten Sohn schon männlich gekleidet nach Paris bringen Behufs Ausführung der Plastik. Die Feststellung des männlichen Geschlechts war in diesem Falle eine leichte. (In der vom Ref. zusammengestellten Kasuistik von Scheinzwitterthum ist dieser Fall der 780.) Beiläufig hat G. in seiner Arbeit noch einen zur dem Namen nach mitgetheilten Fall von Prof. Molinié in Toulouse erwähnt: »La moinesse de Toulouse«, und einen Fall, wo ein Mädchen aus dem Pensionat entfernt werden musste, weil sein Betragen schon gar zu ungebührlich wurde — ein männlicher Scheinzwitter als Mädchen erzogen.

F. Neugebauer (Warschau).

5) W. J. Lukaschewitsch. Über die Transplantation der Ovarien.

Einige Thierversuche.

(Wratsch 1901. No. 29. [Russisch.])

Verf. hat seine Versuche an 7 Thieren ausgeführt. Die Transplantation war eine kombinirte, d. h. nach Entfernung bei einem Thiere beider Ovarien wurde

ihm ein Ovarium eines anderen Thieres angenäht. Die Versuche wurden im Anfange des Jahres 1897 begonnen; die Thiere wurden im Laufe der 3 Jahre getödtet. Auf Grund seiner Versuche zieht Verf. folgende Schlüsse: 1) Man kann
Ovarien eines Thieres auf ein anderes kastrirtes transplantiren, sogar vom fleisch-
fressenden Thiere auf ein grasfressendes und umgekehrt. 2) Die transplantirten
Ovarien heilen gut, ernähren sich und funktioniren theilweise. 3) Zur günstigen
Transplantation ist es nöthig: a. aseptische Ausführung der Operation, b. sorgfältige Annähung an das Mesovarium, c. Transplantation beider Ovarien, d. Annähung
in der Nähe der Anwesenheit der entfernten Ovarien, e. Vermeiden des Druckes
der benachbarten Organe auf das Ovarium auch der Durchziehung der Nähte
durch das Ovarium. 4) Die Funktion der transplantirten Ovarien ist im Allgemeinen nicht langdauernd und diese Ovarien haben Neigung zur Altersatrophie.
5) Diese nicht lang dauernde Funktion der transplantirten Ovarien kann man
hauptsächlich durch ungenügende Ernährung erklären. 6) Dessen ungeachtet verhindern einige auf das Ligamentum latum transplantirte große, gut angewachsene
Ovarien im Laufe einiger Jahre die Atrophie des Geschlechtsapparates und die
Neigung des Körpers zur Verfettung und wirken gut auf das Allgemeinbefinden
7) Schwangerschaft wurde trotz ehelicher Beiwohnung in keinem Falle beobachtet.
M. Gerschun (Kiew).

6) **M. J. Kevsnowski.** **Zur Kasuistik der Missbildungen der Frucht.**
(Wratschebnaja Gazeta 1901. No. 40. [Russisch.])

Bei einer VIIpara, bei der alle Geburten, außer der 2., entweder frühzeitig
oder Aborte waren, wurde eine nicht reife Frucht geboren. Äußere Geschlechtstheile und Anus der Frucht waren normal. Testikel im Scrotum nicht vorhanden.
Auf der äußeren Seite des großen Fingers der linken Hand befindet sich ein
wildapfelgroßer Tumor von fester Konsistenz. Der etwas ovale Tumor hängt auf
einem dünnem Fuße. Auf der Stelle des Nasenrückens befindet sich ein rhom-
boidales Grübchen, dessen Seiten von den nicht gut entwickelten oberen und
unteren Augenlidern gebildet werden. Der untere Winkel des rhomboidalen Grübchens, welcher auf 2 cm von der Mundöffnung entfernt ist, ist mit einer dreieckigen
Schleimhaut, der obere Winkel mit einem dünnen Häutchen bedeckt. In der Mitte
des Grübchens befindet sich ein großer Augapfel, auf dem deutlich Sclera sichtbar ist; nach außen beiderseits befindet sich je eine Hornhaut mit Pupille. Diese
Hornhäute sind im gemeinen Augapfel unter einander durch ein dünnes Häutchen vereinigt. Über dem oberen Winkel des Grübchens befindet sich ein 2 cm
langer Rüssel, der der Peripherie nach sich trichterförmig erweitert und mit einem
blinden Kanal mit einer Öffnung endet. Dieser Rüssel ist sehr beweglich und
seiner Länge nach der Diagonale des rhomboiden Grübchens entspricht. Auf der
Stelle der Nase befindet sich eine glatte Ebene, die mit normaler Haut bedeckt
ist. Mundöffnung und Zunge normal. Gewicht der Frucht 1600 g. Länge 40 cm,
Kopfumfang 21 cm, Diameter fronto-occipitalis 7½, biparietalis 7, bitemporalis 6¼,
mentooccipitalis 10, suboccipito-bregmatica 7½. Nachgeburt normal. Während
der Geburt gingen ca. 4 Liter Fruchtwasser ab. M. Gerschun (Kiew).

7) **D. E. Goroschow.** **Kolpocoeliotomia bei Indikationen zur Laparotomie.**
(Wratsch 1901. No. 31. [Russisch.])

Coeliotomia abdominalis und Colpocoeliotomia müssen nach Verf.s Meinung
einander ergänzen. Verf. hat im Ganzen 40 Operationen per vaginam nach verschiedenen Methoden mit Eröffnung des Peritoneums ausgeführt, von denen 4 gestorben sind. Kolpotomie ohne Entfernung der Gebärmutter hat er 14mal mit
gutem Resultate ausgeführt. Vordere Kolpotomie wurde 1mal wegen Retroflexio
uteri ausgeführt; hintere wurde in folgenden Fällen gemacht: 1mal wurde eine
Cyste entfernt, 1mal wurde eine Cyste des rechten Ovariums incidirt, in 2 Fällen
wurden Cysten im hinteren Douglas mit Incision und nachfolgender Tamponade

behandelt; in 4 Fällen Adnexe mit Anwendung der Pincetten entfernt; in einem
Falle perimetrische Schwarten zerstört; in 3 Fällen wegen Extra-uterin-Schwangerschaft operirt; 1mal bei Geburt wegen Eklampsie wurde die hintere Kolpotomie
ausgeführt und im hinteren Douglas'schen Raume eine Cyste zerschnitten und
dann später das Gewölbe zugenäht. Die Kranken selbst ziehen die Kolpoköliotomie vor. Die nachfolgende Behandlung ist dabei leichter. Zum Schlusse der
Operation ist in vielen Fällen die Schließung des Gewölbes mit Nähten möglich.
Verf. hat dieses selten angewendet, weil die meiste Zahl seiner Pat. mit Pincetten
behandelt wurde.   M. Gerschun (Kiew).

8) **N. W. Altuchow.   Eine seltene Unregelmäßigkeit des Ovariums.**
                     (Wratsch 1901. No. 32. [Russisch.])

Die Unregelmäßigkeiten des Ovariums zerfallen nach Verf.s Meinung in vier
Arten: 1) Unregelmäßigkeiten des Umfanges und des Umrisses, 2) Ektopien (öfter
inguinale, seltener labiale), 3) rudimentäres Ovarium, 4) Fehlen eines oder beider
Ovarien. Die erste Art zerfällt ihrerseits in 3 Unterarten: 1) physiologische Kleinheit, 2) physiologische Hypertrophie, 3) Veränderungen des Umrisses (eiförmig,
mandelförmig, dreieckig mit zugerundeten Ecken, münsförmig, Ovarium accessorium etc.).

Verf. hat folgenden Fall bei einer ca. 29 Jahre alten Frau beobachtet. Äußere
und innere Geschlechtsorgane normal. Rechtes Ovarium 35 mm lang, 13 mm breit,
7 mm dick; Ligamentum proprium ovarii 15 mm und die Tube 115 mm lang (ihr
horizontaler Theil 90, der absteigende 25). Linkes Ovarium 80 mm lang, 14 breit
und 6 dick; Ligamentum proprium 34 mm, Tube 150 mm (horizontaler Theil 130,
absteigender 20). Um zu bestimmen, ob in diesem Falle nur Hypertrophie oder
Ovarium accessorium vorhanden war, hat Verf. die histologische Untersuchung
vorgenommen.

In der Litteratur hat Verf. einen ähnlichen Fall gefunden. Negga berichtet
über einen Fall, wo das rechte Ovarium 108 mm, das linke 54 mm; Uterus rudimentär entwickelt. Was das accessorische Ovarium betrifft, so (außer Grohé's
Beobachtung, wo linkerseits im Ligamentum latum ein normal funktionirendes
accessorisches Ovarium vorhanden war) hat Verf. keinen einzigen Fall in der
Litteratur gefunden.   M. Gerschun (Kiew).

9) **L. N. Warnek.   Über Sarcoma uteri.**
                     (Wratsch 1901. No. 18. [Russisch.])

Verf. berichtet über 8 mikroskopisch nachgewiesene Fälle von Sarcoma uteri.
Dem klinischen Bilde nach kann man, nach Verf.s Meinung, Uterussarkome in
2 große Gruppen theilen: 1) Sarkome, die den malignen Neubildungen der Gebärmutter, besonders den Carcinomen und 2) Sarkome, die den benignen Neubildungen, besonders den Myomen ähnlich sind. Von Verf.s Fällen gehören 3 zur ersten
Gruppe und 5 zur zweiten. Während der Zeit der Beobachtung der 3 Fälle der
ersten Gruppe wurden vom Verf. 96 vaginale Uterusexstirpationen hauptsächlich
wegen Carcinom ausgeführt, so dass das Verhältnis der Uterussarkome zu Uteruscarcinomen 1 : 32 ist. Gessner hat in seiner Arbeit in Veit's Handbuch der
Gynäkologie das Verhältnis 1 : 40 ausgerechnet. In 2 Fällen war Sarkom der
Uterusschleimhaut und in einem konnte der Ausgangspunkt nicht nachgewiesen
werden. Diese Kranke starb nach der Operation, die 2 anderen genasen. Während der Zeit der Beobachtung der 5 Fälle der zweiten Gruppe wurden 120 vaginale und Bauchoperationen wegen Uterusmyom ausgeführt, so dass das Verhältnis
1 : 24 ist. In 2 Fällen war Sarkom des Uteruskörpers. Von den 5 Operirten starb
eine.   M. Gerschun (Kiew).

Originalmittheilungen, Monographien, Separatabdrücke
und Büchersendungen wolle man an *Prof. Dr. Heinrich Fritsch* in Bonn oder
an die Verlagshandlung *Breitkopf & Härtel* einsenden.

Centralblatt

für

GYNÄKOLOGIE

herausgegeben

von

Heinrich Fritsch

in Bonn.

Sechsundzwanzigster Jahrgang.

Wöchentlich eine Nummer. Preis des Jahrgangs 20 Mark, bei halbjähriger Pränumeration. Zu beziehen durch alle Buchhandlungen und Postanstalten.

No. 11.   Sonnabend, den 15. März.   1902.

Über vaginale Myomotomien und das Verhältnis der Enukleation zur Totalexstirpation.

Von

W. Thorn.

Das Bestreben, die Integrität des Sexualapparats nach Möglichkeit zu erhalten, hauptsächlich um den Ausfallserscheinungen zu begegnen, beherrscht im Augenblick stärker als je zuvor die Myomotomie und ihm entspringt im Wesentlichen die neuerliche Empfehlung der Enukleation. A. Martin redete ihr auf der Hamburger Naturforscherversammlung wieder das Wort und Olshausen plaidirte auf dem vorletzten Chirurgenkongress und kürzlich an dieser Stelle für sie. Der Erstere stützte sich speciell auf 50 neue Operationen in Greifswald, von denen 40 vaginal, 10 abdominal mit 3 Todesfällen, ausgeführt waren, Olshausen auf 66 abdominale Enukleationen mit 5 Todesfällen. Während aber A. Martin, indem er den Weg vom Cavum uteri aus perhorrescirt und den vorderen Scheidenschnitt bevorzugt, principiell für vaginales Vorgehen ist, so lange es technisch möglich erscheint, glaubt Olshausen, dass die abdominale

11

Enukleation den Vorzug verdiene und zu einer Einschränkung der
vaginalen Myomotomien, der Enukleation wie Totalexstirpation,
führen müsse. Was speciell die vaginale Enukleation anbetrifft, so
führt Olshausen die gleichen Einwände, die von Martin schon in
Hamburg gemacht wurden, an, dass man nämlich kleine Myome,
die eben im Entstehen seien und irgend wo am Uterus säßen, nicht
so sicher ermitteln könne, als bei der abdominalen Operation, wo
oft nur das Betasten der ganzen Oberfläche den Sitz der Myome
verrathe; das lasse sich vaginal, ohne das Organ zu schädigen, nur
bei ganz kleinem Uterus durch völliges Hervorstülpen in die Vagina
erreichen. Hier fehle aber im Allgemeinen die Indikation zum Eingreifen, gleich viel ob Enukleation oder Totalexstirpation; überschreite
aber der Uterus die Größe eines Gravidus III. mens., so könne er
in dem Forciren der vaginalen Operation mit v. Rosthorn nur ein
bedauerliches Huldigen der Mode sehen.

Es ist kaum zu bezweifeln, dass nach solchen Empfehlungen
die Enukleation in der nächsten Zeit viel häufiger als früher, wo
man ihr im Allgemeinen nur ein kleines Gebiet einräumte, ausgeführt werden wird. Da ich selbst weder Olshausen in der Bewerthung resp. Ablehnung der vaginalen Totalexstirpation, noch
Martin in der starken Bevorzugung der vaginalen Enukleation
durch den Scheidenschnitt nach meinen Erfahrungen beistimmen
kann, so benutze ich die Gelegenheit, mein für diese Frage in Betracht kommendes Material zu veröffentlichen, um so lieber, als die
Berichte über die Diskussion des Martin'schen Vortrags in
Hamburg, so weit sie mir wenigstens zu Gesicht gekommen sind,
recht lückenhafte waren.

A. Martin gab dort als nothwendige Vorbedingung der Enukleation die völlige Freilegung des myomatösen Uterus vor der
Ausschälung an und verwarf gleichzeitig die Exploration und Enukleation vom Cavum aus durch die vorher dilatirte Cervix. Dem
gegenüber machte ich geltend, dass jene Vorbedingung nur bei
wenig vergrößertem Uterus erfüllbar sei und dass ich zumal bei submukösen und submukös-intramuralen Myomen, die ja besonders für
die vaginale Enukleation in Frage kommen, eine exakte Untersuchung vom Cavum aus für unerlässlich hielte. Ich glaube, über
den ersteren Punkt kann man überhaupt nicht streiten; vor der
Ausschälung lässt sich durch vorderen oder hinteren Scheidenschnitt
doch nur ein etwa mannsfaustgroßer Uterus unter günstigen Bedingungen ohne erheblichere Verletzung völlig freilegen. Myomatöse Uteri solcher Größe geben im Allgemeinen nur dann Grund
zum Eingreifen, wenn die Myome aus vorderer oder hinterer Wand
entspringend, subserös gelagert auf Blase oder Rectum lästigen
Druck ausüben, oder in den Cornua uteri oder rein submukös, resp.
submukös-intramural, weit ins Cavum vorspringend, entwickelt sind.
In der Hauptsache sind es hier submuköse und gewöhnlich solitäre
Myome, welche durch schwere Blutungen die Indikation zum Ein-

greifen geben. Stellt man sich auf den gewiss berechtigten Standpunkt, dass allein hier nur die Myome unter möglichster Schonung
des Uterus entfernt werden dürfen, so kommt zunächst der natürliche
Weg durch die Cervix in Betracht; ihn weist uns ja auch die spontane Elimination dieser Tumoren; ihn heute zu verwerfen, wo wir
die künstliche Dilatation der Cervix in absolut sicherer und aus-
kömmlicher Weise durchführen können, liegt kein plausibler Grund
vor. Da, wo die Cervix durch den Tumor nicht etwa schon zum
Verstreichen gebracht wurde, oder wo sie während der Menstruation
sich so erweitert, dass eine exakte Exploration des Cavum erfolgen
kann, ist die künstliche Erweiterung absolut nothwendig, um über
die Existenz, den Sitz und die Ausdehnung solcher submuköser
Tumoren Aufschluss zu erhalten und zu allermeist wird man der
Exploration sogleich die Enukleation anschließen können. Man ver-
langte früher als Vorbedingung für die Enukleation solcher submuköser Myome auf dem natürlichen Wege, dass man die Geschwulst
überall, besonders aber auch bis zu ihrem obersten Pol abtasten
könne. Es ist das keineswegs ein unerlässliches Erfordernis; die
kombinirte Untersuchung vom Cavum aus, während die äußere Hand
den Uterus über den Finger stülpt, giebt in der Regel auch bei
größeren Tumoren genügende Aufklärung, durch das Allongement
kommt man zumeist ganz bequem an die Ansatzstelle der Geschwulst
heran und sollte man wirklich einmal hier Schiffbruch leiden, so
wird ja der vordere oder hintere Scheidenschnitt und die Spaltung
der vorderen oder hinteren Uteruswand sogleich zum Ziele führen.
Bei der Abtragung des Myoms hüte man sich, zu tief in die Uteruswand einzudringen, in dem Bemühen, auch die letzten Kapselreste
zu entfernen, und achte auf etwaige künstliche Inversionen; die
Blutung ist zumeist keine starke und lässt sich durch feste Tamponade des Cavum stets beherrschen. Zuvor ist natürlich der Uterus
nochmals kombinirt abzutasten; dass kleine, völlig intramural sitzende
Myömchen der Wahrnehmung dabei entgehen können, ist nicht zu
leugnen. Ich habe auf diesem Wege Myome, die den Uterus bis
Nabelhöhe vergrößert hatten, ohne besondere Schwierigkeiten enukleirt. Sitzt das submuköse Myom zugleich noch stark intramural,
so wird man allerdings häufig die mehr oder weniger hohe Spaltung
des Uterus nicht umgehen können; ich bevorzuge dabei gleich
Dührssen und Martin die Colpotomia anterior, auch bei submukösen Myomen der hinteren Wand; den hinteren Schnitt wende
ich gewöhnlich, so weit er nicht als Hilfsschnitt dient, nur bei subserösen und parametran entwickelten Myomen der hinteren Wand
an. Die Eröffnung des Peritoneums wird sich nur bei cervicalen
und kleineren Tumoren des Corpus umgehen lassen; ihre Gefahr
ist heut zu Tage eine minimale. Will man demnach wirklich konservativ verfahren, so wird man bei der vaginalen Enukleation submuköser Myome principiell den natürlichen Weg, so lange er gangbar
erscheint, wählen müssen und erst bei dringendem Bedürfnis zur Spal-

tung des Uterus übergehen dürfen, weil mit der Spaltung zwar nicht die Existenz, wohl aber die Funktion des Uterus in Frage gestellt wird.

Bei erheblicher Vergrößerung des Uterus ist stets erst nach der Enukleation der Hauptmyome eine Revision des Uterus auf weitere kleine und kleinste Myome durch Vorstülpen desselben in die Vagina event. unter künstlicher Inversion möglich und zugleich kann jetzt erst, wie Martin sehr richtig betont, die Entscheidung getroffen werden, ob der zerfetzte Uterus rekonstruirt, vernäht und versenkt oder total exstirpirt werden soll. Die Abtastung des vorgestülpten Organs wird unstreitig das zuverlässigste Resultat liefern; ein zuverlässigeres jedenfalls, als wenn man kombinirt durch die dilatirte Cervix und die Bauchdecke, ja auch ein zuverlässigeres, als wenn man von der offenen Bauchhöhle aus untersucht, da in letzterem Falle zumeist die Kontrolle vom Cavum uteri aus wegfällt. Gegen die Forderung, dass der Uterus zur Entscheidung der Frage, ob enukleirt oder ob totalexstirpirt werden soll, völlig freigelegt und abgetastet werden muss, ist also aus Rücksicht auf das Nachwachsen neuer Myome im Princip gewiss nichts einzuwenden; aber in praxi ist sie unerfüllbar. Bei einem solitären submukösen Myom, das in einfacher Weise auf natürlichem Wege entfernt werden kann, hat es keinen Sinn, durch einen weiteren erheblichen Eingriff den Uterus völlig frei zu legen, um nach weiteren Myomen zu fahnden. Ob die Adnexe krank sind — und deren häufige Miterkrankung beschuldigt Martin als eine der Hauptursachen der Misserfolge der Enukleation auf natürlichem Wege — dass muss die kombinirte Untersuchung ergeben, dazu bedarf es sicher nicht der Eröffnung der Bauchhöhle; sind sie aber krank, so hat die Erhaltung des Uterus keinen Sinn. Ohne wesentliche, die Funktion beeinträchtigende Verletzung sind nur etwa bis mannsfaustgroße Uteri vor der Enukleation völlig freizulegen und abtastbar. Bei allen größeren myomatösen Gebärmüttern ist das erst nach dem Morcellement und nach der Enukleation der Hauptgeschwülste möglich. Dazu kommt, dass selbst die Abtastung des vorgestülpten Organs keine absolut zuverlässigen Resultate ergiebt, wie ich selbst dreimal erfahren habe. Wir sind nicht im Stande, kleinste, intramural sitzende Myömchen absolut sicher zu erkennen, wenn wir nicht etwa auf jede resistenter erscheinende Gewebspartie mit dem Messer eindringen wollen; mit jedem solchen Schnitt wird zwar nicht die Möglichkeit, wohl aber der Werth der Erhaltung des Uterus in Frage gestellt. In den wenigsten Fällen wird es möglich sein, von dem Schnitt in der vorderen oder hinteren Wand aus, allen Myomknollen beizukommen; bei jedem größeren, von multiplen Myomen durchsetzten Uterus wird man vielmehr größere Partien der Uteruswand opfern müssen, will man den Uterus zum Abtasten vorstülpen. Das kann so weit gehen, dass nur etwa ein halber Uterus restirt. Trotzdem bleibt die Möglichkeit, den so völlig von Myomen befreiten und nach Herausstülpung in die Vagina, event. unter Inversion, revidirten Uterus derart zu vernähen, dass er annähernd seine natürliche Gestalt wieder gewinnt. Aber welchen realen Werth hat ein so verstümmeltes Organ für seine Trägerin, zumal wenn auch ein gut Theil Cervix abgetragen werden musste? Als Fruchthalter kommt ein solcher Uterus nicht mehr in Betracht; das ist wohl nur dann der Fall, wenn er selbst, abgesehen von der Durchtrennung der vorderen oder hinteren Wand, ohne wesentlichen Substanzverlust blieb, wenn es sich also um die Enukleation rein subseröser und submuköser Myome des Corpus oder der seltenen Myome der Cervix handelte. Dazu kommt, dass die Mehrzahl der hierher gehörigen Kranken das 40. Lebensjahr bereits überschritten hat und zuletzt, dass die Adnexe, speciell die Ovarien häufig miterkrankt sind.

- Als einziger Grund, den Uterus um jeden Preis zu konserviren, auch als Ruine, bleibt nur die Furcht vor den Ausfallserscheinungen übrig, deren Häufigkeit und Schwere stark übertrieben worden sind. Die doch immerhin hypothetische »innere Sekretion« ganz außer Acht gelassen, so sind die Meinungen über die Bewerthung der Ausfallserscheinungen sehr getheilte und die ad hoc angestellten Untersuchungen widersprechen sich zum Theil direkt, so die von Glaevecke und Alterthum. Ehe nichts Überzeugenderes auf diesem Gebiete geliefert wird, muss jeder Operateur mit größerem Material das Recht haben, die eigenen Erfahrungen zur Richtschnur seines Handelns zu machen. Entfernen wir den Uterus, so sollen nach Abel ungefähr im Zeitraum von 3 Jahren die Ovarien zur Atrophie kommen. Für die große Mehrzahl der Myomoperirten wird dieser Termin etwa dem beginnenden Wechsel unter normalen Verhältnissen entsprechen. Nun behauptet man zwar, dass die urplötzliche Unterbrechung der Menstruation durch die Wegnahme des Uterus sich mit dem natürlichen Wechsel in keinen Vergleich setzen lasse, und dass sogar eine 50jährige, die normalerweise in unseren Breiten bereits im Klimakterium sein müsste, durch den plötzlichen Ausfall erheblich geschädigt werden könne. Und doch lassen sich wesentliche Differenzen zwischen dem plötzlichen Menstruationsausfall nach Wegnahme des Uterus bei Konservirung der Ovarien und dem plötzlichen natürlichen Ausfall nach dem heutigen Stand unseres Wissens kaum ausdenken. Das Primäre in der Einleitung des Klimakteriums ist allem Anschein nach die Verlangsamung resp. der Ausfall der Ovulation, das Sekundäre die Verzögerung resp. das Aufhören der Menstruation und die mehr oder weniger rasch eintretende Atrophie des Uterus. Bei neuropathischen und psychisch belasteten Individuen führen der natürliche Ausfall und der Rückbildungsprocess bekanntlich nicht selten zu erheblichen nervösen und psychischen Störungen, die im Allgemeinen um so heftiger aufzutreten pflegen, je plötzlicher die Funktion der Genitalien erlosch. Dass solche Individuen durch den operativen Ausfall erst recht leicht aus dem Geleise gebracht werden können, darf nicht Wunder nehmen, da hier ein Plus von Irritation durch die Operation an sich hinzu-

kommt. Solche Individuen sind es vieler Anderer und auch meiner
Erfahrung nach fast ausnahmslos, welche unter den sog. Ausfallserscheinungen in höherem Maße zu leiden haben und bei denen es
auch hier und da zu psychischen Störungen, zumeist von nur kurzer
Dauer und günstiger Prognose zu kommen pflegt. Derartige Konsequenzen sind bei Belasteten aber auch nach anderen Operationen,
so am Damm, am Rectum etc. genugsam beobachtet worden und
wenn ich erfahren musste, dass die 5 Psychosen, die ich nach vaginaler und abdominaler Exstirpation des myomatösen Uterus auftreten
und bald wieder völlig ausheilen sah, neuropathische resp. psychisch
belastete Frauen betrafen, und dass die am schwersten erkrankte
eine vaginal operirte 69jährige war, so bin ich, ohne die Bedeutung
des Ausfalls zu unterschätzen, doch geneigt, der primären Veranlagung der Operirten und der Operation als solcher, d. h. den mit
ihr verknüpften Aufregungen, Sorgen etc. den Haupttheil der Schuld
an dem Ausbruch der psychischen Störungen beizumessen und zwar
nicht nur bei Älteren. Die Myomkranken kommen zumeist erst
nach einer langen Leidenszeit zur Operation und wie ihr Cirkulations-
apparat, so ist auch ihr Nervensystem häufig nicht in Ordnung.
Darauf mag der Unterschied gegenüber den Carcinomkranken beruhen,
bei denen man nach der Totalexstirpation ungemein viel seltener
schwerere Ausfallserscheinungen beobachtet, auch dann, wenn es sich
um Jugendliche handelte und die Ovarien mit entfernt wurden.
Was aber die leichteren Ausfallserscheinungen, die Wallungen, die
fliegende Hitze, die Schweiße etc. anbetrifft, so habe ich im Allgemeinen keine so großen Differenzen zwischen dem natürlichen,
rasch eintretenden und dem künstlich hervorgerufenen Klimakterium
bei sonst gesunden Frauen finden können, zumal wenn man es nicht
unterlässt, die Operirten stets auf die zugewärtigenden Beschwerden
und ihre Bedeutung aufmerksam zu machen. Nervöse, Hysterische
etc. bewerthen dieselben selbstverständlich höher, einerlei ob es sich
um den natürlichen oder künstlichen Ausfall handelt, und in ihren
Augen gewinnt die Bedeutung jener erst recht durch ein eingehendes
Examiniren. Wenn Mainzer nur bei einem Fünftel von 83 Operirten
stärkere Beschwerden nachweisen konnte, so wird dieser Procentsatz nicht
so wesentlich von dem im natürlichen Klimakterium verschieden sein.

Wenn ich nun auch die sog. Ausfallserscheinungen nach meinen
Erfahrungen nicht so hoch bewerthen kann, so habe ich mich doch
stets bei der Operation der Myome bemüht, da, wo es mir gerechtfertigt schien, möglichst konservativ vorzugehen; ich habe die Enukleation gepflegt und bei der Totalexstirpation die Ovarien, so fern sie
ganz gesund waren, zurückgelassen. Mit der Zeit aber habe ich,
in der Hauptsache durch das Nachwachsen neuer Myome und auch
durch technische Gründe bewogen, die Enukleation gegenüber der
Radikaloperation eingeschränkt und die Ovarien, so fern technische
Schwierigkeiten nicht die Gefahr der Operation steigerten, bei
Frauen jenseits des 40. Lebensjahres entfernt, weil ich 3mal Ovarientumoren aus gesund zurückgelassenen Ovarien sich entwickeln sah.

So stehe ich heute nicht ganz mehr auf dem Standpunkt, den ich seiner Zeit in der Festschrift für Karl Ruge einnahm. Unter 32 dort publicirten vaginalen Myomotomien befanden sich 26 Enukleationen und 6 Totalexstirpationen; seitdem zähle ich unter 90 weiteren vaginalen Myomotomien 26 Enukleationen und 64 Totalexstirpationen. Insgesammt sind das 122 Fälle mit 52 Enukleationen und 70 Totalexstirpationen; davon sind 2 sehr dekrepide Totalexstirpirte gestorben, die eine am 21. Tage p. op. an Lungenembolie, die andere mit chronischer Nephritis und verjauchtem Myom am 2. Tage p. op. an Sepsis. Schwere Wundinfektionen kamen bei 3 Totalexstirpationen und 4 Enukleationen vor; alle heilten ohne bleibenden Nachtheil. Außer einer leichten Blasenverletzung, die spontan heilte, ereigneten sich keine Verletzungen der Nachbarogane. Bei 3 Enukleationen wurden bewussterweise kleinere intramurale Fundusmyome zurück gelassen; bei allen bestand partielle Nekrose und Jauchung der Hauptgeschwülste. In den ersten musste von der weiteren Enukleation einer fieberhaften Bronchitis wegen Abstand genommen werden, die schwere Störungen der Narkose machte; die Kranke genaß zunächst, dann wuchs das zurückgelassene Myom und wurde nach Jahresfrist abdominal mit ungünstigem Ausgang von anderer Hand entfernt. In dem beiden anderen Fällen handelte es sich um schwer ausgeblutete Kranke und um kleine intramurale Fundusmyome, die der Gefahr der Sepsis wegen und um weiteren Blutverlust zu meiden, nicht angegangen wurden; beide standen bereits in der Mitte der 40er Jahre und ihre Myome sind bislang nicht weitergewachsen. In 9 Fällen aber wuchsen frische Myome, von denen bei der Operation nichts nachzuweisen gewesen war, und zwar handelte es sich in 6 Fällen um Enukleationen durch die erweiterte Cervix und in dreien war Colpotomia anterior und Spaltung der vorderen Wand vorausgeschickt; 6 wurden neuerlich operirt, bei den übrigen 3[1] ist das bislang noch nicht nöthig gewesen. Gut $^2/_3$ der Operirten gehörten der arbeitenden Klasse an. Unter 40 Jahren waren von den 52 Enukleirten 13 (25%), von den 70 Totalexstirpirten 12 (17%); insgesammt also von den 122 Operirten 25 (20%). In 3, hier nicht eingerechneten Fällen musste technischer Schwierigkeiten wegen die Operation abdominal als Totalexstirpation vollendet werden; einmal handelte es sich um ein kindskopfgroßes, breit ins rechte Lig. latum gewachsenes, verkalktes Myom, dessen gut $^1/_2$ cm starke Schale sich nicht zertrümmern ließ, gleichzeitig enthielt das Corpus noch 3 apfelgroße Myome; die beiden anderen Fälle komplicirte doppelseitige Pyosalpinx mit schweren Verwachsungen; alle 3 genasen. Von den oben erwähnten 5 Psychosen fallen 3 auf vaginal Totalexstirpirte von 42, 44, und 69 Jahren. Diese 122 vaginalen Myomotomien repräsentiren ca. 58% meiner sämmtlichen

---

[1] Einer dieser Fälle wurde während der Drucklegung wegen neuerlicher schwerer Blutungen, 4 Jahre p. enucl., totalexstirpirt und geheilt.

hiesigen Myomoperationen; bei mindestens 50 der 70 Totalexstirpationen würde ich früher der Größe wegen den abdominalen Weg
gewählt haben; es befinden sich nämlich darunter 8 mannskopfgroße Uteri und 42 von Kindskopfgröße und darüber. In 18 Fällen
fanden sich gleichzeitig Ovarientumoren, von Apfel- bis Kindskopfgröße, in 10 Fällen Hydrosalpinx-, in 2 Fällen Hämatosalpinxsäcke,
in 5 Fällen doppelseitige Pyosalpinx; die sog. kleincystische
Degeneration der Ovarien und die harmloseren Entzündungsformen
derselben und der Tuben sind hier außer Acht gelassen. In allen
diesen Fällen gab aber in erster Linie die myomatöse Erkrankung,
und zwar zumeist abundante, sonst nicht zu stillende Blutungen und
schwere Druckerscheinungen, die Indikation zum Eingreifen. Fälle
von gleichzeitigem Myom und Carcinom oder Myom und Sarkom
resp. sarkomatöser Degeneration eines Myoms sind weggelassen.

Während ich also in der ersten Serie ca. 4½mal häufiger enukleirte
als totalexstirpirte, habe ich in der zweiten, wesentlich größeren
Serie ca. 2½mal häufiger totalexstirpirt als enukleirt. Dieses starke
Zurücktreten der Enukleation beruht aber nicht allein auf meiner
Absicht, dem Nachwachsen neuer Myome vorzubeugen, sondern, wie
ich schon sagte, auch auf technischen Gründen und zuletzt auf der
Verschiedenheit des Materials. Das Nachwachsen ist zwar für den
Operateur, der seiner Kranken definitive Heilung versprach, keine
angenehme Sache und mag hier und da auch eine Kranke zur
Hoffnungslosigkeit verführen, wie in meinem 9. Falle, wo im Jahre
1896 durch Colpotomia anterior und vordere Spaltung ein faustgroßes
submukös-intramurales Myom entfernt worden war und nun nach
5 Jahren neuerlich heftige Blutungen durch ein submuköses Myom,
von dem damals trotz eifrigsten Nachforschens nichts nachzuweisen
war, veranlasst wurden, welche die verzweifelnde, sich unheilbar
dünkende Kranke an den Rand des Grabes brachten. Trotz alledem
ist der Schaden nicht so groß und leicht zu repariren, da es sich ja
um eine gutartige Geschwulst handelt. Aber kein Operateur, der
enukleirt, kann seiner Kranken das sichere Versprechen geben, dass
sie vor dem Nachwachsen gefeit bleibe, mag er noch so exakt am völlig
freigelegten, ja am gespaltenen Uterus nach kleinsten Myömchen
erfolglos gefahndet haben. Wenn Martin relativ selten das Nachwachsen beobachtet hat, so liegt das zu einem Theil, wie er selbst
zugibt, daran, dass eine exakte Kontrolle seines Materials ihm nicht
möglich ist. Darauf kommt es aber doch ganz wesentlich an. Das
Material Olshausen's weist ebenfalls nur 3 Recidive auf, aber es
ist noch zu jung, um maßgebend sein zu können. Martin machte
in Hamburg den Versuch, meine Recidive auf ungenügende Untersuchung zu schieben, indem er mir oktroyirte, nur vom Cavum uteri
aus untersucht zu haben. Ich habe ihn sofort auf die Unrichtigkeit
dieser Annahme aufmerksam gemacht; trotzdem war in dem Referat
in der Monatsschrift diese Behauptung aufrecht erhalten. Ich habe
in den 3 Fällen, wo ich nach Colpotomia anterior und vorderer

Spaltung enukleirte, den Uterus vor Augen gehabt und von außen
und innen gründlich abtasten können und trotzdem waren nach
Jahren Myome nachgewachsen. Für die kombinirte Untersuchung
vom Cavum und den Bauchdecken aus will ich ruhig eine gewisse
Unzulänglichkeit zugestehen, obgleich sicher einem geübten Untersucher, so fern nur eine völlige Austastung der Höhle möglich ist
und die Bauchdecken nicht zu stark sind, kaum ein auch nur erbsengroßes Myom, wenn es nicht ganz intramural sitzt, entgehen wird.
Diese Unzulänglichkeit haftet aber der Untersuchung vom Abdomen
aus ebenfalls stets an, wenn nicht der Uterus so gespalten wird,
dass eine allseitige Abtastung auch vom Cavum aus möglich ist und
das wird im Ganzen selten der Fall sein. Wie wenig sicher diese
Untersuchung vom Abdomen aus ist, zeigt ja auch der Fall Olshausen's von Ruptur des graviden Uterus, wo die Gravidität bei
der Enukleation nicht diagnosticirt worden war; zugleich weist der
Fall auf die Gefahren der Enukleation am schwangeren Uterus hin,
auf die ich schon in Hamburg aufmerksam machte. Das Abtasten,
mag es nun so oder so und noch so exakt geschehen, schützt nicht
vor dem Nachwachsen neuer Myome und dieser Mangel, dass man
unter Umständen die Kranke nicht radikal heilt, dass sie auch vor
neuerlichen profusen Blutungen nicht immer bewahrt bleibt, haftet
stets der Enukleation an und bedingt, dass man seine Kranken ge-
wissenhafterweise darüber aufklärt und ihnen bis zu einem gewissen
Grade die Entscheidung überlässt, ob nach Möglichkeit konservirt
oder radikal operirt werden soll; Kranke der arbeitenden Klasse
werden wohl gewöhnlich das letztere wählen. Der überwiegende
Theil meiner Kranken gehörte zu dieser Klasse und so bin ich in
dem Bestreben, ihnen dauernde Heilung zu verschaffen, mehr und
mehr zur radikalen Operation übergegangen. Handelte es sich um
stark submukös oder subserös sitzende Myome, waren es namentlich
nur einzelne oder wenige Knollen, die unschwer, ohne erhebliche
Verstümmlung des Uterus und ohne größere Gefahr entfernt werden
konnten, so habe ich stets, zumal bei Jugendlichen die Enukleation
intendirt und auch zumeist ausgeführt; handelte es sich aber um
einen mit multiplen Myomen durchsetzten Uterus, die zwar enu-
kleirbar waren und auch das Zurechtstutzen und Zusammenflicken
eines uterusähnlichen Rudiments nicht ausschlossen, das wohl menstruiren aber als Fruchthalter nicht mehr dienen konnte resp. durfte,
bestanden gleichzeitig Erkrankungen der Adnexe, so habe ich stets
die Totalexstirpation gewählt, zumal bei geschwächten, stark anämischen und älteren Kranken. Sie schien mir hier zu viel Vorzüge
zu haben, als dass die Furcht vor den Ausfallserscheinungen in Betracht kommen konnte. In einer ganzen Reihe von Fällen aber
war durch die Zahl und den Sitz der Myome die Radikaloperation
von vorn herein geboten. In meiner früheren Veröffentlichung bin ich
dafür eingetreten, dass man auch vaginal den myomatösen Uterus
hoch amputiren und den von Myomen befreiten Rest in sich und

mit der Vagina vernähen möchte und zwar namentlich dann, wenn
der Fundus uteri und die Adnexe durch Verwachsungen etc. befestigt
wären; ich habe auch einige Fälle so operirt, kann aber heute gerade
in solcher Situation nur den Grund sehen, radikal vorzugehen, wenn
irgend der Zustand der Kranken das gestattet. Das aber ist zu
allermeist der Fall, weil die Radikaloperation das technisch einfachere
und sichere Verfahren ist; dazu kommt, dass auch in solchem Uterus-
rudiment doch noch Myome nachwachsen können.

Ich bin oft an geeignet scheinende myomatöse Uteri herangegangen mit der bestimmten Absicht, nur zu enukleiren, und ich
habe bei manchem, von Myomen scheinbar völlig befreiten, in die
Scheide vorgestülpten Uterus gezögert, ob ich ihn nicht lieber zusammenflicken und versenken sollte und obgleich Beides möglich
war, habe ich doch die Totalexstirpation gewählt als das technisch
einfachere und sowohl was Blutverlust wie Wundinfektion anbetrifft,
sicherere Verfahren. Macht man die Kolpotomie und Spaltung der
Uteruswand unter Schonung des Gefäßgebiets der Uterina, so blutet
es, zumal bei großem und schlecht herabziehbarem Uterus, unter Umständen bei der Enukleation und späteren Vernähung so heftig, dass
eine schon stark anämische Kranke in Gefahr kommen kann. Löst
man im gleichen Falle zunächst die Cervix aus und unterbindet die
Uterina, so kann man die Myome ohne nenneswerthen Blutverlust
morcelliren und exstirpiren und auch den Uterus selbst in seinen
Breitenmaßen durch Herausschneiden von Längsstreifen so verkleinern, dass er sich leicht hervorziehen lässt. Legt man dann sofort um den Rest der Lata und um die Tuben jederseits Klemmen,
so vermeidet man jede beträchtliche Blutung. Die Klemmen ersetze
ich stets durch Suturen, weil ich principiell das Peritoneum schließe
und nur bei Verunreinigung durch Pyosalpinx etc. drainire. Der
Klemmen bediene ich mich überhaupt nur am schon vorgestülpten
Uterus und nur provisorisch; das Gefäßgebiet der Uterina versorge
ich stets sofort mit Ligaturen, da bei einem einigermaßen großen
myomatösen Uterus kein Raum für Klemmen zwischen Uteruswand
und Beckenwand im Herabziehen übrig bleibt. Ich bediene mich
keiner speciellen Instrumente, weder zum Herabziehen des Uterus
noch zum Morcelliren. Wer über genügende Armkraft verfügt, sich
sets im Centrum des Uterus hält und nicht nach den Cornua geräth,
mit kleinen Stücken zunächst sich begnügt, langsam aber stetig
vorschreitet, nicht ungestüm und ungeduldig möglichst große Stücke
zu erhaschen sucht und dabei alle Augenblicke mit seinen Muzeux's
ausreißt und den Uterus zurückschnellen lässt, der lernt auch allmählich, recht große Uteri ohne nenneswerthen Blutverlust vaginal
mit bestem Erfolg zu entfernen. Die Operation sieht wenig elegant
aus, aber das ist Nebensache; sie erfordert auch im Durchschnitt
mehr Zeit als die Exstirpation des gleichen Falles durch die Laparotomie, aber sie wird wunderbar gut auch von den ausgebluteteten und
elendesten Kranken vertragen, die Heilung danach ist eine rasche

und zu allermeist ganz ungestörte und sie ist eine definitive und von keinen üblen Konsequenzen begleitet, wie so oft die Laparotomie.

Diese vaginale Zertrümmerung und Exstirpation größerer myomatöser Uteri erfordert viel Geduld und Kraft und ist nicht nach jedes Operateurs Geschmack. Wer sich aber einmal in sie eingearbeitet hat, der wird sie im Interesse seiner Kranken nicht mehr mit der viel leichteren und bequemeren Exstirpation per laparotomiam vertauschen. Wenn auch Force zu solcher Operation gehört, so wird doch kein gewissenhafter Operateur lediglich einer Mode huldigend sie forciren. Die wachsende Erfahrung wird ihn die Grenzen der Operation, die sich nicht leicht fixiren lassen, kennen lehren. Sollte aber wirklich hier und da ein Fall vaginal nicht zu beendigen sein, so wird es sich beim Rest nur um eine kurz dauernde rasch inscenirte Laparotomie handeln, nichts wesentlich Anderes also resultiren, als wenn man den gleichen Fall primär mit der Laparotomie angegangen wäre. Zu dieser aber muss man stets alle Vorbereitungen getroffen haben, wenn man an die vaginale Exstirpation größerer myomatöser Uteri herangeht. Trotzdem ich eine größere Zahl recht großer myomatöser Uteri vaginal angriff, bin ich doch nur in 3 Fällen genöthigt worden, die Operation abdominal zu vollenden. Aber nicht die Größe des Uterus hat mich dazu gezwungen, sondern Komplikationen: 1mal die Verkalkung des Hauptmyoms, 2mal Adnexerkrankungen.

Wenn man von vielen Seiten die Grenze der vaginalen Operation bei der Kindskopfgröße des Uterus hat festsetzen wollen, so kann ich dem nach meinen Erfahrungen absolut nicht beistimmen. Nicht sowohl die Größe ist ausschlaggebend, als vielmehr die durch die Entwicklung der Myome gegebene Form des Uterus, zum Theil auch die Beschaffenheit der Geschwulst und der Zustand der Adnexe. Enge, rigide Weichtheile bilden keinen Hinderungsgrund. Durch die totale Spaltung der Scheide, event. auch des Dammes lässt sich genügende Zugänglichkeit schaffen. Ein erweichtes Myom kann dem Morcelliren Schwierigkeiten bereiten; doch wird man auch damit bei einiger Übung fertig; ein verkalktes dagegen kann unter Umständen die Operation unmöglich machen. Größere Tumoren der Tuben und Ovarien, sofern sie nicht immobil sind, bilden keine Erschwerung, dagegen bedingt die hohe Fixation des Uterus und der Adnexe im Allgemeinen den abdominalen Weg. Weit in die Parametrien entwickelte Myome, denen das myomfreie Corpus hoch aufsitzt, sind zumeist unschwer vaginal zu exstirpiren, geht aber das Corpus uteri durch subserös-intramurale Myome sogleich über der Cervix stark in die Breite, handelt es sich zugleich mehr um sog. diffuse Myome, so kann das Herabziehen und Morcelliren selbst bei einem nicht sonderlich großen Uterus so erschwert sein, dass man von vorn herein besser den abdominalen Weg wählt. Bestimmte Vorschriften, wann abdominal, wann vaginal operirt werden soll, lassen sich aber meines Erachtens überhaupt nicht geben; Erfahrung und

Übung und nicht wenig auch das Temperament des Operateurs geben hier den Ausschlag. Nicht leicht wird es desshalb auch zu einer Einigung über die Wahl des Operationsverfahrens kommen; auch in Zukunft wird der Eine abdominal operiren, was der Andere lieber vaginal erledigt. Heilen aber Beide auf diesen verschiedenen Wegen den gleichen Fall, so gebührt principiell doch der vaginalen Operation der Vorzug, weil sie von den üblen Folgen der Laparotomie, zumal bei den Kranken der arbeitenden Klassen, frei ist.

Martin glaubt die heutige Strömung in der Therapie der Myome dahin deuten zu müssen, dass man sich immer mehr zu einem frühzeitigeren Eingreifen bekennen dürfte und dem hieraus erwachsenden Bedürfnis, zugleich aktiver und konservativer vorzugehen, werde in Zukunft insbesondere die Enukleation gerecht werden. Zugegeben, dass uns die nosologische Bedeutung der Uterusmyome heute in einem ungünstigeren Lichte erscheinen muss, dass die Hoffnung auf Wachsthumsstillstand resp. Rückbildung im Klimakterium viel häufiger getäuscht wird, als man früher annahm, dass einzelne Formen, wie die Adenomyome, nicht den Charakter völliger Benignität tragen, dass die sarkomatöse Degeneration der Myome nicht so selten ist, die Kombination mit Carcinom sei ganz außer Acht gelassen, eben so mag es dahingestellt sein, ob die so häufigen Veränderungen des Gefäßsystems stets Folgen der Myomerkrankung sind, so muss es doch bei Berücksichtigung all dieser Faktoren zweifelhaft erscheinen, ob die in ihrem Enderfolg unsichere Enukleation diejenige Operation ist, welche uns ein aktiveres Vorgehen gegen Myome, welche ihren Trägerinnen noch keine nennenswerthen Beschwerden machen, gestattet. Gerade die Beschränkung der Enukleation auf submuköse und subseröse Myome, wobei ein leidlich funktionsfähiges Organ zurückbleibt, war mit einer relativen Ungefährlichkeit der Operation verknüpft und dies Moment machte ihre Unsicherheit im Endeffekt einigermaßen wett. Geht man jetzt dazu über, eine ganze Anzahl Myome tief aus der Uteruswand auszuschälen und auszuschneiden unter Opferung einer größeren oder geringeren Menge von Uterussubstanz und das bleibende Rudiment von Uterusform mit einer großen Zahl von Nähten zurechtzuflicken und zu versenken, so muss man sich klar darüber sein, dass diese Operation an Gefährlichkeit, gleichgültig, ob sie nun vaginal oder abdominal ausgeführt wird, den radikalen Operationen, der Amputation und Totalexstirpation, nichts nachgiebt, ja dass sie bezüglich Nachblutung und Wundinfektion sogar ungünstiger erscheint. Ich glaube daher nicht, dass die vaginale und abdominale Radikaloperation auf die Dauer durch die Enukleation wesentlich eingeschränkt werden wird.

Über die abdominale Enukleation stehen mir allerdings nur geringe Erfahrungen zu Gebote. Sehe ich von Gelegenheitsoperationen bei Ovariotomien etc. ab, wo also das Myom nicht den Eingriff indicirte, so habe ich in der ganzen Zeit der erwähnten vaginalen Operationen nur 9mal größere Tumoren abdominal enukleirt,

darunter 2mal am graviden Uterus. Dabei sind 2 Kranke zu Grunde
gegangen, die eine in der 2. Woche an Ileus — an einer der Naht-
linien war Darm adhärent geworden —, die andere in der 3. Woche
an einer chronisch verlaufenden Peritonitis, die von dem großen
Wundbett ausging. Beide Male handelte es sich um große, das
Abdomen füllende Tumoren, die breit aus der Hinterwand des
wenig vergrößerten, mit 2 und 3 kleinen subserösen Myomen be-
setzten Uterus entsprossen, zum Theil in die Lata und das Mesocolon
entwickelt waren. Bei der Enukleation musste die ganze hintere
Wand bis zum Fundus gespalten werden, die große Höhle wurde
mit vielem Katgut nach Möglichkeit vernäht. Diese beiden Fälle
scheinen mir treffend die Gefahren der Enukleation bei ausgedehnten
Wundbett zu illustriren; die tiefe Amputation nach Hofmeier-
Chrobak und die Totalexstirpation ergeben meines Erachtens viel
günstigere Wundverhältnisse. Da zur Vernähung so großer Wundflächen allein Katgut angebracht ist und das die Wunde umgrenzende
Gewebe oft zerfetzt wird und einer nachträglichen Glättung bedarf,
so ist die Gefahr einer Infektion immer gegeben; dazu kommt noch
die der Nachblutung, die ich zwar selbst nicht erlebt habe, aber
nicht gering einschätze. Will man seine Kranken einer solchen,
immerhin gefährlichen Operation aussetzen, so darf das nur auf
strenge Indikationen hin geschehen und man muss ihnen zugleich
die Garantie geben, dass sie dauernd gesund werden. Abgesehen
vom Nachwachsen neuer Myome ist die Enukleirte auch vor neuerlichen profusen Blutungen aus dem stark verletzten Uterus nicht
gefeit und tritt, was allerdings erfahrungsgemäß recht selten ist,
Konception ein, so kann sie sogar noch einer Ruptur erliegen.
Will man nunmehr dazu übergehen, unter Erhaltung der Funktion
Uterusmyome mittels der Enukleation auch unter laxeren Indikationen
anzugreifen, in der Existenz des Myoms an sich also den Grund
zum Einschreiten sehen — denn darauf wird diese Strömung am
letzten Ende doch hinauslaufen, wie z. B. das oft citirte Material
Engström's zeigt —, so muss die in ihrem Enderfolg zweifelhafte
Enukleation annähernd lebenssicher sein; das ist sie heute aber
höchstens bei günstig sitzenden, rein submukösen und subserösen
Myomen. Operirt man aber nur unter strengen Indikationen, so
tritt naturgemäß die Rücksicht auf die Ausfallserscheinungen mehr
und mehr zurück und das Bestreben der radikalen Heilung in den
Vordergrund; diese garantiren mit Sicherheit nur die Amputation
und die totale Exstirpation. Da das Nachwachsen neuer Myome oft
erst nach vielen Jahren zur Kognition kommt, so wird es geraumer
Zeit bedürfen, ehe man über den Werth der Enukleation ins Klare
kommt. Nach meinen Erfahrungen bin ich gezwungen, die Enukleation vaginal nicht mehr so häufig anzuwenden, wie ich das früher
gethan habe; über die abdominale muss ich noch mehr Erfahrungen
sammeln, um zu einem maßgebenden Urtheil zu gelangen. Vorläufig bin ich aus theoretischen und praktischen Gründen nicht sehr

für sie eingenommen und ich glaube auf keinen Fall, dass ich die
vaginale Totalexstirpation zu ihren Gunsten einschränken werde.

Die fast unendlich zu nennende Variation, in der die Myome
im Uterus auftreten, zwingt bei der Behandlung zum Individualisiren
und auch die Individualität des Operateurs darf bei der Wahl der
Operation zu ihrem Recht kommen; das gilt insbesondere für den
Entschluss, ob der einzelne Fall auf vaginalem oder abdominalem
Weg angegangen werden soll. Die vaginalen Myomoperationen haben
durchgängig so günstige Resultate erzielt, dass sie nicht Einschränkung, sondern weitere Pflege verdienen. Princip aber muss
bleiben, was Fritsch sagt, dass, was irgend vaginal operirt werden
kann, auch vaginal operirt werden soll.

Neue Bücher.

1) **H. W. Freund.** Vorschläge zur weiteren Reform des
Hebammenwesens.

Leipzig und Wien, 1902.

Wenn die Zahl der puerperalen Todesfälle als ein Maßstab für
die Güte des Hebammenstandes angesehen werden kann, so muss
man eine entschiedene Besserung des letzteren zugeben. Dennoch
ist Vieles nicht so, wie es sein könnte.

Vor Allem muss die Ausbildung mehr darauf hinwirken, solche
Hebammen zu erziehen, die es verstehen, normale Geburten richtig
zu leiten. Ferner muss der Unterricht in der Hebammenschule wie
in jeder anderen Schule ein einheitlicher sein. »Dazu ist ein allgemeiner Lehrplan, ein obligatorischer Unterricht in genau vorgezeichneter Richtung nach ein und derselben Methode unerlässlich.«
Neben mancherlei anderen Änderungen Betreffs Auswahl und Alter
der Schülerinnen, Dauer des Unterrichts etc., ist das Hauptaugenmerk
auf die erhebliche Einschränkung der Hebammenbefugnisse in der
Behandlung regelwidriger Fälle zu richten. So kann und soll z. B.
die innere Wendung aus dem Lehrplan des Unterrichts fortfallen.
Für die Behandlung der Nachgeburtsperiode soll das abwartende
Verfahren und nur für außerordentliche Fälle der Credé'sche Handgriff gelehrt werden.

Eine sehr zweckmäßige Unterstützung des Unterrichts bildet das
Abhalten poliklinischer Sprechstunden in Gegenwart der Schülerinnen.
Nothwendig ist ferner für die Hebamme die Erlernung der künstlichen
Ernährung gesunder Säuglinge, am besten auf eigenen Säuglings-
stationen. Diese brauchen nur einen geringen Umfang zu haben (in
Straßburg 5 Betten). Überhaupt sollen die Hebammen mehr praktisch
ausgebildet und dem entsprechend soll das Examen eingerichtet
werden. Von großem Nutzen sind auch die regelmäßig abzuhaltenden
Repetitions- und Wiederholungskurse wie sie sich an einzelnen Orten,
so z. B. in Hessen bewährt haben. Diese Kurse trugen zur Ver-

jüngung des Hebammenstandes, zur Eliminirung alter, unbrauchbarer
Elemente bei. Das letztere ist allerdings nur möglich, wenn die
sociale Lage der Hebammen eine bessere und gesicherte wird. Hierzu
gehört: eine richtige Vertheilung der Hebammen in der Stadt und
auf dem Lande, eine ausreichende Bezahlung derselben (z. B. Honorirung von Armengeburten) und schließlich Aufnahme der Hebammen
in die Alters- und Invalidenversicherung.

Zum Schluss kommt der Verf. auf die Frage der Pfuscherinnen
zu sprechen. Er glaubt, dem Pfuscherthum am besten durch die
Schaffung einer neuen, höheren Klasse von Hebammen entgegen-
treten zu können. Diese »Hebärstinnen« sollen aus den anderen
Hebammen hervorgehen. Sie sollen an Orten, wo Mangel an Ärzten
ist, diese auf dem Gebiete der Geburtshilfe ersetzen. Der Verf. ist
der Ansicht, dass in dieser höheren Klasse von Hebammen diesen
selbst ein erstrebenswerthes Ziel geschaffen und auch der ganzen
Frauenbewegung ein neues, geeignetes Gebiet der Thätigkeit erschlossen wird.

Der Verf. hat seine Vorschläge zum großen Theil selbst in
praxi erprobt, und glaubt sie desshalb um so wärmer empfehlen zu
können. Engelmann jun. (Hamburg-Eppendorf).

---

2) **Cahanesco.** Contribution à l'étude de l'autopurification
microbienne du vagin. Experiences sur les animaux.
(Annales de l'Institut Pasteur 1901. November.)

C. sucht in seiner interessanten Arbeit aus dem Laboratorium
Metschnikoff's das Verhalten der Scheide von Thieren gegen Bakterien, die von außen hineingebracht wurden, festzustellen, um sich zu
überzengen, ob die von Menge und Krönig beschriebene Selbstreinigung der Scheide auch bei Thieren stattfindet. Ähnliche Untersuchungen liegen wohl schon von Stroganoff vor, jedoch ohne Angabe
der Methoden und genauen Resultate. — Die Untersuchungen wurden
an Hündinnen, Meerschweinchen, Kaninchen und einer Stute gemacht.
Verwendet wurden Kulturen von Micrococcus prodigiosus, Staphylococcus pyog. aureus, Streptococcus pyog. und Bacillus pyocyaneus,
Bakterien, welche normalerweise in der Vagina nicht zu finden
sind. — Die Methode der Einimpfung in die Scheide und die weitere
Versuchsanordnung wird ausführlich beschrieben.

Die Resultate der Untersuchung stimmen mit den Beobachtungen
von Menge und Krönig nur zum Theil überein. Sie werden in
folgenden 6 Punkten zusammengefasst:

1) In der Scheide von Thieren findet eine Selbstreinigung statt,
jedoch ist dieselbe geringfügig, ist bei verschiedenen Thieren verschieden und hängt von der eingeimpften Bakterienart ab.

2) Die Selbstreinigung ist das Resultat zweier Faktoren und
zwar des Sekretstroms, der nach außen gerichtet ist, und einer kontinuirlichen Epitheldesquamation. Diese beiden Faktoren wirken

mechanisch. Hauptsächlich aber spielen die Leukocyten eine Rolle sowohl durch ihre phagocytäre Eigenschaft als auch die Erzeugung toxischer Substanzen. — Einige Stunden nach der Einimpfung verschwinden die Bakterien vollständig oder zum Theil wenigstens scheinbar; denn nach 8—10 Tagen findet man die Bakterien wieder, und sie können sogar für die Dauer einen konstanten Bestandtheil der Bakterienflora der Scheide bilden. — Dies gilt insbesondere für Staphylococcus und Streptococcus pyog. — Prodigiosus verschwindet am frühesten und scheint dem Einfluss des Vaginalsekrets gänzlich zu erliegen.

3) Die Anzahl der Bakterienarten ist am Scheideneingang weit größer als im Fornix; jedoch sind im letzteren immer verschiedene Bakterien neben Leukocyten und Epithelien zu finden.

4) Zwischen den eingeführten Bakterien und der autochthonen Vaginalflora besteht in vitro keinerlei Antagonismus.

5) Das Vaginalsekret der Stute hat an sich keine baktericiden Eigenschaften.

6) Das Vaginalsekret der Versuchsthiere hatte immer alkalische Reaktion.

Mit Rücksicht auf diese von den Befunden beim Weibe abweichenden Resultate beabsichtigt C. weitere Untersuchungen beim Weibe zu machen.

Es folgt nun die genaue Beschreibung der Experimente und Beobachtungen (im Ganzen 16).

Zum Schlusse werden die bei der Hündin und beim Meerschweinchen isolirten Bakterienarten aufgezählt.   Stolper (Wien).

Berichte aus gynäkol. Gesellschaften u. Krankenhäusern.

3) Gynäkologische Sektion des Kgl. Ung. Ärztevereins zu Budapest.

25. Sitzung am 6. März 1900.

Vorsitzender: Herr v. Késmárszky; Schriftführer: Herr Tóth.

I. Herr P. Kubinyi: Über die Hofmeier-Kaltenbach'sche Placenta praevia-Theorie.

Nach einer historischen Darlegung der verschiedenen Theorien zur Erklärung der Entstehung der Placenta praevia seit Hunter bespricht er eingehend die Hofmeier-Kaltenbach'sche Theorie und unterstützt dieselbe durch die Demonstration eines Präparates, das von einem Abort im 5. Schwangerschaftsmonat einer 22jährigen IIIpara stammt. Die Placenta praevia bedeckte den 2 Finger breiten Muttermund fast vollständig, bloß vorn waren etwas Eihäute zu fühlen. Der untere Theil der Placenta haftet nicht an der Uteruswand an, auch ist diese glatt, also nicht rauh, wie nach einer Ablösung der Placenta. Das Ei ging unversehrt ab. Die Placenta ist sehr groß, bedeckt fasst ²/₃ der Eioberfläche und lässt bloß einen Theil gucklochartig frei. Der untere Theil sitzt nicht an der Uteruswand fest, sondern hängt frei herab und ist an der dem Uterus zugekehrten Seite, an der Cotyledonenfläche in fast Handtellergröße mit Decidua bedeckt.

Das Präparat ähnelt sehr einem Kaltenbach'schen. Die abnorme Größe der Placenta, so wie der Umstand, dass der untere Theil derselben der Uteruswand nicht adhärirt und dass die innere, über den Muttermund fallende Cotyledonen-fläche mit Decidua bedeckt ist, sprechen für die Hofmeier-Kaltenbach'sche Theorie, nämlich dass die untere, d. h. Praeviapartie, eine Reflexplacenta ist.

Herr v. Késmárszky betont den Werth des demonstrirten Präparates, meint jedoch, dass es doch nicht von entscheidender Bedeutung für die Frage ist.

II. Demonstrationen:

1) Herr Kubinyi: Fall von hoher Zange.

Diese wurde bei einer 28jährigen Vpara wegen Beckenenge (Conj. diag. 10³/₄ cm) bei II. Schädellage nach 33stündiger fruchtloser Wehenthätigkeit mit gutem Erfolg angelegt.

An der Diskussion betheiligen sich Herr Bársony, der auch in diesem Falle die prophylaktische Wendung vorgezogen hätte, Herr Tóth, der die Vortheile der hohen Zange lobt und Herr Kubinyi.

2) Herr B. Walla: 3 Laparotomien

a. wegen eines mannskopfgroßen intraligamentösen myxomatös degenerirten Fibromyoms des Uteruskörpers bei einer 46jährigen VIIpara, das für ein multiloculäres Ovarialkystom diagnosticirt worden war; Heilung;

b. wegen Kystoma papilliferum beider Ovarien bei einer 31jährigen IIIpara; Heilung;

c. wegen eines Kystoma multiloculare papilliferum intraligamentosum ov. sin. und Papilloma tubae et haematosalpinx lat. dextr. bei einer 51jährigen Nullipara.

III. Herr J. Lovrich: Perforation des Extra-uterin-Sacks bei vaginaler Incision.

35jährige IVpara wurde wegen Erbrechen und quälender Unterleibskrämpfe aufgenommen. Die Untersuchung ergab eine bis zum Nabel reichende retro-uterine Hämatocele, die Geschwulst elastisch, der untere Pol wölbte das hintere Scheidengewölbe tief nach unten. Während einer Beobachtungsdauer von 3 Wochen zeigte die Geschwulst Tendenz zur Verkleinerung. Bei der vaginalen Incision riss die Geschwulstwand vor dem Finger durch und aus der kindsfaustgroßen Höhle entleerten sich Blutgerinnsel. Über derselben war ein in Eihäute eingeschlossener lebender Fötus, nach dessen Entfernung die Höhle ausgespült wurde; während des Ausspülens dringt das Rohr sehr hoch nach oben, der Jodoformgazetampon wird ganz von Blut durchtränkt; nach Entfernung desselben wird ein lockerer Tampon eingeführt, auf dem sich kein Blut mehr zeigt. Nach der Operation stockt die Athmung, der Puls wird schlecht, um sich alsbald wieder zu bessern; Pat. wird zu Bett gebracht, erblasst abermals, der Puls wird schlecht, aussetzend. Laparotomie an der Moribunden ohne Narkose. Bei Eröffnung des Bauches wird zwischen den Gedärmen viel Blut gefunden; Uterus mannsfaustgroß, hinter der Symphyse. Nach rechts von demselben ein kindsfaustgroßer Tumor, an dessen Scheitel sich durch einen fingergroßen Riss Chorionzotten nach außen rothen, der Tumor wird herausgehoben und nach Unterbindung des Lig. latum (mit Katgut) entfernt. Trotz Einleitung künstlicher Athmung, Hypodermoklyse, intravenöser Infusion und Äther-Kampher-Injektionen tritt 3 Stunden nach der Operation der Exitus letalis ein. Das Präparat besteht aus dem rechtsseitigen, beiläufig kindsfaustgroßen Tubensack, dessen Wand auch in kontrahirtem Zustande kaum kartenpapierdick und mit Pseudomembranen bedeckt ist; an seinem unteren Pol ist der gelegentlich der Incision gemachte Riss sichtbar, aus welcher die Nabelschnur heraushängt; an ihrem oberen Pol ist eine fingergroße Kontinuitätstrennung sichtbar, durch welche sich die Chorionzotten vordrängen; das ist die während der Operation mit dem Irrigator perforirte Stelle. In der Höhle des tubaren Sacks sitzt die leicht ablösbare Placenta mit den Eihäuten. Uteruswandungen stark verdickt, Uterus selbst mannsfaustgroß, in seiner Höhle eine taubeneigroße, in Ablösung begriffene Deciduamasse. In der Tiefe des Douglas, zwischen Uterus, Vagina und Rectum, ist ein beiläufig kartenpapierdickes, fettig-

membranöses Gebilde mit von innen rostgelber, höckeriger Oberfläche. In der
Nachbarschaft desselben finden wir die Öffnung der die Scheidenwand durch-
dringenden Incision. Es handelte sich also um eine im Bilde einer Hämatocele
erscheinenden tuboabdominalen Gravidität. Die Dünnwandigkeit der Tube erklärt
es, warum die Wand des Sackes bei der nicht genügend vorsichtigen Ausspähung
perforirt worden war. Der Fall beweist, von welcher Wichtigkeit eine längere
Dauer des exspektativen Verfahrens bei Behandlung der Hämatocele ist; bei
längerem exspektativem Verhalten hätten festere Adhäsionen die Perforation verhindert.

IV. Herr J. Csiky: Ein Fall von Fibrom und Gravidität.

Eine 35jährige Nullipara bemerkte vor 3 Jahren eine Geschwulst in der linken
Seite des Abdomens. Seit dieser Zeit hatte sie auch Beschwerden. Die Geschwulst
wuchs langsam. Letzte Menstruation am 8. Oktober 1899. Am 2. Februar 1901
traten ohne besondere Veranlassung heftige Schmerzen im unteren Abdomen und
Mastdarm auf. Seit dieser Zeit sehr schmerzhafte Harnbeschwerden und quälende
Obstipation. Pat. sehr herabgekommen, von leidendem Aussehen. Aus den sehr
drüsigen Mammae entleert sich auf Druck Kolostrum, Linea alba pigmentirt, Umfang des Abdomens vergrößert, in demselben ein mannskopfgroßes 3 Finger über
den Nabel reichendes, multiple Geschwulstherde aufweisendes, leicht bewegliches
Gebilde von glatter Oberfläche. Vaginalschleimhaut etwas livid, aus der Vagina
reichlich rahmartiger Fluor. Vaginalwände aufgelockert, succulent; der untersuchende Finger stößt gleich auf ein tiefes ins Becken dringendes, dasselbe vollkommen ausfüllendes kugelartiges, glattwandiges, hartes, kindskopfgroßes Gebilde,
welches nach unten ins hintere Scheidengewölbe reicht, dasselbe vorwölbt und
sogar auch die hintere Scheidenwand in die Höhe hebt, in äußerst geringem Grade
beweglich ist und aus dem kleinen Becken überhaupt nicht verdrängt werden kann.
Die Geschwulst lässt sich linkerseits mit einem Finger umgehen und auf diesem
Wege die hoch oben nahe dem oberen Rand der Symphyse palpirbare Vaginalportion erreichen, welche plattgedrückt ist und als virginell aufgelockert bezeichnet
werden kann. Die kurze Cervix lässt sich nach links verfolgen und scheint sich
im Tumor zu verlieren. Der tief in das Becken hinabreichende Fibromherd verursacht absolute Beckenverengerung. Selbst bei einem Abortus wäre das Schicksal der Pat. ein kritisches, weil bei der hohen Lage der Vaginalportion und dem
Drucke, welchem sie ausgesetzt ist, auch ein Aportivei kaum hindurchkommen
könnte, und auch die Entleerung oder Entfernung der Placenta vielleicht unmöglich wäre. Auf Grund dieser Indikationen wurde die Hysterotomie vorgenommen.
Heilungsverlauf, abgesehen von einer einmaligen abendlichen Temperatursteigerung
auf 37,8°, ein vollkommen afebriler zufriedenstellender. Pat. verließ am 21. Tage
geheilt die Klinik.

V. Herr S. Tóth: a. Fall von Echinococcus; Kolpotomie.

Die Kolpotomie wurde bei der 23jährigen Pat. wegen eines retro-uterinen
Tumors unbekannter Natur vorgenommen. Die Punktion war erfolglos, auf breite
Eröffnung entleerten sich größere und kleinere Blasen. Die Echinococcusblase
hatte sich unterhalb des Peritoneum des Corpus uteri entwickelt und war mit
dem Scheitel der Harnblase verwachsen. In der Höhe oberhalb der Linea terminalis
ein citronengroßes Gebilde, welches sich als eine zweite unter dem Peritonealüberzug
einer Dünndarmschlinge sitzende Echinococcusblase erwies. Nach Ablösung des
Sacks von der Darmwandung wurde das Peritoneum des Darmes mittels fortlaufender Naht vernäht. Heilung.

b. Eine interessante Fibromoperation.

IIIpara, 36 Jahre alt. Seit der letzten Geburt vor 4 Jahren und besonders im
letzten Jahre nimmt das Abdomen an Umfang zu, Gehen und Liegen sind kaum
möglich. Pat., welche wegen Athembeschwerden die Klinik aufsuchte, ist abgemagert,
herabgekommen. Peripherie des Abdomens 108 cm, untere Extremitäten stark
ödematös. Das Abdomen wird von einer beiläufig 3mannskopfgroßen gespannten
Geschwulst ausgefüllt, welche von Ascites umgeben und vorn abgesackt ist; die hintere
Vaginalwand prolabirt, in derselben Ascites, Vaginalportion vorn hoch, unterer

Abschnitt des Uterus fühlbar, Uterus nach rechts dislocirt, vorn hoch, undeutlich zu fühlen. Die Diagnose lautet: Ovarialgeschwulst.

Bei der Laparotomie wurde ein abgesackter kleiner Ascites und die Geschwulst mit ihrer größten Peripherie der vorderen Bauchwand angewachsen gefunden. Bei der Loslösung starke Blutung. An der vorderen Peripherie der Geschwulst zieht bandartig flach ausgespannt das Colon transversum und auch sein Mesenterium ist der Geschwulst breit angewachsen. Unter starker Blutung wird die Loslösung vorsichtig vorgenommen. Tiefer unten wurde das große Dünndarmkonglomerat der Geschwulst adhärent gefunden, die Geschwulstflächen fest mit dem Mesenterium verwachsen, vorn ist die kolossale, konsistente Geschwulst mit der hochgezogenen Blase verwachsen. Lösung der Adhäsionen ist von einer profusen Blutung begleitet. Nach dem Herauswälzen der Geschwulst ergiebt sich, dass dieselbe mit dem Fundus des vergrößerten Uterus durch einen zweifingerbreiten kurzen Stiel zusammenhängt, Durchtrennung desselben mittels Angiothryptor. Die große mesenteriale Wunde so wie die zum Theil entblößte Blase werden mit fortlaufender Katgutnaht versehen. Toilette der Peritonealhöhle, Etagennaht. Die Geschwulst ist ein subseröses Fibrom, welches in Folge Entzündung mit den Nachbarorganen so feste Verwachsungen eingegangen ist. Heilungsverlauf glatt.

VI. Herr J. Erdey: Ein Fall von Drillingsgeburt.

Temesváry (Budapest).

Verschiedenes.

4) **F. M. G. de Feyfer** (Eibergen). **Beckenringerweiterung.**
(Med. Weekblad voor Nord- en Zuid-Nederland 1901. No. 37 u. 38.)

Verf. giebt einen historischen Überblick, über die verschiedenen Methoden zur Erweiterung des knöchernen Beckenringes. Die operativen Methoden, Symphyseotomie, Pubiotomie, Pelviotomie und »Osteoplasie interpubienne«, werden historisch, nicht kritisch besprochen. Bei der Beckenerweiterung auf obstetrischem Wege unterscheidet Verf. 2 Arten, die passive (Walcher'sche Hängelage) und die aktive, die nach Verf. entsteht durch Druck der Femora bei fixirtem Sacrum. Dieser Druck, den man auftreten sieht, wenn die Füße gespreizt, kräftig angestemmt werden gegen die Bettpfosten und wenn dabei das Sacrum fixirt wird durch eine feste Unterlage und ein Rollkissen in der Lendengegend, soll dieselben Änderungen im Stande des Beckenringes machen als die Walcher'sche Hängelage. Die Kraft, die hier wirkt, ist aber viel größer. Verf. giebt durch eine Krankengeschichte ein Beispiel vom Effekt dieses Gegendruckes, giebt aber selbst zu, dass die kräftigeren Wehen auch ein großer Faktor sind, und meint, dass die praktische Bedeutung dieser Art Beckenerweiterung sehr beschränkt ist.

Die Walcher'sche Hängelage wird ausführlich historisch und kritisch besprochen, unter Verwendung der Arbeiten von Klein, Meyer, Huppert u. A. Verf. sagt, dass die Mechanik der Beckenerweiterung bei Hängelage noch viel zu wenig studirt ist. Man soll doch bedenken, dass hier eine sehr geringe Erweiterung einen großen Effekt haben kann, weil dann der Kopf viel besser konfigurirt wird, da die Kompressionskraft weiter von dem Sulcus sagittalis entfernt angreift. Daher muss man bei Untersuchungen an der Leiche elastische Kugeln verwenden, und vor allen Dingen noch mehr und besser an der lebenden schwangeren Frau messen. Jedenfalls ist die praktische Bedeutung, wenn die Walcher'sche Lage kombinirt wird mit Impression nach Hofmeier eine sehr große und die Lage verdient daher viel mehr Anerkennung als sie bis jetzt gefunden hat.

Scholten (Leiden).

5) **Kohn und Etinger** (Bukarest). **Lungenembolie nach Hysterectomia abdominalis totalis wegen fibrösen Geschwülsten des Uterus.**
(Revista de chirurgie 1901. No. 2.)

Der 40jährigen Pat. wurde durch Hysterektomie auf abdominalem Wege ein kindskopfgroßes Fibrom sammt linksseitigen Adnexen entfernt, das Peritoneum

gans geschlossen und subperitoneal durch die Vagina drainirt. Der Verlauf war
ein befriedigender, als am 17. Tage früh gans unerwartet Dyspnoë und Stechen
in der vorderen, rechten Brustseite auftrat. Auskultatorisch war nichts Abnormes
zu finden. Am Abend desselben Tages wurde die Dyspnoë, nach vorübergehender Besserung, plötzlich sehr heftig, es traten profuse Schweiße auf, die Pulsfrequenz stieg auf 160—180, während die Temperatur normal blieb. Nach 2 Stunden Exitus. Bei der Nekropsie wurden keine Spuren von Peritonitis gefunden,
aber beide Venae iliacae internae waren thromboairt und setzte sich der Thrombus,
welcher rechts deutliche Spuren von Organisation zeigte, beiderseits in die Venae
iliacae communes fort. An der rechten Lunge waren pleurale Adhärensen und
2 Infarkte mit etwa thalergroßer Basis. Auch in diesem Falle konnten die Verff.
das bereits von Mahler hervorgehobene Symptom latenter Thrombosen, nämlich
sehr frequenten und später noch frequenter werdenden Puls, bei normaler Temperatur, beobachten.

Die Todesfälle an Lungenembolie nach abdominaler oder supravaginaler
Hysterektomie sind nicht allzu selten. Michel hat 586 Fälle zusammengestellt
und eine Mortalität von 2% gefunden.   E. Toff (Braila).

6) C. Cristeanu (Bukarest). Hysterische Tetanie im Wochenbett.
(Revista de chirurgie 1901. No. 3.)

Eine 29jährige Frau bekam nach einer schweren Zangengeburt am 20. Tage
des sonst normalen Wochenbettes plötzlich schmerzhafte Kontraktionen der Mas-
seteren, namentlich des linken. Dieselben traten anfallsweise auf, dauerten bis
zu 20 Minuten und wiederholten sich 12—20mal in 24 Stunden. Die Zusammenziehungen waren so heftig und unerwartet, dass sich die Kranke öfters in die
Zunge biss. Späterhin wurden auch die linksseitigen Muskeln des Halses und
die übrige Muskulatur der linken Körperhälfte von diesen Krämpfen befallen.
Kontraktionen des Pharynx und der Glottis hinderten das Schlucken und bewirkten
Erstickungsanfälle. Emotive Eindrücke heiterer oder ernster Natur lösten die
Krämpfe aus, doch traten dieselben auch Nachts mitten im Schlafe auf. Es wurden auch anästhetische und hyperästhetische Zonen konstatirt, aber keine Seh-
störungen. Die Anfangs verabreichten großen Brom- und Chloraldosen waren auf
den Verlauf der Krankheit ohne jeden Erfolg. Später bestand die Behandlung
in warmen Bädern und der Einnahme von Ammonium valerianicum. Heilung
wurde nach 45tägiger Krankheitsdauer erzielt.   E. Toff (Braila).

7) M. Cameron (Glasgow). Schwangerschaft in dem rudimentären Horn eines Uterus bicornis.
(Journ. of obstetr. gynaecol. of the brit. empire 1902. Januar.)

Die 24jährige Frau ist seit 1898 verheirathet, hat 2mal abortirt. Oktober 1900
letzte Menses. Im April 1901 Schmerzen und Abgang einer faustgroßen Masse.
Im Juli, als sie die Entbindung erwartete, leichte Wehen, die bald verschwanden,
und seit dieser Zeit nimmt der Leib langsam an Umfang ab. Seit 12 Monaten
keine Menstruation, Milch in der Brust. In der rechten Seite des Abdomen große
Geschwulst wie schwangerer Uterus im 7. Monat. Cervix und Uterus nach hinten
und links deplacirt durch eine Anschwellung im rechten breiten Mutterband.
Diagnose auf ektopische Schwangerschaft gestellt und Bauchschnitt gemacht, wobei sich fand, dass letztere im rechten Horn eines doppelten Uterus erfolgt war.
                                                   Engelmann (Kreusnach).

8) C. J. Cullingworth (London). Eine Analyse von hundert Fällen von Gebärmuttermyomen.
(Journ. of obstetr. gynaecol. of the brit. empire 1902. Januar.)

C. will in der vorliegenden Arbeit einen Beitrag weniger zur Chirurgie als
der Naturgeschichte der Geschwulst geben.

Von einer Seite wird die Behauptung aufgestellt, dass die Geschwülste durchaus harmlos seien und nur der Gegenstand eines operativen Eingriffs sein können, wenn sie gefahrdrohende Erscheinungen verursachen. Von anderer Seite wird die Ansicht verfochten, dass die beste Behandlung der Fibroide die frühzeitige Beseitigung derselben sei. Zur Entscheidung dieser Frage ist eine genauere Kenntnis der Naturgeschichte dieser Geschwülste nothwendig, die nur Beobachtung und Bericht über zahlreiche Fälle geben kann. C. will dazu einen Beitrag liefern, der dadurch besonderen Werth hat, dass die Beobachtung durch die Operation kontrollirt wurde.

Die Fälle, über die C. berichtet, sind schwere, die wegen ernsten Erscheinungen Hilfe im Krankenhaus suchten und die operativ behandelt wurden. Es wäre daher falsch, aus denselben Rückschlüsse zu ziehen auf die Häufigkeit des Vorkommens solcher Komplikationen im Allgemeinen.

Die Zahl der von C. beobachteten Fälle beträgt genau hundert, sie sind nicht ausgewählt, sondern bilden sein ganzes Material, welches er in 10 Jahren beobachtet hat.

In 46 seiner Fälle waren die Geschwülste gesund und so weit festgestellt werden konnte, ohne genauere Untersuchung, typisch in ihrem Bau. 2mal zeigte sich ungewöhnliche Vaskularisation, 52 Fälle boten sekundäre Veränderungen dar. Letztere vertheilen sich: ödematös und myxomatös 27; myxo-sarkomatös 1; cystisch 5; verkalkt 1; nekrotisch 18. Von letzteren waren 3 auf Infektion zurückzuführen.

26 dieser Fälle theilt C. ausführlich mit. Von Komplikationen konnte C. feststellen: Ernste peritonitische Verwachsungen in 12; Hydrosalpinx in 5; Hydronephrose und Dilatation der Ureteren in 2; ektopische Schwangerschaft in 1 und Stieldrehung in 2 Fällen. In keinem Falle fand sich Salpingitis.

Zum Schluss spricht C. noch über den Werth des Schmerzes als Zeichen degenerativer Veränderungen. Derselbe tritt hier häufiger auf als bei unkomplicirten, doch ist seine Bedeutung nicht hoch anzuschlagen. Und weiter über das Alter der Kranken.

C. will selbst keine Schlüsse aus seinen Beobachtungen ziehen, deren Zahl ihm noch zu klein zu sein scheint. Er fordert daher Kollegen auf, auch ihre Beobachtungen nach dieser Richtung hin zu veröffentlichen.

Engelmann (Kreuznach).

9) W. J. Sinclair (Manchester). Fall von Tubenschwangerschaft im 6. Monat ohne Ruptur der Tube.

(Journ. of obstetr. gynaecol. of the brit. empire 1902. Januar.)

Die 25jährige Frau, seit 17 Monaten verheirathet, war zum ersten Mal schwanger. Letzte Menses am 15. December 1899, jetzt bei der Aufnahme in das Krankenhaus am 14. Januar 1901, waren dieselben in den letzten 3 Monaten regelmäßig gewesen. Bei der Aufnahme klagte Pat. über Schmerz, Urindrang. Von März bis Mai 1900 hatte Erbrechen bestanden. Die Ausdehnung des Leibes war am stärksten im Juni, damals waren auch die Brüste voll Milch. Im August wurde der Leib sehr rapid dünner, zugleich traten heftige Schmerzen auf. Die Diagose wurde auf Extra-uterin-Schwangerschaft gestellt, trotzdem in der Narkose keine fötalen Knochen zu fühlen waren und die Geschwulst leichter beweglich war, als man es sonst bei ähnlichen Fällen findet.

Bei der Operation fanden sich zahlreiche Adhäsionen, in dem Sack ein macerirter Fötus. Die Geschwulst bestand aus der linken Tube, die sich 2 cm von der Uteruskante plötzlich stark erweiterte. Die Tube bildete den Stiel der Geschwulst. Die genaue pathologisch-anatomische Untersuchung ergab, dass der Fötus die Entwicklung wie im 6. Monat hatte, alle Theile waren stark zusammengepresst durch die Muskulatur der Tube, die enorm entwickelt war. Das Amnion war stark und dick wie am Ende einer normalen Schwangerschaft.

Engelmann (Kreuznach).

10) **P. Horrooks** (London). **Kontraktion und Retraktion der Muskel-bündel mit Bezug auf die Gebärmutter.**

(Journ. of obstetr. gynaecol. of the brit empire 1902. Januar.)

Am Schluss seiner interessanten Arbeit fasst H. die Resultate seiner Arbeit zusammen:

1) Die Kontraktion eines Muskels ist gewöhnlich, aber nicht immer, begleitet von Annäherung seiner Enden.

2) Wenn ein Muskel vollständig verkürzt ist, kann er sich kontrahiren oder erschlaffen ohne länger oder kürzer zu werden.

3) Wenn ein Muskel sich kontrahirt, so kann er nicht von selbst zu seiner früheren Lage zurückkehren, eine andere Kraft ist nothwendig um ihn zu strecken.

4) Kontrahirt sich ein Muskel und erschlafft er dann einfach, so nennt man dies Retraktion.

5) Retraktion ist die Lage des Muskels, welcher durch Kontraktion verkürzt erschlafft, ohne Ausdehnung.

6) Auch bei Retraktion besteht noch eine leichte, dauernde Kontraktion, die-selbe wird Tonus genannt.

7) Retraktion kann theilweise oder allgemein sein, je nach der Größe der vorausgegangenen Kontraktion.

8) Retraktion der Gebärmutter während der Geburt betrifft nur die austreiben-den Muskelbündel des Fundus und der oberen zwei Drittel des Uteruskörpers. Durch sie werden die Sinus und zerrissenen Gefäße des Placentarsitzes geschlossen. Sie ist von der allergrößten Bedeutung.

9) Nach der dritten Geburtsperiode befindet sich die Gebärmutter zuweilen in einem aktiven Zustande von Kontraktion, wenn sie rund, deutlich abzufühlen, hart ist, manchmal im Zustand der Reluxation wenn sie oval, weicher, unbestimmter zu fühlen ist. Auch letzterer Zustand ist vollständig normal und deutet durch-aus nicht Gefahr an.

10) Die Wehen entstehen sehr wahrscheinlich reflektorisch.

11) Je weniger man auf sie einwirkt um so besser.

12) Vollkommene Retraktion der Gebärmutter ist die sicherste Bedingung gegen Auftretung einer Post partum-Blutung.

13) Vollkommene Retraktion entsteht durch vollkommene Kontraktion, gefolgt von Reluxation.

14) Nach dem Gesetz der Polarität erschlaffen die Muskelbündel des Ver-schlusses, wenn die Austreibungsbündel sich zusammenziehen.

15) Der Cervicalkanal kann sich öffnen unabhängig von dem Druck im Innern, dies ist bedingt wahrscheinlich durch Erschlaffung der Kreisbündel und Zusammen-ziehung der Längsbündel in der Cervix und unterem Theil des Uteruskörpers.

16) Auf die schmerzlosen Uteruskontraktionen, die während der Schwanger-schaft auftreten, folgt keine Retraktion, da die Muskelbündel wieder gestreckt werden durch den hydrostatischen Druck des Fruchtwassers.

Engelmann (Kreuznach).

11) **T. Morisani** (Neapel). **Beitrag zur Kenntnis der Spätsyphilis des Uterus.**

(Arch. di ost. e gyn. 1901. No. 1.)

Eine 40jährige Frau kam wegen starker Menorrhagien zum Arzt. Die Ana-mnese ergab mit Sicherheit vorausgegangene Lues (Infektion im Alter von 22 Jahren, mehrere Frühgeburten von todten Kindern). Die Blutungen bestanden seit 3 Jahren; eine Ausschabung hatte nur vorübergehende Besserung gebracht. Verf. fand den Uterus erheblich vergrößert und von derberer Konsistenz; außerdem bestanden noch multiple Drüsenschwellungen. Nachdem eine zweite Auskratzung ebenfalls vergeblich gewesen war, wurde die vaginale Totalexstirpation vorgenommen. Die histologische Untersuchung ergab nun, abgesehen von zahlreichen hämorrhagischen Herden und erheblicher Wucherung des interstitiellen Bindegewebes, als wesentliebsten Befund eine weit vorgeschrittene Degeneration der Blutgefäße (Verdickung der Intima mit starker Vermehrung des Bindegewebes und der elastischen Elemente, starke fibröse Hyperplasie der Adventitia, Atrophie und homogene Umwandlung der Media). An den kleineren Gefäßen ist vorzugsweise die Adventitia befallen; daher der Process wahrscheinlich von da seinen Ausgang nimmt. Verf. bezeichnet die vorgefundenen Gefäßveränderungen als Angiosklerose, und hält dieselben für eine Manifestation der Spätsyphilis. (Die Berechtigung der Operation dürfte trotzdem einigen Zweifeln begegnen, namentlich mit Rücksicht auf die Erfolge der modernen Vaporisation.) **H. Bartsch** (Heidelberg).

12) **Scheel** (Cleveland). **Appendicitis und Erkrankungen der Becken-organe.**

(Cleveland med. gazette 1901. No. 3. Januar.)

Das gleichzeitige Vorkommen von Appendicitis und Pelveoperitonitis ist eine bekannte Thatsache, die Frage ist nur, ob ein ätiologischer Zusammenhang zwischen beiden besteht. Bei der benachbarten Lage des Wurmfortsatzes und der rechten Adnexe ist bei eitriger Erkrankung eines dieser Organe nicht zu bezweifeln, dass der peritoneale Überzug des anderen Organs in Mitleidenschaft gezogen werden kann. Es ist aber jedenfalls sehr selten, dass Appendicitis eine ausgedehnte Vereiterung im Bereich des Ovariums und der Tube verursacht. Meist tritt nach Entfernung des erkrankten Wurmfortsatzes oder nach Durchbruch des Eiters in das Rectum vollkommene Heilung ein, ohne dass man später Klagen über Erkrankungen der Beckenorgane hört. Eine ansehnliche Anzahl von Fällen ist allerdings beschrieben — und auch Verf. hat einen solchen beobachtet — wo Appendix und Adnexe in eine zusammenhängende entzündliche Masse verwandelt waren. Dann sind eben beide Organe zu exstirpiren ohne Rücksicht auf den primären Sitz des Leidens.

Wichtiger ist die Differentialdiagnose zwischen Appendicitis und entzündlicher Erkrankung der Beckenorgane. Bei der Unterscheidung zwischen Salpingitis und Appendicitis, die mitunter recht schwer werden kann, ist ins Auge zu fassen, dass Salpingitis allein sehr selten ist. Einer Pelveoperitonitis, als Folge von Infektion, sind fast immer Erscheinungen von Gonorrhoe, Geburt oder Einleitung des Aborts vorangegangen. Gonorrhoische Entzündung der Beckenorgane verläuft mehr subakut, ist gewöhnlich doppelseitig, die Schmerzen koncentriren sich auf die Tiefe des Beckens, und die Empfindlichkeit ist nicht so umschrieben wie bei Appendicitis. Der Leib pflegt hier weicher zu sein, bei Appendicitis ist die Muskulatur rigide.

Weiterhin kann die Differentialdiagnose Schwierigkeiten bieten bei ›Neuralgia pelvis‹. Das Fehlen jeglichen Fiebers bei letzterer, die verschiedenen auf Druck empfindlichen Stellen, so wie namentlich die Schmerzhaftigkeit der Bauchdecken allein, wenn man sie bei bimanueller Untersuchung sanft kneipt, geben den Ausschlag.

Bezüglich der Behandlung ist Verf. für möglichst frühzeitige Operation der Appendicitis. Begleitende Erkrankung der Beckenorgane dürfe darauf keinen Einfluss haben. **G. Frickhinger** (München).

13) **Goullioud** (Lyon). **Enterocele vaginalis; breite Resektion des Douglas.**

(Mitgetheilt in der chirurgischen Gesellschaft zu Lyon.)

(Lyon méd. 1901. Oktober 6.)

40jährige Frau mit Cystocele, Rectocele und Enterocele im mit heruntergezogenen Douglas'schen Raume; Ventrofixation, Colporrhaphia posterior und Perineorrhaphie. Nach 2 Monaten Darmbruch des Douglas von Großapfelzinengröße; Bloslegung des entleerten Bruchsacks, Abtragung; Amputation des verdickten Collum uteri, Scheidennaht, und erneute Perineorrhaphie. Der Uterus blieb fest an der Bauchwand fixirt und jetzt — nach 5 Monaten — ist noch Alles in Ordnung. **Zeiss** (Erfurt).

14) **G. Raineri** (Turin). Über Metrorrhagien bei Jungfrauen. (Pathologisch-anatomische Mittheilung.)

(Giorn. di gyn. e pediatria 1901. No. 12.)

R. curettirte 2 Mädchen (20- und 36jährig) und fand bei beiden die vor
Kurzem von Orthmann beschriebenen und als Endometritis glandularis hyper-
plastica bezeichneten Veränderungen der Uterusschleimhaut: starkes Überwiegen
der drüsigen Elemente, zahlreiche Kapillaren drängen sich bis dicht unter das
Epithel und, wo dieses, wie an vielen Stellen, fehlt, bis an die freie Oberfläche.
In dem einen Falle bestand zugleich entzündliche, kleinzellige Infiltration des
intraglandulären Bindegewebes. Die bakteriologische Untersuchung des Sekretes
gab in beiden Fällen absolut negatives Resultat, also für die Annahme einer
infektiösen Quelle der Affektion keinen Anhalt.　　　　**Zeiss** (Erfurt).

15) **K. Warter.** Ruptura aortae ascendens post partum.

(Hygiea Hft. 7. p. 60.)

38jährige Vpara, spontane Geburt am 29. Juni (Zwillinge). Puerperium normal. Am 6. Juli klagte sie über stechende Schmerzen im Epigastrium und im
Rücken, fühlte sich jedoch gesund. Plötzlich wurde sie bewusstlos, machte ein
paar schnarchende Inspirationen und war todt. Sektion: Linker Herzventrikel
etwas hypertrophisch. An der hinteren Seite der Aorta ascendens, unmittelbar
oberhalb der Aortaklappe eine seichte Ausbuchtung von etwa 3 cm Länge. 1/2 cm
oberhalb der hinteren Aortaklappe und mit dieser parallel verläuft eine 3,5 cm
lange Ruptur der Aortawand mit nur unbedeutend zerfetzten Rändern. Von dieser
Stelle hat sich das Blut ringsherum zwischen der Aorta und deren Perikardial-
überzug eben so wie zwischen der Pulmonalis und deren Perikardialbekleidung
dissecirt, so dass hier eine, einige Millimeter dicke koagulirte Blutschicht besteht. Durch eine 3 cm oberhalb der Ruptur gelegene etwa erbsengroße Öffnung
im Perikard kommunicirt diese Blutschicht mit der die Perikardialhöhle ausfüllende
Blutmenge, die etwa 250 g beträgt. Keine Arteriosklerose. Im Becken alles
normal.　　　　**Elis Essen-Möller** (Lund).

16) **G. F. Matwejew** und **W. M. Sykow.** Blasenmole in der Tuba
Fallopii und cystische Degeneration des Ovariums.

(Sitzungsberichte der Moskauer gynäkologischen Gesellschaft.)

(Wratsch 1901. No. 24. [Russisch.])

Am 21. Februar 1901 wurde in die chirurgische Hospitalklinik eine 32 Jahre
alte Frau mit Erscheinungen innerer Blutung aufgenommen. Pat. war 7mal
schwanger, hat 4mal normal geboren und 3mal abortirt. Letzte Menstruation
Mitte December 1900; gleich danach fühlte Pat. wehenartige Schmerzen im
Leibe, die 24 Stunden dauerten; sie wiederholten sich nach 2 Wochen und dauerten
6 Stunden; zum 3. Male waren sie Mitte Februar 1901 und endlich am 19. Februar.
Nach 2 Tagen Kopfschwindel, Bewusstlosigkeit. Blutungen aus den Genitalien
waren nicht vorhanden. Uterus etwas vergrößert, weich; rechts von ihm ein ziemlich großer, weicher, schmerzhafter Tumor. Es wurde eine rechtsseitige Tubarschwangerschaft mit Ruptur der Tube diagnosticirt und Pat. laparotomirt. 21 Tage
nach der Operation wurde Pat. gesund entlassen. Das entfernte Präparat war die
Tuba Fallopii, die näher zum uterinen Ende ausgedehnt war; das andere Ende
war frei, nur ein wenig verdickt. Der Inhalt der Tube war Blasenmole. Auf
dem ausgedehnten Ende der Tube waren 2 Öffnungen vorhanden; im rechten Ovarium
— 4 Cysten; auf dem Schnitte — Corpus luteum. Mikroskopisch wurde die Anwesenheit der Mole in der Tube bestätigt. In diesem Falle war unzweifelhaft,
dass die Traubenmole in Folge der cystischen Degeneration des Ovariums entstand.
　　　　M. Gerschun (Kiew).

Originalmittheilungen, Monographien, Separatabdrücke
und Büchersendungen wolle man an *Prof. Dr. Heinrich Fritsch* in Bonn oder
an die Verlagshandlung *Breitkopf & Härtel* einsenden.

Centralblatt

für

GYNÄKOLOGIE

herausgegeben

von

Heinrich Fritsch

in Bonn.

Sechsundzwanzigster Jahrgang.

Wöchentlich eine Nummer. Preis des Jahrgangs 20 Mark, bei halbjähriger Pränumeration. Zu besiehen durch alle Buchhandlungen und Postanstalten.

No. 12.   Sonnabend, den 22. März.   1902.

I.

(Aus der Straßburger Hebammenschule.)

Doppelte Ruptur der Nabelvene mit (doppelter) Hämatombildung bei spontaner Geburt.

Von

Dr. R. v. Westphalen,

prakt. Arzt in Verny (Lothr.).

Viel seltener noch als die außergewöhnlich großen Varicenknoten der Nabelvene sehen wir Hämatombildung der Chorda umbilicalis als Folge von Nabelvenenruptur in Erscheinung treten. Ihr Zustandekommen verdanken diese Blutgeschwülste in der Regel dem Zusammenwirken zweier Faktoren, einer äußeren zerrenden Gewalteinwirkung, meistens aber Veränderungen pathologischer Art an den Gefäßwandungen. Dabei spielt die Varicosität eine gewichtige Rolle.

Allerdings wurde Zerreißung der Nabelvene mit folgender Blutextravasation in die umgebende Warthon'sche Sulze auch da beobachtet, wo als einzige Anomalie nur eine plötzliche Erweiterung des Gefäßlumens, also die reine, einfache Form der Phlebektasie zu

12

erkennen war. In solchen Fällen muss der mechanische Zug, die übermaximale Dehnung des Nabelstranges während der Geburt das besonders ausschlaggebende Moment für die Entstehung der Ruptur abgegeben haben.

Einzig in ihrer Art steht die Beobachtung, welche Bussmann[1] in seiner Dissertation beschrieb. Hier fand man oberhalb einer besonders starken Torsion der Nabelschnur ein intra-uterin entstandenes apfelgroßes Hämatom, welches den Tod des (macerirt geborenen) Fötus verursacht hatte, während der andere Zwilling am Leben geblieben war.

Einfache Varicenbildung als indirekte Ursache der Blutgeschwulstbildung fanden Pluskal[2], Stocker[3], Westphalen[4], Woltersdorff[5] und Delunsch[6].

Wie in meinem Falle, den ich hier beschreiben möchte, handelt es sich in dem von Delunsch um eine zweifache Zerreißung der Nabelschnur mit Hämatombildung. Während Delunsch ein doppeltes Hämatom vorfand, zeigte sich bei meiner in der Straßburger Hebammenschule gemachten Beobachtung nur der Beginn der zweiten Blutgeschwulstbildung. Die Ähnlichkeit beider Fälle lässt es gerechtfertigt erscheinen, auf beide näher einzugehen.

Nach 13$^1/_4$ stündigem Geburtsverlauf kommt die 29jährige Primipara spontan nieder[5]. Die Austreibungsperiode dauerte 2$^1/_4$ Stunden. Bevor der Kindskopf zum Durchschneiden gelangt, in der Zeit, wo er gegen den Beckenboden tüchtig andrängt, den Damm stark vorwölbt, fließen ungefähr 30 ccm dunkles Blut aus der Vagina ab. Die kindlichen Herztöne sind noch deutlich zu hören. Wenige Minuten später wird ein kräftiges Mädchen geboren, aber von deutlich asphyktischem Aussehen, todt. Die dreimal lose um den Hals des Kindes geschlungene Nabelschnur wurde leicht über den Kopf des Neugeborenen zurückgestreift. Nach 15 Minuten entfernt man die Nachgeburt aus der Scheide; dabei bemerkt man etwa in der Mitte der sulzarmen, fast windungsfreien, 88 cm langen Chorda umbilicalis zwei, 8 cm von einander entfernte Hämatome. Das nabelwärts gelegene zeigt in der Amnionscheide einen Riss. Beide Blutgeschwülste erreichen den vierfachen Umfang des dünnen Nabelstranges, dessen Blutgefäße fast gerade gestreckt verlaufen. Wie die mikroskopische Untersuchung ergiebt, durchtränkt das Blutextravasat die spärlich vorhandene Sulze vollständig und bedingt in Folge dessen die spindelförmige Auftreibung. Die hämorrhagische Infiltration nimmt jedes Mal ihren Ausgang von der rupturirten Nabelvene, welche an der Rissstelle arm an Muscularis und erweitert ist.

Nach Delunsch kann die Zerreißung des Blutgefäßes an zwei verschiedenen Stellen nur zu einer und derselben Zeit stattgefunden haben. Die geringere Resistensfähigkeit der Amnionscheide, wo der Riss klafft, hat wohl das Platzen des einen Hämatoms bedingt. Die varicöse Erkrankung der Vena umbilicalis, die Sulzarmuth der Nabelschnur, die stürmische Wehenthätigkeit waren Ursache und Veranlassung zur Entstehung der Ruptur.

---

[1] Über einen Fall von Hämatom der Nabelschnur. Berlin, 1891.
[2] Österr. med. Wochenschrift 1843.
[3] Korrespondenzblatt für Schweizer Ärzte 1844.
[4] Archiv für Gynäkol. Bd. XLV. Hft. 1. 1893.
[5] Inaug.-Diss., Halle, 1895.
[6] Delunsch, Inaug.-Diss., Straßburg, 1899.

Der während meiner Assistenzzeit an der Straßburger Hebammenschule beobachtete Fall betrifft die 38jährige Ehefrau V., Sechstgebärende. Die Anamnese bedarf keiner näheren Erörterung, ist belanglos. Kreißende kommt mit sehr schwachen Wehen in die Anstalt. Sie kommt schon jetzt, weil die früheren Geburten auffallend rasch beendigt zu sein pflegten. Mit 30 Jahren gebar die Frau zum ersten Male; es entstand kein · Dammriss. Vor 3 Jahren Fehlgeburt im 4. Monat, letzter Partus vor 2 Jahren. Seit der Mitte dieser Gravidität leidet die Frau an neuritischen Schmerzen im Gebiete des linken Brachialis und Radialis; dabei Gefühl des Taubseins in den betreffenden Fingern. Seit mehreren Wochen besteht Herzklopfen.

Am 24. Februar 1900 spürte Kreißende kurz nach Mitternacht die ersten Wehen. Während des ganzen Tages bleiben letztere im Durchschnitt unverändert. Als die Frau gegen 6 Uhr früh untersucht wurde, fielen die sehr schlaffen äußeren Genitalien und Damm auf. Gebärorgane, Beckenverhältnisse weichen von der Norm nicht ab. Um 8 Uhr Morgens zeigt der Muttermund die Größe eines Thalers, eine Portio cervicalis ist nicht mehr fühlbar. Die Fruchtblase steht, der Kindsschädel stellt sich, der ersten Hinterhauptlage entsprechend, in den I. schrägen Durchmesser ein. Während der folgenden Nacht dauern die Wehen etwas länger an, doch beträgt das Intervall zwischen zwei auf einander folgenden Wehen noch über 2 Stunden. Bis zum 25. Abends 7 Uhr bewegt sich Kreißende tagsüber außer Bett. Um diese Stunde kehren die Wehen schon alle 20—25 Minuten wieder, sind auch allmählich kräftiger; doch spürt die Frau keinen eigentlichen Wehenschmerz. Sie wird zur inneren Untersuchung auf das Kreißbett gebracht. Jetzt findet man den Muttermund auf 5 Markstückgröße eröffnet, im Übrigen am gestrigen Status keine Veränderung. Nunmehr, wo Kreißende im Bette liegen bleibt, nimmt die Frequenz und Intensität der Wehen zu, die Wehenpause dauert 20 Minuten an. Etwas nach 8 Uhr, während man mit der Beendigung einer anderen Geburt beschäftigt ist, spürt Kreißende plötzlich einen heftigen Stuhldrang. Ein einziges Mal presst sie und bringt mit dieser Wehe ein kräftiges Kind »in Glückshaube« zur Welt. Kein Schmerzgefühl, auch nicht beim Durchschneiden des Kindskopfes. Nach einer Viertelstunde ist die Placenta gelöst und wird unter leichtem Druck auf den Uterus ausgestoßen. Die Nachgeburt wiegt 550 g, der Neugeborene 3400 g. Die Länge des Nabelstranges beträgt nur 46 cm bei einer Kindeslänge von 51 cm. Nach dem Eihautriss zu urtheilen, saß die Placenta mitten im Fundus uteri.

Eins darf nicht vergessen werden, dass nämlich beim Durchschneiden des Kopfes die Pfeilnaht mehr im schrägen als geraden Durchmesser stand; dessgleichen traten die Schultern schräg aus der Vulva hervor. Als der Knabe ganz geboren ist, sieht man aus dem Nabelstrang, in einer Entfernung von fast 5 cm vom Nabel Blut herausschießen. Sofort wird unter- und oberhalb dieser Stelle eine Ligatur angelegt, worauf die Hämorrhagie steht und der Nabelstrang durchschnitten wird. Nun beginnt das Nabelschnurstück am Kind allmählich, und zwar ziemlich rasch, an Volumen zuzunehmen und sich braunroth zu färben. Das Hämatom wächst nach und nach auf gut 3 cm Dicke. Die Amnionscheide reißt schließlich schräg ein, aus der Rissstelle sickert venöses Blut. Eine zweite Ligatur dicht am Kindesnabel beherrscht die Blutung. Durch sanften Druck presst man aus der Blutgeschwulst langsam das schwarzrothe Blut hervor, bis diese zusammengefallen ist. Unmittelbar am Nabelende befinden sich zwei erbsengroße Varicenknoten.

Am 9. Tage ist der Nabelschnurstumpf abgefallen. Mutter und Kind verlassen die Anstalt frisch und gesund.

Bei der makroskopischen Besichtigung des Nabelstranges zeigte sich, dass 5,3 cm vom Kindesnabel entfernt eine stark ausgeprägte Torsion der gerade hier fast auf die Hälfte ihrer Dicke reducirten Nabelschnur vorhanden ist. Die Windung umsieht fast cirkulär die Achse der Chorda umbilicalis und löst sich nach dem Nabelende zu als langgesogene Spirale auf. An dieser gewundenen sulzarmen Stelle wurde das Kind abgenabelt. Oberhalb sieht man die Amnionscheide

nebst Sulze zu einem annähernd spindelförmigen Hämatom aufgetrieben, das
scheinbar die oben erwähnten Varicenknoten trägt, wo es nabelwärts dünner wird.
Ein fast daumenbreiter Riss beginnt 1½ cm über der Abnabelungsstelle und zieht
ungefähr parallel der Torsionsfurche, also schräg und bogenförmig hin, leicht
klaffend.

Die mütterliche Fläche der Placenta bietet keine Anomalien, weder Infarkte
noch erkalkungen. Auf der fötalen Seite sind Phlebektasien oder Varicenknoten
nicht bemerkbar. Auch die mikroskopische Untersuchung der Blutgefäße,
speciell der Nabelvene, weist bis auf die Entfernung von 1,7 cm von der Abnabelungsstelle nichts Besonderes. Hier beobachten wir, dass das Venenlumen
plötzlich an Größe zunimmt, während die Vene allmählich sich der Außenfläche
des Funiculus umbilicalis genähert hat. Wo ihr Lumen ca. um ⅓ gegen früher
größer ist, wird die Querschnittsform immer ovaler; an dem der sehr stark an-

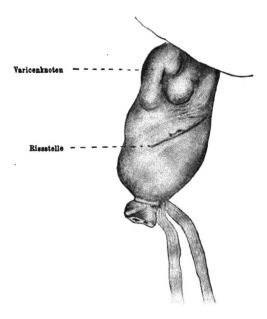

liegenden Amnionscheide zugerichteten Pole fällt auf einmal eine geringe Dicke
der Gefäßwandung auf. Verfolgt man diese Stelle in Serienschnitten, so bemerkt
man plötzlich einen kleinen Riss in der Muscularis, welcher rasch größer wird,
bis endlich der Venenquerschnitt die Form eines Hufeisens angenommen hat.
Die Wharton'sche Sulze erweist sich als auffallend lückenhaft, die Lücken erscheinen dicht mit Erythrocyten angefüllt. Von der Rupturstelle aus sehen wir
die Hämorrhagie immer weiterhin in das umliegende Gewebe, bis dicht unter die
Amnionscheide sich ausbreiten und dann dieselbe durchbrechen. An der Abnabelungsstelle selbst gewinnt die Vene ganz normales Aussehen. In der Sulze macht
sich eine geringe hämorrhagische Infiltration bemerkbar. Die Nabelarterien haben
normale Struktur.

Aus diesem mikroskopischen Befund die Ätiologie der Ruptur herauszufinden,
fällt nicht schwer. An einer ca. 5 cm vom Kindesnabel entfernten Stelle wird
die an sich schon besonders torquirte Nabelschnur, wahrscheinlich durch die Umlagerung des Kindes gleich nach der Geburt, noch mehr um ihre Längsachse gedreht. Die hier varicös entartete Vene erleidet in Folge des mechanischen Insultes

unter erhöhtem Blutdruck gleichzeitig eine Zerrung, und beide Momente bewirken die Ruptur. Vielleicht genügte schon die Kürze der Nabelschnur und die rasche Dehnung des Stranges bei der Geburt allein, um die Zerreißung zur Folge zu haben. Wäre nicht bald abgenabelt worden, das im Entstehen begriffene Hämatom wäre sicherlich größer geworden.

Zufälligerweise geschah das Durchschneiden der Nabelschnur an einer Stelle, welche ganz normale Beschaffenheit der Vena umbilicalis zeigt. Dadurch gewinnt die Entstehung des zweiten, eigentlichen Hämatoms an Bedeutung. Es fragt sich, wodurch dasselbe bedingt worden ist. Die beiden dicht am Nabelende befindlichen Varicenknoten lassen es für höchst wahrscheinlich erscheinen, dass das Venenstück im Nabelstumpf pathologisch entartet sein muss. Meiner Ansicht nach wurde die zweite Ruptur der Vene bei dem Anlegen der ersten, doppelten Ligatur erzeugt. Allerdings kann dabei von einer großen Zerrung nicht die Rede sein, auch spielt die Torsion kaum eine Rolle. Dass dem Blutdruck eine gewisse, nicht zu unterschätzende Kraft zukam, wird nicht zu leugnen sein, wenn man bedenkt, dass unter unseren Augen das Hämatom zum Platzen kam.

Es bietet dieser Fall also ein großes Interesse in so fern, als er zeigt, wie gering bei varicös entarteter Nabelvene die äußere Gewalteinwirkung zu sein braucht, um zu einer Zerreißung derselben zu führen, welche unter geeigneten Umständen für die Frucht letal sein könnte. Wie leicht hätte diese Ehefrau eine Sturzgeburt durchmachen können, und was wäre mit dem Kinde dabei geschehen?

Hiermit tritt auch dieser Fall in das Gebiet gerichtsärztlichen Forschens und Denkens und muss dadurch um so mehr an Interesse gewinnen.

II.

Zur Frage der künstlichen Sterilität phthisischer Frauen.

Von

Dr. Alfred Egon Neumann in Berlin.

In No. 3 d. Bl. empfiehlt Pincus die »Castratio uterina atmocaustica« Behufs Lebensverlängerung der in produktivem Alter stehenden schwerkranken Frau. Er hofft der Frau durch die Ausschaltung der Fortpflanzungsmöglichkeit und gleichzeitig durch Bewahrung vor dem durch die Menstruation bedingten Säfteverlust zu nützen und ihr Leben zu verlängern. Er bemerkt zu dem ersten der beiden Fälle, die er als Beispiel anführt, ausdrücklich, dass das Vorgehen nicht durch Menorrhagie oder Metrorrhagie indicirt gewesen sei, er hält demnach auch die regelrechte nicht profuse Menstruation für eine Quelle der Schwächung einer kranken Frau. Mag dem sein, wie ihm wolle, einen Faktor hat Pincus völlig außer Rechnung gelassen, der mir nach meiner Erfahrung aber sehr wichtig erscheint, das ist der Faktor der Psyche des kranken Weibes.

Jeder Praktiker wird mir zugeben, dass das Cessiren der Menses im Verlauf der Phthise ein Moment ist, das fast stets als ominös von den Frauen aufgefasst wird, das, zumal wenn es sehr früh in die Erscheinung tritt, als die alleinige Ursache des ganzen Leidens angesehen und von dessen Beseitigung erst der Beginn der Heilung erwartet wird. Diese Anschauung hat im Volke so festen Boden, dass oft hinter dem Rücken des Arztes, dessen Belehrung keinen Glauben findet, die unsinnigsten Mittel zur Wiedererlangung der Menses angewendet werden. Es muss, meines Erachtens, dieser Anschauung vom Arzte Rechnung getragen werden und es erscheint daher inopportun, absichtlich oder unabsichtlich jenen Depressionszustand des Gemüths bei einer kranken Frau herbeizuführen, der sich fast stets an die Cessatio mensium bei jedem Weibe, besonders im produktiven Alter anschließt. Das bloße Vorhandensein der Menses, mögen sie vom Arzte mit Recht oder Unrecht als unnützer Säfteverlust angesehen werden, übt eine nicht zu unterschätzende Macht auf das seelische Gleichgewicht der kranken Frau aus, das wir nicht ohne Noth zu stören wagen sollten, denn gerade bei der Phthise, bei der wir doch machtlos sind, gilt desto mehr der Satz: nil nocere.

Noch von einer anderen Seite droht bei der künstlichen Vernichtung der Menstruation eine Störung des seelischen Gleichgewichts, das sind die Ausfallserscheinungen, die ganz besonders die jäh eintretende Cessatio mensium begleiten, und die ja auch Pincus in einem seiner Fälle beobachtet hat, wenn auch nicht in erheblichem Maße.

Wir setzen uns also bei der künstlichen Vernichtung der Menstruation dem Risiko aus, dass das psychische Leben der Frau eine Depression erfährt, die, wenn wir überhaupt von Heilfaktoren bei Phthise sprechen dürfen, das gerade Gegentheil eines solchen darstellt.

Es erscheint daher in den Fällen, in denen wir eine künstliche Sterilität für angezeigt halten, derjenige Weg der beste, auf dem wir die Sterilität ganz sicher erreichen, dabei aber die Menstruation des Weibes erhalten. Der Gewinn, den wir dadurch erzielen, dass wir durch Entfernung der Angst vor Schwangerschaft unter so schmerzlichen Verhältnissen im psychischen Leben der kranken Frau erzielen, scheint mir den Nachtheil, der eventuell durch Säfteverlust bei den Menses herbeigeführt wird, reichlich aufzuwiegen.

Dieser Weg aber, der die künstliche Sterilität sicher erreicht, unter Erhaltung der Menstruation, ist die operative Aufhebung der Funktion der Tuben, in der von mir in No. 24 d. Bl. 1898 beschriebenen Modifikation. Soll die Operation lediglich zum Zwecke der Sterilität vorgenommen werden, so gestaltet sie sich von den Bauchdecken her zu einem ganz einfachen Eingriff, der in Beckenhochlagerung von geschickter Hand in kürzester Zeit bei ganz geringem Chloroformverbrauch ausgeführt werden kann; der Weg per vaginam ist umständlicher und dauert wesentlich länger. Der Einschnitt in das Peritoneum kann sehr klein gehalten werden, fast knopflochgroß, abwechselnd wird die eine, dann die andere Tubenecke in die Öffnung eingestellt, die keilförmige Excision ausgeführt und die Wunde vernäht, so dass der ganze Eingriff sich so gut wie vollständig außerhalb der Bauchhöhle abspielt und daher chokartige Erscheinungen, die häufig zur Diskreditirung der ventralen Köliotomie hervorgekehrt werden, ganz fehlen.

Was die Berechtigung der Operation bei schwer kranken Frauen betrifft, so besteht für mich kein Zweifel, dass, da eine Vorbeugung einer Schwangerschaft im eigensten Interesse der schwer kranken Frau als auch im Interesse der Allgemeinheit liegt, die Kriterien einer moralischen Handlung gegeben sind, zumal die Operation völlig ungefährlich ist. Es muss um so mehr auf die moralische Berechtigung dieser Operation hingewiesen werden, als über die Berechtigung der Einleitung des künstlichen Aborts bei phthisischen Schwangeren, die Ansichten unter Ärzten und Juristen zur Zeit noch weit auseinander gehen, der Arzt somit durch die prophylaktische künstliche Sterilität jedem Dilemma ausweicht, in das ihn eine Schwangerschaft einer phthisischen Frau bringen kann, denn es wird jedem moralisch noch so hoch stehenden Arzte schwer werden, mit verschränkten Armen einem Unglück, wie es die Schwängerung unter solchen Umständen nun einmal ist, ohnmächtig gegenüber zu stehen, wo das Mitleid, die höchste Blüthe der Moralität, zu wirksamer Abhilfe geradezu drängt.

III.
Die 10 Schwangerschaftsmonate in geschichtlicher Beleuchtung.
Von
Dr. Johann Lachs in Krakau.

Durch den Aufsatz von B. S. Schultze »Über die 10 Schwangerschaftsmonate« in No. 2 des Centralblatts für Gynäkologie d. J. und besonders durch die in demselben sich befindenden geschichtlichen Notizen veranlasst, unternahm ich es, zu untersuchen, ob und in wie fern den Alten der Begriff ' der 10 Schwangerschaftsmonate bekannt war und in welcher Beziehung dieser Begriff zur wirklichen Schwangerschaftsdauer stand.

Da stößt man natürlich in erster Reihe auf Hippokrates oder richtiger gesagt auf die als »Corpus hippocraticum« bekannten Schriften. In Bezug auf unser Thema kommen hauptsächlich 3 Schriften in Betracht: »de partu septimestri« und »de partu octimestri«, beide höchst wahrscheinlich Knidi'schen Ursprungs, wie auch »de carnibus« [1], welche, wie Haeser behauptet, noch Aristotelisch sein mag.

Wie in der ganzen Hippokrati'schen Pathologie die Zahl 7 von großer Bedeutung ist, so erscheint sie es auch in der Lehre von

---

[1] Magni Hippocratis opera omnia ed. Kühn. T. I.

der Schwangerschaft. Wenn ein Kind als ausgetragen gelten soll
und wenn ihm ein weiteres Fortleben prophezeit werden soll, so
muss es in dem Uterus 7×40 somit 280 Tage lang verbleiben. Auf
Mondsmonate berechnet, würde dies ausmachen 9 ganze Monate und
mehr oder weniger die Hälfte des 10. Monats. Hippokrates
ist sich dessen wohl bewusst, dass 280 Tage keine vollen 10 Monate
bilden und wenn im Corpus hippocraticum von der Dauer der
Schwangerschaft nach Monaten die Rede ist, so geschieht dies erstens
desshalb, weil diese Berechnung für die damaligen Hebammen,
welche doch ausschließlich die Geburtshilfe pflegten, die einfachere
war, zweitens weil dieser Modus einer viel älteren Tradition zu entsprechen schien und drittens weil die alten Ärzte in ihren Schriften
sehr häufig mit Laienkreisen rechneten und für diese auch zum
großen Theil schrieben. Für Laien musste es doch unbedingt leichter
sein, nach Monaten als nach Tagen oder Wochen zu zählen. So kam
es höchstwahrscheinlich, dass Hippokrates zwar die Schwangerschaft
hier und da, wo es sich um theoretische Ausführungen handelt, auch
nach Tagen oder Wochen berechnet, fast beständig aber von 4-, 7-, 9-,
10- und 11monatlichen Schwangerschaften spricht. Dass gerade nach
Mondmonaten gerechnet wurde, stammt meiner Meinung daher, dass
der Coitus nach den Einen zur Zeit der abnehmenden und nach den
Anderen zur Zeit der beginnenden Menstruation ausgeübt, sich am
meisten zur Befruchtung eignete. Beides brachten Manche in Verbindung mit dem Stande des Mondes. Die Meisten hielten aber die
Zeit des Vollmonds am geeignetsten für einen befruchtenden Coitus[1],
und die Praxis lehrte, dass ein kräftiges Kind geboren wurde,
wenn sich der Mond seit dieser Zeit 10mal voll zeigte. Daher
stammt es wahrscheinlich, dass von 10 Mondmonaten immer gesprochen wurde.

Als normal sah schon Hippokrates eine 10monatliche Schwangerschaft an. Unter dieser letzteren verstand er eine Schwangerschaft,
welche nach Ablauf von 280 Tagen oder nach mindestens 10 Tagen
im 10. Monate endigte und Kinder, die um diese Zeit zur Welt kamen,
hielt er für genug kräftig, fortzuleben und sogar manches Übel auf
dieser Welt zu ertragen. »Novem autem mensium et dierum decem
foetus editur et vitalis est«[3]. 10monatige Kinder mussten somit
durchaus nicht nach Ablauf von 10 Monaten geboren werden, sondern
es genügte für sie, wenn sie im Laufe des 10. Monats zur Welt gekommen sind. Dauerte die Schwangerschaft wirklich nur 280 Tage
oder nur etwas weniger somit z. B. 9 Monate, so kamen zwar lebensfähige Kinder zur Welt, doch auf diese Kinder wurde trotz ihrer
Lebensfähigkeit nicht viel mehr gegeben als auf 7monatige, so dass
die Zahl der 280 Tage nur als Mindestmaß für ein nach allen Begriffen der Lehre gesundes Kind gelten musste: »et supersunt quidem

[2] Soranus, περὶ γυναιχέιων παθῶν ed. Rose. Lib. I. Kap. 10. p. 41.
[3] Hippocr. de carnibus Kühn I. p. 441.

hi (qui in utero ad nonum mensem venerunt) non minus quam septi-
mestres, quamquam etiam ex his pauci educantur ..... is
vero potissimum foetus servatur, qui nono mense iam
affecto in lucem editur« [4].

Von späteren Autoren verdienen hier in erster Reihe Celsus
und Soranus erwähnt zu werden. Celsus, der sich in geburtshilflich-gynäkologische Einzelheiten nicht einlässt, berechnet überhaupt nicht die Schwangerschaftsdauer und spricht weder von
Schwangerschaftsmonaten noch von Tagen. Soranus [5] spricht nur
von Schwangerschaftsmonaten und nennt eine Geburt normal, wenn
sie im 7., 9. oder 10. Schwangerschaftsmonate stattfindet, denn die
Kinder sind um diese Zeit lebensfähig, während Geburten in allen
übrigen Schwangerschaftsmonaten — den 8. mitgerechnet — als abnorm gelten, weil es unmöglich ist, den Foetus am Leben zu erhalten.
Jedenfalls spricht er nur von Tagen einzig und allein, wenn es sich
um Fehlgeburten handelt, während in der zweiten Hälfte der Gravidität — und das wollen wir mit Nachdruck betonen — die Schwangerschaftsdauer immer nur nach Monaten berechnet wird. Wenn sich die
Sache bei Soranus so verhält, so kann sie nicht anders bei Mo-
schion stehen. Er bestimmt ebenfalls die Zeit seit der Konception
nach Monaten und verlangt für ein ganz reifes Kind 10 und mindestens 9 oder 7 Schwangerschaftsmonate. »Maxime quidem decimo
et nono, secundo ordine septimo, unde difficile est aliquos evadere
qui octavo mense nascuntur« [6]. Es ist somit auch hier nur von
Monaten die Rede.

Wenn wir noch zuletzt Galen hören wollen, der trotz seiner
Weitschweifigkeit die Gynäkologie und Geburtshilfe besonders stiefmütterlich behandelte, so muss zugegeben werden, dass er ebenfalls
vom 9. Monate angefangen nur mit Monaten und nicht mit Tagen
oder Wochen rechnete.

Ganz anders schaut diese Angelegenheit aus, wenn man den
Ansichten der angeführten Autoren über Fehl- oder Frühgeburten
nachforscht. Da wird die Schwangerschaftsdauer schon viel häufiger
mit Tagen bestimmt. Natürlich kann hier nicht an den 1. Monat
gedacht werden, da es doch um diese Zeit nicht anders sein kann.
So kommen z. B. nach Hippokrates (de septimestri partu) die
meisten Fehlgeburten in den ersten 40 Tagen, die unter dem
Namen »χίσσα« bekannten Schwangerschaftssymptome beginnen nach
Soranus am 40. Tage [7]. 7monatige Kinder sind nach Hippokrates [8]
lebensfähig, wenn sie nach Ablauf von 182½ Tagen zur Welt
kommen, nach einer anderen Stelle des Corpus hippocraticum, wenn

---

4 Hippocr. de septimestri partu. Lib. Kühn 1. p. 441 ed 450.
5 Soranus, l. I. Kap. XX. p. 66.
6 Gynaecia muscionis ex graecis Sorani in latinum translata sermonem ed.
Ross. Lib. I. p. 78.
7 Sorani lib. I. Kap. XVI. p. 54.
8 Hippocr. de septimestri partu. p. 444.

sie 185 Tage lang im Uterus verweilten und nach einer von Manchen in früheren Zeiten dem Galen zugeschriebenen, bestimmt aber apokryphen Schrift[9], wenn die Geburt nach 185½tägiger Schwangerschaftsdauer stattfindet.

Über den 7. Monat hinaus und speciell in den beiden letzten zählten sämmtliche alten Ärzte die Schwangerschaftsdauer nach Monaten, so dass, wenn Prof. Schultze den Begriff der »10 Schwangerschaftsmonate« abgeschafft und die Berechnung nach Tagen oder Wochen eingeführt haben will, so kann man sowohl vom theoretischen wie nicht weniger vom praktischen Standpunkt nichts dagegen einwenden; vom geschichtlich-gynäkologischem Standpunkt aber hätten die Schwangerschaftsmonate viel mehr Berechtigung als die Schwangerschaftstage oder Schwangerschaftswochen.

IV.

Ein gynäkologisches Demonstrations- und Übungsphantom. II.

Von

Docent Dr. Ludwig Knapp in Prag,
klin. Assistent.

Seit meiner Mittheilung in No. 47 des vorjährigen Bandes dieser Zeitschrift sind mehrfache Anfragen bezüglich der Einrichtung meines Phantoms eingelaufen. Nachdem dasselbe nun in seinen Grundzügen fertig gestellt erscheint, erlaube ich mir Nachstehendes zu bemerken und durch einige Abbildungen meine dadurch kürzer zu fassende Darstellung zu veranschaulichen.

Das zu Demonstrations- und Übungszwecken konstruirte Phantom besteht in einer Nachbildung des inneren Genitale unter normalen wie unter pathologischen Verhältnissen. Es wird an dem Matthieuschen geburtshilflichen Übungsphantom angebracht, indem man die Scheide; welche dadurch gleichzeitig entfaltet wird, mittels vier schmaler Gummizüge an vier Knopfnägeln befestigt (Fig. 1 u. 2). Damit hält sich bereits das Modell in situ, indem die in Anteflexionsstellung in das Scheidenrohr eingefügte Gebärmutter, wie unter natürlichen Verhältnissen, hinreichend gestützt ist. Zur Sicherung der normalen, wie jeder anderen gewünschten Stellung können an verschiedenen Stellen des Gebärmutterkörpers schmälere oder breitere Gummizüge angebracht werden, welche beliebig und auch einseitig verkürzt werden können.

Die Gebärmutter ist zur Übung der Austastung derselben bei einem für den Finger bequem durchgängigen Cervicalkanal mit

---

[9] Galeni pergameni »de septimestri partu« ed. Andreae Lacunae Argentorati MDCIV.

einem entsprechend weiten Cavum versehen und lässt sich durch eine in die hintere Wand eingefügte Stahlplatte in eine jede Flexions-, so wie auch in vollkommene Streckstellung bringen.

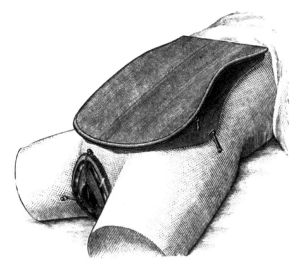

Fig. 1. Phantom geschlossen.

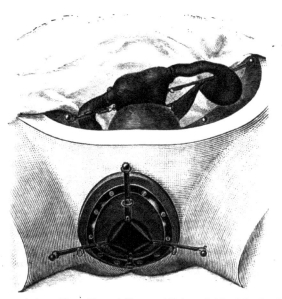

Fig. 2. Uterus bei mäßiger Blasenfüllung reklinirt, gleichzeitig durch einseitig stärkere Zugwirkung dextrotorquirt; links Pyosalpinx.

Die Adnexe sind beweglich und auswechselbar angebracht; durch entsprechende Einsatzstücke können die Typen der wichtigsten Erkrankungen derselben veranschaulicht werden.

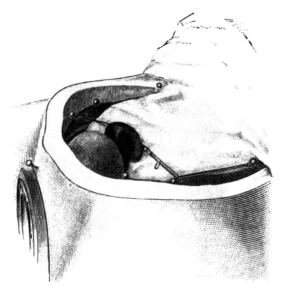

Fig. 3. Uterus in Retroflexion, Blase stark gefüllt.

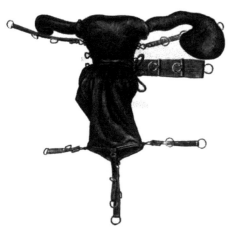

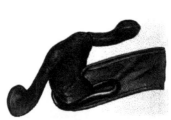

Fig. 4. Uterus und Scheide mit den Fixations-　　Fig. 5. Lage des Uterus in einem
zügen; links Pyosalpinx.　　　　　　　　Hodgepessar.

Exsudatmassen werden durch verschieden große Einlagen dargestellt. Dieselben bestehen aus verschieden großen Säckchen, welche theils mit Glaserkitt gefüllt, theils mehr oder minder fest ausgepolstert sind. Zur Demonstration der Zugwirkung von Exsudatresten dienen breitere Gummizüge, welche mit dem einen Ende am Gebärmutterkörper in verschiedener Höhe zu befestigen sind, während das andere Ende an je einem der sechs Knopfnägel fixirt wird, welche zu je dreien an einer Seite, im geburtshilflichen Phantom in ungleichen Abständen angebracht sind (Fig. 2, 3 u. 4).

Zur Veranschaulichung des Einflusses des Füllungszustandes der Blase auf Lage und Stellung der Beckenorgane kann diese durch einen Kolpeurynter markirt werden (Fig. 2 u. 3).

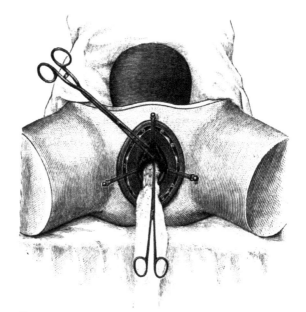

Fig. 6. Das Phantom zur Demonstration der intra-uterinen Tamponade in Verwendung.

Zum Verschluss des Phantoms gelegentlich der Übung der bimanuellen Palpation wird an Stelle der beim Matthieu'schen Phantom in Gebrauch stehenden, für die gynäkologische Untersuchung zu massiven Gummidecke, eine mäßig gespannte solche von dünnem Gummistoff verwendet, welche in einen erhöhten Holzrahmen eingepasst (Fig. 1), in zwei verschiedenen Stärken geliefert wird.

In dieser Form ist das Phantom, außer zu Demonstrationszwecken, zur Einübung der Technik der gynäkologischen Untersuchung und Massage, so wie zur Erlernung kleiner Hilfeleistungen und Eingriffe, wie der intra-uterinen Austastung und Tamponade, zur Übung der verschiedenen Aufrichtungsverfahren der retroflektirten Gebärmutter, der Applikation von Pessaren (Fig. 5) u. A. m. zu benutzen.

Zur Übung der intra-uterinen Tamponade (Fig. 6) und der bimanuellen Kompression des puerperalen Uterus dient ein größeres Modell der Gebärmutter mit einem entsprechend weiteren Scheidenrohre, welches in der bereits geschilderten Weise fixirt wird.

Um die Modelle[1] an anderen geburtshilflichen Übungsphantomen, beispielsweise an jenen von B. S. Schultze, anzubringen, müssen diese unter entsprechenden Modifikationen zu diesem Zwecke eigens montirt werden.

Berichte aus gynäkol. Gesellschaften u. Krankenhäusern.

1) Gynäkologische Gesellschaft in München.

Bericht von Dr. Sigm. Mirabeau.

Sitzung vom 18. December 1901.

Vorsitzender: Herr J. A. Amann; Schriftführer· Herr A. Mueller.

Herr Sittmann: Über Hysterie.

Vortr. giebt zunächst einen allgemeinen Überblick über die Symptomatologie und Diagnostik der Hysterie, deren Vielgestaltigkeit ein wirklich erschöpfendes Bild fast unmöglich macht. Nur in einer Reihe von Fällen bestehen unzweideutige pathognomonische Symptome, sehr häufig kann man die Diagnose nur per exclusionem stellen.

Hysterische Störungen können fast ausnahmslos alle Funktionen des Körpers befallen und zwar sowohl auf motorischem, als auch auf sensiblem Gebiete, doch giebt es einerseits gewisse Prädilektions-, andererseits anscheinend immune Funktionen.

Die motorischen Störungen treten sowohl in Form von Ausfallserscheinungen auf (Lähmungen), als auch in Form von Reizerscheinungen (Krämpfen). Vortr. schildert einzelne dieser Störungen unter gleichzeitiger Erörterung ihrer Unterschiede von den entsprechenden organischen Störungen.

Bezüglich der hysterischen Lähmungen wird besonders die Inkongruenz mit dem Gesammtbild hervorgehoben, ferner die zeitweiligen Remissionen durch psychische Beeinflussung und das von v. Hösslin beschriebene Symptom der paradoxen Kontraktion der Antagonisten.

Bei den hysterischen Sensibilitätsstörungen fällt am meisten auf die Inkongruenz mit dem anatomischen Nervenverlauf, und andererseits die Übereinstimmung mit dem Organ im Volkssinn (ganze Hand, Arm etc.). Die segmentale Anordnung der gestörten Bezirke, bezw. deren Form und Begrenzung (Kreis, Ellipse etc.). Besonders charakteristisch sind die sog. Druckpunkte, z. B. der iliacale (Ovarie) u. A., deren Reizung anderweitige Erscheinungen auslösen oder sistiren kann. Sehr charakteristisch ist ferner die koncentrische Einengung des Gesichtsfeldes und die Vasomotorenstörung der Haut (Dermographie).

---

[1] In der geschilderten Art der Ausführung sind die Modelle durch die Firma Waldek & Wagner, k. k. Hoflieferanten, Prag, Graben 22, zu nachstehenden Preisen zu beziehen:

1 Phantom zu gynäkologischen Übungen, 1 Phantom des puerperalen Uterus sammt 7 Einsatzstücken zur Veranschaulichung von Becken-Exsudaten, zusammen Kr. 63.— = ℳ 52,50.

1 Verschlussdecke mit dünnem Gummiüberzug Kr. 6.— = ℳ 5.—.

1 Verschlussdecke mit stärkerem Gummiüberzug Kr. 7.80 = ℳ 6.50.

1 Holzrahmen (Handarbeit), für das Matthieu'sche Normalphantom passend, Kr. 15.— = ℳ 12.50.

Weniger charakteristisch ist das Verhalten der Reflexe; die Patellarreflexe sind meist verstärkt, die Schleimhautreflexe sind wechselnd, der Würgreflex fehlt. Vortr. bespricht dann eine Reihe von hysterischen Erscheinungen an den verschiedenen Organen, an der Lunge (Tachypnoë bis 150 und 180 Athemzügen), am Herzen (Tachy- und Bradykardie, Arhythmie).

Wichtig sind die hysterischen Erscheinungen im Gebiet des Intestinaltractus, wo schwere Erscheinungen, Blutungen, Ileus, Stenosenerscheinungen etc., häufig schwere organische Erkrankungen vorgetäuscht und zu operativen Eingriffen Veranlassung gegeben haben.

Die Störungen seitens der Genitalorgane des Weibes bei Hysterie sind wohl am längsten bekannt, worauf ja der Name der Erkrankung hindeutet, doch erscheint gerade hier noch eine weitere Klärung angezeigt, in wie weit Genitalbeschwerden auslösende oder fördernde Momente darstellen, oder ihrerseits als hysterische Erscheinungen ansusehen sind, wie dies z. B. von Gustav Klein für die Hyperemesis gravidarum behauptet wird.

Was endlich das hysterische Fieber anlangt, so hat sich dies meist als direkter Betrug herausgestellt, wenn auch dessen Möglichkeit in Folge Reizung des Wärmecentrums nicht geleugnet werden kann.

Das eigentliche Wesen der Hysterie ist heute noch so strittig wie je, was eine Übersicht über die verschiedenen Theorien zeigt, die Vortr. kurz erörtert. Am plausibelsten erscheint die Auffassung der Hysterie als Erkrankung des Vorstellungsvermögens, eine Theorie, die besonders von den Franzosen und von Möbius vertreten wird. Doch ist zuzugeben, dass auch mit dieser Theorie nicht alle Erscheinungen befriedigend erklärt werden können, während andere Theorien mancherlei Wahrscheinliches für sich haben.

Die Frage, ob man die Hysterie als Psychose, oder als Neurose, oder als Psychoneurose bezeichnen wolle, hält der Vortr. nur von forensischem Standpunkt aus für erheblich, sowohl in kriminellen Fragen, als auch besonders in Unfallprocessen. Besonders auf die Begutachtung der traumatischen Hysterie geht der Vortr. ausführlicher und unter Anführung praktischer Beispiele ein, und zeigt, dass die anscheinende Humanität gegen die Kranken durch Zuweisung hoher Renten, die Kranken selbst am meisten schädigt, indem sie dadurch am Gesundwerden verhindert werden, während ein gewisser Zwang zur Arbeit ein sehr wichtiger Heilfaktor für solche Patienten ist.

Zum Schluss stellt Vortr. 2 Fragen zur Diskussion:

1) Geben die Erfahrungen der Gynäkologen bestimmte Anhaltspunkte über den Zusammenhang von Genitalleiden und Hysterie, und rechtfertigen letztere operative Eingriffe?

2) Wie soll sich der Arzt bei Begutachtung von Unfallshysterikern verhalten?

Diskussion: Herr v. Hösslin weist darauf hin, dass nach seiner Erfahrung die Stigmata von untergeordneter Bedeutung sind gegenüber den psychischen Defekten der Hysterischen, besonders den Charakterdefekten, die man wohl immer findet. Jedenfalls sei die Trennung in Degenerirte und Hysterische der französischen Schule falsch. Man müsse latente und paroxysmale Hysterie unterscheiden, welch letztere durch Gelegenheitsursachen, z. B. Traumen, ausgelöst werde. Der Nachweis eines Stigmas lasse keinen Schluss auf die Arbeitsfähigkeit zu.

Herr Sittmann betont dem gegenüber den Werth der Stigmata für die Diagnostik, da alle Symptome vorgetäuscht werden können, und warnt vor zu häufigem Untersuchen von Unfallshysterikern, die dadurch zur Simulation häufig erzogen werden.

Herr Seif kritisirt die verschiedenen Theorien der Hysterie und glaubt, dass das Wesen der Hysterie am besten als eine psychische Krankheit bezeichnet wird, die mit körperlichen Erscheinungen einhergehen kann, aber nicht muss, und deren Hauptcharakter in der Labilität des Gefühlslebens, in einer abnorm intensiven Reproduktionsfähigkeit von Gefühlszuständen und deren ursprünglichen körperlichen Begleiterscheinungen besteht.

Herr Tesdorpf führt aus, dass es zweckmäßig sei, sich bei der Definition des Wesens der Hysterie des Begriffs der »Dissociation« zu bedienen. Durch Einführung dieses Begriffs gelinge es nicht nur, den Widerspruch zwischen den einzelnen heute vorliegenden Definitionen auszugleichen, es werde dadurch, dass man die Vorgänge, welche den hysterischen Störungen zu Grunde liegen, als Dissociationsvorgänge betrachte, für eine Reihe hysterischer Phänomene auch ein weit klareres Verständnis gewonnen, als wenn man alle hysterischen Störungen als von Vorstellungen ausgehend betrachte. Dass nicht alle hysterischen Störungen auf krankhaften Vorstellungen beruhen, gehe schon daraus hervor, dass viele dieser Störungen den Kranken gar nicht zu Bewusstsein kommen. Daher empfehle es sich, in jedem einzelnen Falle die Wechselbeziehungen zwischen den jeweiligen körperlichen und psychischen Störungen klar zu legen.

Herr Ranke sieht das Charakteristische der Hysterie ausschließlich in psychischen Erscheinungen, die körperlichen Stigmata seien mehr oder weniger zufällige Befunde, abhängig von unseren Untersuchungsmethoden, und dem entsprechend im Laufe der Zeiten wechselnd. Genitalerkrankungen konnte er nur bei einem Sechstel aller daraufhin untersuchten hysterischen Patientinnen finden.

(Fortsetzung der Diskussion in der nächsten Sitzung.)

———— — —

Sitzung vom 19. Januar 1902.
Vorsitzender: Herr J. A. Amann; Schriftführer: Herr A. Mueller.

Fortsetzung der Diskussion zum Vortrag des Herrn Sittmann: Über Hysterie.

Herr Theilhaber: Der Zusammenhang von Nervenerkrankungen mit Störungen in den weiblichen Sexualorganen.

I. Nervenleiden können Störungen in den Genitalien hervorrufen. Am häufigsten verursachen sie Störungen der Menstruation und zwar:

1) Amenorrhoe; sie findet sich namentlich häufig bei den funktionellen Psychosen, in nahezu der Hälfte der Fälle. Bei den chronischen Psychosen findet man Amenorrhoe selten. Amenorrhoe oder wenigstens langdauernde Cessatio mens. wurden ferner häufig beobachtet bei Basedow'scher Krankheit, Akromegalie und Myxödem.

2) Dysmenorrhoe findet sich häufig bei Hysterischen und Neurasthenischen. In Folge der größeren Reizbarkeit ihres Nervensystems kommt es leicht zu der (nach Ansicht des Ref.) der Dysmenorrhoe zu Grunde liegenden spastischen Kontraktur des Sphincter orif. interni.

3) Menorrhagien entstehen ebenfalls nicht selten auf hysterischer oder neurasthenischer Basis, namentlich bei Pat., bei denen an und für sich eine Insufficienz der Uterusmuskulatur vorhanden ist.

4) Periodischer Fluor albus kann ebenfalls durch nervöse Erkrankungen, Hysterie, Neurasthenie etc., zeitweise hervorgerufen werden. Die Ursache liegt hier eben so wie bei den hysterischen Menorrhagien wohl in einer durch die hochgradige Sensibilität erleichterten, durch psychische Erregungen hervorgerufenen Steigerung des Blutdrucks.

5) Atrophie des Uterus, der Ovarien, der Scheide, der Schamlippen, der Brustdrüsen wurde beobachtet in Folge von Basedow'scher Krankheit, Myxödem, Akromegalie etc.

6) Bei den letztgenannten Krankheiten wurde auch Descensus vaginae beobachtet.

7) Atrophische Uteri sinken gern in Retroflexionslage, auf diese Weise erklärt sich der Kausalnexus von schweren Neurosen mit Retroflexio uteri.

II. Können Abnormitäten der Genitalien Erkrankungen des Nervensystems herbeiführen.

1) Die Pubertätsentwicklung und das Klimakterium können Veranlassung zur Entstehung von Neurosen und Psychosen geben (bei neuropathischen Individuen in Folge der Änderung der Cirkulationsverhältnisse).

2) Die Menstruation ruft häufig Neurosen hervor.

3) Onanie, Coitus reservatus und Ejaculatio praecipitata des Ehemannes geben manchmal Veranlassung zu Unterleibsneuralgien.

4) Lang dauernde, mit heftigen Schmerzen oder mit Fieber verbundene Genitalerkrankungen (Pyosalpinx, Perimetritis, Beckeneiterung) geben häufig Veranlassung zur Entstehung von Nervosität durch Verschlechterung der Blutmischung.

5) Langdauernde profuse Blutverluste (vor Allem bei Myomen, Carcinomen) können schwere Nervenerkrankungen, auch Psychosen zur Folge haben in Folge der Verschlechterung der Blutmischung.

6) Die Angst und Sorge von unterleibskranken Frauen um ihre Gesundheit kann zur Entstehung von Hypochondrie Veranlassung geben.

7) Die Schwangerschaft ruft zuweilen eine Anzahl von Neurosen hervor bei neuropathischen Individuen, aber auch bei sonst gesunden in Folge von Autointoxikation.

8) Delirien und Psychosen in puerperio sind Folge der Erschöpfung bei der Geburt, der Änderung der Cirkulationsverhältnisse im Wochenbett etc.

9) Kompression kann Neuralgie und Parese hervorrufen bei Tumoren im Unterleib, Zwillingsschwangerschaft, Parametritis, Perimetritis etc.

10) Entzündliche Processe im Becken können eine Neuritis ascendens hervorrufen.

11) Nach schwierigen Entbindungen entstehen Neuralgien und Paralysen der Beine in Folge der Quetschung des Plexus sacralis.

12) Neuritis kann auch in Folge von Autointoxikation auftreten oder in Folge von Gonorrhoe oder Syphilis.

13) Carcinom der Geschlechtstheile kann auf die Nerven übergreifen.

14) Lymphangitis im Becken kann die Nerven komprimiren.

15) An Operationen schließen sich zuweilen Neurosen und Psychosen an, an gynäkologische namentlich dann, wenn die Ovarien mit exstirpirt wurden.

16) An Reflexneurosen glaubt Ref. nicht; er glaubt nicht, dass rein auf dem Wege des Reflexes ohne Vermittlung des Blutes durch eine Affektion der Genitalien Nerven afficirt werden können, die weit vom Becken entfernt liegen.

(Der Vortrag wird ausführlich veröffentlicht in Graefe's Sammlung zwangloser Abhandlungen bei Marhold in Halle a/S.)   (Selbstbericht.)

Herr Linder (als Gast): Über nasale Dysmenorrhoe.

Vortr. bespricht die Angaben von Fliess und seiner Nachfolger (besonders Schiff) und berichtet kurz über eine Versuchsreihe von ca. 30 Fällen von Dysmenorrhoe, welche in der II. gyn. Klinik (Vorstand Doc. Dr. Amann) nasal behandelt worden waren. Die Erfolge waren eben so überraschend, wie bei den meisten anderen Beobachtern; fast jeder Fall von Dysmenorrhoe war günstig zu beeinflussen, gleichgültig ob anatomische Veränderungen an den Genitalien da waren, oder nicht.

Betreffs der wichtigen Frage über das Zustandekommen dieser Erfolge muss zunächst die Annahme einer Allgemeinwirkung des Cocains (Euphorie durch Cocain) von der Hand gewiesen werden. Berechtigter erscheint der Einwand der Suggestion, obwohl Fliess und Schiff diesen Einwand mit zum Theil starken Gründen bekämpft haben. Als solche Gründe sind zu nennen: Eine ganze Anzahl von Kranken wurden monate- und jahrelang, immer wieder mit dem gleichen günstigen Resultat nasal behandelt; eine Anzahl von Kranken blieb dauernd von der Dysmenorrhoe geheilt, wenn die »Genitalstellen« durch Ätzung dauernd außer Funktion gesetzt waren; das Cocain wirkte nur von den »Genitalstellen« nicht vom Nasenrest aus; der Cocainversuch verläuft, wenn positiv, stets nach einem gewissen Schema, was Reihenfolge und Ort der Wirkung betrifft.

Um die mögliche Wirkung der Suggestion genauer zu prüfen, hat der Vortr. 16 Fälle von ausgesucht schwerer Dysmenorrhoe unter besonders darauf gerichteten Kautelen untersucht. Die Kranken wurden zunächst cocainisirt wie gewöhnlich; damit wurde bei 10 derselben eine Euphorie von mehreren Stunden bis zu einem Tage Dauer erreicht. Dieselben (10) Kranken wurden am nächsten Abend in genau der gleichen Weise, aber mit Brunnenwasser behandelt, ohne dass sie davon wussten. Damit wurde eine Wirkung erzielt, die in 2 Fällen der Cocainwirkung vollkommen gleichwerthig war, in 6 Fällen ihr nur in Bezug auf Dauer, kaum aber in Bezug auf Intensität nachstand.

Hiermit war der Beweis einer ausschließlichen Suggestivwirkung n i c h t erbracht, da der vasokonstringirende Effekt des kalten Wassers auf die Nasenschleimhaut für die lähmende Wirkung des Cocains eingetreten sein konnte. Es wurden desshalb die noch übrigen (8) Kranken am folgenden Abend einer weiteren Prüfung unterzogen in der Art, dass das Wasser vor ihren Augen der Leitung entnommen, und angeblich zu Reinigungszwecken auf die Nasenschleimhaut applicirt wurde. Bei dieser Versuchsanordnung wurde kein einziger Erfolg beobachtet.

Vortr. hält sich auf Grund dieser Versuche noch nicht für berechtigt, eine ausschließliche Suggestivwirkung anzunehmen; eben so wenig aber hält er die Existenz einer nasalen Dysmenorrhoe für vollkommen bewiesen.

Die Entscheidung muss weiteren Beobachtungen vorbehalten bleiben, wobei es besonders wünschenswerth erscheint, dass noch mehr Dauererfolge durch Ätzung etc. gesammelt würden. Ein weiteres Mittel, um Klarheit in der Frage zu bekommen, wäre vielleicht die direkte Beobachtung. Bei Laparotomien, die Herr A m a n n j r. vornahm, und bei denen die Verhältnisse am Genitalapparat wenig komplicirt lagen, wurden die Genitalstellen gereizt, und dabei in einigen Fällen thatsächlich sichtbare Veränderungen (Hyperämien, Kontraktion des Uterus mit Runzelung der Serosa und Annäherung der Tubenecken) beobachtet, in anderen Fällen wieder nicht.

Theoretisch ist somit die Sache nicht entschieden; in praktischer Hinsicht aber hat die Methode gezeigt, dass sie in einer überraschend großen Zahl von Fällen wirksam ist, und sie verdient desshalb, gleichviel ob nur suggestiv wirkend oder nicht, ausgedehnte Anwendung.   (Selbstbericht.)

Herr Z i e g e n s p e c k (als Gast): Über Frauenleiden und Hysterie.

Vortr. beschränkt zunächst seine im Jahre 1896 gegebene Definition »Hysterie besteht in krankhaften Erscheinungen ohne pathologisch-anatomische Grundlage im Gebiet des Nervensystems, hervorgerufen durch eine Erkrankung der Genitalien«, indem er ein »m e i s t« einschaltet, da ihm 2—3 Fälle bekannt geworden sind, wo keine solche örtliche Erkrankung bestand. Diesen wenigen Ausnahmefällen gegenüber kann er eine große Reihe von Fällen mittheilen, wo durch Heilung des örtlichen Leidens das Nervenleiden geheilt wurde. Er theilt diese Fälle in 3 Gruppen: 1) Fälle, in denen die hysterischen Erscheinungen ohne weitere Therapie im Anschluss an die Heilung der örtlichen Leiden verschwanden; 2) Fälle, wo noch andere Heilfaktoren nothwendig waren; 3) Fälle, wo durch Kastration Heilung erzielt wurde. Gruppe 2 ergab einige Misserfolge, Gruppe 3 die meisten.

Vortr. hält derartige gemeinsame Tagungen von Gynäkologen, Internisten und Neuropathologen für sehr zweckmäßig, da sie verhüten, dass zuletzt jeder Zweig der Heilkunde etwas Anderes unter der Bezeichnung Hysterie versteht. Er wendet sich gegen die Anschauung der Neuropathologen, dass die Hysterie im Gehirn sitze und ihre vielen Beschwerden in periphere Organe projicire oder irradiire. Die anatomischen Veränderungen werden nicht intensiv genug gesucht und dadurch übersehen. Er beruft sich auf H e g a r, W. A. F r e u n d und andere hervorragende Autoritäten, so wie auf seine eigenen Erhebungen, giebt jedoch zu, dass die Vertreter anderer Zweige der Heilkunde mehr von Kranken aufgesucht werden, welche quoad genitalia gesund sind, während die Schamhaftigkeit schon andere Kranke, als solche, welche sich für unterleibsleidend halten, abhält, den Gynäkologen aufzusuchen.

Während die Definition Windscheid's wie auch die der meisten anwesenden Neuropathologen sicher zu eng ist — denn wir müssen sehr viele Kranke für hysterisch halten, welche die von ihnen angegebenen Merkmale (die Stigmata Windscheid's, die Defekte v. Hösslin's, die Dissociationen Tesdorpf's) nicht zeigen —, hat der Herr Ref. Dr. Sittmann den Begriff: »Erkrankung der Vorstellung« entschieden zu weit gefasst. Diese Definition ist eine Umschreibung des Wortes »eingebildete Krankheit« und kann mit demselben Recht auf die Hypochondrie, ja die meisten anderen Geisteskrankheiten angewendet werden, so weit sie heilbar sind, und einer anatomischen Grundlage zur Zeit noch entbehren.

Vortr. schließt mit dem Rath, da, wo Beschwerden, und seien es auch geringgradige, auf den Unterleib hindeuten, einen genauen Beckenbefund aufnehmen und im Falle anatomische Veränderungen den Beschwerden entsprechen, das Frauenleiden zuerst beseitigen zu lassen.

Die Dysmenorrhoe und die Hyperemesis gravidarum gehören aber nicht zur Hysterie, erstere ist nach Z.'s Erfahrung das Symptom einer Endometritis, letztere das Symptom einer Entzündung am oder im Uterus gravidus.

Vortr. empfiehlt den Gynäkologen, den Kranken die Heilung des Nervenleidens nach Beseitigung des örtlichen Leidens wohl in Aussicht zu stellen, aber darauf aufmerksam zu machen, dass es zuweilen erst allmählich verschwindet. In letzterem Falle ist es gut, sich namentlich bei Aboulischen oder ex aboulia Atrophischen mit einem Neuropathologen in Beziehung zu setzen. Namentlich hat die Heilgymnastik, wo bei jeder Bewegung eine Anregung des Willens sich vollsieht, stets gute Dienste geleistet. Sonst kann es vorkommen, dass ein Pfarrer den Ruhm erntet, die Kranken geheilt zu haben. (Selbstbericht.)

Herr G. A. Seggel (als Gast): Die Hysterie in der Ophthalmologie.

Vortr. legt seinen Mittheilungen die Möbius-Schwarz'sche Definition der Hysterie zu Grunde, nach der hysterisch alle diejenigen krankhaften Veränderungen des Körpers und seiner Funktionen sind, welche durch seelische Vorgänge verursacht werden.

Es werden die wichtigsten hysterischen Symptome besprochen: Die hysterische Sehschwäche, die hysterische Amblyopie und Amaurose, die koncentrische Gesichtsfeldeinengung, die monokuläre Diplopie und Polyopie, die Inversion der Farbengrenzen und die Sensibilitätsstörungen an der Binde- und Hornhaut. Vortr. bespricht die Symptomatologie dieser Störungen im Unterschied zu den entsprechenden organischen Erkrankungen, und hebt hervor, dass diese Störungen durch psychische Einwirkungen beseitigt und hervorgerufen werden können.

Alle hysterischen Symptome, auch wenn sie örtlich begrenzt sind und vereinzelt auftreten, erscheinen nicht an bestimmte Stellen der Gehirnrinde lokalisirt, sondern als Ausfluss der Erkrankung des ganzen Nervensystems.

Herr A. Mueller ist ebenfalls der Ansicht, dass die Schmerzen und Krämpfe der Frauen, welche die Franzosen als Syndrome uterine bezeichnen, lokale, entzündliche Erkrankungen im Beckenbindegewebe als Ursache haben. Man muss nur alle Theile und Organe des Beckens, auch Blase und Rectum und S romanum mit ihrer Umgebung gründlich abtasten, dann wird man in harten, verdickten Stellen die Ausgangspunkte der Beschwerden finden. Die Dysmenorrhoe erklärt M. durch entzündliche Verhärtung der Ligg. sacralia und der Cervix, so wie auch wohl des Corpus uteri. Die prämenstruelle Schwellung bewirkt dann durch Erhöhung des Druckes auf die Nerven den Schmerz.

Die Magenbeschwerden so wie vor Allem die Hyperemesis gravidarum erklärt M. durch Zerrung des Sympathicus, speciell der Gegend des Plexus solaris durch hohe Verwachsung des Uterus mit diesen Partien. In Folge dessen muss jede Behandlung, welche eine Dehnung dieser Verwachsungen bewirkt, bessern, z. B. jede Behandlung der Portio mit Zug an derselben, Tamponade der Scheide mit

Erheben der Portio, Massage des Leibes mit Verschiebung des graviden Uterus. Tritt spontan oder künstlich völlige Lösung ein, so verschwindet auch das Erbrechen ganz. Eine große Anzahl Fälle wurde so geheilt.

M. hält es für wahrscheinlich, dass dieselbe Affektion bei nervös Gesunden keine oder weniger Beschwerden macht als bei Nervenkranken, hält aber auch bei diesen die lokale Behandlung für nothwendig.

Herr Seif betont dem gegenüber nochmals, dass die Hysterie eine psychische Erkrankung sei, und es desshalb vom psychologischen Standpunkt aus nicht angehe, die körperlichen Affektionen, die etwa im Bereich der Genitalorgane bestehen, in eine direkte kausale Beziehung zu den psychischen Erscheinungen zu bringen. Leider werde im Ausbildungsgang der Mediciner viel zu wenig Werth auf psychologische Studien gelegt, desshalb sei es so schwer, sich gerade auf einem Gebiete, wie dem heute zur Diskussion stehenden, zu verständigen.

Herr Ziegenspeck vertritt dem gegenüber nochmals seine Auffassung der Hysterie als eine meist vom Genitale ausgehende Erkrankung.

Herr Nassauer: Bezüglich der Behandlung des Erbrechens Schwangerer mache ich Herrn Mueller auf den Vortrag Geoffroy's (Paris) aufmerksam, welchen er auf dem intern. med. Kongress zu Moskau (1897) hielt. Geoffroy übte unter der Form der prolongirten Palpation eine Massage ganz bestimmter Darmstellen aus und vermag so das Erbrechen der Schwangeren äußerst günstig zu beeinflussen. Die Anwendung dieser Methode hat mir in mehreren Fällen gute Resultate ergeben.

Wenn Herr Theilhaber den Grund für das Erbrechen Schwangerer in der Aufnahme solcher Stoffe des Fötus ins mütterliche Blut sieht, die aus dem kindlichen Urin sich abspalten, so halte ich dem entgegen, dass doch das Erbrechen Schwangerer meist in den ersten Wochen, ja Tagen der Schwangerschaft eintritt, ehe von einer Harnstoffausscheidung des Fötus die Rede sein kann. Im Gegentheil nimmt ja das Symptom des Erbrechens der Mutter bei zunehmender Größe und damit einhergehender ausgiebiger Harnausscheidung des Fötus ab!

In Bezug auf die nasale Dysmenorrhoe möchte ich kurz von 8 ähnlichen von mir beobachteten Fällen 2 erwähnen. Eine 47jährige Frau leidet an ungemein starken Schmerzanfällen bei der Menstruation; alle Narkotica fruchtlos. Schließlich Dilatation der Uterushöhle, Curettage. Nächste Periode wieder schmerzvoll. Bei der Narkose fiel auf, dass Pat. keine Geruchsempfindung für das Chloroform hatte. Sie giebt an, vor mehreren Jahren wegen einer eitrigen Nasenerkrankung lange behandelt worden zu sein. Während des nächsten dysmenorrhoischen Anfalls werden die »nasalen Genitalstellen« mit Cocain bepinselt. Die Aufmerksamkeit der Pat. wird durch Gespräch abgelenkt. Plötzlich hört sie zu sprechen auf, aufs höchste verwundert, dass die Schmerzen aufgehört haben. Ein Rhinologe (Herr Dr. Roeder), der sich dem gegenüber sehr skeptisch verhielt, betupft bei der nächsten schmerzhaften Menstruation die Nase mit Wasser. Nach einer Viertelstunde stets noch dieselben Schmerzen. Nun Cocainbepinselung. Nach 8 Minuten völliges Sistiren der Schmerzen.

Der 2. Fall betrifft ein junges Mädchen; stets starke Schmerzen bei der Menstruation. Außer Fluor albus, Chlorose in den Genitalien keine Veränderungen. Der Nasenbefund (Herr Dr. Roeder) ergiebt starken Nasen-Rachenkatarrh. »Die Beziehungen zwischen Nase und Geschlechtsorganen konnten in diesem Falle glänzend nachgewiesen werden. Pat. saß verkrümmt vor Schmerzen im Stuhl, und kaum hatte ich die hypertrophischen Schwellkörper der unteren Muscheln so wie die Tuberc. septi mit Cocain bestrichen, als Pat. freudestrahlend angab, alle Schmerzen seien verschwunden.« (Dr. Roeder.) Nach rein rhinologischer Behandlung verschwanden die dysmenorrhoischen Schmerzen dauernd. Einmal hatte sie wieder rechts im Unterleib in der Nähe des Ovarium Schmerzen; Herr Dr. Roeder fand eine neue Anschwellung der linken unteren Nasenmuschel. Mit deren Behandlung schwanden auch die Schmerzen der rechten Seite dauernd.

Für mich ist es unzweifelhaft, dass die Suggestion es nicht ist, die diesen Erfolg erzielt. Es mögen Einwirkungen auf das sympathische Nervengeflecht sein. Es mögen die Zweifler den Beweis für die Suggestionsursache erbringen, indem sie eine andere Körperstelle ähnlich behandeln! Auf alle Fälle aber soll man bei Kranken mit dysmenorrhoischen Anfällen nach Erkrankungen der Nase forschen und diese behandeln: denn die Beeinflussung des Genitale von der Nase aus steht fest; eben so die ungünstige Beeinflussung von erkrankten Partien der Nase aus. Aber Zweifler wie Anhänger der Fliess-schen Theorie sind als Ärzte verpflichtet, auch wenn die Theorie ihnen dunkel bleibt, die therapeutische Nutzanwendung zu ziehen. Denn gerade der Umstand, dass wir mit unseren therapeutischen Vorschlägen und Handlungen zurückhalten, wo wir keine theoretische Unterlage für die Wirkung haben, hat unsere Kranken den Pfuschern zugeführt, die in der »Heilung« ihre Hauptaufgabe sehen; und die »Heilung« ist doch auch stets das Hauptbestreben der Kranken.

Herr Gossmann meint, dass Vieles, was heute in der Fortsetzung der Diskussion über den neulichen Vortrag von Dr. Sittmann vorgebracht wurde, doch nicht gut mehr unter den Begriff der Hysterie subsummirt werden kann. Denn Schmerzen, welche durch chronisch entzündliche Vorgänge in den Adnexen bedingt und durch entsprechende Maßnahmen beseitigt werden, also zweifellos durch materielle Erkrankung begründet waren, kann man doch nach unserem Sprachgebrauch als hysterische bezeichnen. G. steht auf dem Standpunkt, dass die Hysterie als eine psychische Alteration, als eine Psychose aufzufassen und desshalb vorzüglich durch psychische Beeinflussung, die ja sehr verschiedene Formen haben kann, zu behandeln ist. Ob eine ausgesprochene Hysterie durch eine gynäkologische Behandlung günstig beeinflusst wird, ist G. sehr fraglich. Meistens wird dadurch mehr geschadet als genützt. Gerade bei Hysterischen ist nur bei ganz strikter Indikation eine gynäkologische Lokalbehandlung zu befürworten. G. ist überzeugt, dass gerade die gynäkologische Vielgeschäftigkeit bei Hysterischen dem ärztlichen Ansehen sehr geschadet hat.

Herr Ranke erklärt sich auch vom Standpunkt des Nervenarztes mit dem von Herrn Gossmann vertretenen Anschauungen einverstanden und empfiehlt bezüglich der nasalen Dysmenorrhoe Versuche mit der Cocainisirung anderer vom Genitale entfernter Schleimhautpartien zu machen.

Herr Tesdorpf giebt zur Vervollständigung der bisherigen Diskussion über Hysterie eine kurze Zusammenfassung der ihm wichtig erscheinenden psychischen und somatischen Merkmale der Hysterie und hält gerade die Wechselbeziehungen zwischen den in Erscheinung tretenden psychischen und körperlichen Störungen sowohl zum Verständnis des Wesens der Hysterie, als auch zur Grundlage einer Verständigung zwischen den verschiedenen Standpunkten der Vortragenden für sehr wichtig. Er verweist diesbezüglich auf einen in der Münchener psychologischen Gesellschaft gehaltenen Vortrag (s. Münchener med. Wochenschrift 1902 No. 2).

Herr Theilhaber: Herrn Nassauer entgegne ich, dass in manchen Fällen das »unstillbare« Erbrechen auf hysterischer Basis beruht, häufiger jedoch durch Autointoxikation herbeigeführt ist. Dafür spricht auch der Umstand, dass es bei den von mir beobachteten Pat. meist erst in der 4. Woche nach der vermuthlichen Konception eintrat. Eben so wie Herr Linder am Menschen beobachtete ich an laparotomirten Thieren, dass Reizungen der Haut wesentliche Veränderungen des Blutgehaltes des Uterus nach sich ziehen; in meiner Abhandlung über Dysmenorrhoe erwähnte ich auch, dass Reizungen der Nasenschleimhaut ähnlich wirken (s. Münchener med. Wochenschrift 1901 No. 22 u. 23).

2) Société d'obstétrique, de gynécologie et de paediatrie de Paris.

Paris, G. Steinheil, 1901.

Sitzung vom 8. Juli 1901.

1) **Champetier de Ribes und Bouffe de Saint-Blaise: Bemerkungen zu einem Falle von unstillbarem Erbrechen.**

Bei der Autopsie fanden sich außer einer akuten Nephritis Veränderungen in der Leber, wie man sie bei Eklampsie sieht. Die Oberfläche der Leber war blass und mit gelben Flecken bedeckt. In der Leber fand sich ein nussgroßer Infarkt und zahlreiche subkapsuläre Hämorrhagien. Die Verff. glauben nach diesem Befund, dass das unstillbare Erbrechen eine Folge einer Insufficiens der Leber und dadurch bedingter Intoxikation des Körpers sei. Auch Delbet ist dieser Ansicht. Eben so ist Pinard davon überzeugt, dass bei jeder Art von Erbrechen in der Gravidität toxische Ursachen mit im Spiel seien. Was die Indikation zum Eingriff angeht, so glaubt P. dieselbe gegeben, wenn der Puls andauernd über 100 ist.

2) **Varnier** demonstrirt ein neues, von einem Italiener **Adamo** konstruirtes **Embryotom**, das er mit gutem Erfolg in einem Falle angewendet haben will. Das Instrument besteht aus 2 Branchen, von denen die eine zum Fassen und Fixiren des kindlichen Körpers rechtwinklig gebogen ist.

3) In der Fortsetzung der Diskussion über den Schwartz'schen Vortrag (Myom und Schwangerschaft) giebt zuerst **Richelot** eine kurze Übersicht der im Ausland üblichen Indikationsstellung, die im Allgemeinen mit der Pinard'schen übereinstimme. R. selbst resumirt sich dahin, dass in der Regel während des Verlaufs der Schwangerschaft ein Eingriff nicht nothwendig sei; müsse aber eine Operation gemacht werden, so solle sich der Chirurg so verhalten, als ob keine Schwangerschaft vorhanden wäre.

Dem gegenüber betont **Pinard** nochmals seinen konservativen Standpunkt. Er giebt eine Statistik seiner Fälle (84; 66mal ausgetragen, 13mal Frühgeburt, 5mal Abort). Eine Vergrößerung der Myome in der Schwangerschaft hatte in vielen Fällen nicht stattgefunden, mehrere Male waren die Myome kleiner geworden oder ganz verschwunden.

Lepage verfährt ebenfalls konservativ. Er glaubt, dass die zur Operation den Anlass gebenden gefährlichen Symptome (Blutung, Kompression) häufig gar nicht durch die Myome veranlasst werden, sondern auf Rechnung der Gravidität zu setzen sind (z. B. Placenta praevia).

4) **Varnier: Vorschriften für die Kinderpflege, von Baudelocque** (1799).

Es handelt sich um ein historisch und socialpolitisch interessantes Werk Baudelocque's, das einer kurzen Erwähnung werth ist.

Im Jahre 1798 wurden dem »Direktorium« in Paris aus Deutschland Tafeln übersandt, die die (deutsche) Überschrift: »Noth- und Hilfstafel von den Mitteln, Kinder gesund zu erhalten« trugen, an den Straßenecken angeschlagen waren und einen deutschen Arzt, Struve, zum Verf. hatten. Diese Vorschriften für die Pariser Bevölkerung auszuarbeiten, wurde Baudelocque und einigen anderen Gelehrten vom Direktorium aufgetragen.

V. giebt diese Ausarbeitung in extenso wieder. Es ist dies eine sehr ausführliche, populär gehaltene, geschickte Zusammenstellung von Vorschriften über die Ernährung und Pflege des Kindes. V. macht zum Schluss den ernst gemeinten Vorschlag, eine verbesserte Auflage dieser Vorschriften in allen Mädchenschulen anzuschlagen.

Sitzung vom 14. Oktober 1901.

1) **Pinard und Paquy: Hydrosalpinx mit Stieldrehung bei Gravidität im 4. Monat.**

Die Fälle sind sehr selten. Die Verff. fanden nur 2 ähnliche in der Litteratur. Der Tumor wurde in dem vorliegenden Falle per laparotomiam entfernt und die Schwangerschaft bestand ungestört weiter.

2) Varnier und Gosset: Inkomplete Ruptur des unteren Uterin-segments. Supravaginale Amputation des Uterus.

Bei einer Uterusruptur kann sowohl die äußere als wie die innere Blutung sehr gering sein. Die Ursache einer schweren besw. tödlichen Blutung ist ge-geben, wenn der Uterus sich nicht kontrahiren hann. In seltenen Fällen kann es aber auch noch nach der Entleerung des Uterus zu einer Verblutung kommen. Nachdem die Verff. einen solchen Fall erlebt hatten, gingen sie in dem nächsten Falle von inkompleter Ruptur radikal vor, indem sie durch die Laparotomie die Blutung stillten und den Uterus amputirten. Was die Ätiologie der spontan entstandenen Ruptur angeht, so spricht Pinard die Meinung aus, dass es sich wohl um altes Narbengewebe gehandelt haben müsse.

3) Lepage und Grosse geben die Krankengeschichten von 3 Porroopera-tionen in extenso wieder.

Im 1. Falle hatte eine Uterusruptur, im 2. ein rachitisches und im 3. Falle ein koxalgisches Becken vorgelegen. Im 1. Falle konnte weder die Mutter noch das Kind gerettet werden. Wesshalb im 2. Falle (mäßig verengtes Becken) nicht konservativ verfahren wurde, wird nicht erwähnt. Im 3. Falle machte die vor-handene allgemeine Tuberkulose das radikale Vorgehen nothwendig. Die Fälle bieten sonst nichts Bemerkenswerthes.

Sitzung vom 11. November 1901.

1) Varnier: Bemerkung zu dem Vortrag von Rudaux: Retroversio uteri fibromatosi, einen graviden Uterus vortäuschend.

V. äußert sich sehr scharf über das in dem obigen Falle eingeschlagene Ver-fahren: In Folge einer Fehldiagnose war erst, nachdem mehrere Tage Fieber be-standen hatte, operirt und war der Uterus wegen apfelgroßen Myoms per laparo-tomiam entfernt worden; die Pat. war zu Grunde gegangen.

Pozzi schließt sich dem Urtheil Varnier's vollkommen an.

2) Richelot: Über die Behandlung der Metritis cervicalis.

R. empfiehlt auf Grund längerer Erfahrung als ganz vorzügliches therapeu-tisches Mittel die Kauterisation des Collum (Filhos). Einfachheit der Hand-habung, die von verschiedenen Seiten bestätigt wird, und Sicherheit des Erfolges zeichnen das Verfahren aus. Wenige Sitzungen genügen, um die Erkrankung zu beseitigen und ein neues Collum zu schaffen; Atresien kamen nie vor.

In der lebhaften Diskussion spricht sich Doléris sehr energisch gegen die Anwendung der Kauterisation aus. Die Tiefenwirkung sei vollkommen un-kontrollirbar und unsicher und bei oberflächlichen Affektionen leiste das Verfahren nicht mehr als die bequemer zu handhabenden gewöhnlichen Mittel. Ähnlich äußern sich Pozzi und Lepage.

Dem gegenüber betont Richelot nochmals ausdrücklich die vorzügliche Wirkung seines Verfahrens gerade bei ganz veralteten und hartnäckigen Fällen.

Ebenfalls gute Resultate hatte Potocki; auch Pinard glaubt einen Versuch mit dem Verfahren empfehlen zu können.

3) Varnier: Soll man noch weiterhin die Anwendung der steri-lisirten Milch bei der gemischten Ernährung und für die Entwöh-nung der Pariser Säuglinge empfehlen?

Auf Grund der Thatsache, dass es in den letzten Jahren in Paris Mode ge-worden sei, für allerlei Erkrankungen der Kinder (Rachitis, Barlow'sche Krank-heit) den Genuss sterilisirter Milch verantwortlich zu machen (und zwar auch in Ärztekreisen), möchte V. an die Pädiater die Frage richten, ob etwas gegen die Anwendung der rite sterilisirten Milch einzuwenden sei. Er sei bis jetzt der Überzeugung gewesen, dass die Sterilisation der Milch die beste Waffe gegen die Gefahren der früher so häufigen Magen-Darmkatarrhe sei.

Die Diskussion wird vertagt. **Engelmann jun.** (Hamburg-Eppendorf).

Verschiedenes.

3) Glasgow (St. Louis). Einige Winke für Laparotomien.
(St. Louis courier of medicine 1901. September.)

Die Arbeit giebt in detaillirter Weise Rathschläge für das Verhalten vor, be
und nach Laparotomien. Die Vorschriften weichen höchstens in einigen unwesentlichen Punkten von den allgemein geübten Regeln ab. Die Vorbereitung
zur Operation besteht in gründlicher Entleerung des Darmes, zu welchem Zwecke
Verf. die Mineralsalze am meisten empfiehlt, in der Darreichung leicht verdau-
licher Kost bis zum Operationstage (nicht hungern lassen!), in der genauen Analyse des Urins (bei hohem specifischen Gewicht und geringer Menge warten!)
und in der Berücksichtigung individueller Besonderheiten. So soll bei Morphium-
gebrauch dasselbe weiter gegeben werden, da plötzliche Abstinenz unheilvoll
wirken kann.

Die specielle Vorbereitung beruht hauptsächlich auf der Desinfektion des
Leibes und der Vagina für den Eventualfall ihrer Eröffnung. Die Waschungen
und Ausspülungen event. Einlagen werden schon am Tage vor der Operation begonnen. Dabei ist nur zu beobachten, dass das Bürsten nicht bis zur Reizung
der Haut forcirt wird, da sonst die Stichkanäle einer Infektion zugänglicher
werden.

Unmittelbar vor der Operation ist Waschen des Leibes mit Terpentinöl von
Vortheil. Dies erzeugt ein dünnes Häutchen auf der Oberfläche, wodurch etwaige
Keime abgeschlossen werden.

Operation. Einhüllen des Haares (und Bartes?) mit Gaze kann Verf. nicht
warm genug empfehlen. Die Tupfer sollten von der Assistenz nicht mit der Hand
gereicht, sondern mit der Zange gefasst und so gebraucht werden.

Nahtmaterial ist Katgut, das ja jetzt sicher sterilisirt werden kann. Sehr
wichtig ist das Überdecken frischer Wundflächen mit Peritoneum wegen der Gefahr
von Darmadhäsionen. Exakte Blutstillung vor Schluss des Abdomens! Ist Drainage nothwendig, dann größte Vorsicht, dass keine Drucknekrose des Darmes
verursacht wird.

Nachbehandlung. Schwache Pat. erhalten Nährklysmata. Wird hierzu Pan-
kreatin verwendet, so ist wegen dessen leichter Zersetzlichkeit etwas Salicylsäure
beizufügen. Auch durch Einreiben auf die äußere Haut können etwas Nährstoffe
einverleibt werden. Gegen den Durst keine Eisstückchen, sondern theelöffelweise
heißes Wasser, event. Kochsalzklysmen.

Wenn bei Temperaturerhöhung oder Empfindlichkeit der Bauchwunde an dieser
eine Verdickung wahrzunehmen ist, so sollen die Wundränder getrennt und ein
Drain eingeführt werden. Solches Vorgehen führt häufig nicht einmal zu einer
Verzögerung der definitiven Heilung.

Kein Pat. ist außer Gefahr, ehe nicht der erste Stuhl oder Abgang von Flatus
erfolgt ist. Wirkt Kalomel nicht, so soll Magnesiasulphat im hohen Klysma gegeben werden. Einführung des Rohres unter Kontrolle des Fingers! Event.
Kreuz-Rückenlage.

Bettruhe mindestens 2 Wochen. Dann Leibbinde, locker sitzend, ohne elastische
Einlage mit Schenkelbändern. ——————— G. Frickhinger (München).

Berichtigung. In No. 11 p. 274 Zl. 4 v. o. lies die Martin schon in Hamburg
gemacht wurden, statt die von Martin etc.

Originalmittheilungen, Monographien, Separatabdrücke
und Büchersendungen wolle man an *Prof. Dr. Heinrich Fritsch* in Bonn oder
an die Verlagshandlung *Breitkopf & Härtel* einsenden.

Centralblatt
für
GYNÄKOLOGIE
herausgegeben
von
Heinrich Fritsch
in Bonn.

Sechsundzwanzigster Jahrgang.

Wöchentlich eine Nummer. Preis des Jahrgangs 20 Mark, bei halbjähriger Pränumeration. Zu beziehen durch alle Buchhandlungen und Postanstalten.

No. 13. Sonnabend, den 29. März. 1902.

I.
Die Symphysiotomie
mit besonderer Drainage des Spatium praevesicale
sive Cavum Retzii per vaginam[1].
Von
P. Zweifel.

M. H.! Der Vorsitzende unserer Gesellschaft hat das Ersuchen an mich gestellt, für diese Sitzung einen Vortrag zu übernehmen, und dieser Aufforderung folgend, habe ich eine erneute Besprechung der Symphysiotomie gewählt, weil seit der letzten Erörterung dieser Frage in unserer Gesellschaft 10 Jahre weiterer Arbeit verflossen sind, die, wie wir hoffen, einige neue Erfahrungen gebracht haben, welche für Andere nützlich werden können.

---

[1] Vortrag, gehalten in der 500. Sitzung der Gesellschaft für Geburtshilfe in Leipzig am 21. Oktober 1901.

13

Auf die Geschichte der Symphysiotomie mit ihren Wechsel-
fällen soll hier nicht eingegangen werden, da sie Ihnen hinlänglich
bekannt ist. Nur ein Umstand kann nicht verschwiegen werden,
dass diese Operation in Deutschland von der Tagesordnung abgesetzt
erscheint, und zwar nicht etwa, wie es bei gelösten Aufgaben zu
geschehen pflegt, sondern im parlamentarischen Sinne, dass man
davon nicht mehr zu hören und nicht mehr zu lesen wünscht.

Gerade desswegen sei für diesen festlichen Anlass unserer Gesellschaft die erneute Besprechung dieses Themas gewählt, weil eine
große Zahl der Mitglieder an der Arbeit für diese Operation in der
meiner Leitung unterstellten Klinik theilgenommen hat und Augen-
zeugen des Erfahrenen gewesen sind, in derjenigen Klinik, an welcher wohl allein noch diese sonst in Deutschland widerrathene Operation ausgeführt wird. Bei Ihnen bin ich dessen sicher, Interesse
und Verständnis für dieses Thema zu finden.

Das Widerrathen der Operation von Seiten anderer Kollegen
hat natürlich seinen Grund in schlechten Erfahrungen, deren Ursache und Verhütung Gegenstand des heutigen Vortrages sein soll.

Wenn man ins Auge fasst, was bei einer Symphysiotomie ver-
wundet wird, so ist zunächst der Schnitt durch die Haut des Mons
Veneris harmlos zu nennen. Auch die Durchschneidung des Lig.
pubicum superius, der Symphyse selbst und des Lig. arcuatum pubis
trifft keine Gefäße, und allein die Clitoris, deren einer Schenkel bei
dem Auseinanderweichen der beiden Ossa pubis abreißen muss, und
der Plexus venosus pudendalis veranlassen eine Blutung.

Haben wir aber eine vor Infektion bewahrte Kreißende
und stillen wir die Blutung genau, so muss, wenn auch
die Asepsis bei der Operation gewahrt wurde, die Wunde
glatt heilen oder es sind Fehler gemacht worden.

So weit sind die Grundsätze der Wundbehandlung in Fleisch
und Blut übergegangen, dass man sich nicht mehr zu Fehlschlüssen
verleiten lässt und etwa glaubt, dass da besondere Gewebe im Spiel
seien, wie Knorpelgewebe oder die Corpora cavernosa, die schwerer
heilen oder Zwischenfälle verursachen könnten.

Alle Wunden müssen heilen, wenn sie aseptisch sind,
oder es sind Fehler gemacht worden.

Betrachten wir nun die Wundverhältnisse nach Vollendung
der Symphysiotomie, so haben wir erstens den wieder vereinigten
Knorpel, welcher anerkanntermaßen gut heilt, ferner vorn an der
Symphyse eine Hautwunde, welche gewiss für die Behandlung keine
Schwierigkeiten macht und endlich die hinter der Symphyse liegende
Wunde im Spatium praevesicale oder Cavum Retzii.

Diese letztere wird mit der Wiedervereinigung der beiden
Schambeine nach unten abgeschlossen; sie bildet eine nur nach
oben offene Tasche, in welche aus zerrissenen Gefäßen und den
Corpora cavernosa clitoridis Blut und Wundsekret nachsickern kann.

Wir sind nun seit Lister's Lehren über die Wundbehandlung gewöhnt, solche Wunden zu drainiren, weil es einer seiner obersten Grundsätze war, keinen Hohlraum ohne Drain zu lassen, da gestautes Wundsekret der Zersetzung anheimfällt.

Wie ist nun diese Wundtasche bei der Symphysiotomie behandelt worden?

Ich will bei dieser Fragestellung, wo die Antwort lauten wird, »fehlerhaft« oder doch »unvollkommen«, nicht auf Andere weisen, sondern damit beginnen, was ich that und welche Erfahrungen und Lehren sich mir ergeben haben.

Als ich meine erste Symphysiotomie vollzog, umstach ich ein am unteren Rand der Symphyse sichtbares spritzendes Gefäß und da die Blutung vollkommen stand, schloss ich Alles mit Katgut ab. Der Verlauf war gut, aber nicht fieberfrei. Nach einigen Tagen platzte die Naht hinter der Symphyse auf, es ergoss sich eine erhebliche, uns überraschende Menge von übelriechendem Wundsekret, dann fiel die Temperatur ab und die Kranke genas rasch.

Auf diese Erfahrung machte ich von da an immer eine Drainage der retrosymphysären Wundtasche mittels eines Drainrohrs, das von oben eingeführt wurde, aus dem sich auch immer so viel absonderte, dass man die Nothwendigkeit seiner Verwendung einsehen konnte. Aber auch diese Operirten hatten immer etwas Fieber — es war nicht die Sicherheit der Behandlung erreicht, welche man heutigen Tags verlangt, ja verlangen muss, um mit Vertrauen an eine Operation zu gehen.

So blieb es die Jahre hindurch und wenn auch fast alle Fälle heilten, fieberten doch einzelne längere Zeit. So waren bis zum Jahre 1897, wo ich[2] auf dem internationalen med. Kongress in Moskau ein Referat über dieses Thema übernommen hatte, doch 31 Operirte und danach noch 4 in einer Reihe vollkommen geheilt und hatten wir 33 lebende Kinder dabei erzielt.

Trotzdem die Gesammtergebnisse sehr gut waren, konnte eine volle Befriedigung nicht einziehen, weil die Afebrilität der Heilung nicht erreicht war.

Ich hatte nun im Lauf der Jahre die Erfahrung gemacht, dass bei einigen unbeabsichtigten Verletzungen der vorderen Vaginalwand, bei denen eine breite Verbindung zwischen dem Cavum Retzii und der Scheide entstanden war, die Heilung der Operirten gerade am besten von statten ging. So schlimm der erste Eindruck dieser Verletzungen gewesen war, verwischte sich dieser nach dem unerwartet guten Verlauf. Gerade bei diesen Frauen war der Verlauf wiederholt fieberfrei. Es war augenscheinlich, dass der retrosymphysäre Raum nach oben mit eingelegten Drainröhren nicht genügend entleert wird. Der Entschluss, solche Kommunikationen absichtlich zu

---

[2] Vgl. meinen Aufsatz in der Monatsschrift f. Geb. u. Gyn. von Martin und Sänger 1897. Bd. VI. p. 227.

machen, lag nahe und ist von mir mit meinen Assistenten oft erwogen worden; aber die Einwendungen der bakteriologischen Lehren,
dass die Scheide auch bei gesunden Wöchnerinnen voller pathogener
Bakterien sei, hielt immer wieder von dem Versuch zurück, den
das unfreiwillige Erlebnis aufdrängte. Der Gedanke war annehm-
barer, die Sekrete durch ausgiebigere offene Behandlung des Spatium
praevesicale nach oben hinauszuschaffen. — So kam ich zu den
Versuchen mit ausgiebigerer Entfernung nach oben, nahm statt einer
Drainröhre einen Gazebausch und später Docht, kam ferner zu Versuchen mit Glasröhren, die von oben eingeführt wurden, aus denen
mit Tupfern die Sekrete ausgesaugt wurden. Das Ergebnis war,
wie man es eigentlich nach den Resultaten der verflossenen Bauch-
höhlendrainage der 80er Jahre hätte im Voraus denken können, dass
man nie alles Wundsekret herausbrachte, und dass das zurückgebliebene nie vor Zersetzung zu bewahren war.

Klinisch wurden meine Resultate durch die Ausdehnung der
offenen Wundbehandlung nach oben schlechter, und erlebte ich erst
danach 3 Todesfälle (auf insgesammt 46 Operationen).

Wegen dieser Erfahrungen und der Ergebnisse aus Abel's Arbeit[3], dass bei allen Frauen, bei denen die äußere Hautwunde glatt
heilte, auch die Wiederherstellung der Gehfähigkeit ganz früh eintrat und die Raschheit der Restitutio ad integrum auffallend war,
verließ ich die offene Wundbehandlung grundsätzlich.

Desswegen muss ich auch den Rath, den ich noch in Moskau
gab, die offene Wundbehandlung ausgiebiger zu gestalten, zurück-
nehmen. Wie ich letztes Jahr in Paris aus dem Munde von Varnier hörte, legt Pinard seit dem Kongress von Moskau zwar immer
auf 2—3 Tage ein Drainrohr ein, statt wie bis dahin Alles völlig zu
schließen. Das muss ich für besser erklären, als die größere Ausdehnung der offenen Wundbehandlung nach oben hin.

Es waren diese schlechten Erfahrungen wieder eine Bestätigung
für die Lehren, dass Gaze nicht drainirt, sondern verstopft
und also nur zur Blutstillung oder Ausfüllung hohler
Räume tauglich ist, Drainröhren dagegen, wo man sie
legt, nie die Sekrete den Berg hinaufleiten, sondern nur
nach unten, der Schwere nach, und dass alles angesam-
melte Wundsekret sich immer zersetzt.

Die Erfahrungen mit den unwillkommen gewesenen Scheiden-
verletzungen, bei denen jedoch der Krankheitsverlauf fieberfrei war,
gab mir den Muth, aller Theorie zum Trotz eine Drainage durch
die Scheide nach unten hin in jedem Falle von Symphysiotomie zu wagen, was ja natürlich keine technischen Schwierigkeiten macht. Dann ist selbstverständlich oben, am Mons Veneris,
Alles abzuschließen. Dazu wählte ich einen Trokar, welcher ein

[3] Georg Abel, Vergleich der Dauererfolge nach Symphysiotomie und Sectio
caesarea. Archiv f. Gyn. 1899. Bd. LVIII. p. 294 ff.

mittelstarkes Drainrohr noch in seine Hülse aufzunehmen vermag, von 9 mm im äußeren Durchmesser und 8 mm in der Lichtung. Um jedoch das eingelegte Drainrohr von der sehr kontraktilen Scheidenwand nicht zusammenpressen zu lassen, beschloss ich, das Gummirohr immer über ein leicht gebogenes Glasrohr von 7 mm äußerem Durchmesser und 18 cm Länge zu ziehen und es an diesem Glasrohr über einer kleinen Stauchung oder Rinne festzubinden, damit es beim Herausziehen nicht abgestreift werden kann.

Bei der Ausführung der Trokardrainage durch die Scheide wird nach Vollendung der Naht der Schambeine der Finger hinter der Symphyse heruntergeführt, auf seiner Deckung der gebogene Trokar angesetzt, von der Scheide aus eine von Gefäßen freie Stelle neben der Harnröhre aufgesucht und an dieser Stelle durchgestoßen. An dem Stilet oder mittels einer Drahtschlinge wird das an einen Seiden- oder Katgutfaden geschlungene Drainrohr in die Hülse gezogen, bis das Glasrohr an der unteren Mündung der Kanüle ansteht und dann das Ganze — Hülse und Glasrohr an einander gedrängt — zurückgezogen, so dass das Glasrohr sicher noch durch die Wand der Vagina durchgeht. Das Drainrohr wird oben so abgeschnitten, dass es gleich hinter der zugenähten Fascie bezw. dem Lig. pubicum superius zu liegen kommt und es wird in dieser Lage durch einen Silkwormgutfaden festgelegt, welcher nach Vollendung der Hautnaht über einem kleinem Gazebausch geschlungen, aber nicht geknotet wird, um die Schlinge am 4. Tage zu lösen, die Gaze zu entfernen und den Drain von Tag zu Tag um etwa 1 cm zu kürzen, bis er zu Ende ist.

Natürlich ist es, dass Sepsis des Genitalkanals bei Operationen, die künstliche Wunden setzen, wie die Symphysiotomie und die Sectio caesarea, besonders verhängnisvoll ist, beim Kaiserschnitt so sehr, dass eine Kreißende dabei in größte Lebensgefahr geräth. Leider kann man die schon begonnene Sepsis nicht immer im Voraus erkennen, sondern wird von ihr nach Vollendung der Entbindung erst durch den üblen Geruch des Fruchtwassers überrascht. Wo man wegen Fieber eine solche diagnosticiren kann, soll man keine der beiden Operationen mehr machen. Aber wir haben Fälle erlebt, wo der Operation keine Erscheinungen vorausgingen, wenn wir nicht eine eigenthümliche Wehenträgheit als solche rechnen wollen.

Da kommt die Frage, wie man sich in einem solchen Falle verhalte, in dem sich die Drainage nach der Scheide verbietet und doch nach dem oben Gesagten eine Ableitung der Wundsekrete unerlässlich ist.

Da muss man die Scheide vermeiden und den Drain- trokar durch die Schamlippe, welche innen ein sehr groß- maschiges Zellgewebe besitzt und sich leicht mit einem Finger auf der einen Seite unter dem Corpus cavernosus clitoridis hindurch aushöhlen lässt, durchstoßen und das Drainrohr an oder neben der äußeren Haut der einen großen Schamlippe hinausleiten. Noch habe ich bis zur Zeit nur einmal nöthig gehabt, diesen Umweg zu suchen; doch bereitet derselbe keine Schwierigkeiten und es wird sich fragen, ob nicht in Zukunft dieser Weg grundsätzlich vorzuziehen sei, weil doch selbst da, wo die Geburt ganz gut abschloss, faulige Zersetzung der Lochien später eintreten kann. Dieses Verfahren mit der Drainage des Spatium praevesicale sive Cavum Retzii per vaginam habe ich bis jetzt in 5 Fällen ausgeführt und ist die Heilung dabei glatt gewesen. Es ist nach meiner Überzeugung dieses Verfahren entscheidend für die Ausgestaltung der Symphysiotomie, die dadurch, so weit man dies bei Operationen überhaupt sagen kann, Lebenssicherheit und die Wahrscheinlichkeit glatter Heilung erlangt und in der Prognose besser als der Kaiserschnitt zu stehen kommt. Dass sie, weil doch eine künstliche Wunde gesetzt wird, immer etwas mehr Gefahr bedingen wird, als die früher unblutig genannten geburtshilflichen Operationen, nämlich die Perforation, die prophylaktische Wendung und die künstliche Frühgeburt, wird vielleicht nicht ganz abzustellen sein, aber viel darf der Unterschied nicht betragen, weil Alles von der vollkommenen Asepsis und richtigen Wundbehandlung abhängig ist.

Von der Zange am hochstehenden Kopf haben wir hier schon so viel Böses gesehen, dass dieser Operation gegenüber kein Unterschied bleiben wird.

Bis jetzt jedoch haben die Ungewissheit der Prognose und die Heimtücken des Verlaufs abschreckend gegen die Symphysiotomie gewirkt. Doch wenn man die Menge der aus dem Spatium praevesicale abfließenden Wundflüssigkeit sieht, wundert man sich nicht mehr, dass da, wo dieselbe stagnirte, sich zersetzte und in die offenen Venen und Corpora cavernosa eindringen konnte, Fieber auftrat.

Gegenüber der Behandlung der retrosymphysären Wundtasche treten alle anderen Einzelheiten der Operation in den Hintergrund.

Ob man die Schnittrichtung durch die Haut längs oder quer macht, hat für den Enderfolg eben so wenig Bedeutung, als die Art der Vereinigung der Knorpel, wenn diese nur fest genug und mit aseptischem Material geschieht. Nach der Drainage des Spatium praevesicale oder Cavum Retzii wird Alles zugenäht und in die sehr saftreiche Gegend des Mons Veneris mindestens ein kleines Drainrohr eingelegt, das vom 4. Tage an langsam Tag für Tag verkürzt wird. Über die Blutstillung aus den Corpora cavernosa, die Grundsätze der Geburtsleitung nach der Trennung der Symphyse, ob man dabei besser abwartend oder eingreifend verfahre, über die Indikationsstellung und verschiedene andere Dinge werde ich hier Mittheilungen unterlassen, weil Sie durch frühere Vorträge und eigene Anschauung darüber vollkommen unterrichtet sind und Sie nur Bekanntes wieder hören könnten. Um so weniger will ich hier darüber sprechen, als meine Erfahrungen ausführlich in den ›Beiträgen zur Geburtshilfe und Gynäkologie von Hegar‹ veröffentlicht werden sollen.

II.

Ein „kleines Nickelstäbchen" zum Gebrauch keimfreier Watte bei der Gebärmutterätzung.

Von

Dr. Arthur Littauer in Leipzig.

Die Behandlung der chronischen Endometritis mittels chemischer Uterusätzung ist durch die von Miller erdachte und von Playfair empfohlene Methode »eine in ein flüssiges Medikament getauchte, mit Watte umwickelte Uterussonde zur Ätzung zu benutzen« Allgemeingut der Ärzte geworden, doch hafteten dem Verfahren eine Reihe von Mängeln an, die erst nach und nach beseitigt wurden. Die Anwendung der allgemein bekannten, die Watte fester haltenden Playfair-Sonde war bereits ein Fortschritt, doch ließ, abgesehen von anderen Fehlern des Instruments, die Starrheit des Watteträgers den Wunsch nach einer besseren Ätzsonde nicht ruhen. Die Obermann'schen Holzstäbchen waren schon besser, aber zu dick, und die Schrader'sche Gänsefeder entsprach nur wenig den Anforderungen, da sie nicht genügende Mengen des Medikaments aufsaugte. Erst Sänger verdanken wir die Einführung eines brauchbaren Instruments, nämlich des nunmehr weitverbreiteten Silberstäbchens amerikanischen Ursprungs; vor der Playfair-Sonde hat es hauptsächlich den Vorzug, dass es viel dünner ist wie diese und desshalb leichter und wegen seiner Biegsamkeit schonender in den Uterus eingeführt werden kann. Die Biegsamkeit war aber, wie die Praxis zeigte, manchmal eine zu große, so dass man das Instrumentchen dahin modificirte, dass statt des Silbers das widerstandsfähigere Nickel zur Verarbeitung kam. Mit diesen Stäbchen wurden von Sänger u. A. tausende und abertausende von Ätzungen meist mit Chlorzink ausgeführt, ohne dass man je dabei dachte, etwas Böses zu thun, bis Menge nachwies, dass man die Desinfektionskraft des Chlorzinks überschätzt hatte, wenn man annahm, dass die um das Stäbchen gewickelte Watte durch Eintauchen in die Chlorzinklösung sofort keimfrei gemacht würde. Da nunmehr die »Möglichkeit« einer Infektion nicht abgeleugnet werden konnte, musste die bisherige Methode der Uterusätzung, mochten sich die Praktiker, auf ihren guten Resultaten fußend, noch so sehr dagegen sträuben, verlassen werden. Es gelang nun Menge, durch Einführung seiner, entsprechend der Uteruskrümmung geformten, etwas biegsamen Hartgummistäbchen, welche in der gleich zur Ätzung dienenden Formalinlösung, mit Watte umwickelt, aufbewahrt werden, eine einwandfreie Ätzmethode für die Gebärmutter anzugeben. Dem Menge'schen Verfahren haftet aber der Nachtheil an, dass es eigentlich nur für die

Ätzung mit Formalin zu gebrauchen ist und dass es einer besonderen Desinfektionsmethode bedarf, während unser Streben dahin gerichtet sein sollte, so einfache Methoden wie möglich anzuwenden, um dem Praktiker die Handhabung der Asepsis zu erleichtern.

Das Sterilisiren im strömenden Wasserdampf vertragen die Gummistäbchen nicht, wohl aber die von v. Winckel empfohlenen Fischbeinstäbchen und das Lott'sche Bambusrohr, doch sind erstere, wenn sie dünn und schmal sind, zu biegsam, letzteres wohl zu zerbrechlich.

Allen Anforderungen scheint mir ein »kleines Nickelstäbchen« zu entsprechen, welches dem Sänger'schen Instrument vollkommen gleicht, nur dass der ganze zum Führen und Halten bestimmte mittlere und untere Theil desselben in Fortfall kommt. Fasst man dieses »kleine Nickelstäbchen« mit einem Billroth oder einer sonstigen fest schließenden Zange, so hat man ein Instrument, welches gegenüber dem Playfair-Stäbchen alle Vorzüge des Sänger'schen besitzt. Es ist eben so handlich wie dieses, hat aber den Vortheil, voraus, dass es, mit Watte umwickelt, sterilisirt werden kann (Nickel rostet nicht), dass es in jeder Sterilisirbüchse seiner Kleinheit wegen aufgehoben werden kann und dass von diesem Instrumentchen, da die Firma Alexander Schädel in Leipzig das Dutzend für 5 ℳ liefert, stets eine größere Anzahl gebrauchsfertig vorräthig gehalten werden kann. Dem Menge'schen Stäbchen möchte ich das »kleine Nickelstäbchen« vorziehen, weil es schlanker und biegsamer ist, weil es schonender in den Uterus eingeführt werden kann, weil es keiner besonderen Desinfektionsmethode bedarf, weil es für alle Medikamente mit Ausnahme der Nickel angreifenden mineralischen Säuren verwendet werden kann und weil es billiger ist.

Die Stäbchen werden aus Nickeldraht gehämmert, sind an der Spitze 0,2 mm dick und 2,5 mm breit, sie werden bei 10 cm Länge 0,6 mm dick und 3,5 mm breit; an diesen auch länger oder kürzer zu gestaltenden Theil schließt sich ein 2 cm langes, breiter gehämmertes und gerieftes Stück an, welches beim Gebrauch mit der Zange gefasst wird.

Die Umwicklung mit Watte erfolgt, wie es Sänger angegeben hat, mittels eines schmalen, durchscheinenden Wattestreifens — ich verwendete jüngst für 12 Stäbchen 2,1 g Watte —, das obere Ende des Stäbchens wird unter Bildung eines Pinsels ganz umwickelt, von dem gerieften unteren Ende lässt man, um das Abstreifen zu erleichtern, $^1/_4$ frei.

Um die »kleinen Nickelstäbchen« stets gebrauchsfertig zu haben, werden sie am besten in einem Schimmelbusch-Kasten aufgehoben, in welchem gleichzeitig Alles, was man von Verband- und Tupfmaterial für die Ätzung braucht, sterilisirt werden kann. Da aber, wenn die Asepsis in der Sprechstunde gewahrt werden soll, alles Nöthige auch übersichtlich zur Hand sein muss, habe ich mir von A. Schädel in einen flachen Schimmelbusch-Kasten 11 : 18 cm

einen Einsatz machen lassen, der den Raum eintheilt in ein größeres
Fach für Tupfer und 3 kleinere, für Tampons und Mullbinde oder
Jodoformgaze, für »kleine Nickelstäbchen«, so wie für Holzstäbchen
mit Watte armirt zum Auswischen des Cervicalkanals und zum Ätzen
der Erosionen.

Fig. 1.

Fig. 2.

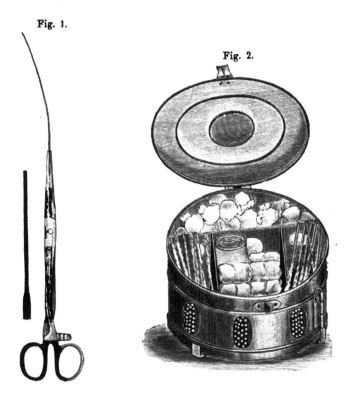

Da wir auf diese Weise bei Ausführung der Uterusätzung allen
Anforderungen der Asepsis genügen können, machen es uns die
»kleinen Nickelstäbchen« möglich, bei dem bewährten Chlorzink zu
bleiben, und wenn wir bei engem Muttermund und Cervicalkanal
die Formalinätzung vorziehen, so können wir ebenfalls hierzu, wie
auch sonst zur intra-uterinen Behandlung, die sterilisirten »kleinen
Nickelstäbchen« verwenden.

Die Sterilisirbüchse mit Einsatz kostet ℳ 15.50.

13**

III.

Über einen Fall von grofsem Blasenstein nebst Bemerkungen zur Behandlung der chronischen Pyelitis[1].

Von

M. Graefe in Halle a/S.

Blasensteine werden beim weiblichen Geschlecht weit seltener beobachtet als beim männlichen. Lehmann giebt in der Encyklopädie der Geburtsh. und Gynäkol.[2] an, dass auf 165 Blasensteinoperationen nur 3 bei Frauen kamen. Ob dieses Zahlenverhältnis dem thatsächlichen Vorkommen von Blasensteinen beim weiblichen Geschlecht entspricht, ist zu bezweifeln. Dank der Kürze und relativen Weite der weiblichen Harnröhre gehen ohne Frage kleinere Steine bei Frauen häufig ohne jede Beschwerden ab oder nur mit so geringfügigen, dass die Patientinnen ihnen keine Beachtung schenken. Selbst größere Steine können spontan per vias naturales eliminirt werden. Bei einer 70jährigen Dame sah ich wiederholt dattelkerngroße und noch größere Steine allerdings unter heftigen, wehenartigen Schmerzen ausgestoßen werden.

Auch bezüglich ihrer operativen Beseitigung stellen die Blasensteine beim weiblichen Geschlecht eine leichteres Leiden dar als beim männlichen. Die schon erwähnten Eigenschaften der weiblichen Harnröhre, zu welchen noch ihre erhebliche Erweiterungsfähigkeit kommt, gestatten bis ungefähr taubeneigroße Exemplare mit der Kornzange zu extrahiren. Macht dies Schwierigkeiten, so ist die Zertrümmerung des Steines und die Extraktion bezw. das Herausspülen der Trümmer ungleich leichter wie beim Mann. Erweist sich sowohl die Extraktion des unverkleinerten Steines durch die Harnröhre so wie die Zertrümmerung als unmöglich, so stehen uns bei der Frau zwei Operationen offen, die Sectio alta und die Kolpocystotomie. Die erstere wird meist zu umgehen sein. Ich habe sie bisher nur einmal, nicht wegen Blasensteins, sondern bei einem Fall von Papillom der Blase vor Kurzem ausgeführt. Es ist derselbe, welchen ich vor 3 Jahren in diesem Blatte im Anschluss an den von Füth mitgetheilten, veröffentlicht habe[3]. Ich möchte einige kurze Bemerkungen über den weiteren Verlauf hier einfügen, da er ein charakteristischer und auch in anderer Beziehung interessanter ist.

Nach der zweiten Operation (Abdrehen der größeren Papillome mit der Kornzange, Abtragen der kleineren mittels Fingernagels und Curette durch die er-

---

[1] Nach einem in der Leipziger Gesellschaft für Geburtsh. und Gynäkol. gehaltenen Vortrage.

[2] Leipzig, F. C. W. Vogel, 1900. p. 166.

[3] Centralbl. für Gynäkol. 1899. No. 20. p. 592.

weiterte Harnröhre) vergingen 1½ Jahre, während deren sich die Pat. wohl fühlte. Dann traten die früheren Blasenbeschwerden auf. Die Austastung der Blase ergab eine diffusere Ausbreitung der Papillome wie früher. Derselben Behandlung folgte ein beschwerdefreies Intervall von einem Jahre. Bei Austastung der Blase fanden sich die papillären Wucherungen nicht so ausgedehnt wie im Vorjahr. Es folgte daher ihrer Entfernung eine schnellere Rekonvalescenz. Aber schon nach 5 Monaten stellte sich diesmal das Recidiv ein. Die Papillome waren über fast ⅔ des Blaseninnern verstreut. Bereits 7 Wochen nach abermaliger Operation kehrte die Kranke wegen stündlichen, sehr schmerzhaften Urindrangs, welcher ihr auch die Nachtruhe raubte, Blutharnens und starkem Kräfteverfall in das Diakonissenhaus zurück. Sie gab an, dass sie stets das Gefühl habe, als ob sich beim Uriniren etwas vor die Harnröhre lege. Ich nahm an, dass dies thatsächlich der Fall sei, indem Papillome in der Nähe des Blasenhalses sehr schnell wieder nachgewuchert seien. Um den Versuch zu machen, sie radikaler zu entfernen, wie dies per urethram möglich ist, entschloss ich mich zur Sectio alta in Beckenhochlagerung.

Der Befund entsprach nicht der Erwartung. An Stelle größerer Papillome fand sich eine beetartige, über ca. ⅔ des Blaseninnern vertheilte, dichte, ganz niedrige Papillomaussaat. An eine radikale Entfernung derselben war natürlich nicht zu denken. Ich beschränkte mich auf eine energische Kauterisation mit dem Paquelin. Die Blasenwunde wurde durch zweifache Etagennaht geschlossen, der prävesciale Raum mit Jodoformgaze drainirt, in die Blase ein Dauerkatheter eingelegt.

Der Verlauf nach diesem Eingriff war ein überraschend günstiger. Am 5. Tage post op., 2 Tage nach Entfernung der Jodoformgaze trat zeitweise etwas Urin durch die suprasymphysäre Wunde aus. Aber schon nach 2 weiteren Tagen hatte sich die kleine Fistel spontan geschlossen, so dass der Dauerkatheter bald entfernt werden konnte. Der qualvolle Tenesmus schwand. Im Liegen stellte sich Harndrang nur alle 3—4 Stunden ein; die Schmerzen beim Harnlassen hörten auf; der Urin war bald nicht mehr blutig; nur ab und zu fanden sich in ihm nekrotische Fetzen. Als die Kranke später das Bett verließ, konnte sie auch im Sitzen und Gehen den Harn 2 Stunden ohne Beschwerden halten. Der Appetit wurde ein guter; der Ernährungszustand hob sich sichtlich. Nach 3 Wochen konnte die Pat. bei subjektivem und objektivem Wohlbefinden mit geheilter Operationswunde entlassen werden.

Natürlich wird dieser Erfolg auch nur ein vorübergehender sein. Aber auch als solcher ist er nicht zu unterschätzen. Ist doch die Kranke wochenlang von ihren qualvollen Beschwerden befreit und ihre reducirten Kräfte gehoben. Ich bedaure jetzt sehr, mich früher mit der Palliativoperation per urethram begnügt und nicht die Sectio alta ausgeführt zu haben. Ich war überrascht wie übersichtlich die letztere das Innere der Blase macht. Ohne Frage ermöglicht sie es auch, bei multipler Papillombildung die einzelnen Stämme an ihrer Basis zu excidiren oder mit dem Paquelin bezw. dem Galvanokauter abzutragen. Dass bei einem derartigen Vorgehen, wenn auch nicht auf eine Radikalheilung, so doch eine viel längere Heilungsdauer zu rechnen ist, beweist die Thatsache, dass nach der Excision des großen Papilloms auf dem Wege der Kolpocystotomie die Kranke volle 7 Jahre gesund geblieben ist.

Der Sectio alta haftet beim männlichen Geschlecht der Übelstand an, dass nicht selten Dauerfisteln oder doch solche zurückbleiben, welche sich erst nach langer Zeit spontan oder durch Operation schließen. Ich glaube, dass er bei Frauen durch die Möglichkeit,

die Blase durch die Harnröhre gut zu drainiren, in Wegfall kommt.
Ich benutze seit längerer Zeit den Pezzer'schen Dauerkatheter,
welcher sich mittels Mandrin sehr bequem einführen lässt, den
Kranken, weil allseitig weich, nicht unbequem ist und nicht heraus-
rutscht, während der bekannte Skene'sche Pferdefuß oft nicht vertragen wird, die Naht, mit welcher man elastische Katheter im In-

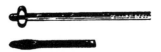

troitus befestigt, leicht durchschneidet. Da die Kranken letzteres
häufig, besonders in der Nacht, nicht bemerken, wird dann die
Drainage für längere Zeit aufgehoben und dadurch die Blasennaht
gefährdet.

Wie ich oben bereits erwähnte, wird die Sectio alta wegen
Blasenstein beim weiblichen Geschlecht so gut wie immer zu umgehen sein. Wie große Steine durch die Kolpocystotomie entfernt
werden können, beweist der nachstehende, auch noch in anderer
Hinsicht interessante Fall:

Eine Mitte der 50er Jahre stehende Dame, welche mehrmals geboren hatte,
soll früher stets gesund gewesen sein. Vor mehreren Jahren hat sich bei ihr im
Anschluss an einen Fall eine »traumatische Hysterie«, wie die Diagnose eines
Nervenarztes lautete, entwickelt. Nach Angabe des Hausarztes ist früher Nephritis
mit geringer Albuminurie von ihm festgestellt worden. Derselbe zog mich zu,
weil in letzter Zeit öfters Blutabgänge eingetreten waren, von denen weder er
noch die Pat. sich hatten vergewissern können, ob sie aus den Genitalien oder
aus der Blase stammten. Als verdächtigstes Symptom seitens der letzteren
bestand gesteigerter Urindrang. Nachweislich war Blasenkatarrh vorhanden.
Die von mir vorgenommene Untersuchung ergab, dass die Genitalien, abgesehen
von vorgeschrittener Atrophie, völlig normal waren. Dagegen fühlte ich bereits
bei der vaginalen Exploration einen als faustgroß imponirenden Blasentumor.
Bei der sofort angeschlossenen Sondirung der Blase war deutlich ein Stein nachzuweisen.
Nach der Überführung der Pat. in das Diakonissenhaus dilatirte ich zunächst
die Harnröhre, bis ich das Blaseninnere mit dem Zeigefinger abtasten konnte, um mich
einerseits über Größe und Gestalt des Steines, andererseits darüber zu vergewissern,
dass aus demselben kein Fremdkörper mit scharfen Kanten bezw. Spitzen hervorrage.
Letzteres war nicht der Fall. Dagegen ergab sich, dass der Stein so groß war, dass
eine Entfernung ohne Zertrümmerung unmöglich. Versuche, die letztere zu bewerkstelligen, schlugen fehl. Ich schritt deswegen zur Kolpocystotomie. Die Blasen-
Scheidewand wurde möglichst genau in der Mitte zwischen 2 Kugelzangen auf
einem in die Blase eingeführten und nach der Vagina vorgedrückten Katheter so
weit durchtrennt, bis es ohne zu große Schwierigkeit gelang, den ovalen, 6,5 cm
in der Länge, 5 cm in der Breite und 2,6 cm in der Dicke messenden Uratstein
mittels breiter Kornzange zu extrahiren. Nach energischer Ausspülung der Blase
mit Borlösung wurde zunächst eine Reihe versenkter Katgutnähte gelegt, welche
unmittelbar über der Blasenschleimhaut ausgestochen wurden, ohne diese zu verletzen. Die restirende Wunde wurde mit Seidenknopfnähten geschlossen, welche
nach der Vagina geknüpft wurden. Die Blase wurde per urethram drainirt. Es
trat Heilung p. p. i. ein.

In den nächsten 14 Tagen gingen häufig Harnsäurekonkremente, manchmal bis Linsengröße, spontan oder bei Ausspülung der Blase ab. Dieselben verschwanden nach mehrtägigem Gebrauch von Uricedin. Derselbe musste aber ausgesetzt werden, da er Reizerscheinungen seitens der Nieren zur Folge hatte. Blasenkatarrh bestand trotz 2mal täglich ausgeführter Blasenspülungen, trotz inneren Gebrauchs von Salol und dem bei chronischer Cystitis oft sehr wirksamen Acid. camphor. fort. Ab und zu traten schon damals kolikartige Schmerzanfälle in der linken Nierengegend auf. Schließlich wurde die Pat. nach 3wöchentlichem Krankenhausaufenthalt bei befriedigendem Allgemeinbefinden entlassen. Zu Haus wurden die Blasenspülungen von dem Hausarzt bezw. einer Krankenschwester fortgesetzt, zeitweise auch Urotropin gegeben. Trotzdem steigerten sich allmählich die Blasenbeschwerden wieder. Der Eitergehalt des Urins nahm zu. Nach etwas mehr als ¼ Jahr kehrte die Pat. in Folge dessen in das Diakonissenhaus zurück. Hier traten die bereits erwähnten Kolikanfälle in der linken Nierengegend immer häufiger auf, meist mit vorübergehenden, mäßigen Temperatursteigerungen (38,0 bis 38,6°) verbunden. Die linke Niere war ausgesprochen druckempfindlich, die rechte nicht. Auch das Allgemeinbefinden der Pat. verschlechterte sich zusehends wieder.

Ich nahm eine linksseitige Pyelonephritis so wie Steinbildung in dieser Niere an und erwog die Nephrotomie, gegebenen Falls die Nephrektomie. Ehe ich mich aber zu dieser Operation entschloss, hielt ich es für geboten, mich von dem Zustand der anderen Niere zu überzeugen, indem ich mir den Urin beider Nieren gesondert verschaffte. Zu diesem Zwecke bediente ich mich des von Rose angegebenen kleinen Blasenspekulums[4] in der von ihm vorgeschriebenen Weise bei Beckenhochlagerung der Kranken. Das Ergebnis war ein sehr überraschendes, Der Urin der linken Niere erwies sich schon bei äußerlicher Betrachtung klar; die mikroskopische Untersuchung ergab, dass er frei von Eiterkörperchen war. Dagegen zeigte sich beim Kochen und Essigsäurezusatz ein nicht unerheblicher Eiweißgehalt. Der von dem rechten Ureter aufgefangene Urin war völlig trübe und enthielt große Massen Eiweißkörperchen und Nierenepithelien. Es bestand also rechts Pyelitis, links Nephritis.

Nach diesem Befund ließ ich selbstverständlich den Gedanken an einen operativen Eingriff fallen. Ich machte einen Versuch mit einem Mittel, welches ich gelegentlich gegen Pyelonephritis 'empfohlen gefunden hatte, wo, ist mir nicht mehr erinnerlich, nämlich Methylenblau (Merck). Ich ließ 0,1 mit der gleichen Menge gepulverter Muskatnuss 2mal täglich in Gelatinekapseln nehmen. Nach 5—6tägigem Gebrauch wurde so lange ausgesetzt, bis der Urin frei von jeder Farbenbeimengung geworden war, um dann das Mittel in derselben Weise nehmen zu lassen. Sehr bald besserte sich der Harndrang; die gelegentlichen Temperatursteigerungen blieben ganz aus; der Inhalt des Urins an Eiterkörperchen nahm mehr und mehr ab; der Kräftezustand hob sich zusehends. Bei der Entlassung der Pat. fanden sich im Sediment des Urins nur noch vereinzelte Eiterkörperchen. Nach Mittheilung des Hausarztes hat die Kranke noch eine Zeit lang in längeren Pausen Methylenblau genommen. Es besteht jetzt nur noch ganz geringe Albuminurie als Symptom der alten Nephritis.

Die günstige Wirkung des Methylenblau bei Pyelitis habe ich vor Kurzem in einem zweiten Falle beobachtet.

Es handelte sich um eine junge, 22jährige Ipara, welche, von anderer Seite mittels Forceps entbunden, eine schwere Parametritis und Cystitis, letztere wahrscheinlich in Folge Durchbruchs eines parametranen Eiterherdes nach der Blase, acquirirt hatte. Erst nach mehrfachen Incisionen von den Bauchdecken und Drainage nach der Scheide trat Heilung der parametritischen Processe und völlige

---

[4] Centralbl. für Gynäkol. 1897. No. 5.

Entfieberung ein. Blasenkatarrh bestand, wenn auch geringer als bei Beginn der Behandlung trotz täglicher Blasenspülungen und Gebrauchs von Salol, Kampfersäure, Urotropin fort. Die Kranke war bei gutem Allgemeinbefinden schon 8 Tage außer Bett gewesen, als sie plötzlich mit Schüttelfrost und Temperatursteigerung bis 40° an heftigen Schmerzen in der rechten Nierengegend erkrankte. Bei der Untersuchung fand sich die entsprechende Niere stark geschwollen, sehr druckempfindlich. Gleichzeitig stieg der Eitergehalt des Urins wieder sehr erheblich. Unter Bettruhe, lokaler Eisanwendung, Salol innerlich trat nach 3 Tagen völliger Fieberabfall und Nachlass der örtlichen Beschwerden ein. Im Laufe der nächsten 6 Wochen wiederholten sich diese Attacken in derselben Weise noch 3mal. Dabei bestand auch in den Intervallen starker Blasenkatarrh. Auch hier wirkte das Methylenblau vorzüglich. Nach 2maligem Gebrauch von je 10 Kapseln war der Urin eiterfrei, die Druckempfindlichkeit der Niere geschwunden. Pat. ist jetzt 5 Wochen lang fieber- und anfallsfrei geblieben[5].

Bemerken möchte ich, dass der Urin noch tagelang nach dem Aussetzen des Mittels bläulich-grün gefärbt bleibt, ein Beweis, wie langsam es völlg ausgeschieden wird. Vielleicht liegt gerade hierin die Ursache seiner Wirksamkeit. Ob es die letztere stets entwickeln wird, lässt sich aus nur 2 günstigen Erfolgen natürlich nicht entscheiden. Jedenfalls fordern diese aber zu weiteren Versuchen auf. Bewährt sich das Methylenblau auch in anderen Fällen, so wäre ohne Frage eine Lücke ausgefüllt. Denn bisher standen wir der chronischen bezw. recidivirenden Pyelitis ziemlich machtlos gegenüber. Ohne Frage verdienen die Vorschläge und Versuche Kelly's, das Leiden örtlich durch Ausspülungen des Nierenbeckens mittels Ureterenkatheters zu behandeln, die größte Beachtung. Aber selbst, wenn sich dieselben wirksam erweisen sollten, so ist doch nicht zu leugnen, dass diese Therapie, da sie ein besonderes Instrumentarium und eine besondere, nicht ganz leichte Technik erfordert, nicht jedes Arztes Sache ist, aber auch nicht jeder Kranken. So erklärte die ersterwähnte Pat. schon nach der einmaligen Blasenuntersuchung, dass sie sich derartigen Maßnahmen nie wieder unterziehen würde. Thatsächlich hatte sie dieselbe in hohem Grade angegriffen. Ich glaube, nur sehr verständige und energische Kranke werden sich den wochenlang fortzusetzenden Nierenbeckenspülungen unterziehen. Desswegen wäre es außerordentlich erfreulich, wenn der innerliche Gebrauch des Methylenblau das hartnäckige Leiden sicher beseitigte.

Zum Schluss will ich nur noch mit wenigen Worten auf den Ausgangspunkt dieser Mittheilung. die Entfernung von Blasensteinen beim weiblichen Geschlecht zurückkommen. Ich möchte hier die Kolpocystotomie zu häufigerer Anwendung empfehlen, wie bisher. Macht die Extraktion oder die Zertrümmerung des Steines durch die Harnröhre Schwierigkeiten, so sollte man sich nicht lange mit diesen

---

8 Tage, nachdem ich diesen Vortrag gehalten, trat noch einmal ein Anfall und zwar vor dem Einsetzen der ersten Menstruation seit der $1/2$ Jahr zurückliegenden Entbindung ein. Die Pyurie war aber weit geringer wie früher und schwand schnell bei erneutem Gebrauch des Methylenblau. (Seitdem ist kein Anfall wieder eingetreten. Anmerkung bei der Korrektur.)

Versuchen aufhalten, sondern den Blasen-Scheidenschnitt machen. Die einzige Gefahr, die Verletzung eines Ureters lässt sich sicher vermeiden, wenn man genau median spaltet. Bekannt ist, dass absichtlich gesetzte Blasen-Scheidenfisteln selbst, wenn sie nicht durch Naht geschlossen werden, eine große Neigung zur Spontanheilung haben. Exakte Naht, Dauerdrainage der Blase wird die letztere stets bewirken. Wer Blasensteine durch Zertrümmerung, stückweise Entfernung und Ausspülung der Trümmer operirt hat, wird von dieser Operation weit weniger befriedigt sein, wie von der glatten Extraktion des Steines mittels Blasen-Scheidenschnitts.

Neue Bücher.

1) **O. v. Franqué** (Würzburg). Die Entstehung und Behandlung der Uterusruptur.

(Würzburger Abhandlungen Bd. II. Hft. 1.)

Nicht nur die intra partum entstehenden, sondern auch die so seltenen Schwangerschaftsrupturen werden in der Arbeit unter Anführung und Erläuterung mehrerer interessanter Fälle aus der Litteratur kurz und doch ohne Weglassung charakteristischer Momente besprochen. Von den Schädlichkeiten, die gerade in der Gravidität den Uterus zur Zerreißung prädisponiren, sind außergewöhnlich tiefes Einwachsen der Placentarzotten und dadurch bedingte wiederholte manuelle Placentalösungen, ferner Tubeneckenplacenta (Fall von v. F. selbst), Missbildung und mangelhafte Entwicklung des Uterus zu erwähnen. Die Therapie kann bei Schwangerschaftsrupturen nur in der Laparotomie bestehen. — Die bisherigen Beobachtungen, Untersuchungen und Ansichten über die Entstehung der Rupturen intra partum werden ebenfalls angeführt und beleuchtet und kann v. F. selbst über 2 Fälle von Ruptur des Uterus bei schon tief im Becken stehendem Kopf berichten. Der 1. Fall betraf eine Drittgebärende, bei der der Kopf des Kindes in Stirnlage im Beckenausgang stand; der Uterus wurde per vaginam exstirpirt. Im 2. Falle handelte es sich um eine Fünftgebärende, wo allein die normalen Widerstände genügten, ein durch übermäßige Bindegewebsentwicklung sehr zerreißliches unteres Uterinsegment zur Ruptur zu bringen. Bei einem weiteren, tödlich endenden Fall, den v. F. anführt, trat eine ausgedehnte Ruptur des ganzen Durchtrittsschlauches dadurch ein, dass ein abnorm starkes Kind durch heftige Wehen in den an sich normalen Durchtrittsschlauch hinein- und zugleich auch hindurchgepresst wurde. Die Meinung v. F.'s, dass auch Metreuryse zur Ruptur führen kann, ist nicht recht begründet und wäre aus diesem Grunde gewiss nie die gerade für den praktischen Arzt so segensreiche und bequeme, leider noch viel zu wenig angewandte Metreuryse zu widerrathen. Die Symptomatologie der drohenden und eingetretenen Uterusruptur ist in der Abhandlung, zumal die Arbeit gerade besonders für

die Bedürfnisse und gewissermaßen als Leitfaden für den praktischen
Arzt dienen soll, im umgekehrten Verhältnis zu der großen Wichtigkeit gerade dieses Punktes entschieden viel zu kurz gekommen und
hätte auf Kosten der Ätiologie weit mehr Raum beanspruchen dürfen.
Die Therapie hingegen ist wieder, sowohl was die Prophylaxe, wie
auch das Handeln des Arztes nach Eintritt der Ruptur angeht, klar
und ausführlich behandelt: Entbindung auf natürlichem Wege, Druckverband des Abdomens, einfache Drainage mit Drainrohr oder Jodoformdocht — darin soll die regelmäßige Behandlung der Ruptur in
der Praxis bestehen.   **Vogel** (Würzburg).

2) **H. Cohn** (Breslau).   Haben die neueren Verhütungsvor-
schläge eine Abnahme der Blindenzahl herbeigeführt.

(Vortrag, gehalten auf dem X. Blindenlehrerkongress am 31. Juli 1901.)

Die ungemein fleißige und klare Arbeit hat für den Geburtshelfer in so fern ein ganz besonders hohes Interesse, als in erster
Linie bei der Beantwortung der so wichtigen Frage die Blennorrhoea
neonatorum berücksichtigt ist.   C. theilt die Erblindungen ein in
sicher vermeidbare, vielleicht vermeidbare und unvermeidbare und
zu den ersten sind die durch Blennorrhoe entstandenen zu rechnen.
Bei der Nachforschung und Zusammenstellung fand sich nun die
traurige Thatsache, dass die Zahl dieser vermeidbaren Erblindungen
in den letzten 6 Jahren nicht nur nicht abgenommen, sondern sogar
zugenommen hat: Die Blennorrhoe hat im Ganzen heute denselben
Procentsatz wie vor 17 Jahren, in Breslau fanden sich 27% Blen-
norrhoeblinde, und nicht weniger als 31% aller blinden Kinder sind
in den deutschen Blindenanstalten blennorrhoeblind. Und das, trotzdem man in der Credé'schen Silberbehandlung ein ganz sicheres
Mittel hat, das sie vor diesem Schicksal hätte bewahren können!
Dass solche Zustände zu einem energischen Aufrütteln auffordern
müssen, ist klar und wenn auch Indolenz und Dummheit des Publikums in erster Linie daran Schuld sind, so muss doch entschieden
etwas geschehen. C. empfiehlt daher, die Blennorrhoeblinden zu
photographiren und sie dem Publikum an zugänglichen Orten mit
der nöthigen Erklärung zu zeigen, ferner fordert er sofortige Meldung
jeden Falles von Blennorrhoe durch die Hebamme und polizeiliche
Strafe im Falle der Unterlassung dieser Meldung. Es ist auch in
der That nicht recht verständlich, warum den Hebammen nicht einfach vorgeschrieben wird, jedes Kind zu credéisiren, wenigstens
dann, wenn die auf die Gefahr aufmerksam gemachten Eltern ihre
Einwilligung geben. Die Vorschrift für Hebammen in manchen
Ländern (z. B. Bayern, Ref.), dann die Silberlösung einzuträufeln,
wenn »Verdacht auf Tripper« besteht, ist ganz unzureichend, wie
Jeder, der die Hebammen in ihrer Praxis beobachtet, zugeben muss.
Nachtheile, die der Einträufelung nachgesagt werden, sind ja, wie
auch C. des Weiteren ausführt, kaum vorhanden, stehen jedenfalls

in gar keinem Verhältnis zum Nutzen, und eine Hebamme, die zu ungeschickt ist, eine solche Einträufelung zu machen, sollte überhaupt nicht Hebamme sein. Ob die Blennorrhoe auch einmal durch andere Mikroorganismen wie Gonokokken hervorgerufen ist, bleibt für die praktische Seite völlig belanglos, da sie eben so abgetödtet werden, wie die Gonokokken. C. macht ferner mit Recht darauf aufmerksam, dass die 2%ige Argentumlösung ganz unnöthig stark ist und Ref. kann sich dieser Ansicht nach vielen eigenen Versuchen mit einer 1%igen Lösung, die auch bei Kindern mit nachweislich tripperkranken Müttern mit vollem Erfolg gebraucht wurde, nur anschließen; eine 2%ige Lösung ist nicht nur unnöthig stark, sondern wegen des außerordentlich starken Argentumkatarrhs zu stark. — Als weiteres Mittel zur Verhütung der Blennorrhoe empfiehlt C. das sofortige Überreichen von gedruckten Belehrungen an die Eltern bei Anmeldung einer Geburt, das reichliche Vertheilen von gemeinverständlichen Broschüren, ferner strenge Bestrafung nicht nur der Hebamme, sondern auch der Eltern, wenn sie trotz Mahnung von Seiten der Hebamme keine ärztliche Hilfe zuziehen.

Vogel (Würzburg).

3) **A. Schücking** (Pyrmont). Über die erholende Wirkung von Alkalisaccharat- und Alkalifructosatlösungen auf isolirte Herzen.

(Archiv für Anatomie u. Physiologie 1901. Supplementband.)

4) Derselbe. Physiologische Wirkungen der Alkalisaccharate.

(Separatabdruck aus den Verhandlungen des XIX. Kongresses für innere Medicin. Berlin, 1901.)

Die interessanten Versuche wurden an Herzen verschiedener Thierarten zur Lösung der Frage angestellt, ob das isolirte und durchspülte Kalt- und Warmblüterherz von der in der Muskelzelle aufgehäuften Spannkraft zehrt, oder ob das zu den Stoffwechselvorgängen erforderliche Material den nicht fortgespülten Blutresten des Herzens entnommen wird und scheint es, dass die Thätigkeit isolirter Herzen von dem Vorhandensein eines bestimmten Restes von Blutbestandtheilen abhängig ist. Im Allgemeinen wird das Absterben des Herzens durch CO_2-Vergiftung bewirkt und wäre es so zur Erhaltung der Herzkraft am besten, eine Perfusionslösung zu finden, die das Herz durch chemische Bindung der CO_2 von dieser befreit. Für diese Bindung sind nun die Globulin-Alkaliverbindungen von größter Bedeutung und in den Alkalisaccharaten und Alkalifructosaten fand S. leicht durch CO_2 zersetzbare, nicht deletär wirkende Verbindungen, deren Alkali von CO_2 mit Beschlag belegt wird, dadurch wirken auch die Alkalisaccharate besser als alle bisher untersuchten Salzlösungen auf erschöpfte Herzen.

Unter dem Einfluss der Alkalisaccharate wird die Muskelkraft des Herzens vollständig ausgenützt, so dass nahezu erschöpfte, ja selbst isolirte Herzen, die schon stillstanden, wieder zu länger dauernder Funktion angeregt werden. S. selbst hat eine Reihe von Beobachtungen gemacht, die zeigen, dass bei subkutaner und intravenöser Injektion die bisher verwandten Infusionsflüssigkeiten von der Alkalisaccharatlösung an belebender Wirkung übertroffen werden; besonders war in Fällen von gesunkener Herzkraft bei septischen Zuständen die Wirkung eine geradezu lebensrettende. Am besten bewährte sich für intravenöse Infusionen die Zusammensetzung von 3 %iger Fructose, 0,3 %igem Natriumsaccharat und 0,6 %igem Kochsalz. Mit großem Erfolg wurde die Lösung angewandt bei einer in Folge von Menorrhagien sehr anämisch gewordenen und heruntergekommenen Pat.   **Vogel** (Würzburg).

Berichte aus gynäkol. Gesellschaften u. Krankenhäusern.

5) Gesellschaft für Geburtshilfe zu Leipzig.

500. Sitzung vom 21. Oktober 1901.

Vorsitzender: Herr Krönig; Schriftführer: Herr Donat.

Herr Krönig eröffnet die 500. Sitzung und bemerkt, dass die Gesellschaft beschlossen hat, diesen Zeitpunkt nicht festlich zu begehen, weil in 3 Jahren (1904) das 50jährige Jubiläum der Geburtshilflichen Gesellschaft stattfindet, für welches größere Feierlichkeiten in Aussicht genommen sind.

1) Herr F. Marchand: **Über das maligne Chorion-Epitheliom.**

Nach kurzer historischer Einleitung, in der der Vortragende auf die erste in dieser Gesellschaft erfolgte Mittheilung von Sänger über die eigenthümliche, von ihm damals als »Deciduom«, später als »deciduales Sarkom« bezeichnete Geschwulstform hinweist, giebt M. eine zusammenfassende Darstellung der anatomisch-histologischen Verhältnisse der Neubildung und ihrer Beziehungen zu den frühen Entwicklungsstadien der menschlichen Eihäute (unter Vorlegung zahlreicher Präparate und Abbildungen).

Bezüglich der Einbettung des menschlichen Eies in die Uteruswand hält M. die von Graf Spee und Peters angenommene Einsenkung des Eies in die Uterusschleimhaut nach Zerstörung des Epithels gegenüber der älteren Annahme einer einfachen Anlagerung an die Oberfläche mit nachträglicher Abkapselung für wahrscheinlich, wie sie auch neuerdings von Sobotta für die Maus nachgewiesen ist. Die Verhältnisse bei Thieren lassen allerdings wegen der sehr großen innerhalb der einzelnen Säugethierfamilien vorkommenden Verschiedenheiten keinen direkten Vergleich mit den menschlichen zu. Damit hängt die noch immer etwas verschiedene Beurtheilung der beiden Schichten des Epithelüberzugs des Chorion beim menschlichen Ei zusammen und folglich auch die Deutung der bei dem Chorion-Epitheliom eine große Rolle spielenden Syncytiummassen. Während der Vortragende sich in seiner ersten Arbeit über jene Gewülste der Ansicht von Strehl und Langhans (Merttens) anschließen zu müssen glaubte, dass das sog. Syncytium vom mütterlichen Epithel stamme, hat er sich später auf Grund eigener Untersuchung frühzeitiger Entwicklungsstadien menschlicher Eier, so wie durch den Nachweis von zahlreichen Übergängen zwischen den vielkernigen Syncytiummassen und den isolirten, der Langhans'schen Zellschicht entsprechenden Elementen bei dem Chorion-Epitheliom für die Ableitung des Syncytium von dem embryonalen Ektoderm ausgesprochen. Dass auch die Uterinepithelien und auch andere Elemente der Serotina vielkernige Protoplasmamassen bilden können, ist eine bekannte und unbestreitbare Thatsache. Vortragender verweist u. A. auf die bekannte Umwandlung des Uterinepithels in eine dicke vielkernige Protoplasmamasse beim Kaninchen, bei welchem außerdem aber die Bildung einer ähnlichen Syncytiumschicht aus dem Ektoderm vom Vortragenden nachgewiesen werden konnte. Durch die Verschmelzung und größtentheils stattfindende Zerstörung beider Schichten ergeben sich beim Kaninchen sehr komplicirte Verhältnisse. (Beiläufig sei bemerkt, dass Kossmann das Vorhandensein des embryonalen Syncytium beim Kaninchen irrigerweise noch immer in Abrede stellt.)

Nach dem Nachweis der Ableitung der in Rede stehenden Geschwulstbildung an dem Epithelüberzug des Chorion ist der noch immer gebrauchte Name »Deciduom« als unrichtig zu beseitigen. Aber auch die vielfach gebräuchliche Bezeichnung »Carcinoma syncytiale« ist nicht zutreffend. Denn erstens handelt es sich wohl um eine maligne Epithelgeschwulst, aber nicht um ein Carcinom, und zweitens ist die Geschwulst nicht von dem »Syncytium« allein herzuleiten, sondern von dem gesammten Epithelüberzug der Zotten.

Von einem Carcinom (nach dem bisherigen Sprachgebrauch) unterscheidet sich das Chorion-Epitheliom durch das Fehlen eines eigenen bindegewebigen Stroma mit eingelagerten epithelialen Zellen. Die Geschwulstelemente entwickeln sich oft frei in den Bluträumen, ohne eigene Gefäße und Bindegewebsbälkchen; ihre Zellen dringen an anderen Stellen überall zwischen die Gewebeslemente hinein, gelangen in die Gefäße, verursachen dort Gerinnungen, Thrombusbildungen und Blutungen, so dass die Geschwulstmetastasen zum großen Theil aus thrombusartigen Massen bestehen. Dieses ganz eigenartige Verhalten erklärt sich aus der Genese der Geschwulst aus embryonalen Elementen, die auch physiologisch sich durch ihre nahe Beziehung zu den mütterlichen Bluträumen, ihre Fähigkeit, in die mütterlichen Gewebe und Blutgefäße einzudringen und hier Fibringerinnung hervorzurufen, auszeichnen.

2) Herr Zweifel; Die Symphysiotomie mit besonderer Drainage des Spatium praevesicale sive Cavum Retzii per vaginam.

(Erscheint ausführlich als Originalmittheilung in dieser Nummer.)

3) Herr Zangemeister: Ich zeige Ihnen hier eine Wöchnerin, bei welcher die Geburt durch eine eigenthümliche Anomalie komplicirt war, eine erworbene Striktur der Vulva.

Pat. ist 21 Jahre, IIpara; sonst gesund. Die erste Entbindung vor 1¾ Jahren verlief normal, nur entstand ein Dammriss; auf Anrathen ihrer Umgebung machte Pat. damals Karbolumschläge, wozu, wie sich nachträglich feststellen ließ, fast reine Karbolsäure verwendet wurde. Nach Angabe des behandelnden Arztes entstand danach eine ausgedehnte Vereiterung und Nekrose der Vulva, es mussten mehrere große Incisionen gemacht werden, aus denen viel Eiter entleert wurde. Pat. hatte in der letzten Zeit Beschwerden beim Gehen und Sitzen. Stuhl und Wasserlassen normal. Die Untersuchung ergab außer sonst normalen Verhältnissen, dass die Vulva in einen knapp 2 Finger weiten, ovalen, knorpelharten Narbenring verwandelt war. Die großen Labien sind nicht erkennbar, von der Narbe ziehen weitere lineare Narben nach vorn, dessgleichen nach hinten seitlich am Anus vorbei, sämmtlich äußerst derb. Vorn hat sich die Narbe bis vor die Urethralmündung herabgezogen, so dass dahinter eine Tasche entstanden ist, in welcher die Harnröhrenmündung liegt. In Folge der derben Beschaffenheit klafft auch die Vagina und es sind ohne Weiteres Columna rug. ant. und post. zu sehen. Der Anus ist durch die Narbe aus einander, besonders nach vorn gezerrt, der narbige Dammrest ist kurz. Nach kräftigen Wehen kam der Kopf zum Einschneiden. Trotz kräftigen Pressens erweiterte sich der Ring nicht, blieb so hart wie zuvor. Mehrere Stunden wurden abgewartet, dann aber begann sich bei den Wehen die Vulva stark nach vorn zu schieben, so dass der ganze Ring mehr nach der Symphyse verschoben wurde; der narbige Damm war aufs äußerste gespannt, aus dem Anus quoll die vordere Rectalwand hervor und es drohte das Rectum mit dem Damm unterhalb der Narbe einzureißen.

Ich machte daher in Narkose hinten tiefe seitliche Einschnitte durch das knirschende Gewebe, dessgleichen musste, da die Weite noch nicht genügte, vorn in den Narbenring eingeschnitten werden; da es aus den Wunden heftig blutete, wurde nach den nöthigsten Ligaturen das Kind mit der Zange extrahirt. Die nun vorliegende Vulva klaffte handtellergroß, in Folge der starken Spannung waren die Incisionswunden straff aus einander gezogen und verzerrt. Nach querer Durchtrennung der Brücke zwischen Anus und Scheide wurde die Vulva plastisch ähnlich einer Perineoplastik, so gut es die Spannung erlaubte, vereinigt. Der größte Theil der Wunde verheilte, so dass Pat. mit einer, wenn auch narbigen, so doch weniger klaffenden und weniger verzerrten Vulva entlassen werden konnte.

In der Litteratur fand ich nur einen Fall, bei welchem ebenfalls eine erworbene Vulvastriktur ein Geburtshindernis bildete:

Wyder (Centr. f. Gyn. 1885 p. 97) wurde seiner Zeit in Berlin zu einer Kreißenden gerufen, welche in Folge einer 12 Jahre vorher stattgefundenen Entbindung eine Verwachsung des Introitus vagina aquirirt hatte. Auch hier war ein Dammriss vorhanden gewesen und von der Pat. mit Pflastern behandelt worden. Die Konception hatte hier via Urethra durch eine Blasenfistel stattgefunden. Die äußeren Genitalien waren im Gegensatz zu meinem Falle normal und erst beim Auseinanderziehen zeigte sich der narbige Verschluss. Die Behandlung war dort wie hier die gleiche, tiefe Incisionen und Forceps, ebenfalls weil aus Anlass der Blutung eine schnelle Entbindung wünschenswerth war. Pompe van Meerdervoort beschreibt (Niederl. gyn. Gesellsch. 11. Juni 1899) einen Fall, bei welchem nach dem I. Partus eine Verwachsung der großen Labien 4,5 cm lang entstanden war, so dass die Kohabitation unmöglich wurde. Im Ganzen gleichen die Fälle jenen mehrfach beschriebenen, bei denen die enge narbige Beschaffenheit der Vulva bedingt wurde durch eine hohe Kolporrhaphie und bei späteren Geburten ein Hindernis abgab.

---

501. Sitzung vom 18. November 1901.

Vorsitzender: Herr Krönig; Schriftführer: Herr Donat.

In dieser Sitzung wird Herr Geheimrath Prof. Dr. Marchand in Leipzig zum Ehrenmitglied der Gesellschaft gewählt.

1) Herr Littauer: Wie ist die Uterusätzung auszuführen, um den Anforderungen der Asepsis zu genügen.

(Z. Th. in d. Nummer als Originalmittheilung veröffentlicht.)

Davon ausgehend, dass die chemische Uterusätzung die beste Behandlungsform der chronischen Endometritis ist und dass bei Ausführung der Ätzung die Asepsis gewahrt werden müsse, bespricht L. die verschiedenen Ätzmethoden. Das rationellste Verfahren ist die Anwendung der Ätzmittel in flüssiger Form, wozu sich am besten die mit Watte umwickelten Stäbchen eignen. Um die Vorzüge des Sänger'schen Stäbchens mit den Anforderungen der Asepsis in Einklang zu bringen, hat L. kleine Nickelstäbchen, welche mit Watte armirt, sterilisirt werden können, anfertigen lassen. Die Vorzüge der Chlorzink- und Formalinätzung gegenseitig abwägend, hält L. bei engem Cervicalkanal die Formalinbehandlung für angebracht, während er im Allgemeinen dem Chlorzink, als anscheinend schneller und sicherer wirkend, den Vorzug giebt.

Herr Menge: Bevor ich auf die von Herrn Littauer vorgeschlagene Ätzmethode selbst eingehe, möchte ich einen Satz seines Vortrags wiederholen, der folgenden Wortlaut hatte: »Ich hoffe, dass unsere aseptisch geschulten Ärzte nicht so kritiklos sind, die mit Watte umwickelten Ätzstäbchen in nicht sterilisirtem Zustande in die Uterushöhle einzuführen«.

Dieser Ausspruch kontrastirt allerdings erheblich mit dem Urtheil, welches vor einigen Jahren von Seiten einiger Mitglieder unserer Gesellschaft über die Bestrebungen, die intra-uterine Ätztherapie gefahrloser zu gestalten, laut wurde. Ich kann mit der inzwischen erfolgten Verschiebung der Ansichten recht zufrieden sein und freue mich sehr, von Herrn Littauer zu hören, dass er mit meiner Methode der Formalinätzung gute Erfahrungen gemacht hat. Um so mehr bedauere ich es, dass er diese wirksame Ätzmethode, die in ihrer Einfachheit und Gefahrlosigkeit sowohl für den Gynäkologen wie für den allgemeinen Praktiker so sehr geeignet ist, durch eine neue Methode, die in der Technik gewiss sehr hübsch ausgedacht und vom Standpunkte der Asepsis aus betrachtet auch einwandsfrei, aber doch außerordentlich komplicirt ist, ersetzen will. Herr Littauer wird dabei von dem Wunsche geleitet, die Chlorzinklösung als Ätzmittel beizubehalten. Diesen Wunsch kann er aber in viel einfacherer Weise dadurch realisiren, dass er die bekannte amerikanische Silber- oder Aluminiumsonde beibehält, den mit Watte umwickelten Träger derselben in ein mit Chlorzinklösung halb gefülltes Reagensglas eintaucht und ihn in der Lösung über einer Spiritusflamme oder über dem Cylinder einer Petroleumlampe 1—2 Minuten lang kocht. So erhält man ohne jede Umständlichkeit, ohne Zeitverlust und ohne kostspielige Sterilisirtrommel unmittelbar vor der intra-uterinen Ätzung einwandfreie und gebrauchsfertige Chlorzinkätzsonden.

Bei der Empfehlung der Formalinätzung kam es mir aber nicht allein auf die Einbürgerung eines einwandfrei aseptischen Verfahrens der Intra-uterin-Behandlung an, sondern mir lag auch viel daran, das ominöse Chlorzink durch ein ungefährlicheres aber doch wirksames Ätzmittel, und die mangelhaften, nicht dirigirbaren Ätzsonden durch bessere zu ersetzen. Dieses ist mir auch, wie ich glaube, durch die Konstruktion der Hartgummisonde und durch den Gebrauch des Formalins gelungen. Zugleich erlaubt die Verwendung dieses Ätzmittels und der neuen Sonden allerdings ein sehr glückliches Arrangement, welches ohne Anwendung der Hitzesterilisation die Keimfreiheit der mit der Ätzlösung getränkten Ätzsonden verbürgt.

Auf die verschiedenen Nachtheile und Gefahren, welche die Chlorzinklösungen bei der Intra-uterin-Behandlung mit sich bringen, kann ich heute nicht noch einmal genauer eingehen. Ich verweise dieserhalb auf meine Arbeit im Archiv. Wiederholt betonen möchte ich jedoch, dass das Formalin, besonders in einer 50 %igen Lösung bezüglich des Heileffekts bei der Intra-uterin-Behandlung der Chlorzinklösung durchaus gleichwerthig ist. Für Erosionsätzungen benutze ich auch vielfach reines Formalin.

Geradezu glänzend sind die Resultate der Formalinätzung bei den unkomplicirten Fällen von Endometritis post abortum und post partum. Eine einmalige Ätzung genügt hier gewöhnlich, um Blutung und Ausfluss definitiv zu beseitigen. Allerdings ist dazu eine dirigirbare Sonde nöthig, denn man muss mit derselben auch in die Uteruskanten und in die Tubenecken vordringen; die Sonde des Herrn Littauer kann man aber nicht beliebig dirigiren. Sie sucht eben so wie die Silbersonde, das Bambusstäbchen und die Fischbeinsonde selbst ihren Weg und verfolgt immer dieselbe Bahn, so dass die Gefahr nahe liegt, dass kranke Schleimhauttheile unbehandelt bleiben.

Die gleichmäßigste Vertheilung des Ätzmittels in der Uterushöhle kommt bei der Intra-uterin-Behandlung ganz fraglos durch die Injektion des gelösten Medikaments vermittels der Braun'schen Spritze zu Stande. Aber die Gefahren, welche dieses Instrument selbst bei der Injektion geringster Mengen von Ätzlösung heraufbeschwören kann, sind so große, dass ich seine Verwendung für ganz unerlaubt halte.

Herr Krönig erinnerte heute daran, dass bei meinen Stäbchenätzungen mit methyl-violetter Formalinlösung das gefärbte Ätzmittel auch in den Tuben vorgefunden wurde. Das ist durchaus zutreffend und beweist vor allen Dingen, dass durch die Stäbchenätzung eine genügende Menge von Ätzlösung überhaupt in die Uterushöhle getragen werden kann. Um aber die Gefahrlosigkeit der Stäbchenätzung zu zeigen, muss ich bezüglich dieses Einwandes hinzufügen, dass nur dann die Tubenschleimhaut gefärbt gefunden wurde, wenn der geätzte Uterus bei der Hysterektomie stark gepresst worden war. In den Tuben, welche, ohne dass eine Kompression des geätzten Uterus vorausging, mit ovariellen Neubildungen zusammen operativ entfernt wurden, war der Farbstoff nie nachzuweisen. Gerade diese Beobachtung machte mich zu einem Gegner der Chlorzinklösung, die so

häufig bei der Intra-uterin-Behandlung heftige Uteruskontraktionen veranlasste, durch
welche die Ätzlösung in die Tuben fortgetrieben werden kann. Einzelheiten über
diese Versuche bitte ich gleichfalls in meiner Archivarbeit nachzulesen.

Herr Füth: Unstreitig hat sich Herr Menge durch die Einführung des Formalins in die intra-uterine Therapie ein großes Verdienst erworben. Von der Vor-
trefflichkeit dieses Ätzmittels habe ich mich in den 2¹/₂ Jahren, nachdem ich vorher als Sänger'scher Assistent nur Chlorzink verwendet hatte, hinreichend überzeugen können, und wenn ich auch persönlich nach Chlorzinkätzungen niemals
ernste Koliken erlebt habe, wie sie von Anderen zweifellos beobachtet sind, so
glaube ich doch nach dem allgemeinen Eindruck gern, dass die Reizerscheinungen
bei Formalinanwendung geringe sind. Ganz fehlen sie aber nicht. Die Frauen
klagen nach Formalinätzung oft über ziehende Schmerzen und es werden sich derartige unangenehme Nachwirkungen bei keinem Mittel vermeiden lassen, das man
in einer stärkeren Koncentration in den Uterus einführen muss, um eben eine
ausgesprochene Ätzwirkung zu erzielen. Den Menge'schen Ätzstäbchen haftet
der Nachtheil an, dass sie sich leicht verbiegen.

Weiter hat Herr Littauer den von J. Füth-Coblenz angegebenen Cervix-
dilatator erwähnt und geäußert, für die Sprechstundenpraxis erscheine er ihm doch
etwas komplicirt. Ich habe die Anwendung des Apparates seitens meines Bruders
allerdings nur bei einer klinischen Patientin gesehen und bin im Augenblick
nicht darüber orientirt, in wie weit er in der Sprechstunde Anwendung findet.

Herr Krönig wendet selbst in der Praxis die Stäbchenätzung an zur Behandlung der chronischen Endometritis, möchte aber doch betonen, dass ihm die
stenge Kritik der Braun'schen Spritze nicht gerechtfertigt erscheint. Die Versuche von Herrn Menge haben doch ergeben, dass auch bei Anwendung des
mit Watte armirten Stäbchens die Ätzflüssigkeit sich nicht bloß auf die Uterushöhle beschränkt, sondern bis in die Tuben, ja bis an das abdominelle Ende derselben vordringt. Es ist also auch bei vorsichtigster Anwendung der Ätzstäbchen
eine scharf begrenzte Anwendung auf das Endometrium nicht zu erzielen.

Herr Plant wünschte die Koncentration der Formalinlösung zu bestimmen.
Das ist aber unmöglich; es verflüchtet jedes Mal etwas und das ist nicht zu berechnen.

Herr Littauer (Schlusswort): Während Herr Menge an der von mir vorgeschlagenen Methode die Technik anerkennt und sie auch vom Standpunkt der
Asepsis für einwandsfrei erklärt, macht er ihr den Vorwurf, dass sie außerordentlich komplicirt sei. Dem möchte ich erwidern, dass ich die Methode gerade deshalb empfohlen habe, weil sie außerordentlich einfach ist, viel einfacher als die
Formalindesinfektion der Menge'schen Sonden. Jeder Arzt, welcher im Besitz
irgend eines Sterilisirapparates ist, und das sollte jeder sein, welcher intra-uterin
behandelt, kann leicht die »kleinen Nickelstäbchen« sterilisiren und steril aufheben. Dass auf diese Weise die Asepsis besser gewahrt wird, wie wenn man
jedes Mal erst die Ätzsonde im Reagensglas zu sterilisiren versucht, ist klar; aber
nicht nur unsicher wäre diese Methode, sondern auch zu zeitraubend für den
Praktiker.

Während die Menge'schen Ätzstäbchen nur für die Formalinmethode zu verwenden sind, kann man mit den »kleinen Nickelstäbchen« nicht nur Caustica,
sondern auch Adstringentia und Antiseptica in den Uterus einführen.

Bei Ätzungen mit Formalin habe ich die »kleinen Nickelstäbchen« auch vielfach benutzt, da es bei ihrer Anwendung weniger leicht zu Blutungen kommt, wie
beim Gebrauch der viel starreren Menge'schen Sonden. Es ist zuzugeben, dass
diese sich leichter »dirigiren« lassen, doch können bei weitem Cervicalkanal die
»kleinen Nickelstäbchen« ausgiebig nach den Seiten bewegt werden, während bei
engem innerem Muttermund, wo sich die Ätzflüssigkeit leicht im Uterus vertheilt,
ein Bestreichen der Kanten kaum nöthig sein dürfte.

Herr Littauer zeigt eine Modifikation der Harnröhrenkanüle nach Fritsch.

Das Instrumentchen ist dem von Fritsch ziemlich gleich, doch ist es statt aus Celluloid aus Silber angefertigt. L. wurde zu dieser Änderung dadurch veranlasst, dass einmal bei einer Einspritzung der auf die Kanüle aufgesetzte Knopf in der Blase zurückblieb. Übrigens konnte er bei der einige Stunden später vorgenommenen Cystoskopie den Knopf nicht mehr sehen, wahrscheinlich war derselbe beim inzwischen erfolgten Uriniren spontan fortgegangen. Die Kanüle hat außer der Festigkeit noch den Vorzug, dass sie auskochbar ist. Die Firma Alex. Schädel-Leipzig liefert die auf Pravazspritzen aufzusetzenden Kanülen in drei Größen für Frauen und Kinder zum Preis von 2½ Mark.

3) Herr Glockner: a. Krankenvorstellung.

Bei der 36jährigen Pat. ist vor 5 Wochen von Herrn Geheimrath Zweifel ein verjauchter extra-uteriner Fruchtsack nach vorheriger Einnähung in den unteren Winkel der Laparotomiewunde gespalten, entleert und nach der Scheide wie den Bauchdecken zu drainirt worden. Der Fötus entsprach seiner Entwicklung nach dem 6. Schwangerschaftsmonat und dürfte nach der Anamnese seit 4 Monaten abgestorben gewesen sein. Vor der Operation bestand hohes Fieber, welches einige Tage nach der Operation abfiel.

Es findet sich jetzt im unteren Winkel der Bauchwunde ein Narbentrichter, in dessen Grunde eine wenig secernirende Fistelöffnung gelegen ist, durch welche man eine Uterussonde etwa 12 cm weit einführen kann; der obere Theil der Bauchwunde ist per primam linear geheilt. Die Gegenöffnung in der Scheide secernirt gleichfalls nunmehr sehr wenig.

b. Isolirte, papilläre, tumorartige Tuberkulose der Cervix uteri. Beim Ehemann der Pat. war eine einseitige tuberkulöse Orchitis und Epididymitis nachzuweisen, so dass eine Übertragung durch die Kohabitation angenommen werden muss. (Der Fall wird ausführlich in den Beiträgen zur Geburtshilfe und Gynäkologie Bd. V publicirt.)

4) Herr Füth: Über Ovarialschwangerschaft.

In der Einleitung zu seinem Vortrage ergänzt Redner die Statistik der nach Leopold bis 1899 sicher erwiesenen 14 Beobachtungen von Ovarialschwangerschaft durch 3 weitere aus der Litteratur und fügt als 18. einen Fall aus der Leipziger Universitäts-Frauenklinik hinzu, der allen Anforderungen, die heute an den Nachweis einer Ovarialschwangerschaft gestellt und die näher beleuchtet werden, genügt.

Bei der Laparotomie, die Vortragender selber ausführte, zeigte sich nach Eröffnung der Bauchhöhle, dass das rechte, ein frisches Corpus luteum tragende Ovarium in einen allseitig mit dem Darm und Netz verwachsenen Tumor von gut Faustgröße überging, der durch das Lig. ovarii mit dem Uterus in Verbindung stand und sich später als Fruchtsack erwies. Die rechte Tube, die rechte Fimbria ovarica, der Uterus und die linken Adnexe waren vollkommen frei. Im Innern des Fruchtsackes befand sich die nekrotische Placenta, in der Wand waren Follikel nachweisbar. Auch der dazu gehörige Fötus wurde bei der Operation in Gestalt eines allseitig von Netz umwachsenen Lithopädions gefunden, dessen Größenverhältnisse auf ein Alter von 5—6 Monaten schließen ließen. Der Anamnese nach lag diese Ovarialschwangerschaft 3 Jahre zurück und ein normaler (der erste) Partus war bei der 25jährigen Pat., die von der Operation glatt genas, ½ Jahr vorher in der Klinik glatt erfolgt.

Redner verbreitet sich dann im Allgemeinen über die Ovarialschwangerschaft und macht vor Allem darauf aufmerksam, dass unter den 18 zur Zeit sicherstehenden Fällen allein 7 = 38,8 % ausgetragen gewesen seien. Das deute darauf hin, dass das Ovarium dem extra-uterin sich implantirenden Ei einen relativgünstigeren Boden biete als die Tube, in so fern seine Gewebe auf die Gravidität besser reagirten als letztere. Das habe seinen Grund wohl in denselben Ursachen, welche das Ovarium vor allen anderen Organen des menschlichen Körpers zur

Cystenbildung disponirt machten und diese seien, wie Gebhardt ausführe: seine unbeengte Lage und weitgehende Beweglichkeit, so wie der Produktions- und Proliferationsdrang seiner Gewebe.

(Der Vortrag wird ausführlich veröffentlicht.)

Herr Menge: Aus dem lehrreichen Vortrage des Herrn Füth möchte ich einen Punkt, der mich besonders interessirt, zur Diskussion herausnehmen. Die von Herrn Füth vorgelegte Tabelle zeigt die bemerkenswerthe Thatsache, dass bei Ovarialschwangerschaft die Eientwicklung weit häufiger bis zum normalen Ende der Gravidität ungestört fortläuft wie bei Tubenschwangerschaft. Die letztere entgeht ja nur ganz ausnahmsweise der frühzeitigen Unterbreitung durch Tubenaborte oder Tubenruptur.

In dieser auffälligen Differenz sehe ich einen Hinweis dafür, dass bei der Unterbrechung der Tubenschwangerschaft in den ersten 4—5 Schwangerschaftsmonaten die Muskulatur der Tubenwand eine besonders wichtige Rolle spielt. Herr Krönig hat in Hamburg die Auffassung vertreten, dass man die alte Eintheilung der Schwangerschaftsunterbrechung in Tubenabort und Tubenruptur aufgeben müsse, weil auch nach der Ausstoßung des Eies aus der Tube lebende Zotten in der Tubenwand zurückbleiben, welche dann noch die Erscheinungen der Ruptur hervorrufen können. Ich will durchaus nicht leugnen, dass durch die aktive Einwanderung des Eies in die Tubenwand und durch die Wucherung der Langhanszellen die Tubenwand theilweise aufgefasert, gelegentlich auch von den Langhanszellen ganz durchwachsen, und so die Ruptur vorbereitet wird. Aber die Ansicht Krönigs halte ich im Hinblick auf unsere praktischen Erfahrungen und auch auf Grund theoretischer Erwägungen nicht für richtig. Wie häufig sehen wir den tubaren Abort bei völlig exspectativer Behandlung glatt ausheilen, während wir fast immer bei operativer Behandlung in der exstirpirten Tube noch Zellen finden!

Die eigentliche Katastrophe der Tubenruptur, die ganz überraschend hereinzubrechen pflegt, wird meiner Überzeugung nach nicht unmittelbar dadurch bedingt, dass die Langhanszellen die Wand der Tube durchfressen. Sie hat ihren Grund auch nicht in dem Wachsthum des Eies und der dadurch bedingten langsamen Dehnung und Verdünnung der Tubenwand. Die letztgenannten Einwirkungen erfolgen auf die Tubenwand in einer so allmählichen Progression, dass ohne weitere Komplikation die Tubenschwangerschaft ihr ungestörtes Ende erreichen kann. Allerdings bleibt die Komplikation — plötzliche starke Steigerung des intratubaren Drucks durch eine intratubare Blutung — nur ganz selten aus. Tritt sie, wie gewöhnlich, ein, dann wird an die Dehnungsfähigkeit der verdünnten Tubenwand eine unerfüllbare Anforderung gestellt, so dass es zu einer Berstung der Wand kommen muss.

Diese akut auftretende Steigerung des intratubaren Drucks kommt aber, wie auch die Füth'sche Tabelle lehrt, dadurch zu Stande, dass die Tubenmuskulatur sich kontrahirt und das Ei von der Tubenwand mehr oder weniger weit ablöst, und dann aus den eröffneten maternen Bluträumen größere Blutmassen unter starkem Druck in das Tubenlumen einfließen. Je nach den sich entwickelnden mechanischen Verhältnissen verläuft diese Schwangerschaftsstörung verschieden. Wird das Ei ganz von der Wand abgelöst, so kann es mit dem Blute durch das abdominale Tubenende in die Bauchhöhle austreten. Das Tubenrohr kontrahirt sich dann wieder, die eröffneten maternen Blutgefäße werden verschlossen, die Verblutungsgefahr ist vorüber. »Kompleter Tubenabort«. Ist das Ei zwar völlig abgelöst, bleibt es aber in dem Tubenrohr stecken, oder wird es nur theilweise abgelöst und bleibt es an der Tubenwand hängen, dann kann es wie ein Tampon, das Tubenrohr distal von der Eihaftstelle mehr oder weniger vollkommen verstopfen. Fließt das Blut in größerer Menge an dem nur mangelhaft tamponirenden Ei vorbei in die Bauchhöhle ab, dann wird der intratubare Druck nicht übermäßig gesteigert, die Ruptur bleibt aus, aber die Schwangere kann sich durch das Ostium abdominale der Tube in die Peritonealhöhle verbluten. Doch kann es unter diesen Umständen auch, besonders wenn der Blutdruck im Gefäßsystem durch die Blutung in die Bauchhöhle stark gesunken ist, durch Gerinnungsvorgänge zum Stillstand der Blutung kommen. »Inkompleter Tubenabort« mit nachfolgender Tubenmole und der Möglichkeit von Nachschüben bei erneuten Wandmuskelkontraktionen.

Tamponirt das Ei die Tube aber vollkommen, dann steigert sich proximal von dem Eipfropf der intratubare Druck derartig, dass die ominöse Ruptur nicht ausbleiben kann. Die Wand zerreißt, und mit ihr zerreißen arterielle und venöse Gefäße. Dann findet man bei der sofort nach der Katastrophe ausgeführten Laparotomie spritzende Arterien oder bei der Sektion klaffende Gefäßrohre, aus welchen die Verblutung eingetreten ist, die aber wohl kaum von den Langhanszellen durchgefressen sein dürften. Die direkte Veranlassung für die Tubenruptur liegt also nicht in der Wucherung der Zellschicht, sondern die Zerreißung ist veranlasst durch die Kontraktionen der Tubenmuskulatur, die dadurch bedingte Eiablösung und die damit in ursächlichem Zusammenhang stehende intratubare Blutansammlung. Desshalb die Differenz in der Fortentwicklung des Eies bei der Tuben- und der Ovarialgravidität. Das muskellose Ovarium ist als Fruchthalter weniger gefährlich.

Ist das Ei aus der Tube ausgetrieben, und sind nur einzelne Zotten in der Tube zurückgeblieben, dann ist die Gefahr der Ruptur und die Gefahr der Verblutung vorüber, vorausgesetzt, dass nicht vor oder mit der Eiaustreibung die Zerreißung der Wand perfekt wurde.

Die alte Unterscheidung, Tubenabort und Tubenruptur mit ihren verschiedenen Prognosen, ist desshalb meines Erachtens nicht nur berechtigt, sondern nothwendig.

Herr Füth: Wenn Herr Menge sagt, der Grund, warum das Ei im Ovarium besser fortkomme als in der Tube, liege darin, dass letztere eine Muskulatur besitze, so hat er damit nicht Unrecht. Aber die Sachlage ist doch nicht so einfach, wie es danach scheinen könnte. Denn der Uterus besitzt eine viel stärkere Muskulatur und er stellt doch den physiologischen Fruchthalter dar! Die Muskulatur der Tube spielt für das Zustandekommen der Unterbrechung einer Gravidität eine durchaus nur sekundäre Rolle. Das geht aus Aschoff's und meinen Untersuchungen ganz unzweifelhaft hervor. Die primäre Ursache ist die für gewöhnlich mangelhafte Reaktion der tubaren Gewebe auf das Ei, in erster Linie die der Mukosa, die sich nicht wie im Uterus in eine dicke, gefäßreiche Decidua verwandelt, die dem Ei ausreichende Nahrung zu verschaffen vermag. In Folge dessen gelangt das Ei, das bei seiner schnellen Entwicklung in immer weitere Beziehungen zu den mütterlichen Blutbahnen treten muss, bald in den Bereich der Muskulatur, drängt deren Fasern aus einander und ersetzt an deren Gefäßen die Wandungen mit seinen Elementen, wie sich dies in meiner letzten Arbeit auf Grund mikroskopischer Befunde aus einander gesetzt habe. Gerade letztere Thatsache beweist doch das aktive Vorgehen des Eies am schlagendsten, womit Herr Menge sich nicht recht befreunden kann. Mag das aber sein, wie es will: jedenfalls ist die Muskulatur der Tube an der Eihaftstelle stark reducirt, ja manchmal ganz verschwunden, so dass die Eielemente bis an die Serosa reichen; ja die Mehrzahl aller Tuben mit Abort aus dem 2. und 3. Monat zeigt, wie Aschoff zuerst nachgewiesen hat, an der Eihaftstelle eine durch organisirte Blutgerinnsel verdeckte Ruptur der eigentlichen Tubenwand, welche eben als Ergebnis der langsamen Zerstörung aufzufassen ist. Die Muskulatur bildet also um das Ei herum keinen geschlossenen Ring, sondern ist an der Haftstelle geradezu ausgenagt. In Folge dessen kommt es bei Kontraktionen, wie Aschoff weiter ausführt, zu Zerrungen an der Insertionsstelle und damit zu Blutungen, die wiederum zur Unterbrechung der Schwangerschaft führen können. Im Uterus schaden für gewöhnlich noch so viele Kontraktionen der Muskulatur dem in der dicken, nachgiebigen Decidua sitzenden Ei nichts. Die Placentarstelle reicht hier eben nicht in die Muskulatur hinein, weil der Uterus in allen seinen Elementen zunächst mit dem Ei mitwächst. Und dass wiederum es nicht die hypertrophirende Schleimhaut als solche ist, deren das Ei unbedingt zu seiner Entwicklung bedarf, wird dadurch bewiesen, dass es sich im Ovarium zur Reife entwickeln kann. Es ist also die Proliferations- besw. Reaktionsfähigkeit der Gewebe, in denen sich das Ei festsetzt, welche entscheidend ist, nicht die Art der Gewebe. Desshalb ist, generell gesprochen, die Tube als Fruchthalter dem Ovarium gegenüber nicht desshalb benachtheiligt, weil sie Muskulatur enthält, sondern weil für gewöhnlich ihr Gewebe eine weit geringere besw. ungenügende Reaktionsfähigkeit auf die Implantation des Eies zeigen.

6) Gesellschaft für Geburtshilfe und Gynäkologie zu Berlin.
Sitzung vom 14. Februar 1902.
Vorsitzender: Herr Jaquet; Schriftführer: Herr Gebhard.

I. Demonstrationen.

Herr v. Bardeleben stellt eine 31jährige Frau vor mit Anus praeternaturalis vestibuloperinealis, welche er entbunden hat. Fieber erheischte die Extraktion des quer in Beckenenge eingekeilten Kindskopfes. Die Gelenkigkeit der Achsenzugzange kam hierbei sehr zu statten. Das Septum recto-vaginale wurde durch rechtsseitige Vulvaincision entspannt und erhalten. Sufficienz des Enddarms unbeeinträchtigt. Reaktionsloses Puerperium.

Rücksichten auf Geburt und Puerperium allein geben also keine Indikation zu prophylaktischer Operation ab. Es bleibt freilich zu bedenken, dass Geburten bei Beckenendlagen ungünstiger verlaufen können. Ferner wird wohl in kurzer Zeit die Nothwendigkeit sich darthun, dem nunmehr noch obendrein stark ausgedehnten Scheidenrohr eine festere und gleichmäßigere Stütze und Unterlage zu schaffen, als die lockere Befestigung auf dem häufigen und bedeutenden Gestaltsveränderungen unterworfenen Enddarm.

Die entwicklungsgeschichtliche Bedeutung liegt in dem deutlichen Hinweis auf die Art der Entstehung des Dammes. Der Blindsack in der Analgegend ist durch Verwachsung der Dammanlage mit der hinteren Kloakenwand entstanden. Daher ist hier Perineum, Sphincter ani externus. Die Gewebsbrücke, die ursprünglich Allantois und Enddarm abgrenzte, hat als Septum recto-vaginale selbständig die Körperoberfläche erreicht. Der Damm ist eine Bildung des untersten Theiles der Kloake.

Herr Baur: 27jährige IIIpara, allgemein verengtes Becken, vor 6 Jahren spontane Geburt eines kleinen todten Knaben. Vor 2 Jahren spontane komplete Uterusruptur. Perforation des im Becken stehenden großen Kopfes. Placenta aus der freien Bauchhöhle durch die Rupturstelle hindurch entfernt. Im Wochenbett eine Pneumonie. Heilung der Ruptur bei konservativer Behandlung. 2 Monate danach Blinddarmentzündung, 3malige Operation. Heilung. 1½ Jahre nach der Uterusruptur wieder 4monatliche Gravidität mit erheblichen Beschwerden. Einleitung der Frühgeburt in der 32. Woche der Gravidität mit Einlegen des Kolpeurynters bei knapp für den Finger durchgängigem Muttermund. Bei kaum fühlbaren Wehen Ausstoßung des Kolpeurynters nach 3 Stunden. Leicht ausführbare Wendung auf den Fuß und Extraktion eines lebensfähigen Kindes. Wochenbett normal. Entlassungsbefund normal.

Herr Koblanck würde lieber in diesem Falle den Kaiserschnitt am Ende der Schwangerschaft gemacht haben.

Herr Kessler (Riga) (als Gast) demonstrirt:
1) Eine Cyste der Uteruswand;
2) einen großen Schleimhautpolypen des Corpus uteri;
3) einen Polyp der Portio vaginalis;
4) Lithopädion (gemini).

Herr Olshausen hält für wahrscheinlicher, dass beide Föten in derselben Tube gesessen haben und erblickt darin eine wenngleich seltene Ursache für das Zustandekommen von Tubarschwangerschaft.

Herr Csempin demonstrirt in Hinsicht auf den auf der Tagesordnung stehenden Vortrag über Retroflexionsoperationen eine Pat., bei welcher er die

Leopold'sche Methode der Ventrofixation mit einer von ihm seit Jahren geübten Modifikation ausgeführt hat. Es wird die Bauchhöhle mit möglichst kleinem Schnitt eröffnet, event. Adhäsionen des Uterus oder der Anhänge werden gelöst, nothwendige Operationen an denselben ausgeführt. — Dann wird die Ventrofixation derart ausgeführt, dass 2 Seidenfäden durch den Fundus quer durchgeführt werden, einer vor und einer hinter dem Scheitel des Fundus. Die Fäden werden vor der Mitte aus dem Fundus heraus- resp. wieder eingestochen. Dann wird der Uterus in die Bauchhöhle versenkt und in je eine Nadel genommenen Enden der Fäden nicht im Bereich der Bauchwunde, sondern unterhalb derselben zur linken und rechten Seite durch die Bauchdecken herausgeführt und später — nach Schluss der Bauchwunde — unterhalb derselben über der unversehrten Haut über ein Jodoformgazeröllchen geknotet.

Diese Methode bezweckt und erzielt eine sichere sero-seröse Verbindung des Uterus und damit eine ausgezeichnete physiologische Beweglichkeit des Uterus bei den Druckschwankungen der Bauchhöhle, — ferner eine sehr gute nach vorn gebeugte, wirkliche Anteflexionsstellung des Uterus ohne besondere Elevation des ganzen Organs aus dem Becken in die Bauchhöhle. — C. hebt noch hervor, dass er fast stets die Laparotomien, besonders aber bei den in Rede stehenden Fällen mit einem sehr kleinen Hautschnitt operirt. Hierzu ist erforderlich, die Haut resp. das subkutane Fett allerseits ca. 2 cm weit von der Fascie abzulösen. Dann kann ein relativ größerer Fascien-, Muskel- und Peritonealschnitt gemacht werden. Letztere Theile sind wegen ihrer Elasticität und Ablösung von der Haut dann sehr nachgiebig, die Haut selbst sehr verschieblich, das Operiren in der Bauchhöhle nicht weiter erschwert.

Herr Olshausen hebt hervor, dass nach seiner Operationsmethode die Beweglichkeit des Uterus ebenfalls eine große ist. In der Hindurchführung von Suturen durch die gesammte Dicke der Bauchdecken sieht er eine Gefahr für das Peritoneum, welches bei Eiterung der Stichkanäle inficirt werden kann.

Herr Mackenrodt: Ich habe diesen Fall soeben untersucht und finde, dass der Uterus wie nach jeder Ventrofixation liegt, d. h. in aufgerichteter Stellung, gestreckt, aber nicht in Anteflexion. Ich ziehe die Fixirung der runden Bänder vor.

Herr Czempin fürchtet die Infektion des Peritoneum durch Seidenfäden bei dieser Operation eben so wenig, wie sie bei dem Schluss einer Bauchwunde mit durchgreifenden Seidenfäden stattfindet.

Herrn Mackenrodt gegenüber betont C., dass in dem vorgestellten Falle, wie erwähnt, auch eine einseitige Adnexoperation gemacht ist. In den reinen Fällen von Ventrofixation liegt der Uterus stets anteflektirt.

Tubargravidität.

7) **C. Wettergren.** Einige Fälle von Tubargravidität.
(Eira 1901. p. 399.)

Vier Fälle, darunter zwei exspektativ behandelt. Guter Verlauf in allen Fällen. Von besonderem Interesse ist der eine, operativ behandelte Fall, wo bei der Operation ein taubeneigroßer Tubenpolyp gefunden wurde, der mit einem kleinfingerdicken Stiel von der Tube nahe der Ampulle ausging und bei der mikroskopischen Untersuchung die Textur eines gefäßreichen Fibromyoms mit decidualer Zellenanhäufung aufwies. (Dieser Fall ist im Nord. med. Arkiv 1901 Hft. 1—6 in deutscher Sprache veröffentlicht.) **Elis Essen-Möller** (Lund).

8) **Couvelaire.** Topographische Klassifikation der Tubarschwangerschaften während der ersten 3 Monate.
(Ann. de gyn. et d'obstétr. 1901. September.)

C. will keine neue Eintheilung in vorliegender Arbeit geben, sondern dieselbe bezweckt nur die bisherige als klassisch zu bezeichnende Eintheilung auf Grund eingehender anatomischer Untersuchungen der normalen Tube und von 35 tubaren Fruchtsäcken einer näheren Prüfung zu unterziehen. Er theilt die Tube auch ein in den interstitiellen Theil, der noch ganz in der Dicke der Uterusmuskulatur liegt, und den freien Theil der Tube, der aus den 3 Abschnitten: Pars isthmica, ampullaris und infundibularis besteht.

Was dem interstitiellen Theil die besondere Individualität verleiht, ist die geringe Weite desselben (etwa 1 mm im Durchschnitt), eine geringe Erhabenheit und Verdickung der Mucosa und die innige Gemeinschaft zwischen der Tubenwandung und der Uterusmuskulatur. Die Frage der Schwangerschaft in diesem Theile lässt C. unberührt, da unter den 35 Fällen sich keiner befand, und gerade diese ektopische Gravidität einer besonderen eingehenden Besprechung bedürfe.

Der isthmische Theil der Tube, ca. 3—4 cm lang, geradlinig, cylindrisch, hart sich anfühlend, im Innern 1—1,5 mm weit, ist seltener Sitz einer Schwangerschaft; unter den 35 hat C. 7mal eine solche beobachtet. Besonders charakteristisch bei dieser Schwangerschaft ist die freie Ausdehnung des Sackes nach der Bauchhöhle hin, die sehr frühzeitige Unterbrechung der Schwangerschaft durch Blutung des Ovum, einhergehend mit einer primären intraperitonealen Ruptur des Sackes und diffuser intraperitonealen Blutung. Die Berstung erfolgt gewöhnlich sehr frühzeitig, vor der 8. Woche; die isthmische Schwangerschaft unterscheidet sich also dadurch wesentlich von der ampullären, bei der eine Blutung des Ovum erfolgen kann mit Absterben desselben ohne primäre Berstung des Sackes.

Die ampulläre Schwangerschaft ist die am häufigsten auftretende Form von allen Tubenschwangerschaften; unter den 35 Fällen waren 28 ampulläre. Der ampulläre Theil ist anatomisch auch verschieden; er ist beweglich, weich, ausdehnbar, 7—8 cm lang, das Lumen viel weiter, 6—7 mm. Die Mucosa wird nach dem Ostium zu immer dünner. Vor Allem ist nun die Entwicklung des Eies in der Tube wesentlich verschieden von den anderen ektopischen Schwangerschaften. Wenn frühzeitig eine Blutung eintritt in dem fötalen ampullären Sack, so führt sie nicht eine primäre Berstung des Sackes herbei, sondern einfach zur Bildung einer Hämatosalpinx mit oder ohne Hämatocele. Ferner tritt auch die Berstung nach C.'s Beobachtungen bei der ampullären Schwangerschaft später ein als bei der isthmischen.

Was das Verhalten des Ostium tubae betrifft, so hat er nicht konstant die von Bland Sutton beschriebenen Veränderungen gefunden, oft war zwischen der Ampulle und der Bauchhöhle noch Kommunikation, oft auch nicht. Was der ampullären Schwangerschaft in zweiter Linie besonders eigen ist, ist die Stielbildung in den ersten Monaten. Dieselbe kann dreierlei Wandlungen erfahren, der Stiel behält seine ursprüngliche Lage, und die Ausdehnung des Sackes findet an normaler Stelle statt; oder der Stiel biegt sich, und die gravide Ampulle fällt in den Douglas, hier sich dann weiter entwickelnd; oder endlich der Stiel dreht sich ab, was aber sehr selten ist. Die Weiterentwicklung der Frucht und Ausdehnung des Sackes kann nach der Bauchhöhle hin erfolgen oder in das Ligamentum latum hinein. Im ersteren Falle kann der fötale Sack exklusiv tubar bleiben, oder er ist zugleich tubar und intraperitoneal; oder es entwickelt sich sekundär eine tubo-abdominale, oder endlich durch Verwachsungen mit Nachbarorganen eine pseudo-intraligamentäre Tubarschwangerschaft. Bei der intraligamentären Entfaltung unterscheidet C. die partielle, die sich ganz im äußersten Theile entwickelt, wobei der fötale Sack frei bleibt oder mit den Nachbarorganen sekundär verwächst, oder die komplete, wobei das Ligamentum latum sich ganz entfaltet, der entstehende Tumor ganz in das Becken herunterragt und der Uterus seitlich verdrängt wird.

Die letzte Art der Tubenschwangerschaft entwickelt sich in dem infundibulären Theil der Tube, der von einem weiten, ausdehnbaren Trichter gebildet wird, der rings von Fimbrien umgeben ist. Dieselben sind frei außer derjenigen, welche zum Ovarium hinsieht. Das Flimmerepithel der Tube setzt sich auf das Plattenepithel der Peritonealserosa fort. Verf. weist auf die bereits erschienenen Arbeiten hin, ohne näher auf eine Diskussion dieser seltenen Schwangerschaft einzugehen, da er selbst nicht einen Fall dieser Art gesehen hat.

                                                            Odenthal (Bonn).

9) C. M. Ullman. Fall von extra-uteriner Schwangerschaft.

(Hygiea Bd. II. p. 62.)

33jährige Frau, die ein Jahr nach der Verheirathung eine normale Geburt hatte. Sie stillte ein Jahr lang; während des Stillens Amenorrhoe. Nach dem Stillen trat wieder regelmäßige Menstruation ein, bis sie Ende November oder Anfang December wieder schwanger wurde. Kindsbewegungen zu gewöhnlicher Zeit, die jedoch mit Schmerzen verbunden waren. Sonst fühlte sie sich gesund, bis die Kindsbewegungen im August aufhörten. Da die Geburt zu der erwarteten Zeit nicht eintrat, konsultirte sie U., der eine Extra-uterin-Schwangerschaft vermuthete und zur Operation rieth. Diese wurde verweigert. Im folgenden Januar wieder regelmäßige Menstruation, die auch regelmäßig 6½ Jahre fortdauerte um dann aufzuhören. Ein halbes Jahr später wurde sie von U. untersucht: Pat. sehr abgemagert; Bauch aufgetrieben und druckempfindlich, nach rechts wird eine Resistenz palpirt. Durch eine feine Öffnung im Nabel kommt auf Druck Eiter hervor. Operation. Nach Durchtrennung der schwielig verdickten Bauchwand wird sofort eine eitergefüllte Höhle geöffnet, die überall von der Bauchhöhle abgeschlossen war. Die Höhle enthält viele vollständig skelettirte Knochen und einen kleinen Lappen der Kopfschwarte, sonst keine Spuren von Frucht oder Nachgeburt. Spülung der Höhle und Drainage mit Jodoformgaze. Heilung per primam. Nach späteren Nachrichten hat die Pat. einmal abortirt, und ist später gesund gewesen. Elis Essen-Möller (Lund).

10) U. Haret. Recidivirende ektopische Schwangerschaft.

(Ann. de gyn. et d'obstétr. 1901. August.)

Diese Arbeit stellt eine Ergänzung dar zu der in No. 3 d. J. erschienenen; es werden den bereits angeführten 96 Fällen recidivirender Schwangerschaft noch 35 zugezählt. Als nicht anzuszweifelnde Fälle einer eingetretenen zweiten ektopischen Schwangerschaft können jedoch nur 27 betrachtet werden.

Odenthal (Bonn).

11) C. Stankiewicz (Lodz, Polen). Die fötale Retention bei Tubengravidität.

(Revue de gyn. et de chir. abdom. 1901. No. 4.)

Tubengraviditäten, die ihr normales Ende erreichen, sind nicht sehr selten; die polnische Litteratur kennt 7 Fälle; der Fötus stirbt ab, weil die placentare Respiration ihm nicht mehr genügt. Das spätere Verhalten der Tubenschwangerschaft ist verschieden: Resorption der amniotischen Flüssigkeit, Schrumpfung der Eihäute, Calcifikation des Fötus selten; oder dem Tode des Fötus folgt die Maceration; Infektion durch den Colibacillus; Abgang des zersetzten Fötus durch das Rectum, durch die Abdominalwand und seltener durch die Blase und die Vagina, ganz ausnahmsweise durch den Uterus.

S. hat nun einen Fall von Tubenschwangerschaft beobachtet, in welchem der vollständig entwickelte Fötus während 18 Jahren zurückgehalten wurde, ohne dass irgend welche Verkalkung desselben aufgetreten wäre; nur die Eihäute wiesen »calcäre Degeneration« auf, während die Frucht in Maceration begriffen war.

Der interessante Fall wird mit allen Einzelheiten wiedergegeben. Es handelt sich wohl um eine »intraligamentäre Tubenschwangerschaft«. In der Litteratur sind nur 3 hierher gehörige Fälle bekannt geworden:

1) Fall von Steltner (Centralblatt für Gynäkologie 1895 p. 102), 12jährige Retention.

2) Fall von Denis (Abeille méd. 1896 No. 25), 12jährige Retention. Operation.

3) Fall von Folet (Mercredi méd. 1895 No. 3), 15jährige Retention von Zwillingen.

Die Pat. von S. machte noch 6 normale Schwangerschaften und Geburten durch, ohne von dem Tubentumor belästigt zu werden. Zum Schluss kommt S. noch auf die Tubenmenstruation zu sprechen, da er diese post operationem durch eine Bauchfistel beobachtete. Beuttner (Genf).

12) **H. Varnier und C. Sens.** Über recidivirende ektopische Gravidität.
(Ann. de gyn. et d'obstétr. 1901. März.)

Die beiden Verff. geben von 96 früher in einer Arbeit zusammengestellten
Fällen von recidivirender ektopischer Gravidität eine tabellarische Übersicht über
65 Fälle. Sie halten auf Grund der angestellten Beobachtungen die Recidivirung
für häufiger als man gewöhnlich annimmt; es besteht große Tendenz zu solcher,
wesshalb man mit der Prognose vorsichtig sein soll. Unter den 65 Beobachtungen
ist einmal ein Recidiv in derselben Tube verzeichnet. In 56 Fällen ist eine
genaue Zeitangabe zwischen der ersten und zweiten ektopischen Gravidität vorhanden. In 6 Fällen wurde zwischen der ersten und recidivirenden Gravidität
eine normale Schwangerschaft konstatirt. Besonders auffallend war, dass in
manchen Fällen beide ektopische Schwangerschaften fast in gleicher Weise verliefen, oft ohne besondere Erscheinungen zu machen, ganz wie normale Schwangerschaften. Ein ganz sicherer Fall von 3maliger ektopischer Gravidität ist bisher
noch nicht beschrieben. Zum Schluss kommen Verff. auf die Ursache der Recidivirung zu sprechen. Sie halten es nicht für möglich, makroskopisch die innere
Erkrankung der Tube zu erkennen oder nicht. In vielen, wohl den meisten Fällen
handelt es sich um eine Endosalpingitis.   **Odenthal** (Bonn).

13) **Pestalozza (Florenz).** Über recidivirende Tubarschwangerschaft.
(Ann. di ost. e gyn. 1901. Januar.)

Verf. hat 111 Fälle von wiederholter Tubenschwangerschaft (darunter wenigstens 95 absolut einwandsfreie) zusammengestellt. Es ist somit dieses Ereignis
keineswegs als besonders selten zu betrachten. Aus der Statistik lässt sich der
Schluss ziehen, dass diejenigen Frauen, welche eine Extra-uterin-Schwangerschaft
(operirt oder nicht operirt) durchgemacht haben, im Allgemeinen eine verminderte
Fruchtbarkeit aufweisen, d. h. dass sie geringere Chancen besitzen, wieder schwanger zu werden. Andererseits aber ist, falls eine neue Gravidität eintritt, die
Wahrscheinlichkeit einer abermaligen Extra-uterin-Schwangerschaft verhältnismäßig sehr groß (1 : 4). Aus dem relativ häufigen Auftreten einer recidivirenden
Tubenschwangerschaft schließt Verf., dass die letzte Ursache dieses pathologischen
Zustandes in einer allgemeinen Prädisposition der betreffenden Organe, vermuthlich in einer kongenital abnormen Beschaffenheit der Tuben, zu suchen sei. Was
die Therapie anlangt, so kann auch aus der Möglichkeit einer abermaligen Extra-
uterin-Schwangerschaft nicht die Berechtigung gefolgert werden, gleich bei der
ersten Operation die doppelseitige Kastration zu machen (falls die zweite Tube
gesund ist); dagegen ist selbstverständlich die genaueste Überwachung im Falle
einer erneuten Gravidität nothwendig.   **H. Bartsch** (Heidelberg).

14) **O. Reichert.**   Extra-uterin-Gravidität und Haematocele retro-
uterina.
Inaug.-Diss., Heidelberg, 1900.

Verf. berichtet über 30 Fälle von Extra-uterin-Gravidität und Haematocele
retrouterina aus der Heidelberger Frauenklinik. Was die Therapie anbelangt, so
ist bei frischer Ruptur oder Abort mit starker innerer Blutung die Laparotomie
zu machen.

In älteren Fällen, die nicht zu sofortiger Operation drängen, besonders bei
ausgebildeter Hämatocele innerhalb der ersten 2 Monate, ist nach den Erfahrungen
an der Kehrer'schen Klinik der Kolpotomie der Vorzug zu geben und zwar,
weil die Operationsdauer eine kürzere, die Infektionsgefahr eine geringere, die
Nachbehandlung eine einfachere und die Herstellung der Arbeitsfähigkeit eine
schnellere ist. Die Nachtheile der Kolpotomie sind Unübersichtlichkeit und oft
Unmöglichkeit, die Tube zu entfernen. Auch für die ungeplatzte Extra-uterin-
Schwangerschaft soll die Kolpotomie gemacht werden.   **Hohl** (Bremerhaven.)

15) **V. Cornil** und **M. Weinberg** (Paris).   Anatomie und Histologie
   der Tubarschwangerschaft.

(Revue de gyn. et de chir. abdom. 1901. No. 5.)

C. hat bereits an dieser Stelle (1900) die Einzelheiten der Konfiguration und
der Struktur bei Tubargravidität besprochen und die einschlägige Bibliographie
wiedergegeben. Hier handelt es sich hauptsächlich darum, auf einige umstrittene
Punkte zu sprechen zu kommen, wie: die Struktur des freien Poles des Eies, die
Disposition der Decidua reflexa, die Formation des Syncytiums und die Modifikationen des cylindrischen Epithels der Tubenschleimhaut gegenüber dem freien
Eipol. — Im Ganzen wurden 18 Fälle mehr oder weniger eingehend histologisch
untersucht.

Die Untersuchungen zerfallen in 3 Kapitel:

1) Struktur der Eihäute und der Decidua reflexa; mit 3 Abbildungen im Text.

2) Decidua serotina.

3) Änderungen der Tube in der Nachbarschaft des Fruchtsackes: Hypertrophie
der Tubenschleimhaut, Blutansammlungen, die bis zur Muskulatur reichen, Phlebitis obliterans (mit einer Abbildung).

Die oberflächlichsten Arbeiten der Jahre 1899 und 1900, 15 an der Zahl, werden angeführt; auf 2 Tafeln werden noch 12 äußerst instruktive und klare Abbildungen beigegeben, die besser als aller Text die obwaltenden Verhältnisse
wiedergeben.   **Beuttner** (Genf).

Verschiedenes.

16) **E. Bonnaire** und **M. Letulle** (Paris).   Über den Zusammenhang
   des malignen Deciduoms mit Blasenmole.

(Revue de gyn. et de chir. abdom. 1901. No. 4.)

M e t o s (Thèse, Paris, 1900) hat festgestellt, dass in 98 Fällen von Deciduom
48mal eine Blasenmole vorausgegangen war; diese letztere ist sehr oft auf eine
chronische Endometritis zurückzuführen; auch ist das maligne Deciduom einerseits, als auch die Blasenmole andererseits eine Affektion, die man häufiger bei
Mehrgebärenden antrifft. In 79 Fällen von Blasenmole konnte Menu (Thèse,
Paris, 1899) nur 12 Fälle ausfindig machen, die von Erstgebärenden stammten.

Das maligne Deciduom entwickelt sich gewöhnlich im 4.—8. Monat post
partum; immerhin kann dieses auch erst später auftreten; so hat Löhlein einen
Fall beobachtet, wo die Neubildung erst nach 2 Jahren auftrat.

B. und L. theilen nun detaillirt einen Fall mit, wo die krankhaften Erscheinungen schon sehr früh auftraten.

Letzte Regeln 16. August 1898; 24. September Schmerzen im Unterleib; intermittirende Metrorrhagien; schnelle Zunahme des Leibesumfangs; 15. Oktober sehr
starke Blutung; manuelle Ausräumung einer Blasenmole; hernach Curettage;
17. Oktober: Auswischung der Uterushöhle mit Chlorzinklösung (1 : 10); 12. November: von Neuem heftige, uterine Blutungen. 19. November Spitaleintritt:
2418000 rothe Blutkörperchen; 38,4, 125. Auswischen der Uterushöhle mit Kreosot-
Glycerin; Tamponade. 18. November: Vaginale Hysterektomie. 20. November:
Exitus. Der mikroskopischen Beschreibung sind 5 schwarze und 4 farbige Abbildungen beigegeben.   **Beuttner** (Genf).

17) **A. O. Lindfors** und **A. Vestberg**.   Der weitere Verlauf des früher
   beschriebenen Falles von Syncytioma malignum vaginae.

(Upsala Läkareföreu Förhandl. Bd. VI. p. 584.)

Der früher von L. beschriebene Fall ist jetzt zur Sektion gekommen. Dabei
stellte sich heraus, dass die Genitalorgane von Geschwulstbildung gänzlich frei
waren; dagegen waren die meisten inneren Organe, insbesondere die Lungen, von

Geschwülsten durchsetzt, die sämmtlich die Struktur des Chorioepithelioma zeigten. Der Fall ist von V. mikroskopisch untersucht. Für das nähere Studium der von ihm gewonnenen Präparate und seiner Darstellung muss ich auf das Original verweisen.   **Elis Essen-Möller** (Lund).

18) **S. Horsley** (Texas).   Anlegung und Schluss des Bauchschnitts.
(St. Louis courier of medicine 1901. September.)

Um die für den Ruf des Operateurs so nachtheilige Komplikation der Bauchhernie zu vermeiden, ist es nothwendig, den Bauchschnitt sowohl nach einer ganz bestimmten Methode anzulegen als auch zu schließen. Der Ort der Incision ist nach der für die verschiedenen Operationen typischen Art zu wählen. Haut und oberflächliche Fascie werden mit einem Schnitt durchtrennt. Die Muskulatur soll stumpf mit dem Griff des Messers gespalten werden, die tiefe Fascie wird mit Hakenpincetten gehoben und mit der Schere durchschnitten, eben so das Peritoneum. Nichts rechtfertigt das Vorgehen mancher Operateure, die mit einem einzigen Schnitt das Abdomen eröffnen. Die Zeitersparnis dabei ist sehr gering und das Risiko auch bei ausgebildetster Technik zu groß.

Für die für gynäkologische Zwecke wichtigste Form der Laparotomie ist hervorzuheben, dass Verf. nicht genau die Mittellinie wählt, sondern etwas nach der Seite in die Substanz eines Rectusmuskels hineingeht.

Beim Schließen der Bauchwunde ist das einfachste Verfahren das beste. Für den Medianschnitt — wo nur der Rectus wieder zu vereinigen ist — genügt eine einfache Lage Silkwormnaht(!).   **G. Frickhinger** (München).

Einladung
zum
IV. internationalen Kongress für Gynäkologie und Geburtshilfe.
Rom, 15.—21. September 1902.

Auf der Tagesordnung stehen die folgenden wissenschaftlichen Fragen:
1. Über die medicinischen Indikationen zur Einleitung der Geburt.
2. Die Hysterektomie in der Behandlung des Wochenbettfiebers.
3. Die operative Behandlung des Gebärmutterkrebses.
4. Die Tuberkulose der weiblichen Geschlechtstheile.

Das Komité besteht aus den Herren:

Prof. E. Pasquali, I. Vorsitzender; Prof. O. Morisani-Neapel, Vorsitzender der geburtshilflichen Abtheilung; Prof. L. Mangiagalli-Pavia, Vorsitzender der gynäkologischen Abtheilung; Prof. E. Pestallozza, Haupt-Schriftführer; Dr. Micheli-Rom, II. Haupt-Schriftführer und Schatzmeister; Prof. Calderini, Guzzoni, Negri und Truzzi, Ausschussmitglieder; Dr. Caruso, Micheli, Regnoli, Rossi und Doria, Schriftführer.

Der Beitrag von 25 Lire ist an den Schatzmeister des Komités, Herrn Dr. Micheli-Rom, 127 Via Rasella, einzusenden.

Anmeldungen von Vorträgen werden, wenn irgend möglich mit kurzer Inhaltsangabe, an den Hauptschriftführer des Komités, Herrn Prof. Pestalozza, Florenz, 60 Via Alfani, spätestens bis zum 31. Mai 1902 erbeten.

Die officiellen Kongress-Sprachen sind Italienisch, Französisch, Englisch, Deutsch und Spanisch.

Originalmittheilungen, Monographien, Separatabdrücke und Büchersendungen wolle man an *Prof. Dr. Heinrich Fritsch* in Bonn oder an die Verlagshandlung *Breitkopf & Härtel* einsenden.

Druck und Verlag von Breitkopf & Härtel in Leipzig.

Centralblatt
für
GYNÄKOLOGIE

herausgegeben

von

Heinrich Fritsch
in Bonn.

Sechsundzwanzigster Jahrgang.

Wöchentlich eine Nummer. Preis des Jahrgangs 20 Mark, bei halbjähriger
Pränumeration. Zu beziehen durch alle Buchhandlungen und Postanstalten.

No. 14.   **Sonnabend, den 5. April.**   **1902.**

I.

Sollen Myome vaginal oder abdominal angegriffen werden?[1]

Von

A. Martin in Greifswald.

So lang Uterusmyome erst dann die Indikation zur Operation
gaben, wenn das Leben der Kranken unmittelbar bedroht war —
schien die Spaltung der Bauchdecken das unvermeidliche Verfahren
zu sein. Die Geschwülste erreichen dann nur zu oft einen gewaltigen
Umfang, es haben sich derartige Komplikationen entwickelt, dass die
denkbar ausgiebigste Freilegung — wie sie unbestritten nur der
abdominale Eingriff gestattet — nicht zu umgehen ist. Von Jahr

---

[1] Nach einer Demonstration von Myompräparaten in dem medicinischen Verein
in Greifswald.

zu Jahr ist diese enge Grenze für die Myomoperation weiter und
weiter hinausgerückt worden. Die Zaghaftesten können sich Angesichts
der mangelhaften Erfolge jeder anderen Art von Therapie dem Eindruck der wachsenden Sicherheit der Operation nicht entziehen. Die
technischen Fortschritte der operativen Gynäkologie auch den Myom-
leidenden zu Gute kommen zu lassen, erscheint den Anderen unab-
weisbare Pflicht. Noch sind wir nicht so weit in der Behandlung
der Myome, wie in der der Ovarialneubildungen, ja der Vergleich
dieser beiden operativen Aufgaben ist ohnehin kaum zulässig. Hier
hat die geläuterte Kenntnis der Histologie der Neubildungen gleichzeitig mit der Entwicklung der Technik dahin geführt, dass die
Nothwendigkeit einer möglichst frühen Entfernung des Neoplasma
allgemein anerkannt wird. Myome sind nach der heutigen Auffassung in ihrer großen Mehrzahl histologisch als nicht maligne zu
bezeichnen. Klinisch gehören sie nicht zu den gutartigen. Ich
musste an den von über 200 operirten Myomen schon 1888 [2] für
20,4 % das betonen. Seitdem haben vielfältige Beobachtungen, z. B.
über das Myomherz, über die Komplikation mit maligner Erkrankung
des myomatösen Uterus u. dgl. m., meine damalige Auffassung bestätigt. Erst vor Kurzem hat auch Cullingworth (Journal of
obstetrics and gynaecology 1902, Januar) dieser Auffassung sich zu-
geneigt. Dazu kommt, dass die Technik der Myomoperationen solche
Fortschritte gemacht hat, dass es vollberechtigt ist, die engen Grenzen
der Indikation der Operation hinauszuschieben und eine solche da
als gegeben anzuerkennen, wo durch diese Neubildung
das Wohlbefinden und die Arbeitsfähigkeit nachhaltig
gestört werden, wo die medikamentöse Behandlung des
kranken Organs und des durch dieses gestörte Allgemeinbefinden versagt.

Die Abschätzung dieses Zeitpunktes wird naturgemäß individuell
stets in weiten Grenzen schwanken. Mich leitet vorwiegend ein
weiterer Gesichtspunkt, der mit der wachsenden Sicherheit der
Erfolge nach meiner Auffassung an Berechtigung gewinnt. Führt
nach der früheren Art der Indikationsstellung die Operation der
Myome nothwendig zu einer Verstümmelung, so gelingt es bei weniger
verzögerten Eingriffen lediglich das Neoplasma zu entfernen, den
Kranken ihre Generationsorgane zu erhalten. Die Bedeutung dieses
Gewinnes für Personen im fortpflanzungsfähigen Alter wird Niemand
bestreiten. Aber auch für bejahrtere Kranken die gesunden Genitalorgane zu erhalten, ist für das Wohlbefinden derselben sicher nicht
gleichgültig.

Für Denjenigen, dem nicht die Größe des Myoms, sondern das
Maß der dadurch bedingten Befindensstörungen den Zeitpunkt des
Eingriffs angiebt, bieten sich principaliter zwei Wege, der vaginale
und der abdominale.

---

[2] II. Gynäkologischer Kongress, Halle 1889.

Es wird vielseitig anerkannt, dass die vaginalen Operationen der inneren Genitalien ein unbestreitbar besseres Operationsresultat liefern als die abdominalen. Sie stellen oft wesentlich höhere Anforderungen an den Operateur, sie erscheinen wesentlich schwieriger wegen der relativen Raumbeschränkung. Dem gegenüber muss festgehalten werden, dass auch hierbei eine völlig ausreichende Übersichtlichkeit des Operationsfeldes zu erzielen ist. Die Sicherheit der Blutstillung und der Stielversorgung ist mit nur seltenen, und immer seltener werdenden Ausnahmen in durchaus befriedigender Weise zu erreichen. Schließlich steht für diese Ausnahmen nichts im Wege, den Bauchschnitt unmittelbar anzureihen, nur von hier aus unerwarteten und zunächst unüberwindlichen Schwierigkeiten zu begegnen. Ich selbst habe dazu die Veranlassung bisher unter den weit mehr als 1000 Kolpotomien nur zweimal gehabt. Dafür fällt entscheidend zu Gunsten der vaginalen Operation ins Gewicht, dass die Narbenbildung eine viel günstigere ist. Gewiss ist die Verbesserung der Dauererfolge der Bauchschnittnarben anzuerkennen, auch soll nicht in Abrede gestellt werden, dass auch die Scheidennarben gelegentlich zu Beschwerden Veranlassung geben. Das Bauchnarben aber selbst bei absolut reaktionsloser Heilung Dehnungen der bedenklichsten Art ausgesetzt sind, dass sich bei ihnen unverhältnismäßig häufig Verwachsungen der Innenfläche bilden, die sich früher oder später störend, ja geradezu deletär geltend machen, dass nach Bauchschnitten zwischen Därmen und Netz sich in recht bedenklicher Häufigkeit Verklebungen entwickeln, muss heute als zur Evidenz erwiesen betrachtet werden.

Die vaginale Operation ist für mich die Operation der Wahl. Auch Fritsch, und wie ich mit besonderer Genugthuung konstatire, Thorn (Centralbl. für Gynäkologie 1902 No. 11) bekennen sich zu dem Princip vaginal Alles zu operiren, was auf diesem Wege zu operiren ausführbar ist.

Mit zunehmender Übung wächst die Sicherheit, zumal, wenn wir uns bewusst bleiben, welche Grenzen dem Angriff von der Scheide aus gesetzt sind.

An und für sich bildet nicht der Umfang der Geschwulst diese Grenze. Myome können in ausgiebigster Weise durch Morcellement und Allongement opératoire verkleinert werden. Geschwülste, welche weit in die Bauchhöhle hinauf entwickelt mit nur einem kleinen Segment in das Becken hineinragen, wird man nur unter besonders günstigen Voraussetzungen von der Scheide aus 'vaginal operiren, also besonders dann, wenn es möglich ist, die ausgiebig bewegliche Masse durch Druck von oben in das Becken hineinzudrängen. Die abdominale Operation scheint da geboten, wo die Anamnese (vorausgegangene Entzündungen) die Symptome (lokalisirte Schmerzen, Behinderung der Nachbarorgane) und Befund (Unbeweglichkeit der Geschwulst und entsprechende Veränderungen der Oberfläche) Verwachsungen mit den anderen Beckenorganen, besonders aber auch mit Darmschlingen und Netz erkennen resp. mit Wahrscheinlichkeit annehmen lassen.

Es gelingt zwar auch bei der ausgiebigen Freilegung durch den vorderen Scheidenschnitt in die Tiefe der Bauchhöhle hinein klar zu sehen, so dass man nicht Gefahr läuft, etwa solche Verwachsungen zu übersehen, und ohne geeignete Kontrolle durchtrennen zu müssen. Immerhin muss namentlich für den weniger Geübten auch heute noch festgehalten werden, dass die Operation der bis in die Nabelhöhle hinaufreichenden myomatösen Geschwülste nur dann empfohlen werden kann, wenn dieselben vollkommen frei beweglich sind und Verwachsungen hier durch die Tastung annähernd ausgeschlossen werden können.

Sind die Geschwülste in der Tiefe des Beckens durch perimetritische Schwielen festgelöthet oder haben sie sich in ihrer weiteren Entwicklung zwischen die Blätter des Lig. latum ausgebreitet, dann erscheint die vaginale Operation ganz besonders empfehlenswerth. Auch nach Eröffnung der Bauchhöhle kann man diese Verwachsungen in nur sehr unvollkommener Weise dem Auge zugänglich machen. Nach der Spaltung des Scheidengewölbes wird die Verlöthung der unteren Fläche der Geschwulst in der Regel vollkommen sicht- und kontrollirbar. Die zurückbleibenden Wundflächen habe ich bis zur Linea inominata hinauf mit Matratzennähten oder durch Aufnähen der Ränder des Peritoneum oder des Lig. rotundum versorgen können. Die Blutstillung ist mir dabei stets weniger schwierig erschienen als die Versorgung der Nebenverletzungen. Unter diesen sind die der Blase entschieden weniger misslich als die der Ureteren und des Darmes.

Myome verursachen oft derartige ödematöse Erweichungen auch der Blasenwand, dass diese bei vorsichtigster Abhebung vom Collum einreißt, zumal wenn mehrfache Knollen die Vorderfläche desselben überragen. Es entstehen dann Verziehungen der Blase, welche sehr schwer zu kontrolliren sind. Die Eröffnung der Blase macht sich in der Regel sofort durch das Hervorstürzen von Urin bemerkbar. Diese Wunde ist meist leicht in geeigneter Weise zu vernähen und, wenn auch nicht immer sofort, dann durch eine geeignete Nachoperation nachdem die Narbenschrumpfung eingetreten ist, sicher zu verheilen. Blasenverletzungen sind bekanntlich auch bei abdominalen Operationen nicht immer sicher zu vermeiden!

Die Ureteren habe ich bei vaginalen Myomoperationen noch nicht verletzt, mehrfach dagegen bei abdominalen. Hier würde ich zunächst die Implantation vaginal ausführen, anderenfalls aber je nach der Sachlage sofort oder zu gegebener Zeit die abdominale oder retroperitoneale.

Bei Verletzung des Darmes ist die Vernähung vaginal nur dann ausführbar, wenn die Verletzung unmittelbar zugänglich ist. Bei der Ablösung eines 5 cm langen, 2 cm breiten Stückes Darmserosa vom Rectum mit einer Lage der Muscularis habe ich es vorgezogen, sofort die Laparotomie zu machen, um diesen langen Lappen aufzunähen; er ist angeheilt.

Eine wesentliche Erleichterung bietet für vaginale Operationen der Schuchardt'sche Scheiden-Dammschnitt. Die Spaltung des Introitus und der Scheide links am Rectum vorbei erleichtert in ausgiebiger Weise das Operiren im kleinen Becken. Die nach Naht mit fortlaufendem Faden entstehende Narbe verursacht keine späteren Nachtheile. Ist der myomatöse Uterus erreicht, so bestimmt der Befund in jedem Einzelfalle das weitere Verfahren. Gleich viel ob nur ein sogenanntes Kugelmyom vorliegt, ob eine Mehrheit mehr oder weniger umfangreicher Geschwülste: ist daneben noch so viel normales Uterusgewebe erhalten, dass eine Rekonstruktion des Uterus nach der Enukleation ausführbar ist, so erscheint mir dieses Verfahren indicirt, mit Vernähung des Bettes des oder der Myome. Erscheint die Rekonstruktion unausführbar, dann ist die Totalexstirpation geboten. Bis zu welcher Größe die Ausschälung ausführbar, unter Erhaltung des Uterus, zeigen die vorliegenden Präparate.

Das eine zweifaustgroße wurde in kleinen Schnitten so weit verkleinert, bis die Hervorwälzung des ganzen Uterus gelang. Ich wollte den Uterus erhalten, die Durchsetzung der übrigen Masse des Uterus schloss ein solches konservatives Verfahren aus: ich exstirpirte nunmehr den Uterus völlig. Die Höhle selbst, aus welcher diese großen Knollen entfernt worden sind, ist in Formalin derartig zusammengeschrumpft, dass es schwer ist sich vorzustellen, dass darin diese Masse gelegen hat.

Das andere Myom von Faustgröße habe ich im Jahre 1901 einer 33jährigen Frau vaginal enukleirt, welche in 9jähriger steriler Ehe gelebt hatte. Die Dame ist 3 Monate später schwanger geworden und befindet sich nach den mir zugehenden Berichten durchaus wohl.

Erscheint die Erhaltung des Uterus nicht möglich, so mache ich die Totalexstirpation. Enukleation und Totalexstirpation stehen zur Wahl, nachdem die Geschwulst und ihr Bett der unmittelbaren Kontrolle unterzogen werden können.

Diese Wahl bleibt auch da uns vorbehalten, wo wir aus den oben entwickelten Gründen auf den vaginalen verzichten mussten, wo also der Bauchschnitt nicht zu umgehen ist.

Unzweifelhaft hat die Technik speciell der Vernähung der Bauchincision im Anschluss an die Erörterung dieser Frage auf dem Gynäkologenkongress in Wien (1895) große Fortschritte gemacht. Primärheilung und Dauerresultate sind, wie es scheint, auf das denkbar günstige Maß gesichert. Dennoch sind Stichkanaleiterungen nicht ganz auszuschließen. Die Dehnung der Narbe ist auch jetzt noch, nicht nur im Anschluss an Gravidität und Ausdehnung des Leibes durch Erkrankung intraabdominaler Organe, nicht völlig ausgeschlossen.

Bedenklicher aber erscheint mir die Thatsache, dass auch nach reaktionsloser Heilung der Bauchwunde Adhäsionen von Netz und Darmschlingen an der Innenfläche der Bauchnarbe und Verwachsungen der Organe unter einander nur allzuhäufig das spätere Befinden der Genesenden ernstlich beeinträchtigen.

Auch nach der Eröffnung des Leibes durch Bauchschnitt prüfe ich zunächst auf die Möglichkeit, ob die Enukleation genügt. Ist dies durch den Befund als aussichtslos erkannt, dann führe ich die Totalexstirpation aus. Wenn möglich lasse ich bei jüngeren Personen ein Ovarium zurück. Nur zu oft verbietet sich das durch die Erkrankung der Keimorgane und der Tuben bei Myomen des Uterus.

Diese beiden nahezu mannskopfgroßen myomatösen Uteri sind Beispiele dafür. Bei dem einen waren die beiderseitigen Adnexorgane durch chronische Entzündungsprocesse zerstört, bei dem anderen konnte das rechte Ovarium zurückbleiben.

Die supravaginale Absetzung mit Versorgung des Collumstumpfes nach Hofmeier-Chrobak werden vielfach, besonders noch in Deutschland geübt. Unsere französischen und amerikanischen Fachgenossen geben in ihrer großen Mehrzahl der Totalexstirpation den Vorzug.

Wird nach diesen Grundsätzen vorgegangen, so überwiegen die vaginalen Operationen naturgemäß. Unter dem Greifswalder Material, welches ich in 3 Jahren nach diesen Grundsätzen operirt habe resp. operiren ließ, kommen auf 87 vaginale 31 abdominale Myomoperationen.

Die abdominalen Operationen sind naturgemäß durchweg die komplicirteren, schwereren: endeten von den 31 abdominalen 26 mit Totalexstirpation, 5 mit Enukleation. Von den ersteren starben 5, von den letzteren eine. 3 waren komplicirt durch hochvirulente Ovarial- resp. Tubeneiterung, eine durch Carcinom und Tuberkulose des Uterus, eine starb in Folge einer Ureterenverletzung, eine durch Infektion durch eine Bauch-Uterusfistel im Anschluss an eine frühere Köliotomie wegen Ovarialtumor.

Von den 87 vaginalen Operation wurden 35 durch Totalexstirpation beendet, ohne Todesfall, 52 durch Enukleation — mit zwei Todesfällen durch Katgutinfektion.

II.

(Aus der königl. Universitäts-Frauenklinik zu Greifswald.)

Das Verhalten der weifsen Blutkörperchen bei eitrigen Processen im Genitalapparat der Frau — ein diagnostisches Hilfsmittel in der Gynäkologie.

Von

Dr. med. Max Dützmann,

Assistenzarzt.

In der Diagnose der weiblichen Genitalerkrankungen ist die Entscheidung, ob Eiter vorhanden ist oder nicht, in vielen Fällen eben so schwierig wie für Therapie und Prognose bedeutsam. Die bisherigen diagnostischen Hilfsmittel: Anamnese, Temperaturkurve, Probepunktion etc. erweisen sich in vielen Fällen als nicht völlig ausreichend und zuweilen als nicht unbedenklich.

Am 26. November 1901 erschien in der Münchener med. Wochenschrift eine Arbeit von Curschmann nach einem in der Sektion für innere Medicin der Versammlung Deutscher Narturforscher und Ärzte im Jahre 1901 zu Hamburg gehaltenen Vortrage, in welcher derselbe auf das charakteristische Verhalten der weißen Blutkörperchen bei entzündlichen Processen des Blinddarmes und Wurmfortsatzes aufmerksam macht und als diagnostisches Hilfsmittel in Betreff vorhandenen Eiters empfiehlt.

Schon vor ihm haben, wie Curschmann erwähnt, andere Forscher, wie Rieder, v. Limbeck, Grawitz und Cabot den Werth der Leukocytenzahl bei entzündlichen Processen erkannt und durch Untersuchungen vertreten.

Von seinen 60 Untersuchungen führt Curschmann 14 Beispiele an, bei denen die Vermehrung der Leukocyten mit großer Genauigkeit auf das Vorhandensein von Eiter hinwies. Die Richtigkeit der daran angeknüpften Annahme erwies die daraufhin vorgenommene chirurgische Behandlung.

Prof. Martin hat mir das Material der Greifswalder Universitäts-Frauenklinik zur Verfügung gestellt Zwecks Prüfung, ob und in wie weit die von Curschmann beobachteten Thatsachen sich vielleicht für unsere gynäkologischen Zwecke differentialdiagnostisch verwendbar erwiesen. Bei allen meinen Untersuchungen sah ich die Curschmann'sche Beobachtung vollauf bestätigt.

Ob es sich um ein Exsudat, eine Pyometra oder andere abscedirende Processe handelte, immer zeigte die hohe Zahl der weißen Blutkörperchen das Vorhandensein von Eiter an, wobei die Untersuchung stets zu gleichen Tageszeiten vorgenommen wurde, um nicht durch die wechselnde Zahl der Leukocyten zu verschiedenen

Tageszeiten zu falschen Resultaten zu gelangen. Auch bei Fieber ließ dieses diagnostische Hilfsmittel nicht im Stich, als die atypisch hohe Zahl der Leukocyten (30—35000) ohne Weiteres auf Eiter oder doch eitrige Einschmelzung schließen ließ.

Unsere Beobachtungen gewinnen ihren vollen Werth dadurch, dass stets das Ergebnis der Zählung durch die folgende Operation geprüft wurde, wobei zu beachten ist, dass vor dem operativen Eingriff mehrfach nur die erhöhte Zahl der Leukocyten der auf andersartige Erkrankung gestellten Wahrscheinlichkeitsdiagnose widersprach und auf das Vorhandensein eines Eiterherdes hindeutete. Selbstverständlich müssen die Ergebnisse der Zählung, wie das auch Curschmann hervorhebt, stets im Zusammenhang mit einer sorgfältigen Beobachtung des Gesammtorganismus (Pneumonie etc.) verwerthet werden.

Die Zahl der von mir untersuchten Fälle beträgt 40, und wie gesagt lieferten alle Untersuchungen ein positives, die Curschmann-schen Beobachtungen bestätigendes Resultat.

Einige Beispiele mögen meine Behauptungen unterstützen:

1) Frau W. Bl., aufgenommen 12. Januar 1902, wird noch nicht entlassen. Kindskopfgroßes, postoperatives, linksseitiges Exsudat von harter Konsistenz.

Heißluftbehandlung[1] — Einschmelzung des Exsudats.

Temperatur	Weiße Blutkörperchen	
37,4	17700	
37,5	16600	
37,6	17100	
37	18100	geringe Eitermengen gehen spontan ab per vaginam
38,4	20800	
37,8	28300	Vaginale Incision u. Entleerung massenhaften Eiters (Streptokokken)

Nach der Incision:

Temperatur	Weiße Blutkörperchen	
38,6	*31800*	} während dieser Zeit reichlicher Eiterabfluss
38	26300	
37,5	21300	
37,2	18300	
37	15300	} Eiterabfluss hat aufgehört
37	16300	
37,4	19900	Retention von Eiter; Entleerung
37,2	16100	
36,6	14200	

Das Exsudat ist stark geschrumpft. Pat. bleibt jedoch wegen bestehenden eitrigen Ausflusses noch weiter in Behandlung.

Dieser Fall kann fast als Paradigma aufgefasst werden, zeigt er doch bei jeder erneuten Einschmelzung oder Eiterretention ein so-

---

[1] Die Heißluftbehandlung wird nach der von Polano und Klapp inaugurirten Methode ausgeführt.

fortiges Ansteigen der Leukocytenzahl, ohne dass Temperatur oder sonstige Symptome Eiter vermuthen ließen.

2) Frau W. B., aufgenommen 8. Februar 1902, entlassen 18. März 1902. Großes puerperales, linksseitiges, hartes Exsudat.

Heißluftbehandlung — Einschmelzung.

Temperatur	Weiße Blutkörperchen	
37,1	11500	
36,2	15900	größerer Eiterabgang
36,4	13300	

Unter stetig geringem Eiterabfluss hielt sich die Zahl der Leukocyten 8 Tage lang in diesen Werthen.

Temperatur	Weiße Blutkörperchen	
36,8	15900	eine größere fluktuirende Stelle entleert massenhaft Eiter (Staphylokokken und Streptokokken)
37,2	11700	
Temp. zwischen 36,8 u. 37,2	10000	
	9900	
	8000	
	8600	

Exsudat stark geschrumpft. Uterus und Adnexe sind zu differensiren. Keine Schmershaftigkeit mehr.

3) Frau A. D., aufgenommen 10. Januar 1902, entlassen 15. Februar 1902. Großes puerperales, linksseitiges Exsudat, das in der Inguinalgegend als Tumor von 21 cm Länge und 13 cm Breite absutasten ist.

Heißluftbehandlung — Einschmelzung.

Temperatur	Weiße Blutkörperchen	
37,6	17300	
36,8	14200	
36,8	18200	deutliche Fluktuation

Incisio, Entleerung massenhaften Eiters (Streptokokken), Drainage nach der Scheide.

Temperatur	Weiße Blutkörperchen
36,8	12100
36,2	8700
36,4	9900

Entlassungsbefund: Hühnereigroßer, nicht druckempfindlicher Tumor.

4) Frau A. F., aufgenommen 28. November 1901, entlassen 22. December 1901. Großes puerperales, das ganze Becken ausfüllendes Exsudat.

2 Tage vor Einlieferung ist vom behandelnden Arzt eine Incision mit Entleerung eines großen Eiterherdes vorgenommen worden.

Heißluftbehandlung.

In den ersten Tagen Abgang massenhaften Eiters, das Exsudat wird kleiner, Uterus und Adnexe differensirbar.

Temperatur	Weiße Blutkörperchen	
38,0	16900	starker Eiterabfluss (Streptokokken)
37,4	12900	

14**

Temperatur	Weiße Blutkörperchen	
36,7	10500	
36,5	9500	allmähliches Aufhören der Sekretion
36	9000	und Resorption des Exsudats
36,8	8700	

u. s. f.

Entlassungsbefund: Uterus und rechte Adnexe differensirbar. Im Douglas und beiden Parametrien nicht schmerzhafte Resistenzen.

5) Frau S., aufgenommen 20. Februar 1902, entlassen 6. März 1902.
Rechtsseitiges großes, in die Scheide sich vorwölbendes, fluktuirendes Exsudat.

Temperatur	Weiße Blutkörperchen
37,2	21700

Incision und Entleerung massenhaften Eiters (Streptokokken).

Temperatur	Weiße Blutkörperchen	
36	24300	
36	14300	Anfangs starke Sekretion
37	8100	

Entlassungsbefund: Hühnereigroßer, nicht schmershafter Tumor im rechten Parametrium.

6) Frl. E. B., aufgenommen 25. Januar 1902, entlassen 9. März 1902.
Doppelseitige Salpingitis gonorrhoica? Operation: Salpingotomia duplex, Stomatoplastik per colpotomiam. Anfangs glatter Heilungsverlauf, vom 6. Tage post operationem Bildung eines doppelseitigen Exsudats.

Temperatur	Weiße Blutkörperchen	
39,2	29400	Entleerung größerer Eitermengen durch die
37,4	26400	vordere Kolpotomiewunde (Bacterium coli)
37	21200	
38,4	22000	unter steter reichlicher Sekretion Kleinerwerden
36,6	20200	beider Exsudate
36,8	15600	
37,1	14200	
36,4	12600	

Entlassungsbefund: Rechts eine etwa taubeneigroße Resistenz; geringer eitriger Fluor.

7) Frau A. K., aufgenommen 27. Januar 1902, entlassen 11. Februar 1902.
Diagnose: Myoma uteri oder Graviditas tubaria (Hämatocele).

Temperatur	Weiße Blutkörperchen
37,2	17800

Vorbereitung zur Laparotomie, bei der Desinfektion Entleerung massenhaften Eiters per rectum (Streptokokken).

Temperatur	Weiße Blutkörperchen
37	13600
36,8	9000
36,8	8300

Entlassungsbefund: Rechts mit dem Uterus mit deutlichem Stiel verbundene, kindsfaustgroße, nicht schmerzhafte Geschwulst (Sactosalpinx).

8) Frau B. G., 68 Jahre, aufgenommen 6. März 1902, entlassen 16. März 1902.
Diagnose: Carcinoma corporis uteri.

Temperatur	Weiße Blutkörperchen
36,2	16 400
36,2	15 600

Abrasio probatoria, Entleerung stinkenden Eiters aus der Uterushöhle (**Pyometra**).

Temperatur	Weiße Blutkörperchen	
36,4	14 500	Ausspülung und nochmalige Entleerung von Eiter (Streptokokken, Staphylokokken, Diplokokken)
36,8	7 600	
37,2	8 700	
37	6 800	

Pat. wird in gutem Wohlbefinden entlassen.

Bei diesem Falle sprach Anamnese, Tastbefund, Aussehen der Frau durchaus für Carcinom, nur die erhöhte Leukocytenzahl ließ Eiter vermuthen.

9) Frau H. B., aufgenommen 4. März 1902, noch nicht entlassen.
Diagnose: Sactosalpinx **purulenta** dextra.

Temperatur	Weiße Blutkörperchen
36,8	9 600

Laparotomie: Sactosalpinx **serosa.**

10) Frau A. W., aufgenommen 10. März 1902, noch nicht entlassen.
Diagnose: Abortus graviditatis tubariae dextrae oder Sactosalpinx **purulenta** dextra.

Temperatur	Weiße Blutkörperchen
36,6	6 700
37	7 600

Kolpotomie, Abortus graviditatis tubariae dextrae et Cystis ovarii dextri **non purulenta.**

11) Frau Eb. (Privatpatientin).
Diagnose: Bauchdeckenabscess.

Temperatur	Weiße Blutkörperchen
37,5	9 900

Incision: Sarkommetastase, **kein Eiter.**

12) Frau A. H., aufgenommen 20. Februar 1902.
Diagnose: Sactosalpinx **purulenta?** sinistra.

Temperatur	Weiße Blutkörperchen
37	7 800

Kolpotomie, Abortus graviditatis tubariae sinistra, **kein Eiter.**

Diese aus meiner Untersuchungsreihe herausgegriffenen Fälle sind in ihrem Befunde Betreffs der Reaktion der Leukocyten bei Vorhandensein von Eiter so frappirend, dass man heute schon wagen kann, zu behaupten: Die Kontrolle der Zahl der weißen Blutkörperchen wird wegen ihrer Zuverlässigkeit ein wesentliches und unentbehrliches differential-diagnostisches

Hilfsmittel in der Diagnose der weiblichen Genitalerkrankungen werden.

Bei den ersten 6 angeführten Beispielen handelt es sich um ein
parametritisches Exsudat. Hier stand die Diagnose fest, nur war
fraglich, ob ein Eiterherd vorhanden war oder nicht. Diese Untersuchungen sind vorgenommen worden Zwecks Prüfung, ob die
Curschmann'sche Beobachtung auch auf gynäkologischem Gebiete
verwendbar sei. Nach den überraschend gesetzmäßigen Ergebnissen,
wo nach Incisionen sogar jede Eiterretention sofort durch die
erhöhte Leukocytenzahl angezeigt wurde, dehnte ich bald meine
Untersuchungen auch auf andere Fälle aus.

Besonders prägnant scheinen mir Fall 7, 8, 10 und 11 zu sein.
Entgegen der bei der Untersuchung ohne Narkose gestellten Wahrscheinlichkeitsdiagnose hat die Zählung der Blutkörperchen niemals
versagt und sich stets den anderen diagnostischen Hilfsmitteln überlegen erwiesen, so dass wir die genaue Blutuntersuchung in keinem
irgend wie zweifelhaften Falle unterlassen.

Meine weiteren Beobachtungen gedenke ich in extenso demnächst mitzutheilen. Ich wage zu hoffen, dass die Nachprüfung auch
von anderer Seite dem Verfahren die Anerkennung als einer bedeutungsvollen Bereicherung unserer diagnostischen Zeichen eintragen
wird.

————

III.

(Aus dem Wöchnerinnenasyl in Mannheim.   Direktor Med.-Rath
Dr. Mermann).

Ein Fall von Embryotomie bei lebendem Kinde.

· Von

Dr. Georg Zander, Assistenzarzt.

Das Interesse an der Veröffentlichung des nachfolgenden Falles
liegt nahezu ausschließlich in der Thatsache, dass eine Embryotomie
durch eine Verkettung eigenthümlicher Verhältnisse an einer lebenden
Frucht gemacht werden musste.

A. K., Aufnahmenummer 38 1902, 33 Jahre alt, Vpara, nicht verheirathet.
Stupide, bis aufs äußerste abgemagerte Frau, die dem Alkoholgenusse sehr
ergeben ist.

Von den vorausgegangenen Geburten, die Angaben hierüber variiren sehr,
soll die zweite mit der Zange beendet worden sein. Nach der dritten Geburt will
sie einen Vorfall gehabt haben, der im hiesigen städtischen Krankenhause operirt sei.
Nach direkter Anfrage wurde mir gütigst mitgetheilt, dass im Jahre 1899 wegen
Scheidenprolaps eine Colporrhaphia anterior et posterior ausgeführt wurde. Bei
der Entlassung war besonders bemerkt worden, dass das Lumen der Scheide
sehr eng ist.

Nach dieser Operation hat 1900 eine Geburt stattgefunden, die in unserem
Asyle beobachtet wurde. Es handelte sich um eine II. Schädellage. Trotz kräftiger

Wehen ließen die Narben den Kopf nicht durchtreten. Es wurden rechterseits Einschnitte in den Narbenring gemacht, und das Kind wurde darauf sehr schnell spontan geboren. Nach der Geburt wurde ein losgerissener Scheidenwandzipfel abgeschnitten und die Wunde vernäht. Das Kind hatte ein Gewicht von 3200 g.

Die letzte Periode war diesmal im April 1901. Wehenbeginn am 15. Januar 1902.

Herz und Lunge ohne besonderen Befund.

Rachitische Verdickungen der Rippenenden.

Die Beckenmaße sind: Sp. 21, Cr. 23, DB. 18, CD. 10, Tr. 28.

Die äußere Untersuchung ist wegen der Ungeberdigkeit der Kreißenden sehr erschwert. So viel lässt sich doch feststellen, dass der Kopf beweglich über dem Beckeneingang steht und etwas nach rechts abgewichen ist. Der Rücken ist links und hinten; Herztöne links.

Die innere Untersuchung ergiebt: Im ersten Drittel der Scheide befindet sich ein harter Narbenring, der nur den Harnröhrenwulst freilässt; das Lumen der ganzen Scheide ist durch die Narben beträchtlich verengert. Die Portio ist verstrichen, der Muttermund fast verstrichen, vorn ist nur ein kleiner Saum zu fühlen. Die prallgespannte Blase springt bei der Untersuchung und die rechte Hand fällt vor; der Kopf ist nach rechts vom Beckeneingang abgewichen. Die im Anschluss an die Untersuchung beabsichtigte Wendung gelingt nicht, weil der oben erwähnte Narbenring bei der außerdem noch sehr ungeberdigen Kreißenden jedenfalls ohne Narkose die Hand nicht in die Scheide einführen lässt. Die Wehen nehmen jetzt einen äußerst stürmischen Charakter an und folgen sich langdauernd, Schlag auf Schlag, ein deutlich sichtbarer Kontraktionsring tritt bis zum Nabel herauf in die Erscheinung. Die rechte Schulter hat sich tief in den Beckeneingang eingekeilt. Die Gefahr der Uterusruptur ist sehr groß. Dieser Befund wurde sofort, Nachts, telephonisch dem Herrn Med.-Rath Mermann mitgetheilt. Bis zu dessen Eintreffen, bis zu dessen Händedesinfektion, bis zur Vollendung der Narkose ist seit dem Blasensprung eine Stunde vergangen. Auch in Narkose kann die Hand nicht in die Scheide eingeführt werden.

Da also äußerste Gefahr für die Mutter im Anzuge ist, und die Geburt beendet werden muss, da weiter die Wendung sich nicht ausführen lässt, noch aber die Vorbereitungen zum Kaiserschnitt abgewartet werden können, da bis dahin das Kind sicher todt ist, wird die Embryotomie trotz der noch vorhandenen deutlichen kindlichen Herztöne beschlossen.

Die Embryotomie wird nach der von Mermann[1] angegebenen Methode, nach der er bisher ca. 12 Embryotomien ohne technische Schwierigkeiten ausgeführt hat, gemacht.

Die vorgefallene Hand wird straff angezogen und mittels der Siebold'schen Schere eine Öffnung in den Brustraum gemacht. Mit der Hand werden von hier aus die Brust- und Bauchorgane herausgeholt. Jetzt lässt sich die Schulter noch tiefer ins Becken ziehen, und der Hals, der vor der Evisceration hoch stand und nicht zugängig war, wird zugängig. Mit dem Braun'schen Haken wird die Dekapitation gemacht und die Hautbrücke mit der Schere durchgeschnitten. Der Rumpf wird an dem Arm herausgezogen, und der Kopf mit der Boër'schen Knochenzange unter Zuhilfenahme äußerer Expression extrahirt.

Das Wochenbett ist absolut afebril verlaufen. Die höchste Temperatur betrug 37,4 am zweiten Abend, sonst immer unter 37,0°.

Am 9. Tage wurde die Wöchnerin auf ihren Wunsch entlassen.

Die Untersuchung am Entlassungstage bestätigte unseren ersten Befund. Die Scheide ist sehr eng, und die Narben lassen die Untersuchung mit zwei Fingern nur schwer zu. Rechterseits zieht von dem Narbenring noch eine alte feste Narbe nach dem Scheidengrund hin.

Das Kind wiegt ohne Eingeweide 2340 g.

---

[1] Mermann, Centralbl. für Gynäkol. 1895. No. 36.

Die Indikationen zu dem ganz außergewöhnlich seltenen Vorgehen lagen, um es nochmals kurz zusammenzufassen:

1) im engen Becken und der dadurch bedingten Abweichung des Kopfes beim Blasensprung,

2) in der durch plastische Operation in der Scheide bedingten hochgradigen narbigen Verengerung derselben,

3) in den stürmischen und wirksamen Wehen, die innerhalb einer Stunde die Schulter tief in die Scheide getrieben haben,

4) in dem stark ausgezogenen unteren Uterinsegment und dem hochgehenden Kontraktionsring bei der schlecht genährten und muskelarmen Person, bei der als Fünftgebärenden auch die Uterusmuskulatur trotz der stürmischen Wehen als sehr minderwerthig angesehen werden muss,

5) in der sicheren Annahme, dass die Frucht nach ein paar weiteren Wehen doch absterben muss, und dass ein Abwarten von nur kurzer Zeit für die Mutter verhängnisvoll werden muss,

6) in der sehr fraglichen Prognose, die eine übereilte Sectio caesarea bei der sehr heruntergekommenen Person bietet, die übrigens das Kind nicht gerettet hätte, das bis dahin sicher todt wäre, so dass nach Erwägung aller dieser Gründe die Embryotomie als die schonendste Entbindungsart für die Mutter geboten erschien, trotz der kindlichen Herztöne.

In der ganzen Litteratur findet sich kein Fall, in dem zugestandenermaßen diese Nothwendigkeit sich ergab. Die Ursache davon ist, 1) dass jedenfalls die Indikation zur Embryotomie eines lebenden Kindes extrem selten ist, da die Frucht bei eingekeilter Querlage sehr bald abstirbt oder bei den vorausgegangenen, oft forcirten Wendungsversuchen zum Absterben kommt und dass 2) eine gewisse, vielleicht uneingestandene Scheu den Arzt abhält, sich, ehe er in gegebenen Fällen zur Embryotomie schreitet, noch von den Herztönen zu überzeugen, und dass er dann ebenfalls aus einer gewissen psychischen Aversion bei der Veröffentlichung der Fälle die Thatsache des Lebens des Kindes übergeht.

Auch die Lehrbücher gehen stillschweigend über diese, so extrem seltene Nothwendigkeit hinweg. In dem Lehrbuche der Geburtshilfe von Schröder-Ohlshausen wird hierüber in einer Anmerkung folgendermaßen abgehandelt: »Ob Embryotomie auch bei lebender Frucht gestattet sei, ist eine Frage, die keine große praktische Tragweite hat ... Thatsächlich sind derartige Fälle äußerst selten, da bei Schulterlage, bei denen die Vornahme der Wendung unmöglich ist, und die Entbindung der Mutter vorgenommen werden muss, das Kind fast immer bereits todt ist«.

Wenn es also Verhältnisse geben kann, unter denen man gezwungen ist, die Zerstückelung der lebenden Frucht bei eingekeilter — nicht immer verschleppter — Querlage machen zu müssen, wo ein anderes operatives Verfahren oder selbst ein kurzes Abwarten bis zum jedenfalls sehr bald eintretendem Tode des doch auf jede

Art verlorenen Lebens des Kindes für das Leben der Mutter sehr große Gefahren mit sich bringt, so muss man gewiss die Berechtigung zugestehen, dass es auch in der besteingerichteten Klinik und bei den besten Kaiserschnittsresultaten nun doch die Nothwendigkeit geben wird, unter der die Perforation des lebenden Kindes nicht zu machen, ein gewisses Unrecht ist.

Jedenfalls wird und kann der Ruf »weg mit der Perforation des lebenden Kindes in der Klinik« niemals absolut befolgt werden.

Während in den meisten Geburtsgeschichten über Embryotomien bemerkt wird: »Kind todt« oder »kindliche Herztöne nicht zu hören«, ist ein Vermerk hierüber in einigen Fällen ausgelassen.

In den von Clemens[2] mitgetheilten neun Fällen wird im Falle 3 und 6 nichts über die Herztöne berichtet, im Falle 5 steht: »absterbendes Kind«.

Latsko[3] berichtet über 6 Embryotomien; in seinem 5. Falle erwähnt er nichts von den Herztönen, er schreibt nur: »aus der Vulva ragt der livide, kalte, rechte Vorderarm«; in den anderen Fällen aber kindliche Herztöne nicht wahrnehmbar«, »nicht hörbar«.

Da in der jüngsten Zeit die Frage der Technik der Embryotomie wieder aktuell geworden ist — eine von den wenigen geburtshilflichen Fragen, bei denen noch über die Technik diskutirt wird —, so möge es mir gestattet sein, mit wenigen Worten auf diese einzugehen.

Fast alle Methoden beschränken sich auf die technische Möglichkeit der Abtrennung des Kopfes; Sichelmesser, Schlüsselhaken, Trachelorhektor bilden den strittigen Punkt. Nur Fritsch[4] und Mermann (a. a. O.) empfehlen grundsätzlich eine andere Methode; Beide halten sich zunächst an dem Rumpfe des Kindes; Beide operiren mit der einfachen Siebold'schen Schere. Fritsch will damit eine vollständige Rumpfdurchschneidung machen, Mermann eine Evisceration und nach derselben eine viel leichtere Extraktion der Frucht auf je nach dem Falle verschiedene Art.

In den Fällen, bei denen die Embryotomie in Frage kommt, handelt es sich entweder um hochstehende Frucht und hochgradige Beckenenge oder um tiefstehende Frucht bei verschleppter Querlage. Unter beiden Verhältnissen ist die Evisceration eine technisch nicht schwierige Operation, die sich meistens in wenigen Minuten abspielt. Mit der Siebold'schen Schere werden eine oder zwei Rippen durchschnitten und die Öffnung wird mit den Fingern oder den gespreizten Scherenbranchen erweitert. Mit zwei Fingern, event. der ganzen Hand geht man in den Brustraum ein und entfernt die Brustorgane, sodann durchbohrt man das Zwerchfell mit den Fingern und holt die Bauchorgane heraus. Dadurch wird außergewöhnlich viel Raum

---

[2] Clemens, Centralbl. für Gynäkol. 1897. No. 41.
[3] Latsko, Monatsschr. für Geburtsh. und Gynäkol. 1901. Bd. XIV, Hft. 6.
[4] Klinik der geburtshilfl. Operationen. Halle, 1894.

— im Gegensatz zur Annahme von Fritsch — gewonnen, die Frucht lässt sich wie ein Taschenmesser zusammenklappen.

In unserem Falle waren die sämmtlichen Brust- und Bauchorgane, mit Ausnahme der Milz, die zurück blieb, in wenigen Minuten manuell entfernt.

Nach der Evisceration giebt es eine Reihe von Entbindungsverfahren. Man kann

1) die Geburt conduplicato corpore oder nach dem Mechanismus der Selbstentwicklung durch Zug mit dem in den Brustraum eingehakten Fingern vollenden,

2) die Wendung mit der Hand im fötalen Bauche machen, um den Steiß herunterzuleiten,

3) die Wendung auf den Fuß machen, falls er leicht erreichbar ist — diese Entbindungsart ist wenig empfehlenswerth, so wenig wie die Wendung nach Perforation, und wird wohl nur selten in Betracht kommen —,

4) die Dekapitation mit dem Braun'schen Haken machen, die nach der Evisceration unvergleichlich leichter ist, als vor derselben, weil der Hals auf steten Zug an dem Arm sehr leicht zugänglich wird,

5) die Brustwirbelsäule nach Fritsch durchschneiden.

Welche von diesen Entbindungsmöglichkeiten sich im gegebenen Falle als die technisch leichteste und für die Mutter vortheilhafteste ergiebt, muss beim individuellen Falle entschieden werden. Wenn Fritsch und Andere meinen, die Evisceration schaffe nicht genügend Raum, so rührt das wohl daher, dass sie wahrscheinlich nicht eine vollständige Ausräumung der Eingeweide gemacht haben, sondern nur einen Theil herausgenommen haben.

Alle Operateure klagen über die große technische Schwierigkeit, die sie bei der Dekapitation hin und wieder gefunden haben; sie mögen vorher einmal eine schnell und leicht auszuführende Evisceration machen, um sich zu überzeugen, wie leicht nachher die Dekapitation ist. Namentlich bei hochstehender Querlage und bei sehr engem Becken lässt sich das Entbindungsverfahren durch vorausgegangene Evisceration sehr erleichtern.

Es gehört immerhin Überwindung und ein gewisser moralischer Muth dazu, sich zu einer so widerwärtigen Operation überhaupt zu entschließen, aber die Überlegung, dass, wenn dieser Eingriff nicht gemacht wird, das Kind in kurzer Zeit, wenn nicht in wenigen Minuten unfehlbar verloren ist, und dass beim Abwarten oder bei irgend einem anderen operativen Verfahren die Mutter der größten Wahrscheinlichkeit des Todes ausgesetzt wird, muss den Gefühlszwiespalt schlichten.

Glücklicherweise sind die Fälle, in denen man die Embryotomie bei lebendem Kinde machen muss, extrem selten. —

Herrn Med.-Rath Dr. Mermann spreche ich für die Anregung zu dieser Arbeit und vielfache Unterstützung dabei meinen verbindlichsten Dank aus.

Neue Bücher.

1) **H. Skutsch** (Jena). Geburtshilfliche Operationslehre für
Studirende und Ärzte.

Jena, G. Fischer, 1901.

S. versucht in seinem 309 Seiten starken Buche sich möglichst
den Verhältnissen, mit denen der praktische Arzt zu rechnen hat,
anzupassen und räth daher von allen Operationen, deren Erfolg ein
mehr oder minder zweifelhafter bleibt, im Allgemeinen ab, so z. B.,
um nur Eines anzuführen, von einer Umwandlung der Vorderhaupts-
in Hinterhauptslagen oder einem Versuch bei Gesichtslagen, das Kinn
mit der Hand nach vorn zu drehen, falls es nach hinten gerichtet
steht; eben so widerräth er einen Versuch, eine Gesichtslage in eine
Hinterhauptslage umzuwandeln; statt solcher immerhin zweifelhaft
bleibender Experimente ist eher die Wendung zu empfehlen. Bei
manchen Operationen, z. B. der prophylaktischen Wendung, der
Perforation und Kranioklasie, zu welch letzteren der Braun'sche
Kranioklast genügt, der Einleitung des Abortes sind die Indikationen
ungemein klar und vom Standpunkt des Praktikers aus gestellt;
eben so bei der Zange; letztere an dem beweglichen Kopf anzulegen,
ist niemals gestattet — vielleicht wäre es besser gewesen, wenn
S. das Anlegen der Zange auch an den im Beckeneingang nur
»fixirten« Kopf verworfen hätte; die genaue Unterscheidung ist
für den Nichtgeübten doch, besonders wenn er falscherweise in
der Wehe untersuchte, unter Umständen recht schwierig. Auch an
dem nachfolgenden Kopf muss unter Umständen, wenn gleich selten,
die Zange angelegt werden. Die Empfehlung des stumpfen Hakens
zur Extraktion am Steiß wäre wohl auch besser unterblieben; in der
Hand des Nichtgeübten ist er ein zu gefährliches Instrument, das
wohl heute von fast allen Geburtshelfern nur noch bei sicher todtem
Kinde benutzt wird; Ähnliches gilt vom Schultze'schen Sichelmesser.
Bei der Wendung werden genaue Vorschriften über die Wahl des
Fußes gegeben. Durchaus beistimmen wird Jedermann, der die Verhältnisse der Praxis kennt, S. in seinen Ausführungen Betreffs der
Konkurrenz zwischen Kaiserschnitt, Symphyseotomie und Perforation des lebenden Kindes. Bei Placenta praevia wird neben der kombinirten Wendung auch die Metreuryse warm empfohlen. Es wäre
dem Buche im Übrigen vielleicht sehr zu Statten gekommen, wenn
Kolpeuryse und Metreuryse als operative Eingriffe, die gerade für
die geburtshilfliche Thätigkeit des praktischen Arztes so außerordentlich wichtig, dabei leider noch viel zu wenig in ihrer Bedeutung
gerade für die Außenpraxis anerkannt sind, eine zusammenhängende
Besprechung erfahren hätten. Auch manche kleinen und doch für
den Anfänger so ungemein erleichternden und bedeutungsvollen Rathschläge und Winke, an denen z. B. die Lehrbücher der geburts-

hilflichen Operationen von Fritsch und von v. Herff so sehr reich
sind, wird man in dem im Übrigen ausgezeichneten Buche ungern
vermissen.

Ausgehend von der zweifellos allein richtigen Ansicht, dass zur
Erläuterung des geschriebenen Wortes reichliche Illustrationen das
beste Mittel sind, ist das S.'sche Lehrbuch mit einer außerordentlich reichhaltigen Anzahl von Abbildungen und zwar ganz vorzüglichen Abbildungen versehen — ein Vorzug, den es vor allen
anderen Lehrbüchern voraus hat, und der in den Kreisen von Ärzten
und Studirenden, die weit mehr auf gute Abbildungen sehen, als
gewöhnlich angenommen wird, volle Anerkennung finden wird.

Vogel (Würzburg).

2) M. Runge (Göttingen).   Lehrbuch der Gynäkologie.
Berlin, Julius Springer, 1902.

R.'s Lehrbuch der Geburtshilfe hat sich in sehr kurzer Zeit
unter Ärzten und Studirenden zahlreiche Freunde gewonnen.
Das diesem jetzt folgende gynäkologische Lehrbuch ist im Allgemeinen in Format und Ausstattung dem ersteren fast gleich. Als
ein besonderer Vorzug des Buches fällt bei der Lektüre gleich der
Umstand ins Auge, dass der Verf. sich nirgends auf sog. »Ansichten«
einlässt, die meist noch keineswegs feststehen und jederzeit wieder
umgeworfen werden können, dabei im Kopfe des Studirenden
aber leicht eine große Verwirrung schaffen. Daneben scheint ein
weiterer Vorzug der zu sein, dass in dem Buche die großen gynäkologischen Operationen, die für den Studirenden und praktischen
Arzt meist doch keine große Wichtigkeit haben, nur kurz erklärt
werden; auch die in manchen Lehrbüchern ganz unnöthig breit getretenen pathologisch-anatomischen Erklärungen treten dem entsprechend etwas zurück, genügen aber dem Bedürfnis vollkommen.
An der klaren und scharfen Art, wie aber die Indikationsstellung
zum operativen Eingreifen behandelt ist, sieht man, wie R. den
für ein Lehrbuch des praktischen Arztes allein richtigen Standpunkt
einnimmt, dass die Arbeit des Praktikers bezüglich der operativen
Gynäkologie in dem Augenblick gethan ist, wo er sein Urtheil über
die Nothwendigkeit oder Rathsamkeit des Eingriffs abgegeben hat.
Allerdings kann man in manchen Punkten bezüglich der Indikation
zur Operation anderer Ansicht sein wie der Verf., dessen Eintreten
für konservative Behandlung wohl nicht in jeder Beziehung, z. B.
was Myome angeht, von den Gynäkologen getheilt wird. Wenn
somit in dem Buche rein specialistisch Interessantes und vielleicht
auch Wichtiges kurz gehalten ist und Betreffs ernster gynäkologischen Leiden die Hilfe des praktischen Arztes beschränkt bleiben
muss, so ist ihm andererseits in seiner Thätigkeit das Gebiet der
Gynäkologie durchaus nicht beschnitten worden, vielmehr giebt
R. gerade bezüglich der Art, wie die so mannigfachen Beschwerden der Frauen, denen kein organisches Leiden zu Grunde

liegt, zu behandeln sind, eine Reihe bewährter Methoden an,
ganz besonders auch was Komplikationen von Frauenleiden durch
Nerven- und Allgemeinerkrankungen des Organismus angeht.

Die Eintheilung des Buches ist eine durchaus klare und übersichtliche, besonders weil sie sich nach rein praktischen Gesichtspunkten richtet und nicht nach anatomischen Veränderungen.

Die praktische Anlage des ganzen Werkes zeigt sich neben
Anderem auch besonders in dem Absatz über die Diätetik des Weibes,
in welchem die Sünden, welche bei der Menstruation gemacht werden,
scharf hervorgehoben werden, sowohl was Unterlassung wie Über-
treibung der hygienischen Maßnahmen angeht; eben so wird eindringlich auf die schlimmen Folgen der Vernachlässigung sog.
›klimakterischer Beschwerden‹ hingewiesen.

Die gynäkologische Diagnostik ist hinreichend ausführlich dargestellt; vielleicht hätten einige kleine und einfache Hilfsmittel, die
oft die Untersuchung so sehr erleichtern, mehr angeführt und hervorgehoben werden müssen. Die Therapie derjenigen Krankheiten, die
sich leicht auch ambulatorisch behandeln lassen, ist in besonders
ausgiebiger Weise besprochen, das Kapitel über Gonorrhoe ist eines
der besten des ganzen Buches.

Was die Abbildungen angeht, so sind die rein schematischen
Figuren sehr klar und deutlich, die übrigen lassen stellenweise etwas
zu wünschen übrig. — Das Buch wird sich zweifellos nicht nur bei
den Schülern R.'s, sondern allgemein bei Ärzten und Studirenden
eben so einbürgern, wie des Verf.s Lehrbuch der Geburtshilfe.

Vogel (Würzburg).

---

3) **A. Dührssen** und **E. Zeile.** Zwanzig photographische
Wandtafeln zur gynäkologischen Operationslehre, speciell zur
konservativen Kolpoköliotomie.

Berlin, S. Karger, 1902.

Die Eröffnung der Bauchhöhle vor und hinter dem Uterus von
der Scheide aus ist eine alte Operation. Battey schlug den hinteren
Schnitt vor 30 Jahren Behufs der Entfernung der Ovarien vor, und
alle Diejenigen, die den Uterus bei der Exstirpation nach vorn um-
kippten und ihn hinter der Blase herausleiteten haben ebenfalls seit
25 Jahren die vordere Kolpoköliotomie gemacht.

Das Neue und das Verdienst D.'s liegt im Zusatz ›konservativ‹. Denn D. hat zuerst von dem vorn hervorgezogenen Uterus
Adnexe abgetrennt und den Uterus dann wieder reponirt. Die
vorliegenden Wandtafeln zeigen, wie D. diese Methode aus-
nützt, und was er damit leistet. Es ist ja richtig, dass von allen
Operationen gerade die gynäkologischen am wenigsten sich aus
Bildern lernen und mit Bildern lehren lassen. Aber schließlich ist
nicht Jeder, der diese Dinge kennen lernen will, in der Lage, sich
durch den Augenschein zu informiren. Für Diese bilden gewiss

die großen photographischen Tafeln ein willkommenes Unterrichtsmittel. Es ist sicher, dass jeder Arzt, an der Hand der beigegebenen Beschreibung durch genaues Studium sich ein Bild von der
Operationsmethode machen kann.

Und in diesem Sinne können wir die D.'schen Tafeln als neue
Bereicherung der Unterrichtsmittel willkommen heißen.

Fritsch (Bonn).

————

4) **O. Schäffer** (Heidelberg).   Gesundheitspflege für Mütter
und junge Frauen.

Stuttgart, **Ernst Heinrich Moritz,** 1901.

Das Büchlein ist ein Band der von Hans Buchner heraus-
gegebenen Volksbücher der Gesundheitspflege. Das Unternehmen,
den Laien durch klare und für Jedermann leicht verständliche, dabei
aber doch auf Grund wissenschaftlicher Resultate gewonnene Belehrungen über normale und pathologische Vorgänge und die Verhütung der letzteren aufzuklären, ist an sich sehr dankenswerth und
gegenüber dem sich immer mehr breit machenden Kurpfuscherthum
scheint es fast eine Nothwendigkeit für die Ärzte, in dieser Beziehung aus einer unangebrachten Reserve herauszutreten. Dass
besonders bei Frauen eine derartige Aufklärung angebracht ist, liegt
nicht nur in deren eigenem Interesse, sondern vor Allem in dem der
Kinder. Es wäre in der That sehr zu begrüßen, wenn auch in
Deutschland endlich einmal mit gewissen hausbackenen Ansichten,
die jungen Mädchen und auch Frauen über die natürlichsten Vorgänge recht lange und tief im Dunklen zu lassen streben, energisch
aufgeräumt würde. — Das Büchlein S.'s sucht den oben genannten Zweck zu erfüllen, indem es über den allgemeinen Bau
der Genitalien, die Vorgänge in Geburt und Wochenbett wie
auch über die Kindespflege Erklärungen mit gesundheitlichen Verhaltungsmaßregeln giebt. Wenn die Sprache auch im Ganzen einfach
und klar verständlich ist, so scheinen doch einzelne Absätze, z. B.
die anatomischen Veränderungen in der Gravidität, viel zu weitläufig
behandelt. Viel zu wenig ausführlich ist dagegen entschieden die
Diätetik während der Menstruation behandelt und sehr vermissen
muss man auch eine genaue Schilderung der so überaus wichtigen
Bedeutung klimakterischer Störungen, die nicht leicht ausführlich
und eindringlich genug behandelt werden können. Auch eine eingehende Schilderung der Gonorrhoe und Ophthalmia neonatorum
dürfte in einem derartigen Buche nicht fehlen; man kann eine solche
wohl geben, ohne dadurch den ehelichen Frieden zu gefährden.
Dies Alles hätte sehr gut auf Kosten mancher überflüssiger Kapitel,
in denen die Pathologie der Geburt dargestellt wird, behandelt
werden können; für Störungen und pathologische Vorgänge bei der
Geburt darf in einem derartigen Buche, welches vor Allem der
Prophylaxe gewidmet sein soll, nur ein sehr beschränkter Raum
gegeben werden. Auch hätte man füglich einige Abbildungen, z. B.

Blasenmole, Retroflexio uteri gravidi, lieber dafür weglassen können; mehrere derselben, z. B. diejenigen, welche den Geburtsmechanismus beim platten Becken zeigen — ein Kapitel, welches überhaupt wegbleiben konnte —, sind geradezu überflüssig. Statt ihrer wären Figuren mehr allgemeiner Art, z. B. Warzenhütchen, Suspensorium mammae, Soxhletapparat etc. eher angebracht gewesen. Auch darüber, ob gewisse vom Verf. empfohlene Maßnahmen, z. B. das Schwitzenlassen der Wöchnerinnen, Ganzwaschungen, Bauchmassage etc., wirklich rathsam sind, lässt sich streiten. Exakte Hinweise auf die Pflichten der Hebammen und besonders eine jedesmalige genaue Erklärung, wann gegebenen Falls der Arzt oder auch der Specialist zuzuziehen ist, finden sich ebenfalls nicht. Es wäre zu wünschen, dass in einer zweiten Auflage diesen angeführten Punkten mehr Aufmerksamkeit geschenkt und manches Überflüssige weggelassen würde. Damit würde das Büchlein, in dem wie gesagt einzelne Absätze in einer sehr klaren Weise geschrieben sind, sehr gewinnen.

Vogel (Würzburg).

Berichte aus gynäkol. Gesellschaften u. Krankenhäusern.

5) Aus den Verhandlungen der Société d'obstétrique de Paris.

Paris, C. Naud, 1901.

Sitzung vom 20. Juni 1900.

I. Bar: Dolichocephalie und asymmetrische Schädelformen bei in Beckenendlage geborenen Kindern.

Die landläufige Ansicht, dass die in Beckenendlage geborenen Kinder meistens eine normale Schädelform haben, besteht nicht zu Recht. Die Bildung des Schädels hängt von vielen Faktoren ab. Die Dolichocephalie kommt nicht so selten vor, sie ist entweder eine primäre oder sekundäre durch die Haltung des Fötus im Uterus verursacht. Asymmetrische Schädelformen können in Folge von Kompression durch die Uteruswand entstehen. Bei ganz schweren Deformationen liegt meist Oligoamnios vor. — Die Diskussion über den ausführlichen, durch zahlreiche Abbildungen illustrirten Vortrag wird vertagt.

II. Bufnoir und Chalochet: Forceps bei Gesichtslage.

B. und C. haben Versuche über die Technik der Forcepsapplikation bei Gesichtslage angestellt. Sie fanden, dass viele Zangenmodelle für den speciellen Fall ungeeignet seien, und dass ein guter Forceps für die Hinterhauptslage unbrauchbar für die Gesichtslage sei. Die ideale Zange für diesen Zweck muss kurze, breite und wenig gebogene Löffel haben.

III. Boissard berichtet über einen Fall, wo eine Frau nach normal verlaufener Geburt plötzlich am 4. Tage post partum collabirt und stirbt. Als einziger Befund bei der Sektion wird eine ausgedehnte Echinococcuscyste der Leber gefunden.

IV. Bar und Blandin: Ruptur einer Echinococcuscyste im 3. Monat der Gravidität. Intoxikationserscheinungen. Laparotomie. Heilung.

Die ganz plötzlich auftretenden Erscheinungen waren so schwerer Natur, dass die Laparotomie gerechtfertigt erschien. Nach der Operation verschwanden dieselben, jedoch trat der Abort ein.

V. Bar und Boullé behandelten tiefgehende, durch Röntgenstrahlen verursachte Ulcerationen der Bauchdecken erfolgreich mit rothen Strahlen, nachdem alle anderen Mittel versagt hatten.

VI. Demelin und Jeannin machten in einem Falle von puerperaler Infektion am 4. Tage post partum die supravaginale Amputation des Uterus. Die Pat. überstand den Eingriff. Die bakteriologische Untersuchung ergab zahlreiche anaërobe Bakterien.

Sitzung vom 4. Juli 1901.

I. Bonnaire: 2 Fälle von Darmverschluss bei Neugeborenen.

Im ersten Falle handelte es sich um eine vollkommene Stenose des Ileums und im zweiten Falle um eine circumscripte Darmgangrän, wahrscheinlich nach Invagination. Das erste Kind war kurz nach der Operation, das zweite unoperirt gestorben.

II. Maygrier demonstrirt das Präparat eines bei einem Neugeborenen gefundenen erektilen, gestielten Tumors der Lumbalgegend. Derselbe schien der Haut oder dem Unterhautzellgewebe zu entstammen.

III. Budin und Macé: Über Herzkrankheiten und Stillen.

Die Erkrankungen des Herzens sind keine Kontraindikation für das Stillen, wie vielfach behauptet wird. Zum Beweise werden zwei Fälle angeführt, wo die Mütter trotz Herzfehler (1mal mit Kompensationsstörungen) ohne irgend welchen Schaden, ja vielleicht sogar mit gutem Einfluss auf den Verlauf der Erkrankung, ihre Kinder selber gestillt hatten.

IV. Budin: Zwillingsschwangerschaft. Übereinanderliegen der Föten. Placenta praevia centralis.

Die Lage der Zwillinge zu einander konnte aus der Form der Nachgeburt bestimmt werden. Placenta praevia bei Zwillingen ist eine Seltenheit; die centrale Insertion ein Unicum.

V. Bar und Dambrin: Über Dystokien, die durch Echinokokken des Beckens verursacht sind.

Im Anschluss an einen Fall, wo kurz vor der Niederkunft eine Echinococcusblase geplatzt und direkt nach der Geburt die Laparotomie mit gutem Erfolg ausgeführt worden war, und auf Grund von weiteren 3 früheren Beobachtungen erörtern die Autoren in ausführlicher Weise einige einschlägige, wichtige Fragen. Die Echinokokken kommen in jedem Theil und Organ des Beckens, selbst im Knochen, vor. Am meisten findet man sie im Douglas. Die Tumoren können gelegentlich schon in der Schwangerschaft durch Intoxikationserscheinungen zu einem operativen Eingriff die Veranlassung abgeben. Während der Geburt bilden sie meist ein Hindernis, so dass auf irgend eine Weise (Ruptur, Operation, Punktion) beseitigt werden muss, wenn die Geburt spontan von statten gehen soll. Die Prognose ist hierbei jedoch sehr schlecht (ca. 37% Mortalität). Es ist deshalb ein frühzeitiger operativer Eingriff, in der Regel die Laparotomie, angezeigt. Eben so stellt während der Geburt, auch nach bereits erfolgter Ruptur, die Laparotomie, event. mit Kaiserschnitt verbunden, die zweckmäßigste Therapie dar.

VI. Diskussion über die Behandlung puerperaler Infektion durch abdominale Hysterektomie (cf. den Vortrag von Demelin und Jeannin in der letzten Sitzung).

Tissier hebt zuerst hervor, dass ein glücklicher Ausgang bei einem derartigen Eingriff, wie im Falle Demelin's, ein extrem seltenes Ereignis sei. Die Operation sei zwecklos und schädlich. Entweder ist die Infektion noch lokalisirt, und dann wird man sich zu einem radikalen Vorgehen kaum entschließen, oder sie ist vielleicht generalisirt, und dann hat die Entfernung der Eingangspforte des Giftes keinen Sinn mehr.

Ähnlich sprechen sich Porak und Budin aus. Letzterer ist der Ansicht, dass mit einer energischen intra-uterinen Therapie viel mehr erreicht werde. Nur in den extrem seltenen, kaum diagnosticirbaren Fällen von Uterusabscess käme event. die Totalexstirpation in Frage.

Demelin giebt schließlich zu, dass die Zeit zu einer exakten Diagnosenstellung noch nicht gekommen sei. Zweifellos gebe es jedoch Fälle, bei denen nach dem Versagen aller anderer Mittel der operative Eingriff lebensrettend wirke.

Engelmann jun. (Hamburg-Eppendorf).

6) Gesellschaft für Geburtshilfe in Edinburg.

(Lancet 1901. December 21. 1902. Januar 18.)

Unter dem Vorsitz von Ritchie wurde am 11. December eine Sitzung abgehalten.

Milne Murray hielt einen Vortrag über Zerreißung eines anscheinend normalen Uterus im Beginn einer Geburt. Der Fall schließt sich den von Ingerslev, Hofmeier und Simpson berichteten an: Es fand sich auch mikroskopisch nichts Pathologisches an der Rissstelle. Als die Zerreißung stattfand, waren erst 3 Stunden nach Beginn der Wehen verflossen, die Cervix noch nicht geöffnet. Der Riss hatte sich auch auf den oberen Theil der Blase erstreckt. Die Frau genas nach der vorgenommenen Operation.

Ritchie präsidirt in der Sitzung am 8. Januar, in der zunächst Brewis die folgenden Präparate vorlegt: 1) eine Nierencyste, die 48 Pfund wog, 2) einen Stein aus dem Nierenbecken, 3) einen großen Gallenstein, 4) eine Eileiterschwangerschaft und 5) einige Myome.

Berry Hart zeigte mikroskopische Präparate einer Aktinomykose des Ovariums.

Sandstein hatte eine Abhandlung über die Bewegungen der Beckenknochen nach der Symphyseotomie eingeschickt, die vom Sekretär verlesen wird. Die Versuche, die der Arbeit zu Grunde lagen, erstreckten sich auf 28 Operationen an der Leiche. Die erste Bewegung entsteht dadurch, dass sich die Schambeine nach außen drehen, indem die Hüftbeine um eine vertikale, durch die Art. sacro-iliacae gehende Achse sich bewegen. Durch diese Bewegung wird jedoch der gerade Durchmesser des Beckeneingangs wenig oder gar nicht vergrößert. Die zweite Bewegung findet um eine horizontale, durch das Sacrum gehende Achse statt (Senkung der Schambeine). Die dritte Bewegung besteht in einer Rotation der Hüftbeine um die eigene Längsachse; hierdurch stehen die Darmbeine mehr vertikal. Hieraus geht hervor, dass die Symphysentrennung hauptsächlich den queren Beckendurchmesser vergrößert, die Vergrößerung des geraden Durchmessers ist gering (bei 6 cm Symphysenweite nur kaum 1 cm), kann sogar negativ werden. Eine Sprengung im Ileosacralgelenk trat in 44% der Fälle schon ein, wenn die Entfernung der Schambeine 6 cm betrug. Dabei sind die Scheidenwände in Gefahr überdehnt zu werden; sie sind in größerer Gefahr als Blase und Urethra. Unter 300 an der Lebenden ausgeführten Symphyseotomien berechnete S. 35 Todesfälle. Verf. fordert, die Trennung der Symphyse nicht über 6 cm zu betreiben, wodurch nur annähernd die Conj. vera um 1 cm vergrößert wird. Die subpubischen Bänder soll man nicht durchschneiden.

Hart berichtet über die Entfernung einer ausgetragenen ektopischen Gravidität. Die Frucht war schon vor 5 Jahren abgestorben und von der Placenta und der Nabelschnur nichts mehr zu finden. H. nähte den Sack an die Bauchdecken und tamponirte.

Haultain beschreibt die Austreibung einer Dermoidcyste per vaginam während der Geburt. Nachdem ein lebendes Kind mit der Zange extrahirt war, fand man ein Loch im hinteren Scheidengewölbe, das tamponirt wurde. Eine gefährlichere Blutung fand nicht statt und die Frau genas. In der Litteratur findet man 4 ähnliche Fälle erwähnt. 6mal wurden Ovariengeschwülste durch den Mastdarm ausgetrieben, davon starben 4 Mütter. H. empfiehlt desshalb nicht abzuwarten, sondern die üblichen Methoden aktiven Eingreifens anzuwenden.

Rissmann (Osnabrück).

7) British gynaecological society.
(Lancet 1901. December 21.)

Unter dem Vorsitz Mansell Moullin's findet am 19. December eine Sitzung statt, in der Stanmore Bishop die Veränderungen des Endometriums beschreibt, welche durch Myome hervorgerufen werden. Selbst intramurale Myome rufen Verdickungen der Schleimhaut hervor. Durch Druck können Myome Schädigungen der tieferen Drüsen und der Interglandularsubstanz hervorrufen. Das Endometrium über Polypen resp. an der gegenüberliegenden Wand kann zu einer einzigen Schicht von Cylinderzellen oder bei großem Druck zu Pflasterepithelien reducirt werden. Des weiteren zeigt B. Verdickungen der Media von Arterien und Verdickungen des Gewebes um die Arterien herum. B. hält desshalb Pilliet's und Gottschalk's Ansicht für richtig, wodurch auch verständlich wird, dass Myome in der Schwangerschaft zunehmen.

Targett unterstützt nach seinen Erfahrungen die Theorie von Pilliet, Gottschalk und Bishop. Die Hyperplasie des Endometriums erstreckt sich oft nur auf das Stroma, während die Drüsenfollikel zuweilen verzogen sind und der Ausführungsgang verschlossen ist. Tubulöse Drüsen hat D. niemals in Myomen angetroffen und glaubt desshalb nicht, dass diese Tumoren von versprengten Keimen ihren Ausgang nehmen.

Rissmann (Osnabrück).

8) Gesellschaft für Geburtshilfe in London.
(Lancet 1901. December 14.)

Horrocks präsidirt in der Sitzung am 4. December, in der Sanderson über eine Frau berichtet, die im 5. Schwangerschaftsmonat wegen Cervixcarcinom operirt wurde. Vortr. führte die vagino-abdominale Hysterektomie aus, ohne vorher die Geburt eingeleitet zu haben.

Tate hält es nicht für nöthig, in solchen Fällen die Köliotomie zu machen. Man kann mittels Längsschnitt die Cervix spalten, die Frucht entfernen und dann vaginal operiren.

Dauber glaubt, dass vielleicht durch die von Sanderson gewählte Operation die Recidivfreiheit eine längere sei, und bittet, seiner Zeit darüber berichten zu wollen.

Griffith hält die vaginale Operation nach Entleerung des Uterus für die beste Operation.

Amand Routh und Herbert Spencer halten ebenfalls die Köliotomie nicht für nothwendig. Letzterer hält sogar die hohe Cervixamputation nach Entleerung des Uterus für leistungsfähiger.

Der Vorsitzende äußert sich ähnlich, verwendet aber viele Klemmen, mit denen er nur wenig Gewebe fasst.

Maxwell berichtete über 2 tödlich verlaufene Fälle von Schwangerschaftserbrechen.

Es folgen Demonstrationen:

Von Lockyer 2 septikämische Uteri mit bakteriologischen Präparaten;

von Griffith eine Person unbestimmten Geschlechts;

von Herbert Roberts ein männlicher Pseudohermaphrodit,

von Amand Routh eine tubare Schwangerschaft, die geplatzt war im Stadium des tubaren Aborts;

von Stannus ein Tumor der Orbita bei einer hydrocephalischen Frucht.

Rissmann (Osnabrück).

---

9) Königl. Akademie für Medicin in Irland.

(Lancet 1901. December 14.)

Smyly präsidirt in der Sitzung am 20. November.

Jellett giebt die Geschichte eines vereiterten Ovarialtumors mit intraperitonealen Abscessen. Als bei der hochfiebernden Pat. das Abdomen geöffnet wurde, floss eine große Menge übelriechenden Eiters ab. Des schlechten Zustandes wegen konnte der im Douglas'schen Raum liegende Tumor nicht entfernt werden, sondern man beschränkte sich darauf, 2mal am Tage die Bauchhöhle auszuspülen. Nach 6 Wochen wurde der Tumor vom hinteren Scheidengewölbe aus entfernt. Es war eine Ovarialcyste mit höchst fötidem Inhalt. Da aus zahlreichen Verwachsungen eine starke Blutung erfolgte, wurde die Höhle mit Wattekugeln ausgestopft, die in heißes Wasser getaucht wurde. J. empfiehlt dieses Verfahren.

Hastings Tweedy empfiehlt in einem Vortrag den hinteren Scheidenschnitt (Operation nach Prior). Nach Incision der Schleimhaut wird die Wunde mit den Fingern vergrößert und die Peritonealhöhle stumpf eröffnet. Jetzt wird die Trendelenburg'sche Lage der gewöhnlichen gynäkologischen Lage hinzugefügt, wodurch es gelingt, die Beckenhöhle zu übersehen, nachdem mit langen Wundhaken die Wunde aus einander gehalten wird. Die Verwendung der Trendelenburg'schen Lage wird besonders empfohlen. **Rissmann** (Osnabrück).

Neueste Litteratur.

10) Beiträge zur Geburtshilfe und Gynäkologie Bd. V. Hft. 3.

1) O. Burckhardt (Basel). I. Die endogene Puerperalinfektion. II. Puerperalinfektion mit Pneumococcus Fraenkel.

Als endogene Puerperalinfektion bezeichnet B. eine Infektion, die nicht von außen, auch nicht von der Scheide aus erfolgt, sondern von einem im Körper befindlichen Mikrobenherde herstammt. Er berichtet über 2 Fälle: 1) Rechtsseitige Bronchopneumonie des Ober- und Mittellappens mit Pleuritis; Gravidität, Kind abgestorben. Rascher Verfall, Wendung, Perforation. Exitus 1½ Stunden post partum. Der Uterus ergab das typische Bild einer lymphatischen puerperalen Pyämie. Von außen konnte die Infektion nicht erfolgt sein bei dem so bald nach der Entbindung eintretenden Exitus. Die aus den Bronchien, aus der Bauchhöhle gezüchteten und im Uterusgewebe nachgewiesenen Keime erwiesen sich als identisch. Überall fanden sich Diplokokken und dicke Stäbchen, beide nach Gram gefärbt bleibend. Im Uterus waren sie auf der Mucosa am zahlreichsten und durch die ganze Wanddicke des Organs nachweisbar. Die Serosa des Uterus zeigte stellenweise Endotheldefekte, woselbst die Keime von den zunächst liegenden Gefäßen an die Oberfläche drangen. Die Tube und die Gefäße der Ligg. lata und infundibulo pelvica erwiesen sich mikrobenfrei. Die Infektion ist auf dem Blutwege von der Lunge zunächst auf die Placenta übertragen. Von hier aus wurde der Uterus, vielleicht auch der Fötus inficirt. Das Peritoneum wurde wahrscheinlich sekundär vom Uterus aus inficirt. 2) Schwere Pneumonie, Spontangeburt eines lebenden Kindes, einmalige vaginale Untersuchung. Exitus am 9. Wochenbettstage. Im Uterus nach Gram färbbare Diplokokken, am zahlreichsten an der Uterusinnenfläche, speciell an der Placentarstelle, von hier aus in den Lymphspalten durch die ganze Dicke der Uteruswand vordringend. Ein Übergang der Kokken aufs Peritoneum nicht direkt nachweisbar. Vaginale Infektion wird als ausgeschlossen bezeichnet. Die pneumonische Infektion hat eine pyämische Metastase im Uterus veranlasst, kurz vor der Geburt oder erst im Wochenbett. Ein gleicher Fall von Czemetschka wird besprochen.

B. berichtet weiter über einen tödlich verlaufenden Fall puerperaler Sepsis; bei dem er zum ersten Mal nachwies, dass der Pneumococcus Fraenkel primär den Uterus inficiren kann. Sekundär war es zur Infektion des Peritoneums gekommen.

2) Küstner (Breslau). Die blutige Reinversion des Uterus durch Spaltung der hinteren Wand nach Eröffnung des hinteren Douglas.

K. ist der Überzeugung, dass seine vaginale Reinversionsmethode die leistungsfähigste ist und in jedem Falle gelingt. Er eröffnet den Douglas breit durch Queroder Sagittalschnitt, geht mit dem Finger von hinten her in den Inversionstrichter ein und spaltet die hintere Uteruswand durch Längsschnitt möglichst genau in der Mittellinie. Der Schnitt wird je nach Bedürfnis bis in die Vaginalportion verlängert und geht durch die Peritonealbekleidung des Uterus hindurch. Die Reinversion wird so ausgeführt, dass der in den Trichter eingeführte Finger diesen fixirt und der Daumen derselben Hand den Fundus einstülpt. Zweckmäßiger noch ist es, wie K. es in seinem letzten Falle that, wenn vom Douglas aus eine Hakenzange in den Spaltschnitt des Uterus eingesetzt und der Uterus gewissermaßen schichtweise durch den Spalt durchgezogen wird. Die Uteruswunde wird von der Peritonealseite aus durch tiefe und oberflächliche Katgutnähte sorgfältig vereinigt. Zum Schluss wird der Douglas'sche Raum wieder geschlossen. 3 operativ geheilte Fälle werden mitgetheilt. 2mal handelte es sich um puerperale Inversionen (Zug an der Nabelschnur), 1mal um »onkogenetische« Inversion durch Myome (Sarkom mikroskopisch ausgeschlossen). Der Tumor wurde mit dem Paquelin abgetragen und die Reinversion 3 Wochen später ausgeführt. Die Laparotomie wird für die Reinversion stets entbehrlich sein. Die Spaltung der vorderen Uteruswand ist nicht so rationell, da die Blase event. abgetrennt werden muss und die Wundvereinigung nicht so exakt vorgenommen werden kann, wie vom Douglas aus. Auch ist es wichtig, den Schnitt groß anlegen zu können. Die Modifikation von Westermark und Borelius besteht in einer Spaltung der hinteren Uteruswand bis ins hintere Scheidengewölbe hinein. Dann wird der Uterus zunächst reinvertirt, indem er nach vorn herum zusammengeklappt wird, dann genäht und dann erst reponirt. Nach dieser Methode werden selbst ganz veraltete Fälle erfolgreich operirt werden können.

Unblutige Repositionsversuche so wie Einlegen des Kolpeurynters bedingen oft Temperatursteigerungen und hypogastrische Schmerzen; sie sollen daher nicht zu lange fortgesetzt werden. Ist die Inversion durch Geschwülste bedingt, so soll man den Uterus zu erhalten suchen, falls der Tumor ein Myom ist. Relativ häufig scheint es sich um Myosarkome oder Sarkome zu handeln. Die Tumoren müssen also vorerst sehr genau untersucht werden. Ob man im Klimakterium die Totalexstirpation der konservativen Methode vorzieht, ist mehr Geschmackssache des Operateurs.

3) H. B. Semmelink (Leiden). Über Achsendrehung des Uterus.

Großes verkalktes Myom der hinteren Corpuswand, das um 3mal 180° torquirt war. Abtragung des Tumors durch Laparotomie, wobei eine völlige Trennung von Corpus und Cervix uteri festgestellt wurde. Zwischen beiden fand sich nur sehr verdünntes Bindegewebe. In der Vorderwand des Uterus saß noch ein kleineres, nicht verkalktes Myom. Die genaue mikroskopische Untersuchung ergab ein völliges Fehlen des Cervicalkanals im Bereiche der Amputationslinie. Das Uteruscavum war völlig nach abwärts abgeschlossen, seine Schleimhaut atrophisch, vielfach gar nicht mehr vorhanden. Keine Hämatometra. An den Ovarien fielen vor Allem der völlige Mangel an Follikeln, außerdem Ödem (rechts), Gefäßverdickungen und Reste alter Blutungen auf. Verdickung der Wände fast aller parametranen Gefäße.

S. glaubt, dass das Primäre eine Dehnung der stielartig ausgezogenen Cervix, weiterhin die Trennung der Cervix vom Cospus gewesen sei, die sekundär zur Torsion führte. Der Mangel der Hämatometra ist durch die Atrophie der Schleimhaut, in Folge der durch die Torsion bedingten Ernährungsstörungen zu erklären. Außerdem können die Veränderungen der Ovarien bei der Atrophie der Uterusschleimhaut mit eingewirkt haben. Im Anschluss an diesen Fall werden noch 3 weitere Fälle aus der Leidener Klinik mitgetheilt, in denen bei der Laparotomie Uterustorsionen konstatirt wurden.

Die Diagnose lässt sich auf Grund des Untersuchungsbefundes selten mit Sicherheit stellen.

4) Fr. Apelt (Leipzig). Über die Endotheliome des Ovariums.

Der Arbeit liegt ein recht genaues Studium der Litteratur zu Grunde. A. unterscheidet Endotheliomata intravascularia und lymphatica. Letztere, identisch mit den als Peritheliom beschriebenen Tumoren, gehen aus Endothelien perivaskulärer Lymphräume hervor. 45 endotheliale Tumoren des Ovariums sind bisher bekannt geworden. A. beschreibt, nachdem er die bisher bekannten Fälle einer kritischen Sichtung unterzogen hat, ein von Menge durch Laparotomie entferntes Endothelioma lymphaticum perivasculare ovarii dextri. Das anscheinend normale linke Ovarium und der Uterus (33jährige Frau) wurden zurückgelassen. Heilung. Der Tumor zeigte in dem Maschenwerk eines ödematösen Bindegewebsstromes Zellinseln so wie Schnüre und Stränge von Zellen. Das Centrum der Zellinseln wies meist ein mit Endothel ausgekleidetes Lumen auf, um welches herum zunächst cirkulär, weiterhin radiär und unregelmäßig angeordnete Zellen lagen. Die Zellinseln hatten zuweilen zapfenartige Ausläufer, die zur Verschmelzung benachbarter Zellinseln führten. Zwischen Endothel- und Mantelzellen wurde meist hyalin degenerirte Adventitia gefunden. Die Geschwulstzellen mussten also von einem perivaskulären Lymphraum ihren Ausgangspunkt genommen haben. Auch die mit diesen Räumen kommunicirenden Lymphgefäße zeigen Wucherung der Endothelien, die in den schnurartig das Stroma durchziehenden, scharf abgegrenzten Zellreihen zum Ausdruck gelangte. Eben so konnte eine Wucherung der Endothelien der Saftkanälchen nachgewiesen werden. Die Tumorkapsel war stellenweise von wuchernden Zellmassen durchbrochen. Bezüglich weiterer Details der sehr exakten und klaren histologischen Beschreibung sei auf das Original verwiesen und nur noch hervorgehoben, dass das Endothel der Blutgefäße völlig intakt war. Zum Schluss wird die Symptomatologie und Therapie der Tumoren besprochen. In 2 Fällen wurden dieselben während, in 3 Fällen im Anschluss an eine Gravidität beobachtet. Unter 37 Fällen waren die Tumoren 8mal doppelseitig, 29mal einseitig. Häufig waren dieselben cystisch degenerirt resp. stellten endotheliomatös degenerirte Cysten dar. Die Operationsresultate liegen über 34 Fälle vor, von denen 14 starben. Die von Menge operirte Pat. ist 1 Jahr recidivfrei und wieder gravid.

5) H. Sellheim (Freiburg). Experimentelle Begründung der Hegarschen Schwangerschaftszeichen; Modell eines graviden Uterus.

An einem durch Totalexstirpation gewonnenen, im 3. Monat graviden Uterus konnte durch Messung zahlenmäßig festgestellt werden, dass bei Kompression im unteren Abschnitt des Corpus sich in den oberen Theilen desselben nach allen Dimensionen eine Volumzunahme geltend macht. Die Höhe dieser Volumzunahme entsprach einer Wasserverdrängung von 11,3 ccm. Eben so ließ sich an der Hand von Gipsabgüssen vom Uterus — im Zustand der Ruhe und während der Kompression nach Hegar — die Volumveränderung und die Aufschwellung des oberen Corpusabschnittes plastisch darstellen.

Wurde aus der Vorderwand des Corpus eine starke Querfalte emporgehoben, so erfolgte eine Vorwölbung und Anspannung der hinteren und oberen Corpuswand. Eine derartige Querfalte wurde in eine starke Klammer gefasst und der Uterus darauf in starker Formalinlösung frei schwebend fixirt. Nach sagittaler Spaltung des gehärteten Organs zeigte es sich, dass die Falte nur von den peri-

pheren Schichten der Corpuswand gebildet war, die tiefere Schicht der Muskulatur
und das Ei waren nach hinten und oben ausgewichen. Durch dieses Experiment
ist die Elasticität der Uteruswand und die Verschieblichkeit der einzelnen Muskel-
lamellen in der Gravidität bewiesen. Die Möglichkeit, eine Falte in der vorderen
Corpuswand abheben zu können, ermöglicht eine Erkennung der Schwangerschaft
in frühen Monaten mit großer Bestimmtheit. Die Hegar'schen Schwangerschaftszeichen beruhen auf der Elasticität der ganzen Corpuswand und einem Ausweichen
des inkompressiblen Eies. Zur Demonstration dieser Zeichen hat S. ein Modell
des graviden Uterus konstruirt und in seiner Arbeit abgebildet.

6) H. Sellheim. Kastration und sekundäre Geschlechtscharaktere.
Bei gleichaltrigen Stieren und Ochsen besteht ein großer Gegensatz in Bezug
auf das Wachsthum der Zitzen während der ersten 6 Lebensjahre. Bei den Stieren
vergrößern sich dieselben nur minimal, nach der Kastration wachsen sie unverhältnismäßig stark. Die beigegebenen Tabellen ergeben den erheblichen Unterschied in der Länge und Breite der Brustwarzen beider Kategorien. Aus mikroskopischen Schnitten erhellt, dass das Drüsengewebe etwas stärker beim Ochsen
als beim Stier entwickelt ist. Eben so sind die Hörner, was ja hinlänglich bekannt ist, beim Ochsen länger als beim Stier.

7) A. Glockner (Leipzig). Zur papillären Tuberkulose der Cervix
uteri und Übertragung der Tuberkulose durch die Kohabitation.
29jährige Nullipara. An Stelle der Portio ein walnussgroßer, beide Lippen
ziemlich gleichmäßig betreffender, weicher, schwammiger, leicht blutender Tumor
von zottenartigem Aussehen. Rechtes Scheidengewölbe ebenfalls ergriffen. Keine
Organveränderungen. Abtragung der papillären Massen, Ausbrennen mit Paquelin;
vaginale Totalexstirpation des Uterus; Heilung. Mikroskopisch wurde einwandsfrei Tuberculosis cervicis nachgewiesen (Tuberkelbacillen, Langhans'sche Riesenzellen, Epitheloidtuberkel mit und ohne centrale Verkäsung, diffuse tuberkulöse
Infiltration mit Verkäsung). Der oberste Abschnitt der Cervicalschleimhaut so wie
die Corpusschleimhaut, eben so das uterine Ende der Tuben und die Uterusserosa
waren völlig frei von Tuberkulose. Der Ehemann besaß einen vergrößerten rechten
Hoden und Nebenhoden und am unteren Pol derselben einen prominirenden,
harten, über erbsengroßen Knoten. G. gründete auf diesen Befund die Diagnose
einer tuberkulösen Orchitis und Epididymitis und glaubt, dass die offenbar primäre
Cervixtuberkulose durch Infektion intra coitum entstanden sei. Die Tuberkulose
kann Tumoren hervorrufen, die klinisch und makroskopisch von malignen Geschwülsten nicht zu unterscheiden sind. Eine sehr sorgfältige histologische Untersuchung ist unbedingt nothwendig.

8) M. Pfister (Heidelberg). Über die reflektorischen Beziehungen
zwischen Mammae und Genitalia muliebria.
Nach einem einleitenden vergleichend-anatomischen Überblick über die Beziehungen zwischen Brustdrüsen und Genitalien geht P. näher auf die Reflexe ein,
die von Seiten der Genitalorgane auf die Mammae und umgekehrt von diesen auf
die Geschlechtsorgane ausgelöst werden können. Er stellt die klinisch und experimentell gefundenen Thatsachen über diese Wechselbeziehungen zusammen und
berichtet über eigene Versuche. Die Scanzoni'sche Methode des Ansaugens
der Brustwarzen zur Einleitung der künstlichen Frühgeburt hat er in 3 Fällen
mit Erfolg angewandt. Er benutzte einen sehr einfachen, schröpfkopfartigen Saug-
apparat und glaubt, dass das Verfahren bei leicht erregbaren Personen meist erfolgreich sein wird. Über auftretende Uteruskontraktionen beim Stillen wurden
Versuche an 100 Wöchnerinnen angestellt. Die erste Kontraktion beginnt gewöhnlich 2—4 Minuten nach Anlegen des Kindes, nach 20—30 Sekunden ist der Uterus
steinhart, bleibt in diesem Zustand 2—3 Minuten und hat nach 3—4 Minuten seine
frühere Konsistenz wiedererlangt. Bei gleichzeitig kräftigem Trinken tritt nach
5 Minuten die nächste Kontraktion ein. Bei ungleichmäßigem Trinken ändern
sich auch die Intervalle zwischen den Kontraktionen. Mit fortschreitender Involution des Uterus werden die Kontraktionen kürzer und weniger intensiv; sie sind

aber auf nur 8 Tage noch nachweisbar. Ein Abriss über die Nerven der Mamma und der Genitalien bildet den Übergang zu den Thierexperimenten des Verf. Er durchschnitt zunächst die Nervi mammarii (Thoracicus longus und Intercostales) und isolirte die Milchdrüsen durch ringförmige Umschneidung von ihrer Umgebung (27 Kaninchen, von denen mehrere wiederholt trächtig wurden, und 2 Meerschweinchen). Das übereinstimmende Resultat war, dass die Milchdrüsen sich während der Trächtigkeit unabhängig vom Nervensystem entwickeln und völlig funktionsfähig werden. Eine regenerative Neubildung der durchschnittenen Nervenbahnen konnte mikroskopisch ausgeschlossen werden. Die vollständige Isolirung der Milchdrüsen von jeder Nervenleitung von den Genitalien aus ist ohne Einfluss auf ihre Entwicklung und Funktion. Das haben auch die Milchdrüsentransplantationen Ribbert's bewiesen.

In einer 2. Versuchsreihe wurde, ebenfalls an Kaninchen, untersucht, ob sich durch Reizung der Brustwarzen auch am Versuchsthiere reflektorisch Uteruskontraktionen auslösen lassen.

Das Resultat war bei elektrischen und mechanischen Reizen ein negatives. Wahrscheinlich kommen die sensiblen Nerven der Mamma, ein im Rückenmark liegendes Reflexcentrum und die sympathischen motorischen Uterusnerven bei der reflektorischen Auslösung der Uteruskontraktionen von der Mamma aus in Betracht.

9) W. Schauenstein (Graz). Zur Bakteriologie des puerperalen Uterussekrets.

S. betont, dass nur die Untersuchungen von Döderlein-Winternitz und Wormser vergleichsfähige Resultate geliefert haben. Sie differiren wesentlich. Döderlein-Winternitz betonen die Keimfreiheit der normalen puerperalen Uterushöhle, Wormser dagegen hatte in 84 % der Fälle keimhaltige Lochien und glaubt, dass die Verschiedenheit in der Menge der Aussaat diese große Differenz mit Döderlein-Winternitz bedinge. S. unterzieht die Versuchsanordnung der 3 Autoren einem kritischen Vergleich und kommt zu dem Schlusse, dass die Untersuchungstechnik nicht in allen Punkten die gleiche war. Er prüfte zunächst, ob der ganze Inhalt des Döderlein'schen Röhrchens bakteriologisch gleichwerthig ist und fand, dass das, entsprechend der Annahme Döderlein's, nicht der Fall ist, sondern dass nur der mittlere Theil des Sekrets zur Prüfung verwendet werden darf. Desshalb musste Wormser, der den ganzen Inhalt verwendete, zu theilweise falschen Resultaten gelangen. Er fand weiter, dass das Resultat der kulturellen Prüfung der Uteruslochien thatsächlich von der Menge der verimpften Lochien abhängig ist, dass aber die im normalen puerperalen Uteruscavum vorkommenden Keime, ausnahmslos bei Luftabschluss gedeihen, wobei die Kulturresultate von der abgeimpften Quantität weniger beeinflusst werden. Immerhin sind die Kulturergebnisse von Döderlein-Winternitz wegen der geringen Menge des Impfmaterials nur von bedingter Gültigkeit. Von den Untersuchungsresultaten, die S. selbst an 100 Wöchnerinnen anstellte, seien nur die hauptsächlichsten erwähnt. Als normal wurde die Wöchnerin angesehen, wenn im Wochenbett weder Temperaturen von 38° (rectal) noch Zeichen einer Infektion vorhanden waren. Es ergab sich, dass in 64 % der Fälle die Lochien keimhaltig waren. Erstgebärende und Gebärende mit nur kurzer Nachgeburtsperiode hatten häufiger keimhaltige Lochien als Mehrgebärende und solche mit längerer Nachgeburtsperiode. Innerliche Untersuchungen intra partum, Gesammtdauer der Geburt und Austreibungsperiode, Scheiden-Dammverletzungen und verzögerte Uterusinvolution waren dabei ohne Einfluss. Afebrile Wöchnerinnen mit keimhaltigen Lochien zeigen vermehrte Sekretion von Uteruslochien, und erreichen Wochenbettstemperaturen von 37,7° bis 38° (rectal). Diese Symptome sind nicht als anomale zu bezeichnen, da sie sich, wenn auch seltener, bei sterilen Uteruslochien finden. In der Hälfte der keimhaltigen Lochien konnten Streptokokken, meist symbiotisch mit anderen Bakterien nachgewiesen werden. Die anaëroben Keime der normalen puerperalen Uterushöhle wachsen langsam und spärlich, die fiebernder Wöchnerinnen schneller, üppiger und energischer. Der negative Befund im Trockenpräparat ist nicht beweisend. Der

Lehrsatz von der Keimfreiheit der normalen puerperalen Uterushöhle muss endgültig fallen gelassen werden.

Die Lochialuntersuchungen in einzelnen Kliniken sind von gewissen örtlichen
und anderen, noch unbekannten Verhältnissen abhängig und ergeben keine allgemein gültigen, absoluten »Keimzahlen«.

Der Keimgehalt der Lochien an sich ist nicht entscheidend für Störungen des
Wochenbettverlaufs.

10) H. Sellheim (Freiburg). Konfigurable Kindesschädel.

Beim Skelettiren des Kindesschädels bleibt an der Schädelbasis und am
Kiefergelenk möglichst viel vom Periost und Bandapparat stehen. Nach Trocknen
des Schädels werden Hinterhauptsbein und Scheitelbeine aus den Nähten heraus-
gelöst, an den Rändern geglättet und später wieder durch Seidenschnüre mit einander befestigt. In das Schädelinnere wird eine doppelte Gummiblase gebracht
und in einer Bohrung an der Mitte der Schädelbasis befestigt. Hierselbst befindet sich ein Ventil mit einem Schlauch, durch den die intrakraniell liegende
Gummiblase verschieden stark aufgeblasen werden kann. Auf diese Weise lassen
sich leicht die verschiedenen Kopfformen und die Mechanismen des Kopfdurch-
trittes bei Beckenverengerungen darstellen. Die Applikation der Zange gelingt
besonders gut, da sich der konfigurable Schädel in das Instrument einschmiegt.
Als Vorzug wird die große Haltbarkeit der Schädel, die von Franz Rosset
(Freiburg) angefertigt werden, gerühmt.   **Stoeckel** (Bonn).

Verschiedenes.

11) **J. Jensen.   Om Atmokausis og Zestokausis.**
(Hospitalstidende 1900. No. 50 u. 51. [Dänisch.])

Der mit großer Sachkenntnis und sicherer Kritik geschriebene, eingehende
Aufsatz über Atmokausis und Zestokausis (Klinik Prof. Howitz, Prof. Kaars-
berg u. A., Kopenhagen) lehrt wiederum, dass die Methode eine Lücke in der
Therapie ausfüllt. Sie ergänzt die Curettage auf vortreffliche Weise. »Die Totalexstirpation des Uterus wegen Blutungen darf nur vorgenommen werden — Fibromyome zum Theil ausgenommen —, wenn die Atmokausis versagt«. Dankenswerth
sind auch die nachdrücklichen Hinweise des Verf.s auf die genaue Befolgung der
erprobten Technik und der Indikationen.

Mit Freude darf der Berichterstatter feststellen, dass dieser Aufsatz, welcher
ihm bedauerlicherweise erst jetzt zuging, sodass derselbe bisher nicht berücksichtigt werden konnte, die weite Verbreitung der Atmokausis in den skandi-
navischen Ländern mit veranlasste.

Es sei gestattet, bei dieser Gelegenheit, namentlich an die Herren Autoren
des Auslandes, von Neuem die höfliche Bitte um Übersendung bezüglicher Sonder-
abdrücke zu richten.   **L. Pincus** (Danzig).

12) **Chassaignac** (New Orleans).   **Behandlung der Cystitis.**
(Med. news 1901. September 14.)

Gemäß ihrer Ätiologie unterscheidet Verf. bei der Cystitis 10 Formen. In
der Behandlung aber lassen sich gewisse Regeln aufstellen, welche für jede Form
Geltung haben. Diese sind: 1) Bettruhe, und zwar um so anhaltender, je akuter
die Entzündung ist. Wenn der Boden der Blase in erster Linie afficirt ist, dann
halb sitzende Bettlage. 2) Äußerst milde Diät, event. Milch- und Brotdiät.
3) Genaue Regelung der Darmfunktionen. 4) Heiße Voll- und Sitzbäder, nicht
protrahirt, so wie feuchtwarme Überschläge. 5) Blasenspülungen mit schwach
antiseptischen Lösungen. Immer nur geringe Quantitäten einlaufen lassen. 6) Ano-
dyna: innerlich Codein mit Hyoscyamus, Suppositorien mit Opium und Belladonna.
Dabei ist um so mehr Sorgfalt auf Regelung des Stuhls zu wenden. 7) Antiseptica
innerlich; Salol, Urotropin, Borsäure sind mit Vorsicht anzuwenden, wegen Magen-
und Nierenreizung.

F Unter Beobachtung des Gesagten ist dann bei den verschiedenen Formen noch besonders hervorzuheben:

1) Bei der gonorrhoischen Cystitis Blasenspülungen mit Kal. permanganat. 1 : 10000 oder 1 : 8000.

2) Bei der tuberkulösen Cystitis Spülungen mit Sublimat oder Argent. nitric. (dieses event. sehr stark) und Jodoformemulsion. Bei Geschwürsbildung Dilatation der Urethra und Curettage.

Cystitis, veranlasst durch 3) Striktur der Urethra, 4) Entzündung der Prostata, 5) Blasenstein, 6) Blasentumor, 7) Erkrankung des Ureters und der Niere, sieht ihre Behandlung in der Beseitigung des Grundübels. 8) Traumatische Cystitis fällt in das Gebiet der Chirurgie. Cystitis durch 9) Infektion und 10) Irritation innerlich gewonnen kann durch entsprechende Vorsorge vermieden werden.

G. Frickhinger (München).

13) **Brown.** Die Bakteriologie der Cystitis, Pyelitis und Pyonephritis beim Weibe und deren Ätiologie nebst chemischen und mikroskopischen Fragen.

(Johns Hopkins hospital reports Vol. X. No. 1 u. 2. Baltimore 1901.)

Bei den Erkrankungen der Harnwege der Weiber ist vorwiegend das Bacterium coli zu finden, und zwar offenbar häufiger als bei den entsprechenden Erkrankungen der Männer, was Verf. auf die Nähe der weiblichen Harnröhre am After bezieht. Weiter finden sich noch der Tuberkelbacillus, verschiedene Staphylokokken und der Proteus vulgaris, selten Bac. pyocyaneus und Syphilisbacillen. Meist ist der Weg der Infektion ein aufsteigernder, doch kann er auch umgekehrt absteigend sein, von einer erkrankten Niere aus, ferner durch Metastasen, zuweilen auch durch unmittelbare Überwanderung der Organismen vom Darm in die Harnwege. Auch andere Bedingungen kommen in Betracht, Blutarmuth, mangelhafte Ernährung, Verletzungen und Druck. Meist bleibt der Harn sauer, ist er aber ammoniakalisch, so liegt meist eine der genannten Hilfsursachen vor. In denjenigen chronischen Fällen, in denen die Infektion der Niere durch einen die Harnsäure zersetzenden Organismus erfolgt ist, ist meist ein Stein vorhanden. Zuweilen können auch ohne Infektion Zustände vorkommen, welche der Cystitis ähnlich sind, darunter z. B. Hyperacidität des Harns auf neuropathischer Grundlage, welche nicht leicht zu erkennen ist.

Die Grundlage für diese Untersuchungen haben 100 Fälle gegeben.

Lilie (Königsberg i/Pr.).

14) **B. Hart** (Edinburgh). Geburtshilfe am Anfang des 20. Jahrhunderts.

(Journ. of obstetr. gynaecol. of the brit. empire 1902. Januar.)

H. giebt einen kurzen Abriss in welchem er über Embryologie, Menstruation, Anatomie, Mechanismus der Geburt, Pathologie der Schwangerschaft und Geburt, enges Becken, Kaiserschnitt, Wochenbettfieber spricht. Interessant ist in Betreff des letzteren, dass trotz aller Bemühungen die Todesfälle an demselben, wie Boxell und Cullingworth zeigten, sich in England nicht vermindert, sondern in einzelnen Jahren vermehrt haben.

Engelmann (Kreuznach).

15) **Sarrabezolles.** Über vesico-uterine Fisteln.

Thèse de Paris (Etienne-Charles-Louis), 1901.

Fast alle vesico-uterine Fisteln entstehen während der Geburt, resp. werden durch operative Eingriffe während derselben veranlasst. Ihre Diagnose lässt sich leicht vermittels Spekulum und Injektion einer gefärbten Flüssigkeit in die Blase feststellen.

Ist die Fistel klein, so genügt oft Ruhe, Katheterisiren der Blase und Kauterisation der Fistelöffnung. Bei größeren Fisteln muss die Cystoplastik gemacht werden. Ist die Scheide weit und der Uterus beweglich, so gelingt dieselbe meist. Ist die Scheide eng, entzündet, der Uterus durch Adhäsionen verwachsen und unbeweglich, so findet die transvesicale Methode von Trendelenburg Anwendung.

Die Hysterocleisis soll nur dann angewendet werden, wenn die anderen Methoden keine Heilung gebracht haben.　　　　　　　　　　Boch (Trier).

16) **H. Severin.** **Obstetrische Ureterovaginalfistel, nach Mackenrodt's Verfahren operirt.**

(Hygiea II. Theil. p. 153.)

Im Anschluss an einen von Salin operirten Fall giebt Verf. nebst epikritischen Bemerkungen eine Darstellung des von Mackenrodt angegebenen und im Centralblatt für Gynäkologie 1899 No. 12 veröffentlichten Verfahrens. Der Fall betraf eine Ipara, die nach einer Geburtsdauer von etwa 60 Stunden mit Forceps von einem sehr großen Kinde (Vorderhauptlage) entbunden worden war. Bald nach der Geburt wurde Harnabfluss durch die Scheide bemerkt. Bei der Untersuchung, etwa 3 Monate nach der Geburt, wurde in dem Narbengewebe, das sich von der lacerirten Cervix nach links bis zum Fornix erstreckte, eine Fistelöffnung konstatirt, die eine gewöhnliche Knopfsonde durchließ, und die mit den üblichen Untersuchungsmethoden als zum Harnleiter führend sich erwies. Operation nach Mackenrodt. Bezüglich des weiteren Verlaufs muss auf das Original hingewiesen werden. Nach 2 Monaten wurde die Pat. gesund entlassen.

　　　　　　　　　　　　　　　　　Elis Essen-Möller (Lund).

17) **Smith und Gammon (Galveston, Tex.).** **Ein Fall kongenitalen Mangels der inneren Genitalien; Verschmelzung der Nieren mit nur einem Ureter.**

(Med. news 1901. September 21.)

Es handelt sich um ein 16jähriges Mädchen, das an Tetanus zu Grunde ging. Aus äußeren Gründen konnte keine Sektion gemacht werden, es wurden nur vom Damm aus Genitalien, Blase und Nieren herausgenommen.

Es war nur eine Niere zu finden, von der jedoch ein Theil als Rudiment der Niere der anderen Seite anzusprechen ist. Aus dem oberflächlichen der beiden vorhandenen Nierenbecken entspringt der gemeinschaftliche Ureter. An der Blase war nichts von der Mündung eines zweiten Ureters zu sehen. Brüste, Mons pubis und Schamhaare waren in gewöhnlicher Weise entwickelt, Clitoris und Harnröhrenmündung an normaler Stelle und von normaler Beschaffenheit, die Vulva aber ist dargestellt durch eine blind endende Tasche (8 cm von der vorderen zur hinteren Commissur messend) von 1 cm Tiefe. Nur hinter der Urethra zeigte sich eine für einen Sondenknopf passirbare Öffnung, die in einen eben so schmalen, blind endenden Gang von 1 cm Länge führt. Es stellt sich der rudimentären Vaginalschlauch dar, von Uterus, Tuben, Ligamenten, Ovarien war keine Spur zu finden. Die Person hatte niemals menstruirt, auch Zeichen einer vikariirenden Menstruation konnten nicht eruirt werden.

Die Verff. geben selbst die Möglichkeit zu, dass irgend wo im Becken oder höher bei genauer Exploration durch die Sektion die inneren Genitalien oder Rudimente derselben zu finden gewesen wären, sie sind jedoch geneigt die Missbildung auf Entzündungsvorgänge im frühesten embryonalen Leben zurückzuführen. (Der Leser denkt unwillkürlich an ein missgebildetes männliches Individuum. Ref.)　　　　　　　　　　　　　G. Frickhinger (München).

───────────

Berichtigung. Auf p. 238 Z. 5 ff von unten soll es heißen:

Herr Seeligmann bemerkt, dass er Guajakolvasogen nur für Pruritus vulvae empfohlen habe. Bei Kraurosis sei dasselbe nutzlos. Bei Pruritus handle es sich um Infektion mit einem von ihm gefundenen Diplococcus.

───────────

Originalmittheilungen, Monographien, Separatabdrücke und Büchersendungen wolle man an *Prof. Dr. Heinrich Fritsch* in Bonn oder an die Verlagshandlung *Breitkopf & Härtel* einsenden.

Druck und Verlag von Breitkopf & Härtel in Leipzig.

Centralblatt
für
GYNÄKOLOGIE

herausgegeben

von

Heinrich Fritsch

in Bonn.

Sechsundzwanzigster Jahrgang.

Wöchentlich eine Nummer. Preis des Jahrgangs 20 Mark, bei halbjähriger
Pränumeration. Zu beziehen durch alle Buchhandlungen und Postanstalten.

No. 15.   Sonnabend, den 12. April.   1902.

Inhalt.

I.

(Aus der gynäkologischen Klinik in Bern.)

Über den suprasymphysären Bogenschnitt nach Küstner.

Von

Dr. R. v. Fellenberg,
I. Assistensarzt.

Seit Küstner Anno 1897 seinen suprasymphysären Bogenschnitt
durch die Haut zur Eröffnung der Bauchhöhle angegeben hat (Monatsschrift f. Gynäkol. u. Geburtsh. Bd. IV p. 197), sind sehr wenige
nach dieser Methode operirte Fälle veröffentlicht worden. Ich fand
nur eine Angabe von Kahn im Centralbl. f. Gynäkol. 1897 p. 990
über einen Fall, so wie im Centralbl. f. Gynäkol. 1901 No. 49 eine
Demonstration eines Falles von Schauta, wo eine 3 kg schwere
Cyste des Ovariums auf diesem Wege entfernt worden war. Dabei
erwähnt Schauta, er habe im Ganzen fünf Fälle nach dieser Methode

15

operirt. Als Vortheile des Schnittes giebt K a h n neben der Kosmetik
eine geringere Gefahr einer Bauchhernie an, indem die flächenhafte
Narbe zwischen Haut und Fascie eine solche weniger leicht auftreten lasse,

Schauta legt ebenfalls Werth auf diese Flächennarbe; ferner
erwähnt er, dass Stichkanaleiterungen bei der Hautnaht ohne Einfluss
auf die Naht der Längsincision in der Bauchwand bleiben. Auch
er rühmt den Vortheil einer später fast unsichtbaren und in die
Schamhaare fallenden Narbe.

Auf der Berner gynäkologischen Klinik wurde der Idee
Küstner's von Anfang an Interesse entgegen gebracht. Da hier
die Ventrofixation des Uterus durch Anheften der Ligamenta rotunda
an die vordere Bauchwand, bei der nur eine kleine Laparotomie-
öffnung nöthig ist, ziemlich häufig geübt wird, so war reichlich
Gelegenheit geboten, die K ü s t n er'sche Methode zu erproben. Neben
Ventrofixationen wurden auch Oophorektomien und andere Adnexoperationen mit dieser Art der Eröffnung der Bauchhöhle vorgenommen. So verfügen wir denn heute über ein Material von
70 Fällen des K ü s t n er'schen Bogenschnittes und sind somit wohl
in der Lage, uns über dieses Operationsverfahren auszusprechen.

Der Hauptvortheil der K ü s t n er'schen Methode liegt im kosmetischen Resultat. Nicht nur fällt die Narbe in den meisten
Fällen mit den physiologischerweise bei einigermaßen fetten Personen
in dieser Gegend bestehenden Falte zwischen der vorgewölbten Bauchwand und dem Mons Veneris zusammen, nicht nur wird bei etwas
tiefer angelegter Incision die Narbe fast ganz von den Schamhaaren
bedeckt; sondern ein Hauptvortheil scheint mir darin zu liegen, dass
der Schnitt in die Spannungsrichtung der Haut fällt, also später
kein zur Schnittrichtung querer Zug an der Narbe ausgeübt wird,
dieselbe also nicht wie bei Längsincisionen sich später verbreitert.
Der Schnitt entspricht in dieser Beziehung dem K o c h e r'schen
Kragenschnitt für Strumektomie, wo ja auch eine fast unsichtbare
Narbe resultirt.

Auch bei uns wurde der Schnitt nur angewandt, wenn wir sicher
zu sein glaubten, mit einer kleinen Öffnung in der Bauchwand auszukommen. Dennoch sahen wir uns einige Male, z. B. bei Retroflexio uteri fixata, genöthigt, die Öffnung zu erweitern, um zu den
den Uterus fixirenden Adhäsionen, besseren Zugang zu gewinnen.
Dies gelang jedoch leicht durch seitliche Verlängerung des Schnittes
in der Haut parallel dem Ligamentum Pouparti, so dass wir eine
10—12 cm lange Längsincision in der Bauchwand selbst mit Leichtigkeit erhielten.

Das Ablösen der Haut von der Fascie wurde von uns stets
stumpf vorgenommen, nur in der Mittellinie waren wir gezwungen,
die festere Verbindung der Haut mit der Linea alba mit dem Messer
zu durchtrennen. Da wir die Eröffnung der Bauchhöhle, um Hernien
zu vermeiden, stets nicht in der Linea alba, sondern je nach Sitz

der Affektion rechts oder links davon durch den Musc. rectus vornehmen, so brauchten wir in der Mittellinie den Hautlappen nicht so hoch abzulösen, wie seitlich die Längsincision reichte. Es resultirten daraus nach Etagennaht der Bauchwand jederseits eine Tasche unter der Haut, die wir bei der Hautnaht zu berücksichtigen hatten.

Die Incision machen wir gewöhnlich ziemlich lang, je nach der erforderlichen Länge der Bauchwandincision, und möglichst weit unten am Abdomen, fast oder ganz auf der Symphyse, weil dies uns in Stand setzt, die Längsincision ebenfalls nach unten bis zur Symphyse auszudehnen, was bei Affektionen in der Tiefe des kleinen Beckens von Vortheil ist, ohne dass wir gezwungen werden, den unteren Hautrand ebenfalls von der Unterlage abzulösen. Dann wird der durch den Bogenschnitt gebildete Hautlappen stumpf, in der Linea alba scharf von der Fascie losgetrennt und nun mittels eines Fadens der Rand des Lappens angeschlungen und dieser Faden dem narkotisirenden Assistenten zum Halten übergeben, was derselbe mit der gleichen Hand thun kann, mit der er die Maske hält. So stört uns der Lappen nicht im weiteren Verlaufe der Operation.

Ist nun nach Beendigung derselben die Bauchwand etagenweise vernäht, so wird die Haut einfach wieder mit fortlaufender Seidennaht geschlossen. Hier haben wir nun im Laufe der Zeit einige Modifikationen eintreten lassen. Anfangs wurde ein Glasdrain eingelegt und blieb, durch die Hautwunde herausgeleitet, 24 Stunden liegen, worauf er entfernt wurde. Hierauf wurde längere Zeit ohne Drainage operirt, die Haut aber, außer der fortlaufenden, durch eine Girard-sche Entspannungssutur genäht. Einige Male wurde auch hierbei eine Drainröhre eingelegt. Dann ließ man diese Girard'schen Nähte bei der geringen Tendenz der Hautränder, aus einander zu weichen, als überflüssig weg, zumal da sie einige Male, wohl in Folge zu starken Anziehens kleine Drucknekrosen der Haut bewirkt hatten, die allerdings ohne Folgen blieben, und auch die doppelte Reihe von Nahtpunkten beiderseits von der lineären Hautnarbe später das Narbenbild nicht verschönerten. Es wurde nun in einer Reihe von Fällen einfach genäht ohne Drain; man sah sich aber doch nach einiger Zeit wieder veranlasst, zu drainiren, weil ziemlich oft kleine Hämatome unter dem Hautlappen auftraten. Der Glasdrain wurde nun wieder zur Hautwunde herausgeleitet, was aber, zumal bei nicht ganz sachverständiger Nachbehandlung eine oft wenig gute Coadaption der Wundränder zur Folge haben dürfte. Seit kurzer Zeit haben wir desshalb immer eine eigene Drainöffnung ca. $1/2$—1 cm oberhalb des Hautschnittes angelegt. Um die todten Räume noch sicherer zu vermeiden legen wir in jüngster Zeit noch jederseits 2 feine versenkte Katgutknopfnähte zwischen Panniculus und Fascie und haben seither tadellose Resultate.

Da eine längere bogenförmige Incision (wir haben deren bis zu 20 cm Länge angelegt) schwierig von einem Ende bis zum anderen ohne Verschiebung der Wundränder fortlaufend zu nähen ist, so schließen wir sie seit einiger Zeit in 2 Partien, indem wir, in der Mitte (kenntlich durch die pigmentirte Linea alba und den Beginn der Rima pudendi) beginnend, erst die rechte Hälfte und dann, vom linken Wundwinkel an mit einer zweiten Naht die linke Hälfte bis in die Mitte nähen.

Niemals haben wir die Fäden der Hautnaht bis in die Fascie durchgreifen lassen, da es uns richtiger erschien, die Haut allein mittels der an die Oberfläche gelangenden Seidennaht zu vereinigen.

Was unsere Resultate bezüglich Heilung und bezüglich Bauchbruch anbetrifft, ist Folgendes zu bemerken:

Bei unseren 70 Fällen die nach der Küstner'schen Methode operirt wurden; hatten wir im Ganzen 54 Primaheilungen ohne die geringste Reaktion. In einem Falle wurde bei der Laparotomie eine

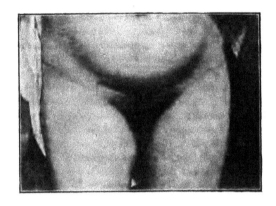

vorher nicht diagnosticirte, beginnende tuberkulöse Peritonitis und Salpingitis gefunden, wesswegen eine Mikulicztamponade des Beckens vorgenommen und dieselbe zur Bauchwunde herausgeleitet wurde.

Hämatome traten in 15 Fällen auf. Von diesen wurden die meisten mittels Druck durch die Hautwunde entleert, worauf Heilung eintrat und das Aussehen der Narbe das einer prima intentio war. In einem Falle aber musste die in Folge dessen aufgegangene Wunde durch Sekundärnaht geschlossen werden, wodurch ebenfalls eine sehr schöne Narbe erzielt wurde. Zu einer Vereiterung eines Hämatoms kam es in einem einzigen Falle, wo dann wirkliche Heilung per secundam intentionem die Folge war.

Die Hämatome vertheilen sich auf die verschiedenen Arten, die Wunde zu behandeln, wie folgt:

Von den 29 ohne Drain mit Girard'scher Unterstützungsnaht geschlossenen Wunden weisen 7 ein Hämatom auf. In 3 Fällen

Girard'scher Naht und. Drain kein Hämatom. 18 ohne Drain und ohne Unterstützungsnaht behandelte Fälle zeigen 5 Hämatome.

Mit Drain ohne Girard wurden vernäht 20 Wunden, wobei nur einmal ein Hämatom auftrat. Bei 6 dieser letzeren wurde der Glasdrain durch eine besondere Öffnung herausgeleitet und 4mal noch versenkte Katgutknopfnähte angebracht, hier bildete sich kein Hämatom, sondern es erfolgten reaktionslose Primaheilungen.

Diese Zahlen sprechen, wie mir scheint, deutlich für den Nutzen der Drainage und zwar möchte ich in erster Linie das Anlegen einer besonderen Drainöffnung befürworten. Wir machen dieselbe gewöhnlich in der Mitte und parallel zur Hautwunde. So kommt die Hautnaht nicht in Gefahr bei Herausnahme des Drainrohrs von weniger geschickter Hand gezerrt zu werden. Ist aber der Drain entfernt, so legen sich die Ränder der kleinen, auch in die Spannungsrichtung der Haut fallenden Öffnung an einander und dieselbe heilt glatt. Wir lassen den Drain nur 24 Stunden liegen, da später die Gefahr einer Nachblutung und damit die Bildung eines Hämatoms sehr gering ist.

Der Verband wird folgendermaßen gemacht: Ein Jodoformgazestreifen wird um das Ende des Drains gelegt, ein anderer auf die Hautnaht. Das Ganze wird mit einem Streifen steriler Gaze bedeckt und dieser mit Kollodium befestigt. Darüber Deckverband mit leichtem Druck. Nach Herausnahme des Drains am nächsten Tage wird der Kollodialverband erneuert, der Deckverband aber ersetzt durch Daraufstreichen von ziemlich dickem Bismuthbrei. Die Naht entfernen wir nach 8—10 Tagen. Dann werden in neuerer Zeit die Narbe und die Stichkanäle mit Aristolpulver bestreut, worunter die Heilung in kürzester Zeit vollendet wird.

Die meisten der Pat. sind uns wieder zu Gesicht gekommen. Sie sind alle sehr zufrieden über die in den Schamhaaren versteckte, kaum oder gar nicht sichtbare Narbe. Auch in den Fällen, wo ein Hämatom bestand, ist die Narbe strichförmig, ja bei der Frau, wo eine Tamponade aus der Bauchhöhle durch die Wunde herausgeleitet wurde und die Öffnung 3—4 Wochen lang bestand, ist kaum eine wesentliche Verbreiterung der Narbe zu konstatiren. In vielen Fällen hat man Mühe, eine solche zu entdecken, was besonders auffällt bei Frauen, wo wegen anderer Affektionen früher oder später auch eine Längsincision gemacht worden ist, und der Kontrast zwischen den beiden Narben sofort in die Augen springt. Bauchhernien haben wir bei der Küstner'schen Schnittführung bis jetzt keine gesehen, und ich glaube, dass dies darauf zurückzuführen ist, dass bei der breiten, flächenhaften Verwachsung des Hautlappens mit der darunterliegenden Fascie die Ränder der genähten Längswunde in der Fascie viel weniger leicht aus einander weichen können, besonders da über ihnen normale, elastische Haut und nicht eine dehnbare Cutisnarbe sich befindet.

Ich glaube also nach unseren Erfahrungen für alle kleineren Laparotomien den Küstner'schen suprasymphysären Bogenschnitt warm empfehlen zu können und möchte dabei rathen, durch eine besondere Öffnung zu drainiren, zwischen Fascie und Panniculus einige Knopfnäthe zu versenken und die Hautwunde in zwei Partien fortlaufend mit Seide zu nähen.

II.

(Aus Dr. Prochownick's Frauenklinik in Hamburg.)

Über den suprasymphysären Fascienquerschnitt nach Pfannenstiel.

Von

Dr. Berthold Daniel.

Die Frage der Entstehung von Hernien nach Laparotomien war bis zum Beginn des letzten Decenniums des vergangenen Jahrhunderts recht stiefmütterlich von den Gynäkologen behandelt worden. Männer wie Fritsch(1), Schede(2), Prochownick(3) begannen dieser Frage ein erhöhtes Interesse zuzuwenden. Ein merklicher Umschwung trat ein, als Winter (4) auf dem Wiener Gynäkologenkongress des Jahres 1895 auf Grund von zum ersten Male systematisch durchgeführten Nachuntersuchungen seiner Laparotomirten energisch zum Kampf gegen diesen Feind aufforderte, der mit Recht von den Anhängern der Kolpoköliotomie gegen die Laparotomie ins Treffen geführt wurde. Als sicherstes Mittel zur Verhinderung eines späteren Bruches empfahl Winter neben einer tadellosen prima intentio, die weder durch Eiterung noch durch Drainage gestört ist, die Etagennaht, wobei er auf eine exakte Fasciennaht das Hauptgewicht legte. Während seine einetagig genähten Bauchwunden noch 30—23% Hernien aufwiesen, konnte er nach Einführung der verbesserten Methode die Zahl auf 12—8% — selbstverständlich prima intentio vorausgesetzt — herabdrücken.

Winter's Aufforderung fiel auf fruchtbaren Boden; mancherlei Modifikationen sowohl der Naht, des Nahtmaterials wie auch der Lage und Art des Schnittes sind angegeben, die von Abel (5) in mustergültiger Weise zusammengestellt sind; eine Besserung der Resultate schien jedoch nicht erreicht zu sein, denn Abel musste im Jahre 1898 immer noch 9% Hernien nach Laparotomien bei prima intentio feststellen und konnte nur Winter's Erfahrung bestätigen, dass eine prima intentio und die isolirte Fasciennaht noch den sichersten Schutz vor späteren Hernien gewähren.

Einen wesentlichen Fortschritt im Kampf gegen die Bauchnarbenbrüche bedeutet voraussichtlich die Einführung des suprasymphysären Fascienquerschnittes durch Pfannenstiel (6), wenngleich sich auch die guten Empfehlungen, die ihm sein Erfinder mit auf den Weg gab, nicht voll und ganz bestätigt haben. Die Methode schließt sich eng an den von Küstner (7) im Jahre 1896 angegebenen suprasymphysären Kreuzschnitt an. Während Küstner sich bei der Wahl dieser Schnittrichtung hauptsächlich von kosmetischen Rücksichten leiten ließ, übernahm Pfannenstiel mit einer wohlbedachten und wohlberechtigten Modifikation, der queren Durchtrennung der Fascie statt der von Küstner geübten Medianspaltung, diese Schnittführung, um eine bessere Gewähr gegen spätere Hernien zu haben. Die Methode besteht bekanntlich darin, dass an der oberen Grenze des Haarwuchses resp. bei fetten Frauen in der Hautfalte oberhalb der Symphyse durch einen bogenförmigen Schnitt Haut, Unterhautfettgewebe und Fascie quer durchtrennt, während die Muskeln und das Peritoneum in der Längsrichtung gespalten werden. Die Naht erfolgt in 3—4 Schichten: 1) fortlaufende Bauchfellnaht, 2) fortlaufende Naht der Mm. recti, 3) durchgreifende Nähte durch Haut und Fascie, wobei die Mm. recti zur Vermeidung von Taschenbildung mitgefasst werden, 4) fortlaufende Fasciennaht, nach welcher die vorher gelegten Hautnähte geknüpft werden. Diese Wundvereinigung hat nach Tiegel (8) in so fern in letzter Zeit eine Änderung erfahren, als Pfannenstiel jetzt Fascie und Haut nicht mehr isolirt vernäht, sondern beide durch eine Achterknopfnaht mittels Silkwormfäden vereinigt und die Muskeln nicht mehr mitfasst. Die Vortheile, die Pfannenstiel in seiner Schnittführung sieht, bestehen neben dem kosmetischen Resultat in einer weniger großen Lebensgefahr und einer absoluten Vermeidung späterer Hernien. Angewandt wissen will er seine Methode 1) bei gewissen entzündlichen Erkrankungen der Adnexe, 2) bei gewissen Lageveränderungen des Uterus, 3) bei den Frühstadien der Extra-uterin-Gravidität. Eine Kontraindikation bieten im Allgemeinen die Neubildungen des Uterus und seiner Adnexe. Operirt hat Pfannenstiel nach dieser Methode gemäß der Veröffentlichung Tiegel's (8) 128 Fälle der verschiedensten Erkrankungen, vorwiegend entzündliche Adnexerkrankungen. Mit den Erfolgen ist er sehr zufrieden. Die Operationen gingen glatt von Statten; zugegeben wird allerdings die Schwierigkeit bei Lösung von Adhäsionen, besondere Mühe machte die Entfernung von bereits bestehenden Eitersäcken. Sechsmal ereignete es sich, dass die Eitersäcke platzten und ihren Inhalt zum Theil in die Bauchhöhle entleerten. Gestorben ist keine der Patientinnen. In keinem der 128 Fälle ist eine Hernienbildung, nicht einmal ein Fascienspalt aufgetreten, in allen — bei 99 Fällen nach mindestens ³/₄jähriger Beobachtungszeit — kam es zur Bildung einer lückenlosen Narbe, auch in den Fällen, bei welchen die Schnittwunde eiterte, »so dass die Schnittführung das leistet, was sie versprochen, dass sie trotzdem da keine Hernien entstehen lässt, wo sonst der Procentsatz ein sehr hoher ist«.

Entsprechend der kurzen Zeit seit Einführung der Methode
liegen naturgemäß erst wenig Veröffentlichungen über ihre Brauchbarkeit vor. Strassmann (9) erlaubt sich an der Hand eines nach
Pfannenstiel operirten Falles noch kein Urtheil. Odebrecht (10)
spricht sich günstig über den Schnitt aus. Schauta (11) hat fünf Fälle
operirt; er hält das Operationsgebiet für beschränkt und empfiehlt
die Methode bei kleineren Cysten, die nicht mehr ganz beweglich
sind, oder bei kleineren Adnexen in Anwendung zu bringen. Ob
Hernien sicher vermieden werden, muss erst die Zukunft lehren.

In unserer Klinik kam im Laufe des Jahres 1900 der Pfannenstiel'sche Fascienquerschnitt zur Eröffnung der Leibeshöhle 15mal
zur Anwendung und zwar

bei entzündlichen Adnexerkrankungen   7 mal

bei Uterusmyom   1 mal

bei Retroflexio uteri (fixirt und beweglich)   5 mal

bei Ovarialcysten   2 mal.

Die Operationen wurden genau nach der von Pfannenstiel
in seiner ersten Veröffentlichung mitgetheilten Technik ausgeführt;
besonders wurde die Fascie stets isolirt vereinigt und bei den durchgreifenden Nähten die Mm. recti stets mitgefasst. Dass der Schnitt
eine geringere Lebensgefahr in sich birgt als die Eröffnung in der
Linea alba ist zuzugeben. Die Därme sind dem Operateur gar nicht
im Wege oder doch mit geringer Mühe zu beseitigen. Der Abschluss der Leibeshöhle vom übrigen Operationsgebiet gelingt leicht.
Die Anzeigestellung freilich muss unseren Erfahrungen nach einige
Einschränkungen erleiden. Vorzügliches leistet die Methode bei nicht
allzu großen, nicht auf entzündlicher Basis beruhenden Ovarialcysten.
In unseren beiden Fällen gelang die Ausschälung und Stielung der
Cysten — bei der einen doppeltmannsfaustgroßen nach vorheriger
theilweiser Entleerung des Inhalts — sehr leicht. Vorzügliches
leistet auch die Methode bei der Ventrifixation des rückwärts gelagerten Uterus, besonders wenn Verwachsungen bestehen und Adnexerkrankungen mit Sicherheit nicht auszuschließen sind. Die Öffnung
genügt vollkommen, um etwaige Adhäsionen des Uterus zu lösen und
die Adnexe auf ihren Zustand zu untersuchen, sie event. bei nicht zu
schwerer und zu chronischer Entzündung aus mäßigen Verwachsungen
zu lösen. Die Ventrifixation des Uterus oder seiner Ligamente
gelingt leicht. Unsere fünf Fälle boten bei der Operation keinerlei
Schwierigkeiten. Auch das Resultat ist bisher zufriedenstellend.

Weit weniger befriedigt der suprasymphysäre Fascienquerschnitt
bei den schwereren Formen der entzündlichen Adnexerkrankungen.
Bezüglich der Zugänglichkeit des Operationsgebietes und der Be-
quemlichkeit des Operirens steht die Methode dem Medianschnitt
nach. Wenn Pfannenstiel besonders hervorhebt, dass ihm der
Schnitt, abgesehen von zwei Fällen, eine bessere Übersicht bot als der
gewöhnliche Längsschnitt, so können wir nach unseren Erfahrungen
dies nicht bestätigen. Wir konnten uns auch bei nicht sehr großen

Adnexgeschwülsten über die Art und Schwere der Verwachsungen nicht genügend orientiren und mussten einige Male den Schnitt in querer oder Längsrichtung erweitern, für die spätere exakte Vereinigung immer eine etwas missliche Zugabe. Sobald man gezwungen ist, mit der Hand ohne Kontrolle des Auges in der Tiefe zu arbeiten, ist die Gefahr des Platzens von Eitersäcken größer als beim Medianschnitt; auch vor kleinen Darmverletzungen ist man nicht genügend gesichert. Sechsmal erlebte Pfannenstiel das Platzen von Eitersäcken, auch in unseren Fällen ereignete es sich mehrfach, einmal riss beim Hervorziehen des Tuboovarialtumors das Blasenperitoneum mit ein, einmal wurde ein adhärentes Darmstück leicht verletzt. Derartige Zufälle sind wohl auch beim Schnitt in der Linea alba möglich, lassen sich aber unter Kontrolle des Auges leichter vermeiden. Sind also auch bei kleineren Adnextumoren, deren Größe an sich keine Kontraindikation gegen den Fascienquerschnitt abgeben würde, irgend welche ausgedehnteren Verwachsungen zu erwarten, so verdient der Medianschnitt der besseren Übersicht halber entschieden den Vorzug.

Betreffs der Myome des Uterus theilen wir vollständig Pfannenstiel's Anschauung. Über die Vortheile des Schnittes bei den Frühstadien der Extra-uterin-Gravidität fehlen uns die Erfahrungen. Wir halten gerade bei der einmal per laparotomiam anzugreifenden Extrauterin-Schwangerschaft ausgiebigste Übersicht Zwecks möglichst schnellen Operirens für so wünschenswerth, dass wir uns bisher nicht entschließen konnten, die Vorzüge, welche der Medianschnitt in dieser Richtung bietet, aufzugeben.

Was nun die Wundheilung und die Dauerresultate anlangt, so bietet der Fascienquerschnitt entschieden durch die ganze Art der senkrecht zu einander gestellten Nahtreihen einen größeren Schutz gegen Hernienbildung. Heilt die Wunde per primam, so ist das Endresultat quoad spätere Hernien ein ausgezeichnetes. Pfannenstiel hat bei seinen Fällen noch keine Hernie beobachtet; wir können diesen Befund bei unseren per primam Geheilten voll und ganz bestätigen. Nach mehr als $1^3/_4$- bis mindestens 1jähriger Beobachtung ist eine Hernie bis jetzt nicht aufgetreten. Die Narbe ist fest und lückenlos. Anders verhält es sich freilich mit dem Resultat bei den vereiterten Bauchwunden. Pfannenstiel erlebte unter seinen ersten 51 Fällen 6 Bauchdeckeneiterungen; in der Veröffentlichung Tiegel's über weitere 77 Fälle fehlt eine Angabe über diesen Punkt, jedenfalls beobachtete Pfannenstiel auch bei seinen Eiterungen keine Hernie und glaubte sich zu dem Schlusse berechtigt, seine Schnittführung biete absoluten Schutz gegen Hernien. Wir haben unter unseren 15 Fällen im Verhältnis zu unseren Operationen in der Mittellinie mehr Eiterungen zu verzeichnen, nämlich zwei ausgedehnte und drei isolirte, nur auf kleine Partien der Wunde beschränkte. Diese Eiterungen traten 4mal im Gefolge von eitrigen Adnexerkrankungen ein, bei denen, und zwar gerade durch den Modus der

Schnittführung, sich eine Berührung der bestmöglich, mit Tüchern
geschützten Wundflächen mit den Bauchdecken nicht vermeiden
ließ. Bei der Schnittführung nach zwei verschiedenen Richtungen
liegt eben unseres Erachtens hierin eine große Gefahr. Bei unseren
beiden schweren Eiterungen ist uns denn auch, gerade wie bei
schweren Eiterungen in der Mittellinie, eine Hernienbildung nicht
erspart geblieben.

Bei der einen, einer 27jährigen, kräftigen, mit guter Muskulatur
versehenen Haushälterin, welche weder anamnestisch noch durch
äußere Untersuchung Anzeichen von Infektion darbot, wurden durch
den Pfannenstiel'schen Schnitt die gonorrhoisch erkrankten linken
Adnexe exstirpirt. Nach vierzehntägigem fieberfreiem Verlauf machte
sich unter Temperatursteigerung ein subfascialer Bauchdeckenabscess
bemerkbar, der incidirt werden musste. Die Heilung ging gut von
Statten, so dass die Pat. 7 Wochen post operationem fieberlos und
ohne Beschwerden mit fast geheilter Wunde, in ein Genesungsheim
entlassen werden konnte. Schon nach dreiwöchentlichem Aufenthalte
daselbst machte sich die beginnende Hernie bemerkbar. In der
Mitte des Schnittes, dem Kreuzungspunkt des queren Fascien- und
medianen Muskel- und Peritoneumschnittes, gerade an dem Punkte,
an welchem Pfannenstiel eine Hernie event. für möglich hält, war
eine deutliche Lücke in der Narbe bemerkbar, die auf Perkussion
tympanitischen Schall ergab, aus der bei Husten und Pressen die
Spitze eines Darmes von der Größe eines Markstückes sich hervor-
wölbte. Leider war aus äußeren Gründen eine spätere Untersuchung
nicht mehr möglich.

Auch bei unserem zweiten Hernienfalle spielte sich der Eiterungs-
process unterhalb der Fascie ab. Es handelte sich um eine 28jährige
Pat., bei welcher wegen retroflektirter fixirter Gebärmutter und
hydropischer Tuben beiderseits eine Salpingostomatoplastik und
Fixation der Ligg. rotunda mit je einem Seidenfaden ausgeführt
wurde. Anhaltende Eiterung der Wunde unter Temperatursteigerung.
Als muthmaßliche Ursache wird der rechte Fixationsfaden entfernt.
Fieber und Eiterung bleiben noch einige Zeit bestehen. Nach
14wöchentlichem Aufenthalt in der Klinik wird Pat. mit bis auf
eine kleine Fistel in der Mittellinie verheilter Wunde entlassen. Nach
fünf Monaten Wiederaufnahme. Es besteht noch eine kleine Fistel
und in die Schnittnarbe hineingebuchtet eine ausgesprochene Hernie,
etwa von der Größe eines Zweimarkstückes. Es wird nun die ganze
Narbe excidirt, der Fistelgang freigelegt, der Medianschnitt angeschlossen. Die bei der ersten Operation zurückgelassenen Adnexe
werden gänzlich entfernt. Die Naht wird so angelegt, dass sie
schließlich ein ⊥ bildet. Merkwürdigerweise heilt der Medianschnitt
per primam, im Querschnitt bildet sich abermals ein kleiner Abscess
und giebt nach einigen Monaten wiederum Raum für eine kleinere,
aber ausgesprochene Hernie. Die genaueste Untersuchung der Organe
nach beiden Eingriffen ergab keinen Anhalt für Tuberkulose, obwohl

in den mehrfach ausgeschabten Fistelgranulationen oft Riesenzellen gefunden wurden. Die histologischen Bilder der Tube boten die Charakteristica einer chronisch-gonorrhoischen Erkrankung, für die an Vulva, Vagina und Uterus vorher ein Nachweis nicht möglich war. Der Ehemann gab schließlich auch eine längere Zeit zurückliegende Gonorrhoe zu.

Wir mussten also die Erfahrung machen, dass bei zwei schweren chronisch-gonorrhoischen Adnexerkrankungen, für welche durch anderweitige Befunde ein Anhalt nicht vorlag, verspätet eintretende subfasciale Eiterungen das Wundresultat gefährdeten und zu späterer Bruchbildung führten. Es bleibt also für den Pfannenstiel'schen Schnitt, eben so wie für alle anderen Schnittführungen, die Erfahrung bestehen, dass jegliche, auch verspätete Eiterung das Heilresultat beeinträchtigt und die Gefahr der Hernienbildung nicht ausschließt. Für kleinere Geschwülste nicht eitriger Natur und die Ventrifixationen ist der Schnitt sehr geeignet. Wo wir jedoch mit einiger Wahrscheinlichkeit aus Anamnese oder Befund auf schwerere Verwachsungen oder eitrigen Inhalt schließen müssen, sind wir vorläufig von der Methode abgegangen.

Über die nach dem Jahre 1900 ausgeführten Operationen nach Pfannenstiel, besonders auch unter Anwendung der veränderten Technik der Bauchnaht (cf. Tiegel) soll später berichtet werden. Nicht unerwähnt mag zum Schlusse bleiben, dass wir in einer Anzahl von Fällen, die nach der Küstner'schen Methode des suprasymphysären Kreuzschnittes operirt wurden, sowohl in puncto Wundheilung als auch Hernienbildung auch durchaus gute Resultate zu erzielen vermochten.

Litteratur.

1) Fritsch, Bericht über die gynäkologischen Operationen 1891/92.

2) Schede, Über den Gebrauch der versenkten Drahtnaht bei Laparotomien und bei Unterleibsbrüchen. Festschrift zur Feier des 70jährigen Geburtstages von F. v. Esmarch.

3) Prochownick, Die Schede'sche Silberdrahtnaht der Bauchwunden und ihre Erfolge. Verhandl. der deutschen Gesellschaft für Gynäkol. Bd. V. p. 313.

4) Winter, Bauchnaht und Bauchhernie. Verhandlungen der deutschen Gesellschaft für Gynäkologie Bd. VI. p. 577.

5) Abel, Über Bauchnaht und Bauchnarben. Archiv für Gynäkologie. Bd. LVI. Hft. 3.

6) Pfannenstiel, Über die Vortheile des suprasymphysären Fascienquerschnitts für die gynäkologischen Köliotomien, zugleich ein Beitrag zu der Indikationsstellung der Operationswege. Sammlung klin. Vorträge. N. F. No. 268.

7) Küstner, Der suprasymphysäre Kreuzschnitt, eine Methode der Köliotomie bei wenig umfänglichen Affektionen der weiblichen Beckenorgane. Monatsschrift für Geburtsh. und Gynäkol. Bd. IV. p. 197.

8) Tiegel, Über die Vortheile des suprasymphysären Fascienquerschnitts nach Pfannenstiel. Inaug.-Diss., Breslau, 1901.

9) Strassmann, Zeitschrift für Geburtsh. u. Gynäkol. Bd. XLIV. p. 507.

10) Odebrecht, Ibid. Bd. XLV. p. 191.

11) Schauta, Cf. Centralbl. für Gynäkologie 1901. p. 1344.

III.

Zur Technik der Perforation.

Von

F. Skutsch in Jena.

In der Wiener klin. Wochenschrift 1902 No. 3 beschreibt
Frankl ein neues trepanförmiges Schädelperforatorium. Wenn auch
die Idee des Frankl'schen Instrumentes durchaus anerkennenswerth
ist, in der Weise zu verfahren, dass der Schädel von innen nach
außen perforirt wird, so dass der Trepanationsakt selbst fixirend auf
den Schädel wirkt (das Instrument wird geschlossen wie ein Regen-
schirm eingebohrt, innerhalb des Schädels werden 4 Zähne gespreizt,
die zusammen eine Art Trepankrone bilden), wenn weiterhin auch
die technische Konstruktion geschickt durchgeführt ist, so können
wir doch nicht dem Autor zustimmen, dass ein Bedürfnis nach einem
solchen neuen Instrumente vorgelegen habe. Hätte der Autor die
bereits vorhandenen Trepane eingehender geprüft, so hätte er dies
selbst erkannt.

Ich habe hier vor Allem ein Instrument im Auge, nämlich das
von Pajot, welches allen Anforderungen, die an einen Trepan zu
stellen sind, vollauf genügt. Dieses Instrument scheint in Deutschland verhältnismäßig wenig bekannt zu sein. Um zur allgemeineren
Anwendung desselben beizutragen, nicht um gegen Frankl zu polemisiren, schreibe ich diese Zeilen.

Ich habe das Instrument und seine Handhabung in meiner Ge-
burtshilflichen Operationslehre (Verlag von Gustav Fischer, Jena
1901) beschrieben und abgebildet (p. 209 ff. Figg. 106, 107, 108). Die
Achse wird von einem schmalen Bohrer gebildet; um die gleiche
Achse drehbar sind zwei kleine, nach derselben Richtung schneidende
Messer angebracht. Eine Glocke deckt das eigentliche Instrument.

Bei hoch und beweglich stehendem Kopf muss eine Hilfsperson
von außen denselben fixiren; im Übrigen bedarf es keiner
Assistenz. Während die Glocke die schneidenden Theile deckt,
wird das Instrument unter Adaptiren der eingeführten halben Hand
an den Schädel herangebracht. Die die Glocke umgreifenden Finger
kontrolliren dauernd, dass der Rand der Glocke stets vollständig dem
Schädel anliege. Das Instrument muss durch die den Griff fassende
andere Hand stets so gehalten werden, dass es senkrecht auf der
Kugeloberfläche des Kopfes steht (Senken des Griffes gegen den
Damm), dass also seine Achse gegen das Centrum der Schädelhöhle
gerichtet ist. Die den Griff haltende Hand dreht diesen im Sinne
der Bewegung des Uhrzeigers unter leichtem, dauerndem Druck gegen
den Schädel. Zunächst dringt der centrale Bohrer ein, bald beginnen
die beiden Messer zu greifen und schneiden mit Leichtigkeit ein

kreisrundes Loch aus Kopfschwarte, Knochen und Dura mater. Sobald so weit vorgeschraubt ist wie möglich, zieht man das Instrument, von der Glocke gedeckt, hervor. Schiebt man jetzt die Glocke zurück, so sieht man an dem Bohrer das herausgeschnittene, kreisrunde Stück haften. Am besten ist es, wenn außer dem Bereich einer Naht perforirt ist; die Öffnung im Knochen ist wie mit dem Locheisen herausgeschlagen.

Seit vielen Jahren ist das Instrument in der Jenaer Klinik und Poliklinik im Gebrauch. Ich habe häufig Gelegenheit gehabt, mich zu überzeugen, wie leicht und schnell die Operation gelingt.

Das Pajot'sche Perforatorium erfüllt durchaus die von Frankl aufgestellte Forderung, dass dem wenig geübten Praktiker ein Instrument zur Verfügung stehen müsse, welches ein Operiren ohne Gefährdung der Mutter verbürge. Für das Pajot'sche Instrument trifft der Vorwurf, den Frankl den üblichen Trepanen macht, nicht zu, dass die schneidenden Theile während des Bohrens nicht genügend durch die Hülse gegen die Weichtheile der Mutter gedeckt seien. Liegt der Rand der Glocke dauernd fest und vollständig der Kopfhaut an, worauf die adaptirenden Finger dauernd achten, so ist eine Gefährdung ausgeschlossen; eben so wird hierdurch verhindert, dass im Beginn nur ein sichelförmiger Einschnitt statt eines kreisrunden Loches entstehe. Auch der von Frankl erhobene Vorwurf, der Schädel werde durch den Bohrakt vom Beckeneingang abgedrängt, trifft für das leicht eindringende Pajot'sche Instrument nicht zu. Außer einer Hilfsperson, die den beweglichen Schädel von außen fixirt — diese ist auch bei Frankl's Instrument nöthig —, bedarf es keiner weiteren Assistenz, wie sie z. B. der Braun-sche Trepan erfordert.

Frankl motivirt die Konstruktion eines neuen Instrumentes auch damit, dass der Praktiker genöthigt sei, die Operation zu machen, obgleich er während seiner Ausbildungszeit meist keine Gelegenheit hatte, sie auszuführen. Hierzu bemerke ich, dass ich in jedem Semester die Schüler regelmäßig im geburtshilflichen Operationskursus auch die zerstückelnden Operationen üben lasse. Jeder hat Gelegenheit die Perforation zu erlernen. Es lassen sich an einem Schädel unter immer wechselnder Einstellung eine recht erhebliche Anzahl von Perforationen ausführen. Stets überzeugten sich Alle, die das Instrument benutzten oder an der Lebenden anwenden sahen, von der leichten Ausführung und vorzüglichen Wirkung. Ich kann das Pajot'sche Perforatorium außerordentlich empfehlen[1].

Ich gebe dem Trepan, wenigstens für den vorangehenden Kopf, den Vorzug vor den scherenförmigen Instrumenten. Hierin stimme ich mit Frankl überein. Gewiss kann man auch mit der Schere, z. B. der von Naegele oder besser der von Busch, ganz gut auskommen.

---

[1] Das Instrument wird geliefert von der Firma Füllenbach & Schultes in Jena.

Für den wenig Geübten ist aber die Möglichkeit des Abgleitens und
der Nebenverletzungen immerhin nicht abzustreiten. Die Knochen-
splitter erheischen besondere Vorsicht beim Tiefertreten bezw. Tiefer-
ziehen des Kopfes. Auch wird die gemachte Öffnung durch Über-
einanderschieben der Knochen, zumal wenn, wie meist empfohlen,
in einer Naht perforirt ist, leicht verlegt, so dass die vollständige
Entleerung des Schädelinhalts, die nach jeder Perforation angestrebt werden soll (Herausspülen des Gehirns), gehindert wird.
Alle diese Nachtheile fallen fort, wenn mit dem Pajot'schen Instrument, zumal mitten durch den Knochen, ein glattes, kreisrundes
Stück herausgeschnitten ist.

Neue Bücher.

1) **W. Weinberg** (Stuttgart). Beiträge zur Physiologie und
Pathologie der Mehrlingsgeburten beim Menschen.
(Archiv für die ges. Physiologie Bd. LXXXVIII.)

In eben so gründlicher als erschöpfender Weise und, im Gegensatz zu mancher der bisherigen Veröffentlichungen, nach exakt statistischer Methode behandelt der Verf. die Lehre von den Mehrlingsgeburten durch Verbindung und Ergänzung der Erfahrungen in den
Entbindungsanstalten mit den Ergebnissen der Bevölkerungsstatistik
und der Familienregister, und kommt dabei zu neuen Ergebnissen
im Verhalten der ein- und zweieiigen Zwillingsgeburt in Bezug auf
Häufigkeit, Verlauf, Sterblichkeit, Ursache, individuelle Anlage und
Erblichkeit. Das statistische Material, welches bisher zur Beantwortung dieser interessanten Fragen benutzt wurde, setzte sich größten-
theils aus Kasuistik oder verhältnismäßig kleinen Zahlen zusammen,
so dass die daraus gezogenen Schlüsse keinen Anspruch auf allgemeine
Gültigkeit machen konnten. Durch die seit dem Jahre 1808 in
Württemberg eingeführten Familienregister, in welchen das ganze
Schicksal einer Familie in Bezug auf Geburten, Trauungen und
Todesfälle fortgeführt ist, war der Verf. in der Lage, seiner Arbeit
ein derart umfangreiches und zugleich einwandfreies statistisches
Material zu Grunde zu legen, wie es bisher wohl noch keinem Autor
möglich gewesen ist. Das durch Vermittlung des Kgl. württemb.
statistischen Landesamtes unter Mitwirkung der Pfarr- und Standes-
ämter erhaltene Material umfasst mehr als 2800 Mehrlingsgeburten.
In Verbindung damit hat Verf. das Material aus der bisherigen
Litteratur in eigenartiger Weise für seine Zwecke gesichtet und
weiter verarbeitet.

Das 1. Kapitel behandelt die Geschlechtsverhältnisse der Zwillinge,
ihre Sexualproportion und Sexualkombination. Die Unterschiede im
Geschlechtsverhältnis bei den statistisch erfassten Einzelgeburten und
den ein- und zweieiigen Zwillingen, insbesondere auch der Mädchen-

überschuss bei Doppelmissbildungen hängen wahrscheinlich mit einer verschiedenen Häufigkeit des Aborts und einer größeren intrauterinen Knabensterblichkeit auch in den früheren Schwangerschaftsmonaten — ähnlich wie im extra-uterinen Leben und unabhängig von den Schwierigkeiten der Geburt — zusammen. Verf. glaubt daher eine Verschiedenheit des Geschlechtsverhältnisses bei der Zeugung von Einzelgeburten und den verschiedenen Arten von Mehrlingsgeburten nicht annehmen zu müssen und hält die Schlüsse im Sinne Ahlfeld's über das Zustandekommen der Geschlechtsbildung beim Menschen aus diesen Verhältnissen für nicht berechtigt. Die Sexualkombinationen gleichen Geschlechts der Zwillinge lassen keinen Schluss auf eine besondere Veranlagung der betreffenden Zwillingsmütter zur vorwiegenden Produktion desselben Geschlechts zu. Die Geschlechtsverhältnisse der eineiigen Zwillinge können zur Beantwortung der Frage, ob das Geschlecht der menschlichen Eier bei und nach der Befruchtung beeinflusst werden kann, nicht herangezogen werden, dagegen lässt das Vorkommen der Zwillinge gemischten Geschlechts (Pärchen) die ausschließliche Erzielung eines Geschlechts durch Versuche, das Geschlecht der Eier im Ovarium zu beeinflussen, unmöglich erscheinen, und die nahe Übereinstimmung der erfahrungsmäßigen Häufigkeit der Pärchen unter den zweieiigen Zwillingen spricht für eine bereits im Ovarium erfolgende Geschlechtsbestimmung der menschlichen Eier.

Im 2. Kapitel — die Häufigkeit der ein- und zweieiigen Zwillinge, insbesondere auch der Missbildungen — kommt der Verf. zu Ergebnissen, welche von der bisherigen erheblich abweichen. Er hat hierzu eine Berechnung eingeführt, welche kurzweg »Differenzmethode« genannt wird und kommt zu dem Schlusse, dass sich aus der Thatsache, dass die Pärchen ziemlich genau die Hälfte der zweieiigen Zwillinge ausmachen, aus ihrem Procentsatz unter sämmtlichen Zwillingsgeburten einer Bevölkerung oder bei Gruppen der letzteren die Häufigkeit der ein- und zweieiigen Zwillinge berechnen lässt. Diese stimmt mit dem Ergebnis der klinischen Forschung nicht überein; in den Anstalten sind die zweieiigen Zwillinge stärker vertreten. Die eineiigen Zwillinge sind etwa doppelt so häufig als Ahlfeld sie angiebt. Ihre Häufigkeit unter sämmtlichen Geburten eines Landes ist so groß, dass schon desshalb die auch sonst nicht wahrscheinliche Befruchtung der seltenen Eier mit 2 Keimbläschen beim Menschen nicht als Ursache der Entstehung eineiiger Zwillinge gelten kann.

Im 3. Kapitel ergeben sich wesentliche Unterschiede im Verlauf von Schwangerschaft und Geburt, in der Häufigkeit von Todtgeburt, Frühgeburt und Abort bei den ein- und zweieiigen Zwillingen. Die stärkere Vertretung der zweieiigen Zwillinge in den Anstalten gegenüber den Zwillingsgeburten der Gesammtbevölkerung erklärt sich durch den schweren Verlauf der Schwangerschaft und namentlich der

Geburt bei ersteren. Todtgeburten sind trotz des leichteren Geburts-
verlaufs bei eineiigen Zwillingen doppelt so häufig wie bei den zweieiigen. Sie deuten eben so wie der geringere Knabenüberschuss auf
eine größere Häufigkeit der Frühgeburt und wohl auch des Aborts
bei den eineiigen Zwillingen auch außerhalb der nicht einwandfreien
klinischen Erfahrung. Der intra-uterine Tod einer Frucht beeinflusst
dem entsprechend das Leben der zugehörigen anderen bei den eineiigen
in stärkerem Maße als bei den zweieiigen. Die Zwillingsschwangerschaft führt nicht in demselben starken Maße zum Abortus wie zur
eigentlichen Frühgeburt. Auch ist eine stärkere Veranlagung der
Zwillingsmütter zu Abort und Frühgeburt bei streng statistischer
Methode im Gegensatz zu bisher vertretenen Anschauungen nicht
nachgewiesen.

Das 4. Kapitel handelt von den Eigenschaften der ein- und
zweieiigen Zwillinge, deren Ähnlichkeit und Unähnlichkeit im Leben
und Tod, so wie ihrer Unfruchtbarkeit. Bei gleicher Schwangerschaftsdauer zeigen ein- und zweieiige Zwillinge keinen großen
Unterschied im Geburtsgewicht und Sterblichkeit des ersten Lebensjahres. In ersterer Beziehung besteht auch kein großer Unterschied
zwischen den zweieiigen Zwillingen mit einer und zwei Placenten.
Auch die Unterschiede in Größe und Gewicht beider Früchte eines
Paares sind bei beiden Arten nicht, wesentlich verschieden und
würden noch geringer erscheinen, wenn die Statistik der zweieiigen
Zwillinge in dieser Hinsicht nicht unvollkommener wäre als die der
eineiigen. Dem entsprechend scheint auch die Häufigkeit gleichzeitigen Sterbens im ersten Lebensjahr nur wenig von der Ent-
stehungsart der Zwillinge abzuhängen. Das angeblich häufigere Vorkommen in Gestalt und Lebensäußerungen besonders ähnlicher Zwillinge bei den eineiigen ist bis jetzt nur eine theoretische Forderung
ohne positive Grundlage. Die von den Thierzüchtern behauptete
Unfruchtbarkeit der Zwillinge ist beim Menschen im absoluten Sinne
nicht nachweisbar, bei den eineiigen besteht sie vielleicht in rela-
tivem Sinne.

Das 5. Kapitel ist der Frage nach den Ursachen der ein- und
mehreiigen Mehrlingsschwangerschaft gewidmet. Ein Einfluss der
Jahreszeit ist nach dem bisher zur Verfügung stehenden Material
nicht auszuschließen, eben so wenig ein Zusammenhang zwischen
Geburtenziffer und Häufigkeit der Mehrlingsgeburten. Ein Einfluss
des Klimas scheint nicht zu bestehen.

Bei den eineiigen Zwillingen erscheint der Einfluss der Rasse
gering. Wohnort, Civilstand, Alter und Geburtenzahl der Frauen
haben auf die Häufigkeit ihres Auftretens keinen deutlichen Einfluss;
eben so wenig ist bis jetzt Erblichkeit und besondere Anlage zur
Wiederholung bei derselben Mutter statistisch erwiesen. Die Ursachen
der Theilung der Keimanlage des Eies beim Menschen sind bis
jetzt unbekannt; der Zusammenhang mit Infektionskrankheiten ist
nicht erwiesen.

Bei den zweieiigen Zwillingen ist ein deutlicher Einfluss von Rasse, Wohnort, Civilstand, Alter und Geburtenzahl der Mütter nachweisbar, er hängt im Wesentlichen zusammen mit der verschiedenen Auslese in Bezug auf die Fruchtbarkeit. Das Alter scheint auch auf die Anlage des Individuums zur Zwillingsgeburt einen Einfluss auszuüben. Wiederholte Mehrlingsgeburt bei einer Frau so wie direkte und seitliche Vererbung auf die weiblichen Nachkommen (nicht auf die männlichen) sind hier häufiger als erwartungsmäßig und damit erbliche Anlage als Ursache der mehreiigen Mehrlingsgeburt erwiesen. Bei den Müttern von Frauen mit mehreiigen Mehrlingsgeburten findet man auch eine etwas erhöhte Durchschnittsfruchtbarkeit. Das Nichtauftreten der Wiederholung der Mehrlingsgeburt und ihrer Vererbung ist aber so viel häufiger, dass man ein regelmäßiges Platzen zweier Follikel bei jeder Menstruation für die meisten Zwillingsmütter nicht annehmen darf. Die berechtigte Auffassung der mehreiigen Mehrlingsgeburt als einer atavistischen Erscheinung steht in keinem unlösbaren Widerspruch mit einem direkten Einfluss der nächsten Verwandten und äußerer Umstände auf ihr Zustandekommen.

Der Arbeit ist ein erschöpfendes Litteraturverzeichnis beigegeben, über die Art der Verwerthung des statistischen Materials und die Berechnungsmethode ist auf das Original zu verweisen.

A. Wagner (Stuttgart).

Berichte aus gynäkol. Gesellschaften u. Krankenhäusern.

2) Gesellschaft für Geburtshilfe und Gynäkologie zu Berlin.

Sitzung vom 28. Februar 1902.

Vorsitzender: Herr Jaquet; Schriftführer: Herr Gebhard.

Herr Mackenrodt zeigt ein kleinblasiges Chorionmyxom, welches ein Amnion trug, das durch bis walnussgroße, herniöse Ausstülpungen mit bruchhalsähnlichen Einschnürungen versehen war. In diesen zahlreichen Säcken lag theils Myxommasse, theils altes unverändertes Chorion. Es handelt sich vielleicht um ein Myxom der Sulze.

Herr P. Strassmann demonstrirt:

1) Doppelte rechtsseitige intraligamentäre Cyste — Hydroparasalpingen.

18jährige Virgo. Seit dem 16. Jahre unregelmäßige, seit 4 Monaten unaufhörliche Blutungen. Schmerzen rechts. Tumor mit 2 Abschnitten fühlbar. Manuelle Dilatation des Eingangs und der Scheide, die hierfür — wie für den Anus — empfohlen wird. Kleiner Einschnitt im Introitus. Kreuzschnitt im hinteren Scheidengewölbe. Exstirpation unter Erhaltung des Eierstocks (Katgutpartienligaturen). Jodoformgaze in den Douglas'schen Raum. Katgutnaht. Heilung.

Die beiden von einander getrennten, aber eng an einander liegenden Cysten sind der Lage nach eher als Parasalpingen zu bezeichnen; über dem peripheren ist das Fimbrienende ausgestreckt. Einmalige Achsendrehung des Ligaments. Daher wohl vor der Operation 38,4.

Der Fall zeigt, dass man selbst bei enger Scheide den Weg von unten versuchen soll.

2) **Röntgenaufnahme, um die Lage eines Pessars im Verhältnis zum Becken und zur Körperachse zu demonstriren.**

S. benutzt fast ausschließlich Zinnpessare; Weichgummiapparate seit Jahren nicht mehr. Der Metallring giebt einen guten Schatten. Man erkennt, dass der Ring nicht horizontal, **sondern fast vertikal** im Körper liegt. Der Ring stützt sich oben auf die hintere Scheide. Die Kuppe des hinteren Bügels befindet sich

Lage eines S-förmig gekrümmten Zinnpessars im Becken. (Röntgenaufnahme an der Lebenden.)

in der Höhe des 2. Kreuzbeinwirbels. Sehr deutlich sind die Beckenknochen, die Foramina obturatoria etc. — Das mit Gas gefüllte S romanum hebt sich als Strang ab, während die Genitalorgane kein Bild geben. S. beabsichtigt noch weitere Aufnahmen von in situ befindlichen Instrumenten (Sonde, Zange etc.) zu machen.

Herr Bröse bemerkt, dass nur bei stark gestieltem, intraligamentär entwickeltem Tumor die Kolpotomie zu empfehlen ist, bei tief im Bindegewebe sitzenden aber die abdominale Laparotomie vorzuziehen ist.

Herr P. Strassmann: Die Ausdehnung des Ligaments ist am Präparat erkenntlich. Die Stielung war nicht auffällig lang. Im Ligament fehlte jede Entzündung, so dass sich das Ovarium erhalten und die Cysten unverkleinert entfernen ließen.

Herr Koblanck hält den angekündigten Vortrag: **Beiträge zur Behandlung der Retroversio-flexio.**

I. Zur mechanischen Therapie.

Erfolge der Pessarbehandlung in der Privatpraxis und in der Poliklinik. Eigene poliklinische Beobachtungen: 5% Dauerheilungen, 22% relative Heilungen.

Abhängigkeit der Erfolge der Pessartherapie 1) von der zweckmäßigen Wahl des Instruments: die besten Resultate mit den Thomaspessaren; 2) von den Komplikationen: zur Diagnose der Adhäsionen kombinirte Sonden-Fingeraufrichtung des Uterus. Bei chronischer Para- und Perimetritis kein Pessar, sondern andere Behandlung, z. B. Belastung; 3) von der Art des Entstehens und der Dauer des Bestehens der Retroflexio: günstige Prognose der puerperalen Retroflexionen; Erfolge mit Reposition derselben; Prophylaxe; Reposition des Uterus nach Abort, nach menstrueller Kongestion. Versuch des Verzichts auf die Pessartherapie. Bedeutung der Retroflexio vom therapeutischen Standpunkt.

II. Zur operativen Therapie.

Zahl, Wahl und Indikation der Retroflexionsoperationen in der kgl. Univ.-Frauenklinik zu Berlin. Eigene Erfahrungen mit der Ventrofixation. Methoden zur Beseitigung der mit Prolaps kombinirten Retroflexion. Eigene Erfahrungen mit der Verkürzung der Lig. rot. von der Scheide aus, mit der Fixation der Ligg. rot. an die Scheide nach Wertheim. Vortheile der zuletzt genannten Operation.

---

3) Gynäkologische Sektion des kgl. ung. Ärztevereins zu Budapest.

26. Sitzung am 3. April 1900.

Vorsitzender: Herr v. Késmárszky; Schriftführer: Herr Tóth.

Demonstrationen.

I. Herr Bela v. Walla: Fälle von Drillingsei.

Das eine Ei entstammt einer IIIpara, welche noch während der Laktation gravid wurde. Das Abdomen wuchs während der jetzigen Gravidität im Verhältnis zu den früheren rapid, häufige Schmerzen in der Unterbauchgegend, Appetitlosigkeit, Schwäche. Wehen begannen 3. März 1 Uhr Nachmittags, Abgang des Fruchtwassers am 5. Vormittags 1/210 Uhr, hierauf starke Blutung, Abortus, 3 Früchte männlichen Geschlechts von einer Länge von 28, 26 und 18 cm, eine Placenta, gemeinschaftliches Chorion und 3 Amnien. Die größte Frucht hat auch den größten Fruchtsack; die Nabelschnur derselben adhärirt marginal, die der beiden anderen velamentös, die Nabelschnur der kleinsten Frucht zeigt mehrfach Torsionen. Diese Drillingsschwangerschaft stammt daher von einem Ei.

v. W. demonstrirt noch ein anderes Präparat, wo die Drillingsschwangerschaft sich aus 3 Eiern entwickelt hat.

II. Herr Stephan Tóth: a. Uterus bicornis; Gravidität; falsche Diagnose.

Nullipara, 21 Jahre alt; letzte Periode vor 2 Monaten, seit dieser Zeit krampfhafte Schmerzen im Bauch, heftiges Erbrechen. Objektiv: Wahrscheinliche Schwangerschaftszeichen; Vagina eng; im vorderen Fornix eine vom Schambein zur Portio vag. nach links verlaufende strangartige Falte.

Uterus klein, nach links anteflektirt, vor demselben, nach rechts ein gänseeigroßes, weiches, glattes, mit dem rechten Uterushorn zusammenhängendes, mäßig bewegliches Gebilde. Anamnese und Lokalbefund erwecken den Verdacht eines Extra-uterin-Sackes, Lokalisation und sonstiger Tastbefund erinnerten an ein Dermoid.

Die vordere Kolpoköliotomie erwies sich als unzureichend und begegnete unüberwindbaren technischen Hindernissen, wesshalb zur Laparotomie geschritten werden musste, welche ergab, dass ein Fall von Uterus bicornis mit Gravidität in dem einen Horn vorlag. Vernähen der Wunden. Glatter Heilungsverlauf. Abortus am 3. Tage.

Der Fall illustrirt die großen Nachtheile der Kolpoköliotomie gegenüber der Laparotomie.

b. Operirter Fall von Atresia vaginae; Hämatokolpos.

Die 17jährige Nullipara war nie menstruirt, litt seit ihrem 15. Jahre an erst 2monatlich, später monatlich auftretenden, an Intensität immer mehr zunehmenden krampfhaften Schmerzen. Äußere Genitalien schwächer entwickelt; intakter Hymenalring, durch welchen man an einen fingergliedgroßen Blindsack gelangt. Per rectum eine höher oben sitzende, die vordere Rectalwand nach unten vorwölbende, kuglige Persistenz fühlbar. Diagnose: Atresia vaginae, Hämatokolpos. Die Schamspalte wird quer eingeschnitten, der Blindsack gleichfalls quer eröffnet. Die Zwischenschicht zwischen Blase und Rectum theils mit dem Messer, theils stumpf durchtrennt, hierauf der untere Pol des Tumors eröffnet. Den Inhalt bildete eine salbenartige, schwarzbraune Masse, welche von einer 3—4 cm dicken Wandung umgeben ist; Hämatometra ist noch keine vorhanden. Die Scheidenwand, welche die Wandung des Tumors bildete, wurde in den Wundkanal hereingezogen, ihre Ränder an die Haut der Schamspalte angenäht. Das Bild ist nach der Operation ein solches, als ob sich die Scheidenöffnung am Perineum befände, der Scheidenkanal selbst ist zufolge der Einziehung der Haut der Schamspalte und des mangelnden Collapses der rigiden, dicken Scheidenwand klaffend. Da der Scheidenkanal mit Epithel ausgekleidet und zum größten Theil von der ursprünglichen Scheidenwand gebildet wird, ist Aussicht vorhanden, dass der Weg offen bleibt.

III. Herr Franz Breitenfeld: Aplasia uteri et vaginae. Coitus per urethram.

Die 21jährige Pat. hat nie menstruirt, bloß nach dem ersten Coitus kam Blut aus den Genitalien, wobei sie so krank wurde, dass sie mehrere Tage das Bett hüten musste und lange noch blutigen Harn hatte. Pat. gut entwickelt, etwas anämisch. Brüste normal entwickelt. Äußere Genitalien normal, reichliche Behaarung. Nymphen und Clitoris etwas hypertrophisch. Unterhalb der Clitoris ein 1 cm langer, von zahlreichen kleinen Querrissen umgebener, länglicher Spalt, welcher den beölten Zeigefinger aufnimmt, der nach Überwindung des kleinen Widerstandes seitens des Sphincter vesicae mit Leichtigkeit in die Blase gelangt, ohne dass Pat. Schmerzen hatte. Inkontinenz besteht nicht. Unterhalb der Harnröhrenmündung ein 1 cm tiefer Blindsack, dessen Basis in der Mitte narbig erscheint; rechts und links je eine 2—3 cm tiefe, blind endigende Öffnung. Per rectum lässt sich keine Andeutung eines Uterus, wohl aber in Symphysishöhe ein dem rechtsseitigen Lig. ovarii entsprechender, in einem flachen, bohnengroßen, druckempfindlichen Gebilde, dem Rudiment des rechten Ovariums, endigender Strang tasten.

Pat. fühlt beim Coitus selten Schmerz, zuweilen ist der Harn danach blutig.

IV. Herr E. Berczeller: a. Myom und Gravidität.

B. beobachtete normalen Geburtsverlauf bei Vorhandensein großer interstitieller und subseröser Fibrome im Uterus: auffallend war die unmittelbar nach der Geburt aufgetretene Anämie, ohne äußere Blutung, was Vortr. daraus erklärt, dass die während der Uteruskontraktionen vorher komprimirten Fibromherde mit dem Aufhören des Drucks das Blut schwammartig aspirirt hatten. Mehrere Stunden nach der Geburt trat ohne nachweisbare Ursache hochgradige Dyspnoë auf.

Herr Tóth sah eine ältere Primipara im 3. Monate der Gravidität mit bis zum Nabel reichenden Uterus, der zahlreiche Fibromherde aufwies, Schwangerschaft und Geburtsverlauf waren normal.

In einem 2. Falle handelte es sich um eine 44jährige Frau, bei der die Menstruation seit 3 Monaten ausgeblieben war, letzter Partus vor 20 Jahren. Die Untersuchung ergab ein rechtsseitiges, 2faustgroßes, multiples, ins Becken eingekeiltes, die Portio in die linke Beckenhälfte verdrängendes Fibrom. Es befanden sich Fibromherde auch in der vorderen Uteruswand. Verdacht auf Schwangerschaft. Exspektatives Verhalten. Die Herde hoben sich immer mehr und mehr aus dem Becken und im 8. Monat war das Becken frei. Das Fibrom nahm in der Gegend des inneren Muttermundes seinen Ausgang, war subserös und weich. Geburt einer 4000 g schweren Frucht auf Expression. Derzeit sind die Verhältnisse dieselben wie vor der Schwangerschaft. Herde sammt Uterus sind wieder im Becken, aber etwas kleiner.

Herr Bársony schließt sich nicht der Erklärung bezüglich der Dyspnoë an. Denn ist der Uterus weich, so ist auch Blutung vorhanden, ist derselbe hart, kann er kein Blut aspiriren.

Herr Hoffmann sah eine normal verlaufene Zwillingsschwangerschaft bei myomatösem Uterus, am 3. Tage des Puerperiums trat Fieber auf, Laparotomie unter schweren Verhältnissen, wobei der in der linken Nierengegend befindliche nekrotische Tumor barst und sein Inhalt die Bauchhöhle verunreinigte. Heilung.

Herr Tuszkai: Die Anämie post partum kann mehrere Ursachen haben. In einem Falle führte er dieselbe auf rasche Änderung des intraabdominellen Druckes zurück. Der Zustand besserte sich auf Anlegung eines festeren Verbandes. In einem 2. Falle nach Abortus war sicherlich Chok die Ursache.

Herr v. Késmárszky: Der myomatöse Uterus kann unmöglich Blut aspiriren, da ja die Uterusgefäße unter hohem Druck stehen, sondern es aspiriren die übrigen Abdominalorgane, ob nun der Uterus fibromatös ist oder nicht. Dafür, dass sich der Uterus am Ende der Schwangerschaft erst vergrößerte und dann verkleinerte, findet er keine Erklärung. Den früheren hohen Stand des Fundus führt er auf eine Gestaltveränderung des Uterus zurück.

Herr Berceller erklärt die Verkleinerung damit, dass die in der ersten Schwangerschaftszeit starke Fluxion, nach Anpassung der Verhältnisse an einander aufhört. Die Ursache der Dyspnoë, welche übrigens erst 4 Stunden nach der Geburt auftrat, sucht er darin, dass der große Uterus ein Hinderniss im Blutkreislauf darstellt.

Herr v. Késmárszky sucht auch die Ursache der Dyspnoë in den Abdominalorganen. Die Erklärung Berceller's ist nicht stichhaltig, denn der Uterus enthält während der Schwangerschaft mehr Blut, als während oder nach der Geburt, selbst wenn er myomatös ist. Dass auch ein großer Uterus im retrahirten Zustand wenig Blut enthält, wird Niemand in Abrede stellen wollen.

b. Eclampsia gravidae.

B. hat in einem Falle die Geburt im 7. Monate der Gravidität nach 3 eklamptischen Anfällen durch das Ablassen des Fruchtwassers eingeleitet und die Frau gebar nach 2 Tagen. Eklamptische Anfälle sind nicht mehr aufgetreten.

Herr Bársony hält ein Eingreifen nur bei hochgradiger Nephritis für angezeigt, nicht aber bei Eklampsie, da auch die Einleitung der Uterusfunktion einen Reiz bildet.

Herr Tóth: Im vorliegenden Falle war das aktive Vorgehen absolut nicht indicirt. Wär Nephritis vorhanden, so hat das Bestehen der Schwangerschaft keine solche Bedeutung; handelte es sich um Schwangerschaftsniere, so bilden sich mit dem Aufhören der Schwangerschaft die Nierensymptome rasch zurück. Milchdiät, Ruhe, Narkotica wären weit eher am Platz gewesen.

Herr v. Késmárszky hält in diesem Falle das Vorgehen Berceller's nicht für richtig, denn schon der Abfluss so geringer Mengen Fruchtwassers, was auf die Druckverhältnisse nur von geringem Einfluss sein konnte, führte eine Besserung des Zustandes herbei.

Herr Berceller war auf die erhobenen Einwendungen gefasst, doch ging er auf Grund vorheriger Erfahrungen so vor; in einem Falle verwendete er bei einer im 8. Schwangerschaftsmonate aufgetretenen Eklampsie Morphin, die Krämpfe hörten auf, um später wieder aufzutreten; Pat. wurde komatös. Zur Beschleunigung der begonnenen Geburt verwendete er den Kolpeurynter und beendigte dieselbe mittels Zange; die Frau starb.

Die aktive Therapie hat er desshalb eingeschlagen, weil der Verlauf für ein stetig sich steigerndes Übel sprach.

c. Ein Fall von hoher Zange.

B. hat in einem Falle von protrahirter Geburt die Frucht nach dem Mechanismus der Vorderhauptslage mittels hoher Zange entwickelt. Die im Puerperium zu beobachten gewesenen Fieberbewegungen mit kritischem Abfall ohne nachweisbare Ursache in den Genitalien ergaben nachträglich, dass es sich um eine Pneumonie gehandelt hat.

Herr Tuszkai verfuhr in einem ähnlichen Falle exspektativ.

Herr Tóth fragt, wo sich der Kopf befand.

Herr Berczeller: Derselbe hatte mit seinem größten Umfang den Eingang bereits überschritten.

Herr Tóth: Da war es dann keine hohe Zange, sondern eine Beckenhöhlenzange. Es wäre etwas Ungewöhnliches gewesen, den Kopf mit der hohen Zange nach dem Mechanismus der Vorderhauptslage herauszuholen, da derselbe mit dem Instrument hätte dirigirt werden können.

----

27. Sitzung am 8. Mai 1900.

Vorsitzender: Herr v. Kézmárszky; Schriftführer: Herr Tóth.

I. Vortrag.

Herr Alexander Szabó: Über Bradykardie im Wochenbett.

S. hat seine Untersuchungen an 402 Frauen vorgenommen, von denen 68 Schwangere, 32 Gebärende und 302 Wöchnerinnen waren. In mehr als 50% der Fälle fand Vortr. im Wochenbett eine Verlangsamung des Pulses. Am meisten ausgesprochen war die Verlangsamung am 7. Tage, obgleich dieselbe unmittelbar nach der Geburt in 62% der Fälle, oft sogar bereits in der Placentarperiode begonnen hatte. Zwischen Stillenden und Nichtstillenden konnte er hinsichtlich der Frequenz keinen Unterschied nachweisen. Bei Schwangeren fand er keine Frequenz unter 65 Schlägen; unter 75 dagegen nur in 26% der Fälle. Dieselben Frauen zeigten bei der Untersuchung im Wochenbett in 50—60% einen Puls unter 60. Die Behauptung ist daher nicht stichhaltig, dass in den Fällen, wo der Puls im Wochenbett Verlangsamung zeigt, derselbe bereits in der Gravidität und auch früher schon abnorm verlangsamt gewesen wäre.

Es unterliegt daher keinem Zweifel, dass die Bradykardie bereits während der Geburt entsteht und ihre Ursache im Geburtsakt zu suchen ist.

Zur Entscheidung der Frage, ob die Bradykardie kardialen oder extrakardialen Ursprungs ist, hat S. Wöchnerinnen mit starker Pulsverlangsamung Atropin je ($^1/_2$ mg) injicirt. Die Wirkung auf den Puls trat bereits nach 25—30 Minuten ein, indem der vorher gespannte Puls kleiner und seltener wurde. Die Frequenz nahm dann zu und erreichte nach beiläufig einer Stunde den Höhepunkt. Arhythmie wich auf Atropin und zeigte sich erst nach Stunden wieder. Die Zunahme der Pulsfrequenz auf Atropin beweist, dass die Bradykardie nicht mit der Herzthätigkeit zusammenhängt, daher extrakardialen Ursprungs ist. Vortr. hält die Ansicht für die wahrscheinlichste, dass die Verlangsamung auf einem Reizzustand der kardialen Hemmungsfasern beruht, welcher während der Geburt durch Reizung des Vaguscentrums entsteht.

Herr Szili bemerkt in Betreff der chemischen Vorgänge, dass die Lochien auf den Puls von keinem Einfluss sind; bei seinen Untersuchungen zeigte eine Einspritzung steriler Lochien unter die Haut von Thieren bei dem Manometer gar keine Veränderungen in den Pulsverhältnissen.

Herr Temesváry erwähnt, dass auch seine mit Bäcker ausgeführten Untersuchungen ergaben, dass im Wochenbett bis zum 7. Tage eine Pulsverminderung bestehe; sie fanden während der Gravidität durchschnittlich 86 Schläge, nach der Geburt 77, am 2. Tage 65, am 3. 64, am 4. 63, am 5. 62, am 6. 60, am 7. 58 und am 8. Tage 57. Die kleinste Zahl, die sie beobachteten, war 32 (bei einer 41 Jahre alten VIIpara am 6. Tage nach der Geburt Nachmittags 4 Uhr). Sie halten irgend eine chemische Veränderung des Blutes für die wahrscheinliche Ursache. Bei Kühen, die frisch geworfen haben, wurde eine Casämie gefunden, welche vielleicht auch bei den Frauen besteht und als Ursache der puerperalen Bradykardie herangezogen werden könnte.

Herr Fleischl meint ebenfalls, dass bei der Bradykardie chemische Processe das ursächliche Moment abgeben, so wie z. B. beim Ikterus.

Demonstrationen.

I. Herr Tóth: Ein Fall von kyphotischem, quer verengtem, schrägem Becken.

Bei der 18jährigen Ipara, die wegen Verkürzung des linken Beines in Folge von Caries multiplex auf Krücken geht, ist im Dorsalsegment eine Lordose, im Lumbalsegment eine mit geringgradiger Skoliose verbundene, aufs Kreuzbein übergreifende Kyphose vorhanden. Beckenneigung vermindert, Sp. 24, Cr. 25, Conj. ext. 18, Arcus pubis enge, Beckenwände steil nach unten abfallend; Linea innominata abtastbar. Promontorium nicht erreichbar. Der obere Theil des Kreuzbeins in Folge der Kyphose weit nach hinten gerückt, sein unterer Theil hingegen ragt hakenförmig ins Becken, dessen Ausgang in dem Maße verengernd, dass die Entfernung zwischen dem unteren Theil der Symphyse und der Kreuzbeinspitze 8 cm beträgt. Der untere Theil des Kreuzbeins, bezw. des Os coccygis mäßig nach rechts dislocirt. Es scheint, dass es in Folge der im Anschluss an die abgelaufene Eiterung im Cavum ischio-rectale entstandene Narbenbildung und Verkürzung des Lig. spinoso- und tuberoso-sacrum in dieser hakenförmigen Stellung unbeweglich fixirt wurde. Nebenbei ist das Becken auch schräg, indem die Gegend des rechten Acetabulum tiefer nach innen gerückt ist. Die Einstellung des Kopfes entsprach einem quer verengten, aber auch schrägen Becken. Frucht lebt, Sectio caesarea wird zurückgewiesen. Da nach 24stündiger, kräftiger Wehenthätigkeit der Kopf nicht vorrückt und ein Vorrücken auch nicht zu erwarten war, wurde die Perforation vorgenommen und die Geburt den Naturkräften überlassen. Da die Geburt trotz kräftiger Wehen nicht vorwärtsschreitet, wird der Muttermund an mehreren Stellen eingeschnitten, der Kranioklast angelegt und die Geburt beendet. Die Untersuchung nach der Geburt ergab einen 1 cm großen Riss des Scheideneingangs, mehrfache Quetschungen und den Beckenausgang in Folge Bruch des Steißbeins erweitert.

Wenn nun abermals Gravidität einträte, so käme, da die große Verengerung eine Abnahme erfahren hat, die Möglichkeit der Geburt eines lebenden Kindes durch Einleitung der Frühgeburt in Erwägung, jedoch zu einer Zeit der Gravidität, wo die Lebensfähigkeit noch sehr problematisch ist. Diesem gegenüber steht die Sectio caesarea, falls die Frau dieselbe nicht abermals zurückweist.

Herr v. Késmárssky würde die Frühgeburt einleiten, denn wenn auch das Os coccygeum keine Rolle mehr spielt, ist der Ausgang so eng, dass hier der Schädel perforirt werden müsste. In einem von ihm beobachteten ähnlichen Falle musste der Schädel im Ausgang perforirt werden.

II. Herr W. Tauffer: Besprechung des bei der 11. Gravidität einer Frau mit engem Becken einzuschlagenden Verfahrens.

Pat. steht seit 1889 in T.'s Beobachtung. Beckenmaße 27—28—15,5. Bei Palpation des Kreuzbeins entsprechend dem 3. Kreuzbeinwirbel die Conj. diag. 9,2, mit Berücksichtigung der Gesammtverhältnisse des Beckens ist die Conj. vera 7,5, wir haben es also mit einem allgemein verengten, platten Becken zu thun.

Die 10 früheren Graviditäten bezw. Geburten verhielten sich wie folgt:

1. Geburt. Perforation; Frucht 47 cm lang, 2100 g schwer. 2. Schwangerschaft. Während der Gravidität wurde künstliche Frühgeburt empfohlen, Pat. kam aber erst am Ende der Gravidität. Sectio caesarea. Kind lebt. 3. Gravidität mit spontanem Abortus im 4. Monate. 4. Einleitung der Frühgeburt in der 34. Woche, Frucht 43 cm lang. 5. Spontane Frühgeburt, lebende, lebensfähige Frucht. 7. Künstliche Frühgeburt, Placenta praevia, künstlicher Blasensprung,

Wendung, todte Frucht. 8. Einleitung der künstlichen Frühgeburt in der 34. Woche. Hohe Zange. Lebende Frucht, 45 cm lang, 2150 g schwer, Kopfumfang 32 cm, biparietaler Durchmesser auch größer, Kopf härter als bei den früheren Geburten. Aus dem Verhalten des Uterus gelegentlich dieser Geburt leitete T. die Erfahrung ab, dass die Geburtsenergie des ermüdeten Organs wesentlich abgenommen hat, sonst hätte derselbe den relativ nicht wesentlich größeren, obzwar ziemlich harten Kopf geboren.

Aus diesem Grund hat T. gelegentlich der 9. Schwangerschaft (1898) vor der 34. Woche die Frühgeburt eingeleitet und da in keiner Weise gelang, den Uterus zur Kontraktion zu bringen, die Blase gesprengt. Nach der Blasensprengung kontrahirte sich der Muttermund ohne das Wehen aufgetreten wären. Die Sache zieht sich wochenlang hin, bis Blutung auftritt und der Uterus unter Erscheinungen hochgradiger Atonie entleert werden muss. Bei der 10. Gravidität künstlicher Abortus im 5. Monate. Der beschriebene protrahirte Verlauf wiederholte sich.

Nun ergiebt sich die Frage, welches Verfahren bei der 11. Gravidität einzuschlagen sei?

Würden wir so wie in den früheren Fällen verfahren, so setzen wir die Frau der Verblutung in Folge Atonie aus, wäre es nicht richtiger, dieselbe zu sterilisiren?

Wenn wir den künstlichen Abortus in Erwägung ziehen, so wäre, da sich die früheren Verfahren nicht als vortheilhaft erwiesen haben, die Einführung eines in Glycerin getauchten Jodoformgazestreifens in die Uterushöhle zu versuchen, welcher angeblich gute Kontraktionen auslöst. Nachtheile sind, dass das Glycerin Nierensymptome veranlassen kann.

Oder sollte die Schwangerschaft so lange erhalten werden bis durch Frühgeburt eine lebensfähige Frucht erzielt werden kann und nach Ablauf dieser die Frau sterilisirt werden?

Oder lassen wir — die Interessen der Frucht vor Augen haltend — die Schwangerschaft austragen und nehmen nach Auftreten der Wehen die Sectio caesarea vor und sterilisiren jetzt die Frau? T. hätte es nicht für unmotivirt gehalten, gleich bei der ersten Sectio caesarea die Tuben zu reseciren. Er stellt sich nun auf den Standpunkt, dass die Uterushöhle eher entleert werden muss; sollte die Blutung eine so heftige sein, dass es eines Eingriffs bedürfte, würde T. die Totalexstirpation vornehmen und damit die Frau sterilisiren. Stellt sich keine lebensgefährliche Blutung ein, dann würde er nach Ablauf des Wochenbetts auf dem Wege der Kolpotomia anterior die Tuben reseciren.

Die am Ende der Schwangerschaft auszuführende Sectio caesarea und Sterilisation wäre ein viel größerer Eingriff.

Herr Bársony ist der Ansicht, dass die Frau sterilisirt werden muss, und zwar wäre es am Platze, am Ende der Schwangerschaft die Sectio caesarea und dann die Sterilisation vorzunehmen, was mit nicht viel mehr Gefahr verbunden ist als das andere Verfahren, wo erst der Abortus beendigt und an der eventuell ausgebluteten Frau die Totalexstirpation vorgenommen wird.

Herr v. Késmárszky würde auch in diesem Falle die künstliche Frühgeburt einleiten, da die vorausgegangenen von Erfolg waren, und zwar zu einer früheren Zeit, wo aber zumindest die Möglichkeit besteht, dass die Frucht am Leben bleibt, also in der 32. Woche; aus rein socialen Ursachen die Sterilisation vorzunehmen, hält er für unstatthaft.

Herr Tauffer sagt, auf die Bemerkung v. Késmárszky's reflektirend, dass, da jüngere als 34 Wochen alte Früchte so unentwickelt sind, dass wenig Hoffnung vorhanden ist, dieselben am Leben zu erhalten, er es vorziehen würde, schon 2 Monate früher den Abortus einzuleiten, wo die räumlichen Verhältnisse keine Gefahr bilden.   Temesváry (Budapest).

Neueste Litteratur.

4) Monatsschrift für Geburtshilfe und Gynäkologie Bd. XIV. Hft. 5.

1) **H. Palm** (Göttingen). **Experimentell-physiologische Untersuchungen über das Verhalten des Kaninchenuterus bei der Athmung von Wasserstoff, Kohlensäuregemisch und bei der Erstickung.**

Runge hat vor vielen Jahren über das gleiche Thema grundlegende Versuche angestellt, die vor Kurzem von anderer Seite nachgeprüft und nicht im Rungeschen Sinne ausgefallen waren. P. unternahm es daher, die Versuche mit verbesserter Technik, die besonders einer ausgiebigen Lüftung der Lungen während des Experiments Rechnung trug, zu wiederholen und die Gründe für das gelegentliche Misslingen zu erforschen. Er konnte bestätigen, dass nach Einathmung eines Kohlensäuregemisches bei Kaninchen Progressivkontraktionen des Uterus bis zum Tetanus auftraten. Nach Erschlaffung des Organs blieben bei fortgesetzter Einathmung des Kohlensäuregemisches erneute Kontraktionen aus. Einathmung von reinem H erzeugte schnell lebhafte Kontraktionen, die mit Tetanus abwechselten und während der ganzen H-Athmung anhielten. Runge hatte betont, dass die Versuche nur an Kaninchen gelingen, die noch nicht geworfen haben, weil der Uterus, der gravide gewesen ist, schon auf den Reis der Luft bei Eröffnung der Leibeshöhle reagirt. P. konstatirte, dass bei Befolgung dieser Vorschrift die Versuche misslingen können, wenn das Versuchsthier zu jung (unter $^3/_4$ Jahr) ist. Er benutzte desshalb auch Kaninchen, die schon geworfen hatten, bei denen er das Abdomen im physiologischen Kochsalzbade öffnete. Bei dieser Vorsichtsmaßregel gelangen die Versuche. Erstickung löste sehr starke, tetanische Wehen aus; Inhalation von reinem Sauerstoff steigerte die Bewegungserscheinungen nicht. Der puerperale Kaninchenuterus zeigte bei Einathmung eines CO_2-Gemisches und Wasserstoff so wie bei Erstickung eine sehr viel geringere Erregbarkeit. Bei den Experimenten konnte mit den Uteruskontraktionen koincidirendes Ansteigen des Blutdrucks manometrisch nachgewiesen werden.

2) **F. Kermauner** (Graz). **Seltene Form der Vaginalportion.**

52jährige Frau; verstärkte Periodenblutungen. Am äußeren Muttermund schlaffes, höckeriges, weiches Gebilde von hahnenkammartiger Form. Curettage ergab glanduläre Hyperplasie. Excision der papillären Wucherung, an der mikroskopisch kleinzellige Infiltration, Cervicaldrüsen und ein Plattenepithelüberzug gefunden wurde (Prolaps der Cervicalschleimhaut). Keine Anzeichen von Tuberkulose. Dicht an der Abtragungsfläche waren aber solide Zellnester und Zellstränge vorhanden, die einen malignen Process sicherstellten. Die Excision war mitten in der Neubildung erfolgt. Die bereits entlassene Pat. wurde wieder bestellt. Bei der Probecurettage fand sich Carcinom. Vaginale Totalexstirpation (Cylinderepithelcarcinom, von den Cervicaldrüsen ausgehend).

Bei derartigen papillären Wucherungen muss nach versteckten bösartigen Neubildungen auf das genaueste gefahndet werden.

3) **H. A. v. Guérard** (Düsseldorf). **Über die vorzeitige Lösung der normal sitzenden Placenta am Ende der Schwangerschaft.**

3 Fälle werden ausführlich mitgetheilt. Im ersten Falle (27jährige Vpara) künstliche Blasensprengung, Wendung, normales Wochenbett. Ätiologisch war die vorzeitige Placentarlösung auf einen Fall zurückzuführen, bei dem die Frau mit dem Leib auf den Rand eines Waschfasses aufschlug. Der zweite Fall betraf eine 40jährige IXpara. Nach Blasensprengung wurde das in Schädellage liegende Kind mittels Forceps extrahirt. Bei der Mutter wurde leichte Nephritis konstatirt. Im dritten Falle wurde Wendung gemacht, welche durch die im Uterus hin und her flottirende Placenta sehr erschwert wurde. Der Muttermund wurde durch manuelle Dehnung und Incisonen erweitert. Bei der angeschlossenen Extraktion

kam es zu einem doppelseitigen Cervixriss und einer sehr erheblichen Blutung.
Im Uterus befand sich an der Placentarstelle ein solides Blutkoagulum von der
Größe eines Kindes. Der rechtsseitige Cervixriss wurde genäht, der linksseitige
zugeklemmt und der Uterus tamponirt. Am 6. Wochenbettstage entstand eine
unbedeutende, am 9. Tage bei einer starken Bewegung eine heftige Nachblutung,
die zum Exitus führte. Nephritis war nicht vorhanden. Dieselbe soll nach
Winter ätiologisch von Bedeutung sein, was aber wahrscheinlich nur für die
Fälle von vorzeitigem Absterben der Kinder in der Gravidität zutrifft. Bei den
Fällen mit ausgetragenen Kindern scheinen eine allgemeine Schwäche des Organismus, Dekrepidität, schlechte Ernährung eine Rolle zu spielen. Die mikroskopische
Untersuchung der Placenta ergab ein negatives Resultat. Dagegen wurden
gelegentlich von anderen Autoren schwere Entzündungen des Myometriums nachgewiesen. Die Diagnose ist meist nicht schwer: Innere Blutung, Größerwerden
des Uterus, plötzliches Absterben des Kindes, andauernde vaginale Blutung bei
Fehlen von Placenta praevia und von Uterusruptur sind charakteristisch. Das
Verfahren muss in einer möglichst schnellen Entbindung bestehen; aktives Vorgehen ist meist unbedingt nothwendig. Wenn die Anlegung der Zange kontraindicirt ist, hält v. G. die Wendung im Allgemeinen für das bessere Verfahren
als Kraniotomie, Embryotomie und Kolpeuryse. In ganz dringenden Fällen, bei
wenig oder nur mäßig erweitertem Muttermund kann auch die Kraniotomie angebracht sein. Die Sectio caesarea wird verworfen. Die künstliche Blasensprengung
ist nicht rathsam, wenn die Placentarlösung sehr früh, gleichsam vor Beginn der
Geburt, eingetreten ist. In dringenden Fällen ist sie der erste und einfachste
Schritt zur Entleerung des Uterus.

4) A. Martin (Greifswald). Über Myomenukleation.

Von 1893—1899 hat M. 141 Enukleationsoperationen ausgeführt, die 36,2%
seiner gesammten Myomoperationen in dieser Zeit ausmachen. 50 dieser Fälle
werden bezüglich der Resultate zusammengestellt (40 vaginal ohne Todesfall, 10
abdominal mit 3 Todesfällen bei schwereren Komplikationen [Sepsis]), 2mal wurde
die Blase verletzt. Eine Rekonstruktion des Uterus ist auch nach ganz atypischer
Zerstückung möglich. 6 derartige Fälle kamen später wegen anderweitigen Erkrankungen zur nochmaligen Operation, wobei Form und Oberfläche des Uterus
normal gefunden wurden. Die Periode stellt sich ganz normal ein; im Klimakterium wird die Uterusinvolution durch die Enukleation günstig beeinflusst. Der
Einwand, dass bei dieser Methode stets noch Myomkeime zurückbleiben, wird
gewöhnlich zu sehr betont. Von 141 Fällen M.'s sind nur 4 erneut erkrankt,
5 Frauen haben nach der Enukleation koncipirt und normal geboren, einige davon
haben allerdings außerdem auch p. op. abortirt. Jedenfalls sind Konception und
normale Geburt nach der Enukleation sehr wohl möglich. Es ist bei der Operation nöthig, den Uterus völlig frei zu legen, um Klarheit darüber zu gewinnen, ob
eine Erhaltung des Uterus möglich ist. Die Austastung nach Cervixdilatation
genügt nicht. Die Enukleation gelingt event. von außen, ohne Eröffnung des
Uteruscavums. Anderenfalls ist die Schleimhaut sorgfältig zu revidiren und ab-
zuschaben. Die Uterushöhle muss so genäht werden, dass kein Sekret zwischen
die Wundflächen gelangen kann. M. näht nur mit Katgut. Das Myombett muss
von den Trümmern des Geschwulstmantels befreit und in Etagen verschlossen
werden, wobei spritzende Gefäße mitgefasst werden. Bei mehreren Knollen kann
man versuchen, alle von der zuerst angelegten Höhle auszuschälen; es schadet
aber auch nichts, wenn mehrere Defekte entstehen. Wenn irgend möglich operirt
M. vaginal und zwar meist mit vorderem Scheidenschnitt. Ob der Uterus erhalten werden kann, hängt oft von der Beschaffenheit der
Adnexen ab. Die Indikationen für vaginales und abdominales Operiren werden
eingehend erörtert. Die Ovarien werden von M. schon lange bei der Enukleation
nicht principiell mit entfernt. Die Prognose, auch der abdominalen Enukleation,
ist bei Fehlen von Komplikationen durchaus günstig. Sie ist eine sichere, wenn
die Myome noch klein sind. Machen die Myome überhaupt Symptome, dann

sollte man nicht mehr mit allen möglichen Mitteln palliativ und symptomatisch behandeln, sondern konservativ operiren.

5) **Everke** (Bochum). **Über Kaiserschnitt II.**

Die 2. Serie E.'s umfasst 29 Fälle mit 8 Todesfällen. Nach Abzug von 5 Fällen wird die Mortalität auf 8% (5% Sepsis) berechnet. Die Kinder, die zur Zeit der Operation noch lebten, wurden sämmtlich lebend geboren (25). Die Perforation eines lebenden Kindes sollte in gut geleiteten Anstalten heute nicht mehr vorkommen. Untersuchungen der Frau außerhalb der Anstalt bilden keine Kontraindikation gegen die Sectio caesarea. Ist die Frau inficirt, so wird sie bei der Perforation erst recht im Wochenbett erkranken. In 5 Fällen wurde wegen Eklampsie operirt, wozu noch 2 frühere Fälle kommen. Von den 7 Müttern starben 5 an Eklampsie. 5 Kinder wurden lebend geboren. In Fällen schwerster Eklampsie ist der Kaiserschnitt berechtigt. 2mal gab Ruptura uteri die Indikation ab. Im 2. Falle war die frühere Kaiserschnittnarbe geplatzt. In einem anderen Falle wurde wegen abnormer Uteruslage (in Folge von Ventrofixation) operirt. Nach der Uterusfixation hatte die Frau 2 schwere Geburten (Wendungen) durchgemacht. Sie wünschte dringend die Herstellung normaler Verhältnisse. Der Uterus war um seine Längsachse gedreht. Das linke Uterushorn war durch einen fibrösen Strang der Bauchwand adhärent, das rechte stand unterhalb des Zwerchfells. Die Ventrofixation soll in der Medianlinie des Uterus, 1—2 cm unterhalb des Fundus erfolgen. Unter den 29 Fällen wurden 4 nach Porro operirt (2mal intraperitonale, 2mal extraperitoneale Stielbehandlung); einmal wurde die Totalexstirpation (wegen Osteomalakie) gemacht. Meist wurde der Uterus durch vorderen Längsschnitt eröffnet; Konstriktion wurde nie angewendet. Vor Schluss der Uteruswunde wird in die Uterushöhle ein Jodoformgazetampon gelegt. Die Naht erfolgt in 3 Etagen: 1) Decidua und innerste Schicht der Muscularis- (Fäden nach dem Uteruscavum hin geknüpft), 2) tiefe, 3) oberflächliche Knopfnähte durch die Uteruswand. Diese Methode soll von der Uteruswunde ausgehende Sepsis verhüten und eine feste Narbe garantiren.

6) **Ph. Jung** (Greifswald). **Zur Frage der Malignität der soliden Embryome.**

Solide und cystische Embryome sind von fötalen Inklusionen principiell nicht zu unterscheiden, daher auch unter einander nicht scharf zu trennen. Sie sind nicht qualiativ, sondern nur quantitativ verschieden. Auch die soliden Embryome sind an sich gutartig und nicht als Neubildungen im eigentlichen Sinne, sondern als Parasiten aufzufassen.

J. hat 2 Fälle von soliden Embryomen operirt (Laparotomie). Bei Fall 1 war der torquirte Tumor zum größten Theil cystisch (10 Liter Flüssigkeit). Der solide Antheil enthielt Haut, Haare, Talg- und Schweißdrüsen, Gangliengewebe, Gehirnmasse mit einem Centralkanal. Dieser letztere mit Cylinderepithel ausgekleidet, enthielt papilläre Wucherungen, die wegen des absoluten Gefäßmangels nicht als Plexus chorioidei betrachtet werden. Außerdem fanden sich Knorpel, Knochen und vielfache Schläuche, welche von glatter Muskulatur ringförmig umschlossen und mit hohem Cylinderepithel ausgekleidet waren. Quergestreifte Muskulatur fehlte. Sarkomatöse Degeneration des Bindegewebes war nicht vorhanden. Auf Peritoneum und Netz fanden sich zahlreiche disseminirte, grauweiße Knötchen, außerdem eine Kette erbsengroßer retroperitonealer Lymphdrüsen, bis unter das Colon transversum hinaufziehend. Der Tumor gehörte dem linken Ovarium an, die rechten Adnexe blieben zurück. Die Heilung besteht jetzt 1½ Jahre; Pat. hat 20 Pfund zugenommen. Die Knötchen auf Netz und Peritoneum waren keine Metastasen, sondern obliterirte Gefäße. Verschiedene Stadien der Gefäßwandwucherung (Verdickungen von Adventitia und besonders Intima) sind auf einer Tafel abgebildet.

Bei dem 2. mannskopfgroßen Tumor waren ebenfalls alle 3 Keimblätter vertreten. Das Bindegewebe zeichnete sich stellenweise durch enormen Zellreichthum aus, welcher den Verdacht der Malignität erweckte. Eben so gut kann es sich

aber um jugendliches Bindegewebe gehandelt haben. Bisher (½ Jahr) ist auch
diese Pat. andauernd gesund geblieben. Implantationen in der Bauchhöhle waren
bei der Operation nicht vorhanden.

Unter 20 Fällen von Teratomen der Litteratur sind 12 als sarkomatös oder
sarkomähnlich bezeichnet. Carcinomatöse Degeneration solider Embryome ist bisher nicht gefunden worden, wird aber gelegentlich wohl auch vorkommen. Eine
wirkliche retroperitoneale teratoide Metastase ist nur einmal von Ewald beschrieben. Diese Thatsache spricht durchaus nicht für die Bösartigkeit der soliden Embryome an sich, da ja auch bei gutartigen Processen Deportationen beobachtet sind 'von Pick bei Blasenmole, von Minkowski bei Uterusmyomen).
Man soll bei soliden Embryomen nicht von vorn herein eine schlechte Prognose
stellen und immer die Ovariotomie machen. Lange dauernde Gesundheit ist sicher
beobachtet. Die Metastasenbildung erweist sich bei genauerer Untersuchung
(Fall 1 von J.) oft als ein durchaus anderer, gutartiger Process, der mit Malignität gar nichts zu thun hat.

7) K. Heil (Darmstadt). Über die physiologische Pulsverlangsamung
im Wochenbett.

Berichtigung zu der Arbeit von Fellner: »Herz und Schwangerschaft« (diese
Monatsschrift Bd. XIV, Hft. 3). H. betont, dass er als Erster darauf hingewiesen
hat, dass eine physiologische Pulsverlangsamung im Wochenbett in dem bisher
angenommenen Maße nicht existirt. Er freut sich, dass Fellner seine Angaben
als Erster bestätigt hat und verweist auf seine Arbeit »Giebt es eine physiologische
Pulsverlangsamung im Wochenbett?« (Archiv für Gynäkologie Bd. LVI. Heft. 2.)
                                                                    Stoeckel (Bonn).

Myome.

5) E. Schwartz. Über Indikationen zu chirurgischem Vorgehen bei
Schwangerschaft mit Fibrom komplicirt.
(Ann. de gyn. et d'obstétr. 1901. August.)

6) H. Varnier. Über Toleranz der Fibrome bei Schwangerschaft.
(Ibid.)

7) G. Richelot. Chirurgisches Vorgehen bei Schwangerschaft und
Fibrom.
(Ibid. September.)

8) A. Pinard. Fibrome und Schwangerschaft.
(Ibid.)

Das Thema, welches schon so oft Gegenstand eingehender Bearbeitung gewesen ist, aber auch wohl eben so oft zu Meinungsverschiedenheiten Veranlassung
gab, wird von den verschiedenen hervorragenden Chirurgen und Gynäkologen von
Paris behandelt. Auch in diesen Arbeiten gehen die Ansichten aus einander.

Zunächst schildert S. einen Fall von 4½ monatlicher, mit Fibrom komplicirter
Schwangerschaft, welcher durch die supravaginale Hysterektomie geheilt wurde.
Der Verlauf der Erkrankung resp. der Schwangerschaft bis zur Operation war ein
solcher, dass in diesem Falle eingeschritten werden musste, obschon Verf. auch
der Ansicht zuneigt, dass in allen Fällen, wo Hoffnung auf eine natürliche Entbindung vorhanden, wo der Beckeneingang nicht durch den Tumor verschlossen
ist oder unmittelbare schwere Erscheinungen das Leben der Mutter in Gefahr
bringen, man sich abwartend verhalten und der Natur den Verlauf überlassen soll.
Was die Wahl der Operation betrifft, so entscheidet S. sich für die supravaginale
Hysterektomie, da ihm die abdominale totale, welche noch vor 2—3 Jahren ausschließlich ausgeübt worden sei, mehr und mehr an Terrain verloren habe, zu
Gunsten der supravaginalen oder subtotalen, speciell in den Fällen, wo das Collum

intakt, event. noch elongirt sei und eine schnelle Stielbildung zulasse. In zweifelhaften Fällen bleibt die große Schwierigkeit des Handelns und Entschließens, wo eben noch nicht absolute Gefahr von Seiten der Mutter vorhanden ist.

Diese Arbeit spec. das Vorgehen von Schwartz in seinem Falle hat nun V. zu einer Kritik desselben Veranlassung gegeben. Von den 3 angegebenen Bedingungen und Gründen, welche vorhanden sein müssen, um noch keine Veranlassung zum chirurgischen Einschreiten zu haben, will er nur den gelten lassen, dass eben schwere, das Leben der Mutter unmittelbar bedrohende Erscheinungen auftreten. Ob Hoffnung auf eine natürliche Entbindung vorhanden ist, ob der Beckeneingang verschlossen oder nicht, kommt nicht in Betracht. Wenn die bedrohlichen Erscheinungen eintreten, so muss unverzüglich eingeschritten werden und zwar mit der totalen oder subtotalen Hysterektomie, je nach dem Falle.

Ganz anderer Meinung ist R.; er vertritt den rein chirurgischen Standpunkt. Es sei ja nicht zu bestreiten, dass eine große Anzahl von Kranken glücklich entbunden werde, doch überlasse er die geschickte Abwägung und Umgehung der Gefahren, in denen sich eine mit Fibrom behaftete schwangere Frau doch immerhin befinde, den geburtshilflichen Kollegen. Er urtheile vom chirurgischen Standpunkt. Sei das Leben der Frau durch Entwicklung der Myome gefährdet, so befinde dieselbe sich im Recht, Hilfe zu verlangen; aber nicht dann, wenn sie fast dem Tode nahe sei; denn ein Chirurg, welcher schon bei bloßer Entwicklung der Fibrome ohne Schwangerschaft ruhig zusehe, ohne einzuschreiten, bis schwere Erscheinungen aufträten, mache sich eines groben Fehlers schuldig. Die rein geburtshilflichen Eingriffe, wie Zange, Wendung, künstliche Frühgeburt verwirft er auch; er giebt der totalen Hysterektomie den Vorzug in allen Fällen, auch selbst bei schon vorhandener Wehenthätigkeit.

P. drückt sein Erstaunen aus über die Ansichten Richelot's und beweist durch statistisches Material die Seltenheit der durch Fibrom hervorgerufenen schweren Erscheinungen bei Schwangerschaft. In einem Zeitraum von 6 Jahren hat P. unter 13915 Geburten 84 Schwangerschaften mit Fibrom beobachtet. In 66 Fällen entwickelte sich die Schwangerschaft bis zum Ende; 13mal entstand Frühgeburt und 5mal Abort. In 54 Fällen spontane Entbindung; in 30 Fällen wurde ein Eingriff für nothwendig erachtet und zwar 4mal während der Schwangerschaft und 24mal während der Wehenthätigkeit. 3 Frauen starben, eine an Eklampsie, eine an Pneumonie und eine am 5. Tage nach der Hysterektomie an Ileus. Von den Kindern wurden 65 lebend entlassen; 45 waren über 3000 g schwer, 20 über 2500 g und 19 unter 2500 g.

P. macht noch besonders auf die Häufigkeit der Fibrome bei älteren Erstgebärenden aufmerksam. Unter den 84 waren 53 Erstgebärende und 49 älter als 30 Jahre. **Odenthal** (Bonn).

9) **J. West** (New York). Schwangerschaft nach Myomektomie.
(Med. record 1901. August 17.)

Den bisher veröffentlichten Fällen, in welchen nach Myomektomie Frauen schwanger wurden, kann W. einen ähnlichen eigener Erfahrung anreihen. Er hatte von einem Schnitt in der Mittellinie aus einer 33jährigen Frau eine ganze Reihe von kleineren und größeren Fibromyomen aus der Gebärmutterwand entfernt. Etwa 2 Jahre später wurde sie nach ungestörter Schwangerschaft ohne Kunsthilfe leicht entbunden. Recidiv konnte nicht festgestellt werden.
Lühe (Königsberg i/Pr.).

10) **Cullingworth** (London). Persönliche Erfahrungen über Fibroide bei Schwangerschaft.
(St. Thomas hospital reports 1901. Vol. XXVIII.)

In 4 der beschriebenen Fälle hielt C. die Operation nicht für gerechtfertigt, die Geburt erfolgte entweder spontan oder durch Zange. In einem 5. Falle wurde der Kaiserschnitt gegen Ende der Schwangerschaft in Aussicht genommen, wurde aber später unnöthig, da sich die subperitoneale Geschwulst in das große Becken emporhob und die Geburt mit der Zange beendet werden konnte. 5mal dagegen wurde operirt und zwar 2mal der Kaiserschnitt (beide Frauen gestorben), 1mal die abdominale Hysterektomie (gestorben), 2mal endlich Myomektomie gemacht, letztere Frauen genasen. Auf die Einzelheiten kann nicht eingegangen werden.

Lühe (Königsberg i/Pr.).

11) **C. M. Ullman.** Lipoma retroperitoneale et Fibroma uteri.
(Hygiea Bd. II. p. 64.)

46jährige ledige Pat., die noch regelmäßig menstruirt. Seit 7 Jahren hat sie eine Geschwulst im Leibe bemerkt, die seit 4 Monaten schneller gewachsen ist. Bei der Untersuchung wird notirt: Bauchumfang 95 cm in Nabelhöhe. Der Bauch von einer Geschwulstmasse ausgedehnt, die sich von der Symphyse bis zum Rippenbogen und von der rechten Lumbalgegend bis zur linken Mammillarlinie erstreckt. Konsistenzprüfung giebt Pseudofluktuation. Nach links wird außerdem eine faustgroße, harte Geschwulst palpirt, die als zum Uterus gehörig angesprochen wird. Diagnose unsicher. Bei der Operation stellt sich heraus, dass ein kolossales retroperitoneales Lipom vorliegt. Nach Spaltung des Peritoneum muss die Geschwulst stückweise entfernt werden, was ohne nennenswerthe Blutung gelang. Die Ablösung der Geschwulst von der rechten Nierengegend war mit Schwierigkeiten verbunden; es wird angenommen, dass die Geschwulst von dieser Stelle aus sich entwickelt hat. Gewicht des ganzen Tumors 5500 g. Tamponade nach Mikulicz; guter Verlauf. — Die erwähnte faustgroße Geschwulst, ein theilweise verkalktes Uterusmyom, wurde wegen Symptomfreiheit und langer Dauer der Narkose zurückgelassen.

Elis Essen-Möller (Lund).

12) **L. Dartigues** (Paris). Vaginale Enukleation, mit oder ohne Morcellement, vermittels der uni- oder bilateralen cervico-vaginalen Hysterotomie, bei breitbasig aufsitzenden submukösen und interstitiellen Myomen. Verfahren von Segond.
(Revue de gyn. et de chir. abdom. 1901. No. 5.)

Es handelt sich um eine voluminöse Arbeit von 107 Seiten und 41 Abbildungen.

I. Historischer Überblick: Man muss 2 Perioden streng aus einander halten; die erste beginnt mit Velpeau (1833) und wird weiter repräsentirt durch Amussat (1840); die zweite leitet 1874 Emmet ein und findet 1883 in Péan einen würdigen Vertreter.

Segond endlich vereinigt im Jahre 1897 die hauptsächlichsten Principien der Velpean-Amussat'schen und der Emmet-Péan'schen Operation; er geht auf die Verbesserung von Details ein und vereinfacht die verschiedenen Akte der Operation; er schafft ein neues, aber reducirtes und einfaches Instrumentarium etc.

II. Operationstechnik: 1) Instrumente, um das vaginale Operationsfeld gut zugänglich zu machen; der S-förmige Spatel von Segond; 2) Instrumente zum Ergreifen des fibrösen Tumors; Museux, große gezähnte Pincetten etc. und ganz besonders specielle, von Segond angegebene Formen von »Zapfenziehern«; 3) schneidende Instrumente: das Segond'sche Messer mit beidseitiger schneidender Klinge und 30 cm Länge mit Heft.

Operationstechnik. 1. Akt. Uni- oder bilaterale commissurale Incision des Collum. Nachdem man letzteres mit 2 Museux gefasst (vordere und hintere Muttermundslippe), wird es vor die Vulva gebracht und auf der einen Seite mit Schere bis zum Isthmus oder noch weiter nach oben gespalten; manchmal wird eine wahre cervico-vaginale Hysterotomie ausgeführt, die Zutritt zur inneren Partie der Basis des Lig. latum giebt. Wird die Hysterotomie beiderseitig ausgeführt, so wird der Uterus in seinem unteren Segment in 2 Lappen geschieden, die die Einführung eines Fingers gestatten, so wie von Instrumenten zum operativen Vorgehen.

2. Akt. Exploration der Uterushöhle. Durch den breiten Zugang der cervico-vaginalen, lateralen Hysterotomie wird das Uterusinnere abgetastet; manchmal

zeigt sich der Tumor ohne Weiteres und hat man direkt mit dem Morcellement
zu beginnen; meistens kann man den Zeigefinger einführen, um sich genau
Rechenschaft über den Sitz zu geben etc.; dabei kann es von Vortheil sein, vom
Abdomen her den Uterus nach unten zu drängen, während 1—2 Finger, in der
Uterushöhle steckend, ebenfalls nach unten ziehen.

3. Akt. Morcellement, Incision der Kapsel und Abheben derselben. Applikation der Zapfenzieher und Exstirpation walzenförmiger Stücke der Geschwulst.

4. Akt. Behandlung des Geschwulstbettes und des Cavum uteri.

5. Akt. Collumnaht.

Verf. geht dann auf die besonderen Verhältnisse ein, die sich darbieten können,
so wie auf die Komplikationen, die sich event. einstellen; dann wird noch der
Zeit post operationem gedacht und der postoperativen Komplikationen.

Indikationen: Es kommt in Betracht die Lage der Fibrome, ihr Volumen; die
Anzahl der vorgefundenen Geschwülste; die Form des fibromatösen Uterus; der
Zustand des Adnexe; das Alter und der Kräftezustand der Kranken.

Was die Gegenanzeigen zur Operation anbetrifft, so haben sie nichts für die
cervico-vaginale Hysterotomie Specielles, sondern sind diejenigen, die man bei
jeder Intervention findet.

D. sieht sich dann in einem weiteren Kapitel veranlasst, Front zu machen
gegen all die Einwände, die man bezüglich der cervico-vaginalen Hysterotomie
vorgebracht hat und schließt dann seine sehr detaillirte, aber etwas ermüdende
Arbeit mit einem Kapitel über »Myomektomie vermittels der cervico-vaginalen
Hysterotomie im Vergleich zu den anderen konservativen Operationsverfahren«.

Beuttner (Genf).

13) **A. Gunsett.** Über Myombildung bei doppeltem Uterus.
Inaug.-Diss., Leipzig, 1900.

Verf. berichtet ausführlich über 3 Fälle von Myombildung bei doppeltem
Uterus aus der Straßburger Klinik (Freund). Im 1. Falle handelt es sich um
einen Uterus duplex bicornis cum vagina septa mit Myom des rechten Horns mit
theilweise intraligamentärer Entwicklung; im 2. Falle um Myome der inneren
Wände und des Septum bei einem Uterus bicornis unicollis. Im 3. Falle handelte
es sich um äußerst komplicirte Verhältnisse. Das Interessante am Präparat war
ein zwischen beiden Uteris (Uterus bicornis unicollis) gelegenes subseröses, beiden
Hälften des Uterus bicornis angehörendes Myom. Verf. ist entgegen Pick der
Auffassung, dass die Entwicklung von Myomen im Septum des doppelten Uterus
rein zufällig ist, und dass das Septum ein für Myombildung eben so disponirter
Theil des Uterus duplex ist, als alle anderen Theile desselben, an denen die
Myombildung weiter nichts Auffallendes ist. Seiner Ansicht nach sind wir nicht
berechtigt, die Ursache der Uterusverdopplung als eine durch mechanische Ur-
sachen bedingte anzusehen.

Hohl (Bremerhaven).

14) **A. Goelet** (New York). Nicht chirurgische Behandlung von
Uterusfibroiden.
(Philadelphia med. journ. 1901. April 20.)

Nach Ansicht des Verf. hat das Bestreben, alle Uterusfibroide, die Beschwerden
verursachen, zu operiren, dazu geführt, dass man diese Geschwülste in früherem
Stadium, die die Operation rechtfertigen, gar zu sehr vernachlässigt und ganz
und gar unberücksichtigt lässt. Dies ist aber nicht richtig, zumal für die interstitiellen Fibroide, welche meist erst operirt werden, wenn der Uterus bereits bis
an den Nabel reicht. Man sollte aber vorher schon Maßregeln gegen sie ergreifen,
1) weil sie zu wachsen fortfahren, und 2) weil eine richtig geleitete Behandlung,
wenn sie nicht mehr erreicht, wenigstens einen Zustand hervorzubringen pflegt,
welcher die spätere Exstirpation erleichtert. Auch ist es sehr häufig, dass die
konstitutionellen Verhältnisse der Kranken einen Eingriff verbieten, oder dass er
zurückgewiesen wird; endlich ist ohne zu großes Risiko oft die Operation nicht
mehr anwendbar. In allen diesen Fällen sollte man zur galvanischen oder fara-

dischen Behandlung greifen, auch in Verbindung mit der internen Verabfolgung von Ergotin. Nicht dafür geeignet sind gestielte subperitoneale und submuköse Fibroide, so wie fibro-cystische Geschwülste. **Lühe** (Königsberg i/Pr.).

15) Schwarz. Fibrom des Douglas.
(Presse méd. 1901. No. 1.)

Durch Laparotomie wurde ein faustgroßes Myom aus dem Douglas'schen Raum bei einer jungen Frau entfernt, nachdem kurz vorher der Tumor ein schweres Geburtshindernis gesetzt und Embryotomie veranlasst hatte. Der ausschließlich von Serosa bedeckte Tumor scheint sich in den hier dem Peritoneum anliegenden Muskelfasern entwickelt zu haben. **Koch** (Trier).

16) H. Hartmann. Hämaturien bei Uterusfibromen.
(Ann. de gyn. et d'obstétr. 1901. September.)

Blasenstörungen, insbesondere Urinretention, sind bekannte, öfter auftretende Erscheinungen im Laufe der Entwicklung von Fibromen. Seltener hat man Blutungen aus der Blase beobachtet, die entstehen können besonders bei Entwicklung des Fibrom in der Excavatio vesico-uterina und dann im Stande sind, leicht eine Geschwulst oder Erkrankung der Blase vorzutäuschen, um so mehr, als der Sitz des Tumors in der Höhe des unteren Blasensegments am meisten zu diesem Irrthum führen kann. Auch selbst die Cystoskopie, welche H. in seinem Falle nicht angewandt hatte, schützt nicht immer vor dem diagnostischen Irrthum, wie die Ausführung eines solchen Falles beweist. **Odenthal** (Bonn).

17) Murphy (Chicago). Fibrom des Mesenterium.
(Med. news 1901. August 17.)

Der Fall ist nicht uninteressant dadurch, dass M. die Diagnose auf Fibrom des linken Eierstocks gestellt hatte. Die harte Geschwulst war in der linken Fossa iliaca in der linken Beckenseite zu fühlen, konnte bei bimanueller Untersuchung aus dem Becken herausgeschoben werden, aber nicht hoch hinauf. Die Kranke selbst aber hatte sie bis in die Höhe des Schwertfortsatzes verschieben können und sie lag zuweilen in der rechten, zuweilen in der linken Seite. Diese Verschiebung konnte unter Narkose gleichfalls ausgeführt werden, wegen Empfindlichkeit und Zusammenziehung der Bauchmuskulatur aber nicht ohne Narkose. Eine Darmschlinge konnte man dicht neben dem ganzen Umfang der Geschwulst feststellen, welche mit ihr verschoben wurde. Diese Verschieblichkeit mit einer Darmschlinge zusammen würde für eine Mesenterialgeschwulst charakteristisch sein, wenn sie nicht eben so gut vorkommen könnte bei jeder anderen, namentlich einer Geschwulst des Eierstocks, welche stark mit dem Darm verwachsen ist. So komme es, dass die Diffentialdiagnose zwischen Gebärmutter- oder Eierstocks- und Mesenterialgeschwulst meist nicht zu machen ist, wie hier auch. Die selbstständige Beweglichkeit hatte aber gezeigt, dass es sich nicht um eine Gebärmuttergeschwulst handele. Die wahre Sachlage wurde sofort nach Eröffnung der Bauchhöhle klar. Es musste ein 63 cm langes Stück Dünndarm mit der Geschwulst herausgenommen werden, End-zu-End-Vereinigung mit Hilfe des Murphyknopfes, Genesung. **Lühe** (Königsberg i/Pr.).

18) C. Wettergren. Fibromyoma ovarii.
(Eira 1901. p. 363.)

21jährige, ledige Pat. Die Regel fingen mit 15 Jahren an und hörten mit 16 Jahren wieder gänzlich auf. Seit derselben Zeit hat sie einen Tumor bemerkt, der bis zur jetzigen (Kindskopf-) Größe gewachsen ist. Die Geschwulst liegt größtentheils im Becken, ist von ovaler Form, 16 : 12 cm, fester Konsistenz und mit einer deutlich fühlbaren Einkerbung an der oberen Fläche. Diagnose: Fibroma ovarii, was durch die Operation bestätigt wird. Die mikroskopische Untersuchung ergab Bindegewebe und glatte Muskelzellen = Fibromyoma ovarii. **Elis Essen-Möller** (Lund).

Originalmittheilungen, Monographien, Separatabdrücke und Büchersendungen wolle man an Prof. Dr. Heinrich Fritsch in Bonn oder an die Verlagshandlung Breitkopf & Härtel einsenden.

Druck und Verlag von Breitkopf & Härtel in Leipzig.

Centralblatt
für
GYNÄKOLOGIE
herausgegeben

von

Heinrich Fritsch
in Bonn.

Sechsundzwanzigster Jahrgang.

Wöchentlich eine Nummer. Preis des Jahrgangs 20 Mark, bei halbjähriger Pränumeration. Zu beziehen durch alle Buchhandlungen und Postanstalten.

No. 16.   Sonnabend, den 19. April.   1902.

I.

(Aus dem obstetr.-gynäkolog. Institut der kgl. Universität Padua, geleitet von Prof. Dr. E. Truzzi.)

Urobilinurie bei Schwangeren und Vermehrung derselben in Fällen endouterinen Fruchttodes.
Vorläufige Mittheilung.
Von
Dr. C. Merletti, Assistent und Docent.

Vor 2 Jahren stellte Dr. Dialma Ferrari in der obstetrischen Klinik zu Parma Untersuchungen über das Verhalten der Absonderung des Urobilins und Sterkobilins während des Puerperalzustands an in Ausdehnung derjenigen, die ich selbst über das gleiche Argument in gewissen krankhaften Schwangerschaftszuständen begonnen hatte. Die Berechtigung zu solchen Nachforschungen war mir von der Erwägung nahegelegt worden, dass die Schwangerschaft zu anatomischen und funktionellen Veränderungen in der Leber, den Eingeweiden, in den Nieren und in der Blutkrasis führt, die eben — gemäß den verschiedenen Theorien über die Genesis und Pathogenesis des Urobilins — die wahrscheinlichen Quellen dieses Pigments sind.

16

Die von Ferrari erzielten Resultate (die in den Berichten der ärztlich-chirurgischen Gesellschaft von Parma im Februar 1901 veröffentlicht wurden) ließen, obschon sie einer beschränkten Zahl von Beobachtungen (10) entstammen und auf die letzten 2 Monate der Gestation und auf die ersten Tage des Puerperiums begrenzt wurden, immerhin die Wichtigkeit dieses Studiums erkennen und zeigten, dass bei der Schwangeren gegen das Ende der Bilingehalt des Harns und der Fäces erheblich größer ist, als bei der Nichtschwangeren.

Ich habe es deshalb des Interesses für werth befunden, die begonnenen Nachforschungen wieder aufzunehmen und sie auf die ganze Dauer der Schwangerschaft und auf diejenigen krankhaften Zustände derselben auszudehnen, bei denen die Annahme einer Alteration in den Processen der Bilinogenesis berechtigt ist.

Vom Wunsch beseelt, ein möglichst vollkommenes Bild von der Art und Weise zu geben, wie sich die Elimination des Urobilins in den hauptsächlichen Fällen der obstetrischen Physiologie und Pathologie verhält, behalte ich mir vor, in einer späteren Arbeit die Ergebnisse der von mir unternommenen und im Gang befindlichen Nachforschungen zu veröffentlichen.

Inzwischen erachte ich es als nicht unnütz, einige Facta von einem gewissen theoretischen und praktischen Interesse der Öffentlichkeit zu übergeben, die ich ob der vollzogenen Prüfungen bis jetzt als interessant anschaue.

Ich lenkte meine Aufmerksamkeit hauptsächlich auf das Verhalten der Elimination des Urobilins, ohne dabei jedoch in vielen Beobachtungen die Nachforschung nach dem Sterkobilin zu vernachlässigen.

Die quantitative Bestimmung des Pigments wurde mit der von Prof. Riva (dessen besondere Kompetenz in dieser Art von Nachforschungen allgemein bekannt ist) angerathenen Technik ausgeführt.

Aus dem in 24 Stunden gesammelten und an einem möglichst vor Licht geschützten Ort aufbewahrten Urin entnehme ich 15 ccm und behandle ihn mit Essigsäure, wenn sich eine schwach säuerliche oder neutrale oder alkalische Reaktion bemerkbar macht. Ich füge 2 ccm Chloroform hinzu und schüttle die Mischung stark und durch längere Zeit; von dem von selbst oder mittels Centrifugator niedergeschlagenen Chloroform kläre ich den darüberstehenden Urin; füge 1—2 Tropfen von Acidum nitricum-nitrosum bei, löse das Chloroform mit 4 ccm Alkohol und prüfe am Spektroskop. Die Beobachtung ist direkt an dem derart erhaltenen Extrakt vorgenommen worden, beim Durchmesser von 1 cm (Maßeinheit) beginnend. Wenn bei diesem Durchmesser zwischen b und F der charakteristische Aufsaugungsstreifen des Urobilins nicht sichbar ist, bediene ich mich der doppelten oder dreifachen Waschung; d. h. dem mit der ersten Waschung niedergeschlagenen Urin füge ich andere 15 ccm Urin bei und so fort bis zum vollen Erscheinen des Streifens. Wenn dieser hingegen schon deutlich bei 1 cm Dicke sichtbar ist, verdünne ich den Extrakt auf $1/2$, $1/4$, $1/8$, $1/16$ und so fort, bis dass — immer mit demselben Durchmesser beobachtend — der Streifen aufhört, sichtbar zu sein.

Für das Sterkobilin: 5 g Fäces werden in 10 ccm Chloroform gemischt und mit einem Glasstäbchen in ein Kelchglas hineingeknetet; ich filtrire und sammle das Filtrat in einer Eprouvette; dann füge ich 1—2 Tropfen von Acidum nitricum-nitrosum hinzu und schüttle stark. Ich reducire auf 1 cm Durchmesser und prüfe unter dem Spektroskop mit der Verdünnungsmethode, die für den Urin angezeigt ist.

Mehrfach nahm ich zu der qualitativen Darstellung der charakteristischen grünen Fluorescenz meine Zuflucht, welche man erhält, indem man 1 ccm alkoholischer Lösung mit 2% Zinkchlorür dem Chloroformextrakt von 5 ccm Urin, der mit 5 Tropfen Ammoniak alkalisirt wurde, hinzufügt. Diese Analyse ist auch, bis zu einem gewissen Punkt quantitativ, weil man mit der Praxis recht wohl annähernd aus dem Intensitätsgrad der grünen Fluorescenz den Bilingehalt berechnen kann.

Meine schon ziemlich zahlreichen Beobachtungen erlauben mir, anzunehmen, dass es, wenigstens im letzten Vierteljahr der Gestation, Regel ist, bei anscheinend gesunden, keinerlei krankhafte Symptomatologie noch Objektivität darbietenden Frauen im Spektroskop einen Bilingehalt im Urin anzutreffen, der dem doppelten und dreifachen von dem entspricht, welchen man in gesunden und nicht schwangeren Subjekten vorfindet.

Ich theile die Meinung Jener, welche das Vorhandensein einer Urobilinurie, sei es auch nur geringen Grades, bei normalen Personen annehmen, da ich dies mehrmals und auch im frischgelassenen Urin konstatiren konnte; meine Untersuchungen erweisen eine beträchtliche, sehr genau abschätzbare Zunahme während des Schwangerschaftszustands und ermächtigen mich, von einer »Schwangerschaftsurobilinurie« zu sprechen, welche klinisch wenigstens als eine »physiologische« definirt werden kann, da sich ihr nachweisbare Leiden der Schwangeren nicht zur Seite stellen.

Von besonderem Interesse ist das Verhalten der urobilinischen Kurve in den Fällen endouterinen Absterbens des Produkts der Konception. Schon im Jahre 1898, als ich in der kgl. obstetrischen Klinik zu Parma auf Anrathen meines Lehrers, des vortrefflichen Prof. Truzzi, einige Fälle von »progressiver perniciöser Anämie im Schwangerschaftszustand« studirte, war es mir möglich, in einer von dieser Krankheitsform befallenen Kranken, im Zusammenhang mit dem in der Gebärmutter vor sich gehenden Tode der Frucht, einen augenscheinlichen Kontrast zwischen der Ausscheidung des Urobilins, welche ein starkes Zunehmen verzeichnete, und der merklichen Besserung im Allgemeinbefinden und in der Blutkrasis zu beobachten.

Indem ich diesen seltsamen Komplex von Thatsachen zu erklären suchte, drückte ich mich folgendermaßen aus[1]: »Da sich eine
Zunahme der Hämolyse im mütterlichen Blut nicht annehmen lässt,
so müssen wir die Ursache des Ansteigens der bilinischen Kurve im
Fötalorganismus suchen. Es ist bekannt, welches Geschick das Fötal-
blut bei diesem Unfall trifft; das Hämoglobin verlässt die Globuli
und verbreitet sich im Serum, in den Fötalgeweben, in der amniotischen Flüssigkeit. Ist es nicht logisch, zu denken, dass der mütterliche Organismus, wie er sich der Elimination der Zerstörungsprodukte
der fötalen Albuminoide (»Acetonuria Vicarelli«) annimmt, so auch
die Ausscheidung der Produkte der globulären Zerstörung besorge,
diese in Biliärpigmente umwandelnd, von denen das Urobilin eben
ein Vertreter ist?«

»Diese Erklärung des beobachteten Faktums, die mir so logisch
erscheint, ladet zu Nachforschungen darüber ein, ob bei dem endouterinen Tode der Frucht, neben der Acetonurie immer auch eine
Urobilinurie besteht. Ich verweise gern auf dieses neue Studienfeld
und es wird mich freuen, wenn meine Nachforschungen oder diejenigen Anderer hier ein neues objektives Moment für die Diagnose
stattgefundenen endouterinen Todes der Frucht zu finden vermögen.«

»Der Report einer Zunahme der Urobilinurie bei einer gesunden
Frau und bei Darbietung der gewöhnlichen Symptome des Todes
der Frucht wäre von großem Werth. Die Untersuchung müsste
natürlich in den unmittelbar auf den Tod folgenden Tagen angestellt
werden, bevor die Elimination der bilinogenen Produkte fötalen
Ursprungs erschöpft ist, analog dem, was bei dem Durchgang und
der Elimination des Aceton statthat. Der Urin muss so schnell
als möglich nach der Absonderung geprüft oder wenigstens vor
Licht geschützt aufbewahrt werden, da, wie man weiß, auch unter
normalen Verhältnissen eine stattliche Menge von Chromogen vorhanden sein kann, welches sich unter Einwirkung des Lichts als
Erzeuger von Urobilin erweist.«

Seitdem konnten von mir 4 weitere Fälle stattgefundenen
endouterinen Todes der Frucht unter dem Gesichtspunkt des Verhaltens der Urobilinurie studirt werden: in 2 dieser Fälle war die
Schwangerschaft beim 5., in einem beim 6. und 1mal beim 7. Monat
angelangt.

In allen habe ich während der Zeit, dass sich die todte Frucht
im Uterus befand, eine starke Urobilinurie (außer durch das Spektroskop auch mittels einer intensiven Fluorescenz in Grün, bei der Zink-
reaktion nachweisbar) feststellen können, die schrittweise und schnell,
in 5—10 Tagen nach der Entbindung, in die Grenzen der normalen
Intensität zurückkehrte.

---

[1] C. Merletti, Note semejetiche e terapeutiche intorno all' anemia del
Biermer in gravidanza. Ann. di ost. e gin. 1901. p. 50.

Ich habe auch in den letzten beiden der studirten Fälle das nahezu parallele Vorgehen der Eliminationskurve des Urobilins mit derjenigen des Acetons beobachtet, welch letztere ich mit der Lieben'schen Methode bestimmte.

Eine Präventivmittheilung ist nicht der Ort zu längerer Erörterung der beobachteten Thatsachen, jedoch ist es evident, dass sich die Genesis und die Bedeutung der Urobilinurie im Falle normaler Schwangerschaft und derjenigen, die sich mit dem Tode der Frucht komplicirt, wesentlich unterscheiden.

Es genügt mir für den Augenblick, die Aufmerksamkeit auf zwei neue und vielleicht nicht wenig bedeutende Thatsachen gelenkt zu haben, als da sind:

1) das Vorhandensein einer gewohnheitsgemäßen und empfindlichen Zunahme in der Elimination des Urobilins in anscheinend normalen Schwangerschaften (»Urobilinurie der Schwangerschaft«);

2) die bemerkenswerthe Zunahme dieser »physiologischen (?) Schwangerschaftsurobilinurie« in einigen Fällen endo-uterinen Todes der Frucht. Diese Zunahme verdient, so bald sie von den ferneren Untersuchungen als konstant erwiesen wird, unter den objektiven Anzeichen des stattgefundenen Todes des Konceptionsprodukts in der Uteruskavität eingereiht zu werden.

IV.

Eine Geburt bei vorgeschrittener Tabes dorsalis.

Von

Dr. Richard Cohn in Breslau.

In der gynäkologischen Gesellschaft in München hielt Mirabeau am 21. November 1901 einen Vortrag über das Thema: » Schwangerschaft und Geburt bei vorgeschrittener Tabes dorsalis «. Bei Durchsicht der Litteratur fand er nur wenige, diesbezügliche Veröffentlichungen, bei denen ihm noch dazu die Diagnose nicht einwandfrei erschien. Nur einen im Jahre 1885 von Litschkus publicirten Fall ließ er neben dem seinigen gelten. Bei der anscheinenden Seltenheit derartiger Vorkommnisse ist es daher wohl gerechtfertigt, wenn ich einen einschlägigen Fall aus meiner Praxis mittheile.

Im Mai 1894 konsultirte mich Frau A. R., 37jährige Nullipara, wegen Unterleibsbeschwerden. Bei der Untersuchung, die eine Retroflexio uteri ergab, fiel mir die merkwürdige Gangart auf, zugleich fand ich die Patellarreflexe beiderseits erloschen. Daher stellte ich die Diagnose Tabes dorsalis und wies diese Pat. Behufs weiterer Behandlung an Herrn Dr. Mann, Privatdocenten für Nervenheilkunde an der hiesigen Universität, der meine Diagnose bestätigte. Im November 1896 wurde die Frau, die bisher 14 Jahre in steriler Ehe gelebt hatte, gravid, trotzdem sich ihr Zustand inzwischen körperlich und geistig wesentlich verschlechtert hatte. Der Ehemann ersuchte mich, seiner Frau bei der Niederkunft nöthigen Falls Bei-

stand zu leisten, zumal ich ihn darauf aufmerksam gemacht hatte, dass die Entbindung bei dem Alter seiner Frau wohl schwierig sein würde. Statt dessen verlief die Geburt so, dass die Umgebung erst durch das Sichtbarwerden des kindlichen Schädels bemerkte, was vorging, zumal die Parturiens bisher nicht die geringsten Schmerzen geäußert hatte. Rasch wurde die in demselben Hause woh-
nende Hebamme heraufgeholt und binnen Kurzem war ein lebender Knabe geboren. Auch der Hebamme fiel es auf, dass beim Durchschneiden des Kopfes die
Frau keinen Schmerzenslaut von sich gab. Die Nachgeburtsperiode verlief schnell
und ohne Hilfe. Den nächsten Tag, am 19. August 1897, erfuhr ich erst, dass
die Geburt bereits glücklich vorüber sei. Auch das Wochenbett verlief ungestört.
Charakteristisch für den Geburtsverlauf bei vorgeschrittener Tabes dorsalis ist also
die Schmerzlosigkeit desselben, wie dies auch von Litschkus und Mirabeau
hervorgehoben worden ist. Nach ungefähr Jahresfrist ist die Frau ihrem Leiden
erlegen, um dies noch der Vollständigkeit halber zu erwähnen; das Kind starb mit
8 Monaten, die Todesursache konnte ich nicht eruiren.

Neue Bücher.

1) **A. Sippel.** Die gynäkologische Abtheilung, ein nothwendiger Bestandtheil moderner Krankenhäuser.
(Frankfurter Zeitung 1901. No. 355.)

Man kann es nur mit Freude begrüßen, wenn ein in Fachkreisen
vielfach erörtertes Thema einmal vor dem Forum zur Sprache gebracht wird, welches in erster Linie an demselben interessirt ist, und
von dessen Seite die einmal angebahnte Lösung der Frage erfolgen
muss.

Verf. beginnt mit einem Hinweis auf den gewaltigen Aufschwung,
den das Krankenhauswesen in Deutschland in den letzten 2 Jahrzehnten
genommen hat, um darauf nach den Gründen zu forschen, die zu
einer vollständigen Vernachlässigung der geburtshilflich-gynäkologischen Disciplin gegenüber der internen Medicin und der Chirurgie
Veranlassung gegeben haben. Der Mangel eines vorhandenen Be-
dürfnisses konnte nicht der Grund sein. Es genügt hier ein Hinweis
auf die Ausdehnung und Inanspruchnahme eines Instituts wie die
Dresdener Frauenklinik. Die Gründe liegen tiefer. Sie sind einmal
in der relativ späten Entwicklung der gynäkologischen Wissenschaft
als Specialfach und dann wohl auch in der Eigenart der speciellen
Disciplin, die einen relativen Abschluss gegenüber der Kenntnis des
großen Publikums bedingt, zu suchen. Die Bedürfnisfrage selbst wird
durch Mancherlei verschleiert. Viele gynäkologische Fälle werden
zur Zeit in den großen Krankenhäusern von den Chirurgen behandelt.
Und doch liegt es auf der Hand, dass der Gynäkolog bei der heutigen Ausdehnung seiner Wissenschaft nicht durch den Chirurgen
ersetzt werden kann. Ein anderer Theil der kranken, mittellosen
Frauen sucht und findet unentgeltliche Hilfe bei den Privatärzten.
Es entspricht jedoch in keiner Weise der Würde des Kommunal-
verbandes, die Sorge für die kranke Frau der Privatwohlthätigkeit
zu überlassen. Ein Hinweis auf diese Verhältnisse an öffentlicher
Stelle hat bis jetzt gefehlt. Verf. schließt mit der Hoffnung, dass

seine Zeilen dazu beitragen mögen, das Interesse für die gynäkologischen Abtheilungen in weiteren Kreisen und namentlich bei den maßgebenden Behörden zu wecken und die Gründung derselben zu ermöglichen. **Engelmann jun.** (Hamburg-Eppendorf).

2) **Wilms** (Leipzig). Die Mischgeschwülste. III. (Schluss-) Heft. Leipzig, A. Georgi, 1902.

I. Theil: Die Mischgeschwülste der Brustdrüse.

Die von anderer Seite (Virchow, Billroth, Grohé etc.) als Cystofibrosarkome bezw. -Adenome mit epidermoidaler Metaplasie beschriebenen Tumoren der Mamma fasst W. unter einem einheitlichen Gesichtspunkt zusammen und beleuchtet sie als Mischgeschwülste von gleicher Abstammung an der Hand zweier eigener Fälle. Klinische und histologische Eigenthümlichkeiten werden mit Angabe der einschlägigen Litteratur breit erörtert. Gemeinsam ist allen diesen Tumoren das regellose Durcheinander von verschiedenen Epithel- und Bindegewebsformationen. Während nun die anderen Autoren die verschiedenen Gewebe durch Metaplasie aus einander hervorgehend denken, hält W. die Epithelbilder für analog der Mammabildung aus dem ektodermalen Keimbezirk der Brustdrüse, das Stroma ferner für Differenzirungen aus dem Mesenchym dieser Stelle. Dem entsprechend nimmt er an, dass sämmtliche diese Tumoren angeboren sind trotz der Verschiedenheit der Jahresklassen (27.—72. Lebensjahr), in welchem sie in Erscheinung treten. »Die einfacheren Tumoren keimen von der schon differenzirten, embryonalen Drüsenanlage.«

II. Theil: Mischgeschwülste der Speicheldrüsen und des Gaumens.

Es handelt sich um die bisher als Kombinationen von Chondrosarkom mit Endotheliom beschriebenen Tumoren der Speicheldrüsen, welche meist im 2.—5. Decennium (Statistik Kaufmann's) sich entwickeln und sich als relativ gutartig erweisen. Gegenüber den anderen Beobachtern (Kaufmann, Nasse u. A.) stellt W., welcher im Wesentlichen auf der schönen Arbeit Hinsberg's fußt, das Vorkommen von Epithelbestandtheilen in diesen Tumoren fest, und zwar »handelt es sich wieder um Drüsengänge, in seltenen Fällen komplicirt durch Epidermisbefunde, in regellosem Durcheinander vermischt mit einem embryonal sarkomatösen Stroma, das reich an osteoiden und chondroiden Partien erscheint«. Die Entstehung aller dieser Bildungen bespricht W. unter Verwerfung aller gegentheiligen Ansichten als Differenzirungen des drüsenbildenden Ektoderms der entsprechenden Region mit Betheiligung des benachbarten Mesenchyms. Bei Fehlen der Epidermisbefunde nimmt W. an, dass die Geschwulst zwar auch im frühen Embryonalleben, jedoch schon von der aus dem Ektoderm differenzirten Drüsenanlage keimt.

Die Tumoren, welche nicht durch versprengte, sondern nur durch bei Seite geschobene, ruhende Keime entstehen, liegen demnach in resp. an der betreffenden Drüse (Glandula parotis, submaxillaris, lacrimalis), doch können sie in Ausnahmefällen verlagert sein, so am Gaumen, an der Lippe, Wangenhaut, Nasenschleimhaut. W. führt diese Deduktionen ohne Angabe näherer Fälle auf Grund von in seinem Sinne umgedeuteten Litteraturangaben und »manches Selbstgesehene«. 5 Zeichnungen sollen die hauptsächlichsten Bestandtheile dieser Tumoren erläutern. Fig. 16, welche das zerstreute Vorkommen von Epithelien im Stroma erweisen soll, erinnert lebhaft an osteoide Balken mit Osteoblastensaum und Knorpelkapseln im zellreichen Zwischengewebe.

III. Theil: Allgemeine Geschwulstlehre.

Die bei der Untersuchung der embryoiden Geschwülste (»Embryome«) der Geschlechtsdrüsen einerseits und der gesammten Mischgeschwülste (Heft I, II, III) andererseits gewonnenen Erfahrungen benutzt W. zur Aufstellung einer einheitlichen Geschwulstgenese, welche man kurz als eine Verquickung der alten Cohnheim'schen Keimversprengungstheorie mit den Klebs-Marchand-Bonnet'schen Ansichten über die Dermoidgenese bezeichnen kann. Während W. früher die Sonderstellung der Geschlechtsdrüsenembryome gegenüber den fötalen Inklusionen betonte, ist er nun von der Marchandschen Gleichstellung beider Bildungen überzeugt. Unter ausführlicher Wiedergabe der Bonnet'schen Ansichten und Ausführungen schildert W. die Möglichkeit der Dermoidgenese aus abgeschnürten und gelegentlich in der Embryonalanlage inkludirten Furchungskugeln (»Blastomeren«). Die Entstehung aus einem befruchteten Richtungskörperchen, welches beim Menschen noch nicht beobachtet ist, nimmt W. nicht an, da nur je 2 Richtungskörperchen ausgestoßen werden, von denen jedes einem abortiven Ei entspricht. Damit wäre das Vorkommen multipler Dermoide, deren Möglichkeit er nun — nach Untersuchung des bekannten 5fachen Dermoids (in einem Ovarium) — Pfannenstiel koncedirt, eben so auch die Thatsache, dass die »Embryome« nicht selten einem Hemiembryo entsprechen, nicht in Einklang zu bringen. Vielleicht sind aber nach Marchand befruchtete Polzellen die Urheber der vollkommenen Caudal- bezw. Cranialparasiten. Je frühzeitiger die Ursprungsblastomere bei Seite geschoben und eingeschlossen wurde (»die häufige Einbettung in den Ovarien erklärt sich vielleicht durch den relativ großen Bezirk, welchen die Keimanlage beim Embryo ausmacht«), um so mehr Organkeime enthält die später daraus entstehende Geschwulst, welche stets durch das Vorkommen aller 3 Keimblätter charakterisirt ist. W. bezeichnet daher alle durch Blastomeren resp. Polzellen entstehende Tumoren als Tridermome gegenüber den einfacheren Mischtumoren, welche aus Bestandtheilen des Ektoderms und Mesenchyms hervorkeimen und den anderen somit als Bidermome in so fern nahe stehen, als auch sie einem Keim aus dem frühen Embryonalleben entsprossen. Nur entstehen die letzteren in der

Keimblattzeit, die ersteren in der Furchungszeit. — Die embryoiden Hodentumoren, von denen er allerdings, Gessner folgend, eine Reihe einfacherer Mischtumoren abzweigen muss, bilden durch das nicht seltene Fehlen des Ektoderms den Übergang zwischen beiden. Auch die Bösartigkeit der embryoiden Geschwülste giebt er Pfannenstiel zu, will aber den Ausdruck »histologisch maligne« vermieden wissen.

Die Gewebe der Tri- und Bidermome gleichen zum Theil den definitiven normalen, zum Theil den embryonalen Geweben, können also nicht durch Anaplasie oder Metaplasie aus einem fertigen Zellorganismus hervorgehen, sondern sie entstehen eben aus Gruppen von »Keimblattzellen der primären Keimblätter«, welche aus dem Verband der anderen Zellen ausgeschaltet und zum Aufbau des Organismus nicht verwendet wurden. Diese unverbrauchten, von den Nachbargeweben eingeschlossenen Keime ruhen, bis irgend eine Anregung sie zur Geschwulstproliferation weckt. Sie sind angeboren, mag die Geschwulst im 1. oder 7. Decennium in Erscheinung treten. Der embryonale Keim wird aber nicht, wie Cohnheim annahm, versprengt, sondern er bleibt in loco, d. h. bei den Bidermomen und einfacheren Geschwülsten.

Vielleicht erklären sich durch solch überschüssiges Bildungsmaterial des Mesenchyms die Hauptmenge der Sarkome und Endotheliome. W. glaubt auf Grund dieser seiner Theorien die Frage der Geschwulstbehandlung mit Toxinen (?) und Röntgenstrahlen, so wie die Parasitengenese (der Sarkome wenigstens) der Tumoren als unbegründet erwiesen zu haben.

Bezüglich seiner Polemik gegen Pfannenstiel, Gessner, Bandler, v. Jenkel etc. verweise ich auf das Original.

Kroemer (Breslau).

Berichte aus gynäkol. Gesellschaften u. Krankenhäusern.

3) Gynäkologische Gesellschaft zu Dresden.

251. Sitzung am 18. April 1901.

Vorsitzender: Herr Grenser; Schriftführer: Herr Buschbeck.

Vor der Tagesordnung zeigt Herr Albert einige Präparate von Tubarschwangerschaften, welche innerhalb 10 Tagen zur Operation kamen. Die Anamnese ist für die 3 Pat. fast dieselbe; die Blutungskurve eine typische. Nach Aussetzen der Menses 6 resp. 8 Wochen Beginn einer andauernden Blutung unter heftigen Schmerzen im Unterleib und Schwächeanfällen. Nur bei einer Frau ist eine Decidua am 6. Tage der Blutung abgegangen. Bei einer anderen machte der hinzugezogene Arzt, ohne vorher zu untersuchen (!), eine Ausschabung wegen vermeintlichen Abortes, glücklicherweise ohne zu schaden. — 2 Präparate sind sich einander sehr ähnlich, es handelt sich um Graviditas tubaria media; das dritte ist komplicirt durch einen Eitersack, welcher sich zwischen Rectum und gravider Tube befand, und eine Pyosalpinx der anderen Seite, die noch virulente Kokken enthielt. Der Heilungsverlauf war bei allen 3 Pat. ein glatter. — Der Vortr. demonstrirt die Präparate auch insbesondere desshalb, um die naturgetreuen Farben zu zeigen, in denen sie sich nach dem Pick'schen Verfahren konserviren lassen.

Tagesordnung:

I. Herr Meinert: Fall von Chylurie in der Schwangerschaft.

Die 25jährige, seit dem 14. Jahre menstruirte und 3 Jahre verheirathete Lohndienersfrau E. Sch. war immer gesund und stammt aus einer gesunden Bautzener Familie. Ihre 1. Schwangerschaft verlief normal. Nur schlug der Versuch, das Kind zu stillen, wegen angeblich völligen Versagens der Brüste fehl.

2. Schwangerschaft: Letzte Menstruation Mai 1900, erste Kindsbewegungen Oktober. Ende Oktober begann der tagsüber klare Urin Nachts zusehends trüber und undurchsichtiger zu werden, bis er im December Milchfarbe und Milchkonsistenz annahm. Kleine Flocken erschwerten bisweilen die Entleerung. Ein Anfall von völliger Retention führte die Pat. am Morgen des 26. December erstmalig zu mir. Ich entnahm mit dem Katheter Harn, dessen Aussehen sich von dem einer guten Kuhmilch nicht unterschied. Seine Untersuchung ergab (die Grenzwerthe beziehen sich auf die von verschiedenen Nächten herrührenden Proben): Reaktion sauer, Polarisation 0, spec. Gewicht 1017, Eiweiß 0,34—0,44%, Fett 0,48—0,97% (mit Centrifuge gewonnen bis 1%). Weder Dextrin, Milchzucker, Albumosen noch Peptone; keine weiße und rothe Blutkörperchen, keine Cylinder; aber Harnsäurenadeln nebst einigen Oxalatkrystallen. Keine Bakterien, keine Filariaembryonen (die auch im Blut nicht vorhanden waren). Massenhafte kleinste — staubförmige — Fettkügelchen. Der milchweiße Harn passirt das Filter ohne bemerkbaren Rückstand und klärt sich beim Schütteln mit Äther bis auf ein zartes, zu Boden sinkendes Netzwerk von Fibrinfasern.

Diagnose: Chylurie. Diese in unseren Breiten äußerst seltene Affektion bestand bei Frau Sch. bis zu ihrer am 6. Februar spontan erfolgenden Niederkunft — mit Ausnahme von 8 durch völlig klaren Urin bemerkenswerthen Nächten — allnächtlich in den Stunden von 1/212 bis Morgens 8 Uhr. Zu allen übrigen Zeiten wurde völlig normaler, klarer Urin mit dem Gewicht 1015 entleert.

Nach der Geburt verschwand die Chylurie rasch. Milchfarbe zeigte der Harn nur noch ein einziges Mal (8. Februar) und eine schmutzige Trübung letztmalig am 13. Februar, beide Male abermals Nachts. Die Brustdrüsen secernirten anscheinend nicht. Das Kind (Knabe) war dürftig entwickelt und konnte mit Mühe am Leben erhalten werden. Das Befinden der Mutter ließ, wie während der Chylurie, so auch nach dem Verschwinden derselben, nichts zu wünschen übrig. Auch fehlte bei ihr jeder objektive Befund, welcher einem Versuch, die klinischen Erscheinungen zu erklären, Anhalt geboten hätte. Dieser Fall wird vom Assistenzarzt meiner Klinik, Herrn Dr. Schmitt, im Centralblatt für die Krankheiten der Harn- und Sexualorgane ausführlich veröffentlicht werden.

Diskussion: Herr Oehme hat vor längeren Jahren im Stadtkrankenhause einen ganz ähnlichen Fall von »intermittirender Chylurie« beobachtet und beschrieben[1].

Ein 50jähriger Mann, der schließlich an Magencarcinom starb, hatte wochenlang Nachts von 11 Uhr ab bis in die ersten Morgenstunden chylurischen Urin von genau derselben Beschaffenheit wie in dem Falle des Vortr. Tagsüber bis zu der erwähnten Zeit wurde der Harn vollständig klar und ohne jede abnorme Beimengung gelassen. Andauernde Bettruhe hatte eben so wenig als reichliche Bewegung und Abänderung der Ernährung Einfluss auf die eigenthümliche Erscheinung. Auch hier enthielt der Urin die Fetttröpfchen in der vom Vortr. geschilderten allerfeinsten, staubartigen Form, parasitäre Elemente fehlten ebenfalls. Der Urin wurde, höchstwahrscheinlich zufällig, andauernd klar und normal, als einige Tage lang gerbsaures Chinin gegeben worden war.

Die Sektion ergab übrigens für die vorher vorhandene Chylurie keinerlei Aufklärung, insbesondere waren die Nieren völlig intakt.

---

[1] Deutsches Archiv für klin. Medicin Bd. XIV. 1874.

gen.

am

n
t-
er-
ng.
che
ren.
Fälle
nden;
bersät
it vor-

erwähnt
erinnert
käsige
enerschei-
, die wohl
die in ihm
selprodukte
durch Ent-
rhöhte Blut-
oder Alexinen
itsherden vor-
f Neubildung
rden keine so
n derselben ab-

lleicht empfehle,
nen und dadurch
erzielen.
eren Drittel der
ginalwand.
nhaut dicht an und
aginalcyste.

d. Über eine intra-uterine Verletzung des kindlichen Schädels.

Die Mutter, Vpara, war 5 Tage vor der Entbindung nach vorn übergefallen, so dass der kindliche Kopf wahrscheinlich zwischen Beckenschaufel und Bordkante der Straße gepresst wurde. Es entstand dadurch eine Sinusverreißung und eine Blutung, welche eine Lösung der gesammten Knochen des kindlichen Schädeldaches herbeiführte. Lues lag nicht vor.

III. Durchsicht der Satzungen.

Ein Antrag des Herrn Osterloh, die Satzungen in der Fassung vom 22. März 1595 bestehen zu lassen, wird einstimmig angenommen.

---

252. Sitzung am 9. Mai 1901.

Vorsitzender: Herr Marschner; Schriftführer: Herr Buschbeck.

Tagesordnung:

I. Herr Schmorl: Pathologisch-anatomische Mittheilungen zur Eklampsie.

(Wird ausführlich veröffentlicht werden.)

In der Besprechung geht Herr Albert näher auf die Frage der Ätiologie der Erkrankung ein. Er hält es für wahrscheinlich, dass die Ursache der Eklampsie eine latente Mikrobenendometritis sei und macht den Vorschlag, durch Untersuchungen der an den Eihäuten haftenden Decidua unmittelbar post partum, wie sie von ihm zur Feststellung des Bakteriengehalts der graviden Uterushöhle vorgenommen werden, auch dieser Frage näher zu treten.

Herr Schmorl bemerkt hierzu, dass eine ähnliche Hypothese — Ptomainämie — bereits vor mehreren Jahren von Favre, allerdings auf Grund nicht einwandsfreier Untersuchungen, aufgestellt worden sei, aber keine Anerkennung gefunden habe. Er giebt jedoch zu, dass die von Herrn Albert ausführlich beschriebene vorsichtige Untersuchungsmethode zu positiven Ergebnissen führen kann.

Herr Leopold hält bei der allgemeinen Unklarheit über die Entstehung der Eklampsie jedes neue Moment zur Feststellung der Ätiologie für bedeutungsvoll. Gerade die Untersuchung von Uterus und Placenta ist in dieser Hinsicht sicher der Beachtung werth und soll weiter verfolgt werden.

Herrn Marschner scheinen für die von Herrn Albert erwähnte latente Mikrobeninfektion der Decidua besonders die Fälle zu sprechen, wo nach einfachen, nicht berührten und nicht inficirten Aborten sowohl während der Geburt des Eies als auch noch hinterher Fieber mit Schüttelfrösten auftrat, das aber bald von selbst gleichzeitig mit dem Temperaturabfall wieder aufhörte und nicht wiederkehrte, sobald und vorausgesetzt, dass der Uterus von seinem Inhalt vollständig entleert war.

Vielleicht ist für manche Fälle von Abortus, für die wir eine andere Veranlassung nicht finden können, eben gerade der Mikrobengehalt der Decidua verantwortlich zu machen, also die Fehlgeburt das Ergebnis der fortgesetzten Schädigung durch die Mikroben, deren verderbliches Wirken uns nur vorher eine Zeit lang verborgen war, ehe die oben erwähnten Symptome deutlicher auftraten.

---

253. Sitzung am 13. Juni 1901.

Vorsitzender: Herr Marschner; Schriftführer: Herr Goldberg.

Vor der Tagesordnung demonstrirt Herr Schramm ein etwa apfelgroßes, von einer 64jährigen Frau stammendes, submuköses Myom. Die beabsichtigte Totalexstirpation wurde vaginal begonnen, musste aber abdominal beendet werden.

Tagesordnung:

I. Herr Leopold demonstrirt

a. ein Kind mit glücklich operirtem Nabelbruch. (Veröffentlichung an anderem Ort.)

b. eine vor 361 Tagen mit Blastomyceten reinkultur, welche aus einem menschlichen Carcinom gewonnen war, geimpfte Ratte, die nun an einer Unterleibsgeschwulst zu Grunde gegangen ist und in seiner Untersuchungsreihe den 4. positiven Beweis einer experimentell erzeugten malignen Geschwulst liefert (vielknolliger Tumor im Unterleib). Auch auf dem Zwerchfell finden sich mehrere Knoten als Metastasen und eben so auf der Pleura, die mit der Lunge verwachsen ist. Dabei betont er nochmals als neu an seiner Methode die sofortige Entnahme lebenswarmen und sog. Vorpostengewebes aus Carcinomen vom Menschen und Übertragung bei Wahrung aller aseptischen Vorsichtsmaßregeln in ein Medium, das dem menschlichen Körper ähnlich ist. Auf solche Weise ist nun 8mal dieselbe Kultur erzielt worden.

c. einen cystischen Tumor der linken Niere.

d. ein 8 kg schweres Myom, von einer sehr geschwächten Frau stammend, desshalb extraperitoneal operirt.

e. 3 Präparate von Extra-uterin-Graviditäten.

In dem einen Falle war die 6 Monate alte Frucht ausgetreten und in die Bauchhöhle abgekapselt worden, die Placenta befand sich in der Tube.

Diskussion: Herr Schmorl hält den Nierentumor c für eine echte Ventilhydronephrose, was von Herrn Leopold bestätigt und unter genauer Erklärung des Abgangs und Verlaufs vom Ureter erläutert wird.

II. Herr Albert: Die Ätiologie der Eklampsie.

Fehling hatte in seinem Referat für den Gießener Gynäkologenkongress nicht weniger als 10 verschiedene Theorien für die Ätiologie der Eklampsie angeführt und sie sämmtlich als nicht für alle Fälle passend und desshalb als unhaltbar widerlegt. Aber auch gegen die Annahme Fehling's, dass die Eklampsie eine Vergiftung fötalen Ursprungs sei, lässt sich Folgendes einwenden: Warum werden meistens Erstgebärende befallen? Warum hat man dann bei den Kindern Eklamptischer noch keine charakteristischen Veränderungen entdecken können? Warum ist Eklampsie gerade in der ersten Zeit der Schwangerschaft von der ungünstigsten Prognose? Wie kann es denkbar sein, dass der Fötus extra-uterin auch nur eine Stunde weiterlebt, durch dessen in Folge Organerkrankung produzirten Gifte die Mutter schwer geschädigt, ja getödtet werden kann? Wie soll man sich Eklampsie 4—5 Tage und länger nach der Entbindung entstanden denken? etc. Also auch diese Annahme passt nicht für alle Fälle.

Anschließend an seine Arbeit über latente Mikrobenendometritis in der Schwangerschaft (Archiv für Gynäkologie Bd. LXIII) stellt der Vortr. den Satz auf, dass auch die Eklampsie auf Vergiftung durch Stoffwechselprodukte von Mikroben der Decidua beruhe. Der Vortr. sucht durch theoretische Überlegungen so wie durch klinische Erfahrungen seine Lehre zu stützen und findet einen Beweis darin, dass in 6 Fällen von Eklampsie mikroskopisch eine schwere Erkrankung der Decidua, bestehend in herd- und strichweise auftretender kleinzelliger Infiltration und in umschriebenen Eiteransammlungen in der Decidua, nachgewiesen werden konnte. 2 Fälle ergaben positiven und sicheren Mikrobenbefund bei Frauen, welche unentbunden an Eklampsie gestorben waren.

Der Vortrag soll ausführlich veröffentlicht werden, sobald ein genügend großes Beweismaterial vorliegt.

Diskussion: Herr Schmorl hat schon in seiner Monographie über Eklampsie darauf hingewiesen, dass die Infektionstheorie an sich nicht ganz unwahrscheinlich ist. Trotzdem steht er der Albert'schen Hypothese, die nach seiner Meinung zu viel Hilfshypothesen nöthig hat, skeptisch gegenüber und geht näher auf einzelne, nach seiner Meinung nicht haltbare Punkte ein. Es giebt sicher infektiöse Schleimhauterkrankungen mit völlig versperrtem Abfluss, wobei entschieden Resorption stattfindet — und doch tritt nie dabei Eklampsie ein. Eben so wenig nach den gleichen Entzündungen seröser Höhlen, wobei übrigens die Toxine sehr wohl durch die Fibrinschicht hindurch zur Resorption in den Körper gelangen können. Man könnte sagen, bei der Decidua liegen die Verhältnisse anders in Folge des großen Blut- und Lymphreichthums. Aber in den Nebenhöhlen der Nase haben wir analoge Verhältnisse. Übrigens finden sich doch auch in der Decidua so oft fibrinöse Ausscheidungen, die die Resorption verhüten könnten.

Bei chronischer Nephritis tritt nach Albert Eklampsie nicht so leicht ein. Nach seiner Theorie sollte dies eigentlich umgekehrt sein.

Mikrobenbefund in der Decidua ist nicht einwandfrei. Mikroben finden sich bei Eklampsie auch in den Lungen. Sie können von hier in die Cirkulation gelangt und in der Decidua abgelagert sein.

Endlich wendet sich S. gegen die Deutung, welche Herr Albert dem einen ihm vom Redner überlassenen Fall von Placentitis purulenta gegeben hat (Archiv für Gynäkologie Bd. LXIII p. 2 des Separatabdruckes). Es handelt sich hier nicht um während der Geburt florid gewordene latente Mikrobenendometritis, wie Herr Albert meint, sondern um eine eitrige Entzündung der Placenta und der Eihäute, welche auf eine Infektion während der langdauernden Geburt zurückzuführen ist; hatte doch eine Untersuchung seitens der Hebamme stattgefunden und waren doch seit dem Blasensprung 90 Stunden vergangen.

Herr Albert glaubt nicht, dass durch die Fibrinbildung die Aufnahme von Toxinen ganz ausgeschlossen ist. Nur ist die Resorption auf einmal, in großen Massen erschwert.

Bei dem von Herrn Schmorl angezweifelten Falle fanden sich Entzündungserscheinungen hauptsächlich nur im oberen Segment, ganz spärliche im unteren. Desshalb glaubt er, dass von vorn herein dort der Herd der Entzündung sich befunden hat.

III. Herr Voigt referirt über einen metastasirenden Nierentumor von papillärem Bau, der besonders durch das Vorkommen von Knollen in den Myomen des Uterus von Interesse ist. Die mikroskopische Untersuchung ergiebt, dass die Geschwulst der Niere mit keinem bisher beschriebenen Tumor zu vergleichen ist, ferner, dass den Ausgangspunkt nicht die Nierenepithelien, eben so wenig versprengte Nebennierenkeime bilden. Die weiteren Untersuchungsergebnisse erscheinen an anderem Ort.

---

254. Sitzung am 17. Oktober 1901.

Vorsitzender: Herr Grenser; Schriftführer: Herr Buschbeck.

Der Vorsitzende eröffnet die Sitzung mit einem längeren Nachruf auf die verstorbenen Herren Hofrath Dr. Schramm, seit Begründung der Gesellschaft Mitglied, und Geh. Med.-Rath Dr. Stelzner, Ehrenmitglied der Gesellschaft.

Vor der Tagesordnung demonstrirt Herr Albert 3 von ihm gewonnene Operationspräparate:

Das erste, ein tubarer Fruchtsack, in welchem sich ein etwa dem 5. Monat entsprechender Fötus und eine relativ sehr große Placenta befindet. Der Fruchtsack konnte unverletzt durch Laparotomie entfernt werden. Heilung p. p. i.

Das zweite, ein übermannskopfgroßes Myom der vorderen Cervixwand, wurde ebenfalls durch Laparotomie gewonnen. Auf dem hinteren oberen Pol des Tumors saß der etwas vergrößerte Uterus, welcher nebst den Adnexen mitexstirpirt wurde. Nach Stielung des Ganzen wurde eine elastische Ligatur gelegt und nach Abtragung des Tumors der Stumpf, bestehend aus einem kleinen Theil der Cervix ohne Geschwulstgewebe, in die Bauchwunde eingenäht. Pat. am 34. Tage geheilt entlassen.

Das dritte ist ein Uterus mit syncytialer Neubildung. Die Anamnese ergab: Letzte von 4 normalen Geburten am 30. Juli 1901, Wochenbett fieberfrei. 3 Wochen später erste Kohabitation, 8 Tage darauf 2tägige, schwache Blutung. Dann wiederholt ähnliche Blutungen, welche nur bei Bettruhe aufhörten. Am 11. September 1901, also 6 Wochen post partum, erhielt Pat. vom Arzt Secale, worauf die Blutung zunächst stand, um nach 3 Tagen mit erhöhter Heftigkeit wiederzukehren. Desshalb Ausschabung des Uterus. Die der Klinik übersandten Bröckel ergaben mit größter Wahrscheinlichkeit: Syncytioma malignum. Daher Aufnahme der Pat. in die Klinik. Hier zunächst keine Blutung, da jedoch der Uterus vergrößert ist, Einlegen von Laminariastiften zwecks Austastung. Diese ergab am 28. September 1901 in der rechten Tubenecke eine etwa walnussgroße, weiche Wucherung, welche mikroskopisch das typische Bild des Syncytioma malignum darstellte. Am 2. Oktober 1901 vaginale Totalexstirpation des Uterus, welche sich glatt in ca. 20 Minuten bewerkstelligen ließ. Nach sorgfältiger Blutstillung Schluss der Peritonealwunde und Gasetamponade.|

Pat. hat sich bis heute noch nicht recht erholt, der Puls schwankt zwischen 90 und 120, die Temperatur zwischen 37,5 und 38,5, doch sind nicht die geringsten peritonealen Erscheinungen nachzuweisen, eben so wenig Metastasenbildung. — In dem wenig vergrößerten Uterus fand sich tief in die Muskulatur der rechten Tubenecke vordringend ein kleinhaselnussgroßes, typisches Syncytioma malignum.

Tagesordnung:

I. Herr Leopold: Über Verletzungen der Mutter und des Kindes durch die Kopfzange.

Vor Kurzem wurde der Klinik eine Gebärende zugeführt, an deren Kinde außerhalb Zangenversuche am noch hochstehenden Kopf gemacht worden waren. Diese Versuche hatten zu einer so schweren Quetschung des Stirnbeins und der Weichtheile geführt, dass die Conjunctivae beider Augen blutunterlaufen und die beiderseitigen vorderen Augenkammern mit Blut erfüllt waren.

Dieser Fall veranlasste den Vortr., auf die mannigfachen Verletzungen der Mutter und des Kindes durch die »unschädliche« Kopfzange näher einzugehen, wie sie im Laufe der Jahre ihm zur Kenntnis gekommen waren.

Zieht man zunächst das Kind in Betracht, so kommen die Verletzungen am kindlichen Kopf am häufigsten zu Stande, wenn die Zange bei engem Becken an den noch hochstehenden bezw. an den in das kleine Becken überhaupt noch nicht eingetretenen Kopf angelegt wird.

So verpönt im Allgemeinen diese Maßnahme ist, so kommt sie doch von Seiten einzelner Geburtshelfer zur Ausführung, und man geht wohl in der Annahme nicht fehl, dass diese Letzteren weder über Art und Grad der Beckenenge, noch über die Indikationsstellung im Klaren sind. Der Kopf liegt vor; die Geburt macht keine Fortschritte, die Weichtheile sind auch so ziemlich vorbereitet; also wird die Zange versucht, auch wenn der Kopf noch beweglich ist (!!).

Dass bei solchem wagehalsigen Unternehmen die Zange nicht ordentlich halten und der Kopf nicht folgen kann, dass die Weichtheile bei Mutter und Kind argen Quetschungen unterliegen müssen, wird nicht in Betracht gezogen.

Die Folgen beim Kinde bestehen meistens in einem Absprengen der Partes condyloideae, in schwerem Druck auf das Stirnbein bezw. vollständiger Zertrümmerung desselben; in Verletzung der Orbita, der Conjunctivae bulbi, in Hervorpressen der Augen aus ihren Höhlen, in Blutergüssen in die Augen selbst.

Auch sind Verletzungen der Schädelbasis und Fissuren in den Seitenwandbeinen mit Blutungen in die Schädelhöhle zur Beobachtung gekommen.

Zweitens hat die Anlegung der Zange an den in Beckenmitte querstehenden Kopf schon manchen Schaden angerichtet, selbst wenn die Zange in voller Erkenntnis der Verhältnisse und sachgemäß angelegt worden oder wenigstens ihre sachgemäße Anlegung angestrebt worden war. Hier kann es leicht zu Facialislähmung auf der einen und zu Bulbusquetschung auf der anderen Seite kommen, Verletzungen, die sich meistens vermeiden lassen, wenn noch länger zu-

gewartet oder wenn die Frau auf die Seite der kleinen Fontanelle gelagert oder
die Walcher'sche Hängelage für kurze Zeit versucht wird und wehenanregende
besw. die Kräfte der Gebärenden hebende Mittel angewendet werden.

Drittens können für das Kind recht ungünstig Vorderhauptslagen, namentlich bei älteren Erstgebärenden, mit großem Kopf werden, bei denen die
Drehung mit dem Hinterhaupt nach vorn ausbleibt und die nun als Vorderhauptslage mit der Zange entwickelt werden müssen.

Viertens gehören hierher auch die tiefstehenden Schädellagen mit dem
Hinterhaupt nach vorn, welche durch ein allgemein verengtes Becken
zur Geburtsversögerung kommen können und schließlich der Entwicklung durch
die Zange bedürfen.

In diesen letzteren beiden Gruppen begegnet man, bei nicht sehr vorsichtiger
Anlegung und Handhabung der Zange, Facialislähmungen am Kind nicht selten.

Entsprechend diesen 4 Gruppen gestalten sich die Verletzungen bei der
Mutter.

In erster Linie ist hier der Risse in das Collum uteri, ein- und doppelseitig, zu gedenken, welche so schwer sein können, dass der Riss bis über den
inneren Muttermund in das Gewebe des unteren Uterinsegments hineinreicht. Die
Blutungen hieraus können ganz beträchtliche sein. Die Vernähung stößt namentlich in der Privatpraxis, bei mangelhafter Hilfe und Beleuchtung, auf sehr große
Schwierigkeit. So bleibt oft nichts Anderes übrig, als die feste Tamponade des
Uterus und der Scheide. Der Ausgang für die Mutter ist sehr zweifelhaft.

Zweitens kommen bei übermäßigem Zug mit der Zange an dem noch über
besw. im Beckeneingang stehenden Kopf Dehnung der Beckensymphysen,
ja selbst Zersprengung derselben vor.

Am häufigsten aber sind wohl die Zerreißungen der Scheide (die einseitigen tiefen Scheidenlängsrisse), welche sich bis in das Cavum ischio-rectale
erstrecken können. Ihre Vernähung kann sehr schwierig sein, ist aber unbedingt
geboten, wenn anders die heftigen Blutungen aus diesen Rissen zum Stillstand
kommen sollen. Man thut am besten, zuerst eine durchgreifende Naht um die
Mitte des Risses zu legen, wonach sich unter Anziehen dieses Fadens die obere
und untere Partie des Scheidenrisses weit besser fühlen und durch Nähte schließen
lässt.

Redner erläutert alle diese Verhältnisse theils durch Abbildungen aus der
Litteratur, theils durch Zeichnungen an der Tafel.

II. Herr Peters: a. Zwei Fälle von Placenta praevia centralis.

IIpara, besw. VIp. im Alter 26 besw. 32 Jahren. Beide den stärker arbeitenden Ständen angehörend; im 2. Falle einmal Abort vorausgegangen.

Im 1. Falle erste Blutung 4 Wochen ante terminum, Morgens schwach, dann
verstärkt Mittags, anschließend an einen Coitus. Geburt im Anschluss an diesen
Blutabgang. Im 2. Falle Kind erst 29 Wochen alt; kurzdauernde starke Blutung
bereits 7 Wochen vor der Geburt.

Im 1. Falle Jodoformgazetamponade der Scheide (Sanitätswache), dann Kolpeuryse, die tadellos tamponirend und dilatirend wirkte (in 9 Stunden Muttermund
von Markstück- bis zu reichlich 5-Markstückgröße).

In beiden Fällen ohne Narkose kombinirte Wendung aus Schädellage und
zwar im 2. Falle sofort anschließend an die erste Untersuchung, bei welcher der
Muttermund bereits 5markstückgroß (vorher nur kurz dauernde geringe Kreuzschmerzen und leichtes Ziehen verspürt).

In beiden Fällen war nach keiner Richtung hin Placentarrand erreichbar,
desshalb centrales Perforiren der Placenta mit 2 Fingern. Im 1. Falle Eihäute
mit den Fingern zerrissen, wobei sich zunächst das Amnion abhob, auswich und
das Ergreifen des Fußes etwas erschwerte; im 2. Falle Eihäute mit der Sonde
durchbohrt. Nach längerem Zuwarten beide Male bei leidlichen Wehen sehr
langsame vorsichtige Extraktion; beim Durchtritt des Kopfes digitale Dehnung
des Muttermundsaumes, ihn vorsichtig über den Kopf zurückstreifend.

Kein Cervix-, kein Dammriss. Blutung bei der Durchbohrung der Placenta und während der Wendung stark, nur unbedeutend im Anschluss an die Geburt der Kinder; beide Male erfolgloser Credé-Versuch nach ½ Stunde Wartens, dabei Blutung, wie auch bei der manuellen Lösung, kurz aber stark.

Beide Kinder lebend; 1 Kind starb nach 1½ Stunden, das zweite nach 16 Stunden.

Anämie beide Male erfolgreich bekämpft, ohne dass subkutane Infusion nöthig, da per os und per klysma sehr reichliche Flüssigkeitszufuhr möglich. Keine Uterustamponade. Keine Nachblutung.

Fieberfreie Wochenbetten mit Höchsttemperatur von 37 bezw. 37,8. Die 1. Wöchnerin verließ gegen ärztliche Vorschrift schon vom 6. Tage ab das Bett.

Im 1. Falle Placenta marginata mittleren Grades; Abreißen der Eihäute; Lostrennen eines größeren vorliegenden Placentarstückes durch den kindlichen Kopf.

Im 2. Falle zeigt die Placenta einen cirkulär gut erhaltenen Rand, an der schmalsten Stelle ca. 2 querfingerbreites Placentargewebe. Centrale Perforationsöffnung, durch welche das Kind extrahirt wurde, lässt sich schön demonstriren.

In der Diskussion sprechen Herr Leopold und Herr Goedecke ihre Bedenken aus gegen die vom Vortr. sofort an die Wendung angeschlossene Extraktion der Frucht. Gerade, wenn die Frucht nicht ausgetragen und desshalb voraussichtlich nicht lebend zu erwarten war, musste erst recht zur Schonung der Mutter mit der Extraktion abgewartet werden.

Herr Peters betont, dass bei beiden Mehrgebärenden die Weite des Muttermundes eine solche war, dass die übrigens erst eine geraume Weile nach der Wendung ausgeführte sehr langsame Extraktion in der Weise, wie sie angeführt wurde, für die Mutter eine gefahrlose, schonende Entbindungsweise war, zumal beide Fälle unter erschwerenden Umständen in der Praxis zu erledigen waren.

Herr Leopold macht aufmerksam auf die große Seltenheit eines wirklich centralen Sitzes des vorliegenden Fruchtkuchens. Man kann in den meisten Fällen bei genügender Erweiterung des Muttermundes doch seitwärts an einer Stelle die Grenze der Eihäute erreichen und dann diese durchbohren. Handelt es sich um eine wirkliche Placenta praevia centralis, dann gelingt das Vordringen zwischen die Kotyledonen der Placenta leicht, Schwierigkeiten macht aber oft die Zerreißung der Eihäute, besonders des Amnion. Zur schnellen Durchbohrung empfiehlt sich die Anwendung einer langen Pincette.

Herr Peters erwähnt als beweisend für den centralen Sitz der Placenta im 2. Falle nochmals den Umstand, dass auch nach der Extraktion des Kindes durch die Placenta letztere in ihren Randpartien ringsum unversehrt geblieben war.

Herr Osterloh empfiehlt, besonders bei mangelnder Assistenz, die Wendung in Seitenlage. Man gelangt dann auch in Fällen, die zunächst als Placenta praevia centralis imponiren, leichter an den Rand der Eihäute.

Herr Goedecke betont ebenfalls die Häufigkeit und Leichtigkeit, mit der man bei anscheinend centralem Sitz der Placenta in Seitenlage der Gebärenden doch noch zu den Eihäuten zu gelangen pflegt, wodurch die Mehrzahl der sog. Placentae praeviae centrales wenigstens in klinischer Hinsicht diesen Namen nicht verdienen. Auch er spricht sich gegen die Durchbohrung der Placenta mit dem Finger aus, wodurch es zu erneuter Ablösung der Placenta kommt, und empfiehlt zu diesem Zweck die Kornzange.

Herr Albert macht auf die Wichtigkeit der Bestimmung des Sitzes des Fruchtkuchens durch äußere Untersuchung in diesen Fällen aufmerksam. Sitzt z. B. die Placenta vorn, so findet man den vorangehenden Kindestheil durch das Placentargewebe verdeckt und die Stelle, wo man die Eihäute am leichtesten erreichen wird, ist mit Sicherheit hinten. Ist andererseits der vorangehende Theil vorn frei und leicht zu fühlen, so wird man vorn die Eihäute zu suchen haben. Man kann dadurch manche Durchbohrung der Placenta vermeiden.

b. Missed abortion.

Bei einer 30jährigen Nullipara cessiren nach 10jähriger steriler Ehe mit stets regelmäßiger ungestörter Menstruation Ende Februar 1901 die Menses. Andauerndes Wohlbefinden bis 5. Mai. Dann mehrtägiger leichter Blutabgang mit leichten Schmerzen im Hypogastrium, krampfartig. Vom Hausarzt Tubarabort diagnosticirt. Befund entspricht Graviditas uterina Ende 2. Monats; nur auffallend geringe Auflockerung der Scheide und Portio. Abortus imminens. Schmerzen geschwunden, keine neuen Blutungen.

Pat. entzieht sich der weiteren Beobachtung bis Ende September. Von Mai ab langsames Abschwellen der Brüste, zeitweise etwas mäßiger Ausfluss, leichte »Darmschmerzen«, sonst subjektives Wohlbefinden. Am 12. Juli kurz dauernde starke Blutung, dann blutungsfreie Zeit bis 22. September, alsdann zeitweise leichtes Frösteln und Hitzegefühl. Am 22. September Fußtour von 7 Stunden; Tags darauf ¹/₂ tägige geringe, schmerzfreie Blutung, von der Pat. als Wiedereintritt der Menses gedeutet. Am 25. September ¹/₂ Tag heftige, krampfartige Schmerzen, leichte Blutung und am 27. September Morgens nach ¹/₂ stündiger starker Blutung Geburt des Eies.

Das ausgestoßene Ei stellt einen derb-fibrösen, kleinen, längsovalen Tumor dar, der 3¹/₂ cm lang bei 5 cm Umfang ist. Innen Eihautauskleidung. Fötus fehlt. Färbung grau-gelblich, oberflächliche Blutflecken. Aussehen frisch.

Die Gesammtdauer der Gravidität betrug 7 Monate, die Retentio foetus nach dem Absterben 4¹/₂—5 Monate.

Anschließend an diesen Fall bespricht Vortr. kurz mit Berücksichtigung der einschlägigen Litteratur die Ätiologie, Symptome, Prognose und Therapie bei Retentio foetus und demonstrirt des Weiteren ein Präparat, in dem Torsion der Nabelschnur bei einer Gravidität 3. Monats Ursache des Fruchttodes war. Die abgestorbene Frucht wurde 4 Wochen im Uterus zurückgehalten, nach Jodoformgazetamponade des Uterus aber prompt ausgestoßen.

Diskussion: Herr Leopold bespricht die relative Häufigkeit solcher Fälle in der klinischen Praxis und betont die Wichtigkeit der Menstruationskurven für die Diagnose. Ist die Diagnose klar, dann ist Anregung der Wehen durch Einlegen von Laminariastiften zur baldigen Beendigung des Abortes am Platze.

Neueste Litteratur.

4) Archiv für Gynäkologie Bd. LXV. Hft. 2.

1) Andersch. Dauererfolge der operativen Retroflexio- und Prolapsbehandlung.

In dem Zeitraum von 4¹/₂ Jahren vom April 1896 bis Oktober 1900 wurden in der gynäkologischen Abtheilung des Krankenhauses der Elisabethinerinnen zu Breslau von Pfannenstiel 304 Retroflexions- resp. Prolapsoperationen ausgeführt. Dazu kommen 40 Fälle aus der Privatklinik, so dass der vorliegenden Arbeit ein Material von 344 Operationen zu Grunde liegt. Während im Krankenhaus 28,6 % der in Betracht kommenden Leiden operativ behandelt wurden, geschah dies in der Privatpraxis nur bei 2,4 %. Nach der Art des operativen Vorgehens ist das Material in 5 Tabellen zusammengestellt, die alle Fälle umfassen, bei denen das kombinirte Krankheitsbild von Retroflexion mit Prolapsus oder Descensus vorlag. Statistische Verwerthung fanden nur diejenigen Fälle, die vom Verf. oder Pfannenstiel nachuntersucht werden konnten. In Kurzem sei hier angegeben, dass Tabelle I diejenigen Fälle umfasst, die mit Kolporrhaphia ant. et post. und Perineoplastik behandelt wurden. Von den 60 nachuntersuchten Fällen zeigten 50 in Bezug auf den Prolaps einen guten Befund. Hauptsächlich müssen Tabelle II, III und IV beachtet werden, die Fälle umfassend, bei denen in moderner Weise neben dem Prolaps resp. Descensus auch die komplicirende Retroflexionslagerung des

Uterus operativ in Angriff genommen wurde. Tabelle II giebt 37 Fälle wieder, bei denen neben Kolporrhaphie und Perineoplastik die vaginale Verkürzung der Ligg. rot. ausgeführt wurde. Von 29 nachuntersuchten Fällen zeigten 14 = 48,2% Recidive bezüglich der Lage des Uterus. Tabelle III giebt eine Übersicht über 73 Operationen nach der älteren Methode von Dührssen in Verbindung mit der nöthigen Plastik bei Frauen, die nicht mehr im konceptionsfähigen Alter standen. Von 54 nachuntersuchten Frauen zeigten 4 = 7,4% den Uterus wieder in Retroflexion. Tabelle IV theilt 44 Fälle — Frauen im konceptionsfähigen Alter — mit, die nach der neueren Dührssen'schen Methode mit isolirtem Schluss der Plica operirt wurden. Von 32 nachuntersuchten Fällen wiesen 4 = 12,5% Recidiv auf. Tabelle V giebt eine Übersicht über 63 Fälle von Ventrofixation bei fixirter Retroflexio, Fälle also, bei denen die operative Behandlung der Adnexe mehr oder weniger mit in Betracht kam. Bei 50 nachuntersuchten Frauen war 47mal der Uterus in Anteflexion verblieben (6% Recidive). Was die Resultate bezüglich des Prolapses anbelangt, so sind dieselben als vorzüglich zu bezeichnen. Die nachuntersuchten Fälle der Tabelle IV wiesen keine nachträgliche Scheidensenkung auf. Aus Tabelle III ist nur von 4 geringen Senkungen der vorderen und 3 der hinteren Scheidenwand zu berichten. Die einfachen Prolapsoperationen der Tab. I müssen gesondert betrachtet werden. Wir finden hier zwar auch nur 3 ausgesprochene Recidive der Cystocele, doch stellt Verf. den derartig behandelten Frauen kein gutes Prognostikon für die Zukunft, da aus mannigfachen Beobachtungen von Resultaten anderer Operateure hervorgeht, dass, wenn der Uterus bei arbeitenden Frauen nicht antefixirt ist, und der weit zurückgeschobenen Blase durch ihn ein Stützpunkt gegeben wird, doch später wieder unter dem Druck der Bauchpresse ein Recidiv der Cystocele auftritt. Aus diesem Grunde verbinden andere Autoren die scheidenverengenden Operationen mit der Ventrofixation und Alexander-Adams'schen Operation. Die Erfahrungen mit diesen Kombinationen sind zu gering, um statistische Verwerthung zu finden, weil eben Pfannenstiel resp. Verf. zu der Ansicht gekommen ist, dass die von Dührssen zur Beseitigung der Retroflexio uteri eingeführte Vaginofixation als Prolapsoperation die größte Bewerthung verdient. Das kombinirte Krankheitsbild der Retroflexion und des Descensus muss als einheitliches als Folge der Dehnung sämmtlicher Bandapparate aufgefasst und auch einheitlich behandelt werden. Die Retroversionen Nulliparer sollen überhaupt nicht lokal behandelt werden, da die Beschwerden derselben auf Chlorose zurückzuführen sind. Die seltenen Retroflexionen, die isolirt bei Nulliparen und auch bei Frauen, die geboren haben, zu finden sind, geben selten Veranlassung zur Operation, da man mit Pessaren meist auskommt. Ist das nicht der Fall, so soll die Alexander-Adams'sche Operation Verwendung finden. Wir sehen hieraus, dass Verf. nur eine recht beschränkte Indikation für diese Operation findet. Er kann daher auch nur über 9 Fälle berichten, von denen 4 Recidiv zeigten. Bei 2 Nulliparen zeigten sich die Bänder so schwach entwickelt und ungeeignet zur Antefixation, dass unmittelbar nach der Operation der Uterus sich nicht anteflektirt vorfand, worauf sofort die Ventrofixation angeschlossen wurde. Ist Pfannenstiel Anhänger der Dührssen'schen Vaginofixation für die besprochenen Fälle von mobiler Retroflexio, so kann er dem Vorschlage dieses Autors, durch Kolpotomie Verwachsungen zu lösen, erkrankte Adnexe und auch event. Neubildungen zu entfernen nicht folgen. Für die Fälle, von fixirter Retroflexion mit Adnexerkrankung verbleibt die Laparotomie in ihrem Recht, und ist für viele dieser Erkrankungen der suprasymphysäre Fascienquerschnitt zu empfehlen.

2) Bruno Wolff II und J. Meyer. Die Einwirkung flüssiger Luft auf die inficirte Vaginal- und Uterusschleimhaut bei Hunden.

Die flüssige Luft ist zwar nicht im Stande Bakterien im Reagensglase abzutödten, doch fanden die Verff., dass sie die Virulenz von Milzbrandbacillen abschwächt. Aus diesem Grunde stellten sie im Berliner pathologischen Institut Versuche an Hunden derart an, dass sie die Uterusschleimhaut curettirten, die Vaginalschleimhaut skarificirten, und alsdann mit Bakterienkulturen inficirten.

Nachdem die Temperatur der Versuchsthiere gestiegen war, ließen sie flüssige Luft auf die inficirten Stellen einwirken, und erzielten hierdurch in einigen Fällen baldige Temperaturabnahme. Es ist anzunehmen, dass die flüssige Luft nur lokal auf das inficirte Gewebe und die in ihm enthaltenen Bakterien einwirkt. Im Anschluss an ihre Mittheilung empfehlen die Verf. die flüssige Luft zur Einwirkung auf den Uterus und die Vagina des Menschen bei septischen Processen.

3) Bruno Wolff. Zur Kenntnis der Missgeburten mit Erweiterung der fötalen Harnblase.

Im Juli 1900 wurde der geburtshilflichen Poliklinik der Charité durch eine Hebamme eine Missgeburt überwiesen, die in dieser Arbeit eine genaue Beschreibung findet. Die Untersuchung ergab: Fehlen der Urethra, starke Ausdehnung der Harnblase und des Urachus durch angesammelten Urin. Intraligamentäre Entwicklung und Zweitheilung der Harnblase, Erweiterung und Hypertrophie der Ureteren. Fehlen der äußeren Geschlechtsorgane, Uterus septus, Einmünden des Geschlechtsapparats in die Harnblase, Abplattung der Leber, einfache Nabelarterie. Diese Befunde sprechen dafür, dass es sich hier thatsächlich um eine Urinretention handelt. Die Möglichkeit, dass der Inhalt Fruchtwasser wäre, ist auszuschließen, da der Anus gesondert an normaler Stelle sich befindet und das Rectum in ihn einmündet. Es kann sich demnach nicht im Ahlfeld'schen Sinne um verschlucktes Fruchtwasser handeln. Für die Annahme, dass es sich um Urin handelt, spricht ferner Folgendes: die Nieren ergaben makroskopisch und mikroskopisch normalen Befund, die Ureteren waren überall durchgängig und hypertrophisch (funktionelle Hypertrophie), die Flüssigkeit befand sich in einem Sacke, der lediglich aus der dilatirten Harnblase und dem dilatirten Urachus gebildet war, eine Entleerung des Urins nach außen war nicht möglich, da die Urethra fehlte. Dieser Fall ist demnach geeignet, die Gusserow'sche Lehre von der fötalen Urinsekretion zu stützen. Dass bei fehlender Harnröhre auch Fruchtwasser vorhanden war, beweist nur, dass nicht die gesammte Fruchtwassermenge aus den fötalen Nieren herstammt. In der Thatsache, dass die eine Nabelarterie fehlte, kann ein Cirkulationshindernis, welches nach Ahlfeld die Veranlassung zu einer pathologisch vermehrten Harnsekretion abgeben könnte, nicht gefunden werden, da wir wissen, dass in solchen Fällen durch vermehrte Leistung des Herzens die andere Nabelarterie sich entsprechend erweitert. Das Hauptinteresse bietet der Fall für die Lehre von der fötalen Urinsekretion durch den Nachweis, dass keine Kloakenbildung vorlag, dass also kein Fruchtwasser durch den Darm in die Harnblase gelangen konnte.

4) Hermann Müller. Zur Ätiologie des Fiebers unter der Geburt.

Während man früher der Muskelthätigkeit des Uterus die wesentlichste Bedeutung bei der Entstehung des Fiebers unter der Geburt beigemessen hatte, neigt man heut immer mehr der Ansicht zu, dass auch dieses Fieber bakteriellen Ursprungs sei. Verf. setzt in dieser Arbeit die Gründe für und wider beide Ansichten aus einander. Seine Betrachtungen über die funktionelle Entstehung des Fiebers unter der Geburt führen zu einem absprechenden Urtheil. Die Kleinheit der Muskelmasse, die in der Zeiteinheit geringe Kraftwirkung des Uterus, die häufige, vollkommene Unterbrechung der Muskelaktion und die unter der Geburt vorhandenen, für die Wärmeabgabe günstigen Umstände lassen eine beträchtliche Zunahme der Körpertemperatur auch durch eine vermehrte Geburtsarbeit unwahrscheinlich erscheinen. Den höchsten Temperaturanstieg sollte man in der 2. Geburtsperiode unter der Mitwirkung der Bauchpresse erwarten; doch fällt dieser nach übereinstimmenden Untersuchungen auf das Ende der 1. Periode. Für den funktionellen Temperaturanstieg finden wir ungefähr dasselbe eigenthümliche Verhalten, wie es Mosso bei dem Menschen in den Hochalpen fand, nämlich dass er in keinem Verhältnis zu der geleisteten Muskelarbeit steht. Gerade am Schlusse derselben fängt die Temperatur in Folge der Thätigkeit der Wärmeregulirungsvorrichtungen und der Erschöpfung rasch zu sinken an. Man kann eben aus der Körperwärme keinen Schluss auf die Arbeitsleistung bestimmter Muskelgruppen machen. Auch der Einfluss von Krampfwehen, also abnormer Geburtsthätigkeit auf die Körpertemperatur bewegt sich nur in Zehnteln eines Grades.

Im zweiten Theile seiner sehr interessanten Arbeit zeigt uns Verf., dass dem Fieber unter der Geburt ein ganz anderes Verhalten eigenthümlich ist. Es steigt gleichmäßig weiter an, auch wenn die Geburt lange dauert und Wehenschwäche eintritt, und steigt auch noch nach der Geburt weiter, bis es ganz langsam absinkt. Ferner steigen und fallen Puls und Athmung nicht gleichmäßig mit der Temperatur, wie dies bei funktioneller Ursache erwartet werden muss. Insbesondere bieten abnorme Verlängerungen der gewöhnlichen Geburtszeit durch abnorme Widerstände, also die Missverhältnisse zwischen Knochen und Weichtheilen der Mutter zum Kindskopf diejenigen Umstände dar, die zum Fieber unter der Geburt führen. Verf. findet in der Läsion der mütterlichen Weichtheile durch die vermehrte Geburtsarbeit, ihre Quetschung und Zermalmung, und ferner in der Retention des Cervicalsekrets während der Eröffnungsperiode die Ursachen des infektiösen Geburtsfiebers. Auch in der Austreibungsperiode kann ein solcher Abschluss des Geburtskanals stattfinden, dass bei langer Dauer derselben sich Bakterien in dem gestauten Sekret ansiedeln und vermehren können. Mit der Beendigung der Geburt fällt die Retention fort, das Fieber sinkt. Es lässt sich von diesem Standpunkte aus auch erklären, dass bei Infektion des gequetschten und nekrotischen Gewebes nach der Geburt das Fieber aufhören kann. Mit der Befreiung des Gewebes von dem langen Drucke wird eine ausgiebige Cirkulation wieder hergestellt; das Blut kann seine antibakteriellen Wirkungen entfalten und die Abstoßung des mortificirten Gewebes einleiten.

5) **Baumm. Fünf Jahre Wochenbettstatistik.**

Die hier von B. angestellten Betrachtungen und Schlüsse erstrecken sich auf die Resultate der beiden aus seiner Anstalt erschienenen statistischen Arbeiten von Saft und Löwenstein. An der Hand der schon veröffentlichten Tabellen und Kurven führt Verf. den Beweis, dass kein einziges der angewendeten Desinfektionsverfahren (Lysol, Sublimat, Hofmeierfälle), auch nicht die Weglassung der subjektiven Desinfektion nach mechanischer Reinigung einen irgend wie nennenswerthen Einfluss auf die Morbidität des Wochenbetts auszuüben vermochte. Auch bei den nicht Untersuchten steigt und fällt die Morbidität in unerklärlicher Weise übereinstimmend mit den Untersuchten in periodischen Zeiträumen. In einer gewiss die Gefühle und Gedanken vieler von uns wiedergebenden deutlichen Weise spricht es B. aus, dass wir bei der Erforschung der Fieber im Wochenbett in eine Sackgasse gerathen sind. Die bakteriologischen Forschungen haben uns vollständig im Stich gelassen, die statistischen Berechnungen auf Grund einer bestimmten Art von Desinfektion vor der Geburt haben zu großen Irrthümern und falschen Schlüssen geführt. Das einzig wirksame Agens bei unserer Vorbereitung zur geburtshilflichen Untersuchung subjektiv und objektiv ist die mechanische Reinigung. Die Morbidität des Wochenbetts hängt von anderen Momenten ab, die noch gänzlich unbekannt sind und zu erforschen bleiben.

6) **Dienst. Kritische Studien über die Pathogenese der Eklampsie auf Grund pathologisch-anatomischer Befunde, Blut- und Harnuntersuchungen eklamptischer Mütter und deren Früchte.**

Die Grundlage der vorliegenden, ausführlichen Arbeit bildet die Beobachtung von 7 Fällen von Eklampsie von verschiedenem Typus in der Küstner'schen Klinik in Breslau. Neben der klinischen Beobachtung der Mütter und ihrer lebenden Früchte, die sich auch auf sorgfältige Harn- und Blutuntersuchungen erstreckt, sind die genauen Sektionsprotokolle erwähnenswerth, die gleichmäßig alle Organe berücksichtigen. Es kann hier nicht Aufgabe des Ref. sein, des näheren auf die einzelnen Fälle einzugehen. Es sei hier nur berichtet, dass D. nicht etwa in der Lage ist, über neue klinische oder pathologisch-anatomische Befunde von Bedeutung an den Leichen der Mütter Mittheilung zu machen. Was besonders hervorgehoben zu werden verdient, ist die Sorgfalt, mit der in zielbewusster Weise die Früchte, ihr Harn und Blut und ihre Organe bei den Sektionen in die

Beobachtung einbezogen sind. Neu ist die methodische Untersuchung des Harns der lebenden Früchte, der mittels an den Penis angebundenen Erlenmeyer'schen Kölbchens gewonnen wurde, und der neben Eiweiß in 5 Fällen auch das Vorhandensein von Cylindern und Blut ergab. Bei den Sektionen der Früchte werden alle typischen Organveränderungen in gleicher Weise ausgebildet vorgefunden wie bei den Müttern. Ausgehend von den Hinweisen auf die Frucht als Ursache der mütterlichen Intoxikation giebt uns der Verf. ein ausführliches Bild von der Entstehung des unbekannten Virus im Fötus, seines Überganges auf die Mutter und seiner Einwirkung auf die mütterlichen Organe. Die Hämalbuminurie wie die Thrombosen und Gewebsnekrosen der Früchte fasst D. als sekundäre Erscheinungen auf, bedingt durch ein Blutgift, das in letzter Instanz seine Herkunft aus dem Eiweißstoffwechsel der Frucht herleitet, und eine gerinnungserregende Substanz sein muss (Fibrinprocenterhöhung im Blut). Ist das supponirte Gift fötalen Ursprungs, so kann es sich nur dann in gefährlicher Weise im mütterlichen Organismus ansammeln, wenn die Elimination desselben durch die mütterliche Niere gestört wird. Als nähere Veranlassung des Eintritts eklamptischer Krämpfe muss daher jeder Umstand in Betracht kommen, der geeignet ist, die Sekretionskraft der mütterlichen Niere zu schädigen, wie Erkältungskrankheiten derselben oder Reste alter Nephritiden. Von der größten Wichtigkeit ist daher auch die Beschaffenheit des mütterlichen Herzens. Alle Momente, die den Eintritt einer Ermüdungsinsufficienz des Herzens in der Schwangerschaft begünstigen, müssen auch unterstützende Faktoren für den Ausbruch der Eklampsie sein. Frauen z. B. mit chronischen Nierenerkrankungen oder mit Herzfehlern, deren Herzen schon hypertrophisch in die Gestationsperiode eintreten und nicht mehr über viel Reservekräfte verfügen, sind von der Eklampsie bedroht. Mit Zugrundelegung dieser Ansichten vermag Verf. die Disposition von chlorotischen Frauen mit kleinen Herzen und die von alten Primiparen mit ungenügenden Reservekräften des Herzens zu erklären. Dessgleichen bilden günstige Objekte für die Eklampsie Frauen, die an konsumirenden Konstitutionskrankheiten (Tuberkulose) leiden, und solche, bei denen eine Ermüdungsinsufficienz erst durch die besonderen Anforderungen eintritt, die eine lange protrahirte Geburt an die Herzarbeit stellt, wie dies beim engen Becken oft geschieht. Demgemäß sieht Verf. auch einen Theil der pathologischen Befunde am Herzmuskel, denen von vielen Autoren viel zu wenig Beachtung geschenkt wird, als primäre Erkrankungen an (wachsartige Degeneration), oder als primäre Erscheinungen der Ermüdungsinsufficienz in der Schwangerschaft (fettige Degeneration, trübe Schwellung). Tritt nun in Folge Insufficienz der mütterlichen Niere oder des Herzens eine Ansammlung der fötalen Giftstoffe im mütterlichen Organismus auf, so kommt es in vielen Fällen sekundär zu einer Schädigung der mütterlichen Organe, insbesondere zu den bekannten Schädigungen der mütterlichen Leber, in Folge deren dann auch der gestörte Stoffwechsel der Mutter Eiweißgifte liefert, die die Intoxikation erhöhen, und event. auch rückwärtig das Leben des Kindes bedrohen. Je nach dem akuten oder allmählichen Einsetzen und der kürzeren oder längeren Dauer dieser Vorgänge bis zu dem Punkte, wo durch Reizung des Centralnervensystems die eklamptischen Anfälle ausgelöst werden, vermag nun Verf. den verschiedenen Verlauf und die verschiedenartigen Formen der Eklampsie zu erklären von der leichten Albuminuria gravidarum mit leichten cerebralen Symptomen (Erbrechen, Kopfschmerz, Speichelfluss) bis zur schweren, tödlichen Wochenbettseklampsie, bei welcher nach Ausschaltung der fötalen Giftquelle als Giftquelle die schwer geschädigte mütterliche Leber weiter fortwirkt. Je nach, insbesondere beim Beginn der Geburt, sich eine Herzinsufficienz einstellt, desto größer wird augenblicklich die Stauung in den Nieren sein müssen, in die nun das fötale Gift sich nur langsam Eingang zu verschaffen vermag. Bei schnellem tödlichem Verlaufe wird alsdann die oft beobachtete Differenz in der sekundären Schädigung der Niere und Leber hervortreten. Bei schwerer Veränderung der letzteren, in der eine hochgradige Stauung durch ihre vielen Anastomosen verhindert wird, kann die Niere noch frei von pathologischen Veränderungen sein, und der Urin eiweißfrei. Auf solche Weise erklärt sich nach

Verf. der pathologische Befund in dem bekannten Schmorl'schen Falle, bei dem in den Nieren nur beträchtliche Stauung vorhanden ist, im Herzfleische jedoch auch Stellen mit fettiger und wachsartiger Degeneration zu finden sind, die beweisen, dass das Herz primär erkrankt war. Das Fehlen von Eiweiß im Harn ist bei diesem und ähnlichen Fällen nur ein Zeichen dafür, dass bis zum Tode nicht genügend Zeit übrig blieb zur Entwicklung einer toxischen Nephritis. Dieses Beispiel mag hier im Referat genügen, um zu zeigen, dass Verf. im Stande ist, durch seine allerdings zuweilen spekulativen Charakter tragende Kombination der Intoxikationstheorie mit der Annahme einer primären Intoxikation durch den Fötus und unter der Annahme eines primären Hindernisses der Elimination der Giftstoffe alle Abstufungen der Krankheit auf anatomischer Grundlage unserem Verständnisse näher zu bringen. Mögen nun auch viele Voraussetzungen D.'s noch auf schwachen Füßen stehen, so bringt seine Arbeit doch viele thatsächliche Befunde. Am wichtigsten erscheint dem Ref. der nachdrückliche Hinweis des Verf. auf die Bedeutung des Zustandes des mütterlichen Herzens für das Zustandekommen der Geburtskrämpfe. Wir haben jedenfalls eine beachtenswerthe Arbeit auf diesem schwierigen Gebiete vor uns.

7) Büttner. Die Eklampsie im Großherzogthum Mecklenburg-Schwerin während der Zeit vom 1. Juli 1885 bis 31. December 1891.

Für das Großherzogthum Mecklenburg-Schwerin ist es möglich geworden, für diese Zeit eine Statistik der Eklampsie zu liefern durch die Bemühungen von Schatz, der die obligatorische Führung von Geburtslisten von Seiten der Hebammen erlangte und durch die Vergleichung derselben mit den Auszügen aus den Kirchenbüchern seitens der großherzoglichen Medicinalkommission. Verf. ist demnach in der Lage, unter Ausschaltung der möglichen Fehlerquellen, eine genaue Statistik über die in dem angegebenen Zeitraume vorgekommenen 179 Fälle von Eklampsie zu geben, die durch eine große Anzahl von Tabellen übersichtlich gemacht ist. Im Referate möchte ich mich darauf beschränken, einige wichtige Zahlen anzugeben, die den sorgfältigen Berechnungen des Verf. entnommen sind. Die Häufigkeit der Eklampsie bewegte sich zwischen den Zahlen 1:600 und 1:650 Geburten. Die 179 Fälle betrafen 106 Erstgebärende und 70 Mehrgebärende; 23% der ersteren standen im Alter von 28 Jahren und darüber. Unter Post partum-Eklampsien ist die hohe Zahl von $31^{1}/_{4}\%$ verzeichnet. Auf 179 Eklampsiefälle kommen 56 Todesfälle an Eklampsie = $31^{1}/_{4}\%$. Die hohe Gesammtmortalität ist ganz wesentlich bedingt durch die zahlreichen Todesfälle bei erst im Wochenbett erkrankten Frauen. Einer klinischen Mortalitätsziffer für diese Eklampsieform von 14,5% steht eine Sterblichkeit von 42,85% in Stadt und Land gegenüber. In 67 Fällen = 60,6% hörten die Anfälle mit der Geburtsbeendigung auf. Zum Schluss kommt Verf. noch auf die neuesten Theorien der Pathogenese der Eklampsie zu sprechen.

8) Schmorl. Zur Lehre von der Eklampsie.

S. berichtet über das Ergebnis von 3 Sektionen von Frauen, die sich in der zweiten Hälfte der Schwangerschaft befanden. Zwei derselben litten nach dem anatomischen Befund schon vor der Gravidität an Nierenerkrankung, die dritte war nierengesund bis zu der tödlichen Erkrankung. Sämmtliche 3 Frauen gingen im tiefen Koma zu Grunde, nachdem bei der einen Ikterus, bei den anderen leichte Albuminurie aufgetreten war. Bei allen 3 Frauen wurde der bekannte, in den wesentlichen Punkten übereinstimmende typische Sektionsbefund erhoben, der für Eklampsie charakteristisch ist. S. kommt zu dem Schluss, dass es sich um Eklampsien gehandelt haben muss, bei denen vielleicht die Intoxikation so schwer war, dass sofort eine Lähmung des Centralnervensystems eintrat, oder vielleicht die Vergiftung zum Tode führende Organveränderungen hervorgerufen hatte, bevor die zur Auslösung der Krämpfe nöthige Reizhöhe erreicht war. Auf Grund dieser neuen Beobachtungen und seiner früheren, im Ganzen 73 Fälle von Sektionen Eklamptischer tritt Verf. Denen entgegen, die dem Eklampsiebefund das Typische absprechen wollen. Die Veränderungen der Organe müssen als coordinirte ange-

sehen werden.   Der Leberbefund ist kein urämischer, durch die Nierenerkrankung
hervorgerufener.   Lebernekrosen kommen zwar bei vielen anderen Krankheiten
vor, doch fehlt ihnen die typische Lage an der Peripherie der Leberacini, die
Fibrinausscheidungen, die begleitenden Thrombosen der Pfortaderäste und Kapillaren.   Überdies sind die schwersten Leberveränderungen auch in Fällen vorhanden, bei denen die Niere fast oder völlig intakt ist.   Verf. wendet sich hauptsächlich gegen Winkler, der der Ansicht ist, dass die Leberveränderungen die
Folge der Konvulsionen sein können.   Die beschriebenen Fälle beweisen am
besten, dass schwere Nekrosen in der Leber auch ohne jeden Krampfanfall vorhanden sein können, und kann Verf. an einen Fall von Eklampsie erinnern, bei
dem nach 26 Anfällen nur leichteste Veränderungen, an einen anderen, der bald
nach dem einzigen Anfall zu Grunde ging, bei dem die ausgedehntesten Nekrosen
gefunden wurden.   Entsprechende hämorrhagische und anämische Nekrosen mit
Thrombenbildung sind weder bei Delirium tremens noch bei Chorea und Epilepsie
konstatirt worden.   Insbesondere sprechen die anämischen Nekrosen ohne jede
Blutung gegen die traumatische Entstehung derselben.   **Courant** (Breslau).

Verschiedenes.

5) **Bérard.   Stieltorsion.**
(Gaz. des hôpitaux 1901. No. 55.)

B. bespricht zuerst den Mechanismus der Stieldrehung bei Unterleibstumoren.
Im Anschluss hieran berichtet er über 3 eigene Beobachtungen.   Im ersten Falle
handelte es sich um eine Dermoidcyste des rechten Eierstocks mit Stieldrehung.
Verdrängung des Ligamentum latum.   Der linke Eierstock war cystisch entartet.
Die Ureteren waren verdrängt und komprimirt.   Es wurde die Laparotomie gemacht.   Die Dermoidcyste punktirt und ca. 1 Liter eitriger Flüssigkeit entleert.
Der Tumor wird von seinen Adhäsionen befreit und exstirpirt.   Drainage nach
Mikulicz.   Tod nach 24 Stunden.   Sektion ergiebt den obigen Befund.   Der 2. Fall,
in dem es sich um eine Stieldrehung des rechten cystisch entarteten Ovariums
handelte verläuft glücklich.   Da zuerst die Diagnose auf Appendicitis lautete,
wurde zuerst reichlich incidirt und nachdem man erkannte, dass es sich um eine
vielkammerige Cyste handelte, wurde in der Linea alba der Leib geöffnet, der
Tumor entfernt.   Glatte Heilung.   Im 3. Falle handelte es sich um ein solides
Ovarialcarcinom linksseitig ebenfalls mit Stieltorsion.   Da der Uterus myomatös
vergrößert, außerdem feste Verwachsungen mit dem erkrankten Ovarium vorhanden, wird der Uterus sammt Ovarium entfernt (Laparotomie).   Diesen 3 Beobachtungen folgt Besprechung der Prognose und Therapie.   Die Laparotomie ist der
vaginalen Operation in den Fällen die durch Stieltorsion komplicirt werden, vorzuziehen.   **R. Biermer** (Wiesbaden).

6) **Engelmann** (Boston).   **Die steigende Unfruchtbarkeit der amerikanischen Frauen.**
(St. Louis Courir of med. 1901. August. p. 118.)

Während am Anfang des 19. Jahrhunderts auf jede Ehe in den Vereinigten
Staaten noch 5 Geburten entfielen, kommen am Ende desselben nur noch 1,8 bis
2 Geburten auf jede Ehe.   Und zwar ist die Fruchtbarkeit unter den eingeborenen
Amerikanern und den Gebildeten noch geringer, besonders unter den Studirten.
Auffallend ist die große Zahl der Fehlgeburten und die Ehescheidungen haben
gleichfalls erheblich zugenommen.   Auf 185 bis 195 Ehen kam im Jahre 1900 je
1 Ehescheidung, auf je 2,8 Geburten 1 Fehlgeburt.   Nur etwa in 12% aller Ehen
liegen örtliche Verhältnisse zu Grunde, meist ist die Fehlgeburt absichtlich herbeigeführt.   **Lühe** (Königsberg i/Pr.).

Originalmittheilungen, Monographien, Separatabdrücke
und Büchersendungen wolle man an *Prof. Dr. Heinrich Fritsch* in Bonn oder
an die Verlagshandlung *Breitkopf & Härtel* einsenden.

Centralblatt

für

GYNÄKOLOGIE

herausgegeben

von

Heinrich Fritsch

in Bonn.

Sechsundzwanzigster Jahrgang.

Wöchentlich eine Nummer. Preis des Jahrgangs 20 Mark, bei halbjähriger
Pränumeration. Zu beziehen durch alle Buchhandlungen und Postanstalten.

No. 17.   Sonnabend, den 26. April.   1902.

Inhalt.

I.

Einiges über die Verwendbarkeit des Lysoforms in der Geburtshilfe.

Von

Fritz Hammer,

Volontärassistent an der kgl. Universitäts-Frauenklinik zu Würzburg.

Nach den Veröffentlichungen der letzten Zeit über Lysoform
scheinen die Ansichten über seinen Werth als Desinfektionsmittel
sehr getheilt zu sein. Leider sind gerade die experimentellen Versuche über die Keimabtödtungsfähigkeit des Lysoforms sehr wenige
geblieben. Insbesondere die von der Firma im unlängst erschienenen
Prospekt mitgetheilten Gutachten bewegen sich alle nur in Lobes-
erhebungen über die praktische Verwendbarkeit des Desinfektions-

17

mittels, die dasselbe nach Ansicht der Zeugnisaussteller vor Allem seiner desodorirenden Wirksamkeit, geringen Geruchlosigkeit, geringen Schädigung der Hände, seinem Gehalt an schlüpfrig machenden Bestandtheilen verdankt. Nebenbei wird dann immer auch von der desinficirenden Kraft des Lysoforms gesprochen; ohne aber dafür Beweise zu erbringen. Dass der Einzelne während der doch kurzen Zeit der Verwendung von Lysoform keinen schwereren Infektionsfall erlebt, scheint mir doch nicht genügend. Abgesehen davon bemerkt Strassmann ausdrücklich, dass er nach infektiösen Berührungen oder unmittelbar vor größeren Operationen — und gerade hier sollte sich doch der Werth eines Desinficiens zeigen — das Lysoform durch Seife-Alkohol-Sublimat ersetzt. Bei diesen praktischen Versuchen kommt außerdem stets die Mitwirkung der mechanischen Desinfektion in Betracht; wie hoch der Werth letzterer anzuschlagen ist, darauf soll hier nicht näher eingegangen werden.

Die Firma giebt an, dass Lysoform dem idealen Desinfektionsmittel sehr nahe komme. Nun, wenn man die experimentellen Versuche in neuester Zeit berücksichtigt, möchte man eher das Gegentheil glauben. Von einem Desinfektionsmittel sollte man in erster Linie doch verlangen dürfen, dass es desinficirt. Und damit ist es beim Lysoform sehr schlecht bestellt.

Nach den Versuchen von Cramer[1] tödtet Lysoform in 3%iger Lösung bei Einwirkungsdauer von einer Stunde (!) Staphylococcus aureus und Bact. coli nach 12 Minuten nicht ab, hemmt nicht einmal ihr Wachsthum. Die Erwiderung Vertun's giebt zu, dass Lysoform kein heroisches Mittel ist und sucht nur dessen Nebeneigenschaften hervorzuheben. Die von Vertun citirte Arbeit von Simanski beweist nun ebenfalls, dass Lysoform in mäßiger Koncentration innerhalb kürzerer Zeit Mikroorganismen nicht abtödtet. Neuerdings hat Pfuhl wieder Lysoform als Desinficiens von stark keimtödtender Kraft hingestellt; es kommt da doch sehr auf die Ansprüche an, die man an ein Desinfektionsmittel stellt und stellen muss. Beim Vergleich mit Cramer's Resultaten sind die von Pfuhl durchaus nicht besser. Pfuhl konnte bei 3%iger Lysoformlösung erst nach 6stündiger Einwirkungsdauer eine Abtödtung von Staphylococcus pyogenes aureus, erst nach 12stündiger Einwirkungsdauer eine Abtödtung von Milzbrand feststellen.

Nun möchte ich mir doch die Frage erlauben, was man mit einem Desinfektionsmittel, das einen halben Tag braucht, um nur einigermaßen zu sterilisiren, in der Geburtshilfe anfangen soll, für die es besonders empfohlen wird. Hier hat man doch vor Allem darauf zu achten, dass ein verwendetes Desinfektionsmittel neben seiner Ungiftigkeit rasch und sicher desinficirt.

Letztere Gesichtspunkte haben mich veranlasst, nach dieser Richtung den Werth des Lysoforms zu prüfen. Die Resultate waren

---

[1] Münchener med. Wochenschrift 1901. No. 41 u. 46.

keineswegs besser, als die Angaben Cramer's. Um jede Einseitigkeit
zu vermeiden, wurde ein sporenbildender Mikroorganismus verwendet:
Milzbrand, ein Vertreter der Gruppe der Coccaceen, Staphylococcus
pyogenes aureus, endlich das so gut wie überall vorkommende Bacterium coli.

Die Versuchsanordnung war folgende:

	Milzbrand				Staphylococcus pyog. aureus				Bacterium coli			
	Dauer der Einwirkung in Minuten											
Koncen-tration	¼	1	5	15	¼	1	5	15	¼	1	5	15
1%	+	+	+	+	+	+	+	+	+	+	+	+
3%	+	+	+	+	+	+	+	+	+	+	+	+
5%	+	+	+	+	+	+	+	+	+	+	+	+

+ bedeutet Wachsthum.

Bei den Versuchen wurden an Seidenfäden angetrocknete Reinkulturen verwendet; nur bei den Versuchen mit ¼ Minute langer
Einwirkungsdauer kamen Granaten zur Anwendung, um den Einwand
zu beseitigen, dass bei der Kürze der Zeit das Desinficiens nicht
in den Seidenfaden eindringen könne.

Die Seidenfäden und Granaten wurden direkt aus dem Desinficiens in die Bouillon gebracht, ohne vorher abgespült zu werden.
Es ist das desshalb von Wichtigkeit zu bemerken, weil sicher auch
Spuren des Desinficiens mit in die Nährflüssigkeit kommen, die
Bedingungen für das Wachsthum der Mikroorganismen dadurch also
verschlechtert werden. Die Resultate hätten desshalb um so mehr
besser ausfallen müssen, wenn die Lösung irgend wie baktericide
Eigenschaften besessen hätte. Auch bei 5%iger Lösung (!) trat nicht
einmal Hemmung auf, sondern schon nach 24 Stunden waren sämmtliche Kulturen gewachsen.

Nach diesen Ergebnissen glaube ich, dass der Werth des Lysoforms als Desinfektionsmittel insbesondere in der Geburtshilfe genügend dargethan ist. Die desodorirende und theilweise parfümirende
Wirkung soll dem Lysoform durchaus nicht abgestritten werden; es
ist, wie auch Cramer bemerkte, jedenfalls ein ganz gutes Kosme-
ticum. Wendet man aber Lysoform an, so halte man sich immer
vor Augen, dass man nicht das, woran man zuerst denkt, ver sich
hat — ein brauchbares Desinficiens. Ich möchte letzteres gerade
desshalb betont wissen, weil in neuester Zeit das Lysoform besonders
in Lehrbüchern, die sich in Studentenkreisen größter Beliebtheit erfreuen, erprobtere Desinfektionsmittel verdrängt hat.

II.

Zur Frage über Verletzungen der Scheidengewölbe sub coitu.

Von

Dr. G. Bohnstedt in St. Petersburg.

In No. 46 dieses Centralblattes 1901 beschreibt Dr. N. Oster-mayer einen Fall von isolirter Verletzung des Scheidengewölbes sub coitu und kommt zu demselben Schluss wie Warmann und ich (s. d. Centralblatt 1901 No. 22), dass in Abwesenheit anderer ätiologischer Momente die excessive geschlechtliche Erregung der Frau derartige Verletzungen begünstige. Doch auch Dr. Ostermayer erklärt nicht, auf welche Weise solches geschehe. Aber auch ihm, wie seiner Zeit mir, scheint eine diesbezügliche Arbeit von Dr. O. Schaeffer (s. d. Centralblatt 1900 No. 8) entgangen zu sein, in der eine Erklärung des »wie« und »wieso« angebahnt wird.

Dr. Schaeffer erklärt die Entstehung der Verletzungen in den Scheidengewölben durch einen Krampfzustand der gesammten Beckenbodenmuskulatur mit straffer Spannung der Scheidengewölbe auf neuropathischer Grundlage. Mit so einem Krampfzustand hatte er in seinem Falle noch bei der Anlegung der Nähte zu kämpfen.

Mir scheint diese Erklärung sehr plausibel, nur möchte ich die Frage aufwerfen, ob so ein Krampf immer nur auf neuropathischer Grundlage entstehen kann? Bei meiner Pat. ist diese letztere ausgeschlossen. Doch was im Falle von Dr. Schaeffer die Nervosität der Dame hervorbrachte, kann vielleicht in dem Falle von Dr. Ostermayer und in dem meinigen die besonders gesteigerte geschlechtliche Erregung der Frau veranlasst haben. Auch in so fern scheint mir diese Meinung annehmbar, als wir beide bei der Behandlung unserer Pat. keine Spur mehr eines Krampfzustandes fanden, während derselbe Dr. Schaeffer, da er auf Nervosität basirt war, große Schwierigkeiten bereitete.

Es wäre interessant, wenn bei neuen derartigen Fällen diese Erwägungen Berücksichtigung fänden.

Neue Bücher.

1) C. H. Stratz (den Haag). Die Rassenschönheit des Weibes. Stuttgart, Ferd. Enke, 1901.

Das bekannte S.'sche Buch »Die Schönheit des weiblichen Körpers« hat in einer sehr kurzen Zeit nicht weniger als 11 Auflagen erlebt und Verf. schließt jetzt ihm das oben genannte, gleich vorzüglich ausgestattete Werk an, in dem er seine auf weiten Reisen ge-

machten Erfahrungen und mit ungewöhnlich scharfem und umfäng-
lichem Blick gesammelten Beobachtungen in einer wissenschaftlich
eben so interessanten wie künstlerisch erfreuenden Art niederlegt.
Unter Rasse versteht S. mit Grosse eine größere Gruppe von Menschen, welche durch den erblichen Gemeinbesitz eines bestimmten
angeborenen körperlichen und geistigen Habitus unter einander verbunden sind. Er unterscheidet 3 große Rassengruppen: Protomorphe
Rassen, sog. Primitivvölker, die am meisten den Charakter der Ur-
rassen bewahrt haben, archimorphe Rassen, die herrschenden aktiven
Hauptrassen und metamorphe Rassen, die aus den archimorphen
hervorgegangenen Mischrassen. — Das reine weibliche Rassenideal
ist vom naturwissenschaftlichen Standpunkt in dem Weibe verkörpert,
welches alle Vorzüge seiner Rasse in höchstmöglicher Vollendung
in sich vereinigt und dies Ideal lässt sich feststellen mit dem Urtheil
des Mannes, des Weibes selbst und den von Künstlern dargestellten
und von Dichtern besungenen Formen. — Was S. in einer fließen-
den, spannenden Sprache auf Grund dieser Eintheilung und dieser
Gesichtspunkte in seinem Werk ausführt und in mannigfachem,
buntem Reigen an uns vorbeiziehen lässt, muss nicht nur für Ärzte
und Künstler, sondern für jeden denkenden Menschen von höchstem
Interesse sein. Jeder, der auch außerhalb der begrenzten Thätigkeit
seiner engen Sphäre die glückliche Gelegenheit gehabt, offenen
Auges fremde Nationen, Menschen und vor Allem Frauen zu schauen
und zu beobachten, wird in dem S.'schen Buch sehr Vieles finden,
was seine eigenen Gedanken klärt oder auch erst erweckt, vor Allem
auch was das Urtheil über die stets missbrauchten Begriffe »Moral«
und »Schamhaftigkeit« und die Bestätigung und Erklärung der überall
sich zeigenden Wahrheit angeht, dass das Weib aller Rassen vor
Allem Erhöhung seiner Reize in der Nachahmung der Vorzüge höherer
Rassen bezweckt. Die Besprechung, kritische und künstlerische Zer-
gliederung und Beurtheilung der zu den einzelnen Rassen gehörigen
Gruppen vom Standpunkt strenger Formenschönheit aus und ihrer —
nicht nur äußerlichen — Eigenheiten, ist hochinteressant. Besonders sei
auf das über Chinesinnen und Japanerinnen Mitgetheilte hingewiesen,
welch letztere verdienterweise besonders liebevoll und eingehend behandelt sind; ähnlich die Afrikanerinnen und erklärlicherweise die
Bewohnerinnen des Sunda-Archipels.

Zu allen Vorzügen, die sich im Einzelnen gar nicht aufzählen
lassen, kommt besonders auch der, dass das Buch in einer ungemein
frischen, fesselnden, ja reichen Sprache, die stellenweise mit Recht
spöttisch wird, und welche S. überhaupt auszeichnet, geschrieben ist,
und in einer Form, die nirgends auch nur eine Spur von Trocken-
heit zeigt, überall aber eine wahre Liebe zur Natur und ihrer ewig
reichen Schönheit.

Der reichhaltige Bilderschmuck ist geradezu musterhaft ausgeführt, kurz das Buch ist für jeden Menschen, der gelernt hat,
Auge, Gefühl und Urtheilskraft in einem Punkt, der von Urzeiten

her immer das höchste Interesse beansprucht hat, zu gebrauchen,
ein ganz hervorragendes Werk.   **Vogel** (Würzburg).

---

2) **G. Fraisse** (Paris).   Principes du diagnostic gynécologique.

Paris, Félix Alcan, 1901.

Das kleine Werk zerfällt wieder in 3 Bücher. In dem 1. Buch
werden die allgemeinen, stets zu beobachtenden Vorschriften und
Verhaltungsmaßregeln bei der gynäkologischen Untersuchung und
die Methoden der letzteren geschildert; im 2. — das wäre vielleicht
besser im 1. geschehen — die nöthigen anatomischen Bemerkungen
mit Erklärungen gegeben, und das 3. Buch behandelt die specielle
gynäkologische Diagnostik unter Anführung von Beispielen und genauer Beschreibung der Untersuchungsarten. Bei der Lektüre des
Buches fällt als eine sehr gute Unterrichtsmethode sogleich die Art
auf, wie Verf. immer versucht, beim Studirenden die eigene Überlegung wachzurufen, damit er selbst die nöthigen Schlüsse zu ziehen
vermag, und so lernt, aus den Symptomen die Ätiologie und damit
auch die Behandlung zu erkennen. Überall sieht man, wie F. auf
einem durchaus praktischen Standpunkt steht; die sog. Doktrinen,
welche er stellenweise als geradezu tyrannisch bezeichnet, berührt
er kaum. Wenn auch demgemäß manche seiner aus der Praxis gewonnenen Ansichten diskutabel sind, so ist das Buch doch in einzelnen Abschnitten, z. B. denen, welche die Anamnese, das Examen
der Pat. und die allgemeinen Verhaltungsmaßregeln bei der Untersuchung behandeln und die sich stellenweise stark an das Fritsch-
sche Lehrbuch anschließen, ganz vorzüglich; durch verbesserte Abbildungen würde das Werkchen noch weiter gewinnen. Eine warme
Verehrung für das, was unsere deutschen Gynäkologen, zumal Schröder und Fritsch, geschaffen, spricht aus mancher Zeile.

                                        Vogel (Würzburg).

---

3) **L. Archambault** (Paris).   Guide de l'examen gynécologique.

Paris, A. Maloine, 1902.

Das kleine, nach Art eines »Vademekum« abgefasste Büchlein
bringt nichts Neues, giebt aber einen guten, kurz zusammengefassten
Leitfaden für die gynäkologische Diagnostik, sowohl was Anamnese,
Inspektion, Speculumuntersuchung und besonders kombinirte Palpation angeht. Das zu sehr betonte nervöse Element bei Frauenkrankheiten hätte wohl etwas kürzer gefasst werden können. Unterstützt
wird der klar geschriebene Text durch recht gute Abbildungen.

                                        Vogel (Würzburg).

4) **C. Debierre** (Lille). L'embryologie en quelques leçons.

Paris, Félix Alcan, 1902.

Das in einer klaren und einfachen Sprache geschriebene und durch eine sehr große Zahl von guten Abbildungen ausgezeichnete Buch will dem Studirenden in kurzer Darstellung der Entwicklungsgeschichte eine nothwendige Ergänzung seiner anatomischen Kenntnisse geben, wie sie heute zu einer richtigen wissenschaftlichen Ausbildung nothwendig ist. Thatsächlich bildet es in seinen knapp gehaltenen Beschreibungen, die aber nichtsdestoweniger in allen Absätzen die Resultate moderner Forschung wiedergeben, eine sehr gute und vollkommen genügende Einführung in das Studium der Biologie. Besonders gut erklärt sind die Abschnitte über Eireifung, Eitheilung, Bildung der Keimblätter, Entwicklung der Placenta und der Eihäute, indess ist auch bei der Beschreibung des weiteren Aufbaues des menschlichen Körpers und der einzelnen Organe beim Embryo nicht das Geringste weggelassen. **Vogel** (Würzburg).

5) **F. Fraipont** (Liège). Quelques cas d'inversion utérine.

(Extrait des Annales de la soc. méd.-chir. de Liège 1901. Juli.)

Bericht über 4 Fälle von Uterusinversion, welche Verf. der Arbeit in einem Zeitraum von 12 Jahren zu beobachten Gelegenheit hatte. Der 1. Fall betraf eine 24jährige IIpara, bei der die Inversion nach sehr schnell verlaufener Geburt eintrat, ohne dass angeblich von der Hebamme die Expression der Placenta oder ein Zug am Nabelstrang versucht worden sein soll; die Inversion war eine totale; starke Blutung und chokartige Erscheinungen waren eingetreten. Da die Tamponade vergeblich war und der invertirte Uterus geschwürig wurde, Amputation; Heilung. — Im 2. Falle handelte es sich um eine 24jährige Erstgebärende, die von irgend welchen von der Hebamme etwa vorgenommenen Manipulationen nichts angeben konnte. Starke Blutung, Collaps; komplete Inversion. Nach vergeblichen Reinversionsversuchen wurde tamponirt und, da Gangrän eintrat, 19 Tage post partum amputirt; Heilung. — Die beiden letzten Fälle waren chronische Inversionen, in dem einen handelte es sich um eine 30jährige VIIpara, bei der auch kurz post partum die Inversion unter Blutung und Collaps anscheinend spontan entstanden war; die Behandlung war die gleiche wie vorher; Heilung. Der letzte Fall fand sich bei einer 25jährigen »Jungfrau«, bei der es zweifelhaft blieb, ob ein Abort vorhergegangen war — das Hymen war nicht so, wie es bei einer Jungfrau eigentlich sein sollte — oder ob es sich um eine durch einen später abgestoßenen Polypen entstandene Inversion handelte. Die Behandlung und ihr Erfolg waren eben so wie vorher. **Vogel** (Würzburg).

Berichte aus gynäkol. Gesellschaften u. Krankenhäusern.

6) Gynäkologische Gesellschaft zu Dresden.

255. Sitzung am 21. November 1901.

Vorsitzender: Herr Grenser; Schriftführer: Herr Buschbeck.

Herr Dr. Klien hat wegzugshalber seinen Austritt erklärt.

Nach Mittheilung verschiedener Eingänge durch den Vorsitzenden demonstrirt vor der Tagesordnung Herr Geitner das Präparat einer durch Laparotomie gewonnenen Extra-uterin-Gravidität im 2. Monate mit gut erhaltenem Fötus.

Tagesordnung:

I. Herr Leopold stellt 2 Pat. vor, bei denen er nach der früher bereits von ihm der Gesellschaft mitgetheilten Methode nach Amputation der carcinomatösen Mamma die Brustdrüse der anderen Seite breit ablöste und auf den großen Wunddefekt transplantirte. Beide Fälle sind der Heilung nahe, nur die Drainagestellen zeigen noch granulirende Wundflächen.

Von den beiden früher in dieser Weise behandelten und genesenen Frauen ist die eine nach ca. 1 Jahre an Recidiv gestorben, bei der anderen sind jetzt Recidive in anderen Organen aufgetreten, die transplantirte Brustdrüse selbst und ihre Umgebung sind ohne Recidiv geblieben.

II. Herr Krull: Zwei Fälle von Mastitis intracanalicularis. Vortr. schildert 2 Fälle von Mastitis im Wochenbett, welche beide in ihrem Verlauf analog sind und im Anfang nicht das typische Bild einer Mastitis, welche leicht zu diagnosticiren ist, zeigten. Beide Wöchnerinnen, Erstgebärende, welche während der Geburt innerlich nicht untersucht waren, erkrankten am 3. resp. 5. Tage ihres Wochenbettes an hohem Fieber und Schüttelfrost. Als Quelle des Fiebers wurde der Uterus angesehen, auf den sich auch die Therapie lenkte, um so mehr, als im Sekret beider Wöchnerinnen Streptokokken nachgewiesen wurden. Das Fieber klang ab, als bei beiden Wöchnerinnen am 8. resp. 10. Tage des Wochenbettes eine neue schwere Attacke kam. Beide Pat. machten den Eindruck einer Schwerkranken: fahles, septisches Aussehen, hoher Puls und eine Cyanose, die im Verlauf der Krankheit bestehen blieb. Es fehlten die Symptome einer schweren Mastitis, für welche sich zunächst keine Anhaltspunkte darboten, abgesehen von einer geringen Röthung und Spannung der Brüste, wie man sie oft bei gesunden Wöchnerinnen findet, und doch enthielt die mit dem Teterelle entnommene Milch Staphylokokken und Streptokokken (Präparate der einen Wöchnerin werden demonstrirt). Im Laufe der nächsten Zeit entwickelte sich nun bei beiden Wöchnerinnen trotz geeignetster Maßnahmen das typische, leicht erkennbare Bild einer Mastitis. Die Ätiologie der Fälle ist noch unklar, zumal Rhagaden, die günstigste Eingangspforte für Krankheitserreger, nicht beobachtet wurden. Vielleicht handelt es sich um einen metastatischen Process, ausgegangen vom Uterus, in dessen Sekret schon im Anfang des Wochenbettes Streptokokken nachgewiesen wurden, vielleicht liegt in diesen Fällen auch eine descendirende Mastitis vor. In beiden Fällen handelt es sich um einen intrakanalikulären Process durch die Incision bestätigt).

Ein näheres Eingehen auf diese Fälle, welches wegen der Kürze der Zeit, die den Vortr. zu Gebote stand, unmöglich war, bleibt einer späteren Arbeit vorbehalten.

Diskussion: Herr Leopold macht auf den schweren Verlauf dieser Erkrankung aufmerksam. In einem Falle sah er sich gezwungen, nach zahlreichen, wiederholten Incisionen schließlich die ganze erkrankte Mamma zu amputiren.

Herr Schmorl geht auf analoge Entzündungsformen der Niere bei ascendirender Pyelonephritis, der Prostata und der Parotis näher ein. Alle Drüsen mit Ausführungsgängen nach außen hin sind der Gefahr einer derartigen Infektion und fortschreitender eitriger Schmelzung ausgesetzt.

Herr Osterloh berichtet über einen Fall von doppelseitiger, embolischer Mastitis. Die Pat. war dem Krankenhaus im Zustand ausgesprochener septischer Infektion zugeführt worden und schnell ihrem Leiden erlegen; in dem Eiter der beiden Mammaabscesse fanden sich Streptokokken. Außerdem waren bei der Kranken ein Abscess in dem rechten Lappen der Schilddrüse und Gangrän des 3. Gliedes des 4. Fingers der rechten und des 5. der linken Hand vorhanden.

III. Herr Goedecke: Über Schädelretention nach Geburt des Rumpfes.

Vortr. nimmt den Ausgang seines Vortrages von einer im Centralblatt für Gynäkol. No. 7 erschienenen Abhandlung und Zusammenstellung Neugebauer's von 70 Beobachtungen von Schädelretention. Die Seltenheit dieses Vorkommnisses und die häufig überaus schwierige Entfernung des in utero nach Trennung von dem geborenen Rumpf retinirten Schädels lassen auch die Veröffentlichung von nur wenigen Fällen ihm gerechtfertigt erscheinen.

Was die Ätiologie der Schädelretention anlangt, so ist die einzig legale Entstehungsweise die lege artis ausgeführte Dekapitation. Alle anderen Maßnahmen, welche eine Trennung des kindlichen Schädels vom Rumpf und demgemäß eine spätere Entfernung des Kopfes allein aus dem Uterus zur Folge haben, sind verwerflich; diese Maßnahmen sind bewusstes und beabsichtigtes Abschneiden des nachfolgenden, bei seiner Entwicklung Schwierigkeiten machenden Kopfes, das bei derselben Gelegenheit durch unsinnigen Zug bewirkte Abreißen, und am häufigsten wohl unzweckmäßige Perforationsversuche, welche statt Eröffnung der Schädelhöhle eine Verletzung des Bandapparates und der Zwischenwirbelscheiben der Halswirbelsäule und somit eine Trennung der Halswirbel zur Folge haben.

Die Therapie hat auf möglichst schnelle Entfernung des retinirten Schädels hinzuwirken, ein Abwarten der spontanen Austreibung von Seiten des Uterus ist nicht angängig, trotz vereinzelter Beobachtungen, nach denen dies geschehen.

2 Methoden zur Entfernung des retinirten Schädels sind empfehlenswerth: 1) Eingehen mit 2 Fingern in den Mund, Einstellen des Kopfes in den günstigsten Beckendurchmesser und kräftiger Zug unter kleinen Rotationsbewegungen, unterstützt durch kräftigen Druck der äußeren Hand auf den Kopf. 2) Perforation und eventuelle Kranioklasie und Kephalotrypsie.

Führen diese Methoden nicht zum Ziel, so muss der Geburtshelfer sich zum unmethodischen Vorgehen entschließen, auf jeden Fall muss er den Kopf schließlich, unter peinlichster Wahrung der Anti- und Asepsis, herausbringen. Die besten Dienste leistet in diesem Falle die Boër'sche Knochenzange.

Die Schwierigkeiten dieser Therapie sind auch für den erfahrenen Geburtshelfer oft ungeheuer.

Mehr oder weniger ausgeprägte Missverhältnisse zwischen Kopf und Becken begünstigen in der Mehrzahl der Fälle das Ereignis der Retention, erschweren die Therapie.

Schon die Perforation ist beim Fehlen einer sachgemäßen Assistenz, die den sehr beweglichen, dem Finger wie dem Instrument immer wieder ausweichenden Kopf auf den Beckeneingang fixirt, schwierig, die sich anschließende Kranioklasie führt bei bedeutender Beckenenge leicht zu wiederholtem Ausreißen des Kranioklast. Eintretende Blutung in Folge Placentarlösung verschlimmert die Situation für den Operateur.

Es folgt die Besprechung von 4 Fällen, bei denen Vortr. zur Entfernung des in utero retinirten Schädels genöthigt war. Es gelang die Entfernung ziemlich leicht einmal durch Zug zweier hakenförmig in den Mund eingesetzter Finger, im 2. Falle durch Kraniotomie. In dem 3. Falle war die Situation sehr schwierig, es handelte sich um eine Frau mit allgemein gleichmäßig hochgradig verengtem

Becken, die Extraktion des perforirten Schädels misslang in Folge 3maligen Ausreißens des Kranioklast, andauernde, bedrohliche Blutung dabei veranlasste dann zur manuellen Lösung der Placenta vor Entfernung des Schädels. Dieser wurde dann, da der Kraniklast keinen Halt mehr fand und eine Boër'sche Knochenzange leider nicht zur Stelle war, mühsam nach Fixirung durch Museuxzangen vermittels eines geknöpften Messers zerkleinert und stückweise entfernt. Nach vorübergehender kurzer Temperatursteigerung Genesung.

In Fall 4 war der Schädel schon 6 Stunden retinirt, als Vortr. dazu kam; der Cervicalkanal war schon wieder gebildet, der äußere und innere Muttermund wieder deutlich zu unterscheiden, ersterer bequem, letzterer knapp für 2 Finger durchgängig. Keinerlei Blutung; die gelöste Placenta lag im Muttermund und wurde entfernt. Nach Perforation muss von der Extraktion vermittels des Kranioklast Abstand genommen werden, da der innere Muttermund nicht nachgiebt.

Der Kranioklast bleibt am Kopf liegen, an den Branchen desselben wird ein leichter Zug angebracht zur Erweiterung des Muttermundes und Erregung von Wehen. 4 Stunden später gleitet der Kopf, vom Kranioklast gehalten, in die Scheide und wird durch leichten Zug aus dieser entfernt.

Die beiden letzten Fälle sind besonders interessant wegen des Effekts der vor Extraktion des Schädels erfolgten Placentarlösung und -Entfernung; das eine Mal erfolgte diese künstlich durch manuelle Lösung, worauf die Blutung ihren bedrohlichen Charakter verlor, das andere Mal spontan, es floss kein Tropfen Blut trotz Retention des Schädels.

Beide Fälle ermuthigen den Vortr., gegebenen Falls, in derselben Art und Weise wieder zu verfahren, bei Unmöglichkeit schneller Extraktion des Schädels und lebensgefährdender Blutung vorherige Lösung und Entfernung der Placenta.

Diskussion: Herr Osterloh hat zur Entfernung des zurückgebliebenen Kopfes mit gutem Erfolg den scharfen Haken angewandt, den er in das Foramen magnum einsetzt.

Dasselbe Instrument hat Herr Leopold in ähnlichen Fällen wiederholt benutzt. Um an dem dekapitirten Kopf für die Extraktion eine Handhabe zu behalten, kann man die Durchtrennung des Halses mit dem Braun'schen Schlüsselhaken bei einiger Übung so ausführen, dass am Kopf eine Schulter und ein Arm zurückbleiben, an welchem dann die Ausziehung meist ohne größere Schwierigkeiten gelingt.

Ein anderer Weg ist der, dass man durch Nachhilfe von außen den Kopf so weit umdreht, dass das Hinterhaupt nach unten sieht. Jetzt gelingt die Perforation und Anlegung des Kranioklast bei genügender Fixation des Kopfes überraschend leicht.

Herr Leopold theilt einige einschlägige Fälle aus der Praxis mit.

Herr Grenser erinnert an einen früher von ihm operirten Fall, wo bei einer Frau, welche in Folge einer Ankylose des rechten Hüftgelenks ein schräg verengtes Becken hatte, nach erfolgter Wendung und versuchter Extraktion der todten Frucht der Kopf wegen Mangels an Platz abgeschnitten werden musste; derselbe ließ sich nur schwer durch den Kephalothryptor entfernen. Die Frau erlitt eine unvollständige Ruptur des Uterus bis zur Serosa. Im Wochenbett entwickelte sich ein perimetritisches Exsudat, welches durch den Uterus nach der Scheide durchbrach; es bildete sich eine Fistel, schließlich trat aber Genesung ein. S. Archiv für Gynäkologie Bd. III.

Herrn Goedecke ist die Anwendung des scharfen Hakens wegen der Gefahr von Weichtheilverletzungen beim Abgleiten vom Kopf unsympathisch.

IV. Herr Dr. Strobach wird zum ordentlichen Mitglied der Gesellschaft einstimmig gewählt.

256. Sitzung am 19. December 1901.

Vorsitzender: Herr Grenser;

Schriftführer: Herr Buschbeck, später Herr Goldberg.

Der Vorsitzende eröffnet die Sitzung mit einem Nachruf auf Geheimrath Löhlein.

Vor der Tagesordnung demonstrirt

1) Herr Dr. Boeters (als Gast) im pathologischen Institut des Stadtkrankenhauses Friedrichstadt von ihm hergestellte stereoskopische Röntgenbilder des Gefäßsystems des Uterus und der Adnexe.

2) Herr Leopold: Uterus und Ei von einem Falle von Uterusruptur.

Die Ruptur war spontan außerhalb der Klinik erfolgt und vom zugezogenen Arzt sofort erkannt worden. Nach etwa 6 Stunden wurde die Frau bereits fiebernd und sehr ausgeblutet der kgl. Frauenklinik zugeführt. Der Riss verlief l-förmig mit querer Abreißung der Harnblase. Nach dem Leibschnitt fand sich das ganze Ei im tadellos erhaltenen Eisack frei in der Bauchhöhle liegend. Der Riss wurde mit tiefen und oberflächlichen Seidennähten geschlossen, nachdem die Uterushöhle mit einem fast 10 m langen Streifen steriler Gaze tamponirt worden war. Das untere Ende dieses Gazestreifens wurde zur Scheide herausgeleitet. — Nachdem dann die Bauchhöhle, so weit es möglich war, von allen Blutlachen befreit worden war, wurde zur Ableitung noch bestehender oder sich neu bildender Flüssigkeitsmassen die Nahtstelle am unteren Uterinsegment tamponirt und das Ende des Gazestreifens zum unteren Winkel der Bauchschnittwunde herausgeleitet. Die Pat. ging am 3. Tage an Peritonitis, von der Nahtstelle ausgehend, zu Grunde. Jedenfalls waren die zerquetschten Ränder der Uteruswunde auf dem Transport inficirt worden.

Als Gegenstück zu diesem vollständig durch die Rupturstelle in die Bauchhöhle ausgetretenen reifen Ei zeigt L. ein ebenfalls ausgetragenes mit einer einzigen Wehe spontan geborenes Ei vor.

Diskussion: Herr Albert hält es für am wahrscheinlichsten, dass die Ätiologie der Ruptur in der ganz ungewöhnlichen Rigidität der Eihäute zu suchen ist: die Wehen trieben bei vollständigem Muttermund die Blase immer tiefer, der Uterus zog sich immer mehr über den Eisack zurück, so dass eine ungeheuere Spannung der Scheide und des unteren Uterinsegments eintreten musste. Letzteres als die Stelle des geringsten Widerstandes ist dann zerrissen und der Eisack in toto ausgetreten.

Tagesordnung:

L. Herr Dohrn: Über die gesetzliche Verantwortlichkeit des Arztes bei geburtshilflichen Operationen.

Die gegenwärtige Lage der Gesetzgebung, worüber mit vollem Recht von den Ärzten lebhaft geklagt ist, hat auch in den Bestimmungen des deutschen Strafgesetzes in die praktische Wirksamkeit der Geburtshelfer eingegriffen. Die Ausnahmen, welche früher in mehreren deutschen Ländern die Thätigkeit der Ärzte schützten, sind durch die neuen Gesetze aufgehoben worden und jetzt führt uns oft die ärztliche Praxis in Gewissensbedenken, wie wir die Anforderungen der Praxis mit den Bestimmungen des Strafgesetzes vereinen. In dieser Lage findet sich der Arzt, wenn er die Perforation des lebenden Kindes, den künstlichen Abort macht oder einen Kaiserschnitt an der Lebenden oder an der Sterbenden für nöthig findet. Für solche Situationen, wie sie in solcher Schwere in keinem anderen Stande vorkommen, ist in der Fassung des Strafgesetzes keine ausreichende Vorsorge getroffen. Die zahlreichen Versuche der Juristen, den Widerspruch der strengen Bestimmungen des Strafgesetzes mit der Perforation des lebenden Kindes in Einklang zu bringen, setzen unsere Thätigkeit jetzt nur dem verständnisvollen Urtheil des Strafrichters aus. In dem Entwurf eines Straf-G.-B.

für Sachsen, Th. I Art. 424 wurde bestimmt: Die Tödtung eines Kindes während der Geburt, ohne welche die Mutter von demselben nicht entbunden und bei dem Leben erhalten werden konnte, ist kein Verbrechen (cf. Abegg 1862). Die Fassung wurde bei Erlass des deutschen Strafgesetzes nicht angenommen. Somit bleibt auch diese Lücke bestehen im Kreise der ärztlichen Thätigkeit, welche vordem durch besondere Vorschriften ausreichend geschützt war. Erst eine spätere Zeit wird dahin führen, dass die Ärzte bei den künftigen Gesetzgebern mit ihren Anschauungen mehr Verständnis finden werden.

(Der Vortrag wird an anderem Ort ausführlich veröffentlicht.)

Diskussion: Herrn Leopold sind eben so wie dem Vortr. aus seiner Praxis Fälle in der Erinnerung, wo ihm der Wunsch, auf jeden Fall die Perforation des lebenden Kindes vorzunehmen — nicht etwa nur bei unehelichen Kindern — mehr oder weniger deutlich ausgesprochen wurde. Der Geburtshelfer wird die Perforation des lebenden Kindes niemals vornehmen dürfen, so lange nicht eine Nothlage vorliegt.

Herr Dohrn: Ob diese Nathlage vorliegt, ist nach Lage der jetzigen Gesetzgebung dem Ermessen des Richters anheimgestellt. Früher waren die Pflichten des Arztes in solchen Fällen durch die Bestimmungen einiger Medicinalordnungen schärfer begrenzt. Im ärztlichen Interesse kann man nur wünschen, dass die frühere Ausnahmestellung des Geburtshelfers für diese Nothfälle wieder hergestellt werde.

· II. Herr Weindler: Über Wendung und Extraktion bei engem Becken.

Vortr. bespricht nach einem kurzen Überblick über die im Jahre 1899/1900 in der geburtshilflichen Poliklinik der kgl. Frauenklinik zu Dresden ausgeführten Operationen (im Ganzen 352 Meldungen mit 83 kleineren und 120 größeren Operationen) 39 Wendungen und Extraktionen bei engem Becken. Das Hauptgewicht wird auf die Kritik der 8 Wendungsfälle mit ungünstigem Ausgang gelegt. Die Gründe für die verschiedenen Misserfolge sind — allgemein ausgedrückt — zu suchen in dem Umstande,

dass es fast durchgehends Operationen der lernenden externen Hilfsärzte sind, denen den Bestimmungen gemäß die Operationen zu überlassen sind,

dass es sich um eine poliklinische Thätigkeit handelt, welche die Geburtshilfe zeigt, wie sie thatsächlich ist.

Unter den speciellen Gründen für die Misserfolge wird an erster Stelle die Schwierigkeit betont, die Maße des Kindes und des Beckens in ihren gegenseitigen Größenverhältnissen mit Erfolg zu verwerthen. Bei 4 Fällen mit allgemein verengt platt-rachitischen Becken mit hochstehenden und vorspringenden Promontorien (Conj. vera $7\frac{1}{2}$—8; 8; $8\frac{1}{2}$; 8 cm) ist es nach gelungener Wendung zur Perforation des nachfolgenden Kopfes. Das Gewicht der kräftig entwickelten Kinder betrug ohne Gehirn 3680, 3700, 4000, 3720 g. Im Anschluss daran wird kritisch besprochen, welcher von diesen 4 Fällen event. zur Sectio caesarea aus relativer Indikation resp. Symphyseotomie geeignet gewesen wäre. Weiterhin wird hervorgehoben, dass es Fälle von engem Becken giebt — zu denen sicherlich auch die oben erwähnten gehören —, bei welchen zur Berechnung der Vera ein Absug von 2 cm von der Conj. diagonalis nicht genügt; bleiben doch Höhe und Neigung der Symphyse in der praktischen Thätigkeit stets unberechnet.

Der Grund für das Misslingen zweier weiterer Wendungen und Extraktionen lag in dem fehlerhaften Operiren. Es handelte sich um eine III.- und IV.-Gebärende mit Schädellage Ia und Ib, platt-rachitischem Becken mit 8 und 8,5 Vera. Anstatt des Fußes wird zunächst der Arm so weit herabgeholt, dass er ante vulvam angeschlungen werden musste, hierauf wird der ungünstige hintere Fuß erfasst; die Entwicklung des vollständig verdrehten Kindes machte derartige Schwierigkeiten, dass das Drama beide Male mit einem todten Kinde endete. —

Der 7. ungünstige Erfolg betraf eine Wendung und Extraktion bei Gesichtslage mit Arm- und Nabelschnurvorfall. Der Grund für das Misslingen lag hier in der 3fachen straffen Nabelschnurumschlingung um Brust und Hals (Nabelschnur 98 cm lang), welche, obwohl sofort abgeklemmt und durchschnitten, dem ohnehin stark gefährdeten kindlichen Leben verhängnisvoll wurde. Wie in diesem Falle, so war auch bei der letzten Wendung und Extraktion der Grund für den Misserfolg in den schweren Komplikationen des Falles selbst zu suchen. Es handelte sich um eine 30jährige Ipara mit lebendem ausgetragenen Kinde in II. dorso-anteriorer Querlage, bei welcher eine Korrektion der Kindeslage wegen des bereits seit mehreren Stunden abgeflossenen Fruchtwassers nicht ausführbar war. Hier bot die straffe Uterusmuskulatur, die unnachgiebige Vagina und Damm derartige Widerstände — trotz 5stündiger Kolpeuryse und 6stündiger Metreuryse —, dass über den länger andauernden Bemühungen das Kind abstarb. Kolpeurynter und Metreurynter werden in der poliklinischen Thätigkeit in ausgiebigster Weise verwendet: unter 39 Fällen 28 Kolpeurysen und 6 Metreurysen, die zwischen 6 und 14 Stunden andauerten. Eine tiefe Chloroformnarkose wurde in jedem Falle ohne Schaden für die Mütter angewendet. Die Mütter sind sämmtlich gesund entlassen worden; bei 4 Frauen war vorübergehend Fieber im Wochenbett aufgetreten. Sämmtliche 39 Wendungen und Extraktionen konnten bei vollständig eröffnetem Muttermund ausgeführt werden. Auffallenderweise sind die Resultate nach vorher gesprungener Blase um Weniges günstiger, als bei stehender Fruchtblase (73% : 81%). Der Grund hierfür liegt sicherlich mit in der ausgiebigen Verwendung des Kolpeurynters und Metreurynters. Eine mäßig starke atonische Nachblutung wurde durch heiße Uterusausspülung und Ergotininjektion gestillt; eine Collumzerquetschung — entstanden durch forcirtes Armlösen — wurde durch Naht vereint.

Aus der Litteratur werden vornehmlich die Arbeiten von Wolff aus der Berliner Charité (Archiv für Gynäkologie Bd. LXII) und von Vogel aus der Würzburger Klinik (Zeitschrift für Geburtshilfe Bd. XLIII) vergleichend herangezogen.

Zum Schluss werden die Indikationen für die einzelnen Wendungen besprochen und insonderheit die Aufgaben kurz dargelegt, die nach derartigen Misserfolgen für die weitere Thätigkeit zu stellen sind.

Diskussion: Verschiedene Fragen, die Herr Grenser an den Vortr. richtet, werden dahin beantwortet, dass vor der Wendung, die stets in Rückenlage der Kreißenden vorgenommen worden sei, da man principiell die Extraktion stets angeschlossen habe, alle 8 Kinder — 4 Knaben und 4 Mädchen — gelebt haben.

III. Herr Dr. Buhr wird einstimmig zum Mitglied der Gesellschaft gewählt.

Neueste Litteratur.

7) Monatsschrift für Geburtshilfe und Gynäkologie Bd. XIV. Hft. 6.

1) W. Latzko (Wien). Beiträge zur Technik der Embryotomie.

Bei der Behandlung verschleppter Querlage ist bei leicht erreichbarem Hals die Dekapitation das leichteste, kürzeste und sicherste Verfahren. Der Braunsche Schlüsselhaken ist dafür das geeignetste Instrument.

Bei schwer erreichbarem Hals, bei unmittelbar bevorstehender oder schon eingetretener Uterusruptur, endlich bei vorausgegangenen, vergeblichen Wendungsversuchen ist die Evisceration zu machen. Am schonendsten führt man dabei die transversale Thoraxspaltung aus. Die vorliegende Thoraxpartie, bei B-Lagen also der Rücken, wird mit 2 Kugelzangen gefasst und die Thoraxhöhle in einem Interkostalraum mit der Schere eröffnet. Erweiterung des Schnittes nach vorn und hinten. Lungen, Herz und Leber werden mit der Kornzange entfernt (durch drehende Bewegungen). Durch Zug an den Zangen senkt sich der Thorax. Dann werden durch Einsetzen von Zangen die Thoraxwundränder immer weiter nach vorn gefasst (Klettermethode), und es wird bis zur Durchtrennung der Wirbelsäule weiter incidirt. Dann werden die Hakenzangen in analoger Weise nach hinten zu eingesetzt und es wird die Brustseite des Thorax ebenfalls quer durchtrennt. Schließlich werden die beiden Rumpfhälften einzeln extrahirt. Richtiger ist, zuerst die obere Hälfte zu extrahiren und die kleinere, untere, zunächst zu reponiren. Ein Abschneiden des vorgefallenen Armes wird fälschlicherweise noch immer als Kunstfehler bezeichnet. An der in die Thoraxwand eingesetzten Zange lässt sich sehr viel besser ziehen als am Arm, der zudem raumbeschränkend ist. Die Wendung nach Evisceration dürfte nur indicirt sein, wenn ein Fuß ohnehin vorgefallen ist und die Gefahr der Uterusruptur nicht droht.

5 Fälle werden ausführlich mitgetheilt. Aus den Krankengeschichten sind die Details der Eviscerations-Klettermethode mit Thoraxquerspaltung, gleichsam einer Modifikation des alten Simpson'schen Verfahrens, zu entnehmen.

2) A. Payer (Graz). Ein Fall von auffallend langer Tube bei einer stielgedrehten Parovarialcyste.

Laparotomie, bei welcher die Cyste uneröffnet entfernt wurde. Sie wog 31 Pfund und enthielt 14½ Liter Flüssigkeit. Der Stiel war um 360°, entsprechend dem Küstner'schen Gesetze, gedreht. Die Tube der betreffenden Seite verlief über die größte Circumferenz des Tumors und war im Ganzen 76 cm lang, wovon 62 cm auf die Pars isthmica kamen. Das Lumen war allenthalben erhalten, das Epithel dagegen meist zu Grunde gegangen. An der Tube war eine ausgedehnte Atrophie der Muscularis und Hyperplasie der Bindegewebsschichten nachzuweisen. Daneben fanden sich auch hypertrophische Processe in der Muscularis, besonders an der Pars ampullaris. Ferner zahlreiche interstitielle Blutungen und starke Vermehrung der Gefäße. Das der Cyste anliegende Ovarium war in Folge der Stauung stark vergrößert. Glatte Heilung. Die Veränderungen der Tube sind größtentheils als Folgen des raschen Cystenwachsthums und der Stieldrehung zu betrachten.

3) O. Goldberg (Warschau). 23 Bauchschnitte bei Stieltorsion von Ovarial- resp. Parovarialtumoren (mit einem Todesfall).

Aus den Krankengeschichten ergiebt sich, dass eine Gesetzmäßigkeit in der Art der Stieldrehung nicht zu beobachten war. G. ist der Meinung, dass eine solche überhaupt nicht existirt. Es giebt außerordentlich viele, die Stieldrehung begünstigende Momente, die im Einzelnen aufgezählt werden. In einem Falle hatte sich die Tube aus dem Stiele frei gemacht und war der Torsion entgangen, in einem anderen Falle waren das rechte Uterushorn und das rechte Lig. in die Stieldrehung mit einbezogen, in einem weiteren Falle auch das mediane Ende des Eierstocks (Parovarialcyste). Die Drehung war 2mal eine 1½malige, in den übrigen Fällen eine 2—4½malige. Als Komplikationen resp. Folgeerscheinungen wurden beobachtet: 6mal Blutergüsse in den Geschwulstinhalt, 6mal Nekrosen der Tumorwand, 2mal Uterusblutungen, 7mal Adhäsionen mit der Umgebung in Begleitung circumscripter Peritonitis, 5mal Ascites. Vereiterung war nie eingetreten. Ein Fall ging an septischer Peritonitis zu Grunde, die übrigen 22 wurden geheilt. Trotz dieses günstigen Resultats hält G. die Prognose bei Stieltorsion im Allgemeinen für überaus ernst. Ist sie diagnosticirt, so soll in jedem Falle sofort operirt werden.

4) J. A. Amann (München). Zwei Fälle von Fibromyoma ligamenti rotundi.

Beide Mal gingen die Tumoren von dem intraabdominalen Theile des Bandes aus. In beiden Fällen waren außerdem multiple Uterusmyome vorhanden. Im 1. Falle wurde der sehr große Ligamenttumor (18:14 cm Durchmesser) entfernt, die Uterusmyome wurden enukleirt. Im 2. Falle wurde der faustgroße Ligamenttumor zugleich mit dem myomatösen Uterus total exstirpirt. Heilung beide Male glatt. An der Basis der Tumoren waren die radiär aufgefaserten Muskelbündel der Ligg. rotunda deutlich zu erkennen. In beiden Geschwülsten ließen sich myxomatös degenerirte Stellen nachweisen; drüsige Elemente wurden nicht gefunden. Von rein intraperitoneal entwickelten Myomen des Lig. rotundum waren bisher 9 Fälle bekannt, von intrakanalikulär entwickelten 1 Fall, von extrakanalikulär entwickelten 17 Fälle. Meistens saßen die Tumoren auf der rechten Seite. Doppelseitige Myombildung ist 1mal beobachtet. Die Diagnose ist selten mit Sicherheit zu stellen.

5) R. Santer (München). Über ein sekundäres Adenom des Ovarium.

Im unteren Ileum Stenose in Folge eines ringförmigen, kastaniengroßen Tumors. Zahlreiche knötchenförmige Eruptionen auf der Darmserosa. Kleinapfelgroßer, unregelmäßig gestalteter, rechtsseitiger Ovarientumor, linkes Ovarium wenig vergrößert. Bei der Laparotomie (J. A. Amann) wurde der Ovarientumor entfernt und die Enteroanastomose ausgeführt. Exitus am 12. Tage an Perforationsperitonitis.

Im Ovarialstroma fanden sich zahlreiche Drüsenschläuche, theilweise cystös erweitert, die überall mit einschichtigem Cylinderepithel ausgekleidet waren. Die Rinde des Ovariums war gegen diese Zone scharf abgesetzt, ein Übergang des Keimepithels auf das Geschwulstepithel nicht nachweisbar. Follikel nicht mehr vorhanden. Die peritonealen Knoten zeigten ganz gleiche Bilder, eben so der Darmtumor, in dem die Drüsenwucherung bis gegen die Submucosa vordrang. Der Ovarientumor ist als Metastase des als reines Adenom anzusprechenden Darmtumors aufzufassen; der erste derartige Fall. Bemerkenswerth ist, dass der Sekundärtumor sehr viel größer war als die Primärgeschwulst. S. acceptirt die Annahme von Kraus, dass solche Metastasen als Implantationsmetastasen in Folge von Aussaat von Geschwulstkeimen in die Peritonealhöhle zu betrachten sind. Er betont aber, dass er an der Oberfläche der Ovarien keine Stellen finden konnte, die ein Eindringen von Geschwulstepithelien erkennen ließen.

Stoeckel (Bonn).

Geburtshilfliches.

8) Schatz (Rostock). Ovarialcysten als Geburtshindernis.

(Korrespondenzblatt des allgemeinen Mecklenburgischen Ärztevereins 1901. No. 215.)

S. berichtet über 2 Fälle von Ovarialcyste als Geburtshindernis. Im ersten Falle handelte es sich um eine im kleinen Becken liegende Parovarialcyste, welche den Eintritt des Kindes verhinderte. In Folge dessen trat Uterusruptur mit Austritt des Kindes und der Placenta in die Bauchhöhle ein. Laparotomie. Porro mit extraperitonealer Stielbehandlung. Heilung. Im zweiten Falle gab eine Dermoidcyste das Geburtshindernis ab. Punktion. Zange. Heilung. Cyste später nicht mehr nachzuweisen.

In beiden Fällen war der Stiel der Geschwulst offenbar sehr lang. Wenn man noch freie Wahl hat, räth S., zunächst zu reponiren. Gelingt die Reposition nicht, so beginnt man mit der Punktion, mit der man sich bei klarer Flüssigkeit begnügen kann. Kommen Haare mit, so muss die Cyste nach der Geburt durch Kolpotomie entfernt werden. Wird der Tumor durch die Punktion nicht genügend verkleinert, so kann man schon vor der Geburt die Kolpotomie machen, die Geschwulst verkleinern und nach der Geburt entfernen.

Hohl (Bremerhaven).

9) C. Wettergren. Mola carnosa.

(Eira 1901. p. 394.)

36jährige Frau, die vorher 3 Kinder geboren hatte. Nach einer abgelaufenen hochgradigen Endometritis wieder gravide, bekam sie wehenähnliche Schmerzen und Blutungen, die bis zur Aufnahme ins Krankenhaus fortdauerten. Diagnose auf Mola carnosa gestellt. Feste Tamponade, die 2mal erneuert wurde. Danach Abgang des Eies. Von Interesse ist, dass die Pat. nachher ein lokalisirtes Gangran der Schleimhaut der hinteren Vaginalwand bekam, die unter Ausspülung mit Kali hypermang. spontan ausheilte mit Nachlassen einer Scheidenstenose an dieser Stelle.

Elis Essen-Möller (Lund).

10) **E. Bidone** (Bologna). Über einen Fall von Eklampsie, in welchem die natürliche Athmung 5½ Stunden vor dem Erlöschen der Herz-thätigkeit stillstand.

(Ann. di ost. e gyn. 1901. Februar.)

Die Überschrift besagt das Wesentliche. Eine im 7. Monat schwangere Frau wurde der Klinik im eklamptischen Koma zugeschickt. Ohne dass ein neuer An-fall auftrat, hörte ziemlich plötzlich die Athmung auf, während der Puls gut zu fühlen war. Sofort wurde die künstliche Athmung eingeleitet und während der Dauer von 5½ Stunden fortgesetzt. Während dieser Zeit wurde auch der Kaiser-schnitt ausgeführt, der ein todtes Kind zur Welt beförderte. Es gelang im vor-liegenden Falle allerdings, die Herzthätigkeit auch nach dem Aufhören der natür-lichen Athmung stundenlang auf die beschriebene Weise in Gang zu erhalten; gleichwohl kehrte die spontane Respiration nicht wieder, und die Sterbende musste schließlich ihrem Schicksal überlassen werden. Verf. glaubt, dass die Athmungs-lähmung im vorliegenden Falle auf specifische, der Eklampsie zu Grunde liegende Giftstoffe zurückzuführen sei. Unter Hinweis auf verschiedene Mittheilungen anderer Autoren wird die Wichtigkeit der künstlichen Athmung hervorgehoben, die in ähnlichen Fällen von primärem Stillstand der Respiration stets zu ver-suchen ist, und die bisweilen auch gute Erfolge aufzuweisen hat.

H. Bartsch (Heidelberg).

11) **Doranth** (Aussig). Eklampsie bei einer 16jährigen Virgo.

(Wiener klin. Wochenschrift 1901. No. 35.)

Genaue Krankengeschichte einer 16jährigen Virgo, die, nachdem sie früher stets gesund gewesen, plötzlich mit Krämpfen erkrankt. Im Urin kein Eiweiß, aber 3% Zucker. Verf. hält den Fall für wirkliche Eklampsie, da er zwischen den hier aufgetretenen Anfällen und zwischen den eklamptischen Anfällen der Schwangeren nicht den geringsten Unterschied finden konnte.

Reifferscheid (Bonn).

12) **J. M. M. Kerr** (Glasgow). Eklampsie; eine Analyse der Eklam-psiefälle des Glasgow Maternity Hospitals in den letzten 15 Jahren.

(Glasgow hospital reports.)

Von den 80 Fällen waren 72% Primiparen; ältere Iparae wurden nicht häufiger befallen als junge. Das mittlere Alter der Iparae war 22, der Multiparen 28 Jahre. Mehrfache Schwangerschaft bestand in 3,7%. Eklampsie im Rückfall wurde nur 2mal notirt. 50% der Geburten waren frühzeitig; die früheste im 6. Monat; in 6% trat die Eklampsie erst im Puerperium auf. Nur 1mal erfolgte nach Krämpfen in der Gravidität nicht Geburt; 1mal lag zwischen den Krämpfen und dem Geburts-eintritt ein voller Monat. Die Intervalle zwischen den Anfällen sind oft wunder-bar verschieden. Verf. neigt, nach seinen Beobachtungen, der Winckel'schen Ansicht vom Einfluss des Fruchttodes auf das Sistiren der Krämpfe zu. — Das Kapitel über die Prodromalsymptome enthält nichts Besonderes.

Von den 80 Müttern starben 30, d. h. 37,5%, von diesen 30 starben 2 unent-bunden. Die Primiparen erwiesen sich nach der Liste des Verf.s bedeutend mehr gefährdet, mit 42%, als die Multiparen, mit 23%, entgegen den Zahlen anderer Berichte. Die Antepartumfälle ergaben 43%, die intrapartum 28%, die im Puer-perium 0% Mortalität. Dieselbe betrug 31% bei Beginn der Eklampsie im ersten Stadium der Geburt, 20% bei Beginn im zweiten; bei Beginn vor dem 7. Monat 50%, im 7. und 8. 43%, am Ende 37%. Die Gestorbenen hatten durchschnittlich 10,6, die Durchgekommenen 5 Anfälle; bei mehr als 12 Anfällen starben 55%, bei weniger 31%. 2 Fälle von 21 resp. 28 Anfällen genasen. 2 Fälle starben mit nur je 2, einer mit nur 1 Anfall. Im Allgemeinen aber theilt Verf. die üb-lichen prognostischen Ansichten bezüglich der Anfälle und des Komas, des Urins und Albumens, des Pulses und der Temperatur.

Die Mortalität der Kinder war sehr schlecht; innerhalb der Lebensfähigkeitsgrenze 57%.

Im Kapitel Behandlung sind natürlich innere und geburtshilfliche Mittel getrennt. Vorhergeschickt ist die empfehlende Mittheilung, dass seit reichlicher Applikation des Salzwassers, subkutan oder intravenös die Mortalität im Hospital um 20% gefallen ist. Intern werden Veratrum viride, Morphium und Chloral besprochen; mit dem kritischen Entscheid aber zurückgehalten, da bei den meisten Fällen, und besonders bei den schwersten, mehrere der Mittel angewendet wurden. Im Allgemeinen hat Verf. indess den Eindruck, dass die besten Erfolge erreicht würden, wenn mit kühnen Dosen der internen Medikation gearbeitet würde. Auch bezüglich des geburtshilflichen Eingreifens wird, ohne Bevorzugung eines speciellen Weges, wählend verfahren, je nach den Besonderheiten des Falles; jedenfalls aber Dührssen's allzu aktives Vorgehen nicht acceptirt. Eine Sectio caesarea ist nicht gemacht worden. **Zeiss** (Erfurt).

13) Garrigues (New York). Die künstliche Erweiterung der Cervix in der geburtshilflichen Praxis.

(Med. news 1901. September 21.)

Die vollständige Erweiterung des Muttermundes ist eine der wichtigsten Vorbedingungen bei Anlegung der Zange, so wie Ausführung der Wendung und Extraktion. Es kann bei Placenta praevia, Eklampsie oder bei plötzlicher Gefährdung des Kindes die Nothwendigkeit eintreten, die Erweiterung des Muttermundes mehr oder weniger rasch herbeizuführen.

Wenn es die Zeit erlaubt, so können Injektionen in die Cervix mit Atropin in sterilisirter Lösung versucht werden (0,0016 Atropin pro Dose). Auch Applikationen von 10% Cocain oder innerlich Chloralhydrat, Antipyrin, Chinin und besonders Ipekakuanha sind zu empfehlen. Mehrfach wiederholte Tamponade der Vagina, Cervix und der Uterushöhle ist ein vorzügliches, wenn auch langsam wirkendes Mittel. Erheischt aber die Situation eine rapide Erweiterung der Cervix, so kommt die manuelle Erweiterung, die Dilatation durch Ballons, durch Metallinstrumente und durch tiefe Incisionen in die Cervix in Betracht. Gegenüber der alten Methode der manuellen Erweiterung (erst Einführung eines Fingers, dann zwei, schließlich die ganze Hand) besitzt die neuere Methode von Harris und Bonnaire (Dehnung der Cervix durch Flexionsbewegungen der eingeführten Finger, d. i. durch lateralen Druck an verschiedenen Stellen) entschieden den Vorzug eines viel schonenderen Eingriffs. In der Ballonbehandlung bedeutet die Erfindung des großen, unnachgiebigen Ballons von Champetier de Ribes und seine Modifikation durch Meurer, Arthur Müller u. A. (Zug durch angehängte Gewichte) einen sehr großen Fortschritt. Die älteren Ballons von Barnes, Tarnier erweitern den Muttermund auf höchstens 6 cm. Allerdings haften auch den größeren Ballons gewisse Nachtheile an, d. i. die Erzeugung zu starker Wehen, Begünstigung des Nabelschnurvorfalls, Ablenkung des vorliegenden Theils vom Beckeneingang. Am meisten Vortheile scheinen sie bei Placenta praevia zu bieten. Pinard erzielte unter ihrer Anwendung eine Mortalität der Mütter von 2,6% und der Kinder von 6,8%. Die Cervixincisionen sind ein sehr gefährlicher Eingriff. Jedenfalls sollten sie nach beendigter Geburt vernäht werden. Unter den Metalldilatatoren hält Verf. (ähnlich wie bei der manuellen Erweiterung) diejenigen für die besten, bei denen laterale Pression ausgeübt werden kann (Arthur Müller, Starlinger, Gau, Tarnier, Bossi).

Zur Einleitung der Frühgeburt empfiehlt Verf. folgende der Reihe nach anzuwendende Verfahren: Einführung eines Bougies in die Uterushöhle (seitlich wegen der Placenta!), Barnes' Dilatator, Ballon von Champetier de Ribes, Sprengen der Eihäute, konstanter elektrischer Strom.

G. Frickhinger (München).

14) **P. Sfameni** (Pisa). Über die bimanuelle Erweiterung des Uterushalses.

(Sep.-Abdruck aus d. Rassegna d' ost. e gyn. 1901.)

Verf. legt sich die Frage vor: Was soll der Geburtshelfer thun, wenn im
Verlaufe der Schwangerschaft oder während der Eröffnungsperiode eine das Leben
der Mutter oder des Fötus unmittelbar bedrohende Gefahr auftritt, die eine sofortige Entbindung erheischt? Die Antwort besteht in einer Empfehlung der
unblutigen (und zwar bimanuellen) Erweiterung des Mutterhalses. Natürlich ist
diese Operation nur der Vorakt zu dem eigentlich entbindenden Verfahren, das
je nach den Umständen des Falles zu wählen ist. Beide Eingriffe zusammen entsprechen also dem »Accouchement forcé«. Verf. zieht die manuelle Erweiterung
der instrumentellen vor, als die wirksamere und gleichzeitig ungefährlichere (?)
Methode.

Eben so wird die blutige Erweiterung (mittels Incisionen) als unzweckmäßig
verworfen. Das Verfahren des Verf.s (auch Methode von Bonnaire genannt)
stellt sich folgendermaßen dar: Zunächst wird der Zeigefinger der rechten Hand
unter drehenden und bohrenden Bewegungen in den Cervicalkanal eingeführt, und
bis über den inneren Muttermund hinaufgeschoben. Indem der Finger alsdann
hakenförmig umgebogen und nach allen Richtungen vor- und zurückbewegt wird,
erweitert sich die Cervix allmählich so weit, dass auch der linke Zeigefinger eingeführt werden kann. Nunmehr werden die beiden Finger abwechselnd von vorn
nach hinten so wie in querer Richtung (schließlich auch in den übrigen Durchmessern) in entgegengesetztem Sinne aus einander gespreizt, wodurch eine aber-
malige Dehnung der Cervixwände erfolgt. Dann wird der rechte Mittelfinger
nachgeschoben und die erweiternden Manöver fortgesetzt. Dann kommt der linke
Mittelfinger an die Reihe, und zuletzt noch die beiden Ringfinger. Durch fortgesetzte Dehnung (in den verschiedensten Durchmessern des Beckens) wird allmählich die völlige Erweiterung des Halses bewirkt. Zur Vornahme dieser Operation wird von den meisten Autoren die Narkose eingeleitet; Verf. hat dieselbe
allerdings nur in einem Falle angewendet. — Es folgen die ausführlichen Geburtsgeschichten von 10 Fällen des Verf.s, so wie eine tabellarische Zusammenstellung
von 42 Fällen (einschließlich der 10 eigenen), in welchen die beschriebene Methode
zur Anwendung kam. Die Indikation zur gewaltsamen Erweiterung des Mutterhalses waren sehr verschiedenartig; am häufigsten waren Placenta praevia (12 Fälle,
darunter 1 Todesfall der Mutter), ferner Eklampsie (6 Fälle, darunter 2 mütterliche Todesfälle) und drohende Asphyxie des Fötus (7mal). Die entbindenden
Operationen waren ebenfalls verschieden (19mal Forceps, 17mal Wendung). Die
Zeitdauer des manuellen Eingriffs (bis zur völligen Erweiterung) betrug im Mittel
20 Minuten; bei völlig geschlossener Cervix im Durchschnitt etwa 57, bei mehr
oder weniger durchgängigem Halskanal 11—19 Minuten. Auf Rechnung des
operativen Eingriffs an sich (d. h. der bimanuellen Erweiterung) ist kein Todesfall
zu setzen.   **H. Bartsch** (Heidelberg).

15) **E. Cragin** (New York). Kaiserschnitt.

(Med. record 1901. Mai 4. p. 695.)

9 Kaiserschnitte nach Sänger innerhalb 3 Jahren in Sloane Maternity Hospital.
8mal blieb die Mutter, 8mal auch das Kind am Leben, das einzige nicht erhaltene
war schon macerirt und die Mutter litt an Gebärmutterkrebs in vorgeschrittenem
Stadium, konnte nicht per vias naturales entbunden werden, starb nach 3 Stunden.
Sehen wir uns die einzelnen Fälle an.

Fall 1: Myofibrom an der Stelle, an welcher bei einer früheren Operation die
Ventrofixation gemacht worden war, verstopft den Beckeneingang, Kind wog 8 Pfund.

Fall 2: Igravida, Abstand der Spinae 23,50 cm, der Cristae 24,50, rechter
schräger Durchmesser 20,50, linker schräger Durchmesser 30 cm, äußere Conjugata
17,75 cm, Conjugata diagonalis 9,25 cm, wahre Conjugata 7,75 cm. Aufnahme
5 Tage nach Abgang des Wassers, Kindskopf über dem Becken festgehalten,

schwache Herztöne. Die Durchmesser des Kindskopfes betrugen: occipitalfrontal 11,15, occipitomental 13,50, biparietal 8,50 cm, Gewicht 7¹/₂ Pfund.

Fall 3: 14jährige Negerin, rachitische Zwergin, von 3 Fuß 10 Zoll Höhe; Abstand der Spinae 23, der Christae 22,75 cm, rechter schräger Durchmesser 16,25, linker schräger 17 cm, Conjugata ext. 14,75, diagonalis 6,50, vera 5 cm. Gewicht des Kindes 4 Pfund 285 g, occipitofrontaler Durchmesser 10,75, occipitomentaler 12, biparietaler 8,50 cm.

Fall 4: 29jährige Ipara, in der Geburt zugegangen mit Steißlage. Abstand der Spinae 28,50 cm, der Christae 28,30, schräge Durchmesser 20,50, Conjugata ext. 17, diagonalis 9,25, vera 7,75 cm. Gewicht des Kindes 8 Pfund 255 g, occipitofrontaler Kopfdurchmesser 12,75, occipitomentaler 13,50, biparietaler 10,75 cm.

Fall 5: 22jährige Ipara, kyphotische Zwergin von 4 Fuß 4 Zoll Höhe. Abstand der Spinae 23,50, der Christae 26, rechter schräger 19,75, linker schräger Durchmesser 19,50, Conjugata ext. 20, diagonalis 11,50, vera 10 cm, Scheide nach hinten verschoben, starke Höhlung des Kreuzbeins, Schambeinwinkel spitz, Abstand der Steißbeinspitze 6 cm, der Tuberositates 5,50 cm. Hier wurde die supravaginale Hysterektomie gemacht. Gewicht des Kindes 7 Pfund 120 g, occipitofrontaler Durchmesser 11,50, occipitomentaler 12,25, biparietaler 10 cm.

Fall 6: 30jährige Xgravida mit Gebärmutterkrebs, oben schon erwähnt, mit Hysterektomie.

Fall 7: 45jährige Ipara mit seniler Rigidität des Dammes, der Scheide und des Muttermundes, nach 2tägigen Wehen kein Fortschritt; da die Mutter ein lebendes Kind wünschte, wurde bei Schwäche der Herztöne des Kindes zum Kaiserschnitt geschritten. Uterusfibroid.

Fall 8: 31jährige rachitische Igravida, Abstand der Spinae 26 cm, Cristae 28,50, rechter schräger Durchmesser 22, linker schräger 21,50, Conjugata ext. 19,50, diagonalis 9,25, vera 7,75. Gewicht des Kindes 6 Pfund 390 g, occipitofrontaler Durchmesser 11,75, occipitomentaler 12,75, biparietaler 10 cm.

Fall 9: 22jährige Negerin, Igravida. Wurstförmige Geschwulst, welche für' eine Wanderniere gehalten wurde, lag in der Kreuzbeinhöhlung und verengte die Beckenhöhle, so dass die Geburt per vias naturales unmöglich schien. Nach Vollendung der Operation zeigten sich beide Nieren verlagert, die rechte war fest verwachsen auf dem Beckeneingang, die linke nur leicht verwachsen an der linken Synchondrosis sacro-iliaca, beide mit einander verwachsen. In der Rekonvalescenz waren die Lochien etwas zurückgehalten, auch war der Harn zur Zeit der Geburt etwas eiweißhaltig ohne weitere Erscheinungen.

Bei der verhältnismäßig niedrigen Sterblichkeit des Kaiserschnittes hält Verf. diesen für gerechtfertigt überall, wo anscheinend Missverhältnisse zwischen Weite der Geburtswege und Größe des Kindskopfes vorliegt, da er für beide Theile günstigere Aussichten schafft. Hinsichtlich der Technik sei erwähnt, dass Verf. nur in den ersten 4 Operationen den Uterus vor dem Einschnitt aus der Bauchwunde herausnahm, später aber nicht mehr, um die Bauchwunde kleiner machen zu können. Lühe (Königsberg i/Pr.).

16) **J. M. M. Kerr** (Glasgow). **Sectio caesarea.**
(Vortrag vor der British medical Association, Cheltenham 1901.)

Nachdem das in dem Glasgow Maternity Hospital übliche Verfahren (seit April 1888 60—70 Kaiserschnitte) vor und bei der Operation beschrieben ist, folgen die 3 vom Verf. operirten Fälle. Ein Kind wurde todt entwickelt (hatte bei der letzten Auskultation, 3 Stunden vorher, noch gelebt); alle 3 Mütter erhalten. In allen dreien wurde bei bereits begonnener Geburt operirt; Indikation enges Becken; Längsschnitt, der 2mal bei der Extraktion des Kindes nach unten zu weiterriss. Einmal war die Entwicklung des Kindes bei heftiger Kontraktion des Uterus sehr schwer. In allen 3 Fällen Placenta hinten, 2mal Rücken vorn; Tubenansätze vorn sich sehr nahe.

Verf. möchte Angesichts der jetzt so vorzüglichen Resultate des Kaiserschnitts die Perforation auf die allerengsten Grenzen eingeschränkt wissen; hält auch die

von ihm noch in allen 3 Fällen gemachte Sterilisirung der Operirten durch Unterbindung und Trennung der Tuben aus demselben Grunde eigentlich meistens für
nicht mehr zu rechtfertigen.   **Zeiss** (Erfurt).

17) **Glass** (Utica, New York).   Der Kaiserschnitt nach **Porro**, mit
Bericht über 2 Fälle.

(Med. news 1901. Juni 15. p. 945.)

Fall 1: 43jährige Frau mit Cervixkrebs war während ihrer 6. Schwangerschaft
von heftigen Blutungen befallen, welche sie sehr geschwächt hatten, auch war die
Entbindung voraussichtlich nicht ohne beträchtliche Zerreißung des brüchigen
unteren Gebärmutterabschnittes möglich mit wahrscheinlich lebensgefährlicher
Blutung. Gegen Ende der Schwangerschaft wurde daher zur Porro-Operation
geschritten, ein lebendes 8 Pfund schweres Kind entwickelt und mit der ganzen
Gebärmutter noch etwa $^2/_3$ der vorderen Scheidenwand ausgeschnitten. Obgleich
keine weitere Verbreitung der Geschwulst zu finden gewesen war, trat doch im
Trigonum der Harnblase nach 6 Monaten Recidiv und rascher Tod ein.

Fall 2: 25jährige Ipara kam nach mehrtägiger Geburtsdauer mit todter Frucht
und offenbar bereits inficirter Gebärmutter in die Anstalt; sie hatte ein rachitisches, plattes Becken mit Conjugata externa von 13 cm. Unter diesen Umständen
wurde die Porro-Operation für angezeigt erachtet und ausgeführt, wobei der
untere Cervixtheil belassen und der Stumpf nach Naht des Bauchfells versenkt
wurde. Rasche Genesung.   **Lühe** (Königsberg i/Pr.).

18) **R. Dreyfus.**   Kritische Studie der verschiedenen Operationsmethoden beim konservirenden Kaiserschnitt.

Inaug.-Diss., Straßburg, 1900.

Nach einer historischen Übersicht speciell über die Ausführung der Richtung
des Bauchdeckenschnittes bespricht Verf. die zur Zeit geübten Methoden der
Richtung des Uterusschnittes. Am wenigsten wird der hintere Längsschnitt
geübt. Mehr der vordere Längsschnitt und in neuerer Zeit der quere Fundalschnitt nach **Fritsch**. Letzterer hat sich sehr schnell Eingang verschafft und
auch Verf. rühmt die geringe Blutung bei demselben. Doch ist er der Ansicht,
dass es auf den Sitz der Placenta ankommt; derselbe muss durch die Lage der
Ligamenta rotunda bestimmt und danach die Schnittmethode gewählt werden. Er
berichtet über 4 Fälle von Kaiserschnitt aus der Klinik von W. A. **Freund**. In
2 Fällen wurde der quere Fundalschnitt von einer Tubenecke zur anderen gewählt,
in einem Falle wurde der Schnitt nur von der rechten Tubenecke bis zur Grenze
zwischen mittlerem und linkem Drittel des queren Fundusdurchmessers geführt,
da der Sitz der Placenta bis in die linke Tubenecke hinaufreichte. Im 4. Falle
wählte **Freund** den vorderen mittleren Längsschnitt, da der Placentarsitz hinten
oben diagnosticirt war. In der Krankengeschichte ist extra erwähnt, dass es
stärker blutete als bei querem Fundalschnitt.   **Hohl** (Bremerhaven).

19) **L. Kander.**   Über Komplikation der Schwangerschaft, der Geburt
und des Wochenbetts mit Klappenfehlern des Herzens.

Inaug.-Diss., Heidelberg, 1900.

Verf. berichtet über 15 Fälle, welche in der **Kehrer**'schen Klinik beobachtet
wurden. Es waren alles Fälle von Mitralfehlern, 2mal kombinirt mit Aorten-
fehlern. 3 Todesfälle = 20 % kamen vor. Das Herz wird in Schwangerschaft,
Geburt und Wochenbett schon wenn es gesund ist mit einer bedeutenden Mehrarbeit belastet, um so mehr wird diese Mehrarbeit von Nachtheil sein, wenn ein
Klappenfehler, insbesondere ein unkomplicirter vorliegt. Häufig treten Störungen
in der Kompensation im Verlaufe einer Schwangerschaft ein, ohne vollständig
wieder nach der Geburt zu verschwinden, so dass also eine Verschlimmerung des
Leidens durch die Schwangerschaft und Geburt eingetreten ist. Was die Therapie
anlangt, so muss bei eingetretener Störung der Kompensation in der Schwangerschaft versucht werden, dieselbe wieder herzustellen. Gelingt dies nicht mit den

üblichen Mitteln, so ist die künstliche Frühgeburt indicirt, mit welcher in der Heidelberger Klinik sehr gute Resultate erzielt wurden. In der Geburt ist vor Allem die Austreibungsperiode abzukürzen. Nach der Geburt ist Belastung des Abdomens von Vortheil. Herzkranken Mädchen ist vom Heirathen abzurathen. In allen Fällen, wo eine Frau vor wiederholter Schwangerschaft geschützt werden soll, ist die Kastration angezeigt, am besten Tubenresektion.

Hohl (Bremerhaven).

20) **J. v. Flauss.** Über alte Erstgebärende.

Inaug.-Diss., Breslau, 1901.

Verf. verwerthet in seiner Arbeit das Material der Poliklinik in Breslau vom 1. April 1894 bis 1. April 1900 über die Geburten alter Erstgebärenden hauptsächlich statistisch und es können Einzelheiten darüber nicht in diesem Referate mitgetheilt werden. Er macht darauf aufmerksam, dass bei alten Erstgebärenden ähnlich wie bei engem Becken häufig vorzeitiger Blasensprung, starkes Ödem der Muttermundslippen, sehr große Kopfgeschwulst, Druckmarke am Kindsschädel, vordere und hintere Scheitelbeineinstellung vorkamen. Er kommt auf Grund des Breslauer Materials zu dem Schluss, dass die Geburt bei älteren Erstgebärenden keine wesentlich ungünstigeren Verhältnisse bietet, falls sie zeitig genug unter ärztliche Kontrolle gestellt wird. Er fordert, dass jede Geburt einer älteren Primipara nach 6—8 Stunden seit Beginn der Wehen unter ärztliche Kontrolle gestellt wird.

Hohl (Bremerhaven).

21) **E. Weiss.** Über die Geburten junger Erstgebärender.

Inaug.-Diss., Gießen, 1900.

Verf. fasst das Ergebnis seiner Untersuchungen folgendermaßen zusammen.

1) Gegen die Beschwerden der Schwangerschaft haben die Jungen eine geringere Widerstandsfähigkeit, was Allgemeinbefinden anbelangt. Von den speciellen Schwangerschaftserkrankungen scheint Eklampsie häufiger zu sein.

2) Die Häufigkeit der allgemein gleichmäßig verengten Becken steigt bei dem Alter unter 18 Jahren ganz bedeutend. Mit zunehmendem Alter nimmt procentualisch die Zahl der engen Becken ab.

3) Die Häufigkeit der normalen Schädellagen ist eine entschieden größere, die Neigung zu einer bestimmten abnormalen Lage ist nicht vorhanden.

4) Die Ergiebigkeit der Wehen ist nicht größer bei den Jungen, Wehenschwäche ist bei ihnen nicht häufiger zu finden.

5) Die Dauer des Geburtsverlaufes ist bei den Jungen eine entschieden kürzere, wie bei den übrigen Altersklassen, die beiden ersten Geburtsperioden sind nicht verschieden gekürzt.

6) Die Häufigkeit der Anwendung von Kunsthilfe nimmt mit größerer Jugend zu.

7) Bei der Nachgeburtsperiode ist der Blutverlust entschieden geringer, ein Mehr von atonischen Nachblutungen ist nicht zu konstatiren.

8) Die Häufigkeit der Dammverletzungen ist geringer.

9) Im Wochenbett herrscht weder eine besondere Neigung zu Erkrankungen vor, noch ist das Morbiditätsprocent günstiger.

10) Die Häufigkeit der Zwillingsgeburten ist nicht vermindert.

Die Sterblichkeitsziffer der Neugeborenen ist eine sehr günstige. Das Verhältnis der reifen zu den nicht ausgetragenen Kindern spricht in höherem Maße als sonst zu Gunsten der ersteren. Dagegen bleiben die Früchte in Bezug auf Körpergewicht und Kopfumfang hinter dem allgemeinen Durchschnitt zurück.

Hohl (Bremerhaven).

22) **N. P. Marjantschik.** Zur Frage über den Verlauf von Schwangerschaft, Geburt und Wochenbett bei jungen Erstgebärenden.

Kiew 1901. (Russisch.)

Vom Mai 1891 bis zum 1. Januar 1898 wurden in Tereschenko's Gebärasyl zu Kiew 2353 Frauen, darunter 831 (35,3%) Erstgebärende aufgenommen. Von den letzten waren 446 (18,95%) zwischen 16 und 20 Jahre alt. Der Verlauf von Schwangerschaft, Geburt und Wochenbett bei diesen 446 jungen Erstgebärenden dienten dem Verf. als Material zu seiner Arbeit. A. Schwangerschaft: 1) Sie verläuft ohne irgend welche Störungen nur bei einem Viertel junger Erstgebärenden. 2) Je älter die Erstgebärende ist, desto schwerer, was Störungen betrifft (Verdauungsstörungen, Krämpfe in Extremitäten, Ödeme, Neuralgien) verläuft die Schwangerschaft. Sehr junge Erstgebärenden ähneln in dieser Hinsicht den sehr alten. 3) Je jünger die Erstgebärende ist, desto öfter wird die Schwangerschaft unterbrochen. B. Geburt: 1) Mit dem Alter wird die Zahl der engen Becken kleiner. 2) Alle Beckenmaße werden bis zum 20. Jahre größer. 3) Schädellagen kommen bei jungen Erstgebärenden öfter vor. 4) Die Zahl der Schädellagen wächst in dieser Gruppe parallel dem Alter. 5) Die Geburt bei jungen Erstgebärenden dauert länger als bei Erstgebärenden im Allgemeinen, wobei die Geburt desto länger dauert, je jünger die Erstgebärende ist. 6) Dasselbe Verhältnis beobachtet man bei der Dauer der 1. und 2. Geburtsperiode. 7) Je älter die Erstgebärende ist, desto seltener beobachtet man bei ihr Wehenschwäche. 8) Je älter die Erstgebärende ist, desto häufiger kommen vor enorm große Wassermenge, frühzeitiger Wasserabgang, Vorfall der Nabelschnur und Umschlingung derselben. 9) Je älter die Erstgebärende ist, desto seltener muss man bei ihr irgend welche Eingriffe zur Entfernung der Nachgeburt anwenden. 10) Je älter die Erstgebärende ist, desto seltener kommt Zurückbleiben der Placentarreste vor. 11) Bei jungen Erstgebärenden kommen selten Blutungen während und nach der Geburt, Eklampsie, Dammrisse und andere Verletzungen der Weichtheile vor. 12) Bei jungen Erstgebärenden muss man die Zange öfter als gewöhnlich anlegen. C. Die Frucht: 1) Bei jungen Erstgebärenden kommen öfter als gewöhnlich Mädchen vor: bei 18 und 19 Jahre alten Erstgebärenden kommen mehr Mädchen als Knaben vor; bei 16 und 20 Jahre alten kommen mehr Knaben als Mädchen vor. 2) Je jünger die Mutter, desto leichter und kleiner die Frucht, desto kleiner der Kopfumfang ist. 3) Die Kindersterblichkeit während der ersten Woche ist bei den 16. und 17. Jahre alten Erstgebärenden die größte. 4) Der allgemeine Verlust der Kinder (Aborte, macerirte, todtgeborene, die sofort nach der Geburt und im Laufe der 1. Woche abgestorbene Kinder rechnend) wächst umgekehrt proportional dem Alter der Mutter. 5) Bei jungen Erstgebärenden kommen selten Zwillinge vor. D. Wochenbett: 1) Die Mittelzahl der fiebernden Wöchnerinnen ist größer als gewöhnlich. 2) Puerperalerkrankungen kommen bei jungen Erstgebärenden öfter vor. 3) Die Mittelzahl der fiebernden und puerperal erkrankten Wöchnerinnen ist desto größer, je älter die junge Erstgebärende ist, aber vom 20. Jahre ab wird diese geringer. 4) Dasselbe beobachtet man auch bei Erkrankten mit nicht puerperalen Formen.

M. Gerschun (Kiew).

23) **A. L. Helfer.** Intracerebraler Druck bei der Frucht bei Durchführung des Schädels mittels Zange durch ein enges Becken.
Dissertation, St. Petersburg, 1901. (Russisch.)

Intracerebraler Druck bei Durchführung des Schädels mittels Zange durch ein normales Becken schwankt je nach der Größe des Kopfes zwischen 72 und 94 mm der Quecksilbersäule. Von diesem Druck hängt ca. $^2/_3$ von dem Anpassen des Schädels zu den Beckendimensionen ab und nur $^1/_3$ muss man auf Rechnung des Zudrückens des Schädels mittels Zange zuschreiben. Bei der Verminderung der Conjugata auf 1 cm erhöht sich der intracerebrale Druck bis auf 150 mm Hg, wobei $^3/_4$ dieses Druckes vom Becken und $^1/_4$ von der Zange abhängt. Bei Conjugata von 9 cm schwankt das Maximum des Druckes zwischen 138 und 200 mm Hg. Diese Schwankungen hängen hauptsächlich von der Art der Durchführung des Schädels durch das Becken ab. Dasselbe beobachtet man bei Conjugata von 8 cm: der intracerebrale Druck schwankt zwischen 180 und 260 mm Hg und hängt ab von der Art der Durchführung des Schädels durch das Becken. Bei Durchführung des Schädels mittels Zange durch ein normales oder gering verengtes Becken wächst allmählich der intracerebrale Druck bei den Traktionen, bis er das Maximum erreicht. Dasselbe beobachtet man bei starken Verengerungen bei der Durchführung des Schädels nach der Art der Einstellung desselben bei plattem Becken. Im Falle der Durchführung des Schädels nach der Art der Einstellung bei allgemein verengtem Becken wird allmähliche Erhöhung des Druckes nicht beobachtet: der Druck steigt schon bei den ersten Traktionen sofort in die Höhe. Der hohe intracerebrale Druck bei Durchführung des Kopfes durch das enge Becken hängt hauptsächlich von der Anpassung des kindlichen Schädels zu den Beckendimensionen und nur in geringer Menge von der Zudrückung des Schädels mittels Zange ab. Die schädlichen Folgen für die Frucht hängen hauptsächlich von dem Nichtentsprechen zwischen Beckendimensionen und kindlichem Schädel, nicht aber von der Wirkung der Zange ab. **M. Gerschun** (Kiew).

24) **W. N. Orlow.** Über Uterusruptur während der Geburt und Behandlung derselben.
(Wratsch 1901. No. 27. [Russisch.])

Verf. hat in der Klinik der militär-medicinischen Akademie und im XII. Stadtgebärasyl zu St. Petersburg 6 Fälle von Uterusruptur beobachtet: 2 inkomplete und 4 komplete mit Zerreißung des Peritoneums. Die Ruptur war in den Fällen der ersten Reihe bei einer Kranken auf der rechten seitlichen Uteruswand, begann von der Portio vaginalis und ging bis zur Ausgangsstelle der Ligamenta lata unter das rechte Ligament, wo auch die Placenta sich befand; bei der 2. Kranken ging die Ruptur von der linken Seite des Cervix nach hinten unter das linke Ligamentum latum. In den Fällen der 2. Reihe befand sich die Ruptur bei 2 Kranken auf der linken Uteruswand, wobei sie bei einer Kranken auf das linke Ligamentum latum und das Peritoneum des S romanum überging; bei einer Kranken begann die Ruptur von der vorderen Cervixwand, um dann auf das Peritoneum des rechten Ligamentum latum und den vorderen Douglas'schen Raums überzugehen. Bei der letzten Kranken wurde nur eine geringe Zerreißung der Cervix gefunden; es waren hauptsächlich das vordere Gewölbe und das Peritoneum des vorderen Douglas'schen Raums zerrissen. In 2 Fällen von kompleter Uterusruptur befanden sich Frucht und Placenta in der Bauchhöhle; in einem Falle von inkompleter Ruptur wurde nach Extraktion des Kindes die Placenta unter dem rechten Ligamentum latum gefunden. Alle Kranken waren 28—39 Jahre alte Mehrgebärende mit kleineren Beckenmaßen als normal. Das Gewicht der Früchte war 2750—3850 g; Kopfmaße der Früchte normal. In 2 Fällen befanden sich die Früchte in Querlage, in einem Falle in Stirnlage, und in 3 Fällen in Schädellage. In allen Fällen war die Geburt protrahirt: sie dauerte 23—40½ Stunden. Die Hauptursache der Uterusruptur war nach Verf.s Meinung in 4 Fällen unrichtige Einstellung des Kopfes bei verengtem Becken, in 2 verschleppte Querlage. Außerdem wurde die Ruptur in 3 Fällen durch unzweckmäßige Behandlung der ungelehrten Hebammen vor dem Eintreffen in die Klinik befördert. Was die Behandlung betrifft, so hat Verf. in 2 Fällen von inkompleter Ruptur nur Vaginalduschen angewendet; in einem Falle kompleter Ruptur wurde die Uterushöhle mit Jodoformgaze tamponirt. Die ersten Kranken genasen, die letzte starb am 8. Tage in Folge von Peritonitis. In 3 Fällen von kompleter Uterusruptur wurde Laparotomie ausgeführt, wobei der Uterus in allen Fällen zurückgelassen wurde. 2 Kranke genasen, eine ging in Folge von Peritonitis zu Grunde. Auf Grund dieser Beobachtungen sieht Verf. den Schluss, dass bei günstigen Verhältnissen, wo man sicher sein kann, dass Infektionskeime in die Bauchhöhle nicht eingetragen werden können, die Laparotomie bei kompleter Uterusruptur sofort ausgeführt werden muss. Bei für die Operation ungünstigen Verhältnissen muss man die nicht operative Behandlungsmethode anwenden. In einigen Fällen, wo die Frucht nach der Ruptur sich in der Bauchhöhle befindet und dieselbe per vaginam zu extrahiren unmöglich ist, muss man unbedingt die Laparotomie ausführen. Bei Austritt der Frucht und Placenta in die Bauchhöhle muss man fast in allen Fällen die Laparotomie ausführen, da die Entfernung derselben durch die Ruptur die Prognose wegen Vergrößerung der Ruptur verschlimmern kann.

(Die Fälle von Winter, Chrobak, Neugebauer, Solowij, Mertens und Iwanow zeigen, dass bei Uterusruptur und Austritt der Frucht sammt Placenta in die Bauchhöhle mit gutem Erfolge die Extraktion der Frucht per vaginam mit nachfolgender totaler vaginaler Uterusexstirpation ausgeführt werden kann. Diese Operation ist dadurch bequem, dass sie keine specielle klinische Einrichtung fordert und kann leicht in der Privatpraxis, wo auch die meisten Fälle von Uterusruptur vorkommen, ausgeführt werden. Ref.)   M. Gerschun (Kiew).

25) **J. Alexandrow.** Zur Frage über Uterusruptur sub partu auf Grund der Fälle der inländischen Litteratur vom Jahre 1895 und der ausländischen vom Jahre 1893 bis zum Jahre 1900.

Dissertation, Jurjew, 1900. (Russisch.)

Auf Grund seiner statistischen Arbeit zieht Verf. folgende Schlüsse: Rupturen, die in der Klinik vorkommen, geben eine bessere Prognose als Rupturen, die der Klinik zugeführt werden, wie bei exspektativer, so auch bei operativer Behandlung. Laparotomie giebt bei den in der Klinik vorgekommenen Uterusrupturen im Vergleich mit exspektativer Behandlung sehr gute Erfolge. Bei den der Klinik zugeführten Rupturen giebt exspektative Behandlung bessere Resultate als Laparotomie. Auf Grund dessen kann man aber nicht die Bedeutung der Laparotomie für diese Fälle verleugnen. Laparotomie wird sehr oft mit gutem Erfolge, auch bei den der Klinik zugeführten Fällen von Uterusruptur, ausgeführt, wo die exspektative Behandlung erfolglos wäre: bei vollständigem Austritt der Frucht in die Bauchhöhle und Unmöglichkeit der Beendigung der Geburt per vias naturales, bei Unmöglichkeit, die in die Ruptur vorgefallenen Eingeweide einzurichten, bei starker Blutung etc. Verblutungstod kann auch nach Laparotomie vorkommen. Dieser Umstand kann aber nicht das Vertrauen zu dieser Operationsmethode vernichten.   M. Gerschun (Kiew).

26) **Hagemeyer (Aachen).** Über puerperale Gangrän der unteren Extremitäten.

(Wiener klin. Rundschau 1901. No. 39.)

Bei einer an vorgeschrittener Myodegeneratio cordis mit sekundärer relativer Mitralinsufficiens leidenden 40jährigen Vpara kam es am 9. Tage p. p. zu den Erscheinungen von Thrombose im linken Unterschenkel. In den nächsten Tagen trockene Gangrän des Fußes und der unteren Partien des Unterschenkels. Am 17. Tage p. p. Amputation des Oberschenkels im unteren Drittel. Die durchschnittenen Gefäße sind frei von Thromben. Bei der anatomischen Untersuchung findet sich in der Arteria poplitea kurz vor ihrer Theilung in die Arteria tibial. antica und postica ein trockener, fest anhaftender obturirender Fibrinpfropf, der sich in die beiden genannten Äste der Poplitea fortsetzt. Sämmtliche Arterien des Unterschenkels sind thrombosirt. Auch in den Venen finden sich Blutgerinnsel, jedoch von weicherer Konsistenz, anscheinend sekundär entstanden. Die Herzaffektion, das plötzliche Auftreten der Gangrän und der anatomische Befund sprechen für eine Embolie der Arteria poplitea als Ursache der Gangrän. Es können also nächst einer Phlegmasia alba auch Herzaffektionen der Ausgangspunkt einer Gangrän der Extremitäten im Wochenbett werden.

        Reifferscheid (Bonn).

Originalmittheilungen, Monographien, Separatabdrücke und Büchersendungen wolle man an *Prof. Dr. Heinrich Fritsch* in Bonn oder an die Verlagshandlung *Breitkopf & Härtel* einsenden.

Centralblatt
für
GYNÄKOLOGIE

herausgegeben

von

Heinrich Fritsch
in Bonn.

Sechsundzwanzigster Jahrgang.

Wöchentlich eine Nummer. Preis des Jahrgangs 20 Mark, bei halbjähriger Pränumeration. Zu beziehen durch alle Buchhandlungen und Postanstalten.

No. 18.　　　　Sonnabend, den 3. Mai.　　　　1902.

I.

Zur Kasuistik der Missbildungen der Frucht[1].

Von

Dr. Modest Popescul,
Ordinarius der Landesgebäranstalt in Czernowitz.

In No. 39 ex 1901 dieses Centralblattes hatte ich die Ehre, einen durch seine seltene Größe und durch seinen eigenthümlichen

---

[1] Demonstration im Verein der Ärzte der Bukovina.

Geburtsverlauf interessanten Sacraltumor[2] zu veröffentlichen; heute
bin ich in der Lage, einen eben so ungewöhnlichen Halstumor zu
beschreiben.

Das Präparat verdanke ich Herrn Kollegen Dr. Marian aus Frassin a/M.,
der dasselbe mit einigen den Geburtsverlauf beleuchtenden Zeilen in liebenswürdiger Weise der Anstalt zur Verfügung gestellt hat.

Aus diesem Begleitschreiben ist zu entnehmen, dass diese Missbildung einer
eineiigen Zwillingsschwangerschaft entstammt und nach der Geburt seines normal
entwickelten Zwillingsbruders durch 24 Stunden ein nicht unerhebliches Geburtshindernis abgab. Dieser missgebildete Fötus stellte sich in Kopflage im »tiefen
Querstand« zur Geburt ein; Zangenversuche waren vergeblich.

Die übersandte Frucht selbst zeigt einen von der hinteren Fläche des Halses
ausgehenden, ungewöhnlich umfänglichen — beinahe so groß als der Fötus selbst
— schlaffen Tumor, der von einer zarten, rosaroth durchscheinenden schleimhaut-
ähnlichen Haut bedeckt, in seiner ganzen Ausdehnung behaart ist und ausgezeichnet fluktuirt.

Auf den ersten Blick präsentirt sich das Ganze wie eine cystische Geschwulst,
greift man aber genauer zu, so lässt sich seine Verbindung mit der Wirbelsäule
nachweisen, indem man durch den Sack das Foramen occipitale und die im Bereich
der oberen Halswirbel offen gebliebene Wirbelsäule durchtasten kann.

Wir haben also einen Wirbelspalt mit einem bruchähnlichen Tumor — eine
Spina bifida — vor uns.

Nach oben zu lässt sich der Tumor bis zur Nasenwurzel hinauf verfolgen,
indem derselbe den kaum mannsfaustgroßen Schädel wie eine Fruchtblase ein-
schließt. Durch denselben sind die klaffenden Nähte und offenen Fontanellen mit
ungewöhnlicher Deutlichkeit durchzupalpiren.

Unter Spina bifida verstehen die Pathologen alle jene Missbildungen am Rücken, welche mit einem Spalt des Rückgratkanals
verbunden sind. Nun kann der Spalt offen zu Tage liegen, so dass
man im Grund die mit Membranen bedeckten Wirbelkörper sieht,
und dieser Defekt heißt Rachischisis im engeren Sinne. Oder es
liegt eine Geschwulst vor, welche dadurch entsteht, dass sich bei
einem Defekt der Wirbelsäule der Inhalt ihres Kanals hernienartig
nach außen vorstülpt und wegen der vorhandenen serösen Ansammlung eine Art Cyste bildet.

Fälle der letzteren Art haben die Chirurgen im Sinn, wenn sie
von Spina bifida sprechen, und es ist daher nach Marchand zweckmäßiger, den Ausdruck Spina bifida cystica anzuwenden, doch kann
man auf diese Bildung auch den Namen Rachischisis cystica oder
Hydrorrachis cystica anwenden.

An der Stelle, wo sich dieser Defekt des Rückgrats findet, besteht äußerlich eine Geschwulst, welche bei Neugeborenen in der
Regel die Größe einer Nuss, eines kleinen Apfels besitzt.

Einen Hydrorrachissack von der Ausdehnung des beschriebenen
habe ich in der mir zur Verfügung stehenden Litteratur nirgends
auffinden können, daher schien mir der Fall der Beschreibung werth.

In geburtshilflich praktischer Beziehung dürfte die Spina bifida
cystica kein ernsthaftes Geburtshindernis abgeben, da der Sack un-

---

[2] Ein ungewöhnlicher Fall von Sacralteratom.

gemein schlaff ist, so dass er selbst bei ungewöhnlichem Umfang die Geburtswege intakt passiren kann.

Mitunter platzt der Sack bei der Geburt spontan. Anderenfalls kann der Hydrorrachissack — wie in unserem Falle — zu einem temporären Geburtshindernis werden.

II.
Der Tamponadescheidenhalter.
Von
Dr. med. Jul. Rudolph,
Frauenarzt und prakt. Arzt in Heilbronn a/N.

Im December vorigen Jahres wurde ich zu einem Abortus mit abundanter Blutung gerufen. Da ich die schwierige Lage des Landarztes in einem solchen Falle erkannte, indem auch die einfachste Assistenz mangelt und vor Allem hinsichtlich der Aseptik eine Uterustamponade dem Landarzte Bangen und Zagen einflößen muss, so gelangte ich nach Überlegungen und Erwägungen mannigfaltigster Art zur Konstruktion eines Apparates, der eine sofortige, völlig aseptische und jeglicher Assistenz entbehrungsfähige Vornahme genannter Operation gestattet.

Meinem hochverehrten Lehrer, Herrn Geheimrath v. Winckel in München, welchem auch an dieser Stelle ich meinen ergebensten Dank aussprechen muss, übersandte ich die Zeichnungen, und dieser hatte die große Güte, das Instrument bei dem Instrumentenmacher und kgl. bair. Hoflieferanten C. Stiefenhofer in München, Karlsplatz 6, anfertigen zu lassen, welcher dasselbe zur größten Zufriedenheit des Herrn Geheimrath v. Winckel ausführte. Letzterer hat das Instrument in der Münchener Universitätsfrauenklinik ausprobirt. Es fand seinen Beifall und wurde für so zweckmäßig befunden, dass genannte Klinik bereits fünf Exemplare des Instruments in Gebrauch genommen hat. Es hat sich vorzüglich bewährt und ist auf sämmtlichen Stationen der Münchener Frauenklinik in Gebrauch.

Das Instrument hat, wie Fig. 1 zeigt, im Ganzen die Form eines Scheidenhalters und stellt eine aufklappbare Kapsel dar. Der Grifftheil des Instruments läuft nach unten in eine runde Kapsel, die Tamponkapsel, aus. Aufwärts setzt sich der Grifftheil in den Lauf fort, und letzterer biegt in rechtem Winkel zum Scheidenblatt um. Letzteres zeigt auf seiner Rückfläche und etwas vom Ende entfernt einen Spalt, welcher den Tamponstreifen zu Tage treten lässt, welcher von einer in der Kapsel befindlichen Rolle (Fig. 2 und 3) sich abwickelt, durch den Hohlraum des Grifftheiles, Laufes und Scheidenblattes verläuft. Das Instrument besteht, wie Fig. 2 zeigt, aus zwei über einander liegenden Hälften, einem oberen und

unteren Blatt, einem Dorsal- und Ventralblatt, welche durch
ein an der Tamponkapsel angebrachtes Scharnier zusammengehalten werden und um dieses drehbar aufgeklappt werden können
(Fig. 2).

Die Ränder des Dorsalblattes greifen falzartig über die des ventralen (s. Fig. 1 u. 2), wodurch eine gegenseitige Fixirung beim
Geschlossensein des Instruments ermöglicht ist, indem noch der
festere Verschluss durch zwei zu beiden Seiten der Tamponkapsel
befindliche Fixirungsriegel garantirt ist (Fig. 1).

Fig. 3 zeigt die Tamponrolle von der Seite. Die beiden Blätter
derselben sind vielfach durchbrochen, um eine gründliche Sterilisation
der bewickelten Rolle im strömenden Wasserdampf bewerkstelligen
zu können. Der zwischen den Rollenblättern befindliche Theil

Fig. 1.   Fig. 2.   Fig 3.

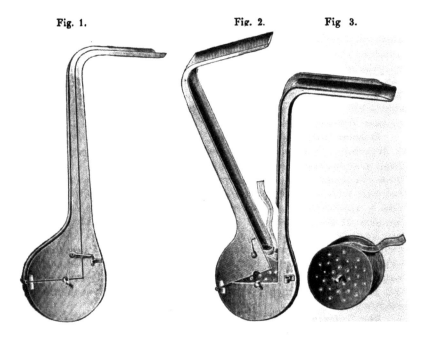

der Achse trägt einen Bügel zum Befestigen des Tamponstreifen-
endes.

Die sterilisirten Rollen können in einer eigenen Büchse mit-
geführt oder erst vor dem Gebrauch sterilisirt werden.

Der Tamponadescheidenhalter wird auf folgende Weise angewendet:

Das Instrument wird ausgekocht und mit der sterilisirten, bewickelten Rolle beschickt. Es wird die Rolle mit ihren beiden vorstehenden Achsen in das Achsenlager (Fig. 2) der Kapsel eingesetzt,

der Tamponstreifen so weit abgewickelt, dass das Ende desselben auf das Ventralblatt des Scheidenblattes zu liegen und beim Schluss des Instruments im Spalt zum Vorschein kommt. Das Instrument wird geschlossen, der Fixirungsriegel vorgelegt. Das Instrument ist zur Operation fertig, es ist »geladen«.

Es kann auch das Instrument in geladenem Zustande im Dampfsterilisator sterilisirt werden, indem dem einströmenden Dampfe durch den keineswegs hermetischen Abschluss zwischen Rollenachsen und Achsenlager der Kapsel der Eintritt, durch die Perforationsöffnungen der Rollenblätter (Fig. 3) der Zutritt zum Tamponmaterial, durch den weiteren Hohlraum des Instruments und den Scheidenblattspalt der Austritt gestattet ist. Es kann auch zum Zweck des leichteren Eindringens der Dämpfe der Apparat in halbgeöffnetem Zustande in den Sterilisator verbracht werden.

Nunmehr wird das Instrument in die Scheide eingeführt und von einer Person gehalten, welche auch den vorderen Spekularlöffel hält. Der Arzt erfasst mit einer Hakenzange die vordere Muttermundslippe und mit der Pincette den aus dem Spalt hervorlugenden Tamponstreifen und beginnt das Tamponiren. Da das aus dem Spalt hervorschauende Ende des Tamponstreifens beim Einführen des Instruments an die zwar vorher desinficirten Scheidenwände angestreift worden sein kann, wird dieses mit einer Schere weggeschnitten (»Anfrischen des Tamponstreifens«), und nun nimmt das Tamponiren seinen Anfang.

Aber auch ohne jegliche Assistenz ist die Tamponade durchführbar. Man dürfte nur statt des einfachen Scheidenblattes noch einen weiteren Spekularlöffel am Instrument anbringen, welcher durch Schraubenvorrichtung eine Speizung und somit ein selbständiges Haften in der Scheide gestattete (cf. das Speculum von Hamilton). Wir hätten dann ein Tamponadespeculum. Da es sich aber auch auf dem Lande weniger um gänzlichen Mangel an Assistenz als vielmehr um nicht oder nur äußerst mangelhaft desinficirte Assistentenhände handelt, so haben wir von der Konstruktion des letztgenannten als eines zu komplicirten Instrumentes abgesehen. Es ließe sich auch ganz leicht aus meiner Form des Instruments ein Speculum gestalten, indem zu beiden Seiten des Dorsalblattes, des Scheidenblattes je ein Längsflügel durch Scharnierverbindung angebracht wäre, welche erst in der Scheide aufgerichtet und durch eine Schraubenvorrichtung fixirt würden. Durch eine stärkere oder geringere Spreizung dieser beiden Spekularflügel würde ein Haften in der Scheide ermöglicht werden. Auch würden die Flügel, während der Einführung des Instruments auf einander liegend und den aus dem Spalt hervorschauenden Theil des Tamponstreifens deckend, ein Anstreifen des letzteren an die Scheidenwand verhüten, mithin einen aseptischen Dienst leisten. Da aber möglichste Einfachheit den Vorzug eines Instruments ausmacht, so unterließ ich diese Konstruktion, zumal mein Instrument ohne jegliche Assistenz ver

wendet werden kann.   Die Pat. befindet sich in Knie-Ellbogenlage.
Ein mit Hakengriff versehenes Speculum (nach Bozeman) wird
mittels einer Schlinge und eines Gummischlauches an einem Haken
an der Decke über dem Bett befestigt und in die Scheide eingeführt.
Der Gummischlauch garantirt den Zug und den nöthigen Halt des.
Instruments.   Die linke Hand des Arztes hält mit drei Fingern
(Mittel-, Gold- und Kleinfinger) den Tamponadescheidenhalter und
mit Zeigefinger und Daumen die Hakenzange.   Die rechte Hand
führt die Pincette.

Die Vortheile des Instruments sind folgende:

1) Leicht und auch gleichzeitig durchführbare Sterilisation
des Instruments und Tamponmaterials,

2) Völlige Garantie des Aseptischbleibens des Tamponmaterials
während der Operation.

3) Sofortige Ausführbarkeit der Tamponade.

4) Ermöglichung eines raschen Operirens ohne jede Störung.

5) Völliges Unabhängigsein von gut desinficirten Assistenten-
händen.

6) Benützbarkeit jedes beliebigen Tamponmaterials.

Es kann auch der untere Theil der Kapsel als Medikamenten-
behälter, z. B. mit Ichthyol etc., gefüllt werden, so dass die Rolle
immer zur Hälfte in die Flüssigkeit taucht und das Tamponmaterial
sich mit dem Medikament durchtränkt.   Eben so imbibirt sich
auch der von der Rolle ablaufende Tamponstreifen.   Es kann somit
das Instrument auch zur Scheidentamponade und auch jeder chirurgischen Höhlentamponade benutzt werden.   Da das Instrument auch
als gewöhnlicher Scheidenhalter dienen kann, so dürfte die An-
schaffung desselben sich wohl für jeden Arzt empfehlen.

Die Herstellung des Instruments ist Herrn C. Stiefenhofer,
Instrumentenmacher und kgl. bair. Hoflieferant in München, Karlsplatz 6, übertragen und ist das Instrument von genannter Firma zu
beziehen.

Zum Schlusse meiner Arbeit sei es mir gestattet, nochmals
meinem hochverehrten Lehrer, Herrn Geheimrath Prof. Dr. Ritter
v. Winckel, meinen innigsten Dank auszusprechen.

Neueste Litteratur.

1) Monatsschrift für Geburtshilfe und Gynäkologie Bd. XV. Hft. 1.

1) R. Lumpe (Salzburg).   Ein Beitrag zur Kasuistik der Eier-
stocksschwangerschaft.

33jährige Ipara, linksseitige Extra-uterin-Gravidität, die seit ca. 12 Monaten
bestand.   Bei der Laparotomie wurde eine große, derbe, in ihrem ganzen Umfang
mit der vorderen Bauchwand verwachsene Cyste gefunden, aus der 2 Liter jauchiger
Flüssigkeit und ein macerirter Fötus von 53 cm Länge und 2870 g Gewicht entleert wurden.   Die Placenta ließ sich leicht von der Cystenwand abschälen.   Die

Cyste wurde aus den Adhäsionen losgelöst und entfernt. Die linke Tube war stark in die Länge gezogen, mit dem Fruchtsack verwachsen. Das Ligamentum ovarii propr. ging unmittelbar in den Tumor über, vom linken Ovarium fand sich keine Spur. Die Eientwicklung hatte in einem geplatzten Follikel stattgefunden, dessen Riss sich wieder verschlossen hatte. In diesem Sacke entwickelte sich der Fötus fast bis zur Reife. Bis zum Jahre 1890 sind 10 einwandsfreie Fälle von Graviditas ovarica bekannt gegeben worden. L weist auf die ätiologischen Beziehungen hin, die zwischen Extra-uterin-Gravidität und Placenta praevia bestehen. Sie stellen die beiden Extreme der Einnistung des befruchteten Eies dar. Das Zeitintervall zwischen Eilösung und Konjugation kann beim Zustandekommen einer ektopischen Schwangerschaft vielleicht eine Rolle spielen.

2) L. Kriwski (Petersburg). Zur Kasuistik einer wiederholten Uterusruptur.

VIpara mit allgemein verengtem platten Becken (23,5, 26,5, 18 cm). Wendung weil die Geburt nicht voranschritt und der bereits in den Beckeneingang drängende Kopf wieder zurückgewichen war. Beim Eingehen der Hand wurde ein rechtsseitiger Riss in der Cervix getastet, in dem eine Darmschlinge zu fühlen war. Wendung auf beide Füße. Perforation des nachfolgenden Kopfes. Spontaner Abgang der Placenta. Scheidentamponade, Druckverband. Im Wochenbett nur geringe Temperaturerhöhungen. An der Rissseite bildete sich ein Hämatom aus. Die Ruptur hatte sich ohne Anzeichen von Collaps, ohne Pulsverschlechterung, ohne stärkere Blutung ausgebildet. Der Riss war ein inkompleter, das Bauchfell intakt geblieben. Bald darauf wurde die Frau wieder schwanger. Einleitung der künstlichen Frühgeburt durch Metreuryse. In Folge starker Uterusüberdehnung wurde der Kaiserschnitt vorbereitet. Während dessen trat Uterusruptur ein. Laparotomie (Phaenomenoff): Kind zum Theil durch den Riss in die Bauchhöhle getreten. Extraktion des Kindes und der Placenta durch den Riss. Die ganze Vorderwand der Cervix war zermalmt. Der Sitz der früheren Ruptur konnte in Folge dessen nicht ermittelt werden. Supravaginale Amputation mit Zurücklassung der Adnexe, Tamponade nach der Scheide, Heilung. Die mikroskopische Untersuchung der Uteruswand ergab keine Anhaltspunkte für etwaige Ursachen der zweifachen Ruptur. Entzündungsprocesse fehlten.

3) O. Falk (Hamburg). Ein Beitrag zum anatomischen Material der Atmokausis.

Die genauere Untersuchung eines Uterus, der 18 Tage nach einer wirkungslosen Atmokausis (112°, 15 Sekunden) durch Totalexstirpation entfernt wurde, ergab eine durchaus ungleichmäßige Tiefenwirkung der Atmokausis. Neben Partien beinahe intakter Mucosa fanden sich Stellen, wo die Schleimhaut bis fast auf die Muskulatur verbrüht war. In einem anderen Falle, wo die Atmokausis der Totalexstirpation unmittelbar vorausgeschickt war (112°, 15 Sekunden) konnte ebenfalls festgestellt werden, dass die Verbrühung keine durchaus gleichmäßige war. Bei Fall 1 waren die Seitenkanten des Uterus vom Dampfe am intensivsten getroffen. Die mikroskopische Untersuchung ergab weiterhin, dass dieser Uterus nicht brüchig, degenerirt oder atheromatös war. Er hatte sich während der Dampfdurchströmung auch kräftig kontrahirt. In Folge dessen bestreitet F. die Bedeutung der Kontraktionsfähigkeit des Uterus für das Zustandekommen einer gleichmäßigen Verbrühung der Uterusinnenfläche. Die Vorzüglichkeit der vielfach erzielten klinischen Resultate soll nicht angezweifelt werden, man darf aber nicht a priori annehmen, dass eine völlig gleichmäßige Einwirkung zu erzielen ist. Weitere genaue anatomische Untersuchungen sind wünschenswerth.

4) J. A. Amann (München). Totale Inversion des Uterus.

41jährige Frau mit Zeichen allgemeiner Sepsis. Schon früher Gebärmuttervorfall, der von der Pat. selbst reponirt wurde. Vor 14 Tagen in Folge schweren Hebens erneuter Vorfall. In letzter Zeit bedeutende Abmagerung und abundante unregelmäßige Blutungen. Kindskopfgroßer Tumor vor den Genitalien. Derselbe bestand aus dem total (inkl. Cervix) invertirten Uterus, an dem der innere Mutter-

mund durch eine seichte Einschnürung sich markirte; das Ostium uterinum der
linken Tube war sondirbar. Die Öffnung der rechten Tube war durch ein an der
Spitze des invertirten Fundus mit schmalem Stiel inserirendes Uterusmyom verdeckt. Ein sehr viel breiterer Stiel verband das Myom mit der hinteren Vaginalwand. Das Myom war nekrotisch und verjaucht. Bei der Operation wurde zunächst die Verwachsungsstelle des Myoms mit der hinteren Vaginalwand durchtrennt (Thermokauter, dann das hintere Vaginalgewölbe sammt Peritoneum eröffnet
und Uterus und Tumor total exstirpirt. Tuben und Ovarien waren in den Inversionstrichter hineingezogen, die Harnblase dagegen nicht. Der Eingriff wurde
gut vertragen, die Pat. ging aber unter den Zeichen einer allgemeinen metastatischen Pneumonie allmählich zu Grunde. Das Myom war offenbar sekundär mit
der Scheide verwachsen. Die histologische Untersuchung ergab zahlreiche nekrotische Veränderungen des Tumors, dagegen nirgends sarkomatöse Übergänge.

5) A. Hengge (München). Über das papilläre Carcinom der Cervix
(Carcinoma cervicis papillare).

Himbeerförmiger zum äußeren Muttermund herausquellender Tumor (53jährige
Frau), der nach der Menopause blutigen Fluor verursachte. Vaginale
Uterusexstirpation (Prof. Klein), bei der eine infiltrirte Partie im
linken Parametrium mitgenommen wurde. Der gestielte Tumor zeigte eine papilläre, traubige Struktur. Die gefäßreichen Verästelungen wurden von einem vielschichtigen Plattenepithel, das zahlreiche Mitosen aufwies, überzogen. Es bestand
eine gewisse Ähnlichkeit der Geschwulst mit Papilloma vesicale. An der Basis
des Geschwulststiels konnte typisches Cervixcarcinom nachgewiesen werden. Im
Corpus uteri saßen mehrere Myomknoten. Nach ⁵/₄ Jahr war die Pat. noch recidivfrei. Für diese bisher noch nicht beschriebene, auf dem Boden eines Carcinoms
entstehende Neubildung hat Klein den Namen Carcinoma cervicis papillare sive
uvaeforme vorgeschlagen.

6) W. Lange (Dresden). Beiträge zur Frage der Deciduabildung
in der Tube bei tubarer und intra-uteriner Gravidität.

Die sehr bemerkenswerthe Arbeit basirt auf genauer histologischer Untersuchung von 20 Fällen von Tubengravidität. Davon hatten 12 zum Tubenabort,
5 zur manifesten Ruptur geführt. In 1 Falle war es weder zum Abort noch zur
Ruptur gekommen; 4 Fälle waren nicht ganz eindeutig. Bei 8 Fällen war eine
Deciduabildung in der Tube überhaupt nicht nachweisbar, in 4 Fällen fand sich
fleckenweise auftretende Deciduabildung an der Eiinsertionsstelle, in 6 Fällen ganz
geringe Deciduabildung außerhalb der Eiinsertionsstelle. In einem Falle war
geringe Deciduabildung sowohl innerhalb wie außerhalb der Eiinsertionsstelle
vorhanden, in einem Falle endlich ausgedehntere Deciduabildung außerhalb und
geringere innerhalb der Eiinsertionsstelle.

An der Eiinsertionsstelle war die zerstörende Einwirkung der Zottenepithelien
auf das mütterliche Gewebe sehr deutlich. Das Tubenepithel war an solchen
Stellen stets völlig verschwunden. Auffällige Hypertrophie der Tubenmuskulatur
fand sich nie, dagegen oft ödematöse Durchtränkung und zellige Infiltration
längs den Gefäßen. Die Eiinsertionsstelle lag in der Mehrzahl der Fälle (12) im
abdominalen Tubenabschnitt.

L. untersuchte fernerhin, ob bei uteriner Gravidität eine Deciduabildung in
der Tube stattfindet. Ihm standen dafür 50 Präparate in allen Stadien der Gravidität und des Puerperiums, bis 9 Tage post partum zur Verfügung. Die Tuben
waren nicht hypertrophisch, oft aber ödematös durchtränkt. Im Schleimhaut-
stroma und um die Gefäße fanden sich konstant viel Leukocyten. In 5 Fällen
war zweifellose Deciduabildung in den Tuben vorhanden. Der Kontakt der Schleimhaut mit dem Ei ist also zur Auslösung der Deciduabildung nicht nöthig, es
genügt die Einnistung eines befruchteten Eies in der Tube oder im Uterus. Die
Fähigkeit der Tubenschleimhaut, eine Decidua zu bilden, ist aber gering und kann,
wenigstens in den ersten Monaten der Schwangerschaft ganz fehlen. Wie weit
bei tubarer Gravidität eine Decidua reflexa ausgebildet wird, ließ sich nicht fest-

stellen. In der Art, wie im graviden Uterus, wird sie in der Tube sehr wahrscheinlich nicht gebildet. Bei seinen Untersuchungen konnte L. die Befunde von Schmorl bestätigen, dass bei jeder uterinen Gravidität reichliche Deciduawucherungen unter dem Peritoneum des Douglas und seiner Umgebung sich findet. Einmal konnte er eine solche auch auf den unteren Darmschlingen nachweisen, ein anderes Mal in multiplen kleinen Fibromen des großen Netzes unter dem Peritoneum.

7) **W. Ostertag** (Barmen). Über eine neue Leibbinde und deren Wirkungsweise.

Die Binde besteht aus 2 Schulterträgern, einem Mittelstück und 2 Schenkelriemen. Das Mittelstück besteht aus einem starren, hinteren Abschnitt von Moleskin und einem vorderen elastischen Theil von kräftigem Trikot. Als Schulterträger funktioniren 2 breite Streifen von baumwollenem Moleskin, als Schenkelriemen zwei kräftige Hohlschläuche von Patentgummi. Die eingehenden Auseinandersetzungen des Verf.s über die Wirkungsweise dieser Binde müssen hier übergangen werden. Ihre Vorzüglichkeit soll besonders in der genauen und zweckmäßigen Anpassung an die normalen anatomischen und physiologischen Verhältnisse bestehen. Die Leistungsfähigkeit muss nach den Auseinandersetzungen O.'s eine erstaunlich große sein. Die Pat. gewöhnen sich so schnell an die Binde, dass sie gelegentlich Abends vergessen, sie abzulegen. Die Unterleibsmuskulatur erleidet tiefgreifende Veränderungen, die Muskelfasern rücken zusammen, werden kürzer und dicker und »wachsen schließlich wieder zu einem normalen Muskel zusammen«. Hängebäuche von 130—140 cm Umfang werden um 20—30 cm dauernd reducirt. Nur hyperästhetische Hystericae behaupten manchmal, die Binde nicht vertragen zu können. Hängebauch im Wochenbett kann durch die Binde absolut sicher verhütet und, falls schon vorhanden, fast immer geheilt werden. Bei Wanderniere ist die Wirkung vorzüglich. Die Niere heilt allerdings an normaler Stelle an, kann aber keine Eigenbewegungen machen. Festwachsen der Niere in dem oberen Theile des Unterleibs ist in einer Reihe von Fällen beobachtet. Bei Bauchbruch wird die Binde mit einer Pelotte kombinirt. Nur in 2 Fällen gelang es nicht, den Bruch zurückzuhalten. 2 Hernien (nach Perityphlitisoperation) wurden durch die Binde geheilt. **Stoeckel** (Bonn).

Geburtshilfliches.

2) **N. M. Porschnjakow.** Über den Einfluss des Nabelschnurvorfalls auf den Ausgang der Geburt für Mutter und Kind.

Dissertation, St. Petersburg, 1901. (Russisch.)

Nabelschnurvorfall kommt einmal auf 147,3 Geburten vor, wobei die Zahl bei Mehrgebärenden bei unzeitiger Geburt $3\frac{1}{2}$mal, bei mehrfacher Geburt 5mal, bei engem Becken 24,8mal größer ist als gewöhnlich. Die Lage der Frucht hat große Bedeutung auf den Nabelschnurvorfall: er kommt am öftesten bei Querlagen, dann Beckenendlagen und endlich bei Schädellagen vor. In den Fällen, wo die Nabelschnur vorgefallen ist, werden $1\frac{1}{2}$mal mehr Knaben als Mädchen geboren. Die Allgemeinzahl der verlorenen Kinder bei Nabelschnurvorfall ist 53,5 ℀ (auf 33143 Geburten berechnet), wobei die Mehrzahl der Kinder bei Querlagen, dann bei Schädellagen, am seltensten bei Beckenendlagen abstirbt; am gefährlichsten für das Kind bei Nabelschnurvorfall ist aber die Schädellage. Die Beendigung der Geburt bei Vorfall der pulsirenden Nabelschnur darf man den Naturkräften nur in ausschließlichen Fällen überlassen, wenn die Geburt sehr schnell bei guten Herztönen der Frucht beendet werden kann. In diesen Fällen giebt die Auspressung der Frucht nach Kristeller schlechte Resultate und muss deshalb durch die Zange ersetzt werden. Das Heraushohlen des Füßchens bei Steißlage mit Vorfall der pulsirenden Nabelschnur giebt gute Erfolge für das Kind. Der Ausgang der Geburt für Mutter bei Vorfall der pulsirenden Nabelschnur hängt

von der Art der zur Erhaltung des kindlichen Lebens vorgenommenen operativen
Hilfe ab. Von den Operationen geben die Wendungen mit nachfolgender Extraktion der Frucht die schlechtesten Erfolge, was den Ausgang der Geburt für
Mutter und Kind betrifft; die besten Resultate giebt die Reposition der vorgefallenen Nabelschnur. Im Allgemeinen ist der Vorfall der Nabelschnur für die
Mutter wegen der operativen Hilfe, die zur Rettung des kindlichen Lebens nöthig
ist, nicht ungefährlich. Ehe man die Wendung ausführt, muss man in vielen
Fällen die Reposition der vorgefallenen Nabelschnur versuchen, und wenn dieses
nicht gelingt die Zange anlegen oder die Wendung ausführen.

M. Gerschun (Kiew).

3) **H. Raschkow.** Über die Bedeutung der künstlichen Frühgeburt
bei Beckenenge für die Erhaltung des Kindeslebens.
Inaug.-Diss., Kiel, 1901.

Verf. berichtet über das fernere Leben der Kinder von 66 in der Kieler
Frauenklinik von 1880 bis 1901 ausgeführten künstlichen Frühgeburten. Todt-
geboren wurden 10 Kinder (15,2%), gestorben vor der Entlassung sind 12 (17,8%),
lebend entlassen wurden 45 Kinder (67%) und zwar 20 Knaben (48%) und 25 Mädchen (52%). Über 37 Kinder konnte er aus dem ferneren Leben Nachrichten erhalten. Es starben von diesen nur 6, und zwar 4 im ersten Lebensjahr; ein Kind
von diesen 6 brach im Eis ein und ertrank, das 6. starb an Lebensschwäche. Für
die Zeit des Laufenlernens ergab sich keine Differenz gegenüber ausgetragenen
Kindern. An Rachitis litten 6 Kinder, an Kinderkrankheiten alle. Die Prognose
der künstlichen Frühgeburt ist demnach eine günstige zu nennen bei Kindern,
die eine gewisse Entwicklungsstufe erreicht haben. Für mittlere Grade der Beckenverengerung und in nicht zu weitem Abstande von dem rechtzeitigen Ende der
Gravidität eignet sich die künstliche Frühgeburt und ist im Interesse des Kindes
zu empfehlen. Einleitung derselben vor der 35. Woche der Gravidität dagegen
ist der Perforation am normalen Ende nahezu gleich zu stellen und nur zu Gunsten
der Mutter auszuführen.

Hohl (Bremerhaven).

4) **A. Brundiesk.** Die Erfolge der künstlichen Frühgeburt für
Mutter und Kind bei inneren Krankheiten der Mutter.
Inaug.-Diss., Gießen, 1901.

Verf. berichtet über 17 Fälle künstlicher Frühgeburt aus der Gießener Klinik.
Sie wurde eingeleitet wegen Lungentuberkulose 4mal, wegen Erkrankung der
Nieren 7mal, wegen Osteomalakie 1mal, wegen Mitralfehlers 1mal, wegen Perityphlitis 1mal, wegen Leukämie 1mal, wegen Hydramnion, verbunden mit Ascites
und starkem Hydrops der unteren Extremitäten 2mal. Außerdem wurde in
2 Fällen von Carcinoma recti die künstliche Frühgeburt eingeleitet.

Auf Grund dieser Fälle summirt er:

1) Die häufigsten Erkrankungen, die durch die Komplikation mit Schwangerschaft die künstliche Frühgeburt indicirten, waren: Tuberkulose und Nephritis.

2) Die künstliche Frühgeburt kann bestehende schwere Erkrankungen oder
bedrohliche Zustände, die sich im Ablauf schwerer Erkrankungen Hochschwangerer
entwickelt haben, zum Stillstand und zur Heilung bringen.

3) Die Frühgeburt bietet für die Mutter bei den nöthigen Vorsichtsmaßregeln
keine wesentlich größeren Gefahren als die normale Geburt.

4) Die Metreuryse ist die am sichersten und schnellsten zum Ziele führende
Operationsmethode.

Hohl (Bremerhaven).

5) **Remington (Philadelphia).** Bericht über die wichtigeren geburts-
hilflichen Operationen und Fälle, die während des Jahres 1900 in der
Entbindungsanstalt der Universität zur Beobachtung gekommen sind.
(Univ. of Pennsylvania med. bullet. 1901. Juli. p. 154.)

Unter den hier mitgetheilten Fällen befindet sich der einer Frau, von welcher
... R. Wochenbett zuerst eine Beweglichkeit der Symphysis pubis wahrgenommen

und ärztlich festgestellt wurde. Jedoch waren schon in der 2. Schwangerschaft Schmerz und leichtes Hinken aufgetreten, aber mit der Entbindung wieder verschwunden. Dasselbe hatte sich während der 3. und 4. Schwangerschaft wiederholt. Jetzt bewegte sich das linke Schambein bei jedem Schritte 3 cm auf und ab. Nach Behandlung mittels Ruhe, Leibbinde und Sandsäcken trat Besserung ein, so dass Pat. ohne Hinken gehen konnte und nur geringe Behinderung der Beweglichkeit zurückblieb.   **Lühe** (Königsberg i/Pr.).

6) **Blacker** (London).   Die Verhinderung der Asphyxie bei Beckenendlagen.
(Lancet 1901. Oktober 19.)

Im Lancet vom 21. September berichteten 2 Autoren über zwei günstige Erfolge, die sie bei Steißlagen dadurch erzielt hatten, dass sie in den Mund des noch in der Scheide befindlichen kindlichen Kopfes einen Katheter einführten. B. weist nach, dass 1754 Benjamin Pugh eine gebogene Pfeife zu diesem Zwecke empfahl, auch erwähnt der letztgenannte Autor, dass man mit 2 Fingern in den Mund des Kindes gehen kann, die kindliche Zunge niederdrücken und dabei die Hand hohl halten und gegen den mütterlichen Mastdarm drängen sollte. Morlanne 1802 und Bigelow 1829 empfehlen den eben beschriebenen Handgriff eben so. Steht der kindliche Kopf noch hoch, so rieth Bigelow, eine elastische Röhre von $1/2$ Zoll Durchmesser zwischen die Lippen des Kindes einzuführen. Beiläufig erwähnt B. ein interessantes Instrument, welches Joos (Schaffhausen) im Jahre 1847 angegeben hat und das bestimmt war, über die Nabelschnur geschoben zu werden, um dieselbe vor Druck zu schützen.
Rissmann (Osnabrück).

7) **F. W. Kitt** (Dublin).   Mittheilungen über eine glückliche Zangenentbindung bei einer Frau mit früherem Kaiserschnitt.
(Dublin journ. of med. science 1901. Oktober.)

Sectio caesarea vor 2 Jahren wegen irreponiblem Cervixfibroid, glatte Heilung; Kind starb am 3. Tage. Die 2. Geburt hatte bereits 73 Stunden gedauert, ehe Verf. gerufen wurde: Schädellage, der Tumor, in der hinteren Hälfte des Beckens, hindert das Tiefertreten, ist aber immerhin nicht mehr so voluminös, dass nicht ein Zangenversuch gerechtfertigt erscheint, der dann in der That zu glücklichem Resultate führt.   **Zeiss** (Erfurt).

8) **Noble** (Philadelphia).   Allgemeine Gesichtspunkte für die Behandlung der Placenta praevia.
(Sonderdruck aus Therapeutic gazette 1901. Mai 15.)

Der Verf. betrachtet die Tamponade bei Blutungen in der Schwangerschaft, wenn dieselben von Placenta praevia herrühren, als ein allgemein verlassenes Verfahren, dass nur noch zur provisorischen Blutstillung angewendet werden dürfe, bis alle Vorbereitungen getroffen und genügend Assistenz zum Eingreifen vorhanden sei. Dagegen schließt sich Verf. voll und ganz den Ausführungen Murphy's an. Dieser schlägt vor, bei Blutungen nach dem 7. Monat — wenn Placenta praevia konstatirt ist — grundsätzlich die Frühgeburt einzuleiten, vor der genannten Zeit immer dann, so wie die Blutungen stark, anhaltend oder häufig sind. Während Murphy zur Einleitung der Frühgeburt Ablösung der Placenta im Umkreis des Muttermundes und Einführung des Barnes'schen Dilatators empfiehlt, will Verf. lieber die Cervix mit den Fingern dilatiren. Nachdem dies geschehen, können bei Placenta praevia lateralis oder marginalis die Eihäute gesprengt und die Geburt der Natur überlassen werden event. die Zange angelegt werden. Meist aber ist sofort nach Erweiterung des Muttermundes die Wendung auszuführen und mit dem kindlichen Körper zu tamponiren — das souveränste Mittel. Vor zu raschem Extrahiren warnt aber Verf. eindringlichst. Nur bei erweiterungsfähiger Cervix darf die Gefährdung des Kindes eine Indikation zu sofortiger Extraktion bilden.

Dies Verfahren hat zwar die Aussichten für das kindliche Leben nicht zu verbessern vermocht, dagegen gegenüber gar keiner Behandlung oder den früher geübten Methoden die Mortalität der Mütter von 50 bis 30 % auf 5 % oder weniger herabgesetzt.

Den Kaiserschnitt hält N. am ehesten für angezeigt bei Primaparen mit Placenta praevia centralis, wo voraussichtlich die Weichtheile der Erweiterung große Schwierigkeiten entgegensetzen werden.

Am Schlusse seiner Abhandlung legt Verf. peinlichste Anti- und Asepsis ans Herz, da der Blutverlust die Disposition zu infektiösen Erkrankungen erhöht.

G. Frickhinger (München).

9) **Mende.** Zur Behandlung der vorliegenden Nachgeburt mit Zugrundelegung des Materials des Kreises Waldenburg nach den Hebammenberichten aus den Jahren 1894—1899.

(Therapeutische Monatshefte 1901. November.)

Zur Behandlung der Placenta praevia empfiehlt Verf. den Kolpeurynter, aber nicht nach Dührssen nach Blasensprengung, sondern ohne diese einzulegen. Man schiebt ihn durch den Muttermund bei centralem Sitz an der Seite, wo der eindringende Finger am wenigsten Widerstand zwischen Placenta und Uterus findet, bei lateralem Sitz in der Richtung der fühlbaren Eihäute in die Höhe. Zu einer nennenswerthen Blutung kommt es hierbei nicht, da die Loslösung der Placenta von ihrer Insertion eine sehr beschränkte ist und die eingeführten Finger resp. die in der Scheide liegende Hand als vorläufiger Tampon wirken. Der Ballon wird dann mit 3/4 Liter Lysollösung gefüllt und ein permanenter Zug ausgeübt. Bei den 8 so behandelten Fällen blieben die Mütter sämmtlich am Leben; von den Kindern wurden 5 lebend geboren und blieben bis zum 10. Tag am Leben, 2 waren schon vor der Entbindung abgestorben, das 3. wahrscheinlich. 5mal handelte es sich um Placenta centralis (mit 1 todtgeborenen Kind). Bei stehender Fruchtblase vergingen nach Einlage des Ballons bis zur Geburt 10 Minuten bis 46 Stunden. **Witthauer** (Halle a/S.).

10) **Fieux.** Ein Fall von einer Placenta bei Drillingsschwangerschaft.

(Gaz. hebdom. de méd. et de chir. 1901. No. 1.)

Eine Primipara kommt im 7. Monat nieder und gebar ein lebendes Kind und 2 todte; das erste stirbt nach 4 Tagen.

Bei Untersuchung der Nachgeburt und Eihäute findet man 3 Höhlen, welche durch 2 Choriontaschen gebildet wurden, indem ein Ei ein Chorion für sich hatte, während die beiden anderen von einem gemeinsamen Chorion umschlossen und nur durch Amnion von einander getrennt waren. Dreifache Insertio velamentosa. Es handelt sich um eine dreifache Schwangerschaft mit 2 Eiern, von denen sich eines normal entwickelt hatte. Das zweite von 2 Spermatozoen befruchtete Ei entwickelte sich nicht zu einer Doppelmissbildung, sondern zu 2 getrennten Föten. Über das Geschlecht der Kinder wird nichts berichtet. **Rech** (Trier).

11) **G. Knaiske.** Über Gesichts- und Stirnlagen.

Inaug.-Diss., Breslau, 1901.

Verf. berichtet über die in der Poliklinik der Breslauer Frauenklinik in den Jahren 1894—1900 beobachteten Gesichts- und Stirnlagen.

1) Eine Gesichtslage kam auf 46 poliklinische Entbindungen, eine Stirnlage auf 217.

2) Das Verhältnis der zweiten zur ersten Stellung betrug bei der Gesichtslage 1 : 0,76, bei der Stirnlage 2 : 1.

3) Das Verhältnis der Erstgebärenden zu Mehrgebärenden war bei Gesichtslage 1 : 271, bei Stirnlage 1 : 450.

4) Die größte Zahl der Gebärenden fand sich bei Gesichtslage zwischen 25. und 30., bei Stirnlage zwischen 28. und 31. Lebensjahre.

5) Die Geburtsdauer ist bei Gesichtslage wenig, bei Stirnlage erheblich verlängert.

6) Eine Mortalität ist bei beiden nicht zu verzeichnen.

7) Die Morbidität betrug bei Gesichtslage 7,7%, bei Stirnlage 36,36%.

8) Verhältnis der Knaben zu Mädchen war bei Gesichtslage 108:100, bei Stirnlage 450:100.

9) Bei Gesichtslagen wurden bei Spontangeburten lebensfrisch geboren 72,34%, asphyktisch 17,02% und todt 10,63%, wovon den Schädigungen durch die unmittelbaren Folgen der Geburt 8,51% zur Last fallen, bei Stirnlagen betrug die Gesammtmortalität der Kinder 36,36%, wovon 27% als unmittelbare Folge der Geburt.

10) Operationsfrequenz bei Gesichtslagen 9,51%, bei Stirnlagen 72,72%.

11) Die Stirnlage kann sich unter der Geburt noch spontan korrigiren. Der Thorn'sche Handgriff war bei Gesichtslagen stets ohne Erfolg.

12) Die Prognose der Gesichtslage ist für die Mutter günstig, die der Stirnlage ungünstiger, für die Kinder bei Gesichtslage weniger gut als für die Mutter, bei Stirnlage noch ungünstiger.

13) Die Gesichtslage ist stets exspektativ zu behandeln, eine Indikation für operative Entbindung wird nur durch Komplikationen gegeben. Bei Stirnlage ist die Therapie meist operativ: bei beweglich über dem Beckeneingang stehendem Kopf korrigirende Handgriffe oder Wendung, bei feststehendem Kopf Zangenextraktion oder Perforation. **Hohl** (Bremerhaven).

12) **R. Schnyder** (Balsthal). Über den Mechanismus und die Therapie der Gebärmutter- und Scheidenrisse.

Inaug.-Diss., Zürich, 1899.

Verf. bespricht in einer sehr fleißigen Arbeit an der Hand von 12 Fällen von Uterusruptur den Mechanismus und die Therapie der Gebärmutter- und Scheidenrisse. Der Mechanismus der Uterusruptur, wie ihn Bandl aufgestellt hat, erhält die Modifikation, dass die Fixation des Uterus nach unten als Vorbedingung der Zerreißung nicht aufrecht erhalten werden kann. Vorbedingung jeder spontanen Uterusruptur ist die Hemmung (bestehend aus mechanischem Widerstand und Passivität der Cervix), welche einen Theil des Dehnungsschlauches hindert, an der zum Durchtritt der Frucht nothwendigen Dehnung theilzunehmen. Der darüber oder nahe liegende Theil des Dehnungsschlauches erfährt in Folge dessen eine Überdehnung und rupturirt.

a. Wenn bei günstigen Dehnungsverhältnissen keine Hemmung eintritt, zerreißt nicht der Uterus, sondern das Scheidengewölbe.

b. Bei ungünstigen Dehnungsverhältnissen tritt Hemmung vorzüglich ein: 1) Bei Beklemmung der Muttermundslippen zwischen Kopf und Becken. 2) Durch abnormen Widerstand des Mutterringes. 3) In seltenen Fällen ist die Dehnungshemmung eine relative, indem der Dehnungschlauch schon durch den normalen Eröffnungswiderstand an seiner Elasticitätsgrenze anlangt und rupturirt.

c. Durch frühere Cervixrisse wird bei späterer Geburt eine Hemmung der Cervixdehnung in vorwiegend horisontaler Richtung bedingt. Dadurch entsteht die Vorbedingung zu einem Längsriss, der zu einer nach oben perforirenden Ruptur führen kann.

Bezüglich der Therapie bei drohender Uterusruptur sei hervorgehoben, dass bei Schädellage die Wendung gänzlich zu verwerfen ist, wenn die Wehenpausen nicht mehr schmerzfrei sind, die untere Uterusgegend druckempfindlich ist. Hier ist auch bei lebendem Kind die Perforation auszuführen. Bei Querlage und todtem Kind ist in jedem Falle die Embryotomie zu machen.

Bei eingetretener Ruptur gilt der Grundsatz: sofortige, möglichst schonende Entbindung. Jeder Wendungsversuch ist zu verwerfen. Ist die Frucht theilweise im Uterus und theilweise in der Bauchhöhle, so wird nur per vias naturales extrahirt, wenn der vorliegende Theil feststeht, die Laparotomie wird angeschlossen.

Bei engerem Muttermund ist die Laparotomie nicht zu umgehen. Genaueres ist
im Original nachzulesen.   **Hohl** (Bremerhaven).

13) **A. Barone** (Neapel).   Beitrag zur vergleichenden Beurtheilung
    der Resultate der Symphyseotomie und des Kaiserschnitts.
                  (Arch. di ost. e gyn. 1901. Februar.)

Der klinische Beitrag des Verf.s ist bescheiden: 3 konservative Kaiserschnitte
(mit sagittalem Fundalschnitt) und 4 Symphyseotomien; alle wegen Beckenenge
ausgeführt. Von den 3 mit Kaiserschnitt behandelten Frauen starb eine; die
Kinder alle lebend. Dagegen war das Resultat der 4 Symphyseotomien sowohl
für die Mütter als für die Kinder ein vorzügliches. Auf Grund dieser Erfahrungen
so wie unter kritischer Würdigung der statistischen Zusammenstellungen sucht
Verf. die Symphyseotomie gegen den Vorwurf einer gefährlichen und schwierigen
Operation in Schutz zu nehmen. Die ungünstigeren Resultate der Symphyseotomie
(gegenüber dem Kaiserschnitt) sollen sich daraus erklären, dass eine Reihe von
Todesfällen, die mit der Operation nicht in direktem Zusammenhang stehen, mit
Unrecht auf das Conto derselben gesetzt wurden. Die »gereinigte« Statistik lässt
die Symphyseotomie in wesentlich besserem Lichte erscheinen. Verf. empfiehlt
daher die Ausführung dieser Operation bei mittleren Graden von Beckenenge
(67—80 mm C. v.). Der Kaiserschnitt dagegen soll auf die unterste Grenze (unter
67 mm) beschränkt sein, wo eine absolute Indikation vorliegt.
                                            H. Bartsch (Heidelberg).

14) **Porak et Couvelaire.** Polycystische Leber als Ursache von Dystokie.
                  (Ann. de gyn. et d'obstétr. 1901. März.)

Ohne näher auf die Histogenese der kongenitalen cystischen Erkrankung einzugehen, welche Verff. in einer späteren Arbeit eingehender besprechen wollen,
schildern dieselben einen Fall von polycystischer Leber, die ein absolutes Hindernis für die Geburt des Kindes abgab. Die schon früher ausgesprochene Ansicht
der Verff., dass die kongenitale cystische Degeneration nicht nur die Leber, sondern auch in der Regel andere Organe, vor Allem die Nieren befällt, fand sich
in diesem Falle auch schon makroskopisch bestätigt.   **Odenthal** (Bonn).

15) **C. Cristeanu** (Bukarest).   Behandlung kompleter Uterusrupturen
    durch totale abdominale Hysterektomie.
                  (Ann. de gyn. et d'obstétr. 1901. April.)

C. hatte Gelegenheit, in kurzer Zeit 3 Fälle von Uterusruptur zu behandeln,
welche im Augenblick der Entbindung eingetreten war. In allen 3 Fällen machte
er mit Erfolg die abdominale Hysterektomie, obschon nach der Ruptur bereits
geraume Zeit verstrichen war und auch schon Zeichen von Infektion sich eingestellt hatten, die Fälle also zu den schwersten und prognostisch ungünstigsten
gerechnet werden konnten. C. ist desshalb der Ansicht, dass bei kompleten
Uterusrupturen absolute Anzeige zur Köliotomie gegeben sei, mit Herausbeförderung des Fötus durch die Bauchwunde, wenn derselbe in die Bauchhöhle eingetreten ist; dann Hochlagerung, totale Hysterektomie mit sorgfältiger Blutstillung
und Naht des zerissenen Bauchfells, vaginale Drainage. Vor, während und nach
der Operation sollen Kochsalzinfusionen en masse gemacht werden.

Zu technischen Einzelheiten ist zu bemerken, dass die Uterina oft schwer zu
finden ist an ihrem unteren Ende. Man soll desshalb in die Tiefe der Gewebe
eindringen, wohin sie sich oft zurückzieht, event. soll man die Hypogastrica der
entsprechenden Seite unterbinden.

In allen 3 Fällen war die Blutung nach außen äußerst gering und durchaus
nicht in Vergleich zu ziehen zu der Schwere der Verletzungen in der Bauchhöhle,
die stets voll von Blut war. C. meint, dass bei der noch bestehenden enormen
Mortalität bei inkompleten Rupturen (30—40%) man sich auch wohl bald zur
Hysterektomie entschlösse.   **Odenthal** (Bonn).

16) **A. Currier** (New York). Kopfverletzungen des Neugeborenen.
(Med. news 1901. August 3. p. 161.)

Wenn auch der Artikel wesentliche neue Gesichtspunkte nicht bringt, sei doch die übersichtliche Zusammenstellung von 60 Fällen erwähnt, in denen der Schädel während der Geburt verletzt war. Depression der Schädelknochen wurde gefunden 2mal am rechten Stirnbein, 16mal am linken, 5mal am rechten, 9mal am linken Scheitelbein, 1mal am rechten Schläfenbein, 1mal am Hinterhaupts- und linken Scheitelbein. Die Depressionen waren 1,5 bis 6 cm lang, 1,5 bis 4 cm tief und 2 bis 5 cm weit. Sie verschwanden meist in einigen Wochen oder Monaten, blieben aber zuweilen auch jahrelang sichtbar.

17mal kamen Frakturen eines oder mehrerer Knochen vor, 1mal mit erheblicher Verschiebung der Schädel- und Gesichtsknochen. 5mal waren Knochenfissuren vorhanden, 5mal war die Kopfhaube mehr oder weniger erheblich zerrissen, 5mal das Gehirn verletzt. 4mal waren diese Verletzungen tödlich.

12mal war die Zange angewendet, 3mal handelte es sich um hohe Zangen, 3mal um Wendungen. 12mal war die Entbindung ganz normal gewesen, 7mal verlängert und zwar von 15 Stunden bis zu 6 Tagen. 3 Geburten waren Sturzgeburten, 3mal bestand eine Geschwulst der Kopfhaube, 23mal fand sich Blutung irgend einer Art.

Von abnormen Lagen waren darunter 2 Steiß-, 1 Gesichtslage, 1mal lag Gesicht, Arm und Nabelstrang vor, 2mal lag das Hinterhaupt nach hinten. 6mal traten Krämpfe auf, 5mal entwickelte sich Koma, 4mal Lähmung, 1mal Idiotie. 24mal war irgend eine Beckendeformität vorhanden.

Tod des Kindes trat aus verschiedenen Veranlassungen 24mal ein. In 3 Fällen wurde die Kopfhaut eingeschnitten und der Knochen emporgehoben, 1mal wurde trepanirt, um den Knochen emporheben zu können, in allen diesen 4 Fällen wurde das Leben erhalten. Im Ganzen wird die Regel aufgestellt, dass die Behandlung solcher Verletzungen dieselbe sein soll, als sie in späterem Lebensalter sein würde.

Dass Trismus und Tetanus neonatorum meist auf Knochenbrüche und Blutungen zurückzuführen seien, dürfte nicht allseitig als richtig angenommen werden. Dagegen wird kaum bestritten werden, dass Verletzungen der Kopfhaube oft ohne innere Blutungen vorkommen, das Umgekehrte hingegen sehr selten der Fall ist.

Lühe (Königsberg i/Pr.).

Wochenbett.

17) **Kantorowicz** (Hannover). Die Alkoholtherapie des Puerperalfiebers.
(Die med. Woche 1901. No. 42.)

K. bestreitet die Wirksamkeit der Alkoholtherapie des Puerperalfiebers und polemisirt gegen Runge, dessen kasuistische Mittheilungen (Sammlung klin. Vorträge 1886 No. 287 und Archiv für Gynäkologie Bd. XXX und XXXIII) er wiedergiebt und kritisirt. Die bei den Kranken erzielten Erfolge führt er nicht auf den Alkohol, sondern die Bäderbehandlung zurück. In keinem Falle sieht er den Beweis erbracht, dass der Alkohol allein irgend eine nützliche Wirkung ausgeübt habe; weder Puls noch Temperatur wurden herabgesetzt. Dagegen konnte fast nach jedem Bade eine auffallende Besserung des Allgemeinbefindens konstatirt werden; der Appetit hob sich, das Fieber wurde gemäßigt. K. behauptet sogar, dass die riesigen Alkoholdosen geschadet haben. Nach seiner Ansicht sind die zahlreich notirten Delirien, Zustände von Somnolenz und Gehirnreizung so wie die hohen Pulszahlen nicht allein auf die septische Infektion, sondern auch auf die Alkoholintoxikation zurückzuführen. »Der Alkohol wirkt in großen Dosen auf den Körper, im Speciellen auf das schon septisch-verseuchte Blut nur giftig.« Auch auf das Herz wirken dieselben nicht günstig, sondern deletär, wie die häufigen Collapse, das Ausbleiben einer günstigen Beeinflussung des Pulses zeigen. Ferner sollen sie die Rekonvalescenz verlängern. Auch durch 18 von Martin (Berlin 1889) berichteten Fälle sieht K. eher das Gegentheil als eine günstige Wirkung des Alkohols bei Puerperalfieber erwiesen. Schließlich macht er darauf aufmerksam, dass in der Alkoholtherapie die Gefahr der Verführung zur Trunksucht liegt.   Graefe (Halle a/S.).

18) Solt (Mitau). Ergotin als Prophylakticum und »Specificum« beim Wochenbettfieber.
(Therapeutische Monatshefte 1902. Februar.)

Verf. wendet sich gegen die Lokalbehandlung des puerperal erkrankten Uterus, den er sich als eine eröffnete Abscesshöhle vorstellt, deren Wände nicht die Neigung haben mit einander zu verkleben und zu welcher der Zutritt für die Außenluft verschlossen ist; durch Kontraktion werden alle Fremdkörper, z. B. abgestorbene Gewebsfetzen und Eiter, entfernt und Tamponade und Ausspülung sind daher überflüssig. Unter der Wirkung des Ergotins nun zieht sich der schlaffe, weiche, erkrankte Uterus zusammen, die Lymphräume werden enger, die paralysirten Blutgefäße kontrahiren sich. Es kann nicht mehr zu der »ödematösen Durchfeuchtung und trüben Schwellung«, die nach Schröder dem Eindringen der Krankheitserreger vorausgeht, kommen und ihnen wird der Nährboden verschlechtert. Sie kommen nicht mehr so leicht in Lymph- und Blutbahn und der übrige Organismus wird dadurch vor weiterer Infektion und Intoxikation geschützt. Ergotin hat tonisirende, roborirende Eigenschaften, vielleicht stärkt es auch die Phagocyten im Kampf gegen Bakterien und Toxine und kräftigt die Gewebezellen zur Bereitung von Antitoxinen. Es hat ferner schmerzstillende, reizmildernde Eigenschaften und übt eine beruhigende Wirkung aus. Bei 30 Wochenbettkranken kam kein Todesfall vor und nur 1 Wöchnerin bekam ein Exsudat, obwohl recht schwere Fälle darunter waren.

Wenn die Geburt normal verlaufen ist, ohne Operation, bekommt die Wöchnerin 6 Pulver à 0,6 Secale cornutum, 2—3 Pulver täglich. Nach jeder Operation oder wenn sie durch Puls, Temperatur oder eine Eiterung am übrigen Körper verdächtig ist, prophylaktisch: Ergotin, Aq. dest. ā 5,0, Tct. amarae 15,0 oder Ergotin 5,0, Aq. Menth. pip. 20,6. 3mal täglich 10—20 Tropfen. Dieselbe Dosis wurde auch im Krankheitsfall gegeben, also ungefähr 0,1—0,18 Ext. secal. cornuti pro dosi.

Bei oberflächlicher (Peritoneum parietale-) Entzündung thaten Salicylspiritusumschläge (2%) Wunder. Bei Blutverlusten macht S. noch Kochsalzeingießungen in den Darm oder noch erfolgreicher solche mit 1 Liter Milch mit ½ Theelöffel Kochsalz.   Witthauer (Halle a/S.).

19) Hall (Victoria).   Puerperalpsychose.
(Pacific med. journ. 1901. Oktober.)

Eine Puerperalpsychose war in Heilung übergegangen, nachdem ein Curettement ausgeführt und aus dem in Subinvolution befindlichen Uterus ein bohnengroßes Stück Placenta entfernt worden war. Verf. schließt daran eine Betrachtung des Inhaltes, dass man bei jeder psychischen Erkrankung im Wochenbett eine genaue Feststellung des Befundes an den Genitalien vornehmen müsse. Wenn auch ein Zusammenhang nicht direkt nachzuweisen ist, so sind doch der nervösen Ganglien im Becken so viele, dass unter gewissen Umständen eine Fortleitung des lokalen Reizes und — sich daran anschließend — Alteration der Psyche sehr wohl denkbar ist. Hereditäre Belastung, Neigung zu nervösen Zuständen sind die prädisponirenden Faktoren. Jede Abnormität an den Genitalien ist jedenfalls sogleich zu behandeln ohne Rücksicht auf die psychische Affektion. Hierin sieht der Verf. das Mittel, wie die Überweisung puerperaler Psychosen an die Irrenanstalten seltener vorkommen wird.   G. Frickhinger (München).

20) **Mattheus.** Über Wochenbettserkrankungen nach geburtshilflichen operativen Eingriffen.

Inaug.-Diss., Würzburg, 1900.

Verf. bespricht zuerst einige neuere einschlägige Arbeiten. Die Ansicht, dass die Morbidität mit der Zahl der vaginalen Untersuchungen wachse, wie das in der Chrobak'schen Statistik zum Ausdruck kommt, wird von Ahlfeld energisch bekämpft, ebenfalls auf Grund genauer Tabellen. Eben so kommt Verf. zu dem Resultat, dass der Procentsatz der Mortalität (wenigstens an der Würzburger Klinik) durch einen operativen Eingriff nicht verändert werde. Die Morbidität überhaupt ist nach der Statistik an der Würzburger Klinik geringer als an irgend einer anderen Entbindungsanstalt. Als Grund hierfür sieht Verf. die desinficirenden Scheidenspülungen an. **Engelmann jun.** (Hamburg-Eppendorf).

21) **P. Budin** (Paris). Zur Behandlung der puerperalen Infektion.

(L'Obstétrique 1901. No. 4.)

Eine exakte Diagnose ist Grundbedingung; eine anormale Durchgängigkeit des Cervicalkanals während des Wochenbettes ist von großer diagnostischer Bedeutung. — Findet man in der Uterushöhle mehr oder weniger veränderte, mehr oder weniger in Zerfall gerathene koagulirte Massen, während die Uterusmucosa überall (mit Ausnahme der Placentarstelle) glatt sich anfühlt, so genügt es, diese Massen zu entfernen und antiseptische intra-uterine Spülungen vorzunehmen, um komplete Heilung zu erzielen. Die Gewebe der Placentarstelle müssen eine gewisse Konsistenz und Resistenz besitzen. Zwei hierher gehörige Beobachtungen. —

In anderen Fällen konstatirt der »in utero« leicht eingeführte Finger Überreste von Kotyledonen und Eihäuten, oder an der Placentarstelle finden sich Prominenzen, manchmal leicht zerbröckelnd, die sich mit dem Zeigefinger leicht entfernen lassen. Bei solchem Befunde ist die Uterinschleimhaut entschieden inficirt; man soll manuell curettiren und den Uterus auswischen. 5 einschlagende Fälle.

Folgt die eingehende Beschreibung der manuellen Ausräumung und »Auswischung« (Ecouvillonnage der Franzosen).

Wartet man mit dieser Therapie zu lange, so ist die Heilung eine langsame. (Eine Beobachtung.)

Man hat dieser Therapie vorgeworfen, dass es nicht möglich sei, den Uterus gänzlich zu säubern; das ist unrichtig; gegen eine solche Auffassung sprechen die klinischen Thatsachen; zudem bietet das B.'sche Verfahren keine Gefahren.

Wenn die Infektion den ganzen Organismus ergriffen, dann kann natürlich die genaueste Ausräumung die Kranken nicht mehr retten. (Eine hierhergehörige Beobachtung.)

B. kommt des weiteren auf die »prophylaktische Säuberung« der Uterushöhle zu sprechen in Fällen, wo die Eihäute mehrere Tage offen waren, wo die amniotische Flüssigkeit übel riecht, wo Kotyledonenreste, Chorion etc. zurückgeblieben sind. (Zwei einschlagende Fälle.)

Der Arbeit sind 11 Fieberkurven beigegeben so wie zwei übersichtliche Tabellen:

A. Absonderungsabtheilung der Tarnier'schen Klinik. Frauen mit uteriner Infektion von außen hereingebracht, vom 1. November 1900 bis 30. Juni 1901.

B. Frauen, die in der Tarnier'schen Klinik niedergekommen sind, dann später in der Absonderungsabtheilung untergebracht worden waren, vom 1. November 1900 bis 30. Juni 1901. **Beuttner** (Genf).

22) **Chiari** (Prag). Besonderer Fall von Processus puerperalis.

(Prager med. Wochenschrift 1902. No. 2. Sitzungsbericht.)

Eine 28jährige, gesunde Frau, Vpara, war am 13. Tage des angeblich vollständig normal verlaufenen Wochenbettes aufgestanden und nach der Rückkehr aus der Kirche an Schüttelfrost mit hohem Fieber erkrankt. Am nächsten Tage Somnolens, am Genitalapparate außer leichter Vergrößerung des Uterus und übel-riechenden Lochien nichts Abnormes. Am 17. Tage traten Schmerzen im linken Schultergelenk, am 19. eine ausgesprochene linksseitige Pleuritis auf, deren serös-eitriges Exsudat in einer Punktionsprobe Streptokokken erkennen ließ. Wenige Tage später zeigten sich auch Symptome von Nephritis, Schmerzen im linken Ell-bogengelenk, ein pustulöses Exanthem am Rumpfe und den Extremitäten, bei andauernd hohem Fieber. Tod in der 4. Woche. Bei der Sektion erschien der Genitalapparat trotz eingehender Untersuchung (auch der sorgfältig präparirten Lymph- und Blutgefäße) nicht besonders verändert, so dass man den Fall leicht für eine sog. kryptogenetische Pyämie hätte halten können. Die weitere Unter-suchung ergab jedoch bald die Aufklärung, dass die Eingangspforte der Infektion auch hier der Genitaltrakt gewesen sein musste. Es fand sich in der Vena iliaca comm. sin. eine fast 2 cm lange parietale aus Streptokokken bestehende Throm-bose. Die gleichen durch die Untersuchung als Streptococcus pyogenes erweis-lichen Streptokokken fanden sich in großer Menge im ¡pleuritischen Exsudat vor, während das Endometrium nur sehr spärliche Mengen enthielt. Die unmittel-bare Veranlassung zur Verallgemeinerung der Infektion durch Ablösung von sep-ischen Thrombenmassen hatte sicherlich der erste Ausgang abgegeben. C. weist auf die Wichtigkeit solcher Fälle für den Gerichtsarzt hin. **Piering** (Prag).

23) **R. Costa** (Pavia). Über die Acetonurie im Status puerperalis.
(Ann. di ost. e gyn. 1901. März.)

Die Untersuchungen des Verf.s erstrecken sich auf das Vorkommen von Aceton im Harn der Schwangeren, Kreißenden und Wöchnerinnen, und das Verhältnis der hierbei gefundenen Werthe gegenüber dem nichtschwangeren Zustand. Zu diesem Zweck wurde erst bei 10 nichtschwangeren Frauen, sodann bei 26 Schwan-geren (und zwar während der drei oben genannten Phasen des Fortpflanzungs-processes) der Urin auf den Gehalt an Aceton genau untersucht. Der qualitative Nachweis geschah mittels der Lieben'schen Jodoformreaktion; die quantitative Analyse wurde in sehr detaillirter Weise nach der »Methode von Strache-Baldi« (Bindung des Aceton an salzsaures Phenylhydrazin, quantitative Bestim-mung des freien Phenylhydrazin mittels Zerlegung durch Fehling'sche Lösung, hiernach indirekte Berechnung des vorhandenen Aceton) ausgeführt. Das Resultat der Untersuchungen ist folgendes: Am Ende der Schwangerschaft besteht eine physiologische Acetonurie, welche gegenüber den im nichtschwangeren Zustand gefundenen Werthen im Allgemeinen etwas erhöht ist. Während des Geburts-aktes steigt der Acetongehalt weiter, und zwar um so mehr, je länger die Geburt dauert. Im Wochenbett sinkt derselbe wieder, bleibt jedoch in den ersten 6 Tagen größer als in der Schwangerschaft. **H. Bartsch** (Heidelberg).

24) **Sengler.** Ein Fall von Lufteintritt in die Venen des puerperalen Uterus mit tödlichem Ausgang. (Aus dem Wöchnerinnenheim des L. W. Krankenhauses Karlsruhe.
(Münchener med. Wochenschrift 1902. No. 5.)

Bei einer 42jährigen VIpara war nach vorausgegangener spontaner Geburt die Placenta manuell gelöst worden und ½ Stunde danach der Exitus eingetreten. Die Autopsie ergab Tod durch Luftembolie. Unter den vom Verf. angeführten und besprochenen Möglichkeiten des Zustandekommens des Lufteintritts lässt sich im vorliegenden Falle keine als absolut sichere angeben aber auch keine aus-schließen; die vorher wiederholte und forcirte Anwendung des Credé'schen Handgriffes bei der völligen Atonie des Organs, die flache Lage der Frau auf einem horizontalgestellten Operationstisch zur Vornahme der manuellen Lösung, die nachfolgende Uterusausspülung, wenn auch mit allen Kautelen vorgenommen, endlich das Verbringen der Frau auf den Operationsbock und von diesem herab

in das tiefer gelegene Bett, alle diese Gelegenheiten mögen zusammengewirkt
haben. S. empfiehlt daher, alle geburtshilflichen Operationen unter Achtung auf
andauernd guten Kontraktionszustand des Uterus, womöglich in Steißrückenlage
mit etwas erhöhtem Oberkörper, vorzunehmeu. Die Ausführung manueller Placentarlösungen und kombinirter Wendungen bei Placenta praevia ist unter anhaltender Irrigation der Scheide bezw. Uterushöhle mit physiologischer Kochsalzlösung zu machen. Die mit der Hand eingebrachte Luft wird auf ein Minimum
beschränkt, sollte dennoch Aspiration eintreten, so würde die in den Organismus
gelangende Kochsalzlösung event. eingetretenen größeren Blutverlust ersetzen und
so kräftigend wirken. R. Müller (Markdorf a/Bodensee).

Myome.

25) **M. Guibé** (Paris). Über Verkalkung der Uterusfibrome.
(Ann. de gyn. et d'obstétr. 1901. Juli.)

Unter den Veränderungen, welche die fibrösen Uterusgeschwülste eingehen
können, ist die Verkalkung besonders von Interesse. G. fand auch, dass die subserösen und interstitiellen Fibrome die größte Majorität der Verkalkungen bilden;
seltener ist die Verkalkung der submukösen Fibrome. Die so entarteten Fibrome
bestehen aus einer organischen Schicht und mineralischen Bestandtheilen; letztere
sind meist der dreibasisch-phosphorsaure Kalk (ca. 80—95%) und kohlensaurer
Kalk (ca. 5—15%), dann noch der schwefelsaure in kleinen Mengen. Gänzlich
fehlt das Ammonium- und Magnesiumphosphat; unterscheidet sich also dadurch
von einem Blasen- oder Nierenstein. Der Process entwickelt sich im Centrum
oder an der Peripherie. Sehr selten ist es, dass sich auch Verknöcherung der
Uterusfibrome vorfindet.

Für die Entstehung solcher Verkalkungen hat man die verschiedensten Ursachen herangezogen: Wirkliche Uterussteine, analog den Blasensteinen; Fremdkörper im Uterus, die sich inkrustirt haben; Blasensteine, die in den Uterus
gelangt sind; Placentartrümmer; Lithopädion. Verf. hält folgende Erklärung für
richtiger und einfacher: Es handelt sich um eine Störung der Vaskularisation der
Fibrome, welche die Häufigkeit des Vorkommens bei den interstitiellen und subserösen erklärte und die Thatsache, dass man in den an der Peripherie verkalkten
Fibromen das Centrum in einen wahren, durch Ischämie entstandenen Brei umgewandelt sieht. Die Ursache solcher trophischen Störungen ist gänzlich unbekannt.
Die Symptome sind allgemeiner Natur, Schmerzen, Druck, Schwere im Unterleib,
Ausfluss. Für die Diagnose ist das Vorhandensein eines Steines im Uterus, den
man mit Hilfe der Sonde oder nach Dilatation findet, von pathognomonischer Bedeutung; oder die Ausstoßung eines solchen, von dem man nachweisen kann, dass
er aus dem Uterus stammt und nicht etwa aus der Blase. Die Behandlung besteht in der Befolgung allgemeiner, wie auch bei Fibromen zu beachtender Regeln.

Odenthal (Bonn).

26) **N. Dorland** (Philadelphia). Das gleichzeitige Vorkommen von
Carcinom und Fibrom im Gebärmutterkörper.
(Philadelphia med. journ. 1901. März 30.)

Im Gegensatz zu der verhältnismäßigen Häufigkeit des Vorkommens eines
Cervixkrebses mit Fibrom des Gebärmuttergrundes, welche nach Williams etwa
9% beträgt, sind solche Fälle recht selten, bei denen an demselben Abschnitt der
Gebärmutter, im Körper, die beiden Geschwulstformen sich zusammen vorfinden.
D. hat in einem solchen Falle die Hysterektomie ausgeführt und beschreibt hier
die histologischen Verhältnisse genau. Aus der Litteratur hat er noch weitere
19 Fälle der Art zusammenstellen können, so dass also einschließlich des seinigen
20 Fälle bekannt sind.

Wenn Krebs des Halses zu Fibrom des Körpers hinzutritt, so kann man annehmen, dass der vermehrte Gefäßreichthum und die beständige Reizung durch
die leukorrhoische Absonderung die Entwicklung der bösartigen Geschwulst am
Halse begünstigt. In einer weiteren Reihe von Fällen ist Fibromyom des Körpers
mit Adenocarcinom des Endometriums verbunden, ohne dass die Massen des letzteren in das Gewebe des ersteren selbst eindringen, sondern in den Drüsenschläuchen oder selbst in eingeschlossenen Drüsenresten sich entwickeln. Endlich
aber kann ein Adenomyom wahre krebsige Degeneration eingehen, indem die
Krebswucherung von den im Geschwulstgewebe eingeschlossenen Drüsenresten
selbst ausgeht oder indem die Krebsmassen in das Geschwulstgewebe aus der
Umgebung hineinwachsen.   Lühe (Königsberg i/Pr.).

27) **Clark** (Philadelphia).   Ein einzigartiger Fall von Uterussarkom
          mit Fibrom des Leistenkanals.
           (Univ. of Pennsylvania med. bull. 1901. Mai.)

Bei einer 59jährigen Person fand sich eine gestielte, stark zerfallende und
übelriechende Geschwulst im Innern der Gebärmutter, deren Entfernung durch
Curettement nicht gelang, mithin abdominale Hysterektomie. Außerdem fand sich
in der linken Leistengegend ein wurstartiger Körper, der in die Schamlippe herab-
reichte, mit dem runden Mutterband in Verbindung stand und zwar beweglich
war, aber in die Bauchhöhle nicht zurückgeschoben werden konnte. Auch dieser
wurde durch einen großen Einschnitt längs des Lig. Poupartii ausgeschält, war
8 : 6³/₄ : 4³/₄ cm groß, hing fest mit dem Ligament zusammen, war auf Oberfläche
und Durchschnitt weißlich, und die mikroskopische Untersuchung ließ ihn als
Fibromyom erkennen. Dagegen war die Gebärmuttergeschwulst nicht, wie erwartet,
ein zerfallendes Myofibrom, sondern ein Rundzellensarkom mit theilweise hyaliner
Entartung.   Lühe (Königsberg i/Pr.).

28) **Kreuzmann** (San Francisco).   Fibromyom des Uterus.
           (San Francisco polyclinic bull. 1901. Vol. I. No. 2.)

K. bestrebt sich, die Differentialdiagnose der verschiedenen Formen des Fibromyoms zu sichern und die Anzeichen für die verschiedenen in Frage kommenden
Eingriffe aufzustellen. Dass nicht jede derartige Geschwulst zur Operation zwinge,
sei zwar unleugbar, doch müsse man Angesichts der ausgezeichneten, jetzt erreichbaren Erfolge auch andererseits nicht in den gegentheiligen Fehler verfallen. Das
Curettement ist nicht gefahrlos, zumal wenn man darauf eine Einspritzung mit
kaustischen Mitteln macht. Ganz zu verwerfen ist die Unterbindung der Gebär-
mutterschlagadern, doch soll die Kastration auch jetzt noch in einzelnen Fällen
gerechtfertigt sein, in welchen, wird indess nicht genauer gesagt. Für die Wahl
des vaginalen oder abdominalen Weges sind vielfache Erwägungen entscheidend,
bei interstitiellen Geschwülsten ist möglichst radikales Verfahren vorzusiehen, weil
die Möglichkeit rascher Wiederbildung von Geschwülsten immer vorliegt. Sonst
ist so konservativ wie möglich zu verfahren und nach diesem Gesichtspunkt die
Methode zu wählen. Da viele Frauen schon der Wechselzeit nahe sind zu der
Zeit, in der sich die Geschwülste entwickeln, so wird bei diesen der Grund für
konservatives Vorgehen fortfallen. Dass sowohl nach vaginalen, als nach abdominalen Operationen Scheidenvorfall auftreten kann, wenn auch immerhin selten,
stellt Verf. fest.

In den letzten 5 Jahren hat K. im Ganzen 38mal operirt, darunter 13mal
konservativ: 3 Abtragungen submuköser Geschwülste von der Scheide aus, 2 eben-
solche Operationen bei subserösen und 1 bei subserösen nebst insterstitiellen Geschwülsten, endlich 7 Myomektomien von den Bauchdecken her. 25 Operationen
waren radikal, und zwar 5 vaginale, 18 abdominale Hysterektomien, 2 supravaginale
Amputationen. Die Anhänge erwiesen sich häufig erkrankt; 1mal war ein großes
multilokuläres Kystom vorhanden, nicht selten werden große Eitersäcke gefunden.
3 Operirte starben, eine derselben an septischer Peritonitis, veranlasst durch

Platzen eines Eitersackes vor der Operation. Einmal trat 3 Wochen später plötzlicher Tod ein, wahrscheinlich durch Lungenembolie, 1mal konnte die Ursache nicht festgestellt werden. **Lühe** (Königsberg i/Pr.).

29) **K. Warter.** Totalexstirpation des Uterus wegen zerfallender Myome.

(Hygiea Bd. II. p. 59.)

Eine 37jährige, ledige Pat., die seit 3 Jahren eine Geschwulst im Leibe bemerkt hatte, wird am 18. August untersucht: Uterus in eine feste Geschwulstmasse aufgegangen, deren Vertex bis 2 Finger oberhalb des Nabels reicht. Es wird mit Sonde gemessen: Die Sonde dringt 15 cm in einer Richtung nach vorn hinein. 2 Tage später erkrankt die sonst gesunde Frau plötzlich mit heftigen Bauchschmerzen, Erbrechen und Fieber, wozu ein übelriechender, missfarbiger Ausfluss aus der Vagina herauskam. Nachdem die Kranke ins Krankenhaus überführt worden war und die Fiebersymptome nicht nachließen, wurde am 3. September operirt, nach vorausgegangener mehrmaliger Desinfektion der Vagina und Tamponade mit Jodoformgaze. Unmittelbar vor der Operation wird dann Os uteri von der Vagina aus mit Naht sorgfältig geschlossen. Totalexstirpation des Uterus per laparotomiam. Guter Verlauf. In der hinteren Uteruswand saß das zerfallende Myom. **Elis Essen-Möller** (Lund).

30) **M. A. D. Jones** (New York). Ursprung und Bildung des Uterusfibroides.

(Med. record 1901. September 14.)

In dem mit zahlreichen, allerdings nicht besonders guten Abbildungen mikroskopischer Präparate ausgestatteten Aufsatz bemüht sich Verf., den Nachweis zu erbringen, dass der Neubildung ein entzündlicher Hergang im Zwischenzellgewebe vorangehe. Mit diesem gleichmäßig fortschreitend geht dann noch ein granulärer Zerfall der Muskelfasern einher. Dieses Zerfallsprodukt nun ist es, welches das Material zum Aufbau der Neubildung liefert, ohne dieses kann sie sich nicht bilden. Auch die Drüsen zerfallen im vorgeschrittensten Stadium bis zu vollständiger Eiterbildung. Hiernach müsse jeder Fibroidbildung ein Entzündungsvorgang, in erster Linie eine Infektion vorausgehen.

Die gegebenen Abbildungen überzeugen den Ref. nicht von dem geschilderten Gang der Gewebsveränderungen. Vielmehr scheinen sie ganz eben so gut auch auf die allgemein gültige Anschauung zu passen: Zuerst Wucherung des Zwischenbindegewebes mit Atrophie der Muskelbündel, dann erst eitriger Zerfall durch sekundäre Infektion. **Lühe** (Königsberg i/Pr.).

Verschiedenes.

31) **Clark** (Philadelphia). Eine praktische Anwendung der wissenschaftlichen Forschungen hinsichtlich Funktion, Anatomie und Pathologie des Bauchfells auf die Chirurgie der Bauchhöhle.

(Univ. of Pennsylvania med. bull. 1901. Mai. p. 87.)

Die Ergebnisse der theoretisch wissenschaftlichen Untersuchungen über die biologischen Verhältnisse des Bauchfells, in letzter Linie derjenigen Wallgren's, haben C. zur Verwerfung der Drainage einerseits und zur Eingießung großer Mengen physiologischer Kochsalzlösung in die Bauchhöhle nach Operationen in ihr andererseits geführt.

1) Die nachgewiesene erhebliche Abnahme der Anzahl in die Bauchhöhle eingeführter Mikrokokken innerhalb der ersten Stunde ist bedingt durch ihren intraperitonealen Zerfall und durch ihre rasche Aufsaugung in die Lymph- und Gefäßbahnen, hauptsächlich vermittelt durch die Phagocytose. Daher kann septische

Materie nicht in beträchtlicher Menge durch Gaze- oder Glassdrainage aus der Bauchhöhle herausgeschafft werden.

2) Kräftige Streptokokken, welche zurückbleiben, entwickeln innerhalb 6 Stunden den Leukocyten feindliche und schädliche Eigenschaften (negative Chemotaxis). Daher ist der Kampf zwischen Mikroben und Leukocyten bereits eingeleitet, ehe die Drainage irgend eine Wirkung entfalten kann.

Dagegen ist die gründliche Bespülung der Bauchhöhle mit Kochsalzlösung sehr wohl im Stande, möglichst viele Trümmer und infektiöse Materie fortzuschaffen. Lässt man dann noch große Mengen Salzlösung zurück, so kann man damit höchst wirksam der Entwicklung einer Bauchfellentzündung vorbeugen.

Lühe (Königsberg i/Pr.).

32) **L. G. Towslee** (Cleveland). **Sterilität.**

(Cleveland med. gaz. 1901. Januar 3.)

Die Arbeit stellt eine interessante Plauderei dar über die Ursachen und die Therapie der Sterilität. Dass eine Behandlung nur dann eingeleitet werden darf, wenn die Schuld des Mannes ausgeschlossen ist, wird eingehend hervorgehoben. Die Prognose der Sterilität ist nie absolut ungünstig, da selbst in der Menopause — nach jahrelanger kinderloser Ehe — noch Konception eintreten kann. Bei Entfernung der Adnexe muss man bestrebt sein, sowohl vom Ovarium als auch von der Tube etwas zurückzulassen. Ein Theil von beiden Organen — selbst wenn die Reste nicht auf der gleichen Seite liegen — genügt für das Zustandekommen einer Konception.

Abgesehen von den verschiedensten Erkrankungen ist nicht selten Unverträgkeit der einzige Grund der Sterilität. Bei allzu großer Verschiedenheit des Temperaments sollten Ehen nicht geschlossen werden. Nach jahrelanger, unfruchtbarer Ehe erlebt man bei Scheidung und Wiederverheirathung, dass beide Theile Kinder bekommen. Ein klassisches Beispiel ist Josephine und Napoleon. (Doch ist Josephine keine dritte Ehe eingegangen. Ref.)

Bei der Behandlung der Sterilität ist vor Allem viel Geduld nöthig. Der Elektricität kommt bei mangelhafter Entwicklung des Uterus eine hohe Bedeutung zu.

Zur Illustration wird die Krankengeschichte einiger mit Erfolg behandelter Fälle mitgetheilt.   **G. Frickhinger** (München).

33) **Clark** (Philadelphia).   **Seltene pathologische Veränderungen in 2 Fällen von Uterus bicornis unicollis, einseitige Pyometra und Pyosalpinx; Myom.**

(Univ. of Pennsylvania med. bull. 1901. Mai. p. 82.)

Die Diagnose war im ersten Falle nicht ganz klar, sicher handelte es sich um eine einseitige Eiteransammlung, welche aber entweder in dem Eileiter oder in dem einen Horn eines Uterus bicornis liegen konnte. Letzteres zeigte sich bei der Eröffnung der Bauchhöhle als richtig, das linke Horn war in einen großen Eitersack verwandelt, das in die Falten der breiten Bänder eingebettet war und dort eine nach unten reichende Tasche bildete, die in die linke Scheidenwand vorsprang. Die Öffnung des linken Horns in den gemeinsamen Cervicalkanal war klein und hatte nur periodische Entleerung zugelassen, wenn die Ausdehnung sehr groß geworden war. Auch der linke Eileiter war stark von Eiteransammlung ausgedehnt.

In dem zweiten Falle handelte es sich um ein ziemlich großes Myom, welches rasch wuchs, das ganze Becken zu füllen begann und auf Darm so wie Harnblase stark drückte und somit zur Entfernung drängte. Die Geschwulst nebst Uterus wurden ausgeschnitten, die Eierstöcke freigemacht und zurückgelassen. Bei der Untersuchung des Präparates zeigte sich, dass es sich um einen Uterus bicornis handelte, dessen Septum und ganzer Körper von dem Myom eingenommen war, nur der untere Abschnitt des gemeinsamen Cervicaltheils war frei von Geschwulst.

Lühe (Königsberg i/Pr.).

34) Beyea (Philadelphia). **Die Cervixrisse.**
(Philadelphia med. journ. 1901. September 29.)

Die Beschwerden, die durch Cervixrisse verursacht werden, sind eine ganze Reihe: Kreuzweh, Seitenstechen, Kopfweh, Leukorrhoe, Menorrhagie, Dysmenorrhoe, Neuralgien und überhaupt nervöse Symptome. Den heftigsten Beschwerden liegt oft eine Lymphadenitis zu Grunde, die sich auf die retro-sacralen Ligamente erstreckt. Man braucht nur an die schmerzhaften Bubonen zu denken, die aus kleinsten Verletzungen am Penis oder in Folge von Hühneraugen entstehen. Wir führen gern nervöse Störungen auf eine vorhandene Fissur am Anus zurück, weshalb zögern wir bei viel größeren Verletzungen an der Cervix, die zweifellos einem beständigen Reiz ausgesetzt sind, ähnliche Folgen anzuerkennen?

Die Diagnose der doppelseitigen Cervixrisse hat manchmal ihre Schwierigkeiten, in so fern man sie mit Ulcerationen oder Erosionen verwechselt. Speculum, Erfassen der Lippen mit Zangen, Abwärtsziehen sichert die Diagnose. Dagegen werden die »unvollkommenen« Cervixrisse, wo die Muttermundlippen nur noch durch den Vaginalüberzug der Portio zusammengehalten werden, öfters übersehen. Ihre Diagnose ist nur mit der Sonde möglich. Ihr gleichzeitiges Vorkommen mit doppelseitigen, vollkommenen Einrissen des unteren Theils der Portio ist ziemlich häufig.

Das Gelingen der Trachelorrhaphie hängt in erster Linie von der richtigen Auswahl der Fälle ab. Bei entzündlichen Erkrankungen der Tuben oder Ovarien ist der Eingriff zu unterlassen, da in Folge der Zerrung ein akutes Aufflammen der Entzündung häufig vorkommt. Besteht Pyosalpinx, so kann die kleine Operation zu einem letalen Ausgang führen. Bei Endometritis, Dammdefekten sind auch diese zu beseitigen bezw. ein Curettement auszuführen, sonst kann die Operation der Cervixrisse nichts nützen. Also genaue Orientirung über alle pathologischen Befunde an den Genitalien! In chronischen Fällen, wo starke Hypertrophie der Cervix mit Entwicklung reichlicher Cysten zu konstatiren ist, ist eine Vorbehandlung nöthig, bestehend in häufigen Stichelungen, völliger Entleerung der Cysten, Bepinselung mit Jodtinktur, Einlage von Ichthyol-Glycerin-Tampons. Nur diejenigen Pat., die unter dieser Behandlung eine Besserung zeigen, sind der Trachelorrhaphie zu unterziehen, bei allen anderen ist die Amputation der Portio indicirt.

Bei der Ausführung der Trachelorrhaphie ist darauf zu achten, dass die Nähte reichlich Gewebe fassen, sonst entsteht der Zustand des unvollkommenen Risses.

Schließlich ist von größter Bedeutung für Leben und Gesundheit der dem Arzte sich anvertrauenden Pat., dass die Differentialdiagnose zwischen Laceration mit Ektropium und beginnendem Carcinom in Überlegung gezogen wird. Also bei Zeiten mikroskopische Untersuchung! **G. Frickhinger** (München).

35) Krusen (Philadelphia). **Behandlung mit Eierstocksaft.**
(Bull. of the Johns Hopkins hospital 1901. Juli. p. 213.)

Durch die anderweitig veröffentlichten nicht ungünstigen Erfahrungen mit dem ausgepressten Organsaft der Eierstöcke veranlasst, hat auch K. Versuche damit angestellt. Er kommt zu dem Ergebnis, dass 1) bei Amenorrhoe, Dysmenorrhoe und dgl. kein Erfolg eintrat, 2) bei vasomotorischen Störungen nach Oophorektomie zuweilen, dagegen 3) bei natürlicher Menopause keine Besserung oder gar Heilung festgestellt werden konnte. Ob die in der zweiten Kategorie von Fällen zuweilen erreichte Besserung wirklich dem Eierstockssafte zuzuschreiben und nicht vielmehr als suggestive Wirkung anzusehen sei, hält Verf. für höchst zweifelhaft. Er ist der Meinung, dass ein sicherer Nachweis noch nicht geliefert sei dafür, dass dem Eierstock noch eine andere Funktion zukomme als diejenige, Eier hervorzubringen, wie sie ihm von Vielen ähnlich der Schilddrüse und Nebenniere zugeschrieben wird. **Lühe** (Königsberg i/Pr.).

36) **Stewart** Los Angeles, Calif.'. Bericht über 290 Operationen in der Bauchhöhle mit Bemerkungen.

.Pacific med. journ. 1901. Juniheft. p. 369.,

Im Allgemeinen weicht die befolgte Technik von der gebräuchlichen nicht ab, Drainage und zwar am liebsten mit Jodoformgaze von dem Cul de sac aus, wird selten angewendet, während der Operation wird Flüssigkeit nicht verwendet, nur in septischen Fällen werden die Därme außerhalb der Bauchhöhle sorgsam mit Kochsalzlösung abgewaschen. Von derselben Lösung wird nach der Operation ausgiebiger Gebrauch gemacht, stets ein Klystier danach gegeben, bei Anzeichen von Chok, Blutung, Herzschwäche unter die Brust eine Infusion gemacht, nöthigen Falls auch intravenös. Kleine Uterusfibroide werden überhaupt nicht operirt, bei nöthiger Operation gern Cervix und Eierstöcke belassen. 2mal kamen intraligamentöse Geschwülste vor, der größte Tumor wog 19 Pfund. Bei Gebärmutterkrebs hat er in letzter Zeit angefangen, erkrankte Theile des breiten Bandes und die Drüsen mit zu entfernen; einmal musste er einen Theil der Harnblase und die hintere Scheidenwand ausschneiden. Die vaginale Methode wurde mit Glück bei Cervixcarcinom befolgt, mit 10% Mortalität, einige Operirte leben bereits über 3 Jahre, doch trat meist früher schon Reeidiv ein. Amputation der erkrankten oder eingerissenen Cervix betrachtet er als Vorbeugung gegen Krebs. Entzündliche Erkrankungen der Beckenorgane sollten nur von der Scheide aus operirt werden.

Aus der Liste heben wir die bei Erkrankungen der weiblichen Geschlechtsorgane hervor: abdominale Hysterektomien bei Fibroid 23 mit 2 Todesfällen, Operationen bei einfachen Cysten 26 mit 2 Todesfällen, bei Dermoid 1, bei Papillom 2 ohne Todesfall; abdominale und vaginale Operationen bei Entzündungen 74 mit 10 Todesfällen; vaginale Hysterektomie bei Krebs 19 mit 2 Todesfällen, bei Fibroid 4 ohne Todesfall, bei puerperaler Sepsis 2, mit 1 Tod, bei Vorfall 4 ohne Tod; Scheidenschnitt bei Cysten 7, gleichfalls ohne Todesfall; im Ganzen 155 mit 17 Todesfällen oder etwa 11%.	**Lühe** (Königsberg i/Pr.).

37) **Bandler** (New York). Über die Entstehung der Retroversio-flexio uteri und ihre pathologische Bedeutung.

(Med. record 1901. September 28.)

Die topographische Anatomie der Beckenorgane, das Verhalten der Ligamente zum Uterus, die Beziehungen der Parametrien und des Levator ani zur Cervix, die Art und Weise der Entstehung der erworbenen und der angeborenen Retrodeviation werden besprochen. Verf. glaubt, dass die Komplikation des Uterusvorfalls sehr häufig die Ursache der lästigen Symptome sei. Eine Statistik vollends von Schröder in Königsberg rechtfertigt nach Ansicht des Verf. folgende Schlüsse:

1) Retroversio-flexio an sich ist keine pathologische Erscheinung.

2) Die größere Anzahl der Rückwärtsverlagerungen sind angeboren, Retroflexio ist kein Hinderniss, Erkrankungen der Beckenorgane zur Heilung zu bringen.

3) Wo Retroversio-flexio ohne Komplikation von Seiten des Peritoneums, der Tuben, der Ovarien Symptome verursacht, ist Uterusprolaps in Erwägung zu ziehen oder allgemeine Enteroptose.

4) Prolaps der Scheide, Cystocele und Retrodeviation sind von einander unabhängige Erkrankungen.

5) Wo Retroversio-flexio allein von ernsten Symptomen begleitet ist, muss die Lage korrigirt werden — in den meisten Fällen nicht auf chirurgischem Wege.

G. **Frickhinger** (München).

Originalmittheilungen, Monographien, Separatabdrücke und Büchersendungen wolle man an *Prof. Dr. Heinrich Fritsch* in Bonn oder an die Verlagshandlung *Breitkopf & Härtel* einsenden.

Centralblatt

für

GYNÄKOLOGIE

herausgegeben

von

Heinrich Fritsch

in Bonn.

Sechsundzwanzigster Jahrgang.

Wöchentlich eine Nummer. Preis des Jahrgangs 20 Mark, bei halbjähriger Pränumeration. Zu beziehen durch alle Buchhandlungen und Postanstalten.

No. 19.   Sonnabend, den 10. Mai.   1902.

Inhalt.

I.

(Aus der kgl. Frauenklinik in Dresden.)

Zur schnellen vollständigen Erweiterung des Muttermundes mittels des Dilatatorium von Bossi, namentlich bei Eklampsie.

Von

G. Leopold.

Nachdem ich im April 1901 auf Bossi's Klinik in Genua zum ersten Male die sehr schnelle Erweiterung des Muttermundes bis zur Vollständigkeit von Bossi selbst, mittels des von ihm konstruirten vierarmigen Dilatatorium, hatte ausführen sehen, wandte ich dasselbe in 14 geeigneten Fällen meiner Klinik, namentlich bei Eklamptischen,

mit denselben vorzüglichen Erfolgen an, über welche schon Bossi
sehr ausführliche Mittheilungen gebracht hatte, und gab einen Bericht
über die ersten 12 Fälle im Archiv für Gynäkol. Bd. LXVI Hft. 1,
mit Hinzufügung einer Abbildung des von Marelli in Mailand
(Via Paletta) angefertigten Instrumentes.

Bei jenen 12 Fällen handelte es sich 7mal um Eklampsie, 2mal
um Frauen mit hochgradig verengtem Becken und je 1mal um
eine hochgradig Phthisische, um eine Schwangere mit heftigen
Krämpfen der Gebärmutter und um eine Gebärende mit hohem
Fieber.

Bei allen diesen 12 Frauen, welche baldigst entbunden werden
mussten, ließ sich der noch geschlossene bezw. einmarkstückweite
Muttermund mit Hilfe des Instrumentes von Bossi innerhalb 20
bis 30 Minuten bis zur Vollständigkeit ohne Zerreißungen und ohne
etwaige Zuhilfenahme von Einschnitten in die Mutter-
mundsränder so erweitern, dass die Entbindung, namentlich durch
die Zange, sofort angeschlossen werden konnte.

Die Resultate waren bei jenen 12 Fällen so, dass alle Mütter,
namentlich die 7 Eklamptischen, so wie 4 Kinder gesund entlassen
werden konnten. 8 Kinder (vorwiegend dem 6.—8. Monat angehörend) kamen todt zur Welt.

Seit jener Mittheilung im Archiv kamen kurz nach einander
5 Eklampsien in die Klinik, bei denen sich das Verfahren Bossi's
ebenfalls vorzüglich bewährte.

In allen Fällen ließ sich ohne sonstige Verletzungen der noch
enge Muttermund, durchschnittlich innerhalb 20 Minuten, so weit
eröffnen, dass das Kind mit der Zange entwickelt werden konnte.
In einem Falle (Eklampsie und Placenta praevia) wurde das Kind
auf einen Fuß gewendet und die Geburt den Wehen überlassen. Auch diese 5 Mütter konnten lebend bezw. gesund entlassen
werden.

Aus den Geburtsgeschichten möge im Folgenden das Wichtigste
angegeben sein.

I.

Erstgebärende. Eklampsie (2 Fälle außerhalb, einer hier). Muttermund
fünfmarkstückgroß. Erweiterung mit Bossi. Zange in Beckenmitte. Normales Wochenbett. Lebendes Kind.

Die 27jährige Erstgebärende R. hatte im 2. Jahre laufen gelernt, und soll
Ende Juni die letzte Regel gehabt haben. Sie wurde von einer Hebamme am
18. März 1902 9 Uhr Abends in die Klinik gebracht. Draußen wären
2 eklamptische Anfälle aufgetreten. Der hinzugerufene Arzt hätte die Frau
wegen unvollkommener Erweiterung des Muttermundes der Klinik überwiesen.

Frau R. ist bewusstlos. Während der Reinigung tritt plötzlich ein typischer
eklamptischer Anfall auf. Pupillen weit, reaktionslos. Augenachsen convergent
nach oben gerichtet. Tonisch-klonische Zuckungen, besonders der Gesichtsmuskulatur. Rechtsseitige Facialisparese. 5 Strich Morphium. Puls 120, Temperatur 36,9. Kind in II. Schädellage A. Kopf fest in Beckenmitte. Herztöne 140,
regelmäßig. Wehen gleichmäßig stark, aller 5—7 Minuten.

Muttermund fünfmarkstückgroß. Die Blase wölbt sich stark in die Scheide vor. Sie wird gesprengt, um sofort den Kopf genau abtasten zu können, der fast in Beckenmitte steht.

9 Uhr 30 Nachts wird nun das Bossi'sche Instrument mit Kappen versehen, aber ohne Einstellung oder Fixirung des Muttermundes eingelegt und in Zwischenräumen von je 1—1¹/₂ Minute jedes Mal um eine halbe Nummer bis zu 8¹/₄ aufgedreht. Nach 16 Minuten ist der Muttermund vollständig erweitert, worauf die Zange angelegt und leicht ein Kind in Schädellage II A entwickelt wird. Dasselbe hat guten Herzschlag, ist 50 cm lang und 3150 g schwer und schreit nach 10 Minuten.

Ein beim Durchtreten der Schultern entstandener Scheidendammriss wird mit 5 Nähten vereinigt. Eine sonstige Zerreißung ist nicht eingetreten. Die Entbundene kommt allmählich wieder zu sich.

Neue Anfälle treten nicht mehr auf.

Die folgende Nacht hat die Frau gut geschlafen und tritt nunmehr in ein normales Wochenbett ein. Nach zweimaligen kurzen, bald vorübergehenden Steigerungen bis auf 38,5 kann sie am 16. Tage mit dem Kinde gesund entlassen werden.

II.

Erstgebärende. Eklampsie. Muttermund markstückgroß. Bossi. Forceps. Lebendes Kind. Normales Wochenbett.

Am 23. März 1902 Abends 9 Uhr kommt Frau Sch., 18 Jahre alt, zu Fuß in die Klinik mit der Angabe, dass seit 3 Tagen beständig Fruchtwasser abfließe, Wehen wären erst heute Morgen um 11 Uhr aufgetreten.

Die Frau ist 163 cm lang, mittelkräftig, gut ernährt, von kräftiger Muskulatur. Brustorgane normal, sonstige Zeichen von Krankheiten fehlen. Temperatur 36,8, Puls 92. Im Urin ¹/₃ Volumen Eiweiß. Beine, Bauchdecken und Rücken stark ödematös. Das Kind in I. Schädellage A. Kopf schwer beweglich im Beckeneingang, Herztöne links, regelmäßig, 140. Leichte Wehen in Pausen von 5 Minuten, ziemlich kräftig.

Bei der inneren Untersuchung Abends 10 Uhr findet man das Promontorium gut erreichbar. C. d. 10¹/₂. Linea innominata fast ganz abtastbar. Scheidentheil so gut wie verstrichen. Muttermund knapp markstückgroß. Aus ihm wölbt sich die prall gefüllte Fruchtblase hervor. Bei der Untersuchung springt sie und es entleert sich etwa ¹/₄ Liter flockig-trüben Fruchtwassers.

Zur Erhaltung des übrigen Wassers, zur Erweiterung des noch engen Muttermundes und zur Vorbereitung der sehr engen Scheide soll nun ein Kolpeurynter eingelegt werden. Zunächst aber erhält die Frau 4 Strich Morphium. Unter den Vorbereitungen zum Einlegen des Kolpeurynters tritt plötzlich 10 Uhr 42 Abends ein eklamptischer Anfall ein.

Die Wehen lassen plötzlich nach, die Frau liegt ruhig im tiefen Koma da, kommt aber schon nach 20 Minuten wieder etwas zu sich, so dass sie sogar auf einige Fragen richtig zu antworten vermag.

Um nun die Wiederkehr eines eklamptischen Anfalles möglichst zu verhüten, soll die Frau baldigst entbunden werden. Bei der Enge des Muttermundes, der knapp einmarkstückgroß war, kann es sich hier nur um die Anwendung des Bossi'schen Erweiterungsinstruments handeln. Dasselbe wird um 11 Uhr 30 Abends mit den Kappen versehen eingelegt, nachdem der Muttermund mit Rinnen eingestellt worden war. Das Instrument dreht sich zunächst auffallend leicht. Bei genauer Untersuchung mit dem linken Zeigefinger zeigt sich nun, dass die nach hinten gerichtete Branche mit dem umgebogenen Ende der Kappe nicht über dem Muttermundsaume lag, vielmehr sich gegen die Scheide eindrückte. Daher wird um 11 Uhr 35 das Instrument, ohne Einstellung mit Rinnen, nur unter Leitung der Finger wieder eingelegt, was sich viel leichter erweist, wie die Anlegung unter Leitung des Auges. Darauf wird das Instrument langsam in halben Umdrehungen der Kurbel bis auf einen Muttermundsdurchmesser von 8¹/₂ cm gebracht, worauf die Zange an den Kopf angelegt wird.

Das in I. Schädellage A befindliche Kind wird um 12 Uhr 15 geboren. Die Nabelschnur war einmal fest um den Hals geschlungen. Das Kind schreit sehr bald mit kräftiger Stimme, ist 53 cm lang, 3670 g schwer und zeigt im Übrigen normale Maße.

Nach der Entbindung liegt die Frau in ruhigem Schlaf bis zum anderen Morgen um 6 Uhr 45, wo plötzlich ohne Vorboten ein schwacher eklamptischer Anfall wieder eintritt. Puls während der Entbindung und in der nächsten Zeit darauf 112—116. 9 Uhr 15 Vormittags ein weiterer Anfall, etwas heftiger als der erste. Puls 132; nach 3 Stunden 104 und nach 6 Stunden 92 und ruhig. Die Benommenheit ist jetzt nur noch eine leichte. Die Entbundene schläft meistens und sieht dabei wohl aus, antwortet auch auf Fragen nach längerem Besinnen meistens richtig. Am nächsten Tage ist das Sensorium nach einer ruhigen Nacht ganz klar, so dass Frau Sch. nach fieberfreiem Verlauf am 13. Tage mit dem Kinde gesund entlassen werden kann.

III.

Erstgebärende. Eklampsie, draußen angeblich 5 Anfälle; ein Anfall ärztlich beobachtet. Schwangerschaft im 8. Monat. Placenta praevia. Hier kein typischer eklamptischer Anfall. Erweiterung mit Bossi. Wendung. Kochsalzinfusion. Entlassung nach 14 Tagen.

Am 25. März 11 Uhr 40 Vormittags wurde das 24 Jahre alte Dienstmädchen H. mittels Tragbahre in die Klinik gebracht. Seit 14 Tagen sind an ihr Ödeme beobachtet worden; vorher soll sie immer gesund gewesen sein. Anfang August 1901 letzte Regel. Erste Kindsbewegung im November.

Muskulatur kräftig entwickelt, Herz und Lunge normal. Im Urin $4/5$ Eiweiß. Gestern früh habe sie über Kopfschmerzen geklagt, dann bald über Flimmern vor den Augen und kurze Zeit darauf hätte sie nichts mehr sehen können. Abends $11^1/_2$ Uhr Auftreten der ersten Krämpfe. Der gerufene Arzt habe eine Morphium-Injektion gemacht. Erst heute früh sei die Hebamme gerufen worden, wonach dann die Überführung der Pat. hier in die Klinik besorgt worden sei. Bis jetzt wären 5 Anfälle beobachtet worden.

Das Kind liegt in II. Schädellage A, Kopf beweglich über dem Beckeneingang. Herztöne regelmäßig, 132. Wehen fehlen.

Bei der inneren Untersuchung ist die Portio stark wulstig, der äußere und innere Muttermund für den Finger eben durchgängig. Die Fruchtblase steht, der Kopf ballotirt im Beckeneingang. 6 Strich Morphium.

Da die Frau bis jetzt in der Klinik keinen Anfall gehabt hat, da ferner der Puls ruhig (76) und die Athmung völlig frei ist, wird von einem operativen Eingriff zunächst abgesehen. Bis Nachmittag um 3 Uhr hat sie ruhig geschlafen. Danach zeigt sich ein geringer Blutabgang; auch wird das Wiedereinsetzen von Wehen deutlich beobachtet.

Bei der inneren Untersuchung um 5 Uhr findet sich der Muttermund für einen Finger durchgängig; er fühlt im Muttermund überall Placentargewebe. Es wird desshalb nach genügender Vorbereitung das Bossi'sche Instrument ohne Hütchen in den Muttermund eingeführt, um nach hinlänglicher Erweiterung möglichst bald das Kind wenden und den Fuß anziehen zu können.

Da nun bei der allmählichen Öffnung des Instruments die Blutung aber stärker einsetzt, wird das Instrument herausgenommen und die nur von vorn links erreichbare Fruchtblase mittels Pincette gesprengt bei einem Muttermundsdurchmesser von 3 cm. Darauf wird das Instrument nochmals eingeführt; nachdem es bis $4^1/_2$ cm aufgeschraubt ist, wird es aber wieder herausgenommen, da die Blutung etwas stärker auftritt.

Nun wird der rechte Fuß des Kindes herabgeholt und angezogen, bis das Knie in der Vulva sichtbar ist, und das Weitere den Naturkräften überlassen. Während der Operation erhielt die Frau 400 g Kochsalzlösung. Die Herztöne waren inzwischen unregelmäßig geworden und hörten sehr bald ganz auf. Abends

6 Uhr 45 wurde das Kind bis zu den Schultern geboren und nun nach und nach entwickelt. 2 Spritzen Ergotin und 6 Strich Morphium wegen großer Unruhe der Frau. Die Placenta wird spontan geboren, der Uterus ist fest, keine Nachblutung. Temperatur 37,8, Puls 92. Die Frau wird ruhiger und schläft in der folgenden Nacht ohne irgend welche Reizerscheinungen. Am anderen Morgen (26. März) tritt nach und nach etwas Klarheit ein. Hierauf folgt für mehrere Tage eine leichte Psychose, dann aber völlige Klarheit und ein fieberfreies Wochenbett, so dass Frau H. am 14. Tage entlassen werden kann. Der todtgeborene Knabe war 43 cm lang und 1450 g schwer.

IV.

Erstgebärende. Eklampsie. Ein Anfall draußen, zwei hier. Erweiterung mit Bossi, dann Zange. Lebendes Kind. Normales Wochenbett.

Die Postschaffnersfrau N., 25 Jahre alt, wurde am 29. März 1902, Abends 6 Uhr 25 mittels Krankenkorbes in die Klinik gebracht. Angeblich soll sie bisher einen eklamptischen Anfall gehabt haben. Sie ist mittelgroß, stark gebaut, kräftig. Herz und Lungen normal. An den Füßen so wie an den Bauchdecken Ödeme. Urin nach dem Kochen stark getrübt (9⁰/₀₀ Eiweiß Esb.). Tiefes Koma. Temperatur 36,8. Puls 100.

6 Uhr 40 Nachmittags tritt auf dem Gebärsaal ein eklamptischer Anfall ein 5 Strich Morphium. Der 2. Anfall 10 Minuten später. Das Kind in Schädellage I A. Kopf schwer beweglich im Beckeneingang. Herztöne 140, schwache Wehen. Bei der inneren Untersuchung zeigt sich ein normales Becken. Portio wulstig, fast verstrichen. Muttermund einmarkstückgroß. Vorangehender Theil: der schwer bewegliche Kopf. Große Fontanelle fast in der Führungslinie, mehr rechts hinten; kleine Fontanelle nicht zu erreichen. Die Fruchtblase steht. Es wird nun das Fruchtwasser abgelassen, welches stark mekoniumhaltig ist, und wegen der Eklampsie die operative Entbindung beschlossen.

Um 7 Uhr 50 Nachmittags wird das Instrument von Bossi eingelegt und langsam aufgeschraubt, so dass nach 20 Minuten der Muttermund 8½ cm groß ist, worauf mittels der Zange das Kind in I. Schädellage A tief asphyktisch entwickelt wird. Keine Zerreißungen. Uterus zusammengezogen. Keine Blutung. Wiederbelebung des Kindes gelingt vollständig nach ungefähr ½ Stunde. Weitere Anfälle treten bei der Mutter nicht auf. Das Wochenbett verläuft normal, so dass die Entlassung am 12. Tage erfolgen konnte.

Bemerkenswerth ist vom Kinde noch Folgendes: Die Harnblase reichte stark gefüllt bis zum Nabel. Der Urin entleerte sich auf äußeren Druck; er enthielt in reichlicher Menge Eiweiß. Nach der Geburt wurden 3 eigenthümliche Anfälle von Asphyxie beobachtet. Der erste war um 9 Uhr 15. Unter Langsamwerden und Unregelmäßigkeit des Herzschlags traten Kontraktionen der Gesichtsmuskulatur, Verdrehung der Augen nach oben innen und tonischer Krampf der Arm- und Nackenmuskulatur auf. Während derselben hörte das Kind auf zu athmen; die vorher gesunde Hautfarbe wurde blass cyanotisch. Nach Anregung der Athmung ging der Anfall nach 1½—2 Minuten vorüber, doch stellte sich das regelmäßige Athmen erst nach längerer Zeit wieder ein. — Der zweite Anfall war am 30. März 2 Uhr Nachts, ähnlich wie der erste, aber schwächer; und der dritte am 30. März 5 Uhr früh, ähnlich, aber ganz leicht, worauf das Aussehen des Kindes ein ganz gutes und Puls und Athmung eine ganz regelmäßige war.

V.

Zweitgebärende. Eklampsie. 6 Anfälle außerhalb, 24 Anfälle hier. Erweiterung des Muttermundes mittels Bossi. Zange. Morphium. Chloralhydrat. Venaesectio. Kochsalzinfusion. Langsame Erholung. Lebendes Kind.

Am 1. April 1902, 6 Uhr 50 früh wurde die 25 Jahre alte Frau W. mittels Krankenwagen zur Klinik gebracht. Sie erhielt sofort 5 Strich Morphium wegen deutlicher Vorboten von Eklampsie. Letzte Regel 6. Juli. Im Übrigen waren genauere Angaben nicht zu erheben. Temperatur 36,7; Puls 72. Kräftige Muskulatur. Die Untersuchung von Herz und Lungen unmöglich wegen großer Unruhe. Urin nach dem Kochen stark getrübt. Ungefähr seit 8 Tagen sollen Ödeme aufgetreten sein. Gestern Klagen über Kopfschmerzen und Mattigkeit. Als sie heute früh um 4 Uhr 30 aufgestanden war, wäre sie von ihrem Mann im Zimmer am Boden liegend aufgefunden worden. Danach trat ein eklamptischer Anfall ein, nach welchem sie aber wieder zur Besinnung gekommen sei. Hierauf folgten 4 weitere Anfälle, auf der Fahrt zur Klinik noch einer und sehr bald nach der Aufnahme der 7.

Das Kind in I. Schädellage A, Kopf für den dritten Griff bequem zu erreichen. Herztöne regelmäßig, 144. Wehen aller 5 Minuten, von kurzer Dauer. Innerlich findet man das Kreuzbein gut ausgehöhlt, normales Becken, die Portio wulstig, den Muttermund zehnpfennigstückgroß. Die Fruchtblase steht. Der Kopf schwer beweglich im Beckeneingang. Pfeilnaht quer. Große Fontanelle rechts tief, die kleine links eben erreichbar. Um 8 Uhr 30 wurde das Instrument von Bossi, zunächst ohne Kappen Vormittags eingeführt und aufgeschraubt, bis der Muttermund zweimarkstückgroß war. Nun wurde das Instrument herausgenommen, mit den Kappen versehen und aufs Neue eingeführt. Dabei sprang die Fruchtblase und es entleerte sich eine mäßige Menge Fruchtwasser. Nach 20 Minuten war das Instrument bis 8³/₄ cm aufgeschraubt und der Muttermund so ziemlich vollständig eröffnet. Da nun der Kopf in Beckenmitte stand und der Damm sich während einer Wehe schon etwas vorwölbte, so wurde sofort die Zange angelegt und um 9 Uhr 12 Vormittags ein Mädchen (48¹/₂ cm lang und 3080 g schwer) leicht entwickelt.

Nirgends eine Zerreißung. Uterus fest. Nachgeburt von selbst nach 3 Minuten. Das asphyktische Kind wird sehr bald zum Leben gebracht.

Nach der Entbindung traten zunächst noch 2 Anfälle auf. Desshalb 5 Strich Morphium. Nach 4 Stunden wieder ein Anfall, welchem um 3 Uhr Nachmittags bis um 4 Uhr 20 wiederum 4 Anfälle folgten. Der Puls nach dem Anfall 120. Jetzt wurden 2 g Chloralhydrat als Klysma gegeben. Am rechten Arm sollte ein Aderlass ausgeführt werden, doch wurden nur ca. 30 g Blut entnommen, da das Lumen der Vene thrombosirt und die Vene nicht mehr auffindbar war. Kompressivverband. Gleichzeitig ließ man 250 g Kochsalzlösung unter die Haut laufen. Temperatur 38,6. Puls 104.

Von 7 Uhr Nachmittags bis 7 Uhr 40 4 weitere Anfälle. Temperatur 39,1. Puls 108—116. Um 8 Uhr linkerseits Aderlass. 230 g Blut. Die Frau wird auf die linke Seite gelagert, um den Sekreten der Bronchien und des Halses genügenden Abfluß zu verschaffen, worauf das laute tracheale Rasseln sehr bald aufhört.

Um 9 Uhr Abends Temperatur 39,6, Puls 160. In der folgenden Nacht außerordentliche Unruhe, fortwährendes Hin- und Herwerfen. 4 Strich Morphium. Am anderen Morgen, den 2. April, von 6 Uhr 35 bis 8 Uhr 25 5 weitere Anfälle. Temperatur 38,3. Puls 136. Um 8 Uhr werden 500 g Kochsalzlösung infundirt. Völliges Koma, theilweise außerordentliche Unruhe.

Um 9 Uhr 2 g Chloralhydrat per Klysma. Von 9 Uhr 10 bis 2 Uhr 20 Nachmittags 5 weitere Anfälle. Temperatur steigt bis auf 40,4 und Puls bis 144. Während dieser ganzen Zeit besteht eine völlige Incontinentia urinae. Mit 12 Uhr Nachts tritt eine plötzliche Wendung ein. Die Anfälle hören auf. Die Frau liegt zwar völlig benommen aber dabei vollkommen ruhig da. Sie erhält am andern Morgen um 8 Uhr nochmals 450 g Kochsalzinfusion und 5 Strich Morphium, und wird um 9 Uhr mit 39,1 Temperatur und 120 Puls auf die Wochenstation verlegt. Nach und nach tritt völlige Erholung und Rückkehr des Bewusstsein sein, so dass eine gute Erholung zu erwarten steht.

Überblickt man diese ersten 12 und die neuerdings 5 nach Bossi behandelten Fälle, so ergiebt sich die übereinstimmende Thatsache, dass

1) das Instrument in allen Fällen den zum Theil noch geschlossenen Muttermund innerhalb 20—30 Minuten so weit eröffnete, dass der Kopf mit der Zange gefasst bezw. dass das Kind gewendet und entwickelt werden konnte; dass

2) in keinem Falle eine nennenswerthe Zerreißung des Muttermundes eintrat, vorausgesetzt, dass das Instrument langsam mit Ruhe und Geduld, genau den Angaben Bossi's entsprechend angewendet wurde; dass

3) fast in allen Fällen unter dem Gebrauch des Instruments sehr bald Wehen eintraten, welche sich dann gleichmäßig und zunehmend bis in die Nachgeburtsperiode fortsetzten.

Von welcher Bedeutung das Verfahren für die Behandlung der Eklampsie ist, ergiebt sich vor Allem aus den glänzenden Resultaten Bossi's, ferner aus den 12 Fällen meiner Klinik.

Sämmtliche Mütter (10 Erst- und 2 Mehrgebärende) konnten gesund entlassen werden.

Anfälle waren 1—13 und wohl noch mehr vor der operativen Entbindung beobachtet worden.

Der Muttermund war theils 1pfennigstück-, theils 1—3—5markstückgroß.

7 Eklamptische wurden nach der schnellen Erweiterung mit Bossi mittels Zange entbunden; ihre 7 Kinder kamen lebend zur Welt, doch starben 2 ziemlich kleine Kinder in den nächsten Stunden.

Bei 4 Eklamptischen machten sich 4 Perforationen nothwendig; alle 4 Kinder waren vor bezw. während der Entbindung abgestorben.

Bei 1 Eklamptischen mit Placenta praevia wurde nach geügender Erweiterung das kleine Kind zur Stillung der Blutung auf den Fuß gewendet.

Erwägt man, welcher Zeitgewinn bei dem Bossi'schen Verfahren erreicht wird und wie bei den meisten der Entbundenen die Anfälle nach der Entbindung sofort aufhörten oder erheblich schwächer wurden, so dass sämmtliche, zum Theil sehr schwer erkrankte Frauen zur Genesung gelangten; berücksichtigt man ferner, dass tiefere oder leichtere Einschnitte in den Muttermund sich nicht nöthig machten, dass Blutungen oder Tamponaden oder schwierigere Nähte weder die Geburt noch das Wochenbett komplicirten, so ergiebt sich der Werth des Verfahrens ganz von selbst, und es erscheint die Annahme wohl gerechtfertigt, dass die Eklampsie als eine Anzeige zur Sectio caesarea fernerhin wohl nur für ganz seltene Fälle eine Berechtigung finden wird.

Für die Behandlung der Eklampsie ist das Instrument von Bossi namentlich für den praktischen Geburtshelfer von großem Werthe.

II.

Zur Diagnose der Tuberkulose in der weiblichen Blase.

Von

Professor Krönig in Leipzig.

In diesem Centralblatt No. 40 1901 theilte Stoeckel aus der Bonner Frauenklinik 3 Fälle mit, bei welchen es sich um chronische Blasentuberkulose handelte, die mit relativ sehr geringen subjektiven Beschwerden verliefen. Stoeckel betont hierbei, wie leicht bei nicht genügender Anwendung des Cystoskops hier diagnostische Irrthümer unterlaufen können. Unter dem Eindruck der Stoeckel-schen Mittheilung bin ich in einem Falle vor einer Fehldiagnose bewahrt und möchte an der Hand dieses Falles nochmals auf die Stoeckel'schen Beobachtungen nachdrücklichst hinweisen.

Die von mir beobachtete Pat. war schon von verschiedenen Gynäkologen jahrelang behandelt worden; die Beschwerden der Pat. waren meistens auf eine gleichzeitig bestehende Retroflexio uteri zurückgeführt. Man hatte versucht, durch eine Pessarbehandlung die Beschwerden zu bessern. Wegen der Erfolglosigkeit der Therapie wurde sie mir von dem Hausarzt (Dr. Hahn) zur nochmaligen Untersuchung überwiesen, wobei ich folgende Anamnese erheben konnte:

Pat. W., Journal-No. 11, 30 Jahre alt, seit 1892 verheirathet. Der Ehemann vollständig gesund; weder in der Familie des Mannes, noch der der Frau Tuberkulose. Von früheren Krankheiten sind nur wiederholte Angina zu erwähnen. Pat. begann im 18. Lebensjahre zu menstruiren; die Periode war unregelmäßig, aller 3—4 Wochen, mäßig schmerzhaft. Vor 9 Jahren hatte Pat. eine Fehlgeburt im 3. Monat; der Verlauf des Wochenbetts war normal. Seit dieser Zeit ungefähr bestehen Schmerzen in der linken Seite des Unterleibes, weswegen Pat. schon viele Gynäkologen hier und auswärts konsultirt hatte; es wurde meistens eine Verlagerung oder eine linksseitige Eierstocksentzündung festgestellt. Mehrfach wurde ihr eine Operation vorgeschlagen, zu welcher Pat. sich nicht entschließen konnte.

In den letzten Jahren besteht zeitweilig Drang zum Wasserlassen. Der Urin ist meistens klar, nur bei Witterungswechsel zeigen sich geringe Flocken im Urin. Der Appetit ist in der letzten Zeit nicht so gut wie gewöhnlich. An Körpergewicht hat Pat. ziemlich stark abgenommen.

Der Status war folgender: Konstitution gracil, Paniculus adiposus mäßig entwickelt; Schleimhäute blass. Über den Lungen überall sonorer Schall und vesiculäres Athmen.

Genitalapparat: Der Uterus liegt retrovertirt, lässt sich leicht aufrichten, ist nicht vergrößert. Beide Tuben sind schlank zu tasten; beide Ovarien klein, beweglich.

Uropoetisches System: Die rechte Niere lässt sich am unteren Pol tasten, ist auf Druck nicht schmerzhaft und wird leicht in die Nierengrube reponirt. Die linke Niere ist mäßig vergrößert; sie ist wenig verschieblich und lässt sich nicht vollständig unter dem Rippenbogen zum Verschwinden bringen; sie ist auf Druck kaum schmerzhaft.

Urin ist klar, nur beim Ablassen des letzten Restes aus der Blase vermittels Katheter zeigen sich einige Schleimflocken. Beim Kochen entsteht eine geringe Trübung des Urins. Mikroskopisch sind nur ganz vereinzelte Eiterkörperchen zu finden, keine Cylinder. Im Deckglastrockenpräparat — angefertigt von dem centrifugirten Sediment des Urins — werden vereinzelte Tuberkelbacillen gefunden. Die Blase lässt sich Behufs cystoskopischer Untersuchung mit 150 ccm Wasser ohne Auslösung eines Krampfes füllen.

Cystoskopische Untersuchung: Die Blasenschleimhaut zeigt im Allgemeinen normale Verhältnisse bis auf eine circumscripte Stelle an der Einmündung des linken Ureters; hier sieht man auf einer ungefähr thalergroßen Fläche eine sehr starke Injektion und um die Ureteröffnung fast kreisförmig gestellte zahlreiche weiße Erhabenheiten (Tuberkelknötchen); die Uretermündung selbst leicht geschwürig. Der rechte Ureter lässt sich leicht und schmerzlos entriren; er entleert klaren Urin. Beim Entriren des linken, am Eingang geschwürigen Ureters klagt Pat. über lebhaften Schmerz; doch gelingt das Einführen des Katheters im Übrigen leicht; aus dem linken Ureter wird mit Flocken vermischter Urin entleert. Beim Kochen erweist sich der aus dem rechten Ureter gewonnene Urin eiweißfrei, der aus dem linken Ureter zeigt geringe Trübung beim Kochen; im Sediment werden auch hier vereinzelte Tuberkelbacillen gefunden (Nachprüfung im hygienischen Institut zu Leipzig. Dr. Ficker).

Die Diagnose wurde auf sekundäre Blasentuberkulose bei primärer Nierentuberkulose gestellt. Wegen der zunehmenden Gewichtsabnahme der Pat. wurde auf die konservative Behandlung der Nierentuberkulose verzichtet und der Pat. die Nierenexstirpation vorgeschlagen, event. die Exstirpation des linken Ureters.

Operation: 25. Januar 1902. Schnitt, beginnend im Winkel der XII. Rippe und des Musc. sacrolumbalis, endet, schräg abwärts nach der Nabelgegend ziehend, ungefähr 3—4 Querfinger breit nach innen vom Nabel. Durchtrennung der Haut, der oberflächlichen Fascie und der Muskelzüge des Latissimus dorsi. Eingehen zwischen Sacrolumbalis und Obliquus abdomin. externa. Einkerben der Muskelzüge des median gelegenen Quadratus lumb. und des lateral gelegenen Obliquus ext. und int. Durchtrennung der Fascia transversa. Zurückschieben des Peritoneums; es erscheint die Fettkapsel der Niere, welche gering entwickelt ist.

Der Versuch, die Niere stumpf aus der Fettkapsel zu lösen, misslingt, weil die Niere allseitig mit der Fettkapsel durch Bindegewebsstränge verwachsen ist. Man versucht die Niere mit einer Museux'schen Zange zu fassen, um sie nach außen zu luxiren, aber sofort quillt käsiger Eiter aus den Stichöffnungen heraus, so dass eine Verunreinigung der Wunde mit tuberkulöser, käsiger Schmiere nicht ganz vermieden werden kann. Es wird dann scharf mit der Schere die Niere zwischen Capsula propria und Fettkapsel ausgelöst, so gelingt es allmählich, bis an die Nierengefäße und bis an den Ureter heranzukommen. Unterbindung der Arteria und Vena renalis mit Katgut. Das Nierenbecken ist stark erweitert und durch Entzündung allseitig, vor Allem auch mit dem Peritoneum, welches an der Innenseite scharf getrennt werden muss, verbunden. Es wird der Ureter unterhalb des Nierenbeckens mit einer Aneurysmanadel umgangen und unterbunden und dann nach oben zu abgeschnitten. Die zerfetzte Fettkapsel der Niere wird nachträglich abgetragen, um bessere Wundverhältnisse zu schaffen. Sobald die Niere entfernt ist, zeigt sich, dass der Ureter in seinem Verlauf etwa daumendick und in sehr feste bindegewebige Verwachsungen gehüllt ist. In Folge dessen wird zur Exstirpation des Ureters geschritten und dazu auf das Ende des oben erwähnten Hautschnittes ein Schnitt gesetzt, welcher etwas steiler nach abwärts geht und ca. 4 Querfinger breit oberhalb des Poupart'schen Bandes im mittleren Drittel desselben endigt. Durchtrennung der Bauchmuskeln des Obliquus abd. int., ext. und transversus. Stumpfes Abheben des Peritoneums von der Darmbeinschaufel, welchem der in seinem ganzen Verlauf fast daumendicke Ureter ansitzt. Scharfe Lösung des Ureters aus seinen Verwachsungen mit dem Peritoneum parietale. Isolirung des Ureters bis fast zum Eintritt in die Blase, Ligirung des untersten Endes desselben und Abtragung kurz oberhalb der Ligatur. Die nachträgliche

Besichtigung ergiebt, dass das Peritoneum nirgends eröffnet ist. Die Wundhöhle wird geschlossen durch Vernähung der Bauchmuskeln und der Haut bis auf eine Stelle am hinteren Schnittrande von ungefähr 8 cm Länge. Hier wird die Wundhöhle mit Jodoformgaze tamponirt. Dauer der Operation: 1 Stunde 40 Minuten.

Demonstration des Präparates in der geburtshilflichen Gesellschaft zu Leipzig. Dasselbe zeigt die rechte Niere bis zu $^2/_3$ ihres Volumens vollständig verkäst, der rechte Ureter stark verdickt, rings von bindegewebigen verkästen Schwielen umgeben.

Verlauf post oper.: Temperatur am 1. Tage p. op. 37,8, sonst fieberfrei. Entlassung der Pat. am 21. Tage p. op. mit Fistel. Der Urin ist gleich nach der Operation klar, ohne Flocken. Geringe Blasenreizung besteht noch fort.

2 Monate post op.: Pat. hat 12 Pfund zugenommen, Urin klar, eiweißfrei auch jetzt noch vorübergehender Tenesmus, aber geringer wie vor der Operation; die Fistel hat sich geschlossen.

Der Fall giebt eine vollständige Bestätigung der Stoeckel-schen Beobachtung, er zeigt uns, mit wie geringen Symptomen eine Tuberkulose der Blase, selbst in Verbindung mit einer primären Nierentuberkulose verlaufen kann. Die Blasenerscheinungen sind hier so gering gewesen, dass sie von verschiedenen Gynäkologen als konsensuelles Symptom der gleichzeitig bestehenden Retroflexio uteri aufgefasst wurden. Die Mahnung Stoeckel's, sich in solchen Fällen der kleinen Mühe der cystoskopischen Untersuchung zu unterziehen, muss daher ganz gebilligt werden.

Die ausschließliche mikroskopische Untersuchung des Urins, welche, in diesem Falle allerdings Tuberkelbacillen lieferte, genügt nicht, schon aus dem einfachen Grunde, weil nur in einer verhältnismäßig geringen Zahl, ca. 25 % nach den verschiedenen Angaben in der Litteratur, Tuberkelbacillen nachzuweisen sind, und weil ferner bei nicht genügender Vorsicht während der Entnahme des Urins Smegmabacillen bakterioskopisch Tuberkelbacillen vortäuschen können. Die intraperitoneale Impfung des Urins in Meerschweinchen war in diesem Falle leider missglückt, weil durch einen unglücklichen Zufall beide Meerschweinchen, welche wir geimpft hatten, am 5. bis 6. Tage nach der Infektion an Aufplatzen der Wunde und Prolaps der Därme zu Grunde gingen.

Ein bullöses Ödem, wie in den Fällen von Stoeckel, konnte hier nicht konstatirt werden, dagegen waren hier die weißen Knötchen auf dem injicirten Untergrunde um den Ureter herunter so charakteristisch, dass schon hieraus mit fast absoluter Sicherheit die Diagnose auf Tuberkulose gestellt werden konnte. Auch die Geschwürbildung an der Uretermündung förderte diese Annahme.

Die relativ günstige Prognose der Blasentuberkulose, auf die schon Stoeckel aufmerksam macht, scheint sich in diesem Falle ebenfalls zu bewähren; nach Exstirpation des Ureters und der Niere sind die subjektiven Beschwerden fast vollständig verschwunden. Zu einer nachträglichen cystoskopischen Untersuchung hat sich allerdings Pat. noch nicht wieder entschließen können.

III.
Zur Technik der Perforation.

Von
Dr. **Oscar Frankl,**
Frauenarzt in Wien.

In No. 15 des Centralbl. für Gynäkologie empfiehlt Skutsch im Anschluss an die Publikation meines neuen, trepanförmigen Perforatoriums[1], das, wie er meint, in Deutschland wenig bekannte Pajot'sche Perforatorium, lediglich um zur allgemeineren Anwendung desselben beizutragen, nicht um gegen mich zu polemisiren, wie er in taktvoller Weise ausdrücklich hinzufügt. Gleichfalls ohne die leiseste Absicht einer Polemik will ich mich indess gegen den Vorwurf wenden, ich hätte die vorhandenen Instrumente nicht eingehend studirt. Obgleich ich in meiner Publikation nicht all die Namen nannte, waren mir doch über 80 Perforatorien bekannt, darunter auch jenes von Pajot, das wohl auch in Deutschland nicht so unbekannt, wohl aber wenig anerkannt sein dürfte. Und das ist zweierlei. Ich habe dieses Instrument nicht erwähnt, wie ich auch von anderen, ähnlich gebauten nicht sprach (z. B. von Piorko's Perforatorium), weil die Wirkung all dieser Systeme auf den gleichen physikalischen Principien basirt, wie jenes von Braun oder Guyon. All diese Trepane durchlochen den Schädel von außen nach innen, bewirken damit eine Entfernung des Schädels vom Beckeneingang mit deren, bereits erläuterten, unangenehmen Folgen. Gerade diesem Übelstande wollte ich ja bloß durch mein Instrument begegnen — während des eigentlichen Trepanationsaktes, während dessen der Schädel naturgemäß allen Bewegungen des Trepans zu folgen intendirt, sollte eine Fixation gegen die Linea terminalis erzielt werden. Dies die auch von Skutsch anerkannte Tendenz meines Instruments.

Ob nun gerade der Ersatz eines sägeförmigen Schneideapparats durch 2 Messer bei gleichzeitiger Mobilisirung der Schutzröhre, wie sich dies beim Pajot findet, das Instrument für den Nichtspecialisten, den praktischen Arzt, besonders geeignet macht, bleibt fraglich. Ich zweifle nicht, dass Skutsch mit diesem Perforatorium vorzügliche Operationserfolge erzielt; jeder Gynäkologe operirt bekanntermaßen am besten mit demjenigen Instrument, an das er gewöhnt ist. Für mich handelte es sich darum, ein Instrument zu konstruiren, welches für den praktischen Arzt bestimmt ist, der in dieser Operation zeitlebens nicht Übung erlangt, sie aber gelegentlich doch auszuführen gezwungen ist. Was Skutsch in Betreff der Operationskurse berichtet, trifft auch für unsere Kliniken zu. Auch bei uns findet jeder Student Gelegenheit, die Perforation des kindlichen Leichen-

---

[1] Wiener klin. Wochenschrift 1902. No. 3.

schädels mindestens einmal auszuführen. Dass damit für die erste
Operation an der Lebenden indess noch keine Sicherheit erworben
worden, ist klar. Es bleibt also nach wie vor erwünscht, dem praktischen Arzte gerade für diese Operation Instrumente in die Hand
zu geben, welche eine rasche, gefahr- und mühelose Handhabung
gewährleisten.

Im Übrigen findet Skutsch die Idee meines Instruments durchaus anerkennenswerth und die technische Konstruktion geschickt
durchgeführt. Allein, was letzteres Moment betrifft, so muss ich
selbst gestehen, dass ich mich noch nicht ganz zufrieden gestellt
fühle. Manches Detail wird wohl noch geändert werden müssen.
Da eine wichtige Modifikation des Trepans in den letzten Wochen
vollendet worden, benütze ich die Gelegenheit, darüber kurz zu berichten.

In der Diskussion über meinen Vortrag in der Wiener gynäkologischen Gesellschaft machte Schauta den Einwand, die Schutzhülse meines Perforatoriums sei zu dick, als dass hierdurch nicht
der Gebrauch bei Perforation des nachfolgenden Kopfes erheblich
erschwert werden müsste. In voller Würdigung der Richtigkeit
dieser Bemerkung machte ich mich alsbald daran, hier Abhilfe zu
schaffen, und es liegt nunmehr eine geänderte Schutzhülse fertig vor,
welche ich in einer demnächst erscheinenden Publikation[2] eingehend
erläutere und abbilde. Hier will ich bloß kurz bemerken, dass die
dicke, vordere Partie der Schutzhülse (Wiener klin. Wochenschrift
1902 p. 71) in einen niedrigen Schutzteller verwandelt ist, welcher
in 2 auf- und zuklappbare Hälften getheilt ist. Sind beide Hälften
zugeklappt, so ist die Dicke des vorderen Endes der Schutzhülse
nicht wesentlich bedeutender als jene des Nägele'schen Perforatoriums. Es wird dann die Hülse mit zugeklapptem Teller bis an die
Gegend zwischen Atlas und Occiput geleitet, durch einen Fingerdruck der Teller aufgeklappt und seine Hälften genau den Konturen
des vorliegenden Theiles angelegt. Hierbei müssen die beiden Hälften
nicht in einer Ebene liegen. Doch sind sie nicht über 180° auf-
klappbar. Es folgt sodann die Anbohrung in der bereits geschilderten Weise. An demjenigen Ende der Hülse, welches dem Griffe des
Instruments zunächst liegt, habe ich eine Schraube angebracht, welche
den Zweck hat, nach Abschluss der Perforation die Zähne dauernd
und sicher gegen den Teller zu fixiren. Es könnte bei Raumbeschränkung höheren Grades während des Herausziehens des Instruments neben dem Hals des Kindes zum Abstreifen des Tellers
von den Zahnspitzen kommen, wobei die Vagina Schaden nehmen
müsste. Dies wird so verhindert.

Es wird sich wohl noch manches Andere ändern lassen, dessen
bin ich mir bewusst; ich werde für Andeutungen der noch bestehenden Mängel, eben so wie für Vorschläge zur Änderung kon-

---

[2] Wiener med. Wochenschrift, voraussichtlich Ende Mai a. c.

struktiver Details Jedermann dankbar sein, zufrieden, wenn bloß die meinem Instrument zu Grunde liegende Idee auch von Gynäkologen anerkannt wird, welche sich der Mühe unterziehen, mein Perforatorium an den Lebenden zu versuchen. Die mannigfaltigen Anregungen und Fragen, welche mir bisher von Nah und Fern zugegangen sind, beweisen mir jedenfalls, dass mein Instrument Interesse erweckt hat.[3]

Neue Bücher.

1) **C. Marocco.** Ricerche sulla formazione della portio e sul de corso dei fasci muscolari del segmento fornico-cervicale.
Rom, 1900. Mit 5 Tafeln.

2) **Derselbe.** Ulteriore ricerche sulla formazione della portio.
Rom, 1901. Mit 10 Tafeln.

Die letzten Jahre haben uns werthvolle Arbeiten über die Entwicklung der weiblichen Genitalien gebracht und durch sie ist gegenwärtig unsere Kenntnis der Bildung des weilichen Genitalienschlauchs so weit gefördert worden, dass jetzt nur noch Weniges in diesem Gebiet zu vervollständigen bleibt. Sowohl über die Art der Verschmelzung der Müller'schen Gänge als auch über die späteren Schicksale der Wolff'schen Kanäle in dem fertig ausgebildeten weiblichen Körper ist uns durch die neueren Untersuchungen vollständige Klarheit geschaffen worden. Es fehlte bisher nur in diesem Gebiet an einer fortlaufenden Reihe gut untersuchter Präparate über den Bildungsgang der Genitalien in den verschiedenen Zeitperioden des Wachsthums.

Dieser dankbaren Aufgabe hat sich der Autor der vorliegenden Abhandlungen unterzogen und er führt uns die Resultate seiner Beobachtungen, unter Beigabe eines begleitenden Textes, in instruktiven Abbildungen vor. Was er uns in diesen Arbeiten bringt, ist auf eigene Beobachtungen gestützt, und wir können uns an der Hand seiner Präparate ein vollkommenes Bild machen über die Formveränderung der Portio vaginalis und des Scheidengewölbes im Laufe der Entwicklung. Für die ersten Monate des Fötallebens standen ihm mehrere gut konservirte Präparate zur Verfügung, und seine genau gezeichneten Tafeln veranschaulichen uns trefflich die Art, wie aus den anfänglichen Vorstufen der Portio die spätere Form des Scheidentheils hervorwächst. Die Resultate seiner Beobachtungen, welche er unter fortwährendem Hinweis auf neuere deutsche Forschungen mittheilt, stellt er folgendermaßen zusammen:

1) Die Portio vaginalis ist ein Resultat einer Einstülpung des Genitalkanals nach der Verschmelzung der Müller'schen Gänge, welche nach kurzer Zeit der Abspaltung des Ureters nachfolgt.

---

[3] Die Anfertigung ist der Firma Odelga, Wien IX, Garnisongasse, übergeben worden.

2) In diese Einstülpung drängen sich auch die inneren muskulösen Schichten des Gewebes ein.

3) Die Vertheilung der Cirkulation in dieser Einstülpung ist besonders geeignet, die Rolle vorzubereiten, welche der Portio für die spätere Entwicklung bestimmt ist.

4) Die muskulösen Gewebe dieser Partie sind weder als Theile des Uterus, noch als Theile der Vagina, sondern als ein, von einer besonderen Innervation versorgten Segments des Muskelgewebes aufzufassen.

5) Eine besondere Bezeichnung des Segmentes cervico-fornicale, von dem Orificium internum bis zur Kuppel des Vaginalgewölbes, rechtfertigt sich sowohl in anatomischer Hinsicht als in Hinblick auf die spätere Funktion.

6) Eine Individualisirung dieses Segments liefert uns auch den Schlüssel für die Erklärung der klinischen Thatsachen bei dem leeren und geschwängerten Uterus.

7) Die Veränderungen des Segmentum cervicale-fornicale geben oft Anlass zu zahlreichen Erkrankungen des Uterus, besonders zur chronischen Metritis.   **Dohrn** (Dresden).

---

3) **K. Küster** (Berlin).   Über Geschlechtsbeeinflussung.
(Klinisch therapeutische Wochenschrift 1902. No. 1. Wien.)

Trotz Schenk, so meint K., sind wir im Unklaren über das Geheimnis der Geschlechtsbestimmung. Nur alte Hausärzte könnten einige aufklärende Beobachtungen bei Familien von einseitiger Mädchen- oder Knabennachkommenschaft gewinnen. K. hat dabei stets folgende Thatsache beobachtet: »Es werden Knaben geboren, wenn der Beischlaf in längeren Pausen vollführt wird und mindestens 10—14 Tage nach dem Aufhören der Regel zur Empfängnis geführt hat. Es werden Mädchen geboren, wenn der Beischlaf in geringen Pausen vollführt wird und bald nach dem Aufhören der Menses zur Empfängnis geführt hat. K. nimmt dabei an, dass Samenfaden und Ei eingeschlechtlich sind und ihr eigenes Geschlecht fortzupflanzen bestrebt sind. Je mehr geschwächt das Ei ist durch die lange Zeit zwischen Produktion und Befruchtung oder durch Entkräftung so wie höheres Alter der Producentin, um so eher wird der männliche Samen sein Geschlecht durchsetzen und umgekehrt. Bei häufigem Verkehr der Ehegatten, namentlich unmittelbar nach den Menses, ist die Erregung der Frau gesteigert, das eben producirte Ei zeugungskräftiger als der durch den gesteigerten Verkehr geschwächte Samen des männlichen Ehegatten. Als Wahrscheinlichkeitsbeweise führt K. an: »Politische Konvenienzheirathen in Fürstenhäusern führen wegen der Seltenheit des Beischlafs (Strenge des Hofceremoniels) häufig zur Erzeugung von Knaben. Ist dagegen die Ehe durch wirkliche Neigung geschlossen, so folgt Mädchen auf Mädchen. Ferner haben ältere Erstgebärende häufig Knaben sicher, wenn der Mann jünger und kräftiger ist. — Diese Thatsache, die auch bei Thieren stimmt, soll von Viehzüchtern zur Geschlechtsbestimmung benutzt werden. Er selbst konnte bei verlässlichen Angaben der Ehegatten das Geschlecht voraussagen. Ein Probeversuch zur Erzeugung eines männlichen Nachkommen, welchen er veranlasste, gelang ebenfalls.

Kroemer (Breslau).

Berichte aus gynäkol. Gesellschaften u. Krankenhäusern.

4) Gesellschaft für Geburtshilfe zu Leipzig.

502. Sitzung vom 16. December 1901.

Vorsitzender: Herr Krönig; Schriftführer: Herr Donat.

1) Herr Krönig: Nekrolog für Löhlein.

2) Herr Graefe: Über einen Fall von großem Blasenstein nebst Bemerkungen über die Behandlung chronischer Pyelitis.
(S. No. 13 dieses Blattes.)

Diskussion: Herr Zweifel fragt Herrn Graefe zunächst nach dem mikroskopischen Befund des Papilloms und erinnert Betreffs der interessanten Bemerkung über das Methylenblau, welches von Herrn Graefe zur Behandlung der Pyelitis und als aseptisches Mittel bei langen Eiterungen herangezogen wurde, an die Berichte, welche Dr. Stimmel in der hiesigen med. Gesellschaft über das Pyoktanin bei Angina und Diphtherie erstattet hatte. Nur wurde damals als Pyoktanin nicht das Methylenblau, sondern das Methylviolett bezeichnet.

Herr Krönig fragt, ob Graefe bei Anwendung des Rose'schen Instruments Beckenhochlagerung angewendet habe. K. empfiehlt die Knie-Ellbogenlage nach Kelly. Er fragt weiter, warum Graefe nicht das Nierenbecken ausgespült habe. Die Behandlung mit Methylenblau innerlich sei natürlich ein einfacheres Verfahren.

Herr Graefe: Die mikroskopische Untersuchung der Neubildung ergab gutartige Papillome, nirgends eine Andeutung von Carcinom. — Als Pyoktanin calculum bezeichnet man allerdings Methylviolett. Außer diesem giebt es noch ein gelbes Präparat, Pyokt. aureum (Auramin). In der eiterhemmenden Wirkung scheint das Methylenblau diesen gleich zu sein.

Das Rose'sche Speculum wurde in Beckenhochlagerung eingeführt. Die Nierenbeckenspülungen kamen im vorliegenden Falle nicht in Betracht, da die hochgradig nervöse Pat. schon nach der einen Untersuchung erklärte, sie würde eine solche nicht wieder vornehmen lassen.

3) Herr Plaut: Der Fall von Agenesia genital., den ich Ihnen heute vorstellen möchte, hatte ich bereits im Jahre 1895 die Ehre, hier zu zeigen. Das damals 18jährige Mädchen, das mich »wegen fehlender Periode« aufgesucht hatte, bot bei ihrem schlanken gracilen Körper durchaus weiblichen Habitus dar. Schönes Kopfhaar, prachtvolle Zähne. Jungfräuliche Brüste. Beckenmaße fast normal, nur die Conj. ext. 18,5. — Achselhaare fehlen völlig; Schamhaare sehr gering entwickelt, eben so die großen Labien, so dass die vorstehenden Nymphae unbedeckt sind. Die Scheide stellt einen ca. 1,5 cm langen Blindsack dar. Nur in Narkose vermag man zwischen diesem Blindsack und dem Rectum einen halbbohnengroßen, plattrundlichen Körper (Ovarium?) hinter dem linken Os pubis und ein schmales, quer verlaufendes Band »wie eine Gänsefederspule« (Uterus?) zu fühlen.

Der Befund bei der heute 25jährigen ist im Allgemeinen der gleiche. — Nur hat sich der Scheidenblindsack vertieft und etwas erweitert. Er nimmt jetzt mehr als ein Fingerglied auf. Das dürfte von den reichlichen Kohabitationsversuchen herrühren, die seither stattgefunden haben. Frl. H. ist Artistin (Jongleuse) und war lange Zeit verlobt. Ihr Bräutigam drängte auf eine Operation Zwecks bequemeren Beischlafes. Das Mädchen behauptet, sinnliche Erregungen und Befriedigung durch den Beischlaf gehabt zu haben. Das spricht wohl auch für die Annahme, dass der bohnenförmige Körper hinter dem Os pubis sin. aus Ovarialgewebe besteht. Die Clitoris ist deutlich (leicht verdickt) fühlbar.

4) Herr Füth: Über eine angeborene Geschwulstbildung perithelialer Natur am Oberkieferzahnfleisch eines 2 Tage alten Mädchens mit Hineinbeziehung des Schmelzkeimes.

Vortr. berichtet über eine angeborene, vom Zahnfleisch des Oberkiefers ausgehende und an diesem mit einem dünnen Stiel festsitzende Geschwulst, die bei einem neugeborenen Mädchen kurz nach der Geburt entfernt werden musste, da dieselbe den Schluss der Mundhöhle und damit das Saugen verhinderte. Zur Zeit ist die ehemalige Trägerin der Geschwulst ein wohl entwickeltes, kräftiges Kind von 2 Jahren. Die Zähne sind im Allgemeinen vorzüglich entwickelt und gut gepflegt. Nirgend wo zeigen sich Erscheinungen von Rachitis oder Caries. Darum ist besonders auffallend, dass an der Stelle des 1. oberen Schneidezahns links, wie die Eltern mit Bestimmtheit angeben, stets nur ein kleines graues Stümpfchen die Schleimhaut überragte und der 2. linke obere Schneidezahn in seiner Entwicklung zurückgeblieben ist. Gerade hier hat aber die Geschwulst gesessen. An der mikroskopischen Untersuchung der Geschwulst nahm Herr Geheimrath Marchand, der in der Sitzung anwesend ist und dem Vortr. seinen verbindlichsten Dank persönlich aussprechen kann, das lebhafteste Interesse und seiner Initiative verdankt er vor Allem die Festlegung der Thatsache, dass die so epithelähnlichen Geschwulstzellen thatsächlich bindegewebiger Natur und als vom Perithel ausgehend anzusehen sind, was näher ausgeführt wird. Innerhalb perithelialer Zellhaufen finden sich dann ganz auffallende, wie Drüsenquerschnitte aussehende epitheliale Einschlüsse, die sich als Abkömmlinge des Schmelzkeimes herausstellten und gewissermaßen ein Beweis für die Richtigkeit dieser histologischen Deutung ist die mangelhafte Entwicklung des 1. linken oberen Schneidezahnes.

(Der Vortrag wird ausführlich in Hegar's Beiträgen veröffentlicht.)

5) Herr Windscheid: a. Über Peroneuslähmung nach Entbindung.

M. H.! Der Fall, über den ich Ihnen kurz berichten möchte, betrifft ein 23jähriges Mädchen, welches am 3. Oktober d. J. in der hiesigen Frauenklinik entbunden wurde. Der Freundlichkeit des Herrn Kollegen Zangemeister verdanke ich folgende Notizen über den Geburtsverlauf:

Erstgebärende. Allgemein verengtes Becken, Diag. 11 cm. 3 Stunden vor der im Ganzen 30 Stunden dauernden Geburt ein eklamptischer Anfall, ein zweiter 1¼ Stunde nachher. Es wurde ein Forceps bei tief im Becken stehendem Kopf angelegt, Dammnaht. Das Kind hatte eine linksseitige Facialisparese.

Über den Zeitpunkt des Eintritts der Peroneuslähmung bei der Mutter besteht eine Differenz zwischen der Pat. und den Angaben der Klinik in so fern, als die Pat. behauptete, die Lähmung schon während des Wochenbetts in der Klinik gehabt zu haben, während in dem Bericht der letzteren nichts davon erwähnt wird.

Als ich die Pat. zum 1. Male am 4. November 1901 sah, konnte ich folgenden Befund erheben: Kleines, graciles Mädchen mit gesunden inneren Organen und außer der Lähmung völlig negativem Befund am Nervensystem. Der rechte Fuß hängt mit der Spitze nach unten, beim Gehen deutliches Schleifen der Fußspitze. Aktiv kann der Fuß im Fußgelenk gut abducirt, dagegen sehr schlecht adducirt und gar nicht extendirt werden. Sensibilitätsstörungen bestehen nicht, die gesammte Muskulatur des Unterschenkels ist etwas abgemagert. Elektrisch besteht im Gebiet des N. peroneus partielle Entartungsreaktion.

Der weitere Verlauf war ein sehr günstiger, indem sehr bald die aktive Beweglichkeit wieder normal wurde, während elektrisch bei einer vor einigen Tagen vorgenommenen Untersuchung noch deutliche partielle Entartungsreaktion bestand, wie man es bei peripherischen Lähmungen häufiger zu sehen gewohnt ist.

Die Entstehung der Lähmung im vorliegenden Falle ist wohl mit der Beckenenge und der Zangenentbindung zusammenzubringen. Es handelt sich jedoch nach den Anschauungen, die heute maßgebend sind, weniger um den Druck, den der fest ins Becken eingekeilte Kopf auf den Plexus sacro-coccygeus ausübt, als vielmehr um eine Wirkung des Zangenzuges, der direkt die Lähmung hervorbringt, nachdem vielleicht schon vorher der Nerv durch den Druck lädirt gewesen ist. Die auffallende Thatsache, dass nur der eine Zweig des N. ischiadicus, der N. peroneus, dabei gelähmt wird, ist durch Hünermann — Archiv für Gynäkologie Bd. XLII — dahin erklärt worden, dass die Fasern für den N. peroneus aus dem höchsten Theil des Plexus sacro-coccygeus stammen, und aus dem 4. und 5. Lumbalnerven ihren Ursprung nehmen. Dieser Theil des Plexus liegt aber, wie Sie aus der herumgereichten Abbildung sehen können, unmittelbar auf dem Knochen, während der andere Antheil sich auf dem Musc. pyriformis befindet. Bei dem Zangenzug werden also der 4. und 5. Lumbalnerv auf den Knochen aufgepresst und erleiden dadurch einen starken Zug, während die anderen Wurzeln, die weich auf dem Muskel liegen, an diesem eine nachgiebige Unterlage besitzen und so vom Zug nicht leiden können.

M. H. Ich würde es gar nicht gewagt haben, Ihnen diesen Fall, der ja an und für sich nichts Außerordentliches bietet, vorzutragen, wenn ich nicht damit eine Anfrage verbinden wollte, nämlich die, wie häufig nach Ihren Erfahrungen derartige Peroneuslähmungen vorkommen. Bei der Häufigkeit der engen Becken und den unzähligen Zangen, welche bei diesen angelegt werden, müsste man eigentlich denken, dass diese Lähmungen zu den Alltäglichkeiten gehören. Und doch ist es für mich der 1. Fall, den ich in den schon ziemlich langen Jahren, in denen ich Nervenpraxis treibe, überhaupt sehe. Ich wäre Ihnen daher für die Beantwortung meiner Frage sehr dankbar, noch mehr aber für eine Aufklärung darüber, warum diese Lähmungen offenbar so ziemlich selten vorkommen.

b. Über recidivirende Myelitis im Puerperium.

Am 15. November d. J. wurde ich konsultativ zu einer Pat. zugezogen, welche am 20. September d. J. ihre 2. Entbindung durchgemacht hatte. Nach Bericht des behandelnden Arztes ging die Entbindung selbst glatt von statten, nur die Nachgeburt war adhärent und musste manuell entfernt werden. Das Wochenbett verlief, abgesehen von einer ganz minimalen Temperatursteigerung in den ersten Tagen, völlig normal, das Kind ist gesund. Am 1. November d. J., also reichlich 4 Wochen nach der Entbindung, erkrankte die Pat. plötzlich mit heftigem Erbrechen, das einige Tage dauerte, und zu dem sich nach ca. 6 Tagen eine ganz rapid zunehmende Lähmung beider Beine gesellte, gefolgt von einer außerordentlichen Schwierigkeit in der Harnentleerung. Als ich die Pat. am 15. November sah, bestand eine absolute schlaffe Paraplegie beider Beine, jede Bewegung war an Beinen und Füßen absolut aufgehoben. Die Patellarreflexe waren enorm gesteigert, Fußklonus beiderseits vorhanden. Die Sensibilität war an den Beinen und am Abdomen bis 2 Finger oberhalb des Nabels für Berührung und Schmerzempfindung völlig aufgehoben, am Rücken aber erhalten. Jeder Nadelstich in die Haut der Beine wurde zwar nicht empfunden, bedingte aber eine starke Zuckung der Extremität. Elektrisch war die Reaktion für beide Ströme an den Beinen vom Nerv und Muskel aus überall vollkommen gut erhalten. An der Wirbelsäule fand sich absolut nichts Abnormes.

Ich habe die Pat. heute, also nach 4 Wochen, wiedergesehen und fand die Motilitätsstörung zwar unverändert, die Empfindung an den Beinen aber fast wieder völlig normal. Die reflektorischen Zuckungen fehlten, die Patellarreflexe und der Fußklonus waren ganz erheblich geringer geworden. Es hatte eine Zeit lang völlige Incontinentia urinae bestanden, jetzt aber war die Urinabsonderung wieder völlig normal; Fieber war niemals aufgetreten.

Nähere Nachforschungen ergaben nun zu meinem Erstaunen, dass die Pat. bei ihrer ersten, im März 1900 in M. erfolgten Entbindung im Wochenbett ganz genau denselben Lähmungszustand durchgemacht hatte, von demselben aber völlig wieder genesen war! Von dem damals behandelnden Arzt in M., an den ich mich

um Auskunft wandte, erhielt ich die Mittheilung, dass damals ebenfalls nach
völlig normaler Entbindung in der 4. Woche unter Erbrechen eine Lähmung
beider Beine mit Urinbeschwerden aufgetreten sei, die nach 10 Wochen wieder
völlig verschwand.   Über die Verhältnisse der Sensibilität waren nähere Mittheilungen nicht zu erlangen.

Ich kann mir vor der Hand diesen Fall nicht erklären.   Klinisch handelt es
sich bei dem von mir beobachteten und eben mitgetheilten Krankheitsbild zweifellos
um eine Myelitis, und der akute mit Erbrechen einsetzende Beginn lässt die Vermuthung aufstellen, dass irgend eine infektiöse Ursache im Spiel sein muss.   Die
nähere Untersuchung der Pat. hat allerdings über die Art dieser Infektion keinen
Aufschluss geben können.

Die meisten von den überhaupt nur spärlich mitgetheilten Beobachtungen über
Lähmungen im Wochenbett müssen in Bezug auf organische Grundlage mit Vor-
sicht aufgefasst werden, denn meistens handelt es sich um hysterische Lähmungen.
Dass in meinem Falle eine Hysterie mit Sicherheit auszuschließen ist, brauche ich
Ihnen nicht erst zu sagen.

Warum aber beide Male nach der Entbindung dieser Lähmungszustand sich
eingestellt hat, ist mir völlig unklar.   Dass wohl beide Male auf dieselbe schädliche Noxe zurückgegriffen werden muss, dürfte auf der Hand liegen, aber die
Art derselben entzieht sich meines Erachtens unserer Kenntnis.

Nachdem beim 1. Male die Lähmung sich völlig zurückgebildet hat, liegt
bei der Gleichartigkeit des Krankheitsbildes kein Grund vor, warum nicht auch
dieses Mal wieder völlige Heilung eintreten sollte.   In der That beweist ja auch
der heute aufgenommene Befund, dass der Process sicher im Rückgang begriffen
ist, so dass man die Prognose günstig stellen kann.

Diskussion: Herr Zweifel kennt nur einen Fall von Peroneuslähmung,
bei welchem auch ischiadische Schmerzen auftraten; der Fall heilte aus.   Es sei
möglich, dass mehr Lähmungen vorkämen, aber nicht sehr wahrscheinlich, da
dieselben doch bei der Entlassung der Wöchnerinnen am 9. Tage bemerkt werden
müssten.   Zur Erklärung des Zustandekommens der Lähmung müsse die Kindeslage genau bestimmt sein.   Im Windscheid'schen Falle ist die Zange schuld.
Facialislähmungen würden durch die Zange sehr häufig verursacht, seien etwas
Alltägliches.

Zum 2. Vortrag des Herrn Windscheid bemerkt Z., dass er keinen Fall
von myelitischer Lähmung mit Wiederkehr kenne.

Herr Plaut berichtet über einen Fall von Plexuslähmung des linken Armes.

Herr Krönig macht darauf aufmerksam, dass in diesem Falle die Zange angelegt worden ist bei tief im Becken stehendem kindlichen Kopf.   Dabei ist es
immerhin schwer denkbar, dass die Spitzen der Zange den 4. und 5. Lumbalnerven nahe ihrem Ursprung getroffen haben, weil so weit die Spitze der Zange
gar nicht heraufgeführt wird.   Er möchte darauf aufmerksam machen, dass in
diesem Falle auch ein anderer Modus der Entstehung der Peroneuslähmung möglich ist.

In der Leipziger Frauenklinik werden die geburtshilflichen Operationen
meistens auf einem Operationstisch ausgeführt, während die Beine in Beinhalter
gelegt werden.   Die Art der Beinhalter lässt es nicht undenkbar erscheinen, dass
bei starkem Sträuben der Pat., wie in diesem Falle, wo es sich um eine Eklamptische handelte, ein Trauma die Gegend des Capitulum fibae trifft.   Da an dieser
Stelle der Peroneus dem Knochen aufliegt und ziemlich oberflächlich verläuft, so
wäre immerhin eine Drucklähmung durch den Beinhalter an dieser Stelle wohl
möglich.

Herr Zangemeister hält Peroneuslähmungen nach Entbindungen nicht für
so außerordentlich selten wie Herr Windscheid.

So wurden im letzten Jahre unter 1500 Entbindungen hier 2 Fälle beobachtet.
Wahrscheinlich werden einzelne Fälle, besonders leichte, öfters übersehen, da die
Wöchnerinnen die Störung erst beim Aufstehen, also einen Tag vor ihrer Ent-

lassung bemerken und mitunter, da sie die Schuld auf das längere Bettliegen zu schieben geneigt sind, dem Arzt gar keine Mittheilung machen.

Der 1. Fall war der von Herrn Windscheid mitgetheilte (Forceps am tiefstehenden Kopf, Ipara, I. Schädellage, allgemein verengtes Becken II°). Das Kind bekam eine linksseitige Facialisparese. Das Wochenbett war fieberfrei. Die rechtsseitige Peroneuslähmung wurde bei der Entlassung am 10. Tage hier nicht festgestellt.

Als Ergänzung möchte ich nun auch den zweiten unserer Fälle anführen:

Ipara, I. Schädellage, einfach plattes Becken I°, Forceps am tiefstehenden Kopf. Wochenbett durch leichte Temperatursteigerungen gestört, Lochien putrid. Bei der Entlassung wurde ein Exsudat konstatirt, welches links und rechts hinten saß. Bei Druck auf das letztere klagte Pat. sofort über Kribbeln im rechten Fuß. Gleichzeitig ließ sich die rechtsseitige Peroneuslähmung feststellen.

Auffallenderweise traten die meisten beschriebenen derartigen Lähmungen nach Zangenentbindungen auf (Ballet und Bernard-Paris, Donath-Budapest [2 Fälle], Thomas-Baltimore), nur im Gessner'schen Falle soll die Entbindung spontan erfolgt sein (nach Angabe der Frau).

Merkwürdig ist ferner das meist rechtsseitige Auftreten (außer dem Falle von Ballet und Bernard stets rechts).

Als Ursache wäre wohl an Druck des Kopfes auf den Nerven zu denken, dort wo er über die Kreuzbeinkante hinweg dann durch den Musc. piriformis hindurch aus dem Becken heraustritt, zumal es sich fast regelmäßig um verengte Becken handelt (allgemein verengte oder einfach platte). Jedoch weist der zweite unserer Fälle, wo ein dem Nerven aufliegendes Exsudat gefunden wurde, auch auf die Möglichkeit hin, dass Entzündungsprocesse in ursächlichem Zusammenhang mit der Lähmung stehen; dadurch erklärt sich vielleicht die isolirte Lähmung noch besser.

Ich möchte in dieser Hinsicht noch erwähnen, dass auch für die nach Laparotomien beobachteten Peroneuslähmungen (Weinlechner, Wiener gynäkologische Gesellschaft 22. November 1892, und Witthauer, Centralblatt für Gynäkologie 1901 p. 458, beide rechtsseitig!), welche die Autoren auf Druck auf den Nerven in der Kniekehle in Folge der Beckenhochlagerung zurückführen, die Annahme eines entzündlichen Ursprungs der Lähmung im Becken keineswegs von der Hand zu weisen ist; im 2. Falle wurde ein großer rechtsseitiger Pyosalpinxsack entfernt, am 9. Tage traten Schmerzen im rechten Bein auf; im 1. Falle wurde eine Myomotomie gemacht, woran sich eine leichte septische Erkrankung anschloss.

---

503. Sitzung vom 20. Januar 1902.
Vorsitzender: Herr Krönig; Schriftführer: Herr Donat.

1) Herr Noesske (als Gast): Der heutige Stand der Lehre von der parasitären Natur des Carcinoms.

N. giebt einen kurzen Überblick über den heutigen Stand der parasitären Theorie des Carcinoms. Diese Lehre ist alt und hat entsprechend den Wandlungen der Medicin verschiedene Episoden zu verzeichnen. Den histogenetischen und entwicklungsgeschichtlichen Theorien Thiersch's und Cohnheim's, die die letzten Ursachen der Carcinomentwicklung nicht zu erklären vermochten, folgte mit dem Aufschwung der Bakteriologie die Untersuchung des Carcinoms auf Mikroorganismen. Die Annahme eines bakteriellen Ursprungs des Carcinoms verlor jedoch sehr bald an Boden, besonders mit der Erkenntnis des fundamentalen Unterschieds zwischen echter Geschwulstbildung und entzündlicher Gewebsneubildung.

Die Thatsache, dass durch Protozoen Zellproliferation hervorgerufen werden könne, die Beobachtung von protozoenähnlichen Einschlüssen im Carcinom gaben den Impuls zur Untersuchung des Carcinoms auf Protozoen, und bis zu dem heutigen Tage werden von vielen Seiten auf die Protozoenforschung die größten

Hoffnungen für die Carcinomätiologie gesetzt. Mit der Protozoenforschung kon-
kurrirt heute nur noch die Blastomycetentheorie, die sich auf die Beobachtung
von Hefezellen in malignen Neubildungen stützt und besonders von italienischen
Forschern begründet wurde. Sie hat sich bei deutschen Forschern nur wenig Eingang verschafft und ist hauptsächlich von Leopold acceptirt worden. Doch
können die Angaben Leopold's einer ernsteren Kritik nicht Stand halten, da
es ihm nicht gelungen ist, mit seinen reinkultivirten Blastomyceten bei Thieren
Carcinom zu erzeugen. Das bei einer Ratte beobachtete angebliche Riesenzellen-
sarkom scheint nur ein riesenzellenhaltiges Granulationsgewebe gewesen zu sein.

Abgesehen von den Arbeiten Sjöbring's und Schüller's, die beide Degenerationsprodukte, Artefakte und Verunreinigungen in ihren Präparaten als
Parasiten beschrieben haben, erscheinen von neueren Arbeiten über Zelleinschlüsse
im Carcinom besonders die von Plimmer beachtenswerth. Plimmer beobachtete
im Protoplasma von Carcinomzellen eigenthümliche rundliche oder ovale scharf
konturirte Gebilde mit einem oder mehreren centralen kernähnlichen Körperchen,
die er als unbedingt parasitär anspricht. Seine Befunde wurden von Gaylord
im Wesentlichen bestätigt.

Eine genauere Nachprüfung der Plimmer'schen Angaben in Marchand's
Institut ergab, dass die erwähnten Gebilde sich fast ausschließlich in Drüsen-
carcinomen finden und mit gewissen funktionellen Erscheinungen des Zellproto-
plasmas in Zusammenhang stehen. Sie besitzen eine oberflächliche Ähnlichkeit
mit einem bestimmten Entwicklungsstadium des in neuerer Zeit mehrfach ange-
zogenen Erregers der Kohlhernie, der Plasmidiophora brassicae. Die Kohlhernie
kann aber als eine echte Geschwulstbildung gar nicht betrachtet werden, eben so
wie die von v. Leyden, Podwyssozki u. A. behauptete Ähnlichkeit mit den
Zelleinschlüssen im Carcinom nur eine scheinbare ist und bei genauerer Prüfung
ihre Bedeutung ganz verliert. So haben bis zu dem heutigen Tage alle Befunde
von Zelleinschlüssen im Carcinom sich als hinfällig erwiesen, und für eine parasitäre Natur des Carcinoms fehlt bis heute jeder strikte Beweis.

Eine ausführlichere Mittheilung der eigenen Untersuchungen des Vortr. wird
im Laufe dieses Jahres erscheinen.

2) Herr Glockner: Über die Dauerresultate der Totalexstirpation
des carcinomatösen Uterus.

Die Statistik umfasst den Zeitraum vom 1. April 1887 bis 1. Juli 1901, in
welcher Zeit im Ganzen 974 Fälle von Uteruscarcinom, darunter 260 operable
(26,7%) zur Beobachtung kamen. Dieses Material entfällt zu 40% auf die städ-
tische, zu 60% auf die ländliche Bevölkerung. Die meisten Erkrankungen fallen
in die Zeit vom 35.—45. Jahre (beim Corpuscarcinom ins 55.—60. Jahr); das
durchschnittliche Alter betrug 45,5, beim Corpuscarcinom 53,7 Jahre. Klimak-
terisch waren 23,7%, beim Corpuscarcinom 78% der Kranken.

Nulliparae waren 2,5%, beim Corpuscarcinom 8,7%; die durchschnittliche
Geburtenzahl betrug 5,8.

Der Ausgangspunkt ließ sich nicht mit Sicherheit feststellen in 30% der Fälle;
die Corpuscarcinome betrugen 10%, die Portiocarcinome 38%, die Cervixcarcinome 21%.

Vaginal operirt wurden 86,5%, rein abdominell 1,5%, kombinirt per lap. et
per vag. 18% der Fälle.

Die Ligaturmethode kam in 42,7%, die reine Klammerbehandlung in 48,1%,
das gemischte Klammer-Ligaturverfahren in 8,8% der Fälle zur Anwendung.

Das Peritoneum wurde abgeschlossen in 45,25% der Fälle, in den übrigen
offen gelassen und tamponirt.

Die Adnexe wurden in 60% der Fälle doppelseitig exstirpirt, in den anderen
Fällen theils einseitig, theils auf beiden Seiten belassen.

Die primäre Mortalität betrug 8,46%, nach Abzug von 2 im Coma diabeticum
verstorbenen Fällen 7,7%.

Nach der Operationsmethode betrug die primäre Mortalität bei den vaginalen
Operationen 5,45%, den parasacralen 28,5%, den kombinirten 20%.

Die Mortalität stellte sich nach der Gefäßversorgung auf 11,7% bei der Ligaturmethode, auf 4,8% bei der Klemmenbehandlung und auf 4,3% beim gemischten Verfahren.

Die Todesursachen waren Sepsis 7mal, Peritonitis 6mal, Pyämie 2mal, Ileus 1mal, Ileus und Perforationsperitonitis 1mal, Erysipel 1mal, Cystitis 1mal, Coma diabeticum 2mal.

Nebenverletzungen entstanden 19mal = 7,3% aller Fälle.

Bei der Berechnung der Dauerresultate wurden die von Winter aufgestellten Grundsätze zu Grunde gelegt.

Bis auf 6 Fälle konnte das spätere Schicksal aller Operirten festgestellt werden. Die Zahl der Dauerheilungen betrug 36,43%, welche sich auf die Collumcarcinome mit 35,24% und die Corpuscarcinome mit 66,66% vertheilen.

Die absolute Heilungsziffer beträgt, nach dem Winter'schen Modus berechnet, 9,7%.

Nach dem Alter entfielen auf die Zeit bis zum 45. Jahre 36,3%, von 45 bis 55 Jahren 29,4%, von 55 Jahren und mehr 58,3% Dauerheilungen. Von den bereits klimakterischen Pat. wurden 43,8% dauernd geheilt.

Von den Recidiven traten 71,7% bereits im ersten Jahre nach der Operation auf.

Die durchschnittliche Lebensdauer der recidiv Gewordenen betrug 19 Monate.

Eine Verbesserung der absoluten Heilbarkeit und der Dauerresultate ist in erster Linie von der Verbesserung des Operabilitätsprocents und zahlreichen Frühoperationen zu erwarten.

(Die ausführliche Arbeit wird demnächst publicirt werden.)

Die Diskussion über die beiden Vorträge wird verschoben.

Neueste Litteratur.

5) **Monatsschrift für Geburtshilfe und Gynäkologie Bd. XV. Hft. 3.**

1) F. Kleinhans (Prag). Über eine seltene Indikation zur supravaginalen Amputation des Uterus.

Hochgradig osteomalakisches Becken einer IVpara bei Schwangerschaft im 4. Monat. Beginnender Abort, der in Folge der starken Beckenverengerung nicht spontan verlaufen konnte. Beginnende Putrescens des Uterusinhalts, Cystitis. Laparotomie mit supravaginaler Uterusamputation. Heilung. Der Raum zwischen der Gegend des Promontorium und den ganz an einander gerückten horizontalen Schambeinästen bot gerade noch Raum für eine Fingerspitze. Der Uterus lag vollständig über dem Beckeneingang; nach Eröffnung der Peritonealhöhle drängte sich der tetanisch kontrahirte Uteruskörper von selbst aus der Bauchwunde heraus. Der Uterus hatte eine ausgesprochene Sanduhrform. In der Corpushöhle lag die macerirte Placenta, im unteren Uterinsegment die zusammengequetschte Frucht. In der Rekonvalescenz kam es zu aufsteigender Niereninfektion. Die Osteomalakie hatte sich im 3. Wochenbett rapid entwickelt.

2) P. Mathes (Graz). Über Dystopie der Niere.

Großer, linksseitiger, intraligamentär entwickelter, fluktuirender Tumor bei einer 16jährigen Virgo. Diagnose: Parovarialcyste. Bei der Laparotomie wurde der Tumor als linksseitige Hydronephrose erkannt und entfernt, nachdem palpatorisch die Anwesenheit der rechten Niere festgestellt war. Im Geschwulstbett bildete sich ein Hämatom aus, das vereiterte und vaginal incidirt wurde. Heilung. Die Lageveränderung ist als kongenital aufzufassen. Die Niere ist an ihrem Entstehungsort liegen geblieben und nicht, wie normal, cranialwärts in die Höhe gerückt. In dieser Position scheinen die Abflussbedingungen für den Urin keine günstigen gewesen zu sein, da es zur Hydronephrose kam. Ein ähnlicher Fall von Wylie wird citirt.

3) **M. Weissbart (München). Ein männlicher Scheinzwitter.**

Genaue Beschreibung eines als Mädchen getauften und erzogenen männlichen Scheinzwitters (Pseudohermaphroditismus masculinus externus). Sekundäre Geschlechtscharaktere durchaus männlich. Äußere Genitalien weiblich (Vulva, rudimentäre Vagina), Clitoris, 3—4 cm, erigirt 10 cm lang. Erektionen, Pollutionen. Im entleerten Sekret zweifellose Spermatozoen. Libido sexualis sehr groß. Bei dem a tergo ausgeführten Coitus bedeutender Samenerguss. Es ist Kryptorchismus und die Existenz von Samenblasen und Vasa deferentia mit Sicherheit anzunehmen, wenn auch nicht direkt festzustellen. Auf Grund des Gutachtens wurde das Geschlecht als männlich anerkannt.

4) **A. Hengge (München). Ein Beitrag zum Hermophroditismus beim Menschen.**

10. Kind einer 35jährigen Frau. Die anderen Kinder normal. Das Kind starb 1³/₄ Jahre alt. Durch äußere Untersuchung, Sektion und Mikroskopie wurde festgestellt: Hypospadia penis, rechter Hoden im Leistenkanal. Hoden, Nebenhoden und Vas deferens mikroskopisch einwandfrei nachgewiesen. Außerdem waren vorhanden: Uterus und Scheide; auf der linken Seite Lig. latum, Tube, Ovarium (?) und Lig. rotundum. Auf der linken Seite befand sich allerdings an Stelle der Keimdrüse ein bindegewebiger Körper mit epithelialen Einschlüssen, aber ohne specifische Merkmale einer Keimdrüse, speciell ohne Follikel.

5) **Fr. Neugebauer (Warschau). Über Vererbung von Hypospadie und Scheinzwitterthum.**

Die Arbeit ist eine neue werthvolle statistische Bereicherung zu dem Sammelwerk von N. über Hermaphroditismus. Es werden 39 Fälle ausführlich mitgetheilt, unter denen 37 männliche Hypospadie resp. Scheinzwitterthum, 2 weibliche Scheinzwitterbildung betrafen. In 26 dieser Fälle wurde Erreur de sexe festgestellt, 24 männliche Scheinzwitter wurden als Mädchen erzogen, 2 Mädchen als Knaben. 20 Beobachtungen betreffen Familien, in denen die Hypospadie in gerader Linie vom Vater auf den Sohn oder mit Überspringung einer Generation oder durch die Mutter vererbt wurde. Als Ursache des Scheinzwitterthums kann keinesfalls eine rein mechanische Behinderung der Entwicklung, sondern es muss eine nutritivische Störung in den betreffenden Organen, abhängig von den trophischen Centren des Embryo, angenommen werden. Die letzten Ursachen sind bis heute absolut unbekannt. Die Hypospadie ist kein absoluter Grund für männliche Sterilität. Selbst bei peniscrotaler Hypospadie ist Schwängerung beobachtet. In dem Falle von Englisch klafften die beiden Hälften des gespaltenen Penis bei der Erektion 5 cm weit. Der betreffende Mann benutzte beim Coitus ein Condom, dessen Kuppe abgeschnitten war und erzeugte 5 Söhne. Oft freilich kombinirt sich mit der Hypospadie Entwicklungs- und Funktionshemmung der Hoden. Das ist dann die eigentliche Ursache der Sterilität. Bezüglich weiterer Details sei auf das inhaltsreiche Original verwiesen.

6) **Bauer (Stettin). Die engen Becken im Material der Stettiner Entbindungsanstalt.**

In den letzten 10 Jahren wurden unter 1600 Geburten 49 Beckenverengerungen (3%) festgestellt. Verkürzungen von nicht über 1 cm im geraden Durchmesser bei einfach plattem Becken blieben dabei außer Berechnung. Der geringe Procentsatz der Beckenverengerung ist bei der Verbreitung der Rachitis in Pommern auffallend. Die Geburt verlief bei den 49 Frauen mit verengtem Becken 36mal spontan. In 6 Fällen wurde die Wendung, in 2 Fällen die Perforation, in 2 anderen die Sectio caesarea ausgeführt. 2 Frauen wurden mit Forceps entbunden. 3 Mütter starben an spontaner Uterusruptur, Chloroformtod resp. Sepsis (Sectio caesarea). Von den Kindern starben, einschließlich der perforirten, 9. Der Einfluss der Beckenverengerung auf den Geburtsverlauf war im Allgemeinen ein geringer. In einem Falle erfolgte bei Conj. vera von 7 cm spontane Geburt. 2 besonders seltene Beckenformen, die zur Beobachtung kamen, werden ausführlicher besprochen. Zunächst ein reines, nicht kyphotisches Trichterbecken rachitischen Ursprungs mit hochgradiger Verengerung. Sodann ein Assimilationsbecken (nach (Breus-Kolisko). Die Frau starb an Uterusruptur. Das Becken ähnelte etwas einem allgemein verengten rachitischen, von dem es sich aber in wesentlichen Punkten unterschied. Die Maße waren: Cristae 23, Spinae 20,5, Conj. vera 10¹/₄, Conj. infer. zum II. Promontorium gemessen) 9¹/₄, Diam. transvers. 11, Diam. obliquus dextr. 12, sinister 11. Gerade Durchmesser der Beckenmitte 9³/₄, Querdurchmesser 11, Beckenausgang: Gerader Durchmesser 11, querer 10¹/₂, Höhe des Kreuzbeins 12 cm.

7) H. Haeckel (Stettin): Über Tuben-Bauchdeckenfisteln.
Großes puerperales Exsudat, das nach Incision (durch die Bauchdecken) heilte. An der Incisionsstelle entstand eine Hernie. In der Mitte der alten Narbe fand sich eine feine Fistel, die 8 cm weit sondirt werden konnte. Aus derselben entleerte sich bei jeder Menstruation Blut, in der intermenstruellen Zeit nur Schleim. Laparotomie wegen noch bestehenden linksseitigen Adnextumors. Es ließ sich feststellen, dass die linke Tube sich mit ihren Fimbrien an die Bauchdeckennarbe angelegt hatte und mit ihrem abdominalen Ende frei nach außen, in die Fistel, mündete. Entfernung der linken Adnexe, Excision der alten Narbe mit Fistel. Heilung.
Ein gleicher Fall von Tuben-Bauchdeckenfistel war bisher nicht bekannt.

8) F. Heinsius (Greifswald). Über tubare Einbettung des menschlichen Eies.
H. entwickelt in Kürze die zur Zeit herrschenden und seine eigenen Ansichten über die tubare Eieinbettung und unterscheidet mit Werth 2 Arten derselben: 1) zwischen 2 Tubenfalten, 2) auf der Höhe einer Tubenfalte. Das Ei sinkt in die Schleimhaut ein, gelangt unter die Epitheldecke und gräbt sich mittels der Langhans'schen Zellen in die Muskulatur ein. Zusammenhängende Deciduabildung fehlt. Die Langhans'schen Zellen dringen bis unter die Tubenserosa vor. Es kommt zu Blutaustritten durch Diapedese und direkte Gefäßeröffnung. Letztere kann durch den gesteigerten Innendruck und Einreißen der Langhans'schen Zellen hervorgerufen werden. Diese Zellen stellen das zerstörende Element dar, führen zur Verdünnung der Tubenwand und gelegentlich zur Ruptur. Eben so kann Abort oder Abort und Ruptur eintreten. Das Gewöhnlichste ist das Zugrundegehen des Eies mit Verwandlung in eine Blutmole.

9) W. Perlis (Kiew). Zur Ureterenchirurgie.
Zwei Fälle von Ureterdurchschneidung intra laparotomiam (intraligamentäre Ovariencyste und Extra-uterin-Gravidität). In beiden Fällen wurden die durchschnittenen Enden an einander genäht. Seidenknopfnähte mit Vermeidung der Mucosa. Extraperitoneale Lagerung der Nahtstellen. In beiden Fällen glatte Heilung.
P. umrahmt seine kasuistischen Mittheilungen mit historischen Daten und aphoristischen Bemerkungen über verschiedene Gebiete der Ureter- und Nierenchirurgie, Cystoskopie, Kryoskopie etc. Was er darüber sagt, ist zu lückenhaft für die Darstellung des »augenblicklichen Standes der Ureterenchirurgie«. Eine genauere Kenntnis der Litteratur und der vielfachen eingehenden Arbeiten über dieses Gebiet hätte dem Verf. wohl abgehalten, seiner Arbeit die unnöthige Länge zu geben. Der bemerkenswerthe Erfolg der einfachen Ureterorrhaphie bei totaler Ureterdurchschneidung in 2 Fällen wäre trotzdem gewürdigt worden.

Stoeckel (Bonn).

Geburtshilfliches.

6) **N. P. Marjantschick.** Zur Frage über den Verlauf der Schwangerschaft, der Geburt und des Wochenbetts bei jungen Erstgebärenden[1].
(Aus dem Gebärasyl von Th. A. Terestschenko in Kiew.)

In meiner unter oben genanntem Titel unlängst in russischer Sprache erschienenen Dissertation kam ich auf Grund des Erlernens der Schwangerschafts- und Geburtsverhältnisse bei 446 Erstgebärenden im Alter von 16—20 Jahren zu folgenden Schlüssen:

1) Bei Erstgebärenden des genannten Alters treten im Durchschnitt die Menses früher als gewöhnlich ein.

2) Je jünger die Erstgebärende ist, desto früher bekommt sie durchschnittlich die erste Menstruation.

3) Der Menstruationstypus unterscheidet sich in Nichts von dem gewöhnlichen.

4) Diejenigen, welche ihre Menstruation früher bekommen haben, fangen auch ihr Geschlechtsleben früher an.

5) Je später das Geschlechtsleben anfängt, desto mehr giebt es Aussichten, sofort schwanger zu werden.

6) Der größte Theil der Empfängnisse trifft auf Frühling.

7) Die Schwangerschaft verläuft ohne Beschwerden nur bei einem Viertel der jungen Erstgebärenden.

8) Je älter die Erstgebärende ist, desto schwerer verläuft die Schwangerschaft in Bezug auf allerlei Störungen (Störungen der Verdauung, Krämpfe der Arme und Beine, Ödeme, Neuralgien). Doch nähern sich in dieser Hinsicht die Jüngsten den Ältesten.

9) Je jünger die Erstgebärende ist, desto mehr hat sie Chancen, ihre Schwangerschaft nicht zu Ende zu bringen.

10) Mit dem Alter wird die Zahl der engen Becken kleiner.

11) Das Becken wächst in allen Dimensionen bis zum 20. Jahre.

12) Kopflagen sind in diesem Alter häufiger als gewöhnlich.

13) Die Häufigkeit der Kopflagen wächst mit zunehmendem Alter.

14) Die Geburtsdauer bei jungen Erstgebärenden ist größer als bei Erstgebärenden im Allgemeinen; sie ist um so größer, je jünger die Erstgebärende ist.

15) Ein solches Verhältnis beobachtet man auch bei der ersten und zweiten Geburtsperiode. Die Nachgeburtsperiode bietet ein umgekehrtes Verhältnis dar.

16) Je älter die Erstgebärenden sind, desto seltener ist bei ihnen Wehenschwäche.

17) Je älter die Erstgebärenden sind, desto öfter begegnet man bei ihnen: Hydramnios, vor- und frühzeitiger Fruchtwasserabgang, Zurückbleiben von Eihautresten, Nabelschnurvorfall und -Umschlingungen.

18) Je älter die Erstgebärenden sind, um so seltener ist die Nothwendigkeit der Anwendung irgend welcher Hilfsmittel zum Entfernen der Placenta, denn um so öfter löst sich die Placenta selbst.

19) Je älter die Erstgebärenden sind, um so seltener ist bei ihnen das Zurückbleiben der Placentatheile.

20) Das uns interessirende Alter giebt weniger Fälle von Blutungen während und nach der Geburt, von Eklampsie, von Dammrissen und anderen Verletzungen der Weichtheile, als die Erstgebärenden sonst.

21) Die Häufigkeit der Zange nimmt mit steigendem Alter ab.

22) Das erwähnte Alter giebt mehr Mädchengeburten als gewöhnlich; bei Erstgebärenden von 18—19 Jahren überwiegen die Mädchen; in den äußersten Altersgruppen (16 und 20 Jahre) überwiegt die Zahl der Knaben.

---

[1] Къ вопросу о теченіи беременности, родовъ и послѣродоваго періода у молодыхъ нерворожениць. Кіевъ 1901

23) Je jünger die Mütter, desto leichter und kürzer ist die Frucht und desto kleiner der Kopfumfang.

24) Die Mortalität der Kinder im Laufe der ersten Woche ist am größten bei den Müttern von 16 und 17 Jahren.

25) Der totale Verlust an Früchten, inkl. Aborten und faultodten Früchten nimmt mit dem steigenden Alter der Mütter ab.

26) Die 16—20jährigen Erstgebärenden haben am wenigsten Zwillingsgeburten.

27) Das mittlere Procent der Fiebernden im Allgemeinen und auch mehrmalig Fiebernden ist im betr. Alter größer als das gewöhnliche mittlere Procent.

28) Puerperalkrankheiten sind bei jugendlichen Erstgebärenden häufiger als gewöhnlich.

29) Das Procent der Fiebernden im Allgemeinen und auch mehrmals Fiebernden und Puerperalkranken ist um so größer, je älter die Gebärende ist; aber in 20 Jahren fällt dasselbe.

30) Dasselbe Verhältnis beobachtet man auch in Bezug auf nicht puerperale Krankheiten. (Selbstbericht.)

7) **Phillips.** Schräg verschobenes Becken in Folge einer angeborenen Hüftgelenksverrenkung.
(Brit. med. journ. 1901. December 7.)

Die linke Pfanne war abgeflacht und Schenkelkopf wie Trochanter der entsprechenden Seite stark verbildet. Die rechte Beckenhälfte war wesentlich besser entwickelt als die linke. Das Os ilei der linken Seite ist schmäler und steht mehr vertikal. Die rechte Articulatio sacro-iliaca war vorn verknöchert. Die Symphyse liegt dem rechten vorderen Kreuzbeinloche gegenüber. Das Kreuzbein selbst ist abgeflacht und mit dem Steißbein knöchern verbunden. Eine tuberkulöse Erkrankung oder eine arthritische Gelenkerkrankung lag nach Meinung des Verf. nicht vor. Die Conj. diag. betrug 4½ Zoll, eben so viel der quere Durchmesser des Beckeneingangs. Das Becken stammte von einer Nullipara.
Eissmann (Osnabrück).

8) **A. O. Lindfors.** Ein Fall von schief verengtem, coxalgischem Becken, Kaiserschnitt mit glücklichem Ausgang.
(Upsala Läkareförenings Förhandlingar N. F. Bd. VII. Hft. 3 u. 4.)

Pat., 25 Jahre alt, unverheirathet. Als Kind Coxitis, lag ½ Jahr zu Bett mit mehreren Fisteln. Menstruation vom 16. Jahre. Befruchtender Beischlaf am 5. Februar 1901, gleichzeitig mit Gonorrhoe inficirt. — Pat. mittelgroß, kräftig gebaut; Ankylose und Kontraktur im rechten Hüftgelenk, in Flexion, Einwärtsrotation und starker Adduktion, atrophische Verkürzung — 4½ cm — des rechten Beins. Wirbelsäule mit starker Lordose und linksseitiger Skoliose in der Lumbalgegend. Die Symphyse nach rechts abgewichen, der linke Hüftkamm steht 3 cm höher als der rechte. Sp. il. 22, Cr. il. 26, Troch. 28, C. ext. 17²/₃, Tub. ischii 6—6½, Sp. il. ant. sup. dext. bis Sp. il. post. sup. sin. 17,5, Sp. il. ant. sup. sin. bis Sp. il. post. sup. dext. 21,5 cm. — Porrooperation am 23. Oktober 1901 einige Stunden nach dem Wehenbeginn wegen der gonorrhoischen Infektion. Kind, ein lebendes Mädchen, wog 3400 g und war 51 cm lang. Extraperitoneale Stumpfbehandlung nach Hegar-Porro. Glatter Verlauf. Pat. am 23. December 1901 geheilt entlassen. Das Kind ist gut gediehen.

In der Epikrise giebt Verf. eine Beschreibung eines coxalgischem Becken aus der Sammlung der Universitätsklinik. In Schweden ist Kaiserschnitt nur einmal bei coxalgischem Becken vorgekommen und zwar 1839 (von J. K. Kull), aber bei schiefem Frakturbecken, bei schräg verengtem Becken nach infantiler Paralyse und bei Ankylose des Iliosacralgelenks je einmal. **Lönnberg** (Upsala).

9) **P. G. Neuman.** Über die Halbnarkose bei normaler Entbindung.
(Hygiea N. F. Bd. I. p. 595.)

Verf. bespricht (als Festvortrag) die obstetrische Halbnarkose, ihre Geschichte und Methodik, so wie die Indikationen und Kontraindikationen, ohne etwas Neues su bringen. Verf. redet der vorsichtigen und regelrechten Verwendung von Chloroform bei normalen Entbindungen das Wort und erwähnt, dass die Halbnarkose sehr viel in Schweden, sowohl in Privatpraxis als in den obstetrischen Kliniken gebraucht wird.   **Lönnberg** (Upsala).

10) **R. Dona.** **Die spontane Ruptur des schwangeren Uterus.**
(Spitalul 1901. No. 21 u. 22.)

Es handelte sich bei der 37jährigen VIIpara um eine verschleppte Schulterlage, durch welche ein Riss des unteren Uterinsegments und der Vagina nach links und vorn hervorgerufen wurde. Das Kind und die Nachgeburt waren in die freie Bauchhöhle expulsirt. Es wurde die Wendung und Extraktion der Frucht sammt Placenta auf vaginalem Wege vorgenommen, hierauf durch Laparotomie die Gebärmutter entfernt. Das Peritoneum wurde ganz geschlossen und durch sterile Jodoformgasestreifen subperitoneal durch die Vagina drainirt. Vaginalspülungen mit Creolinlösung und sterilem künstlichen Serum, so wie auch tägliche subkutane Einspritzungen von 2000 g künstlichen Serums. Nach einigen febrilen Schwankungen war am 8. Tage die Temperatur normal und war die Kranke nach 4 Wochen vollständig hergestellt.

D. ist der Ansicht, dass die Extraktion der Frucht auf vaginalem Wege die Operation unnöthig verlängert und die Infektionsgefahr erhöht. Die Extraktion soll in Folge dessen ebenfalls durch die Laparotomie erfolgen und gleich daran die Totalexstirpation der Gebärmutter angeschlossen werden.

                                                E. Toff (Braila).

11) **Durlacher** (Ettlingen). **Über einen Fall von Uterusruptur mit Durchtritt des abgeschnittenen Kopfes in die Bauchhöhle, mit einigen epikritischen Bemerkungen.**
(Deutsche med. Wochenschrift 1901. No. 45.)

Es handelte sich um plattrachitisches Becken bei einer Ipara. Nach 2tägigem Kreißen und vergeblichen Zangenversuchen durch 2 Ärzte war gewendet worden, wobei starke Blutung und Collaps der Pat. eingetreten war. Bei den Extraktionsversuchen sollte der Kopf abgerissen sein, war aber thatsächlich abgeschnitten worden. D. stellte Uterusruptur mit theilweisem Austritt des letzteren in die Bauchhöhle fest. Da Extraktion mittels scharfen Hakens nach Lösung der Placenta misslang, führte 29 Stunden nach der Ruptur die Köliotomie aus und entfernte den Kopf, worauf wegen Sistirung der Athmung die Bauchhöhle geschlossen wurde. Pat. starb unmittelbar darauf.

D. bespricht den Fall eingehend, kritisirt das Vorgehen der beiden Ärzte mit Recht aufs Schärfste und rechtfertigt die von ihm ausgeführte Köliotomie.

                                                Graefe (Halle a/S.).

12) **L. A. Kriwski.** **Über einen Fall einer wiederholten Uterusruptur.**
(Journ. akusch. i shensk. bolesnej 1901. Hft. 7. [Russisch.])

Zum 1. Mal erfolgte die Ruptur am 19. August 1899. Die Frau gebar zum 6. Mal, 2 vorhergegangene Geburten wurden künstlich beendet, wobei die Kinder todt extrahirt wurden. Beckenmaße: $23^1/_2$, $26^1/_2$, 30, 18, $10^1/_2$. Die Geburt erfolgte im Privathaus; die Ruptur wurde nicht diagnosticirt, weshalb Verf. bei eingetretener Indikation zur Beendigung der Geburt nicht die Perforation des lebenden Kindes, sondern zur Erhaltung des kindlichen Lebens die Wendung ausgeführt hat. Nach der Wendung musste die Perforation des nachfolgenden Kopfes ausgeführt werden. Während der Wendung wurde die Uterusruptur konstatirt; durch die Ruptur konnte man die herausgefallenen Därme fühlen. Es wurde die Tamponade ausgeführt und Pat. in ein Krankenhaus transportirt. Nach 23 Tagen wurde Pat. geheilt entlassen. Nach 10 Monaten wurde Pat. wieder schwanger. Am 17. November 1900 wandte sie sich an den Verf. Es wurde Schwangerschaft im 5. Monat diagnosticirt. Im Monat Februar 1901 wurde sie ins Gebärhaus aufgenommen, wo am 27. Februar nach Prof. Phenomenow's Rath die künstliche Frühgeburt vorgenommen wurde. Gleich nach dem Wasserabgang erschienen Symptome der drohenden Uterusruptur. Es wurde beschlossen, den Kaiserschnitt auszuführen. Während der Vorbereitung zu dieser Operation erfolgte 9 Stunden nach dem Beginn der Frühgeburt totale Uterusruptur. Es wurde sofort die Laparotomie ausgeführt und der Uterus supravaginal amputirt; wobei die Ovarien nicht entfernt wurden. Am 25. März verließ Pat. vollständig gesund das Gebärhaus. Zur mikroskopischen Untersuchung wurden Stückchen aus der vorderen rupturirten, hinteren der Ruptur entgegen gesetzten Uteruswand und aus dem Fundus entnommen. Auf Grund der mikroskopischen Untersuchung konnte man weder die Ursache der wiederholten Ruptur, noch die Stelle der ersten Ruptur bestimmen.

M. Gerschun (Kiew).

13) **D. B. Popow.** Diagnose und nicht operative Behandlung der kompleten Uterusruptur während der Geburt.

(Wratsch 1901. No. 43 u. 44. [Russisch.])

Auf Grund der Litteraturangaben und seiner eigenen Erfahrung meint Verf., dass bei kompleter Uterusruptur auch bei Ausgang der Frucht in die Bauchhöhle die besten Erfolge die nicht operative Behandlungsmethode ergiebt. Die nicht operative Behandlungsmethode der kompleten Uterusruptur kann man in 4 Gruppen theilen: 1) Tamponade und kapillare Drainage der Ruptur und der Bauchhöhle, 2) Ausspülung der Ruptur und der Bauchhöhle, 3) Drainage, die in die Bauchhöhle durch die Ruptur eingeführt wird. 4) Kapillardrainage der Cervix, zuweilen auch der Uterushöhle. Auf Grund seiner Erfahrung zieht Verf. die letzte Behandlungsmethode vor. Zuerst muss man in reinen Fällen die Wundränder des Uterus theilweise durch unmittelbares Anlegen derselben an einander, theilweise durch Druck auf den Uterus von außen, zusammenbringen. Durch Ruhe der Kranken im Allgemeinen und speciell des Intestinaltractus wird die Gefahr des Darm- und Netzvorfalls beseitigt. Die Wundränder von der Peritonealseite beginnen schon nach einigen Tagen zusammenzuwachsen. In Fällen, wo die Därme oder das Netz vorgefallen sind, muss man dieselben zuerst einrichten. Nachdem wird in die Uterushöhle ein Jodoformgazestreifen je nach der Stelle der Ruptur verschieden tief in die Uterushöhle eingeführt, die zur rechten Zeit entfernt werden muss. Dann folgt nur tägliche Reinigung der äußeren Geschlechtstheil nach allgemeinen Regeln.

Verf. ist mit dem Erfolge dieser Behandlung sehr zufrieden.

M. Gerschun (Kiew).

14) **Wiener.** Beitrag zur Therapie der Uterusrupturen. (Aus der Univ.-Frauenklinik München.)

(Münchener med. Wochenschrift 1902. No. 1.)

W. giebt die ausführlichen Krankengeschichten zweier Fälle, die nach der in der Klinik aufgestellten Norm, bei allen größeren Verletzungen des Uterus sofort zu köliotomiren und bei glattem Riss die Ränder zu vernähen, bei zerfetzten Rändern den Uterus supravaginal zu amputiren, behandelt und geheilt wurden.

Beide Fälle haben den ziemlich langen Transport in die Klinik relativ gut überstanden, was W. auf das Verfahren der äußeren und inneren Tamponade zurückführt; in Folge dieses Verfahrens, das Spiegelberg schon 1856 empfiehlt, wurde profuse Blutung vermieden. Er vertritt desshalb die Ansicht dass die Forderung mancher Autoren, in der Wohnung der Pat. zu operiren, sich wohl nur auf dem Lande empfehlen lasse, wenn man nicht wegen der mangelhaften Aseptik und der fehlenden Assistenz, von den übrigen ungünstigen Verhältnissen ganz abgesehen, lieber die Ruptur nur durch Tamponade behandelt. In größeren Städten, wo Kliniken und Krankenhäuser am Platze sind, ist es immer besser, die Frauen in diese Institute zu schaffen, selbst wenn man einen Transport von 1—2 Stunden riskiren muss. Feste Tamponade von Innen und Außen wird die Blutung wenigstens so lange hintanhalten können.

R. Müller (Markdorf a/Bodensee).

15) **F. Müller.** Über Uterusruptur. Nach den Beobachtungen der Hallenser Frauenklinik 1894—1900 mit besonderer Berücksichtigung der Therapie.

Inaug.-Diss., Halle, 1901.

Bericht über 14 Uterusrupturen aus den Jahren 1896—1900, die in der Hallenser Frauenklinik und Poliklinik beobachtet wurden. Die Rupturen vertheilen sich wie folgt: Erstgebärende keine, IIpara 1, IIIpara 3, IVpara 1, Vpara 2, VIpara 2, Xpara 1. 7mal handelte es sich um enges Becken, davon 3mal rachitisch plattes, 1mal um spondylolisthetisches. Lage der Frucht: 9mal Schädellage, 4mal Querlage, 1mal Steißlage, mit Plac. praevia komplicirt. Unter den 14 Fällen waren 3 inkomplete und 11 komplete Rupturen. Von 11 kompleten trat 3mal Heilung ein, von den 3 inkompleten wurde 1 geheilt. Es folgt dann eine Tabelle über die in den letzten 10 Jahren veröffentlichten Fälle von Uterusruptur (108 Fälle). Auf Grund dieser statistischen Ergebnisse und seiner Auseinandersetzungen kommt Verf. zu folgendem Schlussresultat in Bezug auf die einzuschlagende Therapie.

Inkomplete Ruptur: a. Schleunige, schonendste Entbindung ohne Rücksicht auf das Kind nach den für die Geburtshilfe geltenden Regeln. b. Nachbehandlung: bei Blutung, Tamponade, falls erfolglos Laparotomie. Ohne Blutung: Drainage.

Komplete Rupturen: a. Befindet sich das Kind noch theilweise im Uterus Entbindung wie oben. Ist das Kind in das Abdomen getreten Laparotomie. b. Nachbehandlung: Ist Infektion auszuschließen, Naht des Risses bei Laparotomie. Bei Infektion des Uterus, komplicirten Wundrändern, heftiger Blutung: Totalexstirpation. In allen übrigen Fällen nur Drainage oder Tamponade von der Scheide aus.   **E. Biermer** (Wiesbaden).

16) **C. M. Hartog.** Die klinische Bedeutung der Beweglichkeit der Beckengelenke für die Geburt.

Inaug.-Diss., Utrecht, 1901.

Verf. beginnt seine Arbeit mit einer genauen anatomischen Besprechung der Beckengelenke und macht daraus die Folgerung, dass die einzig mögliche Bewegung zwischen Sacrum und Os ilium ist, eine Drehung um eine transversale Achse; sie verläuft durch die Übergangsstelle des ersten und zweiten Sacralwirbels.

Die Bewegung der Symphysenenden ist nach Verf. ein Kriterium für die Beweglichkeit aller Untertheile des Beckenrings, weil diese nur möglich ist, kombinirt mit Bewegung von mindestens einer Artic. sacroiliaca. Verf. findet im Allgemeinen eine viel größere Beweglichkeit als Bonnaire und Bué. Sie ist in der Schwangerschaft und speciell in den letzten Monaten viel größer als bei nicht schwangeren Frauen und Männern und nimmt bei jeder folgenden Schwangerschaft zu. Verf. hat bei 233 schwangeren Frauen und 164 Puerperae die Beweglichkeit bestimmt und findet die Vergrößerung der Conjugata diagonalis in Walcher'scher Hängelage im Einklang mit der Symphysenbeweglichkeit. Er findet den Unterschied zwischen Steinschnittlage und Walcher'scher Lage durchschnittlich 7,3 mm, zwischen horizontaler Lage und Hängelage 4,6 mm. Durch Vergrößerung der Lendenlordose in der Gravidität wird die Beweglichkeit durch Dehnung der Bänder größer. Verf. zeigt nun durch Messungen an 25 nicht graviden, 58 graviden Frauen und 14 Männern den Verband zwischen Lordose und Beckenbeweglichkeit, und macht daraus die Folgerung, dass durch aktive Vergrößerung der Lendenlordose, eine größere Beweglichkeit der Symphysenenden und damit eine größere Zunahme der Conjugata diagonalis in Walcher'scher Hängelage erreicht werden kann. Er hat dies bei 13 graviden Frauen gemacht durch Tragen eines Gurtes mit 3,5—4 kg Schrot und findet dann immer Zunahme der Beweglichkeit. Die Frauen ertragen dies gut und klagen nur selten über etwas Lendenschmerzen.

Verf. macht auch noch darauf aufmerksam, dass Bewegungen in den Gelenken, die entstehen, wenn die Frauen abwechselnd auf einem der beiden Füße stehen, das Tiefertreten des Kopfes fördern können und meint, dass dies sich durch die Suspensionsmethode praktisch verwerthen lässt.   **Scholten** (Leiden).

17) **Sadoveanu** (Konstantza). Doppelte Vagina; totale und sehr derbe Scheidenwand; normaler Uterus.
(Spitalul 1901. No. 21 u. 22.)

Die 19jährige Frau wurde mit begonnener Geburt ins Krankenhaus gebracht und eine doppelte Vagina konstatirt. Die Geburt erfolgte normal durch die linke Hälfte, und wurde nach einigen Tagen durch nähere Untersuchung Folgendes gefunden. Die linke Vagina bot ein normales Aussehen und gewöhnliche Ausdehnung; an ihrem oberen Ende war der einfache Uterus. Vom Collum ragte etwa ³/₄ in diese Vagina vor und ¹/₄ nach rechts in die andere. Diese hatte ein derbes, gesacktes, an einer einzigen Stelle eingerissenes Hymen, und war auch hier das Touchiren mit 2 Fingern leicht möglich.   **E. Toff** (Braila).

18) **C. Bacaloglu.** Durch Staphylococcus hervorgerufene postabortive Septico-Pyohämie.
(Spitalul 1901. No. 9 u. 10.)

In den meisten Fällen von Septikämie oder Pyämie nach Geburt und Abortus wird als provocirendes Agens der Streptococcus gefunden, seltener der Colibacillus oder Gonococcus. Verf. hat die Sektion einer nach Abortus verstorbenen Frau vorgenommen und zahlreiche kleine submaxillare, pulmonale und renale Abscesse gefunden, aus welchen allen, so wie auch aus dem Uterus, fast exkl. Staphylococcus aureus gezüchtet wurde. Außerdem wurde eine Thrombophlebitis der rechten Nierenvene gefunden, welche sich bis in die Cava inferior fortsetzte, und auch aus diesem Medium wurden reichliche Staphylokokkenkulturen angelegt. Nichtsdestoweniger bot die Insertionsstelle der Placenta und die Uterusschleimhaut keine evidente Eiterung.   **E. Toff** (Braila).

19) **C. Cristeanu** (Bukarest). Bemerkungen über 2 Fälle von Symphyseotomie.
(Revista de chir. 1901. No. 10.)

C. hat an 2 Gebärenden diese Operation mit bedeutend vereinfachtem Instrumentarium und gutem Erfolg ausgeführt. Er ist der Ansicht, dass nach dieser Methode die Operation nicht nur in den Kliniken, sondern auch von jedem Arzt in der Stadtpraxis ausgeführt werden kann.

Nach Aseptisirung des Operationsfeldes und der Vagina wird die Zange direkt an den hochstehenden Schädel angelegt, hierauf die Haut über der Symphyse bis auf den Knochen incidirt und der Schnitt nach rechts in das rechte Labium bis zur Höhe des Ligamentum triangulare fortgeführt. Die Wundränder werden mit 2 Haken aus einander gehalten, der Zeigefinger der linken Hand, mit nach oben gekehrter Volarfläche, unter die Symphyse eingeführt und die Weichtheile, Urethra und Clitoris nach unten und links gedrängt. Hierauf wird mit einem einfachen Bistouri die Symphyse und das Ligamentum triangulare gleichsam auf dem eingeführten Finger durchschnitten. Die Blutung während der ganzen kaum 15 Sekunden dauernden Operation, ist gleich Null. Die Wunde wird mit steriler Gaze bedeckt und das Kind an der liegengelassenen Zange extrahirt. Der Gehilfe löst die Placenta und macht eine intra-uterine Waschung, während der Operateur die Symphysentheile nähert und ohne tiefe Nähte anzulegen, die Weichtheile durch 8—10 Knopfnähte vereinigt. Einfacher Verband und T-Binde; Verweilsonde ist unnöthig, da 4—6stündliche Katheterisirung genügt. In beiden operirten Fällen wurden die Kinder lebend extrahirt und die betreffenden Frauen hatten späterhin keine Gehstörungen, obwohl die Symphyse beweglich blieb. **E. Toff** (Braila).

20) **Funk** (Harrisburg). Errungenschaften in der Geburtshilfe.
(Philadelphia med. journ. 1901. Oktober 19.)

Verf. unterwirft die Fortschritte in der Geburtshilfe einer kritischen Betrachtung und lenkt das Augenmerk auf den Stand verschiedener geburtshilflicher Fragen am Ende des 19. Jahrhunderts. Der Sieg über die puerperale Sepsis,

Vervollkommnung der Kenntnisse über die anatomische Verbindung zwischen
Mutter und Kind, verbesserte Technik in der Behandlung geburtshilflicher Komplikationen, die Möglichkeit der sofortigen Vereinigung verletzter Weichtheile, die
klinische Würdigung aller Schwangerschaftssymptome, die Erkenntnis der Nothwendigkeit chirurgischen Eingreifens in Fällen, die man ehemals als nicht in das
Gebiet der Chirurgie gehörig betrachtete, eine bessere Ausbildung der Hebammen
— all dies hat die Geburtshilfe gleichgestellt mit den wissenschaftlich höchst entwickelten Zweigen der Medicin. Eingehend werden besprochen die heutigen Ansichten über Placenta praevia, Symphyseotomie, puerperale Septikämie, Extra-
uterin-Gravidität und Eklampsie. Für den in der geburtshilflichen Litteratur Bewanderten bringt die Darstellung nichts Neues, doch ist ihre knappe und dabei
doch ausführliche Art hervorzuheben. Die konservative Richtung tritt gegenüber
den radikalen Methoden fast ganz in den Hintergrund.

G. Frickhinger (München).

21) G. Coen (Livorno). Kaiserschnitt und Totalexstirpation bei Carcinoma uteri.

(Rassegna d'ost. e gin. 1901. No. 3—5.)

Ein Fall von Cervixcarcinom am normalen Ende der Schwangerschaft (Frau
von 33 Jahren, VIIpara). Obwohl die richtige Diagnose schon vor Beginn der
Gravidität gestellt worden war, hatte sich die Pat. der vorgeschlagenen Operation
entzogen, und Verf. wurde erst gerufen, als die Geburt schon im Gange war. Da
trotz kräftiger Wehen keine genügende Erweiterung des Muttermunds stattfand
und überdies Fieber eintrat, wurde operativ eingegriffen. Verf. machte zunächst
den Kaiserschnitt, extrahirte den Fötus und die Placenta und amputirte den
Uterus; der Cervixstumpf wurde sodann vaginal exstirpirt. Die Operation wird
bezeichnet als: Hysterectomia caesarea totalis abdomino-vaginalis. Der Heilungsverlauf war durchaus gut; das Kind allerdings starb am 2. Tage (venöse Asphyxie).
— Im Anschluss an diesen Fall erörtert Verf. die ganze Frage nach der Behandlung des Carcinoms in der Schwangerschaft resp. unter der Geburt. Nachdem er
die Ansichten der verschiedenen Autoren hierüber eingehend besprochen hat, legt
er den eigenen Standpunkt klar. Danach ist vor Allem zu unterscheiden, ob das
Carcinom noch operabel ist oder nicht. Im letzteren Falle ist nur auf das Leben
des Kindes Rücksicht zu nehmen. Demgemäß ist die möglichste Konservirung
der Schwangerschaft anzustreben, um womöglich ein reifes Kind zu erzielen; die
Geburt selbst kann den Naturkräften überlassen bleiben oder muss künstlich beendigt werden (Forceps, multiple Incisionen, Kaiserschnitt). Ist dagegen das Carcinom noch radikal zu operiren, so ist möglichst rasche Exstirpation desselben
(Totalexstirpation) angezeigt. Im einzelnen richtet sich die Behandlungsmethode
nach dem mehr oder weniger vorgerückten Termin der Schwangerschaft. Am
einfachsten ist es während der ersten 3 Monate; hier ist die einfache vaginale
Totalexstirpation (ohne Eröffnung des Uterus) geboten. Im zweiten Drittel der
Schwangerschaft (bis zum 7. Monat) kann man den »vaginalen Kaiserschnitt«
machen (mit vaginaler Entfernung des Organs), oder die abdominale Totalexstirpation, oder man kann ein gemischtes Verfahren anwenden (erst vaginal, dann abdominal). Nach dem 7. Monat ist zunächst der Kaiserschnitt zu machen (um das
Kind zu retten); hieran hat sich unmittelbar die Totalexstirpation des Organs zu
schließen, sei es auf vaginalem Wege (Olshausen), sei es auf »gemischtem«
(Methode von Fehling). Dasselbe Verhalten gilt natürlich erst recht für die Behandlung intra partum; hier empfiehlt Verf. besonders die im vorliegenden Falle
beschriebene Methode.   H. Bartsch (Heidelberg).

22) Andrews (Mankato). Kaiserschnitt und Kraniotomie.

(St. Paul med. journ. 1901. Oktober.)

Die Perforation eines lebenden, kräftig entwickelten Kindes ist die deprimi-
rendste Aufgabe der geburtshilflichen Praxis. Verf. lobt die Lehre der katholischen

Kirche, die das Leben des Kindes im Mutterleibe als geheiligt und unantastbar
ansieht, er giebt aber zu, dass die ausdrückliche Bestimmung der Mutter, lieber
das Kind zu opfern, als selbst ein »kleines« Risiko zu übernehmen, die Operation
rechtfertige. Die Kraniotomie kommt — und so soll es auch sein — erst nach
langer Wehenarbeit, nach protrahirter Geburt, nach missglückten Zangenversuchen
mit Verletzungen der Weichtheile zur Ausführung und wird so — wenn auch an
sich ungefährlich — doch zu einer recht ernsten Operation, ganz abgehen von
ihren mitunter recht großen technischen Schwierigkeiten und der unwissenschaft-
lichen Art ihrer Ausführung. Dem gegenüber sei — so meint der Verf. — der
Kaiserschnitt für den einigermaßen chirurgisch geschulten Arzt eine technisch
sehr leichte Operation, die in ihrem klassischen Verlaufe strikte vorgeschrieben
ist. Das Instrumentarium kann sehr klein sein. Das Wichtigste ist die Vernähung der Uteruswunde, deren Fortsetzung nach unten auf das Collum zu vermeiden ist. Man achte vor Allem darauf, die Serosa in genauen Kontakt zu
bringen.

Die Symphyseotomie wird vom Verf. verworfen, sie ist schwieriger auszuführen
als die Sectio caesarea, hat mindestens eine eben so hohe Mortalität wie diese,
dagegen ist die Rekonvalescenz bei der Symphyseotomie eine viel langsamere.

Wenn desshalb ein voll entwickeltes Kind mit dem Forceps nicht zur Welt
gebracht werden kann, so soll die Operation der Wahl der Kaiserschnitt sein.

G. Frickhinger (München).

23) **L. Demelin** (Paris). Studien zur Kompression, die der kindliche
    Schädel bei der Zangenapplikation erleidet.
(Obstetrique 1901. No. 4.)

Unter einer großen Anzahl Abbildungen von »Schädelkompressionen« werden
8 vorgeführt, die beweisen: 1) dass die Tarnier'sche Zange gleitet, bevor sie fest
am Schädel sitzt, und 2) dass die gekreuzte Zange (Forceps croise) sich nur an
einer Stelle zu fixiren vermag, die ziemlich weit entfernt vom Kinn liegt, d. h.
ziemlich weit entfernt von dem oberen Ende des »Kopfovoides«; die zwischen
den Zangenblättern gefasste Stelle ist sehr oft in nächster Nähe des »bimalaren«
Durchmessers (6,5—7,5 cm) gelegen.

Folgen eingehende Untersuchungen an 2 Leichen von jungen Frauen mit
normalem Becken; diese Untersuchungen führen zu folgenden Schlusssätzen:

Die instrumentellen Beckenkompressionen müssen so gut wie möglich vermieden werden; d. h. die antero-posteriore Applikation der Zange in der Beckenhöhle so wie im Beckeneingang müssen untersagt werden; vorzuziehen ist eine
schiefe Applikation am fötalen Schädel.

Die Zangenblätter sollen wo möglich an die Endpunkte des queren oder der
schrägen Durchmesser zu liegen kommen.

Man muss sich mehr, als man dies bis jetzt gethan, der Beckenkrümmung von
Levret bedienen.

Es ist von Vortheil, eine Zange zu konstruiren, die nicht gleitet und deren
Zangenblätter während des Zuges an derselben Stelle verharren, an welche sie
applicirt worden sind; die Zange von D.: nicht gekreuzte, konvergirende Blätter,
entspricht diesen Desiderata. Man muss so viel wie möglich danach trachten, dass
die Beckenachse mit der Achse der Zangenblätter zusammentrifft; zu dem Zwecke ist
es oft rathsam, den Damm vermittels eines Sims'schen Speculums nach hinten
zu drängen, besonders bei hohen Zangen.

Bevor man die Zange applicirt, soll man sich Rechenschaft über die gegenseitigen Beziehungen des Kopfes und des Beckens geben. Findet man Asynclitis-
mus etc. so soll man die abnormale Haltung des Kopfes mit der Hand korrigiren
oder mit einem Zangenblatt nach dem Verfahren von Herbiniaux-Hubert;
dann erst folgt die Applikation der Zange.

Folgt die Abbildung des modificirten D.'schen »Forceps-levier«. Die Publikation der mit dieser Zange erhaltenen Resultate wird in Aussicht gestellt.

Beuttner (Genf).

24) **S. Mirković.** Tod in der Geburt in Folge pathologischer Fehler oder in Folge übermäßigen Blutverlustes wegen zerrissener Nabelschnur? (Liečnički viestnik 1902. No. 2. [Kroatisch.])

M. wurde gerufen, um die Placenta zu entfernen, fand aber die Puerpera todt. Durch die Untersuchung wurde festgestellt, dass bei der Geburt ein zu Hebammendiensten nicht berechtigtes Weib Hilfe leistete, welches die Nabelschnur zerriss, angeblich war sie 3mal um den Hals geschlungen.

M. machte die Anzeige an das Gericht und bei der Sektion wurde die Placenta im Uterus gefunden, die Nabelschnur 1 cm von jener entfernt abgerissen. Das Weib hatte offenbar daran gezogen, um die Placenta hervorzuholen, wobei die Nabelschnur abriss.

Verf. nahm als Todesursache Verblutung wegen nicht entfernter Placenta aus dem Uterus und aus der Placenta durch die abgerissene Nabelschnur. Die Angeklagte wurde zu 6 Monaten Kerker verurtheilt.   v. Cačković (Agram).

25) **M. v. Cačković.** Narkosebuch. ·
(Liečnički viestnik 1902. No. 2. [Kroatisch.])

Zur genauen Führung der Narkosen und um eine gründliche Statistik zu ermöglichen empfiehlt v. C. ein Narkosebuch mit folgenden Rubriken: 1) Fortlaufende Nummer. 2) Datum. 3) Operation, Nummer des Operationsprotokolls, Name und Alter des Pat. 4) Diagnose und Allgemeinzustand. 5) Herz. 6) Puls. 7) Lunge, 8) Narcoticum. 9) Art der Narkose (tief oder oberflächlich). 10) Dauer und Verbrauch (Minuten, Gramm). 11) Eintritt der Anästhesie nach Minuten, Gramm. 12) Abnormale Beobachtungen: a. Excitation, b. Puls, c. Pupillen, d. Athmung, e. Speichelfluss, f. Erbrechen: α. im Beginn, β. während, γ. nach. 13) Harn: a. vor, b. nach. 14) Unmittelbare Einwirkungen. 15) Folgeerkrankungen. 16) Bemerkungen.   (Selbstbericht.)

---

74. Versammlung Deutscher Naturforscher und Ärzte in Karlsbad
von 21. bis 27. September 1902.
Abtheilung für Geburtshilfe und Gynäkologie.

Wir bitten Vorträge *und* Demonstrationen *wenn möglich bis zum* 15. Mai *bei* Med. Dr. Heinrich Munk, *Karlsbad, Haus »Billroth«, anmelden zu wollen. Vorträge, die erst später angemeldet werden, können nur dann noch auf die Tagesordnung kommen, wenn Zeit bleibt.*

Zusammengehöriges gelangt thunlichst in derselben Sitzung zur Besprechung, im Übrigen ist für die Reihenfolge der Vorträge die Zeit ihrer Anmeldung maßgebend.

Wissenschaftliche Fragen von allgemeinerem Interesse sollen in gemeinsamen Sitzungen *behandelt werden. Wünsche für gemeinsame Sitzungen bitten wir uns übermitteln zu wollen.*

<table>
<tr><td>Die Einführenden:</td><td>Die Schriftführer:</td></tr>
<tr><td>Med. Dr. Heinrich Munk, Karlsbad.</td><td>Med. Dr. August Schaller, Karlsbad.</td></tr>
<tr><td>Med. Dr. Heinrich Fischer, Karlsbad.</td><td>Med. Dr. Rudolf Kohn, Karlsbad.</td></tr>
<tr><td>Doc. Dr. Ludwig Knapp, Prag.</td><td></td></tr>
<tr><td>Doc. Dr. Friedrich Kleinhans, Prag.</td><td></td></tr>
</table>

Originalmittheilungen, Monographien und Separatabdrücke wolle man an Prof. E. Richter in Breslau (Kaiser Wilhelmstraße 115), oder an die Verlagshandlung Breitkopf & Härtel, einsenden.

Centralblatt

für

GYNÄKOLOGIE

herausgegeben

von

Heinrich Fritsch

in Bonn.

Sechsundzwanzigster Jahrgang.

Wöchentlich eine Nummer. Preis des Jahrgangs 20 Mark, bei halbjähriger Pränumeration. Zu beziehen durch alle Buchhandlungen und Postanstalten.

No. 20.   Sonnabend, den 17. Mai.   1902.

Inhalt.

I.

Über einen Fall von Chorio-Epithelioma malignum[1].

Von

M. Graefe in Halle a/S.

Die Kasuistik des Chorio-Epithelioma malignum hat sich in den letzten Jahren schnell vermehrt. Dank sorgfältiger mikroskopischer Untersuchungen ist die histologische Eigenart dieser interessanten Geschwulstform wie ihr Wachsthumsmodus im Wesentlichen festgestellt. Trotzdem kann die Lehre vom Chorio-Epithelioma malignum noch nicht als abgeschlossen betrachtet werden. Desswegen ist die Mittheilung neuer Fälle erwünscht. Der, über welchen ich nachstehend berichten werde, bietet besonders in klinischer Beziehung Interesse:

Frau Lehrer L., 37 Jahre alt, war seit 3 Jahren verheirathet. Vor 1½ Jahren hat sie einmal geboren. Partus und Puerperium sind normal verlaufen. Genährt

---

[1] Nach einer Mittheilung in der Gesellschaft für Geburtshilfe zu Leipzig am 17. Februar.

hat die Pat. nicht. Die Menses waren seit der Geburt normal. Nur im Mai,
Juni, Juli 1901 traten sie mit geringer Verspätung auf. Im August blieben sie
5 Tage über die Zeit aus. Es setzte dann am 16. August eine mehrtägige, profuse Blutung ein, bei welcher wiederholt große Coagula abgingen. Ein jüngerer
Kollege machte eine Ausschabung und äußerte, dass es sich um Abort gehandelt
habe. In der Folgezeit zeigte sich häufig ein bräunlicher Ausfluss. Erst am
19. Oktober trat wieder eine kurze, aber heftige Blutung ein, welche sich am
26. Oktober wiederholte, diesmal unter heftigen Kreuzschmerzen. Bis zum 3. December bemerkte Pat. zeitweise blutige Färbung des Ausflusses. An diesem Tage
blutete sie wieder stärker, nur schwach bis zum 12. December, wo sie mich konsultirte.

Die Untersuchung ergab einen antevertirten Uterus von der Größe eines im
2. Monat schwangeren, im Übrigen einen negativen Befund. Nach Laminariadilatation wurde das Cavum ausgetastet. Dasselbe war sehr lang. Im Fundus bezw.
der linken Tubenecke stieß der Finger auf einen stark vorspringenden Tumor
von der Größe einer großen Kastanie. Er ließ sich stumpf abschälen, erwies sich
aber als von derber Konsistenz. Nach seiner Entfernung zeigte sich der Boden
überall glattwandig. Wegen starker Blutung wurde die Uterushöhle tamponirt.
Entfernung der Tamponade am nächsten Tage. Der Verlauf war ein normaler.
Nur war vom 7. Tag p. abras. der Ausfluss zeitweise wieder schwach blutig gefärbt. Die bei der Aufnahme sehr anämische Pat. erholte sich zusehends, so dass
sie am 24. December auf ihren dringenden Wunsch nach Haus entlassen, ihr aber
die bestimmte Weisung gegeben wurde, wenn der blutige Ausfluss nicht ver-
schwände, sich nach Neujahr wieder vorzustellen.

Natürlich lag der Verdacht auf Chorio-Epithelioma malignum nahe. Dagegen
sprach die feste Beschaffenheit der entfernten Tumormassen. Da nach Angabe
der Pat. seiner Zeit eine Austastung des Uterus nicht vorgenommen, sondern
direkt ausgeschabt worden war, außerdem dem muthmaßlichen Abort schon men-
struelle Unregelmäßigkeiten vorausgegangen waren, so war es nicht ausgeschlossen,
dass damals nicht, wie die Kranke selbst und der Arzt vermuthet hatten, eine
2monatliche, sondern eine schon ältere Schwangerschaft mit Placentarbildung vorgelegen hatte und die Placenta ganz oder theilweis zurückgeblieben war. Auch
die Möglichkeit einer erneuten Schwangerschaft nach der Curettage war nicht von
der Hand zu weisen.

Die entfernten Massen wurden dem hiesigen pathologischen Institut zur
mikroskopischen Untersuchung übergeben. Sie stellte einzelne Chorionzotten mit
schwindender Gewebsstruktur, einzelne schmale syncytiale Haufen, so wie solche
von Langhans'schen Zellen, Alles in große Massen von Fibrin gebettet, nur
wenig Blut fest. Ein maligner Charakter wurde dem Tumor abgesprochen. Auch
ich neigte dieser Annahme auf Grund eines mikroskopischen Präparats, welches
ich später selbst durchmusterte, zu. Vor Allem war mir das völlige Fehlen der
sonst charakteristischen Blutherde maßgebend.

Am 3. Januar d. J. stellte sich mir die Kranke wieder vor. Seit Sylvester
war jede blutige Färbung des Ausflusses geschwunden; das subjektive Befinden
war ein gutes. Die Pat. sah aber noch sehr anämisch aus. Nach Angabe des
Ehemanns sollte dies aber stets bei ihr der Fall gewesen sein. Die kombinirte
Untersuchung ergab den Uterus wesentlich verkleinert, dem linken Uterushorn
bezw. der Stelle, wo der Tumor gesessen, entsprechend eine kleine Vorbuchtung
Ich schärfte der Kranken ein, bei erneuter Blutung sich sofort wieder vorzustellen.
Schon am 9. Januar geschah dies, da sich seit 2 Tagen mäßige Blutabgänge eingestellt hatten. Am 14. Januar wurde sie in das hiesige Diakonissenhaus aufgenommen. Die Blutung hatte wieder aufgehört; es bestand aber starker, rein
eitriger Ausfluss.

Ein Laminariastift genügte, um den Cervicalkanal für einen Finger bequem
passirbar zu machen. Das Cavum uteri fand sich völlig leer, die Stelle, wo der
vermeintliche Placentarrest gesessen, als eine Ausbuchtung, welche gerade die
Fingerkuppe aufnahm, sich nach außen als Vorbuchtung der Uteruswand markirend.

Es wurde eine vorsichtige Abrasio mucosae ausgeführt und etwas Tct. jodi in die Uterushöhle eingespritzt.

Die Kranke fühlte sich in den nächsten Stunden sehr wohl. Nach dem Mittagessen trat plötzlich unter krampfartigen Schmerzen in der linken Unterleibsseite öfteres Erbrechen ein. Der untere Theil des Abdomen wurde auf Druck sehr empfindlich. Es bildete sich eine Pelveoperitonitis aus, welche sich unter sehr mäßigen Temperatursteigerungen (bis 38,1°) über 8 Tage hinzog. Als Ursache derselben wurde Austritt von Eiter aus der linken Tube bei der Austastung angenommen.

Es folgten 6 völlig fieberfreie Tage, während derer sich Pat. sehr wohl fühlte und mit gutem Appetit aß. Eine genaue Untersuchung der Sexualorgane war leider nicht möglich, da Pat., früher schon schwer zu exploriren, jetzt sich bei Einführen des Fingers jedes Mal zurückzog, außerdem die Bauchmuskulatur straff spannte, obwohl sie erklärte, dass ihr der Druck keine Schmerzen verursache. Es ließ sich nur feststellen, dass nach links vom Uterus eine Resistenz vorhanden war. Es wurde entweder ein Exsudat oder ein Tubensack vermuthet.

Das Wohlbefinden der Pat. dauerte nur kurze Zeit. Die Abendtemperaturen stiegen wieder auf 37,7—37,9. Es entwickelte sich eine mäßige Cystitis. Ab und zu traten geringe Blutungen ein, welche oft 1—2 Tage cessirten. Nur 2mal ging ein hühnereigroßes Coagulum ab. Dabei wurde Pat. immer anämischer trotz verhältnismäßig guter Nahrungsaufnahme und Verabreichung von Roborantien. In den letzten Tagen wurde der Ausfluss stinkend. Mehrmals traten Ohnmachtsanfälle ein.

Da der Verfall der Pat. ein sichtbarer war und der jauchig-blutige Ausfluss die Vermuthung nahelegte, dass es sich doch um das Recidiv eines Chorio-Epithelioms handle, die Untersuchung; ohne Narkose aber absolut keine Klarheit schaffte, entschloss ich mich, zu chloroformiren und event. sofort zu operiren.

Die Untersuchung in Narkose ergab, dass das vermeintliche Exsudat bezw. Tubentumor eine mehr als hühnereigroße Ausbuchtung des überhaupt vergrößerten Uterus nach links war. Es mussten starke Verwachsungen vorhanden sein, da er sich nur wenig nach unten ziehen ließ. Trotzdem wurde die vaginale Exstirpation mit Rücksicht auf den jauchigen Inhalt des Uterus beschlossen. Dieselbe gestaltete sich, wie vorauszusehen, außerordentlich schwierig trotz medianer vorderer und hinterer Spaltung bis in die Nähe des Fundus, dessen feste Verwachsungen Halt geboten. Erst nach Durchtrennung des rechten Lig. latum gelang es an dieselben heranzukommen und sie mühsam stumpf zu lösen. Als dies links auf der vorgebuchteten Seite des Uterus geschah, quollen plötzlich stinkende, fetzige Massen hervor; die in Zerfall begriffene Neubildung war eröffnet worden. Nach völliger Entfernung des Uterus wurde durch die vaginale Öffnung nach Mikulicz tamponirt.

Die Pat. erwachte bald aus der Narkose. Sie erbrach nicht. Der Puls, welcher bereits vor der Narkose 120, kurz nach Beendigung derselben 130 gewesen war, ging in den nächsten Stunden unter Kochsalzinfusionen auf 96 zurück. Die Kranke klagte wesentlich nur über Durstgefühl. Abends um 5 1/2 Uhr — die Operation war um 10 Uhr beendet gewesen — forderte Pat. zu trinken, bog sich plötzlich zurück und war todt.

Die Sektion ergab überraschenderweise' das Fehlen jeglicher Metastasen, auf die bei dem verhältnismäßig langen Bestehen der primären Neubildung (Ausschabung im August — Tod 16. Januar) mit großer Wahrscheinlichkeit zu rechnen war. Nur da, wo letztere mit dem stark verkürzten Mesenterium fest verwachsen gewesen war — dies die Ursache, dass sich der Uterus nicht nach abwärts ziehen ließ, die Adhäsionen so schwer zugänglich waren — fanden sich in demselben mehrere stark verdickte Drüsen, welche aber mehr den Eindruck entzündlicher Schwellung machten. (Die mikroskopische Untersuchung hat dies bestätigt.)

Von dem weiteren Sektionsbefund ist die hochgradige Anämie sämmtlicher Organe, die große Schlaffheit des Herzens erwähnenswerth. Die mikroskopische Untersuchung des entfernten Uterus, welche Herr Geh.-Rath Prof. Marchand-

Leipzig die Freundlichkeit hatte, ausführen zu lassen, hat ein typisches Chorio-
Epitheliom ergeben[2].

Der vorliegende Fall ist ein erneuter Beweis für die unter Umständen schwierige Diagnose des Chorio-Epithelioms so wie dafür,
dass es angezeigt ist, bei jedem Abort, wenn irgend möglich, die
Uterushöhle digital auszutasten und auszuräumen. Hätte ich die
Gewissheit gehabt, dass letzteres seitens des Arztes, welcher die Pat.
im August curettirt hatte, geschehen und das Cavum völlig leer befunden sei, so genügte der Nachweis des Tumors im Fundus so wie
der reichlichen fötalen Ei-Gewebselemente, um die richtige Diagnose
zu stellen und die Totalexstirpation des Uterus vorzunehmen. Da
die digitale Austastung von der Kranken in Abrede gestellt wurde
und außerdem die Anamnese es zweifelhaft ließ, ob nicht die Schwangerschaft länger als 2 Monate bestanden hatte bezw. der Curettage
eine erneute gefolgt sei, so war die Annahme eines Placentarrestes
oder Eihautpolypen nicht von der Hand zu weisen. Die mikroskopische Untersuchung, das Fehlen der charakteristischen Blutherde
schien sie zu bestätigen. Dagegen muss ich nachträglich zugeben,
dass die stellenweise Anhäufung syncytialer Elemente so wie Langhans'scher Zellen geeignet war, Verdacht zu erregen. Da ich dieselbe aber wiederholt auch bei einfachen Abortiveiern so wie Placentarresten gefunden habe, schien mir ihr Vorhandensein bei dem
gleichzeitigen Fehlen der Blutherde nicht ohne Weiteres für Chorio-
Epitheliom zu sprechen. In Zukunft werde ich vorsichtiger sein.

Bemerkenswerth ist das Fehlen einer auch nur geringen Neubildung in dem Cavum uteri bei der zweiten Austastung. Die kleine
Ausbuchtung im linken Uterushorn fühlte sich völlig glatt an. Ohne
Frage enthielt aber die ihr entsprechende Vorwölbung der Uteruswand schon damals maligne Massen. Ich zweifle nicht daran, dass
die wenige Stunden nach der Ausschabung plötzlich einsetzende
Pelveoperitonitis Folge eines Durchbruches derselben in sehr geringer
Ausdehnung und nicht, wie ich angenommen, eines Eiteraustrittes
aus der Tube gewesen ist. Hier ist es dann zu der Bildung der
festen Verwachsungen zwischen Uterushorn und Mesenterium gekommen, welche die Exstirpation so sehr erschwerten und bei deren
Lösung die im Zerfall begriffenen jauchigen Massen hervorquollen.

Wäre die Entfernung des Uterus sofort nach der Ausräumung
des verdächtigen Tumors oder nach der zweiten Austastung vorgenommen worden, zu einer Zeit, als der Kräftezustand der Kranken
ein ungleich besserer, die Anämie eine weit geringere war, die erwähnten Verwachsungen nicht bestanden, so wäre die Pat. voraussichtlich am Leben und wahrscheinlich recidivfrei geblieben. Das
Fehlen jeglicher Metastasen nach 4 Wochen, nachdem die Neu-

---

[2] Über den mikroskopischen Befund wird Herr Dr. Risel, Assistent des
pathologischen Instituts zu Leipzig an anderer Stelle ausführlich berichten.

bildung so rapid und in so großer Ausdehnung recidivirt war, berechtigt zu letzterer Annahme.

II.
Ein neuer einfacher Nähapparat.
Von
Dr. med. et phil. James Eisenberg,
Frauenarzt in Wien.

Von vielen Seiten wurden bereits Instrumente konstruirt, die eine Vereinfachung beim Nähen in der Weise ermöglichen, dass das Einfädeln des Nähmaterials auf ein Minimum beschränkt oder entbehrlich gemacht wird, wobei letzteres in einem Apparat untergebracht ist, der gleichzeitig als Nadelhalter verwendet wird. Solche Konstruktionen von Collin, Malassez, Freund u. A. sind einerseits schwer zu reinigen, durch Schrauben und sonstige Verschlüsse komplicirt und unhandlich, andererseits leiden sie an der Unbequemlichkeit, sich immer das genau für den Apparat passende, verschieden aufgerollte Nähmaterial verschaffen zu müssen.

Eine überall erhältliche, erprobte und verlässliche Art zur Aufbewahrung des Nähmaterials ist die im Jahre 1891 von Vömel beschriebene. Ich habe seinerzeit die sog. Vömelseide und das Vömelkatgut auch in Wien eingeführt und arbeite in der Privatpraxis ausschließlich mit denselben, ohne je eine Infektion oder Benachtheiligung gemerkt zu haben. Es ist wohl nicht nöthig, die großen Vortheile dieses Nähmaterials für den praktischen Arzt und Geburtshelfer hervorzuheben, da die jetzt allgemeine Verwendung und günstige Erfahrung mit demselben ohnehin für sich spricht.

Ich habe nun die Idee gehabt, direkt für dieses Nähmaterial einen Nähapparat zu konstruiren, und bin dabei vom Instrumentenmacher Leiter aufs beste unterstützt worden. Derselbe hat mit seiner bekannten Exaktheit und Geschicklichkeit einen sehr praktischen und einfachen Apparat hergestellt. Er besteht aus einem Handstück und der Nadel und wird durch umstehende Zeichnung leicht erklärt.

Die Anwendung gestaltet sich folgendermaßen:

Nach Abschrauben der Verschlusskapsel des Vömelseide- oder -Katgutbehälters und nach Entfernung eines Stückes des auf dem Gummistöpsels befindlichen Fadens wird der Behälter einfach in das rückwärtige Ende des Griffrohres eingeschoben, wobei sich die 3 Rohrspangen etwas auffedern. Ist das Ende des Behälters über d vorgeschoben, so federn die 3 Rohrspangen in ihre ursprüngliche Lage. Die 3 Rillen bei d verhindern nun, dass der Behälter rückwärts herausfallen kann. Die jeweilig zu verwendende Nadel trägt am rückwärtigen Ende einen Stahlstift c und wird in den Nadelträgerzapfen nach vorherigem Zurückschieben des Verschlussriegels eingeschoben. Der bei *a* fixirte Verschlussriegel wird in seine ursprüngliche Lage zurückgedreht, wodurch die Nadel in dem Schlitz *b* des Verschlussriegels fixirt wird. Nun zieht man das freie Ende des Nähmaterials so weit aus dem Behälter, dass man dasselbe in das Öhr der Nadel einführen kann. Der Apparat ist jetzt nähbereit.

Nach Durchstechen der Wundränder wird das Fadenende zwischen den Fingern oder mit dem Fadenfänger festgehalten und die Nadel zurückgezogen, wodurch Seide resp. Katgut in beliebiger

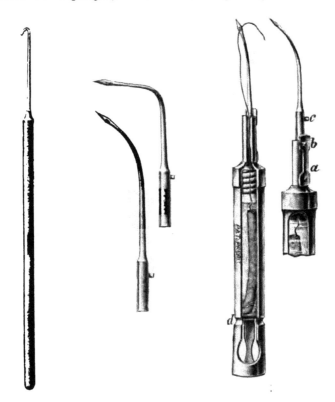

Länge abgespult wird. Darauf wird vor dem Öhr abgeschnitten, und die nächste Naht in derselben Art und Weise angelegt.

Der Apparat eignet sich auch sehr gut zum Anlegen einer fortlaufenden Naht, wobei man sich vortheilhaft des zarten Fadenfängers bedient.

Die Vortheile dieses Nähapparats, den ich praktisch öfters ausgeprobt habe und besonders für die Dammnaht empfehlen möchte, bestehen darin, dass nach Anlegen einer Naht nicht neuerdings eingefädelt werden muss, dass keine Unterbrechung beim Nähen und kein

Zeitverlust stattfindet, dass ferner die Pat. weniger Schmerzen leidet, da das schmerzhafte Durchziehen des dickeren Öhrs wegfällt, und dass endlich überall die nöthige Seide und das Katgut vorräthig und erhältlich sind.

Den wichtigsten Vortheil sehe ich in der überaus einfachen und sicheren Durchführung der Asepsis, nachdem der vollkommen adjustirte Nähapparat knapp vor dem Gebrauch durch Auskochen sterilisirt werden kann, und der Faden vor dem Durchstechen nicht mehr mit der Hand berührt werden muss, was besonders bei den oft schwierigen Verhältnissen in der ärmlichen Privatpraxis für den Praktiker in Betracht zu ziehen ist.

Der Apparat ist unter dem Namen »Eisenberg's Nähapparat« bei Herrn Leiter, Wien IX, Mariannengasse 11, erhältlich und kostet mit einer gebogenen Nadel Kronen 9,20, mit 3 Nadeln, Nadelfänger und 4 Spulen Vömelseide in Holzetui Kronen 20,40.

III.

Fall von 1) Missed labour und 2) Tubensondirung.

Von

Dr. Machenhauer in Darmstadt.

1) Frau Kath. H., 25 Jahre alt, hatte vor 4 Jahren bereits 1mal eine todte Frucht geboren, die angeblich schon eine Zeit lang abgestorben war. Vor 2 Jahren hatte Pat. eine Halsdrüsenoperation durchgemacht. Sonst will sie stets gesund gewesen sein. Ende December 1899 hatte sie ihre letzten Menses. Im Juni 1900 behauptet sie deutlich Kindsbewegungen gespürt zu haben. Im Juli fiel sie, auf einem Wagen sitzend, auf den Rücken und bald darauf hörten die Kindsbewegungen gänzlich auf. Anfang Oktober erwartete sie ihre Niederkunft. Da Pat. viel Kopfschmerzen, Übelsein, auch Ohnmachten, aber nie Blutabgang hatte, fragte sie ihren Arzt, der sie in ihrer Ansicht bestärkte, dass sie jeden Tag niederkommen müsse. Die Untersuchung am 7. November 1900 ergab eine Gebärmutter in der Größe dem 4.—5. Schwangerschaftsmonat entsprechend, aber nicht kugelig, weich, sondern steinhart und in der Form des nicht graviden Uterus, also unverhältnismäßig mehr hoch als von vorn nach hinten tief. Schleimhaut von Scheide und Portio war bläulich livide und aus der Brust ließ sich Kolostrum auspressen. An Mund und Nase reichlich Herpes. Es bestand weder Fieber noch Schmerzen.

Zur Exploration wurde der Muttermund mit Metalldilatatorien leicht erweitert und stieß der Finger auf die schlotternden Kopfknochen eines kindlichen Schädels. Durch Jodoformgasetamponade und später Metreurynter wurden Wehen hervorgerufen, worauf am 10. November spontane Ausstoßung von Fötus und Placenta erfolgte. Die Frucht war stark macerirt und ca. 28 cm lang. Die Beobachtung der Frau wird also wohl richtig und die Frucht im 6. Monat abgestorben sein; dieselbe wurde dann vom Juli bis November bis zur künstlichen Entfernung in der Gebärmutter todt zurückgehalten. Eiweiß im Urin oder irgend eine sonstige Allgemein- oder Lokalerkrankung konnte an der Frau in der Zeit unserer Beobachtung nicht gefunden werden, abgesehen von der früher wohl überstandenen Halsdrüsenskrofulose.

Die Placenta war ein glatter, weißgelblicher, harter Kuchen, der mikroskopisch außer Nekrose sehr starke Einlagerung von kohlensaurem Kalk zeigte.

2) Über Tubensondirung.

Frau X., 40 Jahre alt, IIIpara.   Letzte Geburt vor 7 Jahren.   Patientin giebt
an, seit 8 Wochen nicht mehr menstruirt zu sein, sonst seien die Menses alle
3 bis 3½ Wochen regelmäßig wiedergekehrt, sie behauptet mit großer Bestimmtheit schwanger zu sein, da sie Übelkeit, Rückenschmerzen, Stärkerwerden ihres
Leibes bemerke.   Ihr Hausarzt, der sie nicht untersuchte, bestärkte sie in ihrem
Glauben auf Grund der Anamnese.   Die Untersuchung ergiebt einen kleinfaust-
großen, höckerigen, etwas aufgelockerten Uterus; rechts neben und hinter demselben einen citronengroßen, weichelastischen Tumor mit stark pulsirenden Arterien.
Obwohl ich auf Grund dieses Befundes eine Extra-uterin-Schwangerschaft annahm,
wagte ich doch eine Sondirung des Uterus, da Alles zur Köliotomie gerüstet war.
Die Länge der Gebärmutter betrug etwa 10 cm.   In der rechten Tubenecke drang
jedoch die Sonde, ohne den geringsten Widerstand zu finden und ohne dass irgend
ein stärkerer Druck angewendet wurde, mit Leichtigkeit noch 7 cm weiter ein, erst
in der Richtung nach der Seite und dann nach hinten.   Dies Experiment konnte
mehrmals auch am folgenden Tage demonstrandi causa ausgeführt werden, ohne
dass die Frau, von einigen Tröpfchen Blut abgesehen, nur im geringsten darauf
reagirte.   Da ich hiernach erst recht eine Tubenschwangerschaft annahm und
glaubte mit der Sonde in den Tubensack hineingelangt zu sein, wurde laparotomirt
und es ergab sich ein durch viele kleine Myome durchsetzter Uterus von der
beschriebenen Größe und ganz normalem blassen Peritonealüberzug, nirgends eine
Perforationsstelle oder dergleichen sichtbar, ganz normale Tuben und Ovarien
beiderseits, nur eine intraligamentäre orangegroße Cyste, die sich nach dem
Douglas gesenkt hatte.   Die Operation wurde glatt beendet und die Frau machte
eine ungestörte Rekonvalescenz durch.   Hier ist also durch Laparotomie deutlich
erwiesen, dass eine Tubensondirung leicht ohne den geringsten Widerstand oder
Druck der Sonde stattgefunden hat und somit als Möglichkeit sicherlich manchmal in Betracht gezogen werden muss.   Wenn auch die meisten in der Litteratur
berichteten Fälle auf Perforation zurückgeführt werden dürften, so ist doch nur
dann eine stattgefundene Tubensondirung anzunehmen, wenn durch Augenschein
eine Unversehrtheit der Gebärmutterwandung nachgewiesen wird.

Berichte aus gynäkol. Gesellschaften u. Krankenhäusern.

1) Gesellschaft für Geburtshilfe zu Leipzig.

504. Sitzung vom 17. Februar 1902.

Vorsitzender: Herr Krönig; Schriftführer: Herr Donat.

1) Herr Marchand: Fall von Chorionepitheliom.
M. legt einen von Herrn San.-Rath Dr. Günther in Dessau exstirpirten
Uterus mit malignem Chorionepitheliom vor.   Die Operirte, eine Frau von
52 Jahren, die zuletzt vor 13 Jahren geboren hatte, litt seit Herbst 1901 an andauernden Blutungen.   Durch spätere Nachfragen ergab sich, dass ein Arzt im
November des Jahres in Folge dessen eine Ausräumung des Uterus vorgenommen
und dabei etwa eine Hand voll blasiger Massen entleert hatte.   Da die Blutungen
trotzdem wiederkehrten und die Frau anämisch geworden war, wurde Anfang
Januar d. J. die Exstirpation vorgenommen.   Der Uterus ist mäßig vergrößert;
am hinteren Umfang wölbt sich eine feste rundliche Geschwulst vor (Myom).   An
der Innenfläche des Körpers befindet sich eine im Ganzen etwa walnussgroße,
halbkuglige, rundliche, aber stark zerklüftete Masse, die größtentheils die Beschaffenheit von schalenförmigen Thrombusmassen besitzt, und aus der Wand
hervorragt.   In einer der buchtigen Vertiefungen dieser Massen lässt sich bereits
in frischem Zustand eine weiche, blassgraue Substanz erkennen, die sich als Theil
einer blutig gequollenen Chorionzotte erweist.   In der Nachbarschaft finden sich
reichliche gewucherte Epithelhaufen, theils aus isolirten polygonalen Zellen, theils

aus unregelmäßigen, vielkernigen, mit Fetttröpfchen durchsetzten Syncytiummassen zusammengesetzt. Ein Durchschnitt in der Längsrichtung des Uterus (nach der Härtung) zeigt, dass die bräunlichrothen, thrombotischen Massen nach hinten weit in die Muskulatur des Uterus eindringen, so dass an einer Stelle die Wand bis auf etwa $1/2$ cm verdünnt ist. In dieser Gegend liegen einige blasige Zotten, die augenscheinlich in Gefäße eingedrungen waren; das Mikroskop zeigt schon bei schwacher Vergrößerung eine von der Oberfläche dieser Zotten ausgehende umfangreiche Wucherung des epithelialen Überzugs von der gewöhnlichen Beschaffenheit mit Übergängen in Haufen größerer Zellen mit großem, intensiv gefärbten Kern, die sich kontinuirlich in die Muskulatur hinein, so wie durch die Wand einiger in der Nachbarschaft befindlicher dickwandiger Venen verfolgen lassen. Diese Zellinvasion, die sich an die wuchernden Reste der Blasenmole angeschlossen hat, ist also noch im Beginn der Entwicklung, und es ist wohl möglich, dass weitere Folgen durch die Exstirpation vermieden worden sind.

Der Vortr. hebt unter Hinweis auf eine in letzter Zeit erschienene Arbeit von Dr. K. Winkler in Breslau (Zeitschrift für Geburtshilfe u. Gynäkol. Bd. XLVI) hervor, dass es, trotz des nachgerade oft genug bestätigten Befundes, nothwendig ist, in jedem geeigneten neuen Falle den Ausgang der Geschwulstbildung von dem Epithelüberzug noch vorhandener Chorionzotten nachzuweisen. Winkler hat wiederum den vergeblichen Versuch gemacht, die Zellwucherung auf die Deciduazellen anstatt der Ektodermzellen zurückzuführen, während er die placentaren Riesenzellen als Ursprung der syncytialen Massen betrachtet. Die Behauptung, dass der normale Syncytiumüberzug der Chorionzotten von den an die Oberfläche wandernden Riesenzellen gebildet wird, die ihrerseits aus den oberflächlichen Muskelfasern hervorgehen sollen, bedarf wohl keiner besonderen Widerlegung.

2) Herr Graefe: Über einen weiteren Fall von Chorio-epithelioma malignum. (Erscheint in extenso als Originalmittheilung in dieser Nummer.)

3) Herr Günther (Dessau): Kurze Krankengeschichte des Falles Marchand.

Dass man sich klinisch und makroskopisch bei diesem soeben von Herrn Marchand erläuterten Falle in der Diagnose getäuscht hat, ist von Interesse und wohl verständlich. Bei der seit Jahren an starken und unregelmäßigen Blutungen leidenden, ungewöhnlich entbluteten, mit jauchigem Ausfluss behafteten, fiebernden Kranken von über 53 Jahren ist für mich ein mit dem Fortpflanzungsgeschäft zusammenhängender Vorgang nicht mehr in Frage; ich nahm als selbstverständlich in dem reichlich ums Doppelte vergrößerten, retroflektirten Uterus ein zerfallenes Myom oder Carcinom an; das durch vaginale Totalexstirpation gewonnene Präparat vermochte mich nicht genügend aufzuklären; überrascht war ich aber durch den Bescheid des Geheimrath Marchand: Chorion-Epitheliom. Der vor mir zugezogene Arzt hatte einen Abort nicht festgestellt und hatte klimakterische Blutungen bei der Kranken behandelt. Die Rekonvalescenz der von mir Operirten verlief glatt; sie ist zur Zeit auch noch recidivfrei.

4) Herr Marchand demonstrirt ferner einen »Epignathus«, den er Herrn Geh.-Rath His verdankt. Die aus der Mundhöhle des Autositen, eines weiblichen etwa 7monatlichen Fötus, hervorragende, aus mehreren unregelmäßigen Lappen bestehende Masse lässt außer einigen größeren, theils mit Haut, theils mit Schleimhaut bekleideten Theilen ein hakenförmig gekrümmtes, fingerähnliches Gebilde, auf der anderen Seite einen 3lappigen, theils blasigen, theils glatten, flügelförmigen Körper erkennen, der einer rudimentären Lunge ähnlich ist, und auch auf dem Durchschnitt einen verästelten, bronchienartigen Gang zeigt. Ein Sagittalschnitt, genau in der Mittellinie, zeigt, dass der parasitäre Fötus, wie gewöhnlich an der unteren Fläche des Keilbeinkörpers fixirt ist, und sich dann noch eine Strecke weit nach vorn mit der Schädelbasis verbindet. Die Gaumenfortsätze sind dadurch an der Vereinigung gehindert. Auf dem Durchschnitt des Parasiten finden sich sehr zahlreiche, unregelmäßige Knorpelstücke, zwischen cystischen und festeren bindegewebigen Theilen.

Die Erklärung der Entstehungsweise der eigenthümlichen Doppelmissbildung — eine Form der asymmetrischen Doppelbildungen — ist nicht ohne Schwierigkeit. Die von Ahlfeld s. Z. aufgestellte Hypothese, dass von 2 mit den Kopfenden einander genäherten Embryonalanlagen auf einem Fruchthof die eine in der Entwicklung zurückbleibende von der anderen bei der Kopfkrümmung gewissermaßen verschlungen werde, und sich dann an der Decke der Mundhöhle fixire, lässt sich auf das junge menschliche Ei nicht anwenden; es entsteht zunächst die Frage, wie der parasitäre Fötus in die Amnionhöhle des anderen hineingelangt. Da beim menschlichen Ei nach Allem, was wir davon wissen, das Amnion schon außerordentlich früh als kleiner abgeschlossener Hohlraum an der Rückenfläche des Embryo, in unmittelbarer Verbindung mit dem Chorion entsteht (wahrscheinlich durch Einstülpung von außen), so muss nothwendig ein rudimentäres Ei, oder ein einem solchen in seiner Entwicklungsfähigkeit ähnliches Element von vorn herein in die Amnionhöhle hineingelangen.

Da dieses entwicklungsfähige Element — oder rudimentäre Ei stets in der Gegend der ursprünglich primitiven Rachenmembran fixirt ist, eben so wie der am hinteren Ende des Körpers vorkommende Sacralparasit in der Gegend der Kloakenmembran, so ist mit großer Wahrscheinlichkeit anzunehmen, dass an einer dieser beiden Stellen das rudimentäre Ei mit der sich entwickelnden Embryonalanlage ursprünglich in Verbindung getreten und bereits bei der ersten Bildung des Amnion in dasselbe hineingelangt ist. Eine Abschnürung eines Theils der Embryonalanlage am Kopfende ist als Ursprung der oft sehr komplicirten Missbildung schwerlich anzunehmen. (In einem vom Vortr. untersuchten Falle waren 2 rudimentäre Oberschenkel, sowie ein unverkennbares weibliches Genitalorgan vorhanden.) Der Vortr. hat daher die Hypothese aufgestellt[1], dass ein ausnahmsweise befruchtetes Richtungskörperchen — also eine aus einer regulären Theilung des Eies hervorgegangene rudimentäre Eizelle — an der Oberfläche der Embryonalanlage in der Gegend der primitiven Rachenmembran sich festsetzt und weiter entwickelt, ähnlich wie andere fötale Inklusionen auf die Entwicklung — sei es von isolirten Blastomeren, sei es von Richtungskörperchen im Innern des Embryonalkörpers — zurückgeführt werden müssen.

Das Eindringen von Spermatozoen in Richtungskörper ist bei niederen Thieren mehrfach beobachtet worden — allerdings noch keine weitere Entwicklung.

Die Entstehung des Epignathus aus einem Richtungskörperchen und nicht aus einer isolirten Blastomere — wie sie vom Vortr. und nach ihm von Bonnet für die fötalen Inklusionen im Innern des Körpers, besonders in der Genitaldrüse angenommen wurde — erscheint schon aus dem Grunde näher liegend, weil das erstere normalerweise an der Oberfläche des sich entwickelnden Eies innerhalb der Zona pellucida liegt.

5) Herr Füth: a. Vorstellung einer 23jährigen Negerin, die mit 22 Jahren heirathete und seitdem 3mal abortirte, das 1. Mal 6 Wochen, das 2. Mal 8 Wochen nach der letzten Periode. Der 3. Abort erfolgte nach 12wöchentlichem Ausbleiben der Menses im Oktober v. J. Sie verlor darauf andauernd viel Blut und wurde desswegen am 14. vorigen Monats in die Klinik aufgenommen. Sie war sehr anämisch, was an der außerordentlich blassen Conjunctiva so wie vor Allem an der fast weißen Vaginalschleimhaut zu sehen war, die gegen die schwarze Vulva grell abstach. Es bestand übelriechender Ausfluss so wie Temperatursteigerung. Auf intra-uterine Ausspülungen fiel die Temperatur auf die Norm und als sie einige Tage sich so gehalten hatte, wurde für mehrere Stunden Laminaria gelegt, worauf man in leichter Narkose mit dem Finger den Uterus austasten konnte, was zunächst die vorher gemachte Angabe zu bestätigen schien, dass es sich um Abortreste handle. Allein es fand sich in dem faustgroßen Fundus ein aus der linken Tubenecke in die Uterushöhle hineinragendes Myom, von der Größe eines mittleren Apfels, breitbasig aufsitzend. Der Uterus war 12 cm lang, die Ovarien ließen sich in der Höhe des Fundus als normal abtasten.

---

[1] S. den Artikel Missbildungen in Eulenburg's Realencyklopädie. 3. Aufl. 1897. p. 74 des Sep.-Abdruckes.

In dem Bestreben, bei der jungen Pat. so konservativ als möglich vorzugehen, schien es bei dem Sitz des Tumors das rathsamste, die Enukleation per vaginam vorzunehmen, wiewohl Zweifel in seinen Vorlesungen über klinische Gynäkologie (p. 202) als Bedingung für die Durchführbarkeit der Enucleatio per vaginam hinstellt, dass die Geschwulst durch ihr Eindringen von oben her den Cervicalkanal verkürzt und den äußeren Muttermund mindestens auf 2-Querfingerbreite eröffnet haben müsse. Hier sollte die Hemisectio anterior das Herankommen erleichtern. Bei der Untersuchung in tiefer Narkose kurz vor dem Beginn der Operation fühlte man noch 2 kirschgroße, gestielte, subseröse Myome an der vorderen Wand, etwas seitlich, deren Entfernung natürlich die Eröffnung der vorderen Umschlagsfalte erforderlich machte. Bei der Operation (Herr Geheimrath Zweifel) erwies sich aber das Gewebe des Uterus außerordentlich morsch, und da man in Folge dessen nicht stark nach abwärts ziehen konnte, musste die vordere Wand auch nach Eröffnung des Peritoneum mehr in situ bis ziemlich weit hinauf gespalten werden. Ein gewisser Zug mit Klemmen war aber immer noch erforderlich, und trotz leichten Ziehens rissen die Klemmen in dem butterweichen Gewebe immer wieder aus, so dass die Enukleation nur mit großer Mühe sich vollenden ließ. Eine genauere Besichtigung der Wundränder ergab, dass es unmöglich war, eine glatte Naht zu erzielen und günstige Heilungsverhältnisse zu schaffen, und es musste desshalb die Hysterectomia vaginalis sine adnexis angeschlossen werden. Am herausgenommenen Organ fand sich dann neben den 2 vorher gefühlten subserösen Myomen noch in der hinteren Wand links seitlich dicht neben dem Geschwulstbett des submukösen Myoms ein von diesem offenbar abgeplattetes, hühnereigroßes, interstitielles Myom, welches vorher nicht diagnosticirt war und ich glaube nicht diagnosticirt werden konnte.

Interessant ist das Vorkommen so vieler Myome — es sind zufällig alle 3 Arten — bei einer so jungen Person. Zwar neigen die Schwarzen sehr zur Geschwulstbildung, aber immerhin sind doch Myome in solcher Zahl und Art zu Beginn der zwanziger Jahre eine große Seltenheit. Das submuköse Myom hat sicher vor der Verheirathung schon eine Zeit lang bestanden und die 3 Aborte nach der Verheirathung veranlasst, so dass dessen Entstehung ganz in den Anfang der zwanziger Jahre verlegt werden muss. Pat. ist ihrem Beruf nach Chansonette und könnte als solche das Bestreben haben, ewig jung zu bleiben. Ihr Alter, wie sie es angegeben hat, ist aber aus amtlichen Schriftstücken als richtig festgestellt worden, so dass eine Täuschung ausgeschlossen ist.

Im Allgemeinen lehren ja die Statistiken (Veit, sein Handbuch, II. p. 449), dass in der 2. Hälfte der zwanziger Jahre die ersten Zeichen des Myoms auftreten, und dass die Tumoren spätestens in der 1. Hälfte der dreißiger Jahre sich bilden, und aus der Möller'schen Kurve [2], welche sich auf 531 Fälle stützt, ersieht man, dass die Myome zu Anfang der zwanziger Jahre als sehr selten bezeichnet werden müssen.

Wenn ich noch einmal kurz auf die Operation zurückkommen darf, so möchte ich hervorheben, dass Olshausen [3] sich kürzlich dahin aussprach: »Wo man mit Hilfe der Spaltung der vorderen Wand ein einzelnes, submuköses Myom aus dem Corpus enukleiren kann, ist diese Operation allerdings ideal und durch keine andere zu ersetzen. Durch Kolpotomia anterior oder posterior Myome aus dem Uterus zu enukleiren, halte ich nur dann für richtig, wenn der ganze Uterus gut abtastbar ist und nur 1 oder 2 subseröse Myome kleineren Kalibers aufweist.« In vorliegendem Falle sollten die beiden Methoden mit einander kombinirt werden, und es lag, wie wohl aus der Schilderung zur Genüge hervorgeht, an den ungünstigen Verhältnissen, dass die Operation weiter ausgedehnt werden musste. Den rein abdominalen Weg zu gehen und event. die Uterushöhle zu eröffnen (vgl. Olshausen, l. c. p. 6), wobei man das interstitielle Myom ja nicht zu Gesicht bekommen hätte, erschien in Rücksicht auf die offenbar bestehende Infektion des Uteruscavums nicht rathsam, und auf der anderen Seite war die Brüchigkeit des Gewebes vorher wohl kaum zu diagnosticiren und in Betracht zu ziehen.

---

[2] Küstner's Lehrbuch der Gynäkologie p. 173.
[3] Über die Wahl der Operationen bei Myom. Dieses Centralblatt 1902. p. 1.

b. Demonstration eines Präparates von Tubenschwangerschaft, welches von einer 34jährigen Pat. einige Tage zuvor durch Laparotomie gewonnen wurde. Sie wurde nach ihren Angaben bereits vor 4 Jahren in Basel von Herrn Prof. Bumm wegen linksseitiger Eileiterschwangerschaft operirt. Wiewohl diese Angabe in vorstehender Form ganz bestimmt gemacht wurde, glaubte ich doch nachfragen zu sollen, und bin Herrn Prof. v. Herff sehr zu Dank verpflichtet für die Auskunft, dass bei der Pat. am 16. November 1897 ein linksseitiger, faustgroßer Fruchtsack, der theilweise geplatzt war, entfernt wurde.

Dieses Mal hatte sie die letzten Menses am 17. November 1901 gehabt. Mitte vorigen Monats fiel sie von einem Wagen. Es trat darauf eine 4 Tage dauernde starke Blutung ein, worauf wieder Alles in Ordnung zu sein schien. Ende vorigen Monats überhob sie sich, es wurde ihr schwarz vor den Augen, es traten heftige Schmerzen in der rechten Seite so wie Drängen nach dem Mastdarm auf und sie wurde ohnmächtig. Seither hatte sie starke Schmerzen in der rechten Seite. Die Diagnose war leicht zu stellen und es fand sich nach Eröffnung in der Bauchhöhle in dieser wenig dunkles, flüssiges Blut. An der Stelle, die von dem Tumor rechts zuerst sichtbar wurde, lagen diesem dicke Blutcoagula auf und nach Exstirpation des der rechten Tube angehörigen Tumors — das rechte Ovarium blieb zurück — ergab die Besichtigung, dass bei der Entwicklung desselben diese Blutcoagula sich abgelöst hatten und Placentargewebe in einem etwa 10pfennigstückgroßen, scharfrandigen Defekt der Wand frei zu Tage lag. Ein ähnlicher, kleinerer Defekt in der Wand, in den ebenfalls Placentargewebe hineinragte, befand sich auf der vorderen Fläche des Tumors mehr dem abdominalen Ende zu.

Der Tumor hatte zweierlei Konsistenz. Bei Betastung der nahe der Abtrennungsstelle vom Lig. latum zu gelegenen Partie hatte man das Gefühl einer weichen Masse, während nach der entgegengesetzten Richtung hin die dünne Wand deutlich schwappte. Man konnte etwas wie Rippen und Gliedmaßen durchfühlen, und in der That zeigte die Röntgenphotographie deutlich das Skelett eines etwa 3monatlichen Fötus. Die Zerlegung des Präparats und die genaue mikroskopische Untersuchung wird noch folgen. Der Grund, dass es zur Zeit schon demonstrirt wurde, ist vor Allem der, die aus dem Wanddefekt hervorquellende Placenta zu zeigen; ein Befund, den man nur so erklären kann, dass die Placenta unter Zerstörung der Muskulatur bis dicht unter die Serosa vorwächst, dass sich, wie Aschoff zuerst nachgewiesen hat, hier zunächst nur mikroskopisch nachweisbare Durchbruchstellen bilden, die dann durch Blutgerinnsel wieder verlegt werden. Schließlich kommt es dann im Anschluss an irgend welche mechanisch wirkenden Momente zum Durchbruch im größeren Umfang und zum Hervorquellen des einwärts liegenden Placentargewebes. Dass es nicht zu einer starken Blutung, die sofortige Laparotomie bedingt hätte, gekommen ist, verdankt Pat. dem glücklichen Umstand, dass bald Gerinnung eintrat, wodurch ein Abschluss nach der Bauchhöhle zu Stande kam.

Es bildet dieses Präparat ein Gegenstück zu demjenigen, welches ich im 63. Band des Archivs (Tafel IV, Fig. 7) genau beschrieben habe und in welchem die Placenta in noch weit größerer Ausdehnung durch einen Defekt in der Tubenwand hindurch frei zu Tage lag.

6) Herr Krönig demonstrirt: a. Einen Fall von primärer Nierentuberkulose mit sekundärer Blasentuberkulose. Das vorgezeigte Präparat enthält die durch extraperitonealen Schnitt gewonnene verkäste Niere und außerdem den verkästen exstirpirten Ureter.

(Der Fall ist ausführlich in diesem Centralblatt No. 19 publicirt.)

K. demonstrirt ferner ein Blasenpapillom, welches er durch Sectio alta von einer 62jährigen Pat. gewonnen hat. Der Fall verdient deswegen besonderes Interesse, weil bei ihm die differentielle Diagnose zwischen Nieren- und Blasenblutung auf gewisse Schwierigkeiten stieß. Pat. hatte vor 2 Jahren schon einmal eine akute Blasenblutung durchgemacht; dieselbe stand damals nach Bettruhe spontan. Ehe Pat. dies Mal zu mir kam, war der Urin seit 14 Tagen sehr stark mit Blut untermischt, oft ging fast reines Blut aus der Harnröhre ab; Schmerzen bestanden fast gar nicht. Mikroskopisch wurden im Urin keine Nierenbestandtheile gefunden. Beim Cystoskopiren zeigte sich der größte Theil der Schleimhaut der Blase intakt; aus der rechten Ureteröffnung entleert sich in Wirbeln klarer Urin; der dort eingeführte Ureterenkatheter spendete klaren, eiweißfreien Urin. Die linke Ureteröffnung war verlegt durch eine blutige Masse, welche sich besonders nach hinten vom Trigonum auf eine Strecke von ungefähr Markstückgröße ausdehnte. So weit die Ureteröffnung sichtbar war, entleerte sich von Zeit zu Zeit in Wirbeln blutiger Urin. In Folge dessen stellte ich bei der ersten Sitzung die Diagnose auf linksseitige Nierenblutung mit Ablagerung von Blut um die linke Uretermündung herum, vielleicht mit der Wahrscheinlichkeitsdiagnose, dass hier unter der Blutmasse ein Ulcus in der Blasenschleimhaut sich befände. Wegen starker Blutung musste die Sitzung unterbrochen werden. Das Bestreben ging dahin, in einer 2. Sitzung, wenn möglich, den linken Ureter zu katheterisiren. Bei steiler Beckenhochlagerung der Pat. gelang es, die Ureteröffnung freier zu legen und den linken Ureter zu entriren; es entleerte sich klarer Urin, so dass also von der Diagnose »Nierenblutung« Abstand genommen werden musste. Durch beständige Spülungen gelang es, so weit Klarheit zu schaffen, dass deutlich ein Papillom, direkt an der Ureteröffnung sitzend, festgestellt werden konnte. Von einer endovesicalen Entfernung des Tumors wurde Abstand genommen, weil man bei dem Alter der Pat. an eine carcinomatöse Veränderung denken musste, und eine möglichst ausgiebige Excision der Geschwulst wünschenswerth erschien. Desswegen wurde durch Sectio alta die Blase eröffnet, der ungefähr walnussgroße Tumor, welcher direkt breit gestielt der Ureteröffnung ansaß, excidirt und die Wundfläche mit Katgut vernäht. Schluss der Blasenwunde mit feinem Seidenfaden; Schluss der Hautwunde bis auf eine kleine Stelle, durch welche ein Drainrohr in das prävesicale Gewebe geleitet wurde. Verlauf fieberfrei, Entlassung am 17. Tage post op. Urin die ersten Tage noch blutig gefärbt, dann ganz klar.

7) Herr Zulauf (als Gast): Erfahrungen mit der Braun'schen Mischnarkose.

Die Zahl der Mittel, um einen operativen Eingriff schmerzlos zu vollziehen, sind in der Gynäkologie beschränkter als in der Chirurgie. So wird z. B. die Schleich'sche, die Oberst'sche und ähnliche Methoden der regionären Anästhesirung bei den Gynäkologen nur wenig Anhänger finden. Von der Verwendung bei Bauchhöhlenoperationen, mögen sie abdominell oder vaginal ausgeführt werden, bleiben sie gewiss für immer ausgeschlossen, nicht nur mit Rücksicht auf die seelische Erregung der Kranken, nicht nur, weil sie niemals die für uns einzig wichtige Entspannung der Bauchdecken und das Vorpressen der Därme verhindern kann, und desshalb die Technik nur erschweren und die Dauer der Operationen nur noch verlängern würden; der Gynäkologe kommt zu oft und oft sehr ausgiebig mit dem Peritoneum parietale in Konflikt, das, wie Mikulicz von Neuem betonte, im Gegensatz zum Perit. viscerale von einer außerordentlichen Empfindlichkeit ist.

Und auch bei den kleineren gynäkologischen Eingriffen ist die lokale Anästhesirung nur in beschränktem Maße zu verwenden: schon vor der Kolporrhaphie und der Dammplastik muss sie Halt machen.

Zu den Mitteln der regionären Anästhesirung darf man auch das Bier'sche Verfahren rechnen. Die Berichte über seine Anwendung lauten aber doch pessimistisch genug, dass Bier selbst vor einer Überschätzung der medullären Anästhesie gewarnt hat. Der Gynäkologe wird sie gewiss, aus den gleichen Gründen wie die lokale Anästhesie, auf Fälle beschränken, wie sie Herr Füth in der vorjährigen Julisitzung hier angegeben hat.

So ist für den Gynäkologen hinsichtlich der Anästhesirung die Hauptfrage, ob Chloroform oder Äther. Der Kampf um beide ist noch nicht entschieden, doch scheint sich mir der Sieg mehr und mehr an die Fahnen Derer zu heften, die sich dem Äther verschrieben haben.

Ein Vortheil des Chloroforms ist der, dass weit geringere Mengen zu einer tiefen Narkose nothwendig sind als bei Äther, woraus weiterhin seine größere

Billigkeit resultirt. Würden aber auch die wirklich in die Lungen gebrachten gleichen Theile Äther wie beim Chloroform hinreichen, eine tiefe Narkose zu erzielen und zu unterhalten, und würden beide im Preise gleich stehen, so würde doch in Wirklichkeit die Äthernarkose theurer kommen als die mit Chloroform, denn die Ätherdämpfe sind leichter, theilen sich desshalb leichter der umgebenden Luft mit und machen desshalb eine größere Verbrauchsmenge nothwendig. Hier also überwiegt im Vortheil das Chloroform. Dazu kommt, dass die Einleitung der Narkose, die Erreichung des Toleranzstadiums mit Chloroform weit schneller zu erreichen ist.

Ein weiterer Vorzug des Chloroforms, der namentlich für den geburtshilflichen Polikliniker schwer wiegt, ist der Umstand, dass es nicht feuergefährlich ist.

Damit sind die Vortheile des Chloroforms erschöpft — und doch tragen sie nicht den geringsten Theil dazu bei, dass gerade die praktischen Ärzte es bei Weitem bevorzugen.

Mikulicz hat festgestellt, dass in Schlesien innerhalb von 5 Jahren auf 87530 Chloroformnarkosen 4177 Äthernarkosen kamen, so wie dass von 772 Ärzten Chloroform, von nur 82 Äther verwendet wurde.

Ein schwerwiegender und gerade für den Praktiker draußen schwerwiegender Nachtheil des Chloroforms gegenüber dem Äther liegt in seiner geringeren Narkotisirungszone, d. h. dass eine geringe Überschreitung der narkotisirenden Dosis eine gefährliche Asphyxie oder den Tod herbeiführen kann; welcher Geburtshelfer ist aber nicht schon einmal in der Lage gewesen, die Narkose von einer unkundigen Hebamme ausführen oder wenigstens fortsetzen zu lassen, während er selbst in ständiger Angst vor einer Asphyxie seinen Eingriff ausführte.

Das Chloroform wirkt — ganz im Gegensatz zu Äther — deprimirend auf die Herzthätigkeit ein, eine Gefahr, an die der ungünstige Einfluss des Äthers auf die Schleimhäute nicht heranreichen kann. Die gefürchtete postoperative Pneumonie kann nicht mehr, wie es noch bis in die jüngste Zeit geschah, als ein den Äther begleitendes Schreckgespenst aufgeführt werden, nachdem von Mikulicz unwiderleglich festgestellt wurde, dass »für die Gesammtzahl der Operationen sowohl die Morbidität als auch die Mortalität an Pneumonie nach der Schleich'schen Anästhesie erheblich größer sind, als nach der Narkose«.

Die postoperativen Pneumonien sind als Aspirationspneumonien zu betrachten, an denen der Äther nur indirekt durch die vermehrte Salivation betheiligt ist.

Dass der Äther geringere Nachwirkung, wie z. B. Erbrechen, Übelkeit, hervorruft als das Chloroform, kommt in der Praxis wohl mit in Betracht, tritt aber doch vor den Spätwirkungen zurück: der fettigen Degeneration von Muskeln, vor Allem des Herzmuskels, von Leber, Nieren, Gehirn etc. In dieser intensiveren Einwirkung des Chloroforms auf die inneren Organe liegt gewiss auch der Grund, dass sich Individuen, die eine langdauernde oder wiederholte Chloroformnarkose durchmachten, schwerer wieder erholen, als nach einer entsprechenden Äthernarkose.

Auf diese destruirende Eigenschaft des Chloroforms führt Mikulicz auch jene Fälle von »Spättod an Chloroform« zurück, die unter den Erscheinungen zunehmender cerebraler Depression, Herzschwäche, Albuminurie und Cylindrurie in den ersten 24 Stunden oder den ersten Tagen nach der Narkose eintritt. — Nachwirkungen, die bei Äthergebrauch nicht auftreten!

Das sind im Großen und Ganzen die Gesichtspunkte, die bei der Wahl des Narkoticums maßgebend sind, das sind die Gründe, welche dem Äther stets mehr Anhänger gewinnen, die auch mich veranlassen, Ihnen einen neuen Apparat vorzuführen, der vielleicht geeignet ist, dem Äther weitere Anhänger zuzuführen.

Braun ist bei Einführung seiner Mischnarkose nicht wie seine Vorgänger auf diesem Gebiete von dem Gedanken ausgegangen, dem Chloroform im Äther ein Stimulans zuzuführen, sondern »er wollte die Brauchbarkeit der Äthernarkose erweitern und ihre Übelstände vermeiden, indem er nach Bedarf während der Narkose kleine Mengen von Chloroformdämpfen den Ätherdämpfen hinzufügte«. Desshalb stand er auch davon ab, ein fertiges Gemisch herzustellen, sondern konstruirte einen neuen Apparat, durch den dem Pat. ad libidum Äther oder Chloroform oder Beides zugleich zugeführt werden kann. Dadurch verschaffte er gleichseitig dem Narkotiseur den Vortheil, stets zu wissen, in welchem Volumverhältnis er ungefähr beide Narkotica bei ihrer Mischung zuführte. Es würde zu weit führen, wenn ich hier auf die interessanten Versuche Braun's über das stetig wechselnde spec. Gewicht der Äther-Chloroformmischungen eingehen wollte. Ich muss auf seine ausführliche Arbeit im Langenbeck'schen Archiv verweisen.

Es folgt Demonstration des Apparates.

Wir leiten die Narkose durchweg mit der Äther-Chloroformmischung ein, und halten den Chloroformhahn so lange auf, bis die Narkose tief ist. Das Chloroform früher fortzulassen, halte ich auf Grund meiner Erfahrung für wenig rationell, da ich dann jedes Mal nach kurzer Zeit gezwungen wurde, den Chloroformhahn doch wieder zu öffnen. Selbstverständlich muss es aber das Bestreben bei der Einleitung einer Narkose sein, sie möglichst gleichmäßig zu vertiefen, und nicht 2 Schritt vor und 1 immer zurück zu thun. Die Zuführung geschieht bei jeder Inspiration durch völliges Zusammendrücken des Ballons. Ist die Athmung zu schnell oder die Inspiration aus irgend einem Grunde schwer zu beobachten, so lässt man den Äther-Chloroformdampfstrom dauernd ausströmen, indem man den Ballon langsam ausdrückt, möglichst schnell sich wieder mit Luft füllen lässt, wieder ausdrückt etc., so wie es Braun selbst angegeben hat.

Ist das Toleranzstadium erreicht, so wird die Narkose mit Äther allein fortgeführt und Chloroform nur noch beigemischt, wenn eine Verflachung der Narkose einzutreten droht. Ich pflege desshalb, quasi prophylaktisch, den Chloroformhahn wieder zu öffnen, wenn die Pat. auf den Operationstisch hinübergehoben ist, bei Eröffnung der Bauchhöhle etc.

Unter den 260 Fällen, über die ich verfüge, sind nur 4 gewesen, in denen Chloroform ständig zugegeben werden musste.

Flacht sich die Narkose ab, presst die Pat. oder beginnt sie gar zu würgen, wird ebenfalls sofort wieder Chloroform zugeführt, da die Erfahrung gelehrt hat, dass solche Zwischenfälle mit Äther allein nur dann überwunden werden können, wenn die Narkose schon längere Zeit gedauert hat und die Pat. desshalb auch nicht mehr bei jedem Athemzug Narkoticum zu haben brauchte.

Zu einer reinen Äthernarkose von Anfang an ist der Braun'sche Apparat nicht geeignet — doch muss ich betonen, dass meine Erfahrungen sich nur auf erwachsene Frauen, nicht auch auf Kinder beziehen. Ich habe nur einmal einen Fall gesehen, wo fast reine Äthernarkose möglich war; da hatte die Pat. aber einige Tage zuvor bereits eine Mischnarkose durchgemacht, so dass der Fall nicht so ohne Weiteres verwandt werden kann.

Wichtig ist es, dass der Narkotiseur stets darauf achtet, dass die Maskenwand völlig luftdicht auf dem Gesicht abschließt — das ist wichtiger als die Frage, ob das Ventil offen oder zu sein muss, da wir auch mit dieser völlig offenen Maske vorzügliche Narkosen erzielt haben — ja eigentlich unsere besten. Wiederholt war es möglich, dass bei luftdicht abschließender Maske und möglichst geschlossenem Ventil die Pat. gegen Ende der Operation sich selbst narkotisirte, indem sie bei jeder Inspiration den Äther ansaugte, so dass nur ab und zu ein Druck auf den Ballon nöthig wurde. Ich empfehle Ihnen, auf diese Weise die Brauchbarkeit einer Maske, d. h. ihr gutes Abschließen auf dem Gesicht der Pat., zu erproben.

Braun giebt in seinem erwähnten Aufsatz an, dass unter 250 Narkosen mit seinem Apparat niemals eine Unterbrechung der Narkose eingetreten sei, dass niemals der Kiefer vorgeschoben, niemals die Zunge hervorgeholt zu werden brauchte. Wir waren nicht so glücklich. Wenn ich auch zugebe, dass die Narkose mit dem Braun'schen Apparat durchschnittlich ganz eben so gut tief gehalten werden kann, wie z. B. mit der Juillard'schen Maske, so sehen wir doch immer wieder einmal, also bei dieser, unliebsame Störungen. Ja, in den letzten Tagen war es demselben Herrn, der mit dem Apparat wohl vertraut ist und treffliche Narkosen zu machen versteht, unmöglich, eine tiefe Narkose zu erzielen — beide Male waren es Tubargraviditäten, die eine vaginal, die andere abdominell — das habe ich bei der Juillard'schen Maske niemals erlebt, kann uns aber doch vorläufig nicht veranlassen, zu dem alten System zurückzukehren.

Das Vorziehen des Kiefers oder der Zunge ist bei dem neuen Apparat nicht seltener als bei den sonst gebräuchlichen Methoden. Ich möchte meinen, dass sie weniger abhängig von der Art der Narkose sind, als von ihrer Tiefe. Desshalb können sie für die Brauchbarkeit des neuen Apparats auch nicht verwandt werden.

Unter unseren 260 Narkosen mit dem Braun'schen Apparat ist das Toleranzstadium durchschnittlich nach 17 Minuten erreicht worden — und zwar schwanken die absoluten Zahlen zwischen 5 und 40 Minuten. Das ist immerhin ein Nachtheil des Apparats für den Narkotiseur und Operateur, deren Geduld manchmal auf eine harte Probe gestellt wird. Für die Pat. aber ist es belanglos — ja es beweist im Gegentheil, dass ihr nur die allernothwendigsten Mengen des Narkoticums zugeführt werden. Schließlich ist dies doch für die Wahl einer Methode das Maßgebende.

Über das Excitationsstadium fehlen mir die Erfahrungen, da es bei Gynäkologen, zumal in einer Privatklinik, immerhin zu den Seltenheiten gehört. Die ich aber gesehen, ließen sich mit unserer Mischnarkose leicht überwinden.

Ist die Narkose einmal tief, so ist sie — abgesehen von den beiden erwähnten Fällen — auch leicht tief zu halten und zwar mit Äther allein — und das führt uns zu dem Hauptpunkt der ganzen Sache: zu dem Verbrauch an Äther und Chloroform.

Meine 260 Narkosen vertheilen sich auf rund 373 Stunden (15 Minuten bis 3 Stunden 50 Minuten). Auf die Stunde berechnet wurden durchschnittlich 84 ccm Äther (Mi. 20, Ma. 360) und 9 Chloroform (Mi. 2, Ma. 40) verbraucht.

Sucht man beide Narkotica gegen einander abzuwägen, so wurde das absolute Maximum des Verbrauchs bei einer Narkose von 2 Stunden 15 Minuten mit 310 ccm Äther und 25 ccm Chloroform erreicht. Nun, meine Herren, Sie werden mir zugeben, dass das, als Maximum betrachtet, Zahlen von auffallender Kleinheit sind, zumal wenn ich das absolute Minimum hinzufüge, das zugleich einen Record bedeutet: nämlich bei einer Narkose von 1 Stunde 15 Minuten (es handelt sich um einen Bauchdeckentumor) 38 Äther und 3 Chloroform. Das Imponirende dieser Leistung wird Ihnen um so mehr in die Augen fallen, wenn ich den Ausspruch von Zweifel hinzufüge: dass 50—60 g Äther die kleinste Menge sind, die gleich Anfangs in die Maske gegossen werden müsse!

Auf diesen geringen Quantitäten von Narkoticum beruht die Sicherheit des Apparats quoad vitam. Eine Asphyxie mit ihm herbeizuführen, wird sich bei einiger Aufmerksamkeit des Narkotiseurs mit Sicherheit vermeiden lassen. Ich finde unter unserer Narkosenreihe nur eine Asphyxie verzeichnet, und die trat bezeichnenderweise ein, nachdem wegen »Spannens« reines Chloroform gegeben worden war.

Hier, m. H., möchte ich für einen Moment bei den Mitteln zur Hebung der Asphyxie verweilen. Unter den Methoden, die Kocher in seinem Lehrbuch der Operationskunde erwähnt, erscheint mir als die rationellste die Schüller'sche: »sie besteht im Emporziehen und kräftigen Niederdruck der von oben mit 4 Fingern umfassten unteren Rippenbogen von vorn her«. Eine Verbesserung dieses Handgriffs lernte ich in Göttingen bei Runge kennen. Er fasst die Pat. fest an beiden Brüsten und hebt sie daran in die Höhe; Sie können sich vorstellen, wie extrem dabei der Thorax erweitert, der nun beim Niederlassen der Pat. wieder zusammensinkt, ja noch weiter komprimirt werden kann. Dieser Runge'sche Handgriff hat den weiteren Vorzug, dass der Operateur keine bestimmte Stellung zur Pat. einzunehmen, sondern von jedem Stand aus sofort zugreifen kann, vor Allem wenn er die Pat. draußen im Querbett vor sich hat. Ich kann Ihnen diesen Runge'schen Handgriff dringend empfehlen — die Brüste der Frau werden nicht so maltraitirt, wie man annehmen sollte. Herr Prof. Krönig konnte sich zu seinem Erstaunen davon überzeugen.

Eine weitere Folge der geringen Mengen Äther, die zur Einleitung und Erhaltung einer tiefen Narkose nothwendig sind, ist der geringe Reiz auf die Schleimhäute des Respirationsapparats. Wer mit der Juillard'schen Maske narkotisirt, kennt ja die Schrecken der übermäßigen Salivation, das störende Rasseln. Ich kann getrost sagen — seit wir die Mischnarkose anwenden, kennen wir kein Rasseln mehr. Wir haben wiederholt den Versuch gemacht und eine ruhige Mischnarkose mit Juillard fortgesetzt: prompt setzte das qualvolle Rasseln ein.

Dem entsprechend fällt auch der Hustenreiz fort. Die wenigen Fälle, in denen sich in den ersten Tagen post op. Husten einstellte, betrafen bis auf eine Ausnahme solche Pat., bei denen schon zuvor eine katarrhalische Affektion der Lungen festgestellt war. Und die eine Ausnahme betrifft eine Pat., bei der sich nach Eröffnung der Bauchhöhle eine nicht diagnosticirte, ausgedehnte Tuberkulose des Peritoneums fand. Es bleibt abzuwarten, wie sich der Lungenbefund entwickelt.

Erbrechen nach der Narkose ist selten. Ich habe 10 Fälle der letzten Woche genau beobachtet: Erbrechen hatten davon 2, von denen 1 wiederum zur Narkosenuntersuchung von draußen hereingekommen war. 3 von denen, die nicht erbrachen, hatten einige Würgerscheinungen; die bleibenden 5 hier und da Aufstoßen.

Wenn ich ein Gesammturtheil abgeben soll, m. H., so geht es dahin, dass die Braun'sche Mischnarkose einen entschiedenen Vortheil für den Operationssaal bedeutet — aber auch nur für diesen. Für den Praktiker draußen ist er unbrauchbar

1) wegen seiner komplicirten Handhabung, die unbedingt eine größere Übung erfordert,

3) wegen der langen Dauer der Einleitung,

3) wegen seiner Größe und seines schweren Transports,

4) wegen des enormen Preises von 46 ℳ.

Diskussion: Herr Braun hebt das Charakteristische der von ihm empfohlenen Narkose hervor, als einer Narkose mit sehr verdünnten Ätherdämpfen, denen nach Bedarf variirende Mengen Chloroformdampf hinzugesetzt werden. Es fehlen dann die bekannten Neben- und Nachwirkungen des Äthers, während die Nachwirkungen des Chloroforms auf ein Mindestmaß beschränkt werden können.

B. weist ferner auf den der Juillard'schen Äthernarkotisirung anhaftenden principiellen Fehler hin, der darin besteht, dass die narkotisirenden Dämpfe nicht unter allmählicher Steigerung ihrer Koncentration bis zu der gerade nöthigen Höhe, sondern ungleichmäßig, schubweise zugeführt werden. Beim ersten oder wiederholten Aufgießen von Äther findet daher stets eine Überdosirung statt. Die Tropfmethode, der Junker'sche Apparat, und die von B. eingeführte Modifikation desselben für Mischnarkose gestatten eine viel gleichmäßigere Dosirung.

B. berichtet weiter über die seit seiner ersten Publikation über vorliegendes Thema im Diakonissenhaus zu Leipzig ausgeführten Mischnarkosen.

Die Gesammtzahl betrug 350, 110 bei Männern, 88 bei Frauen, 74 bei Kindern unter 12 Jahren. 271mal betrug die Dauer der Narkose weniger, 79mal mehr wie eine Stunde, im Maximum $3\frac{1}{4}$ Stunde. 85mal (nur bei Männern) wurde Morphium vor der Narkose verabreicht. Der Verbrauch an Äther und Chloroform betrug im Durchschnitt für die Stunde berechnet 75,8 ccm Äther und 12,2 ccm Chloroform. Die größte Äthermenge betrug bei einer $3\frac{1}{4}$stündigen Operation 235 ccm in Verbindung mit 20 ccm Chloroform; hier als 150 ccm Äther wurden nur 4mal gebraucht. Die Chloroformmenge betrug meist weniger als 10 ccm, 25mal, ausschließlich bei sehr kräftigen Männern und Potatoren, mehr als 20 ccm, 1mal 35 ccm; 13mal wurde nur Äther angewendet, 12mal bei Kindern, 1mal bei einer Pat., welche bei einer 3 Stunden 10 Minuten währenden Operation wegen Mammacarcinom 250 ccm Äther brauchte.

Der Apparat hat sich, obwohl im Diakonissenhaus die Narkose häufig von jungen Lehrschwestern geleitet werden muss, auch weiter vortrefflich bewährt. Seine Handhabung ist nicht komplicirter, als die des weitverbreiteten gewöhnlichen Junkerapparats, und ist, wie ich täglich sehen kann, ungleich viel schneller zu erlernen, als irgend eine andere Narkotisirungsmethode. Nach 2—3maliger Anwendung ist, natürlich unter Aufsicht, auch die ungeübteste Person im Stande, die Narkose gut zu leiten. Er ist nicht nennenswerth voluminöser als der gewöhnliche Junkerapparat und ist gefüllt, gebrauchsfertig vorzüglich transportabel. Er ist mir gerade bei auswärtigen Operationen immer von besonderem Werthe gewesen, weil ich da nicht weiß, ob ich einen geübten Narkotiseur finde. Sein Preis ist nicht so beträchtlich höher, als der eines präcis gearbeiteten Junkerapparats, ist ungefähr derselbe wie der von Kappeler's Chloroformapparat, während die englischen Junkerapparate das Doppelte kosten; immerhin, er ist wie diese ein Präcisionsinstrument, Größe der Flaschen, Verhältnis derselben zu einander, Größe des Gebläseballons sind genau berechn'et. Daher der scheinbar hohe Preis, welcher bei häufiger Anwendung durch den Minderverbrauch von Äther und Chloroform schnell eingebracht wird. Mit der offenen Maske kann der Apparat freilich weder im Volumen, noch im Preis konkurriren. Wenn es darauf allein ankäme, wäre jede Diskussion überflüssig, denn es kann immer nur etwas komplicirteres gefunden werden, als die einfache, offene Maske, auf welche das Narkoticum aufgeschüttet wird. Die Dauer bis zum Eintritt tiefer Narkose betrug bei uns niemals mehr als 5—10 Minuten, die Differenz gegenüber den von Herrn Zulauf Gesagten erklärt sich wohl dadurch, dass ich stets, wenn der Eintritt der Toleranz in dieser Zeit nicht erfolgt, vorübergehend den Ätherhahn ganz abdrehen und reines Chloroform zuführen lasse, während in Herrn Krönig's Klinik die Anwendung reiner Chloroformdämpfe entgegen meiner Gebrauchsanweisung, principiell vermieden wurde. Ich meine, dass die Furcht vor dem Chloroform nicht übertrieben werden darf. Hat man sich bei einem Individuum davon überzeugt, dass es der Mischung gegenüber sehr widerstandsfähig ist, so wird bei der nun folgenden Zufuhr reiner Chloroformdämpfe eine Überdosirung nicht leicht eintreten. Der Gesammtverbrauch an Chloroform während einer längeren Narkose, der für dessen Nachwirkungen in Betracht käme, wird aber durch solches Vorgehen eher vermindert als vermehrt werden. Mit der Zulässigkeit der vorübergehenden Anwendung reiner Chloroformdämpfe steht oder fällt die Gebrauchsfähigkeit meines Apparats, ich würde nicht gewagt haben, einen Narkotirungsapparat zu empfehlen, der für die Einleitung der Narkose so lange Zeit erfordert, wie Herr Zulauf mittheilt. Seinen Schlusssatz, dass der Apparat für den Praktiker unbrauchbar wäre, möchte ich daher nicht unterschreiben.

Wir haben 2mal kurzdauernden und leicht zu behebenden Athemstillstand bei ungestörter Herzthätigkeit gehabt in Folge von Überdosirung. Beide Male wurde der Zufall dadurch hervorgerufen, dass der Narkotisirende nach Eintritt tiefer Narkose mit gemischten Dämpfen irrthümlich nicht den Chloroform- sondern den Ätherhahn des Apparats abdrehte, und nun energisch reine Chloroformdämpfe zuführte, also zu einer Zeit, wo bekanntlich die Zufuhr des Narkoticums verringert werden muss. In Folge dieser Erfahrung sind die beiden Hähne jetzt deutlich von einander unterschieden und besser bezeichnet als bei dem ersten Modell meines Apparats. Sonst haben wir keinen üblen Zufall während der Narkose erlebt.

Die ungünstige Einwirkung auf das Athemcentrum, welche Honigmann bei Thierversuchen sah, lassen gemischte Äther-Chloroformdämpfe bei ihrer Anwendung beim Menschen nicht erkennen.

Die Narkose verlief so, wie ich das früher geschildert habe; niemals war die Herzthätigkeit beeinträchtigt, niemals zeigten sich die sog. Äthersymptome. Den Narkotisirten fehlt selbst nach mehrstündiger Narkotisirung das livide, leicht cyanotische Aussehen, das wir sonst gewohnt waren zu sehen. Das Erwachen aus der Narkose erfolgt gewöhnlich sehr schnell nach der Unterbrechung der Ätherzufuhr. Die Nachwirkungen der Narkose sind sehr milde. Erbrechen ist eine Ausnahme; wir notirten 69mal Erbrechen, es ist möglich, dass einige Male die Registrirung dieses Vorganges unterblieben ist. Auffallend ist es, dass Erbrechen nach ganz kurzen Narkosen relativ häufiger eintritt, als nach langen, wo es überhaupt fast stets fehlt.

Wir haben 2mal Bronchitis, 1mal Pneumonie gesehen, welche der Operation kurz folgten, 2mal nach Herniotomie, 1mal nach einer ausgedehnten Unterkieferresektion wegen Sarkom. Sie haben von Herrn Zulauf gehört, dass bei derartigen Operationen die Zahl der Pneumonien nach den Erfahrungen von Mikulicz auch dann sich nicht vermindert, wenn die Inhalationsanästhesirung überhaupt nicht angewendet wird. Wir haben 1mal 10 Tage nach einer Neurektomie des N. mandibularis und lingualis wegen schwerer Neuralgie bei einem anscheinend gesunden Potator (Narkosendauer 90 Minuten, 100 ccm Äther, 20 ccm Chloroform, 0,02 Morphium) plötzlich Herzinsuffieienz und Exitus letalis gehabt, nachdem der Kranke bereits das Bett verlassen hatte und entlassen werden sollte. Bei der Sektion fand sich eine äußerst hochgradige Arteriosklerose der Coronararterien, welche nur für eine ganz feine Sonde durchgängig waren. Die Narkose, aber nicht sie allein, sondern die Operation und Alles was mit ihr zusammenhängt, hat vielleicht den übrigens unvermeidlichen Ausgang beschleunigt. Solche Fälle werden nicht zu vermeiden sein, mag man narkotisiren oder operiren wie man will. Ich habe mir aber doch die Frage vorgelegt, ob nicht bei voraussichtlich gegen die Narkotisirung sehr widerstandsfähigen Personen, namentlich Potatoren, mit nachweisbaren Herzstörungen, wenn eine Narkose nöthig wird, die reine Äthernarkose in irgend einer Form vorzuziehen wäre. Solche Menschen brauchen bei der Mischnarkose relativ große Mengen Chloroform, wenn auch minimale gegenüber der reinen Chloroformnarkose. Auf der anderen Seite aber brauchen sie bei reiner Äthernarkose auch sehr große Mengen sehr koncentrirter Ätherdämpfe mit ihren Neben- und Nachwirkungen. Ob hier eine Kontraindikation gegen die Mischnarkose vorliegt, kann nur weitere Erfahrung lehren.

B. demonstrirt weiter die von ihm seit $1/2$ Jahre gebrauchte Maske, die derjenigen Kappeler's ähnlich, gegen das Gesicht luftdicht abschließt, oben aber zur freien Aus- und Einathmung 2 mit Drahtgaze verschlossene, weite Löcher besitzt; diese Form der Maske erleichtert die gleichmäßige Narkotisirung bei ungleichmäßiger Athmung der Kranken. Der Mechaniker C. G. Heynemann wird die bereits im Gebrauch befindlichen Masken auf Wunsch in der angegebenen Weise ändern. Endlich zeigen die neueren Apparate eine die Gynäkologen allerdings nicht interessirende Verbesserung; sie betrifft das leichte und schnelle Auswechseln der Maske und des katheterförmigen Metallrohrs, welches zum Einblasen der narkotischen Dämpfe in den Rachen bei Operationen im Mund und dessen Umgebung bestimmt ist. An Stelle des Handgebläses wird auf Wunsch ein Tretgebläse geliefert.

B. bittet um weitere Prüfung seiner Narkotisirungsmethode; wer sich nicht den fertigen Apparat anschaffen will, bediene sich zunächst der sehr einfachen Vorrichtung, die man sich selbst herstellen kann, und welche in den Verhandlungsberichten des deutschen Chirurgenkongresses 1901 p. 159 abgebildet ist.

Herr Littauer kann sich der Ansicht des Vortr., dass die Schleich'sche Methode keine Bedeutung für den Gynäkologen habe, nicht anschließen. Die Lokalanästhesie ist besonders werthvoll für Dammplastiken bei Frauen, von denen man annimmt, dass ihnen eine Narkose gefährlich werden könnte; in solchen Fällen kann man, wenn es sich um vernünftige Individuen handelt, bei Operationen an der Portio und in der Scheide auch ganz auf Betäubungsmittel verzichten.

Wenn man die Gefahren der Narkose einschränken will, ist es nöthig, dass der Narkotiseur die Technik, welche für Chloroform und Äther verschieden ist, völlig beherrsche; er befürchtet, dass die nach der Braun'schen Methode Ausgebildeten, dereinst in der Praxis, wenn ihnen der Braun'sche Apparat nicht zur Verfügung steht, weder Äther noch Chloroform richtig anwenden werden.

Herr Füth: Ich kann Herrn Krönig in der Zurückweisung der lokalen Anästhesie nach Schleich bei Laparotomien nicht beipflichten. Ich habe hier in der Klinik 2 Exstirpationen von Ovarialtumoren ohne jegliche allgemeine Narkose nach Infiltration in der Mittellinie brillant verlaufen sehen. Die Pat. erwiesen sich gewissermaßen als prädestinirt für dieses Vorgehen, in so fern sie anscheinend an sich weniger empfindlich waren, vor Allem aber guten Willen hatten. Ich glaube ganz entschieden, dass ihnen durch die Vermeidung der Äthernarkose in Anbetracht des Allgemeinzustandes — darauf näher einzugehen, würde mich zu weit führen — ein sehr großer Dienst erwiesen wurde. In neuerer Zeit empfiehlt ja Veit[4] die ausgedehntere Anwendung der Infiltrationsanästhesie an

---

[4] Über gynäkologische Operationen ohne Chloroformnarkose. Sammlung zwangloser Abhandlungen aus dem Gebiet der Frauenheilkunde und Geburtshilfe, herausgegeben von Dr. Graefe. Halle a/S., C. Marhold, 1901.

Stelle der allgemeinen Narkose bei gynäkologischen Operationen. Was im Besonderen die Laparotomie angeht, schreibt er, und ich kann ihm darin nur beipflichten, dass das Peritoneum parietale sehr empfindlich sei, eben so jegliches
Hantiren in der Bauchhöhle. Man ist eben, namentlich für die Unterdrückung
des Zwanges zum Pressen, sehr auf die Verständigkeit der Pat. angewiesen. In
geeigneten Fällen lässt sich aber sicher die ganze Operation ohne allgemeines
Anästheticum durchführen. Jedenfalls kann man, wie Veit sich äußert, sehr viel
gewinnen, wenn man die Bauchincisionen unter Infiltrationsanästhesie macht und
so lange, als es irgend geht, ohne Chloroform oder Äther auszukommen sucht.

Herr Krönig: Herr Zulauf hat auf die theoretischen Grundlagen hingewiesen, welchen der Braun'sche Apparat seine Entstehung verdankt. So viel
erscheint sicher aus den bisher vorliegenden Erfahrungen an unserer Klinik, dass
bei der praktischen Anwendnng sich die theoretischen Voraussetzungen Braun's
im Allgemeinen bestätigen. Um eine genügend tiefe Äthernarkose einzuleiten,
ist eine relativ starke Vermischung der atmosphärischen Luft mit Äther nothwendig; diese hochprocentige Äthervermischung der Luft hat dann die nachtheiligen
Wirkungen des Äthers auf den Respirationsapparat zur Folge; hier soll das Chloroform helfend eingreifen, um zunächst die Narkose tief zu machen. Da anhaltende Chloroformwirkungen schädlicher auf das Herz und andere Organe wirken,
wie eine protrahirte Äthernarkose, so wird nach Einleitung der Narkose das
Chloroform möglichst durch Äther ersetzt, welcher jetzt nach Einleitung der
tiefen Narkose nur in relativ geringen Procenten der atmosphärischen Luft beigemischt werden braucht.

Der Apparat ist handlich, ist aber von dem Mechaniker in etwas zu subtiler
Weise hergestellt, so dass manchmal Störungen in der Funktion des Apparats bei
uns eingetreten sind. Dies wird sich mit der Zeit ändern. Als weitere Nachtheile haben wir empfunden, dass die Zeit bis zum Eintritt der Toleranz, wenn
nicht fast ausschließlich Chloroform gegeben wird, manchmal recht lang ist. Wir
haben bis zu 20, ja 30 Minuten warten müssen, ehe wir operiren konnten. Diese
Nachtheile sind allerdings neuerdings durch die Verbesserung der Maske, durch
die Abdichtung vermittels Gummischlauchs um den Mund der Pat. herum, zum
großen Theil behoben.

Abgesehen hiervon, können wir alle günstigen Wirkungen, welche Braun
seinem Apparat nachrühmt, bestätigen.

Rasseln bei der Operation, wie es bei der Juillard'schen Maske fast zu
den Regelmäßigkeiten gehört, ist, wie Vorredner schon hervorgehoben hat, kein
Mal beobachtet worden; auch die Nachwirkungen nach der Operation, Erbrechen
etc., sind auffallend gering; in Folge dessen kann man dringend zu weiteren Versuchen mit diesem Apparat rathen.

Herr Littauer hat auf die Lokalanästhesien bei leichteren Laparotomien
hingewiesen. So sehr der Gynäkologe bei Scheidenoperationen auch die lokale
Anästhesie verwerthen kann, so glaube ich doch, ist bisher die Anwendung bei
Laparotomien eine sehr beschränkte. Einmal vermögen wir heute noch nicht die
große Schmerzhaftigkeit des Peritoneum parietale aufzuheben; selbst bei Exstirpation beweglicher Tumoren klagen die Pat. lebhaft; ferner ist die Chokwirkung
oft eine unverhältnismäßig große; ob diese rein psychisch bedingt ist, oder durch
die sehr lebhafte Schmerzempfindung hervorgerufen ist, lasse ich dahingestellt.
Nicht unwesentlich erscheint weiterhin, dass Pneumonien nach Laparotomien unter
Lokalanästhesie ausgeführt, wie Henle aus der Mikulicz'schen Klinik gezeigt
hat, keineswegs zu den Seltenheiten gehören. Ich will nicht leugnen, dass es
vielleicht der Technik gelingen wird, das Peritoneum parietale eventuell durch
Anästhesiren der versorgenden Nerven unempfindlich zu machen; vor der Hand
ist die Anwendung der Lokalanästhesie bei Laparotomien eine sehr beschränkte.

Neueste Litteratur.

2) **Zeitschrift für Geburtshilfe und Gynäkologie** Bd. XLVII. Hft. 1.

1) **F. Marchand.** Zur Erwiderung an Dr. Karl Winkler in Breslau (Das Deciduom).

M. bekämpft den Inhalt zweier von Winkler in letzter Zeit veröffentlichten Aufsätze »Das Deciduom« und »Über die Placentarstelle des graviden menschlichen Uterus«. Er weist Winkler im Allgemeinen eine Reihe von Irrthümern nach, die in beiden Aufsätzen enthalten sind und wendet sich besonders gegen die Behauptung Winkler's, dass die Matrix der sog. malignen Deciduome nicht von den ektodermalen Chorionzellen (daher Chorionepithelioma M.'s), sondern von den bindegewebigen Bestandtheilen der Decidua (daher Deciduom) gebildet würde.

2) **F. Ahlfeld.** Zwei Fälle von Blutmolen mit polypösen Hämatomen (Mola haemato-tuberosa et -polyposa).

A. wurden vor Kurzem 2 Präparate von Blutmolen mit gestielten subchorialen Hämatomen zugesandt. Er giebt in der obigen Mittheilung von dem 1. Präparat eine vorzügliche Abbildung und beschreibt das 2. Präparat mit einigen wenigen Worten unter Beifügung der anamnestischen Daten.

3) **L. Kessler.** Myom und Herz.

K. entfernte durch Laparotomie bei einer 54jährigen Pat. ein Kolossalmyom von etwa 60 Pfund Gewicht, das vom Fundus uteri aus sich subserös entwickelt und daher uterine Blutungen nicht hervorgerufen hatte. Nachdem die Rekonvalescens zunächst ungestört verlaufen war, trat am 7. Tage post operat. ganz plötzlich in Folge des Aufsitzens im Bett der Exitus ein.

Die Sektion bestätigte die klinische Diagnose auf »Herztod«, indem trotz genauer Untersuchung ein Embolus nicht gefunden, dagegen eine ausgedehnte fibromatöse Entartung beider Vorkammern und des linken Ventrikels des Herzens mit Hilfe des Mikroskops festgestellt wurde.

Verf. ist geneigt, die Herzaffektion als eine Folge der Cirkulationserschwerung des Blutes innerhalb des neugebildeten, kolossal großen Tumors aufzufassen.

In Zukunft ist mehr, als es bisher geschieht, darauf zu achten, ob sich im Anschluss an bestehende Uterusmyome, selbst wenn sie keine Blutungen im Gefolge haben, Herzerkrankungen ausbilden. Sollte es der Fall sein, und Verf. ist geneigt, es anzunehmen, so müsste man Myomen gegenüber eine ähnliche Indikationsstellung befolgen, wie es allgemein Ovarialtumoren gegenüber geschieht, d. h. sie exstirpiren, sobald sie diagnosticirt worden sind.

4) **K. Franz.** Über die Bedeutung der Brandschorfe in der Bauchhöhle.

Die Versuche wurden bei Kaninchen angestellt.

In der 1. Versuchsreihe wurde nach Vornahme der Laparotomie entweder das intakte Peritoneum oder die vom Peritoneum entblößte, frei liegende Muskulatur in einer gewissen Ausdehnung mit dem Paquelin verschorft und zum Vergleich bei demselben oder einem möglichst gleich großen Thiere eine entsprechende Stelle der Bauchhaut vom Peritoneum freipräparirt ohne Verschorfung. Es zeigte sich, »dass die Entblößung auch einer großen Fläche der Bauchwand von Peritoneum für gewöhnlich zu keinen Adhäsionsbildungen führt«; dass dagegen die Zurücklassung von Brandschorfen in der Bauchhöhle geradezu eine gewisse Disposition für die Entstehung von Adhäsionen schafft.

In einer 2. Versuchsreihe wurde das Verhalten der Brandschorfe gegenüber der Infektion nach den verschiedensten Richtungen hin einer genauen Prüfung unterzogen. Als Resultat wurde festgestellt, dass Brandschorfe ein begünstigendes Moment für die Entstehung einer Infektion darstellen.

5) **L. Kleinwächter. Einige Worte über die Menopause.**

Unter im Ganzen 6981 gynäkologischen Kranken ließ sich bei 373 Frauen der Zeitpunkt feststellen, in dem die Geschlechtsorgane zu funktioniren aufhörten.

Wenn man das Alter von 45—50 Jahren als die Zeit des normalen Eintritts des Klimakterium zu Grunde legt, so erfolgte die Altersatrophie der inneren Genitalien bei 130 Kranken (34,85%) zu früh. K. führt zahlreiche Momente für das verfrühte Aufhören der Geschlechtsthätigkeit an. Interessant ist es, dass sich in 3 Fällen eine erbliche Anlage zur vorzeitigen Menopause nachweisen ließ. Einmal war die Amenorrhoe auf das Curettement des nicht puerperalen Uterus zu beziehen.

Bei mehr als der Hälfte der Kranken hörte die Periode zur normalen Zeit auf, während 40 Frauen (10,72%) erst nach der physiologischen Altersperiode in die Klimax eintraten.

13 Frauen wurden im Alter von 45 Jahren und darüber noch schwanger.

Bei 7 Kranken wurde eine Endometritis senilis mit Folgeerscheinungen festgestellt. Da diese Affektion nach Verf. in den neuesten Lehrbüchern angeblich überhaupt nicht Erwähnung findet, so bespricht er seine Fälle in eingehender Weise.

Bei 4 Frauen im Alter von 58—71 Jahren, die alle seit einer Reihe von Jahren senil amenorrhoisch waren und sich dabei der besten Gesundheit erfreuten, trat eine einmalige, zum Theil mehrere Tage andauernde Metrorrhagie auf, von der Verf. annimmt, dass sie auf eine Verkalkung der Uterinalgefäße bezogen werden müsse.

6) **A. Rielaender. Der mikroskopische Nachweis vom Eindringen des Alkohols in die Haut bei der Heißwasser-Alkoholdesinfektion.**

Ahlfeld schickt dem obigen Aufsatz R.'s, seines Assistenten, ein kurzes Vorwort voraus, in welchem er sich darüber beklagt, dass auf dem Gießener Gynäkologenkongress seiner Demonstration über die Ergebnisse der Heißwasser-Alkoholdesinfektion zu wenig Beachtung zu Theil geworden wäre. Er müsse daher durch weitere Arbeiten stets von Neuem darauf hinweisen, dass durch seine Desinfektionsmethode in der That eine Händesterilisation erzielt werde.

Was R.'s Arbeit selbst betrifft, so wird in ihr der einwandsfreie Beweis erbracht, dass der Alkohol nicht bloß, wie man behauptet hat, in die oberflächlichen, sondern bis in die tiefsten Schichten der Haut eindringt und daher sehr wohl geeignet ist, alle in der Haut vorhandenen Keime abzutödten. R.'s Versuche an der Haut von Lebenden und von Leichen wurden in der Weise vorgenommen, dass bestimmte Hautstellen in der üblichen Weise einer Heißwasser-Alkoholdesinfektion unterworfen wurden, wobei aber dem Alkohol ein in ihm lösliches Metallsalz zugesetzt war. Die excidirte Hautstelle wurde für einige Zeit in die wässrige Lösung eines 2. Metallsalzes hineingethan, welches so gewählt war, dass es bei dem Zusammentreffen mit dem 1. Salze innerhalb des Gewebes einen unlöslichen Niederschlag entstehen ließ.

Da das Mikroskop das neu entstandene Salz bis herunter in die tiefsten Schichten der Haut nachwies, so war der Beweis geliefert, dass der Alkohol bei der voraufgegangenen Desinfektion die Haut in ganzer Dicke imbibirt hatte.

7) **Koblanck. Beiträge zur Behandlung der Retroversio-flexio uteri.**

Von 104 wegen Retroversio-flexio mobil. mit Pessar behandelten Kranken wurden 5 bestimmt dauernd von der Gebärmutterverlagerung befreit, wobei Nachuntersuchungen in dem Zeitraum von 9 Monaten bis zu 2 Jahren nach Herausnahme des Pessars stattfanden. Bei weiteren 6 Frauen war vielleicht mittels der mechanischen Therapie eine Dauerheilung erzielt worden. In 22 Fällen war die Heilung eine relative, d. h. der Uterus lag im Pessar normal, und die Frau war frei von Beschwerden.

Die besten Resultate wurden von den verschiedenen, einer Prüfung unterworfenen Modellen mit den Pessaren nach Thomas erreicht.

Um bestehende Fixationen des Uterus zu erkennen, die bekanntlich eine Pessartherapie kontraindiciren, empfiehlt Verf., natürlich abgesehen von Narkosenuntersuchung, Repositionsversuche mit der Sonde.

Was die operative Therapie der Retroflexion betrifft, so wurden in den letzten 4 Jahren in der Berliner Frauenklinik an 212 Kranken Retroflexionsoperationen vorgenommen: 98 Ventrofixationen, 90 vaginale und 24 Alexander'sche Operationen. 155 von diesen Operationen waren mit anderen blutigen Eingriffen kombinirt, während in 57 Fällen allein die Lageveränderung die Indikation zur Operation abgab.

Seit einem Jahre hat Verf. bei 23 Kranken die Vaginofixur der Ligg. rotunda nach Wertheim ausgeübt. Er ist mit den erzielten Resultaten sehr zufrieden und empfiehlt trotz eines Todesfalles die Methode aufs Angelegentlichste den Fachgenossen.

8) W. Weinberg. Probleme der Mehrlingsgeburtenstatistik.

W. betont, dass die Physiologie der Zeugung und der Geburt nicht einseitig nach den statistischen Ergebnissen der Gebäranstalten, selbst nicht den umfangreichsten, aufgebaut werden darf, sondern dass unter allen Umständen die Massenstatistiken zu berücksichtigen sind. Mehr noch als für die Einzelgeburten gilt dieser Satz für die Mehrlingsgeburtenstatistik, und hat sich W. daher zu diesem Zweck eingehend mit den Würtembergischen Familienregistern beschäftigt. Das ausführliche Ergebnis seiner Untersuchungen hat W. soeben in Pflüger's Archiv veröffentlicht; der vorliegende Aufsatz hat den Zweck, die Fachgenossen auf jene Arbeit hinzuweisen und diejenigen unklaren und strittigen Punkte hervorzuheben, mit deren Erforschung sich, nach Verf.s Meinung, vorwiegend spätere Untersucher werden beschäftigen müssen. Scheunemann (Stettin).

Verschiedenes.

3) Ward (New York). Die Vorbeugung der postoperativen Verwachsungen des Bauchfells.

(Annals of gynaecol. and pediatry 1901. Mai.)

W. theilt die Veranlassungen zur Bildung von Verwachsungen nach Operationen in der Bauchhöhle in 2 Klassen ein: Sepsis und Trauma. Die erstere kann allgemeine Peritonitis mit fibröser und wässriger Exsudation oder in milderer Form nur beschränkte Entzündung mit plastischem Exsudat bewirken. Auch Trauma kann in milderem und schwererem Grade einwirken und im ersteren Falle nur die oberflächlichen, im zweiten auch die tieferen Schichten des Bauchfells zerstören. Namentlich können vielfaches Hantiren, chemische Reizung durch antiseptische Lösungen, Austrocknung durch Berührung mit der Luft, Abkühlung und langdauernde Entblößung solche Verletzungen hervorbringen. Auch das Vorhandensein rauher Flächen begünstigt das Auftreten von Verwachsungen.

Als Vorbeugungsmaßregel haben wir also nicht nur die Grundsätze der Asepsis aufs strengste zu beachten, sondern auch alle rauhen vom Bauchfell entblößten Flächen zu vermeiden, die zum Absterben nicht hinreichend ernährter Gewebe führende Massenligatur zu verlassen. Ferner muss die trockene Asepsis durch die feuchte ersetzt, die Abkühlung durch Bedecken und durch Eingießen warmer Salzlösung möglichst vermieden werden. Auch muss man möglichst wenig in der Bauchhöhle herumwirthschaften. Beim Rücklagern aus der Bauchhöhle herausgenommenen Darmes und Netzes füllt man jene mit Kochsalzlösung und lasse die Därme darin flottiren, dann werden sie sich am leichtesten in ihre natürliche Lage hineinfinden. Statt vollständiger Ruhe lasse man die Operirte sich etwas bewegen, befördere die Stuhlentleerung durch hohe Darmeingießungen in Verbindung mit Abführmitteln, falls dies fehlschlägt, durch Anwendung von Sauerstoff n der Trendelenburg'schen Beckenlage, bereits in den ersten 12 Stunden. Somit ist nicht eine einzelne bestimmte Vorsichtsmaßregel im Stande der mit

Recht gefürchteten Ausbildung von Verwachsungen vorzubeugen, sondern es ist
eine ganze Summe von Dingen zu beachten und eine Geschicklichkeit erforderlich, welche nur durch lange Übung erlangt werden kann.

Lühe (Königsberg i/Pr.).

4) **O. v. Franqué. Uterusabscess und Metritis dissecans.**

(Sammlung klin. Vorträge N. F. No. 316.)

Die Metritis dissecans kommt nur als besondere Form der infektiösen, puer-
peralen Uteruserkrankung vor; operative Beendigung der Geburt wirkt disponirend.
Das Hauptzeichen für die Erkrankung ist der langwierige eitrige Ausfluss, langdauernde Vergrößerung, Empfindlichkeit und Härte des Uterus, Hochstand der
Cervix längere Zeit nach der Geburt, Pulsbeschleunigung, später Ödem des
Dammes und der großen Labien. Zuweilen tritt Perforation der Gebärmutter und
tödliche Peritonitis ein. Obliteration und Atrophie des Uterus sind oft die Folge.
Die Therapie soll exspektativ sein, insbesondere ist der Perforationsgefahr wegen
vor Uterusausspülungen zu warnen.

Von Uterusabscessen sind 15 einwandsfreie Fälle berichtet, wenn man sie als
Krankheitsbild sui generis betrachtet. Ätiologisch kommt die puerperale, gonorrhoische, tuberkulöse und die gewöhnliche pyogene Wundinfektion in Frage; als
Komplikationen finden sich intraperitoneale Abscesse, Pyosalpinx, Salpingitis
subacuta, Endometritis und Metritis subacuta, eitrige Parametritis und Psoas-
abscess. Das ständige Symptom bildet Fieber, dass sehr plötzlich einsetzen
und mit wiederholten Schüttelfrösten verbunden sein kann, der weitere Fieber-
verlauf ist nicht typisch, besonders bei gonorrhoischen Abscessen ist der Verlauf
chronisch. Die Schmerzen sind zuweilen äußerst heftig; objektiv ist gesteigerte
Druckempfindlichkeit und Vergrößerung des Uterus wahrnehmbar, die zuweilen
zu einer umschriebenen, weichen, aber nicht fluktuirenden Geschwulst führt.
Durchbruch ins Rectum wurde einmal, in den Uterus zweimal, in die Blase und
durch die Bauchdecken nie beobachtet; häufiger geschieht es in die freie Bauchhöhle. — Die Diagnose ist schwer zu stellen: vor Verwechslung mit Myom und
Sarkom schützt die weiche Konsistenz des Abscesses und des kollateral entzünd-
ich-ödematösen Uterus, auch wird ein nicht weit zurückliegendes Puerperium
oft auf die richtige Spur führen, obwohl ja auch dieses Vereiterung von Myomen
veranlassen kann. Die Prognose ist zweifelhaft wegen des drohenden Durchbruchs
in die Bauchhöhle, und ohne Operation endeten 75% tödlich.

Die Eröffnung und Drainage des Abscesses vom Cavum uteri aus ist gefährlich und nicht zu empfehlen, nur wenn der Abscess schon in die Uterushöhle
durchgebrochen ist, kann nach blutiger oder unblutiger Erweiterung der Cervix
breite Eröffnung und Drainage Heilung bringen. Bei Durchbruch ins Rectum
wird man ähnlich wie bei Pyosalpinx mit Perforation ins Rectum vorgehen. Bei
chronisch verlaufenden Fällen kommt die vaginale Totalexstirpation in Frage,
gewöhnlich ist aber die Laparotomie die Operation der Wahl. Zeigt sich nach
der Eröffnung der Bauchhöhle ein isolirter Abscess bei gesunden Adnexen beider
Seiten oder einer Seite, so kann man den Uterus eventuell extraperitoneal lagern und
konservativ-chirurgisch behandeln, sonst ist die supravaginale Amputation mit
Drainage oder die abdominelle Totalexstirpation am Platz.

Zum Schluss werden noch 28 unsichere Fälle berichtet.

Witthauer (Halle a/S.).

Originalmittheilungen, Monographien, Separatabdrücke
und Büchersendungen wolle man an *Prof. Dr. Heinrich Fritsch* in Bonn oder
an die Verlagshandlung *Breitkopf & Härtel* einsenden.

Centralblatt

für

GYNÄKOLOGIE

herausgegeben

von

Heinrich Fritsch

in Bonn.

Sechsundzwanzigster Jahrgang.

Wöchentlich eine Nummer. Preis des Jahrgangs 20 Mark, bei halbjähriger Pränumeration. Zu besiehen durch alle Buchhandlungen und Postanstalten.

No. 21.   Sonnabend, den 24. Mai.   1902.

I.

Noch einmal die Carcinomstatistik.

Von

Winter in Königsberg i/Pr.

Nachdem mehr als 3 Monate verflossen sind, seit ich aufs Neue die für Berechnung der Operationsresultate bei Uteruskrebs wichtigen Principien zur Diskussion gestellt und zur Äußerung gegentheiliger Ansicht aufgefordert habe, und in dieser Zeit nur von Wertheim allein eine in einem Punkt abweichende Meinung geäußert worden ist, darf ich wohl annehmen, dass im Übrigen meine Vorschläge die allgemeine Billigung gefunden haben.

Ich hatte die Forderung erhoben, dass bei der Berechnung der Dauerresultate ein Abzug der »unvollständig« Operirten nicht gemacht werden dürfe, weil der Willkür sonst Thür und Thor geöffnet würde; dem hält Wertheim entgegen, dass man die lediglich in Folge unserer unzureichenden klinischen Untersuchungsmethoden erst später bei der Operation als inoperabel sich erweisenden Fälle unmöglich in ihrem schlechten Endresultat der Operationsmethode zur Last legen könnte.

21

Unter »unvollständig Operirten« habe ich, wesentlich die vaginale Uterusexstirpation im Auge, diejenigen Fälle verstanden, wo nach vollständiger Entfernung des ganzen Uterus (event. mit seinen Adnexen) in den Parametrien Carcinom stehen bleibt. Jedermann wird zugeben, dass dies schwer zu beurtheilen ist, und dass es keine Grenzen giebt zwischen den nur mikroskopisch erkrankten, also scheinbar gesunden, und dem schon makroskopisch krebsig veränderten Parametrien. Wo es aber keine Grenze im Sehen und Fühlen giebt, da ist auch keine Grenze im Beurtheilen. Zieht man überhaupt Fälle mit zurückgelassenen Resten bei der Statistik ab, so wird der Eine viel, der Andere wenig abziehen, und dann haben wir die Willkür. Dem entgehen wir beim Aufstellen einer einwandsfreien Statistik nur, wenn wir gar nichts abziehen, d. h. wenn wir alle Fälle, wo der Uterus (event. mit seinen Adnexen) vollständig entfernt worden ist, mitrechnen, selbst wenn wir glauben, dass krebsige Parametrien zurückgeblieben sind. Wenn dagegen nur ein Versuch zur Uterusexstirpation gemacht worden ist, wenn nur die Cervix oder das halbe Corpus entfernt werden konnte, so kann man überhaupt nicht mehr von einer vaginalen Uterusexstirpation sprechen und diese Fälle natürlich auch nicht der radikalen Operation beirechnen.

Wenn es im einzelnen Falle auch unlogisch erscheinen mag, eine Operation zu den radikalen zu rechnen, wenn man einen carcinomatösen Knoten zurücklässt, so halte ich dies für eine richtige Statistik für weniger belangreich, als wenn man zweifelhafte Fälle abzuziehen anfängt. Es bleibt ja jedem Operateur unbenommen, sein Material im Einzelnen zu erläutern und Sonderstatistiken für die guten und schlechten Fälle aufzustellen.

Gern gestehe ich Wertheim zu, dass es bei abdominaler Uterusexstirpation im einzelnen Falle noch unlogischer erscheint, noch eine Operation den radikalen beizurechnen, wenn der klarere Überblick während derselben ergiebt, dass auf dem Peritoneum, in den Drüsen oder im Bindegewebe Carcinom zurückbleibt; im Princip ist es aber doch dasselbe. Auch hier giebt es Zweifel, auch hier erste, schwer zu beurtheilende Anfänge der Metastasirung, welche die Rubricirung des Falles erschweren. Sind es z. B. radikale oder nicht radikale Operationen, wenn man technisch nicht alle Drüsen oder die Parametrien nicht weit genug entfernen kann? Ich halte es für richtiger, auch bei abdominellem Vorgehen alle Fälle zu den radikal operirten zu zählen, wenn sich überhaupt die Entfernung des Uterus mit seinen Adnexen, Bindegewebe etc. in typischer Weise hat durchführen lassen; auch hier wird die Betrachtung des Materials im Einzelnen zeigen, was die Operation leistet.

Eine Statistik muss m. E. auch kein einziges Loch lassen, aus dem ein Rechner, absichtlich oder unabsichtlich, hindurchschlüpfen kann. Das Abziehen der »unvollständig« Operirten würde in der äußersten Konsequenz dahin führen, dass man nur die Fälle zu den radikal Operirten rechnet, welche gesund geblieben sind; denn nur diese sind »vollständig« operirt worden.

Es wäre sehr wünschenswerth, wenn in diesem einzigen noch strittigen Punkt der Carcinomstatistik, eine Einigung herbeigeführt werden könnte.

II.

Vaginale, durch Morcellement bewirkte, Exstirpation eines kindskopfgroßen, submukösen Uterusmyoms bei bestehender Gravidität[1].

Von

Dr. L. Seeligmann in Hamburg.

Ohne an dieser Stelle auf die in meiner Demonstration vor dem ärztlichen Verein zu Hamburg und auch im Centralblatt für Gynäkologie in letzter Zeit wiederholt ventilirten Frage[2] der rationellsten Entfernung von Myomgeschwülsten der Gebärmutter näher eingehen zu wollen, möchte ich mir erlauben, in dieser Veröffentlichung über den Verlauf eines Falles zu berichten, den ich beobachtet und operirt habe. Da der letzte Akt der Krankengeschichte sich erst in der jüngsten Zeit abspielte, habe ich mit der Publikation so lange gezögert. Der Fall ist so merkwürdig, dass ich von einem in gleicher Weise verlaufenen bislang noch nicht gehört habe; auch habe ich in der mir gerade zugänglichen Litteratur einen ähnlichen nicht beschrieben finden können.

Im Juli vorigen Jahres konsultirte mich eine Dame von 34 Jahren, welche 3 Entbindungen und 2 Aborte durchgemacht hatte. Die 2. Entbindung wurde vor 4 Jahren mittels Forceps beendet. Eine Ursache der 2maligen Aborte wusste Pat. nicht anzugeben. Im Juni waren die Menses zu der erwarteten Zeit nicht gekommen, wohl aber waren dann in der Folgezeit atypische, ziemlich heftige Blutungen aufgetreten, die Pat. veranlassten, gynäkologischen Rath einzuholen. Ich stellte also Anfangs Juli bei meiner Untersuchung fest, dass der Uterus vergrößert war; und zwar entsprach die Vergrößerung etwa der eines Uterus im 3.—4. Schwangerschaftsmonat, während die Angaben der Pat. auf eine höchstens 4wöchentliche Gravidität hinwiesen. Ich bestellte daher die Dame auf einige Wochen später wieder, indem ich ihr bemerkte, dass die Vergrößerung ihrer Gebärmutter, die mit ihren Angaben nicht im Einklang stehe, bedingt sein könne durch eine Geschwulst und durch eine Schwangerschaft, die etwa vor 4 Wochen trotz dieser Geschwulst eingetreten sein müsste. 4 Wochen später, Anfangs August, wurde ich dann von dem Hausarzt der Dame zu dem Falle hinzugerufen. Ich fand die Pat. mit der heftigsten Wehen im Bette liegend vor; es war eine kolossale Blutung eingetreten, und als ich untersuchte, fand ich den Muttermund ungefähr 3markstückgroß eröffnet, und in demselben den unteren Pol eines derben, großen submukösen Myoms sich leise vorwölbend. Der Hausarzt berichtete mir,

---

[1] Nach einem am 4. März 1902 im Hamburger ärztlichen Verein gehaltenen Vortrag über Myomotomie des Uterus.

[2] Olshausen, 1902. No. 1. Thorn, 1902. No. 2.

dass am Tage zuvor der Muttermund noch nicht eröffnet war. Zunächst wurde
nun eine feste Tamponade der Scheide gemacht, um der starken Blutung Einhalt
zu gebieten, und die Pat. in die Klinik (Bethanien) transportirt. Trotz der festen
Tamponade dauerte die Blutung unterwegs fort, und bei ihrer Ankunft in Bethanien
mussten der fast pulslosen Frau schleunigst mehrere Kochsalzinfusionen gemacht
werden, um sie wieder ins Leben zurückzurufen. Ich ließ dann die Vaginal-
tamponade mehrere Tage ruhig liegen, um die Pat. wieder etwas zu Kräften
kommen zu lassen. Die Temperatur war in dieser Zeit durchaus normal geblieben;
am 5. Tage nach der Einlieferung machte ich dann die Operation. Da der
Muttermund sich noch etwas weiter eröffnet hatte, stand ich davon ab, den Uterus
zu spalten, und unternahm es, die große Geschwulst durch Morcellement einzelner
Stücke allmählich zu verkleinern, bis ich dann an die Basis des Tumors in der
hinteren Wand des Uterus herankommen konnte. Von einer Blutstillung, nach
Exstirpation des Tumors, durch Vernähung des Geschwulstbettes, das fast bis an
den Fundus uteri heranreichte, der seinerseits wieder den Nabel überragte, war
natürlich keine Rede, und ich war genöthigt, die Uterushöhle nach Entfernung
des Tumors mit Jodoformgaze fest auszutamponiren, um einer weiteren Blutung
vorzubeugen. Die Rekonvalescenz verlief glatt; am 6. Tage wurde die Tamponade,
als zum ersten Male die Temperatur in die Höhe ging (38°), entfernt. Nach
3 Wochen wurde Pat. im besten Wohlbefinden entlassen. Im Oktober und November sah ich die Dame wieder, die Menses waren nicht wieder eingetreten, der
Uterus wieder über den Nabel hinausgewachsen und im December konnte ich feststellen, dass in dem Uterus ein lebendes Kind sich befand, das dann auch am
2. März 1902 ohne Kunsthilfe nach 36stündigem Kreißen geboren wurde.

Es war also in diesem Falle Anfangs Juli v. J., als ich die Frau
zum ersten Mal sah, im Uterus eine Frucht von ca. 4 Wochen vorhanden, die sich anscheinend an der vorderen, oberen Wand der
Gebärmutter eingebettet hatte, während in der hinteren ein schon
damals recht großes submuköses Myom saß, dass im Laufe der
Schwangerschaft beträchtlich wuchs. Trotz der 4 Wochen später
eingetretenen, durch das Myom ausgelösten Wehen, trotz der fast
tödlichen Blutung aus dem Fruchthalter und der eingreifenden
Operation des Morcellements mit nachfolgender 5tägigen Tamponade
der Uterushöhle ist die Gravidität, die bei der Operation ca. 8 Wochen
alt war, bestehen geblieben. Durch die Entfernung der Geschwulst
hat dann im Gegentheil das Ei erst Raum zur Weiterentwicklung
gewonnen, so dass in der 37.—38. Woche ein gesundes, lebendes Kind
spontan geboren werden konnte. Das Wochenbett verlief glatt.

Der Fall, der ja in seinem merkwürdigen Verlaufe sicherlich zu
den Seltenheiten zu rechnen sein dürfte, wirft aber m. E. ein interessantes Licht auf die Frage der Operationen von Gebärmuttergeschwülsten während der Gravidität. Wenn es möglich ist, ein
kindskopfgroßes, submuköses Myom, das breitbasig der Uteruswand
aufsitzt, zu morcelliren und die Uterushöhle 5 Tage lang mit Jodoformgaze zu tamponiren, ohne eine bestehende Schwangerschaft zu
unterbrechen, dann darf auch an der Möglichkeit der abdominellen
Enukleation subseröser Myome oder der Entfernung von Geschwülsten
der Adnexe in der Gravidität, ohne diese zu gefährden, nicht ge-
zweifelt werden.

III.
Über Vaginalmyom.
Von
Dr. Machenhauer in Darmstadt.

Der von mir beobachtete Fall war folgender:

Frau M. G., 42 Jahre alt, 13 Jahre verheirathet, IIIpara, schmächtiger Habitus. Vor einem Jahre war angeblich plötzlich eine mächtige Blutung aufgetreten, die nach ½ Jahr sich nochmals wiederholte und durch Arzneien gestillt worden sein soll. Seit der letzten Blutung hatte sie jedoch öfter blutig-eitrigen Ausfluss. Bei der Untersuchung und Operation wurde folgender Befund konstatirt.

In der Scheide lag ein mannsfaustgroßer, von bläulich-rother Schleimhaut überzogener, weicher Tumor, der in der hinteren oberen Vaginalwand seinen Sitz hatte. Vor demselben gelangt man mit dem Finger sehr schwer in die Höhe in eine schmale Bucht, an deren oberen vorderen Fläche eine markstückgroße tellerförmige Verdickung fühlbar war, die in der Mitte ein seichtes Grübchen tasten ließ. Dies war die vollkommen verstrichene Portio. Eine Sondirung des Uteruskanals war wegen des Tumors unmöglich. Von der Portio aus erhob sich bimanuell leicht fühlbar der etwas über normal große, von einer Unzahl bohnenbis kirschgroßer Knötchen durchsetzte, anteflektirte Uterus. Zeigefinger der rechten und linken Hand konnten sich im hinteren Scheidengewölbe hinter der verstrichenen Portio vaginalis leicht fühlen. Der Uterus war für sich leicht beweglich. Die Exstirpation des Tumors gelang leicht. Die Schleimhaut über dem Tumor wurde gespalten, derselbe stumpf aus dem Septum rectovaginale ausgeschält. Die Blutung aus einer Arterie musste durch Umstechung gestillt werden, die Höhle wurde tamponirt. Nach der Enukleation war die Portio, vordere und hintere Muttermundslippe deutlich sichtbar, und der Uteruskanal leicht zu sondiren.

Nach einer späteren Untersuchung war das Geschwulstbett im hinteren Vaginalgewölbe trichterförmig vernarbt, und der Uterus lag retroflektirt, ohne Symptome zu machen.

Die mikroskopische Untersuchung der Geschwulst ergab nur glatte Muskelelemente, nirgends bindegewebige Struktur, also ein reines Vaginalmyom.

In der Litteratur wird zwischen Fibrom, Myom und Fibromyom so zu sagen kein Unterschied gemacht. Dieselben werden allgemein unter dem Namen Fasergeschwülste durch einander aufgeführt. Es sind etwa 70 Fälle. Reine Myome der Vagina dürften aber kaum 10 Fälle auffindbar sein; dieselben werden von Virchow als »sehr selten« bezeichnet. Ihre Entstehung dürfte wohl allgemein auf die unter der Schleimhaut liegende Muskulatur der Scheide zurückzuführen sein. Das auch Reste der Wolff-Gärtner'schen Gänge oder die Muskulatur von einzelnen versprengten Schleimdrüschen der Scheide zu Myomen oder vielmehr Adenomyomen führen kann, ist vorläufig nicht von der Hand zu weisen. Das Alter der Trägerin der Fibrome und Myome ist fast stets das 4. Decennium, seltener das 5., sehr selten ein höheres. Ob Virgo oder Frau, Erst- oder Mehrgebährende scheint ohne Einfluss darauf zu sein. Die Größe schwankt zwischen der einer Kirsche und eines Kindskopfs. Sitz und Entstehungsplatz ist etwa in ³/₄ der Fälle in der vorderen

Vaginalwand und nur in $^1/_4$ der Fälle in der hinteren und seitlichen
Wand, im oberen Abschnitt der Scheide häufiger als im unteren.
Zeitweise kommt es zu einer Stielbildung, so dass sie polypen-
förmig in das Lumen der Scheide hineinragen. Symptome machen
sie im Allgemeinen wenig, erst bei ansehnlicher Größe machen sie
sich durch Raumbeschränkung, Kompressionserscheinungen und erst
bei Erosion und Ulceration der sie bedeckenden Scheidenschleimhaut
führen sie zu Blutungen und eitrig-fötidem Ausfluss. Die Diagnose
und Unterscheidung von herabgetretenen Uteruspolypen ist meist
leicht, nur wenn der Tumor so groß ist, dass es schwer oder nicht
gelingt, an ihm vorbei an den Muttermund zu kommen, kann die
Differentialdiagnose erschwert werden. Dieselbe ist zwischen Cysten
und Myomen ja meist leicht. Es kann im Nothfall die Punktion
entscheiden. Auf der Unterlage beweglich sind meist beide, nur
kann ein weiches, ödematös durchtränktes Myom bisweilen auch
Pseudofluktuation darbieten, doch scheinen Cysten in der Mitte meist
bläulich durch. Bei Sarkom und Carcinom ist die Schleimhaut meist
mit verändert. Verjauchte, zerfallene Myome können aber von Carcinom oder Sarkom fast nur durch das Mikroskop unterschieden
werden. Höchstens könnte die Härte des Geschwürsgrundes noch
palpatorisch eine Wahrscheinlichkeitsdiagnose ermöglichen. Die Prognose ist fast stets eine gute, nur stark verjauchte Myome oder
solche, welche erst bei Geburten zum Hindernis werden, können
Unbequemlichkeiten verursachen. Die Entfernung derselben ist
meist eine außerordentlich leichte und stößt fast nie auf Schwierigkeiten.

IV.

Ein Speculum für Vaginalhysterotherapie.

Von
Prof. Dr. G. Emilio Curàtulo.
Privatdocent für Gynäkologie und Geburtshilfe
an der Königl. Universität Rom.

Seit einiger Zeit mit großem Interesse die Berichte über die
von verschiedenen Forschern durch die Phototherapie erreichten
Resultate in der allgemeinen Medicin verfolgend, wurde der Gedanke
in mir rege, ob die Lichttheilkunde nicht auch zu Gunsten der
Gynäkologie und Geburtshilfe angewandt werden könnte.

Die Erweiterung der Kapillaren, der direkte Reiz auf die Zellen,
die Reflexwirkung auf die vasomotorischen Nerven, die Folgen des
Lichtbades, sind sicher günstige Bedingungen bei verschiedenen Erkrankungen der weiblichen Geschlechtsorgane. Außer dieser ver-
ändernden Kraft hat das Licht auf die tiefer liegenden Gewebe auch
noch die bakterientödtende Wirkung. Diese Kraft, von Koch und
Pettenkofer bereits Betreffs des Sonnenlichts gelehrt, ist von Arloing,

Arsonval und Chanoin auch für das elektrische Glühlicht nachgewiesen worden. Das Lichtbad, gleichzeitig ein warmes Luftbad,
könnte auch von diesem Gesichtspunkte aus mit Nutzen auf dem
Gebiete der Gynäkologie verwandt werden.

Nachdem ich das von mir zum Gebrauch für die Hysterotherapie
erfundene Speculum beschrieben haben werde, will ich die Fälle erwähnen, bei welchen man meines Erachtens auf günstige Erfolge
durch dieses neue therapeutische Mittel hoffen darf; ich behalte mir
vor, in einer späteren Veröffentlichung eine Übersicht der klinischen
Versuche zu geben, die ich zur Zeit anstelle.

Vor Allem aber will ich einige Worte über das elektrische
Glühlicht und über das sog. Lichtbad sagen, die einerseits dazu
dienen mögen, die Bedingungen zu erklären, denen ich bei der Konstruktion meines Speculums gerecht zu werden suchte, damit dieses
den strengsten Regeln der Physik entsprechend funktionire, und die
andererseits dazu beitragen dürften, einen Unterschied zu betonen
zwischen der wissenschaftlichen Phototherapie und den sog. Lichtbädern, die in ungeeigneter Weise hergestellt, wie Finsen sehr wohl
nachweist, nichts weiter sind als warme Luftbäder.

Das elektrische Glühlicht besteht aus verschiedenartigen Strahlen:
Wärmestrahlen, Leuchtstrahlen und chemischen Strahlen, dem infrarothen, dem sichtbaren und dem ultravioletten Theile des Spektrums
entsprechend.

Bei den gewöhnlichen Lichtbädern nun werden die 3 oben erwähnten Arten von Strahlen ohne Unterschied benutzt; wir müssen
aber darauf hinweisen, dass jede Art ihre besondere physiologische
Wirkung hat.

Die infrarothen, die rothen und die gelben Strahlen sind vor
Allem Wärmestrahlen; die blauen, die violetten und die ultravioletten
bilden die chemischen Strahlen, die von Finsen so glücklich bei
Behandlung von Lupus verwandt werden, und die, in geeigneter
Weise benutzt, eine anregende Wirkung auf die Gewebe ausüben.

Andere Forscher haben beobachtet, dass die blauen Strahlen
von großer Bedeutung in der Behandlung von Anämie und Chlorose
sind; und Finsen hat den günstigen Einfluss der rothen Strahlen
auf den Verlauf von Masern, Windpocken und Rose nachgewiesen.

Wir können uns nun in der Phototherapie des elektrischen
Glühlichts in der Weise bedienen, dass wir es in seine Bestandtheile
zerlegen und uns je nach dem vorliegenden Falle seiner verschiedenen
Strahlen bedienen.

Der von mir konstruirte Mutterspiegel zur Anwendung der
Vaginalhysterotherapie ermöglicht es, die 3 Arten von Strahlen zu
isoliren und sie einzeln oder, wenn es nöthig ist, alle 3 gemeinschaftlich zu benutzen. Außerdem sind einige Modelle des Instruments so hergestellt, dass mit dem Lichtbade eine Vaginaldusche von
natürlichen (Salsomaggiore, Salice Kreuznach etc.) oder künstlichen
Mineralwässern verbunden werden kann.

Das Instrument besteht, wie aus dem in Fig. 1 der Zeichnungen dargestellten Längsschnitt des Instruments hervorgeht, aus einem Speculum aus isometrischem Krystall, das etwas länger als ein gewöhnliches Fergusson'sches Speculum ist, jedoch doppelte Wandungen *a b* besitzt, und dessen flötenmundartiges, gleichfalls doppelwandiges Gebärmutterende *u* nach Art einer Schale *m* geformt ist um die Cervix aufnehmen zu können, wohingegen das äußere oder Scheidenende *v* des Instruments an den beiden Enden seines Mitteldurchmessers je eine etwa 5 cm lange und etwa 1 cm breite Glasröhre *r* bezw. *s* aufweist, welche beide mit dem Raume *x* zwischen den beiden Wänden *a* und *b* so in Verbindung stehen, dass sie gewissermaßen röhrenförmige Ausläufer desselben bilden, auf welche man ohne Schwierigkeit Gummischläuche aufstecken kann.

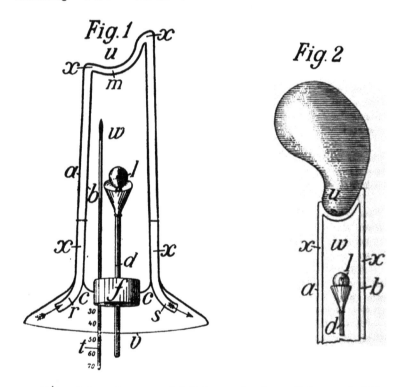

Beim Gebrauche nun wird Rohr *r* mit einem Kaltwasserbehälter in Verbindung gesetzt, zum Zwecke, durch Cirkulirung kalten Wassers den Zwischenraum *x* über die ganze Länge des Instruments hin so weit zu kühlen, dass die Hitze einer in die Spiegelhöhlung eingeführten elektrischen Glühlampe *l* mit starkem Potential dadurch erträglich wird. Das Cirkulationswasser fließt durch Rohr *s* bezw.

einen an dieses angesetzten Gummischlauch in einen unter dem Patientenstuhl angeordneten Behälter ab.

Die Innenwandung *b* biegt sich im trompetenmundartigen Scheidenende *v* des Instruments in Form einer Ringflasche *c* (Fig. 1) so zusammen, dass in der Mitte eine kreisförmige Öffnung von etwa 4 cm Durchmesser gebildet wird, welche mit einem vortheilhaft aus Gummi o. dgl. bestehenden, leicht abnehmbaren Pfropfen *f* verschlossen wird, durch den ein die Stromleitungsdrähte enthaltendes verstellbares Messingröhrchen *d* gleitbar hindurchgeht, das die mit Reflektor versehene Glühlampe *l* trägt. Ferner geht durch den Pfropfen ein Thermometer *t*, dessen Kopf in die Höhlung *w* des Mutterspiegels hineinragt, und dessen äußeres sichtbares Ende die Temperatur anzeigt. Dieser Pfropfen *f* mit den von ihm getragenen Instrumenten wird jedoch erst nach Einführung des Speculums in die Scheide aufgesetzt, nachdem der Operateur sich überzeugt hat, dass das Ende *u* sich entsprechend um die Cervix gelegt hat, d. h. letzterer in die Schale *m* hinneinragt (Fig. 2).

Da das Blut einen Theil der aktiven Lichtstrahlen absorbirt und deren Wirkung auf die tieferen Gewebe dadurch abschwächt, so ist es wünschenswerth, in dem Theile, auf welchen die Strahlen wirken, eine Blutstockung hervorzubringen, welche leicht und einfach durch Andrücken der Höhlung *m* gegen die Cervix in letzterer hervorgebracht wird.

Für den Fall, dass ein Lichtbad geringerer Potentialität angewandt werden soll, braucht kein Wasserstrom durch den Raum *x* zu cirkuliren, sondern man braucht diesen nur mit einer Alaunlösung, die einen großen Theil der Wärmestrahlen eliminirt, zu füllen, eine der beiden Röhren *r* und *s* mit einem Pfropfen zu verschließen, so dass zwar die Alaunlösung im Raume *x* verbleibt, bei großer Ausdehnung durch Hitze jedoch durch die andere der beiden Röhren entweichen kann, wodurch etwaigem Platzen des Speculums vorgebeugt wird.

Sollen vorwiegend die chemischen Strahlen wirken, so kann der Raum *x* mit einer Lösung von Ferrum citricum ammoniatum (Ammoniak) gefüllt werden, welche hauptsächlich diese Kategorie Strahlen durchlässt, während ein Farbstoff, z. B. Kochenille, dazu dienen würde, dieselben aufzuhalten. In beiden Fällen muss wie gesagt, immer nur eine der beiden Röhren geschlossen gehalten werden.

Soll mit dem Lichtbade eine Vaginalirrigation mit natürlichen oder künstlichen Mineralheilwässern verbunden werden, so kann die Außenwand *a* vom Ende *m* an auf etwa ²/₃ Länge durchlöchert sein so dass das z. B. durch *r* eintretende Heilwasser den ganzen Raum *x* ausfüllt und aus diesem durch die Löcher an die Schleimhäute der Scheide tritt, und dann durch *s* abfließt.

Ich hege die sichere Überzeugung, dass die Photherapie mit größtem Nutzen in der Gynäkologie und Geburtshilfe angewandt werden kann. Sie kann in einzelnen Fällen die Vaginaldusche ersetzen und als warmes Luftbad funktioniren, so wie in anderen Fällen gemeinschaftlich mit der Dusche applicirt werden.

Durch mäßige Anwendung der speciell chemischen Strahlen erreichen wir wichtige Veränderungen des Stoffwechsels der Gewebe in Fällen von Metritis und Hypertrophie der Cervix. Dieser erhöhte Stoffwechsel wird von Nutzen sein in Fällen, wo der Uterus und die Cervix nicht genügend entwickelt sind, eine häufige Ursache von Sterilität, und würde gleichfalls dazu dienen, die Resorption der Exsudate bei Peri- und Parametritis — nicht selten Veranlassung von Gebärmuttersenkung — zu erleichtern.

Die keimtödtende Wirkung der chemischen Strahlen kann, denke ich, von Werth sein bei specifischen Cervixulcerationen. Die anregende Wirkung der Vaginallichtbäder kann in Fällen von uteriner Subinvolution und möglicherweise auch zur Beschleunigung der Geburt oder Veranlassung des Aborts angewandt werden.

Alle diese Anwendungen bedürfen natürlich der Bestätigung klinischer Beobachtungen, und ich möchte die Aufmerksamkeit der Kollegen, die über größeres klinisches Material verfügen, auf dieses neue therapeutische Mittel lenken, das vermittels oben beschriebenen Speculums nun auch in der Gynäkologie und Geburtshilfe angewandt werden kann, damit sie es in ausgedehnterem Maße benutzen als es mir meine Praxis gestattet.

Als Stromquelle kann der Strom einer elektrischen Lichtleitung mit Gleich- oder Wechselstrom oder ein Accumulator benutzt werden; letzterer gewährt den Vorzug, die Kur leicht auch außerhalb des gynäkologischen Kabinets, in der Wohnung der Pat. anzuwenden.

Berichte aus gynäkol. Gesellschaften u. Krankenhäusern.

1) Gesellschaft für Geburtshilfe und Gynäkologie zu Berlin.

Sitzung vom 14. März 1902.

Vorsitzender: Herr Jaquet; Schriftführer: Herr Gebhard.

I. Herr Mackenrodt hält den angekündigten Vortrag: Anatomie, Systematik und Therapie der Uteruslagen.

Die Uteruslagen sind genetisch nicht von dem Beckenbindegewebe und der Syntopie aller übrigen Beckenorgane zu trennen. Von der schematischen Auffassung und Behandlung derselben müssen wir uns frei machen. Aus der fötalen Anteflexion entwickelt sich am zuverlässigsten die spätere Normallage. Die fötale Anteflexion entsteht durch das Längenwachsthum des Collum in die Höhe während der Fundus vom Lig. rotundum in eigenartiger Weise in der Tiefe des Beckens festgehalten wird. Auch beim geschlechtsreifen Becken ist das Lig. rotundum, wenn auch sehr viel weniger intensiv als beim Fötus in demselben Sinne wirksam. Die Hauptbefestigungsmittel sind die Ligg. transversal., welche nicht nur das Collum tragen und durch ihren eigenartigen Faserverlauf nach hinten ziehen noch mehr als die sog. Retraktoren, sondern namentlich in wunderbarer Weise auch bei der Anteflexion des Corpus betheiligt sind. Als weitere Stützen kommen in Betracht der Beckenboden, mit seinem für die Uterushaltung wichtigen Schlitz für den Durchtritt der Scheide und des Mastdarms. Das Puerperium schafft durch die bekannten Veränderungen eine größere Labilität des Uterus. Die Verlagerungen als selbständige Befunde zu betrachten, ist falsch, es handelt sich stets um die gleichwerthige Mitleidenschaft mehrerer, oft aller Beckenorgane; sie müssen desshalb stets als eine nothwendige Folge einer in erster Linie zu benennenden Ursache behandelt werden. Für die Untersuchung kommen nur in Betracht die Verlagerungen a. des nulliparen, b. des uni- oder multiparen Uterus. Entzündungen und Tumoren gehören hier nicht her.

Hiernach wird nach der genauen Analyse der Lagen eine Eintheilung geschaffen, welche meist mit einem kurzen Wort den ganzen Umfang der Dystopie bezeichnet (im Original der Zeitschrift nachzulesen).

Die Behandlung ist je nachdem verschieden, aber individualisirend nach festen Grundsätzen durchzuführen. Es ist nicht wissenschaftlich, alle Fälle unter das Joch einer einzigen Behandlungsmethode zu treiben, wirklich befriedigende Erfolge sind erst nach wohl erwogener Anwendung der verschiedenen zu Gebote stehenden Mittel zu erwarten, von denen jedes nur einen ganz umschriebenen Indikationskreis hat.

II. Diskussion über die Vorträge der Herren Koblanck u. Mackenrodt.

1) Herr Olshausen begrüßt den Vortrag Mackenrodt's als einen wichtigen Beitrag zur Statik der Beckenorgane, hält aber die an den Leichen Neugeborener gewonnenen Resultate, falls sie nicht auf Untersuchungen zahlreicher Fälle beruhen, für um so weniger sicher, als gerade bei Neugeborenen wegen der Schlaffheit aller Organe die Lage des Uterus besonders veränderlich ist. Die Resultate von Neugeborenen können auch nicht ohne Weiteres auf Erwachsene übertragen werden.

Was Herrn Koblanck's Ansichten betrifft, so hält O. die reine, unkomplicirte Retroflexio uteri, wenn sie auch sehr oft symptomlos ist, doch recht häufig für die direkte Ursache zahlreicher Beschwerden, die mit Beseitigung der Flexion auch schnell und sicher verschwinden.

Über die Pessarbehandlung denkt O. weit günstiger als Herr Koblanck. Doch gehört große Aufmerksamkeit, Specialisirung der Fälle und Geduld dazu, um Erfolge zu erreichen. Diese sind in der Privatpraxis ungleich bessere als in der Poliklinik.

Die durch Koblanck's Verdienst verbesserte Ventrofixation hat nach O. vollkommen sichere Erfolge und fixirt den Uterus, ohne ihm seine Mobilität zu nehmen.

Seit einigen Jahren wendet O. bei mobiler Retroflexio vielfach und mit bestem Erfolg die Alexander-Adams-Operation an. Bei unrichtiger Technik entsteht dabei freilich Antepositio uteri, bei richtiger aber normale Anteversio-flexio.

3) Herr Bröse erinnert an die Bedeutung der Ligg. sacro-uterina für die Erhaltung der normalen Lage des Uterus, so wie an die Wichtigkeit der Schultze-schen Beobachtungen von der Entstehung der Retroflexio uteri, wenn durch chronische Parametritis posterior die Ligg. sacro-uterina zu Grunde gegangen sind.

Zu dem Vortrag des Herrn Koblanck bemerkt B., dass er in gleicher Weise, wie Herr Olshausen, gegenüber den Anschauungen von Theilhaber, Winter u. A. der Ansicht ist, dass die Retroflexio uteri, wenn sie auch bei vielen Frauen nur einen pathologisch-anatomischen Befund, keine Krankheit darstellt, bei anderen Frauen auch ohne jede Komplikationen eine schwere Erkrankung sein kann. Dass eine Retroflexio uteri gravidi schwere Symptome hervorrufen kann, ist ja bekannt; aber auch die frische Retroflexio uteri puerperalis kann durch die starken Blutungen im Wochenbett, so wie durch die Kompressionserscheinungen im Becken, besonders auf die großen Beckenvenen, ernste Erscheinungen hervorrufen. Von den entzündlichen Komplikationen treten ja allerdings die Perimetritis und Parametritis, wenn sie mit Retroflexio uteri vereint vorkommen, in den Vordergrund des Krankheitsbildes. Eine Komplikation aber betrachtet B., wenn sie bei Retroflexio uteri vorkommt, in der Regel als Folgeerscheinung der Retroflexio uteri. Das ist die Endometritis fungosa.

Beeinflusst durch die Anschauungen von der Zufälligkeit des Zusammenvorkommens von Endometritis fungosa und Retroflexio uteri hat er in der letzten

Zeit mehrere derartige Fälle nur mittels Abrasio mucosae und entsprechender Nachbehandlung behandelt ohne die Lage des Uterus zu korrigiren, mit sehr schlechtem Erfolg. Die Blutungen verschwanden in diesen Fällen nicht, sie hörten erst auf, nachdem der Uterus aufgerichtet und durch ein Pessar in seiner Lage erhalten war. Das spricht doch sicher dafür, dass ein Zusammenhang zwischen Endometritis fungosa und Retroflexio uteri besteht.

Eben so ist B. überzeugt von dem direkten Zusammenhang der reflektorischen Symptome, wie Kopfschmerz, Dyspepsie etc., und Retroflexio uteri. Die therapeutischen Erfolge, welche bei diesen Symptomen durch Korrektur der Lage des Uterus erzielt werden, werden jetzt von einzelnen Ärzten als suggestive Wirkungen auf hysterische Frauen aufgefasst. Nach B.'s Ansicht mit Unrecht. Natürlich können auch hysterische Personen an Retroflexio uteri leiden, aber gerade bei diesen sieht man, dass die Beschwerden nach Korrektur der Lage des Uterus nicht verschwinden. Die Hysterie hat mit der Retroflexio uteri nichts zu thun.

Nicht übereinstimmen kann B. mit den Anschauungen Herrn Koblanck's über die Pessartherapie, da er recht gute Resultate von dieser Therapie gesehen hat.

Hinsichtlich der Ventrofixation bemerkt B., dass er die Ventrofixationsnähte immer erst, und zwar auf der Fascie, knüpft, nachdem Peritoneum, Muskel und Aponeurose schon vereinigt sind. Dann ist es unmöglich, dass, wie es Herrn Czempin passirt ist, der Uterus in die Bauchwunde einheilt. Sehr häufig wendet er die Alexander-Adams'sche Operation an. Im Übrigen kommt es darauf an, bei der Auswahl der Fälle für die einzelnen Operatiosmethoden der Retroflexio zu individualisiren.

3) Herr Flaischlen: Es ist sehr erfreulich, dass der Pessarbehandlung heute wieder so lebhaft das Wort geredet wurde. Auch mit meinen Resultaten der Pessarbehandlung in der Privatpraxis bin ich sehr zufrieden. In den letzten Jahren habe ich eine Reihe von Pat. wiedergesehen, bei denen ich die Dauerheilung der Lageanomalie durch Jahre hindurch verfolgen konnte.

Dass eine Heilung durch das Thomas-Pessar besonders schnell erzielt wird, möchte ich bezweifeln. Die Heilung der Retroflexio durch ein Pessar steht dann am nächsten in Aussicht, wenn es gelingt, den Uterus durch ein möglichst kleines, wenig gekrümmtes Pessar dauernd in Anteflexion zu erhalten.

Ferner möchte ich meiner Freude Ausdruck geben, dass die Herren Olshausen und Koblanck sich jetzt für die Alexander-Adams'sche Operation erwärmen, da ich vor einigen Jahren an dieser Stelle über diese Operation vortragen durfte und dieselbe besonders empfohlen habe. Ich verfüge heute über Dauerresultate der Alexander-Adams'schen Operation, welche auf 5–6 Jahre zurückgehen und kann nur sagen, dass der Enderfolg ein sehr guter ist.

4) Herr Czempin: Wir können den Herren Koblanck und Mackenrodt dankbar sein, dass sie ein für die praktische Gynäkologie so wichtiges Thema von Neuem hier zur Diskussion stellen. Die Ausführungen des Herrn Mackenrodt ergänzen die Lücke, welche Herr Koblanck hinsichtlich der Ätiologie und Systematologie der Retroflexionen übrig ließ. Ob seine Ansichten, die erst bei Vorliegen der Veröffentlichung eingehender geprüft werden können, der Kritik sämmtlich Stand halten, muss noch abgewartet werden. Wenigstens ist mir die erste der aufgestellten Gruppen, welche Herr Mackenrodt mit dem Schlagwort Cystometra bezeichnete, nicht plausibel. Sehr anerkennen möchte ich die mit Brachykolpos bezeichnete Gruppe. Die Bezeichnung trifft gut zu. Ich selber habe die Retroflexionen in 2 Hauptgruppen getheilt, in die Retroflexio virginalis, welche wir bei Nulliparen antreffen, welche früher oft fälschlich als Retroflexio congenita bezeichnet wurde, und die Retroflexio uteri puerperalis, diejenige Form, welche mittelbar oder unmittelbar durch die Folgen der Gestation, Schwangerschaft, Geburt und Wochenbett bedingt wird. Wenn aber Herr Mackenrodt und auch Herr Olshausen die der Retroflexio virginalis typische, kurze vordere Scheidenwand (Brachykolpos) als Ursache der Lageveränderung ansieht, so bin ich gerade entgegengesetzt der Meinung, dass sie die Folge der Retroflexio, und letztere

wieder die Folge der Hypoplasie der Genitalien ist. Ihr Zustandekommen erkläre ich mir so: Der Uterus geht mit dem Beginn der Pubertätszeit aus der infantilen Form in die Form des Uterus puber über, der aber von dem Uterus maturus des geschlechtsreifen Weibes an Form, Größe und Tonus noch stark abweicht. Tritt nun um diese Lebenszeit die als Chlorose bekannte Entwicklungsstörung ein, so bleiben die inneren Genitalien in der Entwicklung zurück, der kleine, schlaffe Uterus retroflektirt dann leicht unter verschiedenen äußeren Einwirkungen. Bleibt er retroflektirt liegen, so entwickeln sich später bei Aufhören der Chlorose die sämmtlichen Bänder und Gewebe des Uterus und der Scheide der retroflektirten Lage des Organs weiter. Die vordere Scheidenwand speciell hat keine Veranlassung, sich länger als der Stellung der vorderen Muttermundslippe zur Symphyse entspricht, zu entwickeln. Häufig habe ich beobachtet, dass, wenn solche Frauen schwanger werden und gebären, diese Verkürzung der vorderen Scheidenwand und das Fehlen des vorderen Scheidengewölbes persistirt, und selbst bei Frauen, welche wir vor ihrer Schwangerschaft nicht untersucht haben, mit Sicherheit die Retroflexio als eine früher bestandene, als »virginale« erkennen lässt.

Der Retroflexio puerperalis entspricht die von Herrn Mackenrodt als Desmolysis bezeichnete Gruppe. Sehr treffend charakterisirte er die Erschlaffung der Bänder, die Erweiterung des Schlitzes im Beckenboden; er betonte mit Recht, dass hier die Ventrofixatio eine irrationelle Operation ist, da sie die Erschlaffung des Bandapparates ganz unbeeinflusst lässt. Aber er unterließ bei der Schilderung der einzelnen Erscheinungen auf eine sehr wichtige, nämlich den Tonus des Uterus hinzuweisen. Die ganze Pessartherapie dieser Gruppe basirt auf dem Tonus des Uterus. Nur wenn der Uterus ein festes Ganzes bildet, leistet er dem Druck der Bauchpresse Widerstand; ist sein Gewebe schlaff, der Knickungswinkel atrophisch, so knickt er hier wieder durch und retroflektirt im Pessar. — Für die operative Therapie bin ich mit Herrn Mackenrodt in der Werthschätzung der Wertheim'schen Operation, der Verkürzung der Ligg. sacro-uterina mit gleichzeitiger Vaginofixation oder Verkürzung der Ligg. rotunda einig. Ich habe die Operation mehrfach mit Erfolg ausgeführt. Bei Totalprolapsen habe ich sie indessen meist durch die Exstirpatio uteri mit Annähung der Scheidenwundränder an die Stümpfe der Ligg. infund. pelvica ersetzt.

Zum Schluss möchte ich noch auf die intermittirende Retroflexion aufmerksam machen. Wir beobachten oft, dass in gewissen Fällen die Retroflexion spontan verschwindet und sich zeitweilig wieder einstellt. Solche Fälle sind natürlich für die Erfolge der Pessartherapie von Bedeutung, eben so wie für die von Herrn Koblanck erwähnten Erfolge einer einmaligen Aufrichtung im Wochenbett. Was die Pessartherapie im Wochenbett betrifft, so warne ich dringend davor, sie zu früh vorzunehmen. Ich sah ein langdauerndes Wochenbettfieber danach auftreten und nehme in Folge dessen die Pessartherapie erst nach der 4. Woche in Angriff.

5) Herr Gebhard ist in 75 unter 125 Fällen von Retroflexion (60%) mit Pessarbehandlung resp. Hydrotherapie zum Ziele gelangt; in 50 Fällen (also in 40%) musste operativ vorgegangen werden. 34mal wurde die vaginale Ventrofixation gemacht. Technik: Umschneidung der Portio, Zurückschieben der Blase, Eröffnung der Plica vesico-uterina, Hervorwälzen des Uterus, Lösen der Adhäsionen, Durchführung je eines langen Katgutfadens durch die Ansatzstelle des Lig. rot. beiderseits. Anlegung zweier seichter, kleiner Hautschnitte 3 Finger oberhalb der Symphyse, 2 cm rechts und links von der Linea alba. Beckenhochlagerung. Reposition des Uterus. Durchführung der Katgutfäden durch die Bauchdecken unter bimanueller Kontrolle mit Hilfe der dazu konstruirten Nadel (erhältlich im med. Waarenhaus). Knotung der Fäden auf einer Gazerolle.

Niemals Nebenverletzungen, die ausgeschlossen erscheinen. Dauer der Operation in glatten Fällen 10 Minuten. Gutes Befinden der Operirten. Gute Dauerresultate, nur 1 Recidiv in 34 Fällen!

6) Herr Robert Meyer bevorzugt bei Föten und Neugeborenen vor der Gefriermethode Einspritzung von Formalin 4—10% in die Nabelvene und Aufschneiden mit sehr scharfem Messer. — Flexionen im rechten Winkel nach vorn sind nicht die Norm, sie kommen jedoch nicht gerade selten vor; Knickung, so dass Corpus und Cervix sich berühren, ohne dass Blase dazwischen liegt, ist abnorm.

Alles, was man für die Uteruslage verantwortlich macht, kann direkt oder indirekt von Einfluss sein, zumeist auf die Stellung der Cervix. Die Haltung des Corpus wird in erster Linie durch die Lage und Füllung der Nachbarorgane bedingt; diese überwindet spielend den Einfluss aller Ligamente. — Auch bei Erwachsenen wird dieser Einfluss der Blase und des Rectums gegenüber anderen Momenten zu wenig hervorgehoben.

M. monirt schließlich die Bezeichnung: »Intraabdomineller Druck«; der Druck der benachbarten Blase und des Rectum und der Druck der Schwere spielen eine große Rolle.

7) Herr Jaquet giebt seiner Freude darüber Ausdruck, dass in der Diskussion die Pessarbehandlung wieder zu Ehren gekommen ist, und meint, dass die schlechten Resultate des Herrn Koblanck zum Theil darauf zu schieben sind, dass derselbe überwiegend poliklinisches Material unter sich gehabt, zum Theil aber auch auf die Wahl des Pessars. Um eine Heilung zu erzielen, sei das Thomas'sche Pessar, dessen sehr hoher Bügel die Ligg. sacro-uterina stark dehne, anstatt sie, wie es für die Heilung nothwendig sei, kürzer und straffer zu machen, das ungeeignetste. Das beste sei der Theorie nach das Pessar von B. Schultze. Leider ermögliche dasselbe nur schwer die gründliche Säuberung der Vagina und leiste daher der Bildung von Erosionen Vorschub. J. bedient sich seines eigenen Instruments mit breitem, nicht abwärts gebogenem, auf den horizontalen Schambeinästen ruhenden vorderen und einem nicht hoch im hinteren Scheidengewölbe hinaufragenden hinteren Bügel. Er heilt damit 50—60%, gebraucht dazu etwa 2—3 Jahre Zeit. Bei den mit chronischer Nephritis komplicirten Fällen verlieren die Kranken natürlich eben so wenig ihre von der Nierenerkrankung herrührenden Beschwerden, wie die Hystericae ihre Psychose.

8) Herr P. Strassmann fragt, ob Herr Koblanck die Plica vesico-uterina besonders vernäht?

(Wird bejaht.)

Ausführliche Darstellung der von Mackenrodt vorgeschlagenen Verkürzung des hinteren und seitlichen Bandapparats ist erwünscht.

Die Erfolge der Pessarbehandlung hängen nicht nur von Instrumenten und ärztlicher Übung, sondern auch von der Auswahl der Fälle ab. »Reine« Retroflexionen sind zu heilen. Tiefe Cervixrisse, Defekte der hinteren Scheidenwand, chronische Metritis etc. sind entweder durch Pessar gar nicht zu bessern oder zwingen zu dauerndem Tragen. Darauf muss man die Pat. aufmerksam machen, die sich oft erst nach einiger Zeit zur Operation entschließen. Celluloidpessare machen leider Decubitus, da sie bei Körperwärme die runde Form anzunehmen suchen. S. verwendet fast ausschließlich die durch Biegsamkeit und Sauberkeit ausgezeichneten billigen Zinnpessare. Ausspülungen jeden 2. Tag, Wechsel 4—6mal im Jahre. Das Thomaspessar wird verwendet, wo der Zinnring nicht zum Ziel führt. Bei Cystocele, vorderem Descensus lässt S. die vordere Hälfte des Zinnpessars durch eine dünne Platte ausfüllen.

Jede Pat., die einen Ring bekommt, erhält — wie bereits früher von S. an der Charité-Poliklinik durchgeführt wurde — gedruckte Vorschriften über ihr Verhalten. Diese lauten zur Zeit:

Vorschriften für Pat., die einen Ring tragen.

1) Die Pat. hat sich alle 4 Wochen, gewöhnlich nach Beendigung der Regel, vorzustellen, damit der Ring gereinigt werde.

2) Die Pat. hat sich sofort vorzustellen:

    a. wenn der Ring drückt,

b. wenn das Wasserlassen oder der Stuhlgang erschwert ist,

c. wenn der Ausfluss reichlicher oder blutig oder stärker riechend wird,

d. wenn der Ring herausgeglitten ist.

3) Wurde der Ring in der Zeit der Schwangerschaft oder mit Zuhilfenahme der Narkose eingelegt, so hat sich die Pat. am Tage darauf noch einmal vorzustellen.

4) Der Ring darf nur von einem Arzte herausgenommen und wieder eingelegt werden.

5) Wenn es nicht ausdrücklich anders bestimmt wird, hat die Pat. täglich 1—2 Scheidenausspülungen mit reinem lauwarmen Wasser zu machen.

Auch während der Regel dürfen diese Ausspülungen gemacht werden.

6) Zu vermeiden sind alle schweren Arbeiten, Heben von Körben, langes Stehen und anhaltendes Maschinennähen.

7) Das Wasserlassen darf nicht zurückgehalten werden und täglich muss mindestens einmal für Stuhlgang gesorgt werden.

8) Ist eine Pat., die früher einen Ring getragen hat, in die Wochen gekommen, so hat sie sich möglichst bald nach dem Aufstehen vorzustellen, damit das Fortbestehen der Knickung verhütet werde.

Durch Befolgung des letzten Rathes wurden verschiedentlich Dauerheilungen erzielt. Vor Ende der 3. Woche nach der Geburt wird die Ringbehandlung nicht begonnen.

Traumatische Retroflexionen sind sehr selten, meist handelt es sich um Steigerung der Symptome bereits bestehender.

Wie wird die Prüfung der »verletzten« Bänder ausgeführt?

S. macht auf varicocelenartige Veränderungen des gedrehten Lig. latum bei langbestehender Retroflexio aufmerksam, die nicht nur zu Stauungen im Uterus, sondern möglicherweise auch zu chronischen Veränderungen der Ovarien, schmerzhaften Menstruationen und Ovulationen führt.

9) Herr Lehmann muss im Vergleich zu den hier vorgebrachten hohen Ziffern der Heilung — bis 60% — seine Resultate als schlecht bezeichnen, kann sich aber dabei auf Männer wie Küstner stützen, die ebenfalls schlechte Resultate haben. Die großen Differenzen der Erfolge liegen einmal in der Verschiedenheit der Fälle, die von isolirter Retroflexio uteri bis zur Enteroptose der gesammten Bauch- und Beckeneingeweide schwanken, und zweitens im Begriff Heilung, je nachdem man subjektives Wohlbefinden mit und ohne Ring oder objektiv richtige Lage des Uterus ohne Ring während wenigstens eines Jahres darunter versteht. Die einfache oder mehrfache Aufrichtung des Uterus ohne Ringapplikation als Therapie der Retroflexio hat schon Ed. Martin 1865 publicirt. — Die Entstehung der Knickung aus der Retrotorsio ist nicht selten zu beobachten. Im Wochenbett entsteht die Retroflexio häufig erst nach Ablauf der 1. Woche und nach der Zeit der absoluten Bettruhe.

10) Herr Koblanck (Schlusswort) erkennt die Präparate Mackenrodt's nicht als beweisend an für die Ansichten desselben über die Lage des Uterus: bei einem Fötus z. B. liegt die Bauchwand der Wirbelsäule dicht auf, dadurch wird die Uteruslage stark beeinflusst.

Die von Gebhard durch Pessartherapie erreichten Resultate sind recht erfreulich; Beschwerdefreiheit bedeutet aber nicht Heilung der Retroflexio. Auch die einzelnen von Olshausen und Bröse für Heilung durch Pessare angeführten Beobachtungen kann K. als beweisend für die Häufigkeit der Heilung nicht betrachten, nur eine systematische Nachprüfung giebt darüber Aufschluss.

Die Retroflexio hält K. keineswegs für bedeutungslos.

Die Operationen sollen die Ligg. rot. oder das Peritoneum angreifen, nicht den Uterus selbst, um die Blutungsgefahr und das Durchschneiden der Fäden zu vermeiden; sie sollen die Ätiologie der Retroflexio berücksichtigen. Das Schema, das Mackenrodt für Ursache und Behandlung der Retroflexio aufgestellt hat, ist nicht erschöpfend, z. B. fehlen darin die durch Erschlaffung der Uterussubstanz bedingten Lageveränderungen. — Die Verkürzung der Ligg. rot. hat K. wegen heftiger Beschwerden der Pat. wieder aufgegeben. Schwierigkeiten bei der vaginalen Ventrofixation hat K. nicht gehabt; wenn durch die Verbesserungen derselben die Gefahren vermieden werden, so fallen die Einwände fort. — Die Pessartherapie wird nach wie vor von K. gelehrt. — Mit den ursprünglichen Thomaspessaren sind in der Poliklinik die besten Resultate erreicht.

11) Herr Mackenrodt (Schlusswort): Ich verweise bezüglich einzelner Missverständnisse auf die ausführliche Publikation des Vortrags. Mir kam es in der Hauptsache darauf an, die Untrennbarkeit der Uterusdystopien mit den Beckendystopien überhaupt nachzuweisen und zweitens zu zeigen, dass es sich bei meinem Schema der Verlagerungen um objektive Kriterien handelt, welche jeder Zeit vom Untersucher gefunden und mit einem einzigen charakteristischen Wort bezeichnet werden können. Die fötale Anteflexion gewährleistet am sichersten die spätere Normalstellung des Uterus; es ist gleichgültig, ob andere fötale Lagen eben so oft vorkommen als die Anteflexion oder nicht. An der Häufigkeit der traumatischen Lageveränderungen kann ich nicht zweifeln.

Sitzung vom 11. April 1902.
Vorsitzender: Herr Jaquet; Schriftführer: Herr Strassmann.

I. Herr Henkel hält den angekündigten Vortrag: Über Blutungen nach der Geburt und deren Behandlung.

Im 1. Theil desselben er über atonische Nachblutungen und über diejenigen, die zurückzuführen sind auf eine herabgesetzte Gerinnungsfähigkeit des Blutes, die ihrerseits des öftern nach kontinuirlichen Blutverlusten in der Schwangerschaft (Placenta praevia etc.) beobachtet wird.

Zur Behandlung dieser Atonien des unteren Uterinsegments empfiehlt er die Tamponade, doch so, dass man einen Gazestreifen nur in den Bereich des unteren Uterinsegments einführt — nicht fest tamponirt —, den Uterus aus dem kleinen Becken nach oben dislocirt, ihn stark anteflektirt und nun unter gleichzeitiger Erhöhung des Steißes einen festen Kompressionsverband um den Leib legt. Dadurch wird eine Dauerkompression des Uterus von vorn nach hinten erzielt, er kann nicht in das kleine Becken zurückgleiten, von hinten her üben der unterste Theil der Lenden resp. der oberste Theil des Kreuzbeins den Gegendruck aus. Bei fettreichen Frauen mit sehr dicken Bauchdecken stößt die Anwendung dieser Art des fixirenden und komprimirenden Verbandes auf Widerstand.

Um die häufig nach Zwillingsgeburten auftretenden atonischen Nachblutungen zu vermeiden, betont H. die Wichtigkeit der langsamen Entleerung des Uterus. Nach der Geburt des ersten Zwillings und bei stehender Blase des zweiten wird in der geburtshilflichen Poliklinik der kgl. Univ.-Frauenklinik eine halbe Stunde gewartet. Liegt der zweite Zwilling in Schädellage, so wird die Blase gesprengt; gleichzeitig erhält die Kreißende Ergotin oder Secale. Bestand Querlage des zweiten Zwillings, so wird die Wendung auf einen Fuß gemacht und gleich hinterher Ergotin verabfolgt. In beiden Fällen soll nach Möglichkeit die Geburt des zweiten Zwillings spontan verlaufen. Ist dieselbe erfolgt, so wird noch einmal Ergotin gegeben und die Nachgeburtsperiode wird besonders sorgfältig, d. h. abwartend geleitet.

Bei atonischen Blutungen, die erfahrungsgemäß bei manchen Frauen und ohne jeden bekannten Grund nach jeder Entbindung regelmäßig auftreten, wird Secale in dem Augenblick gegeben, wo sich Presswehen einstellen. Auch in diesen Fällen muss der Behandlung der Nachgeburtsperiode eine besondere Sorgfalt gewidmet werden.

Im Verlauf der Geburt beim engen Becken werden gelegentlich atonische Blutungen beobachtet, die zum Theil auf Übermüdung des Uterus, zum Theil auf die schnelle Entleerung desselben zurückzuführen sind. Massage der Gebärmutter und heiße Ausspülungen genügen meistentheils.

Lange anhaltende und tiefe Narkosen mit reichlichem Chloroformverbrauch prädisponiren ebenfalls zu atonischen Nachblutungen. Zu beherzigen ist hierbei, dass die Narkose meist früher abgebrochen werden kann, da die analgetische Wirkung derselben länger anhält als die anästhetische.

Macht die Expression der Placenta Schwierigkeiten, weil die Frauen aus Absicht oder reflektorisch die Bauchdecken anspannen, so empfiehlt sich die Ausführung des Credé'schen Handgriffs in dem ersten Chloroformrausch. Zu dem Zweck wird die reichlich mit Chloroform getränkte Maske plötzlich der Halbentbundenen vor Mund und Nase gehalten. Dieses Verfahren hat auch den Vortheil, dass man bei reichlichem Blutverlust gleich mit der Verabfolgung von Flüssigkeit per os beginnen kann, es besteht keine Brechneigung. Macht die Expression der Placenta durch abnorme Adhärenz besondere Schwierigkeiten, so lässt sich die allgemeine, tiefe Narkose nicht umgehen.

Blutungen aus Cervixrissen hat H. durch Abklemmen der Art. uterinae mit Museux'schen Hakenzangen in 6 Fällen behandelt. Die Technik des Anlegens derselben ist so, dass der Uterus stark nach unten und seitlich gezogen wird; sodann legt er erst an die Basis des einen Ligaments die Zange an und mutatis mutandis danach an der anderen. Man thut gut, die Zangen möglichst hoch und so anzulegen, dass sie fast im rechten Winkel zur Cervix noch einen Theil der Muskulatur derselben mitfassen, damit auch sicher die Uterina mit komprimirt wird.

Die Wirkung der Zangen ist die der Massenligatur, es kommt nicht zur Gewebsnekrose. Blasen- und Ureterverletzungen sind nicht beobachtet worden; auch würden gelegentlich entstehende Fisteln nach den einschlägigen Erfahrungen wegen der geringen Größe sicher bald spontan heilen. Die Zangen bleiben 12 bis 20 Stunden liegen. Eine völlige Kompression der Ureteren, die ebenfalls nicht beobachtet worden ist, würde in der angegebenen Zeit keine schweren klinischen Erscheinungen hervorrufen. — Vor der Tamponade hat dies Verfahren den Vorzug der Schnelligkeit in der Ausführung und der größeren Asepsis. Die offene Wundbehandlung garantirt besser den fieberfreien Verlauf, das Lochialsekret hat freien Abfluss.

Einmal hat H. auch bei schwerer Uterusatonie mit promptem Erfolg die Museux'schen Hakenzangen angewendet. Selbstverständlich dürfen die Zangen nur dann angelegt werden, wenn vorher durch Einführung großer Specula das Operationsfeld vollständig übersichtlich gemacht ist.

Den Schluss des Vortrags bildet eine kurze, kritische Besprechung, ob und wie man dem ausgebluteten Körper Flüssigkeiten zuführen soll.

Die Diskussion wird vertagt.

II. Herr J. Veit: Über Albuminurie und Schwangerschaft. Ein Beitrag zur Physiologie der Schwangerschaft.

Vortr. weist darauf hin, dass mehr oder weniger regelmäßig während der Schwangerschaft Zellen oder Zelltheile der Eiperipherie in den Blutstrom der Mutter gelangen. Außer den anatomischen Folgen dieses Vorgangs sind diejenigen biologischen Processe von Interesse, die dadurch entstehen, dass diese fremden Elemente in das Blut gelangen; entsprechend der Immunitätslehre, so wie der Lehre von der Hämolyse sind in der Klinik des Vortr. verschiedene Experimente über diese biologischen Folgen angestellt worden. Dabei ergab sich u. A., dass regelmäßig beim Einbringen von Placenta in die Peritonealhöhle von Kaninchen Albuminurie entsteht. Da auch andere Körper (Nabelschnur, Muskelfleisch) Gleiches bewirkten, so deutet Vortr. diese Albuminurie als toxisch; die Zellen der Eiperipherie oder Theile derselben verbinden sich mit den Seitenketten der Erythrocyten und diese Verbindung wirkt als Gift. Versuche, durch Immunisirung der Kaninchen der Albuminurie vorzubeugen, ergaben noch kein ganz gleichmäßiges Resultat; sie gelangen nicht immer.

Von Wichtigkeit ist die Frage, ob die Schwangerschaftsniere analog der experimentellen Albuminurie entsteht. Dass man bei Eklampsie Syncytium in der Lunge findet, ist eben so bekannt, wie dass man bei Blasenmole, bei der doch oft ganze Zotten in das Blut gelangen, Albuminurie finden kann. Die vorzeitige Lösung der Placenta bei normalem Sitz führt Vortr. auch auf die Aufnahme von Zotten in die Venen der Basalis zurück; auch hierbei findet man Albuminurie. Aber für die Entscheidung der Frage, ob auch die einfachen Fälle von Schwangerschaftsniere eine gleiche Ätiologie haben, sind noch weitere Untersuchungen von Bedeutung. So fand Dr. Wychgel in der Klinik des Vortr. im Pigment der Schwangeren Eisen und eben so im Urin Schwangerer in gegen die Norm vermehrter Menge Eisen. Natürlich weist dies auf die Herkunft vom Hämoglobin hin und eben so wie die Immunkörperbildung nur durch vermehrte Abstoßung von Seitenketten erklärlich ist, so deutet auch die übermäßige Eisenausscheidung auf vermehrtes Zugrundegehen von Hämoglobin und dieses auf Antitoxinbildung gegen eingedrungene Zellen hin.

Die — übrigens noch nicht abgeschlossene — Untersuchung des Serum ergab nun während der Schwangerschaft ausnahmsweise, während der Geburt etwas häufiger Hämoglobinämie, allerdings als ganz vorübergehende Erscheinung. Auch dies weist auf die Bildung eines Antitoxin oder besser eines Cytotoxins für die eingedrungenen Zellen hin. Auch bringt Vortr. die Resultate früherer Untersucher, die im Blute Schwangerer vermehrte Leukocytose fanden, so wie die Halban's, der Verschiedenheiten des mütterlichen vom kindlichen Serum sah, hiermit in Verbindung.

Je mehr Erscheinungen in der Schwangerschaft wir kennen lernen, die biologische Folgen der Zellaufnahme sind, desto sicherer wird die Schlussfolgerung, dass die Schwangerschaftsniere in Bezug auf die Ätiologie mit der experimentellen Albuminurie übereinstimmt, d. h. auf die Aufnahme der Zellen der Eiperipherie zurückzuführen ist.

Therapeutisch eröffnen sich nun 2 Wege: Die Auffindung eines Immunserum, das man künstlich durch Einspritzen von Placenta, z. B. in Pferde, erzeugen kann, oder eine Organtherapie, wobei man eins derjenigen Organe darreicht, die entgiftend für das Serum wirken. Eine praktische Entscheidung, welcher dieser beiden Wege sichere Erfolge giebt, vermag Vortr. noch nicht zu geben.

III. Diskussion.

1) Herr Gottschalk weist darauf hin, dass er selbst vor 9 Jahren zuerst die Theorie aufgestellt habe, wonach ein Theil der Fälle von sog. Schwangerschaftsniere auf embolischer Verschleppung syncytialer Placentarzellen beruhe (Archiv für Gynäkologie Bd. XLVI p. 56). Er stützte sich dabei auf eigene Untersuchungen über die Entwicklung der menschlichen Placenta, bei welchen er so und so oft vom venösen Blutstrom fortgeschwemmte syncytiale Elemente in den mütterlichen Blutbahnen frei angetroffen hatte. G. hat dann in 2 Vorträgen auf dem Deutschen Gynäkologenkongress in Wien (1895) und dem in Leipzig (1897), welche sich mit der Eklampsie besw. der vorzeitigen Lösung der normal sitzenden Placenta beschäftigen, weitere Unterlagen für diese Theorie beizubringen versucht, namentlich durch die letztere Arbeit (vgl. Verhandlungen p. 492—501). Er konnte bei vorzeitiger Lösung der normal sitzenden Placenta in der Placenta ausgedehnte Gewebsnekrosen und hochgradige Verstopfung zahlreicher Placentargefäße nachweisen. Auf diese Veränderungen führte er sowohl die vorzeitige Lösung als auch die mit ihr eingehenden Erscheinungen der Schwangerschaftsniere zurück — im Gegensatz zu den bisherigen Anschauungen. Die Störungen von Seiten der Nierenthätigkeit erachtete G. für ausgelöst einmal durch die mit der fortschreitenden Verstopfung zahlreicher Placentargefäße bewirkten plötzlichen Blutdrucksteigerungen, dann aber vor Allem durch die Aufnahme von abgestorbenem besw. im Absterben begriffenem Placentargewebe in den mütterlichen Blutkreislauf.

Die aus der Placenta fortgeschwemmten cellularen Eiweißkörper zerfallen im Blut, ihre Zerfallsprodukte müssen zum größten Theil durch die Nieren wieder ausgeschieden werden, sie wirken dabei toxisch reizend auf die zarten Nierenepithelien, so dass diese Eiweiß durchlassen und es auch zur Bildung von hyalinen und auch gekörnten Cylindern kommen kann.

G. deutet aber diese Folgeerscheinungen als den Ausdruck einer Ferment-intoxikation im Sinne von Alexander Schmidt.

G. freut sich, dass seine Theorie durch die Untersuchungen des Herrn Veit eine so wesentliche Stütze gewonnen hat.

2) Herr Robert Meyer fragt Herrn Veit, ob er Auskunft über den Mutterboden der Syncytien in der Blutbahn geben kann, denen er die specifische Giftwirkung zuschreibt.

3) Herr Carl Ruge glaubt auf Grund des so häufig auftretenden Übergangs der syncytialen (kindlichen) Masse in den Kreislauf der Mutter den Folgerungen des Herrn Vortr. sich noch nicht in größerem Umfang anschließen zu können.

4) Herr Koblanck: Gestützt auf eigene Erfahrungen warnt K. davor, die von Herrn Veit empfohlenen Einspritzungen mit Jodothyrin unterschiedslos anzuwenden und die anderen Behandlungsmethoden der Eklampsie unbeachtet zu lassen.

5) Herr Veit (Schlusswort) freut sich über die Bestätigung seiner Anschauungen seitens des Herrn Ruge. Die Zotten wachsen aber nicht in das Blutgefäßsystem in Folge einer zerstörenden Neigung hinein, sondern weil sie der Blutstrom dahin führt.

Durch die vorzeitige Lösung der Placenta soll wenigstens manchmal die Albuminurie erklärt werden. Die anatomische Untersuchung muss die disponirenden Uterusveränderungen nachweisen, warum plötzlich zu große Mengen eindringen, die von den Cytotoxinen nicht überwunden werden.

Gottschalk's Auffassung, welche nur hypothetisch vorlag, ist auch eine Stütze, wenn schon V. die Fermentintoxikation nicht annehmen möchte.

Die Erfolge einer Jodothyrinbehandlung sind als entgiftende vielleicht zu erklären. Lange fand die Schilddrüse bei Schwangerschaftsniere atrophisch. Die Eklampsie kommt bei Erstgebärenden darum fast ausschließlich vor, weil von der 1. Schwangerschaft ein Antitoxin im Körper zurückbleibt, das ihn gegen später eindringende Chorionzottentheile schützt.

---

2) Aus den Verhandlungen der Société d'obstétrique de Paris.

Sitzung vom 1. Januar 1902.

Paris, C. Naud, 1902.

1) Bar: Bemerkungen über die Inversio uteri. (Der plötzliche Tod; das Verhalten der Ligamente; die Reposition.)

B. giebt die Beobachtungen wieder, die er an einem kurz nach dem Tod secirten und an 3 weiteren Fällen gemacht hat. — Im Moment der Inversion kommt es zu einem Chok, der so bedeutend sein kann, dass sofort der Tod eintritt. Erliegt die Pat. diesem Chok nicht, so kann ein neuer bedrohlicher Collaps bei den Repositionsversuchen eintreten, ohne dass es zu einer Blutung gekommen oder der Zustand der Pat. als ein schlechter erschienen wäre.

Die anatomischen Verhältnisse bei der Inversion werden durch eine Reihe guter, instruktiver Abbildungen erläutert. Die Bänder, die den Uterus nach oben zurückhalten, sind die Ligg. infundibulo-pelvicum, rotundum und suspensorium ovarii. Besonders wichtig ist das letztere; von untergeordneterer Bedeutung ist das Lig. sacro-uterinum. Nach der Inversion nimmt der Uterus schnell bedeutend an Volumen zu (in Folge von Stauung). Bei der Reposition des Uterus ist es zweckmäßig, zuerst die zuletzt ausgetretenen und die vorderen Partien in Angriff zu nehmen. In ganz schwierigen und seltenen Fällen ist man gezwungen, operativ vorzugehen.

2) Maire (Vichy): Uterus duplex; Schwangerschaft in jedem Uterus; Abort in dem einen, Frühgeburt in dem anderen Uterus.

3) Cathala: Abort im 5. Monat. Fötus außerhalb der Eihäute
entwickelt.

Ein Fall, wie er in der letzten Zeit öfter beschrieben worden ist, ohne Besonderheiten.

4) Brindeau: Diagnostische Irrthümer in Fällen von Placentarretention.

B. schildert 2 Fälle, in denen es außerordentlich schwer war, festzustellen,
ob die Placenta schon ausgestoßen war, da dieselbe dem Uterusinnern überall fest
adhärent und die Nabelschnur abgerissen war.

5) Budin: Über partielle Ödeme bei puerperalen Infektionen.

B. beschreibt unter dem obigen Namen ein wahrscheinlich auf toxischer Basis
entstandenes Ödem der Beine. Dasselbe war bald nach der Geburt entstanden
und hatte das Bild einer Phlegmasia alba dolens vorgetäuscht. Die Affektion
kann auch zu Verwechslung mit einem Abscess führen. Die Nieren sind dabei
vollkommen intakt.

6) Mocquot demonstrirt ein neues Modell einer Zange mit parallelen
Branchen.   Engelmann jun. (Hamburg-Eppendorf).

Neueste Litteratur.

3) Archiv für Gynäkologie Bd. LXV. Hft. 3.

1) Stolz. Die Acetonurie in der Schwangerschaft, Geburt und
im Wochenbett, als Beitrag zur physiologischen Acetonurie.

Während früher der Ausscheidung von Aceton im Urin Gravider pathologische
Bedeutung beigelegt wurde, insbesondere mit dem Fruchttod in Verbindung gebracht wurde, kamen spätere Untersucher nach und nach zu dem Resultat, dass
es eine physiologische Acetonurie gebe, die auch ab und zu in der normalen
Schwangerschaft zu beobachten sei. Eine besondere Steigerung der Acetonausscheidung wurde jedoch in der Geburt und in den ersten Tagen des Wochenbetts
konstatirt. Verf. giebt uns einen vollständigen Überblick über die Entwicklung
dieser Erkenntnis, und fügt eigene Untersuchungen hinzu, die er an der Rosthorn'schen Klinik ausführte. Mittels der Proben von Lieben, Gunning und
Reynold wurden im Ganzen 97 Fälle untersucht, und zwar 32 in der Schwangerschaft, 71 während der Geburt und 64 im Wochenbett. Verf. findet Folgendes:
Die physiologische Acetonurie in der Schwangerschaft ist unbeständig und wechselt
häufig. In der Geburt kommt es in der größten Mehrzahl der Fälle zu vermehrter
Acetonurie. Je länger die Geburtsarbeit dauert, desto häufiger und reichlicher ist
die Acetonausscheidung, und demgemäß am beständigsten und größten bei Erst-
und Zweitgebärenden. Im Wochenbett ist die Acetonurie während der ersten
3 Tage häufig erhöht, selten in den späteren. Die gesteigerte Acetonurie im
Wochenbett schließt sich meist unmittelbar an die gesteigerte Acetonurie der
Geburt. Als Zeichen des Fruchttodes ist dieselbe nicht verwerthbar, vielmehr als
durchaus physiologische Erscheinung anzusehen. — Da neuere Autoren die Acetonurie mit dem Fettstoffwechsel in Verbindung bringen, erscheint der Versuch
des Verf. gerechtfertigt, diese Erscheinung durch den Einfluss des Säugens und
der Milchstauung resp. der Resorption von Kolostrum zu erklären. Man kann
sich vorstellen, dass in den ersten Tagen des Wochenbetts, in denen es häufig
zu Milchstauung neben gesteigerter Sekretion kommt, entsprechend der stärkeren
Fettaufsaugung die Acetonurie stärker hervortritt. Vielleicht hat aber auch die
gesteigerte Muskelarbeit intra partum und die folgende Inanition Einfluss auf das
Erscheinen von Aceton.

2) v. Scanzoni. Über die Dauerresultate bei konservirender Behandlung frühzeitig unterbrochener Extra-uterin-Graviditäten in den ersten Schwangerschaftsmonaten.

Bekanntlich sind die Meinungen über die Art der Behandlung bei der fraglichen Erkrankung noch sehr getheilt. Um so dankenswerther erscheint das Unternehmen des Verf., aus dem Material der Leipziger Frauenklinik zu zeigen, welche Dauererfolge bei konservirender Behandlung erzielt sind. Bei seinen Nachforschungen geht Verf. in ähnlicher gründlicher Weise vor wie seiner Zeit Abel zur Feststellung der Resultate der Bauchnaht. Im Allgemeinen kommt v. S. zu dem Resultat, dass in Bezug auf die Arbeitsfähigkeit die konservirend Behandelten nicht hinter den Laparotomirten zurückstehen. Die Ersteren werden sogar ihrer gewohnten Beschäftigung viel früher wieder zugeführt. Die rein exspektativ Behandelten verlassen nämlich die Klinik im Durchschnitt um 14 Tage früher wie die Laparotomirten; des weiteren finden wir, dass 25% der exspektativ Behandelten und 16% der Elytrotomirten sofort nach der Entlassung ihren Haushalt versahen, während die Laparotomirten dies nur in 3% der Fälle thun konnten, und ferner, dass innerhalb der 1.—6. Woche nach der Entlassung von den exspektativ Behandelten 40%, von den Elytrotomirten 22,5%, von den Laparotomirten nur 14,5% schwer arbeiten konnten. Auch die Konceptionsmöglichkeit ist auf Seiten der konservativ Behandelten größer. Die Resultate des Verf. widersprechen in mancher Hinsicht den Ergebnissen der Prochownik'schen Arbeit. Zum Theil erklären sich wohl die Differenzen aus den in beiden Arbeiten zu kleinen Zahlen. Doch kann, selbst diese in Rechnung gezogen, so viel gefolgert werden, dass die konservirende Behandlung sehr wohl neben der Laparotomie ihre Berechtigung hat, und dass die letztere nur auf bestimmte Indikationen hin ausgeführt werden sollte, als welche an der Leipziger Klinik gelten die Anzeichen für eine Fortdauer der inneren Blutung und die deutliche Größenzunahme der in Beobachtung stehenden Hämatocele.

3) Gottschalk. Zur Histogenese der dickgallertigen Ovarialkystome.

Nach einem auf dem Gießener Kongress gehaltenen Vortrag schildert hier Verf. des genaueren einen operativ geheilten Fall, bei dem er links gonorrhoisch veränderte Adnexe, rechts ein Kystadenoma ovarii entfernte, von welchem aus das [anliegende Peritoneum mit dicken gallertigen Massen bedeckt worden war. Die Rekonvalescenz der Operirten war durch Darmocclusion derart gestört, dass G. 10 Tage nach der Operation das Abdomen wieder öffnen musste. Nach Lösung einer Strangulation des S romanum verlief die weitere Genesung ohne Zwischenfall.

Die genaue Schilderung des interessanten Präparats erweist den exstirpirten Tumor als dickgallertiges Ovarialkystom mit Haupt- und Nebencysten. Die Hauptcystenwand zeigt Reste des Ovarialparenchyms und ist innen von einem niedrig kubischen Epithel in einfacher Lage ausgekleidet, welches aktiv an der Gallertproduktion betheiligt ist. In einem Theil der Cystenwandung finden sich Cystchen, die die sicheren Merkmale der Graaf'schen Follikel besitzen. Innerhalb der Membrana granulosa einer solchen ließ sich an verschiedenen Stellen kleincystische Differenzirung mit einfacher kubischer Epithellage und myxomatösem Inhalt nachweisen.

Es giebt also dickgallertige Ovarialkystome, die entgegen der Ansicht Pfannenstiel's von Haus aus mit einschichtigem kubischem Epithel versehen sind, und wie die mit hochcylindrischem ausgekleideten zum Bilde des sog. Pseudomyxoma peritonei führen können. Nach dem mikroskopischen Befund des beschriebenen Falles können sich solche Kystome aus kleincystischen Differenzirungen innerhalb der Membrana granulosa des Graaf'schen Follikels entwickeln.

4) Baumm. Die operative Behandlung des Scheiden- und Gebärmuttervorfalls.

B. berichtet hier über 86 Fälle, die er im Breslauer Hebammeninstitut vom Mai 1897 bis Ende März 1900 operirt hat, und von denen allerdings nur 22 nach-

untersucht sind, während das Dauerresultat bei den übrigen durch schriftliche
Nachfrage extrahirt wurde. Auf diese 86 Fälle kommen 26 = 30,2% Recidive.
Da Verf. mit der plastischen Scheiden-Dammoperation nur die Gersuny'sche
Blasennähung und die Portioamputation verknüpfte, dagegen von einer Antefixation des Uterus absah, kommt er zu dem Schluss, dass es gleichgültig ist, ob bei
der Prolapsoperation der Uterus vaginofixirt oder in seiner fehlerhaften Lage belassen wird. Vaginofixation des Corpus, Retrofixation der Portio etc. entsprechen
zwar der plausiblen Schultze-Küstner'schen Theorie von der Entstehung des
Vorfalls, lassen jedoch mit ihren Dauerresultaten im Stich und bringen keine
Verbesserung derselben. Mit dem Alter der Pat. nimmt bei R. der Procentsatz
der Recidive gleichmäßig ab.

5, Krömer. Klinische und anatomische Untersuchungen über
den Gebärmutterkrebs.

Die Arbeit K.'s beschäftigt sich in ausführlicher Weise mit den Erfahrungen
Pfannenstiel's über den Gebärmutterkrebs und seine Ausrottung, die schon
durch des Letzteren Veröffentlichung im Centralblatt in Kürze bekannt gemacht
sind. Kann sich das Zahlenmaterial nicht entfernt mit den statistischen Erhebungen an den größten Kliniken messen, so ist es durch die genaue klinische
Beobachtung der Mehrzahl der Fälle, und die sorgfältigen histologischen Untersuchungen um so werthvoller. Es handelt sich um 102 vaginale und 10 abdominale (9 erweiterte Freund'sche und nur 1 Wertheim'sche Radikaloperation)
Totalexstirpationen und um 2 hohe Cervixamputationen. Die statistischen Resultate, deren Zahl sich im großen Ganzen mit denen der meisten anderen Operateure decken, möchte ich zum Theil übergehen. Nur kurz sei erwähnt: Operabilität
im Ganzen ca. 35%. Primäre Mortalität der vaginalen Totalexstirpation 3,9%,
wahrscheinliche absolute Heilungsziffer 12,8%. Primäre Mortalität der 10 abdominalen Operationen 30%; nur noch bei 4 von den 7 Überlebenden Recidivfreiheit. Verf. vergleicht die gewonnenen Zahlen mit denen der anderen Autoren,
und kommt bezüglich der abdominalen Radikaloperation zu dem Schluss, dass
dieselbe abzulehnen sei. Insbesondere sind die ungleichmäßigen Drüsenbefunde
und die Unmöglichkeit, Lymphdrüsen und Lymphbahnen in continuo zu entfernen, nur geeignet, von dem radikalen abdominalen Vorgehen abzuschrecken.
Die Vergleiche mit den chirurgischen Eingriffen an der Mamma sind unpassend,
da auch der Chirurg bei Carcinom der Abdominalorgane sich darauf beschränken
muss, gelegentlich Drüsen mitwegzunehmen. Nur für puerperale und Graviditäts-
carcinome und für die gefährlichen, den Lymphwegen rasch fortschreitenden
Endotheliome mag der eingreifende abdominelle Weg als sicherste Hilfe erwogen
werden. So lange wir nicht die Dauerresultate des letzteren kennen, und so lange
wir nicht in der Lage sind, klinisch die Drüseninfektion zu erkennen, muss der
vaginale Weg, die erweiterte vaginale Totalexstirpation mit Zuhilfenahme des
Schuchardt'schen Schnitts und anderer Verbesserungen als der gebotene Modus
zur Ausrottung des Gebärmutterkrebses angesehen werden.

Den 2. Theil seiner Arbeit widmet K. seinen anatomischen Untersuchungen.
Die ätiologische Forschung hat bis jetzt nur das Vorkommen von Krebsparasiten
mit Sporenbildung, von Krebsschmarotzern erwiesen, nicht das von Krebserregern.
Für das Vorgehen des Klinikers muss daher das Ergebnis der mikroskopischen
Untersuchung maßgebend bleiben, deren sorgfältige Durchführung an seinem
Material uns Verf. ausführlich schildert. Die brennendste Frage, nämlich die,
welche Carcinome zu Drüsenmetastasen neigen, und welche Wege die verschiedenen Krebsarten bei ihrem Vordringen benutzen, kann nur durch sorgfältiges
Studium des Klinikers am Material der operablen und inoperablen Fälle gelöst
werden. Die mikroskopischen Untersuchungen des Verf., die durch Lithographien
auf 7 Tafeln und durch 12 Abbildungen im Text illustrirt sind, bringen in dieser
Beziehung interessante Aufschlüsse. Z. B. fand Verf. unter den letzten 28 inoperablen Fällen nicht weniger als 5 Sarkome besw. Endotheliome des Collum
resp. Corpus uteri, einen seltenen Fall von Cystadenoma cervicis und nur 22 Carcinome. Das Wachsthum der Plattenepithelcarcinome des Collum in der Cervical-

schleimhaut, das Vordringen der Höhlencarcinome in den perivaskulären Lymph-
gefäßen, die Polymorphie der Cylinderzellencarcinome und ihre Bösartigkeit (in
Bezug auf Metastasirung werden an passenden Beispielen in Wort und Bild eingehend dargestellt. Verf.s Ausführungen lassen keinen Zweifel darüber, dass gerade
der Uterus sehr geeignet ist zur Erforschung der Krebsgenese, und dass weitere
pathologisch-anatomische Untersuchungen auch praktische Resultate ergeben werden nicht nur für die Frühdiagnose, sondern auch für die Art des operativen Vorgehens.

6) Blumreich und Zuntz. Experimentelle und kritische Beiträge
zur Pathogenese der Eklampsie.

Zahlreiche Arbeiten hatten sich bis jetzt mit der Möglichkeit beschäftigt,
dass abnorme Reize es sind, die das nervöse Centralorgan der Schwangeren derartig reizen, dass Krämpfe ausgelöst werden. Dagegen liegen noch keine Untersuchungen über die abnorme Erregbarkeit des nervösen Centrums bei Eklampsie
vor. Die Verff. füllen diese Lücke aus, indem sie auf das Gehirn von Kaninchen
im nicht schwangeren und schwangeren Zustand chemische Reize wirken lassen,
und die zur Auslösung von Krämpfen nöthigen Dosen mit einander vergleichen.
Nach Landois' Vorgang wählen sie als Krampfgift das Kreatin, das sie nach
Trepanation auf das Kaninchenhirn aufpulvern, oder in Lösung in die Carotis
interna injiciren. Die 1. Serie von Versuchen, die an 13 nicht trächtigen und
8 hochträchtigen Thieren angestellt wurde, ergiebt als Resultat, dass allgemeine
Konvulsionen bei den hochschwangeren Thieren stets, bei den nicht schwangeren
nur in nicht ganz ²/₃ der Fälle mit verschiedenen Giftdosen erzeugt werden konnten.
Einwandsfreier sind die Versuche mit Kreatinlösungen, die bei 8 nicht trächtigen
und 5 hochträchtigen Kaninchen in die Carotis gespritzt wurden. Bei allen 5
letzteren traten schwere Allgemeinzustände mit Krämpfen und Lähmungen ein,
während 7 von den ersteren auch bei stark koncentrirten Lösungen keine allgemeinen Krämpfe zeigten. Das gravide Kaninchen reagirt auf ungleich kleinere
Dosen eines erregenden Agens mit typischen Krämpfen als das nicht gravide. —
— Gefrierpunktsbestimmungen des Blutserums Eklamptischer ergaben keine ein-
deutigen Resultate.

Im 2. Arbeitstheil geben die Verff. ein kritisches Referat über alle wichtigeren Arbeiten und Theorien, die sich mit der Pathogenese der Eklampsie beschäftigen. Es zeigt sich, wie wenig beweiskräftige Grundlagen alle die aufgestellten Theorien unterstützen. Auch die Autointoxikationstheorie steht noch
auf schwankenden Füßen; insbesondere sind alle Experimente zur Toxicität des
Harns und Blutserums Schwangerer und Eklamptischer anfechtbar und zum größten
Theil bereits als werthlos erkannt. Gegen die Herkunft des Giftes vom Fötus,
die modernste Form der Autointoxikationstheorie, lassen sich schwerwiegende Bedenken vom physiologischen Standpunkt aus geltend machen. Was einzig und
allein in der Flucht der Erscheinungen für die Existenz und Bedeutung eines
Giftes in der Ätiologie der Eklampsie spricht, das sind die Erfahrungen der pathologischen Anatomen.

Verff. glauben, dass die von ihnen gefundene Thatsache, dass das motorische
Centrum des Kaninchenhirns im schwangeren Zustand für Kreatin reizbarer ist
als im nicht schwangeren, nicht unwichtig für die Lösung der Eklampsiefrage ist.
Sie erklärt ohne Weiteres, warum auch beim Menschen die Krampfkrankheiten
(Tetanie, Chorea) an die Gravidität gebunden sind. Dass Reizwirkungen bei der
Eklampsie in Frage kommen, haben alle bisherigen Forscher auf diesem Gebiet
festgestellt. Es war aber noch nicht erwiesen, dass bei Graviden in der Konstitution des Gehirns ein besonderes Moment liegt, das auch geringfügige Reize
für diese viel gefährlicher macht. Es bleibt auf demselben Wege festzustellen,
ob eine specifische Reizbarkeit des Gehirns gegenüber den in Frage kommenden
Giften vorhanden ist. — Die Versuche der Verff. sind unzweifelhaft geeignet, die
experimentelle Forschung der Pathogenese der Eklampsie in andere, gesündere
Bahnen zu lenken.   Courant (Breslau).

Verschiedenes.

4) C. **Wettergren.** Zwei Fälle inveterirter, totaler Peritonealruptur. Perineoplastik.

(Eira 1901. p. 399.)

Die Ruptur ging in beiden Fällen bis 4 cm oberhalb der ursprünglichen Analöffnung. Spaltung des Septum nach Wegpräparirung des Narbengewebes. Fixirung der Sphinkterenden (nach Fritsch) nach unten und des Hymenalringes nach Rode-Brand) nach oben. Die Naht wird dann in gewöhnlicher Weise gelegt; zuerst das Rectum, dann die Vagina; dann werden die Anal- und Hymenalsuturen geknotet und zuletzt das Perineum zugenäht. Beide Pat. haben später normale Geburten ohne Perinealruptur durchgemacht. **Elis Essen-Möller** (Lund).

5) **Foerster** (New York). Gynäkologische Krankheitsbilder von Allgemeininteresse.

(New Yorker med. Monatsschrift 1901. Juli 7.)

Verf. berichtet über zwei Fälle, ein durch das Verschulden des Hausarztes zu spät konstatirtes Uteruscarcinom, so wie ein cystisch degenerirtes Myom, wo die Pat. gegen den Rath des Verf. von einem anderen Arzte von der Operation abgehalten wurde. Daran werden folgende Betrachtungen geknüpft: Die Ausbildung des praktischen Arztes ist in unserer Zeit eine viel genauere als früher. Dies macht sich wie auf allen Gebieten so auch auf dem der Gynäkologie bemerkbar. Besonders segensreich wirkt dieser Umstand auf die Behandlung des Carcinoms, indem die Frühdiagnose dieser Erkrankung — und damit die Garantie des operativen Dauererfolges — immer mehr gesichert wird. Aber auch in prophylaktischer Beziehung wird durch die größeren Kenntnisse des praktischen Arztes ein Fortschritt erreicht. Dadurch, dass die Erfahrung in der Therapie der Endometritis, Cervixläsionen, Ektropion etc. Gemeingut der Praktiker geworden ist, wird vielen Gelegenheitsursachen des Carcinoms der Boden entzogen. Eine hohe Amputation der Portio kann prophylaktisch für die Entstehung eines Cervixkrebses von ausschlaggebender Bedeutung sein. Bessere Ausbildung des praktischen Arztes in gynäkologischen Dingen wirkt auch indirekt ersieherisch auf das Publikum: Man unterzieht sich leichter. und öfters der gynäkologischen Untersuchung.

Des weiteren verbreitet sich Verf. über die Operationsmethoden bei Carcinom. Er glaubt, dass bei Cervixcarcinom und Corpuscarcinom die vaginale Methode der Totalexstirpation genügt. Portiocarcinome sollten — namentlich wenn sie Neigung zeigen, auf die Parametrien überzugehen — abdominell in] Angriff genommen werden.

Ein weiteres Kapitel ist den Uterusmyomen gewidmet. Verf. steht hier auf dem in Amerika verbreiteten radikalen Standpunkte: möglichst frühzeitige Operation! Dann ist es auch möglich, eine immer größere Anzahl der Myome vaginal zu operiren. Bei größeren Tumoren zieht Verf. die abdominelle Hysterektomie der supravaginalen Amputation bedeutend vor. Morcellement macht er wenig.

G. Frickhinger (München).

Originalmittheilungen, Monographien, Separatabdrücke und Büchersendungen wolle man an *Prof. Dr. Heinrich Fritsch* in Bonn oder an die Verlagshandlung *Breitkopf & Härtel* einsenden.

Druck und Verlag von Breitkopf & Härtel in Leipzig.

Centralblatt
für
GYNÄKOLOGIE

herausgegeben

von

Heinrich Fritsch

in Bonn.

~~~~~~~~

Sechsundzwanzigster Jahrgang.

Wöchentlich eine Nummer. Preis des Jahrgangs 20 Mark, bei halbjähriger Pränumeration. Zu beziehen durch alle Buchhandlungen und Postanstalten.

No. 22.   Sonnabend, den 31. Mai.   1902.

Inhalt.

I.

(Aus der Universitätsfrauenklinik zu Königsberg i/Pr.)

Ein Doppelkatheter zur Verhütung der Cystitis bei Frauen.

Von

Dr. Paul Rosenstein,

ehemaliger Assistensarzt der Klinik; z. Z. Assistent an der chirurg. Abtheilung des Krankenhauses der jüd. Gemeinde zu Berlin (Direktor: Prof. Dr. J. Israel).

Ein besonders misslicher Umstand bei der Nachbehandlung der gynäkologischen Operationen ist der in der ersten Zeit nach dem Eingriff meist nothwendig werdende Katheterismus. Abgesehen davon, dass die Unfähigkeit, selbst den Urin zu entleeren, für die Pat. viel Lästiges hat, entstehen durch das Einführen des Katheters, namentlich, wenn es durch längere Zeit fortgesetzt werden muss, oft Entzündungen der Blase, welche ihrerseits wiederum einer wochenlangen Nachbehandlung bedürfen. Die Anwendung des Katheters

22

— es ist wohl überall das allgemein bekannte röhrenförmige Metall-
oder Glasinstrument mit leicht gekrümmtem Schnabel im Gebrauch —
soll in sauberer Weise so vor sich gehen, dass man nach Desinfektion
der Hände mit der einen Hand die Labien aus einander spreizt, so
dass das Orificium urethrae externum deutlich und unbedeckt sichtbar wird; dann nimmt man mit der anderen Hand einen mit des-
inficirender Flüssigkeit (Sublimat, Lysol etc.) getränkten Bausch und
säubert mit demselben die äußere Harnröhrenmündung; erst dann
wird der ausgekochte Katheter ergriffen und langsam eingeführt.
Selbst wenn man auf das gewissenhafteste nach dieser Vorschrift
verfährt, so wird man doch immer wieder Fällen begegnen, in denen
nach länger dauerndem Katheterismus mehr oder weniger heftige
Entzündungen der Blase entstehen; jeder Gynäkologe verfügt über
zahlreiche derartige Erfahrungen. Die Erklärung einer solchen
Cystitis liegt sehr nahe. Die äußeren Genitalien des Weibes be-
herbergen, wie bekannt, eine Unzahl von Mikroorganismen, und man
wird kaum im Stande sein, durch das Abwischen der Harnröhrenmündung mit einem antiseptischen Bausch dieselbe keimfrei zu machen;
selbst wenn das aber gelingen sollte, so sitzen erfahrungsgemäß die vorderen
$^1/_3$ der Harnröhre selbst noch voll von Infektionserregern, und der
Katheter wird auf dem Wege durch die Urethra einen Theil davon in die
Blase mitnehmen und dieselbe inficiren; noch sicherer wird diese Verunreinigung erreicht, wenn die Katheterspitze in der Hand Unerfahrener
so weit vorgeschoben wird, dass sie mit der Blasenwand in Berührung kommt; hier ensteht direkte Infektion durch Kontakt.

Von dieser Erwägung ausgehend, habe ich einen Katheter konstruirt, welcher die Aufgabe lösen soll, die Infektion der Blase beim
Katheterisiren zu verhüten oder wenigstens die Zahl der Katheter-
cystitiden auf ein Minimum zu beschränken. Der Katheter[1] besteht
aus 2 Theilen, einem Außenrohr (A) und einem Innenrohr (I). Das
Außenrohr dient nur zum Schutze, das Innenrohr stellt den eigentlichen Katheter dar. Das Außenrohr besteht nun seinerseits wiederum
aus 2 Theilen, dem Führungsschaft (a) und der Schutzhülse (b), die
durch eine Scheibe (c) von einander abgegrenzt sind. Die Anwendung des Katheters geht so vor sich, dass zunächst das Außenrohr bis zur Scheibe (c) in die Harnröhre eingeführt wird; sodann
wird das Innenrohr bei e in den Führungsschaft gesteckt und durch
denselben und die Schutzhülse über d hinaus in die Blase vorgeschoben (s. Fig. III). Die Schutzhülse (b) ist 3 cm lang und wird
in die Harnröhre eingeführt; daselbst verhindert die Scheibe (c) ein
weiteres Vordringen des Außenrohres. Der Führungsschaft (a) ist 10 cm
lang und dazu bestimmt, dem Innenrohr (I) eine feste Führung zu
geben; dies wird dadurch erreicht, dass sein innerer Durchmesser
gleich dem äußeren Durchmesser des Katheters ist (cf. Fig. III).

---

[1] Das Instrument wird von der Firma Louis u. H. Löwenstein, Berlin,
Ziegelstraße, zum Preise von 4 ℳ hergestellt. D. R. G. M.

Das Außenrohr wird, wenn es in die Harnröhre gebracht wird, an seiner Spitze (*d*) eine Anzahl von Keimen mitnehmen; diese würden, wenn der Katheter (*I*) beim Einführen die Spitze (*d*) der Schutzhülse berühren würde, in die Blase verschleppt werden, und so eine Infektion derselben bewirken können. Um diese Verschleppung zu verhüten, ist der Durchmesser der Schutzhülse erweitert worden, so dass eine Berührung des Katheters mit der ganzen Innenfläche und Spitze der Schutzhülse vermieden wird; es bleibt, während der Katheter in dem Führungsschaft eine sichere Leitung hat, allseitig ein Zwischenraum zwischen ihm und der Schutzhülse (cf. Fig. III). Um die Einführung der letzteren zu erleichtern, ist dieselbe an ihrer Spitze (*d*) leicht konisch zugespitzt.

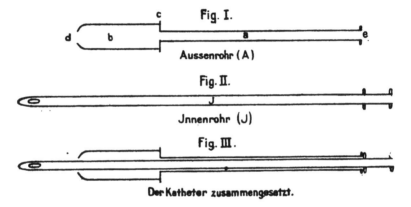

Fig. I.

Aussenrohr (A)

Fig. II.

Jnnenrohr (J)

Fig. III.

Der Katheter zusammengesetzt.

Es wird durch den angegebenen, sehr einfachen Konstruktionsmodus erreicht, dass der Katheter, welcher in das Blaseninnere eindringt, auf seinem ganzen Wege eine Berührung mit Infektionskeimen vermeidet und damit die Vorbedingung für die Entstehung einer Cystits umgeht.

Die Länge der nur für die Harnröhre bestimmten Schutzhülse muss eine bestimmte sein, und zwar muss sie sich nach der Durchschnittslänge der weiblichen Harnröhre richten; dieselbe schwankt ungefähr zwischen 3,5—5 cm. Ich habe für die Länge der Schutzhülse 3 cm gewählt; es geschah dieses erstens, um eine für alle Fälle passende, nicht zu lange Schutzhülse zu erhalten, da dieselbe in das Blaseninnere nicht eindringen darf; zweitens, weil eine große Anzahl von Versuchen mich gelehrt hat, dass nach Einführung der Schutzhülse bis zur Scheibe das Andrücken des Außenrohres gegen die Harnröhrenmündung genügt, um zu bewirken, dass die Harnröhre sich in sich selbst zusammenschiebt und dem entsprechend verkürzt; es würde also eine Schutzhülse, welche dieselbe Länge wie die Harnröhre besäße, beim Einführen in dieselbe bis in die Blase gleiten; das wird bei 3 cm unter allen Umständen vermieden. Aber

22*

auch dem Innenrohr, dem eigentlichen Katheter, wird dadurch, dass
es nur bis zu einem bestimmten Punkte in das Außenrohr hinein-
geschoben werden kann, beim Vordringen in die Blase ein bestimmter
Halt geboten, so dass eine Berührung der Katheterspitze
mit der Blasenwand unmöglich wird; ein Umstand, der für
die Prophylaxe der Cystitis nicht zu unterschätzen ist.

Man könnte mir einwenden, dass das Innenrohr, ehe es in die
Harnröhre kommt, doch noch einen Theil der Harnröhre ohne Schutz
durchwandert, zumal in Fällen, wo die Harnröhre so viel länger
als die Schutzhülse ist, da letztere nicht bis an den Sphincter
vesicae die Urethra auskleidet; selbst wenn dies der Fall sein sollte,
so wird es sich nur um den hinteren Theil der Harnröhre handeln,
aus welchem Partikelchen in die Blase verschleppt werden könnten,
ein Umstand, der um so belangloser ist, als bakteriologische Prüfungen
mehrfach ergeben haben, dass das hintere Drittel der Harnröhre
keimfrei ist.

Ich möchte noch hinzufügen, dass ich der Billigkeit halber Versuche mit einem entsprechend konstruirten Glaskatheter ausgeführt
habe; ich bin davon abgekommen, weil die Herstellung eines Glas-
instruments, bei welchem die Berührung des Innenrohrs mit der
Spitze der Schutzhülse vermieden werden soll, sehr viel Schwierigkeiten bietet, und das Innenrohr wegen zu geringen Durchmessers
leicht zerbricht.

Die Anregung zur Konstruktion des beschriebenen Katheters
verdanke ich meiner Thätigkeit als Assistenzart an der Universitäts-
frauenklinik des Herrn Prof. Winter; ich habe mit dessen gütiger
Erlaubnis an zahlreichen Frauen die Brauchbarkeit des Instruments
erprobt und recht ermuthigende Resultate erhalten. Ich glaube nicht,
dass es gelingen wird, mit Hilfe des Doppelkatheters eine Cystitis
in jedem Falle zu vermeiden, zumal bei der Entstehung eines Blasenkatarrhs nach Katheterisiren sicherlich noch andere Momente mit-
spielen, als wie die instrumentelle Verschleppung von Infektions-
trägern in die Blase; der Katheter würde vielmehr seinen Zweck
vollkommen erfüllen, wenn es durch seine Anwendung gelänge, die
Zahl der postoperativen Cystitiden wesentlich zu beschränken.

Zum Schluss möchte ich nicht unterlassen, Herrn Prof. Winter
für das liebenswürdige Interesse, welches er dem Instrumente ent-
gegengebracht hat, so wie für die wohlwollende Prüfung und Anerkennung desselben auch an dieser Stelle meinen ergebensten Dank
zu sagen.

II.

Zur Castratio uterina atmokaustica bei Hämophilie.

Von

Ludwig Pincus.

Ein neues Moment, welches bei der ersten Publikation (d. Bl. No. 8) noch der Begründung harrte, veranlasst folgende Mittheilungen.

Es betrifft die Hämophilie des weiblichen Geschlechts. Doch zunächst etwas Allgemeines zu dem Aufsatze Neumann's (d. Bl. No. 12).

Das spontane Aufhören der Menstruation bei phthisischen Frauen kennzeichnet das Heilbestreben der Natur. Es tritt vielfach erst auf dem verderblichen Umwege über die Menorrhagie oder Metrorrhagie in Erscheinung. Der Volksglaube Betreffs der verhängnisvollen Rolle dieser sinnfälligen Erscheinung im Verlaufe destruktiver Lungenaffektionen ist in so fern begründet, als die Amenorrhoe oft ein Symptom vorgeschrittener Organzerstörung darstellt.

Die Schlussfolgerung des Volkes bewegt sich im umgekehrten Kreise. Einer anderen Logik ist das ungebildete oder halbgebildete Weib ohne ärztliche Belehrung nicht zugänglich. Um die Menstruation als Sonne dreht sich bei ihr das Planetensystem aller übrigen Lebensfunktionen. Mystik und Wunderglaube knüpfte mit Vorliebe an die Erscheinungsweise der monatlichen »Reinigung« an.

Somit ist die Einwirkung auf die Psyche verständlich, oder doch nicht ungewöhnlich, zumal der Durchschnitt immer erst durch Schaden klug wird. Das Ankämpfen gegen die Amenorrhoe ist eine Thorheit, welche tief im Aberglauben des Volkes wurzelt. Sie gehört nicht in eine wissenschaftliche Diskussion hinein. Denn sie geschieht — hoffentlich — stets gegen den Wunsch und sicher oft »hinter dem Rücken« des Arztes.

Die Cessatio mensium spontanea ist etwas anderes, anderes die Castratio uterina atmokaustica!

Letztere darf nur im Einverständnis mit der pluriparen Pat. und ihrer Familie auf Grund eines Konsiliums erstrebt werden. Das von Neumann betonte, ungünstige, psychische Moment fällt damit in der Hauptsache ohne Weiteres fort. Es knüpfen sich sogar berechtigte Hoffnungen an den ungewöhnlichen Vorgang!

Die Ausfallserscheinungen sind gering. Gegentheilige Behauptung ist Theorie.

Der Fortfall des psychischen Moments, die relative Geringfügigkeit der Ausfallserscheinungen, sie bilden eine ernste Stütze für die Berechtigung unseres Vorgehens. Das bedarf keiner weiteren Begründung.

Eine Sonderstellung in dieser ganzen Frage nimmt die Hämophilie des weiblichen Geschlechts ein.

Sie kontraindicirt die Sterilisirung vermittels der Tubendurchschneidung (Kehrer), sie indicirt im konkreten Falle die Castratie uterina atmokaustica. Das wird ausführlich an anderem Ort begründet werden.

Die Hämophilie gewinnt hier ein besonderes Interesse, weil die Atmokausis berufen wurde, neue und aussichtsvolle Gesichtspunkte in der Therapie dieser Diathese zu eröffnen. Das wurde bereits in der Sammelforschung[1] gezeigt und dann namentlich von Stoeckel[2] in überzeugender Weise und eindringlich dargethan.

Die Behandlung der Hämophilie mittels der Atmokausis hat nicht nur die Bekämpfung der unmittelbaren Lebensgefahr, die unmittelbare Lebenserhaltung oder Lebensrettung zur Aufgabe, sondern sie hat auch — wenn auch nicht absolut — den aus letzterem Moment mittelbar und unmittelbar sich ergebenden, prophylaktischen Zwecken von weittragender Bedeutung zu dienen. Diese sind: Ausschaltung der Funktion der Mucosa uteri, der Fortpflanzungsmöglichkeit, die künstliche Sterilisirung.

Es ist das Verdienst von Kehrer auf die hohe Bedeutung der Hämophilie beim weiblichen Geschlecht die Aufmerksamkeit gelenkt und eine gewisse Gesetzmäßigkeit in der Erscheinungsweise der Diathese festgestellt zu haben. Allein, es giebt in der Welt nichts Absolutes.

Aus den werthvollen Arbeiten von Börner, Stumpf, v. Limbeck und Anderen geht klar hervor, dass die Hämophilie beim weiblichen Geschlecht viel häufiger vorkommt, als man früher allgemein glaubte.

Es ist hier weniger die Purpura haemorrhagica, s. Morbus Werlhofii gemeint, welche für gewöhnlich erst ein erhebliches, praktisches Interesse in der Fortpflanzungsperiode — Schwangerschaft, Geburt, Wochenbett — gewinnt, welche nicht selten mit Temperatursteigerungen verläuft und zweifellos begründete Vergleiche mit der Sepsis bietet, sondern es handelt sich hier um die Hämophilie im engeren Sinne.

Es ist eine ganze Anzahl von Fällen bekannt geworden, dass sich junge Mädchen bei der ersten oder einer späteren, einfachen Menstruation zu Tode bluteten; es sind Fälle bekannt, dass einer kunstgerechten Abrasio bei Hämophilie der Verblutungstod folgte. Man stand der Sachlage machtlos gegenüber.

Eine erfolgreiche Therapie knüpft sich erst an den Ausbau der Atmokausis!

---

[1] Sammlung klinischer Vorträge. N. F. No. 261/262. 1899. December.
[2] Therapeutische Monatshefte 1900. December. Vortrag auf der Naturforscherversammlung zu Aachen, September 1900.

Ein Zweifel an der Richtigkeit der Diagnose in den Fällen von Gummert, v. Guérard, Stoeckel und Verfasser dürfte nicht zu begründen sein.

Schon in der Sammelforschung wurde der Beweis von der hohen therapeutischen Werthigkeit der Atmokausis in der Behandlung der Hämophilie (Menorrhagie) erbracht; er wurde von Stoeckel an der Hand eines ernstmahnenden Falles mit lebhaften, eindringlichen Worten bestätigt.

Aber hier handelt es sich weniger um diese feststehende, klinische Thatsache, denn vielmehr um die aus ihr quellenden unmittelbaren und mittelbaren Folgerungen.

Und diese knüpfen zweckmäßig an die Fragen an:

1) dürfen hämophile Mädchen heirathen?

2) hat die Therapie (Atmokausis) Rücksicht auf even-tuelle Heirath zu nehmen?

Man könnte die erste Frage umfassender stellen: dürfen weib-liche Mitglieder von Bluterfamilien heirathen? Bei dieser Fassung kommt ein, in der Genese unklares, in seinen Erscheinungen mystisches, durch klinische Beobachtung eruirtes, durch klinische Thatsachen vielfach bestätigtes Moment hinzu: die Möglichkeit und relative Wahrscheinlichkeit, auch von einem gesunden Manne hämo-phile Kinder zu gebären, auch dann, wenn die Frau — selbst in-tegra — nur als descendentes Mitglied einer Bluterfamilie angehört.

Diese Frage muss ganz allgemein mit »nein« beantwortet werden. Es würde jedoch zu weit führen, hier ausführlich darauf einzugehen. Der Gegenstand wird monographisch bearbeitet werden.

Uns interessirt hier vornehmlich die 2. Frage: Hat die Thera-pie Rücksicht auf eventuelle Heirath zu nehmen?

Handelt es sich um profuse, lebensbedrohliche Blutungen hämo-philer Mädchen in der Pubertätszeit, bei den ersten Menstruationen, so zwingt die Indicatio vitalis zur Atmokausis. Man wird im kon-kreten Falle zweifellos berechtigt sein: maximum et ultimum: die Obliteration, die volle Zerstörung der Funktion der Mucosa zu er-zwingen (v. Guérard, Stoeckel, Fritsch).

v. Guérard schreibt bei der letzten Umfrage des Verf. (am 23. Januar 1902): »Der Bluterin geht es sehr gut. Sie hat nie wieder Menses gehabt, ist aber dick und rund geworden und hat sich verheirathet; natürlich ohne Erfolg«.

Fritsch theilte dem Verfasser vor wenigen Tagen mit, dass es der Bluterin aus der Publikation Stoeckel's »sehr gut« gehe, dass keine Menstruationen mehr vorhanden sind, und dass keine Be-schwerden geklagt werden. Eine Sondirung hat seit der Entlassung nicht stattgefunden, so dass die Obliteration nur als »höchstwahr-scheinlich« angenommen werden könne. (Siehe auch »Krankheiten der Frauen«. 10. Aufl. 1901. p. 572³.)

---

³ Man vergleiche auch: Blacker, Journ. of obstetr. and gynaecol. of the

Jedenfalls wurde die Obliteration in beiden Fällen mit zweifel-
loser Berechtigung erstrebt.

Man darf mit Bestimmtheit aussprechen, dass ein solches Vorgehen nur bei schwerer Hämophilie nothwendig ist. Man hat es
demnach in der Hand, den klinischen Thatsachen des bestimmten
Falles beobachtend zu folgen (Gummert[4], Verfasser[5]).

Gummert schrieb bei der letzten Umfrage (11. Februar 1902):
»Menstruationen regelmäßig in Pausen von 3—4—5—6 Wochen und
2—8tägiger Dauer, einige Male waren sie stark, meistens aber schwach.
Es besteht noch Bleichsucht (viel Nasenbluten), sonst fühlt Pat. sich
gesund«.

Bei der Pat. des Verfassers wurde trotz prophylaktischer Darreichung von Ergotin und trotz Gelatineinjektionen am 18. Tage
˙des Wochenbetts (29. November 1901) die Wiederholung der Atmokausis nothwendig. Derselben folgte eine Amenorrhoe von $2^{1}/_{2}$monat-
licher Dauer.

Sollte sich die Diathese, wie nicht selten, namentlich nur im
Puerperium zeigen, so wäre an eine prophylaktische Atmokausis,
ungefähr am 8.—10. Tage, zu denken. Sollten sonstige, schwerere
Blutungen eintreten, so kommt die Castratio uterina atmokaustica
in Frage.

Je milder der Eingriff im Allgemeinen zu sein braucht, um so
besser natürlich. —

Doch darf man, wenn schwere Hämophilie vorliegt und es
gilt, das Leben zu erhalten, auf etwaige Heirath und Fortpflanzung keinerlei Rücksicht nehmen.

Die 21jährige Pat. v. Guérard's war das einzige überlebende
Kind der hämophilen Mutter. Mutter und Schwester waren den
Verblutungstod gestorben. Ihr stand nach brieflichen und münd-
lichen Berichten v. Guérard's dasselbe Schicksal bevor. »Die ganz
enorme Blutung war durch nichts zu stillen, stand nach der Atmokausis sofort«.

Die 14jährige Pat. Stoeckel's befand sich, als sie in die Bonner
Frauenklinik aufgenommen wurde, in vollkommen hoffnungslosem
Zustande. »Leichenblass, abgemattet, unfähig zu gehen und zu
stehen, bot sie ein höchst jammervolles Bild.« Und bei der Entlassung war sie »frisch und rosig«; bald darauf hatte sie »dicke,
rothe Backen«.

Beide Pat. wären ohne Atmokausis rettungslos verloren gewesen;
beide waren Moribundae! Auch Fritsch erkannte das ausdrücklich an.

Brit. Emp. 1902. Mai und Hammerschlag (Prof. Winter, Königsberg), Therapie
der Gegenwart 1902. Mai.

[4] Sammelforschung p. 31 und Monatsschrift für Geburtsh. u. Gynäkol. 1899
Bd. IX. Hft. 4. p. 549.

[5] Sammelforschung p. 32. Der Fall wird in der Monographie ausführlich
veröffentlicht.

Ist die Pubertätszeit glücklich überstanden, ohne dass die Obliteration oder die Zerstörung der Funktion aus vitaler Indikation nothwendig wurde, so dürfte nach des Verfassers Überzeugung später eine Obliteration nur dann gestattet sein:

1) im Puerperium, wenn es sich um lebensbedrohliche Blutungen handelt und gleichzeitig die Thatsache des Vererbtseins der Diathese festgestellt ist (Omphalorrhagie, Melaena u. dgl.); wenigstens muss man das 2. Moment stets mit in Erwägung ziehen.

2) in der Klimax, ohne jedes Bedenken. Handelt es sich jedoch »nur« um unstillbare, puerperale, vor Allem Spätblutungen, speciell auch um Blutungen post abortum notorisch hämophiler Frauen, so wird es zunächst durchaus Aufgabe der Therapie, also der Atmokausis, sein müssen, wenn irgend möglich noch die Funktion der Mucosa zu erhalten.

Und zwar aus dreifachen Gründen:

1) Erfahrungsgemäß nimmt die Schwere der Diathese mit fortschreitendem Alter ab.

2) Es ist nicht unmöglich, wenn auch aus der bisherigen Litteratur nicht klar ersichtlich, dass auch die Vererbungsmöglichkeit allmählich eine geringere wird.

3) Die specielle Therapie der Hämophilie des weiblichen Geschlechts verfügt in der Atmokausis über ein zuverlässiges Heilverfahren. Kennt man nun die der hämophilen Parturiens drohenden Gefahren, so ist man allzeit in der Lage diesen Gefahren, also event. prophylaktisch, vor Beginn der eigentlichen Spätblutungen oder auch schon in den ersten Tagen des Puerperiums zu begegnen.

Da es im konkreten Falle nothwendig werden kann bis zur Obliteration oder Funktionszerstörung einzuwirken, so wird man zweifellos gut thun, sich die schriftliche Einwilligung der Pat. oder ihrer Angehörigen zuvor geben zu lassen.

Nochmals sei hier hervorgehoben, dass die Möglichkeit einer Menstruatio cervicis stets bestehen bleibt. Denn eine Zerstörung der Mucosa des Cervicalkanals mit ihren Folgen (Stenose, Atresie) gehört eben so wenig zur kunstgerechten Atmokausis, wie die Perforation des Uterus zur Curettage! Sollte eine Anzeige bestehen oder sich ergeben, auch die Menstruatio cervicis zu beseitigen, so gelingt es sehr leicht vermittels der Zestokausis dieses Ziel zu erreichen.

Nachtrag:

Heute endlich ist Verfasser auch in der Lage über das definitive Ergehen der von ihm im chirurg. Lazarett zu Danzig auf Anregung von Prof. Barth im September 1897 atmokaustisirten Pat., von welcher in der Litteratur wiederholt die Rede war (d. Bl. 1898 No. 10, Sammlung klin. Vorträge N. F. 1899 No. 261/262 p. 32), Authentisches zu berichten.

Es handelte sich um einen, hierher gehörigen, bald 5 Jahre
zurückliegenden Fall von Castratio uterina atmokaustica bei der
zweifellos hämophilen Virgo.

Der Erfolg bezüglich der profusen, überall vergeblich behandelten Meno- und Metrorrhagien ist ein vollkommener: »Seit
der Danziger Operation ist die Periode nie mehr eingetreten.« Vor $1^1/_2$ Jahren, also 3 Jahre post atmokausin, traten
in 3—4wöchentlichen, regelmäßigen Pausen Blutungen aus dem
Rectum auf. (Die vom Verfasser behandelte Schwester litt an vica-
riirender Menstruation aus dem Munde [Centralblatt für Gynäkol.
1898 No. 10].)˙ Die Rectumblutungen hörten nach Entfernung von
3 kleinen Hämorrhoidalknoten auf (Bericht des behandelnden Arztes
Dr. G. in T. vom 26. April 1902).

III.

Was ist intraabdomineller Druck?

Von
Dr. Robert Meyer.

Gelegentlich einer Diskussion über Retroflexio uteri in der
Berliner gynäkologischen Gesellschaft am 14. März d. J. habe ich
den »intraabdominellen Druck« als ein »Phantasiegespenst« bezeichnet. Die Kürze der Zeit erlaubte nicht, näher darauf einzugehen,
so dass ich glaube gut zu thun, wenn ich versuche, an dieser Stelle
dem Gespenst energisch zu Leibe zu gehen.

Obgleich es über den Begriff an klaren Vorstellungen fehlt, so
scheint es doch nach Allem, was darüber veröffentlicht worden, in
der Meinung besonders der Gynäkologen eine feststehende Thatsache,
dass der »intraabdominelle Druck« wenn auch nicht gerade messbar[1],
so doch eine bestimmte, für den ganzen Bauchraum einheitliche
Größe repräsentire.

Da dieser »intraabdominelle Druck« sich von Geschlecht zu
Geschlecht fortpflanzt und wir alle erblich damit belastet sind, so
unterlasse ich es gern, Litteratur anzuführen, damit ich den Begriff
um so unsanfter anfassen kann. Auf die Frage, wo der Druck seinen
Sitz habe konnte ich keine sichere Auskunft erhalten; jedoch scheint
der Glaube vorzuherrschen, dass dieser besondere Druck in der
Peritonealhöhle sein Unwesen treibe und von hier aus die Organe
angreife.

Dem gegenüber behaupte ich nun: es existirt kein Druck,
welcher dem Peritonealraum als solchem eigen wäre, wie
etwa der Donders'sche (negative) Druck dem Pleuraraum, und es

---

[1] Sämmtliche älteren und neueren Versuche, den abdominellen Druck zu
messen, beruhen auf falschen Voraussetzungen und fehlerhaften Experimentbedin-
gungen.

giebt keinen einheitlichen Druck, welchem die Bauchhöhle
und ihr Inhalt untersteht, sondern der Druck ist an jeder Stelle
und zu jeder Zeit verschieden. Das Privilegium eines negativen
Eigendruckes (negativ = niedriger als der Atmosphärendruck) erwirbt
sich die Pleurahöhle zweifellos erst allmählich, und zwar dadurch,
dass die angeborene Elasticität ihrer Wandungen nachlässt, so dass
letztere der räumlichen Schwankung bei Kontraktion der elastischen
Lunge nicht genügend folgen können. Also die Starrheit der
Wandungen ist die Ursache für die Druckdifferenz zwischen Pleurahöhle und Außenwelt.

Anders die Peritonealhöhle; diese besitzt elastische Wandungen; die Bauchwandungen (insbesondere die vordere) passen sich
durch Ausdehnung und Zusammenziehung der wechselnden Füllung
der Organe, so wie den durch die Zwerchfellsbewegung hervorgerufenen Gestaltsveränderungen räumlich an. Die Dehnbarkeit der
Bauchwandung lässt also im normalen Zustande kein wesentliches
Missverhältnis zwischen Raum und Inhalt aufkommen, wovon sich
jeder bei Laparotomien überzeugen kann; macht der Operateur
einen nur kleinen Einschnitt, so quellen die normal gefüllten Därme
kaum vor; sind die Därme vorher gut entleert, so kann man sogar
durch Aufheben des noch geschlossenen Peritoneums einen negativen
Druck künstlich erzeugen, welcher beim Eröffnen des Peritoneum
durch Eindringen der Luft ausgeglichen wird. Hierbei ist freilich
die Muskulatur durch Narkose erschlafft.

Werden die Bauchwandungen durch Füllung der Organe gedehnt, so setzen sie dem einen (elastischen) Widerstand entgegen,
so dass sie also thatsächlich wahrscheinlich schon bei mäßiger Organ-
füllung einen leichten Druck ausüben; jedoch ist dieser von der
Bauchwand auf den Inhalt der Bauchhöhle ausgeübte Druck nicht
überall der gleiche, sondern überall verschieden, und zwar ist er an
jeder Stelle so groß, dass er in Summa mit dem atmosphärischen
Druck dem von innen auf die Bauchwand ausgeübten Druck das
Gleichgewicht hält; denn Druck ist die Kraftäußerung zweier sich
berührender Theile auf einander in entgegengesetzter Richtung und
in gleicher Stärke. Im Inneren der Bauchhöhle ist jedoch der Druck
an allen Stellen ungleich, wie wir bald sehen werden.

Wenn wir uns des weiteren über Druck verständigen wollen, so müssen wir
Zweierlei streng aus einander halten, nämlich 1) was erzeugt Druck? und 2) wie
pflanzt der Druck sich fort?

ad 1) Druck (ich vermeide geflissentlich, mehr physikalische Definition als
unbedingt erforderlich heranzuziehen) wird z. B. durch Schwere hervorgerufen.
Der durch Schwerkraft eines Körpers auf seine Unterlage ausgeübte Druck ist
sein Gewicht. (Gewichtsmasse mal Erdbeschleunigung). Der im Innern einer
Flüssigkeit herrschende, durch ihre Schwere ausgeübte Druck ist an jeder Stelle
gleich dem Gewicht der über ihr lastenden Flüssigkeitssäule; also in der Tiefe
ist der Druck größer als näher der Oberfläche.

Der Druck der eingeschlossenen Gase wird nur zum geringsten Theil durch
ihre Schwere hervorgerufen; ihr Ausdehnungsbestreben ist die Hauptursache ihres
Druckes. Diese Expansionskraft wächst mit der Abnahme des Volumens; dabei

wächst im gleichen Maße natürlich auch der von außen auf das Gas ausgeübte Druck.

ad 2) Eben so wie auf Gase kann natürlich auch auf Flüssigkeiten und feste Körper von außen ein Druck ausgeübt werden; wie pflanzt sich dieser von außen ausgeübte Druck fort? In Gasen und Flüssigkeiten nach allen Seiten gleichmäßig, in festen Körpern jedoch nur parallel zur Druckrichtung.

Also man unterscheide scharf den Druck der Schwere, welcher jedem Körper eigen ist und den von außen hinzukommenden Druck; es versteht sich von selbst, dass beide sich summiren. Addiren wir aber zu zwei ungleichen Größen je eine gleiche, so erhalten wir zwei ungleiche Summen. Wenn ich also auf eine Flüssigkeit von außen einen Druck ausübe, so pflanzt sich dieser freilich nach allen Stellen gleichmäßig fort, aber dennoch ist der Druck in der Flüssigkeit nicht überall gleich, sondern es kommt noch der durch die Schwere der Flüssigkeit selbst hervorgerufene, in verschiedenen Höhen ungleiche Druck hinzu. Die Flüssigkeit war uns nur ein Beispiel; ähnlich ist es bei den festen Körpern; mein Körpergewicht lastet auf einem Stuhl, das Gewicht beider auf einem Gebäude, das Gewicht aller drei zusammen auf dem Erdboden. So lastet auch das Gewicht des Darmes und seines Inhalts auf dem Uteruskörper und dieser auf der Blase, das Gewicht aller drei zusammen auf der Symphyse und dem Beckenboden etc., demnach ist der Druck der Schwere an den genannten Organen ungleich; kommt nun hierzu ein Druck anderer Art, so pflanzt er sich in den festen Körpern nur parallel zur Druckrichtung, in den Darmgasen und in den Flüssigkeiten gleichmäßig fort, und das erhöht die Mannigfaltigkeit der Druckdifferenzen.

Wenn wir nun bedenken, dass viele verschiedene Momente (Expansion der Darmgase, Blut- und Sekretionsdruck, Füllung der Reservoire, Peristaltik, Bewegung der willkürlichen Muskulatur, Bauchpresse, Zwerchfell etc.) in sehr verschiedenen Richtungen und im fortwährenden Wechsel begriffen einwirken, so kann man wohl behaupten, dass die Zahl der Kombinationen eine unendliche ist und es ergiebt sich daraus, dass der Druck zu jeder Zeit und an jedem Punkte der Bauchhöhle verschieden groß ist.

Jetzt könnte man mir vielleicht noch einwenden, der Peritonealraum sei mit Flüssigkeit gefüllt und diese leite den Druck gleichmäßig fort; das ist nun außer bei Ascites nicht der Fall. Die kapillare Menge genügt nämlich nicht, um eine zusammenhängende Flüssigkeitsschicht zwischen den Organen zu bilden und kann aus diesem Grunde den Druck nicht gleichmäßig fortleiten; anders könnten nämlich die Organe überhaupt nicht formgestaltend auf einander einwirken, weder dauernd noch vorübergehend, was sie in der That immer thun.

Kann demnach von einem einheitlichen Druck in der Bauchhöhle gar nicht die Rede sein, so müssen wir die Bezeichnung

»intraabdomineller Druck«, welche nur verwirrt, gänzlich beseitigen; darum sage ich: fort mit dem »intraabdominellen Druck«!

Zu dieser Radikalkur wird sich Mancher nur schweren Herzens entschließen, und dazu mag bewusst oder nicht bewusst die alte Lehre beitragen, dass unter Umständen auch negativer Druck in der Bauchhöhle herrscht; insbesondere gilt dieses für die Knie-Ellenbogenlage. Auch dieses Vorurtheil gehört zum Urväter-Hausrath besonders der gynäkologischen Litteratur. Was ändert sich denn eigentlich in dieser Lage?

In Knie-Ellenbogenlage zieht die Schwerkraft die Organe der vorderen Bauchwand zu und die Form des Leibes verändert sich; aber dadurch wird die räumliche Ausdehnung der Leibeshöhle durchaus nicht berührt, wie man bisher angenommen hat. Diese Annahme scheint namentlich aus dem Vordrängen der vorderen Bauchwand nach unten und aus der Veränderung des Beckenbodens (Einziehung) entstanden zu sein. Das Vordrängen der vorderen Bauchwand aber wird ausgeglichen durch Einbiegung der Wirbelsäule (Lordose), und wer sich davon überzeugen will, der mache in Knie-Ellenbogenlage eine Streckung oder gar eine Biegung der Wirbelsäule nach außen (Kyphose) und beachte dabei den völligen Rückzug der vorderen Bauchwand. Auch kann man dieses Phänomen an jeder Katze studiren, wenn sie einen Buckel macht. Das Einziehen des Beckenbodens in Knie-Ellenbogenlage aber bedeutet ebenfalls eine Ausgleichsveränderung, wie sie an jeder Stelle der elastischen Wandung bei Gestaltsänderung erfolgen muss; dazu kommt die Entlastung des Beckenbodens von der Schwere der Organe und der Zug der nach vorn herunterfallenden Organe (Blase, Genitaltractus, Darm).

Ein negativer Druck existirt desshalb nicht in der Bauchhöhle, weil der atmosphärische Druck ihn ausgleichen würde durch Eindrücken der Bauchwand. Also auch einen negativen Druck kann ich nicht zugeben.

Druck ist selbstverständlich überall vorhanden; da aber der Druck an allen Stellen des Bauches verschieden ist und da die Bauchhöhle, das ist der intraperitoneale Raum zwischen den Organen selbst und zwischen ihnen und der Bauchwand, keinerlei Sonderdruck untersteht, so wiederhole ich: fort mit dem »intraabdominellen Druck«!

IV.

Über Wesen und Bedeutung
der veränderten Blutbeschaffenheit bei eitrigen Processen im Genitalapparat der Frau.

Von

Dr. Karl Ernst Laubenburg in Remscheid.

Während das Verhalten des menschlichen Blutes bei fieberhaften Allgemeinerkrankungen, z. B. bei Typhus, Scharlach etc. und auch bei lokalen eitrigen Processen, wie Perityphlitis, Caries etc., genauer studirt wurde, ist dies bei jenen manchmal so überaus langwierigen und starken Eiterungen im Bereich der Genitalsphäre der Frau bisher nicht in gleicher Weise der Fall gewesen. Im Anschluss an die in No. 14 dieses Centralblatts veröffentlichten Untersuchungen über das Verhalten der weißen Blutkörperchen bei solchen Processen von Dr. Dützmann (Greifswalder Klinik), erlaube ich mir kurz meine auch die qualitativen Veränderungen der Blutbestandtheile berücksichtigenden Befunde zur Ergänzung hier anzuführen. Sie entspringen noch theilweise dem Material der Gießener Frauenklinik, wie es mir als damaligem Arzt der »septischen« Station im Jahre 1890 zu Verfügung stand.

Die Untersuchungen erstrecken sich auf das makro- und mikroskopische Verhalten des Blutes bei jenen typischen, sekundären Chloro-Anämien, wie sie die langdauernden, über Monate sich erstreckenden, postpuerperalen, periparametritischen, exsudativen Processe mit eitriger Einschmelzung im Gefolge haben, und die sich äußerlich gleich durch die Blässe der Haut und Schleimhäute, den kleinen, dünnen Puls etc. kundgeben.

Dem Raum dieses Blattes entsprechend führe ich nur die für die Beurtheilung wesentlichen Ergebnisse tabellarisch auf, während die nebensächlichen, vergleichenden und Zwischenbefunde nachher summarisch verwerthet werden.

Die Blutproben wurden theils frisch gleich nach der Entnahme nach Toison gefärbt und untersucht, theils nach den Ehrlich'schen Angaben als Dauerpräparate hergestellt. Dieses letztere Verfahren liefert in Bezug auf Dauer der Form und Färbung der einzelnen Blutelemente außerordentlich schöne Präparate (Erhitzung auf 120°, Färbung mit Eosin-Hämatoxylin und Orange - Mythylgrün-Säurefuchsin).

I. Frau U. Vpara, zuletzt normale Geburt von 3½ Monaten. Seit 3 Monaten bestehende Periparametritis exsudativa abscedens sinistra. Perforation in der Ecke eines alten tiefen Cervixscheidenrisses. Später Incision über dem linken Lig. Poup. 4 Tage nachher starke Blutung aus der Tiefe der Abscesshöhle. Starke Abmagerung und hochgradige Blässe der äußeren Haut und Schleimhäute (Pseudoleukämie).

A. Untersuchung 8 Tage nach der Incision bei hohem Fieber und starker Eiterabsonderung. Zählung mit dem Thoma-Zeiss'schen Zählapparat.

Quantitativ: Rothe Blutkörperchen = 2 000 000 in 1 cmm. Weiße Blutkörperchen = 25 000. Das Verhältnis der rothen zu den weißen Blutkörperchen = 1 : 80.

Qualitativ: Die rothen Blutkörperchen sind, obwohl an Zahl stark vermindert, doch an Gestalt nicht verändert, insbesondere sind keine abnorm großen, kernhaltigen Formen vorhanden. Die starke Vermehrung der weißen Elemente betrifft hauptsächlich die polynucleären, durch sog. neutrophile Granulationen gekennzeichneten großen Leukocyten, welche über 90 % der gesammten weißen Blutkörperchen ausmachen. Der Rest entfällt auf kleine einkernige sog. Lymphocyten und Übergangsformen, so wie auf vereinzelte Zellen mit eosinophilen Granulationen in nicht vermehrter Anzahl. Abnorme Blutbestandtheile sind nicht vorhanden, insbesondere keine großen einkernigen Lymphocyten mit neutrophiler Körnung, wie bei der echten Leukämie.

Die Eiterung dauert noch 8 Tage an. Am 10. Tagen fieberfrei, nach weiteren 8 Tagen entlassen. Die weißen Blutkörperchen nehmen allmählich an Zahl ab.

B. Hauptuntersuchung 4 Wochen nach der Entlassung bei guter Hebung des Allgemeinbefindens. Lokal noch ganz geringe, harte Exsudatreste an der Beckenwand.

R = 3 000 000, W : R = 1 : 250.

Relative Vermehrung der Lymphocyten, von denen alle Formen (kleine, große und Übergangsformen) nachweisbar sind. Abnahme der polynucleären, neutrophilen Elemente, jetzt etwa 80 % der Gesammtzahl.

II. Frau St., Plurip. 2 Monate bestehende Periparametritis exsud. absced. Hohes Fieber, starke Blässe.

A. R = 2 800 000, W : R = 1 : 75.

Besondere Vermehrung der polynucleären Elemente = 85 %.

Qualitativ wie bei Fall I.

Nach 3 Wochen spontaner Durchbruch ins Rectum.

B. 3 Wochen nach dem Durchbruch bei noch bestehendem zeitweiligem Eiterabgang, starker Verkleinerung des Exsudats

R = 3 200 000, W : R = 150.

Die kleinen Lymphocyten treten zahlreicher auf.

Weiße polynucleäre Zellen = 75 %.

III. Fräulein Sch. 5 Monate bestehendes, ins Rectum durchgebrochenes Exsudat (vereiterte Hämatocele?), noch starke Eiterung.

A. R = 3 200 000, W : R = 1 : 100.

Weiße polynucleäre Leukocyten = 80 %.

B. 8 Wochen später, bei fortwährendem Eiterabgang, schlechterem Allgemeinbefinden

R = 2 400 000, W : R = 1 : 70.

Weiße polynucleäre Leukocyten = 90 %.

IV. Frau B. Kleines, in die Blase perforirtes Exsudat, welches erst 2 Monate besteht.

3 Wochen nach dem Durchbruch, bei Spuren von Eiterung und geringer Infiltration. Allgemeinbefinden befriedigend. Mäßige Anämie.

R = 4 000 000, W : R = 1 : 300.

Weiße polynucleäre = 70 %. Alle 5 Formen der normalen weißen Blutkörperchen leicht nachweisbar. Die Vermehrung betrifft die polynucleären Leukocyten. Wie bei allen vorhergehenden Untersuchungen wurden auch hier außer der verminderten Menge der rothen Blutkörperchen keine abnormen Befunde festgestellt.

Neben diesen qualitativen und quantitativen ausführlichen Untersuchungen wurde in der Zwischenzeit eine regelmäßige, nur quantitative Kontrolle geübt, dabei vergleichende Erhebungen mit Blutproben von Gesunden und leichter Erkrankten angestellt. Nach den verbesserten, neueren Zählmethoden ist das Verhältnis der weißen zu den rothen Blutkörperchen 1 : 720, nicht wie man früher annahm 1 : 355. Verhältnisse von 1 : 500 bis 1 : 1000 können noch normal sein (s. a. Eberth und Reinecke).

Das Facit aus meinen Untersuchungen ist kurz eine unbedingte
Verschlechterung der Blutbeschaffenheit, eine mit der Dauer und
Intensität des eitrigen Processes steigende sog. Chloroanämie, d. h.
eine allmähliche Abnahme der rothen und Vermehrung der weißen,
und zwar der im normalen Blut schon vorhandenen Elemente. Mit
der Abnahme resp. dem Aufhören der Eiterbildung ändern sich die
Blutverhältnisse in umgekehrter Ordnung.

Bei diesen Leukocytosen, insbesondere auffällig bei den stärkeren,
wo das Verhältnis W : R = 1 : 70 bestand, betraf die Vermehrung
der weißen Zellen stets die polynucleären, neutrophilen Leukocyten.
Während die Anzahl dieser letzteren Elemente im gesunden Blute ca.
65 % sämmtlicher weißen Blutkörper ausmacht (Ehrlich, Einhorn),
stieg sie hier auf 80—90 %. In manchen Präparaten war ich nicht
im Stande, sämmtliche andere Formen festzustellen. Mit der Hebung
der Grunderkrankung nähern sich die Blutbestandtheile allmählich
wieder der Norm, wozu es allerdings einer gewissen Zeit bedarf, wie
Fall I beweist, wo 6 Wochen nach aufgehörter Eiterung noch eine
Leukocytose W : R = 1 : 250 bestand. Je besser der Allgemeinzustand
vorher und je schneller der Verlauf des eitrigen Processes, desto
rascher die Regeneration des Blutes. Die rothen Blutkörperchen wie
die Lymphocyten vermehren sich, während die polynucleären Elemente abnehmen. Gleichzeitig ändert das Blut seine makroskopische
Beschaffenheit, es wird dickflüssiger, gerinnt schneller und erscheint
satter roth. Ich bemerke noch, dass ich in keinem Präparat abnorme
Elemente, weder kernhaltige oder in Größe und Form veränderte
rothe, noch große einkernige neutrophile Lymphocyten aufzufinden
im Stande war. Eosinophile Elemente waren in jedem Falle deutlich nachweisbar, schienen jedoch im Vergleich zu ihrem Vorkommen
in normalem Blut an Zahl vermindert.

Vergleiche ich nun meine Untersuchungsergebnisse mit den Angaben von Dr. Dützmann, so kann ich ihm in seiner Schlussfolgerung: »Die Kontrolle der Zahl der weißen Blutkörperchen wird wegen
ihrer Zuverlässigkeit ein wesentliches und unentbehrliches differential-
diagnostisches Hilfsmittel in der Diagnose der weiblichen Genitalerkrankungen werden« nur beistimmen. Ich möchte jedoch noch
Folgendes dazu bemerken:

Eitrige Processe im weiblichen Genitalbereich bedingen von vorn
herein eine Verminderung der rothen und eine Vermehrung der
weißen polynucleären Zellen. Die letztere tritt besonders stark auf
bei rapider eitriger Einschmelzung, nimmt allmählich ab mit dem
Versiegen der Eitersekretion, um bei Eiterretention, stärker noch
beim Aufflackern und Weiterkriechen des eitrigen Processes, wieder
anzuschwellen. Je nach der Dauer, insbesondere je nach der Intensität und Ausdehnung des Grundleidens, wird auch die Leukocytose eine entsprechend hochgradige sein. Bei kurzdauernden Processen und kleineren Abscessherden kehren die veränderten Blutbestandtheile bald zur Norm zurück; bei monatelang bestehenden

fieberhaften Krankheitsformen steigt und fällt die Leukocytenzahl je nach den Schwankungen des Krankheitsbildes, um mit dem Aufhören der Eiterbildung erst ganz allmählich abzunehmen. Dasselbe gilt umgekehrterweise von den rothen Blutkörperchen.

Eine große Rolle spielt hierbei die individuell verschiedene Beschaffenheit, ich möchte sagen die Energie der blutbildenden Organe der betreffenden Frau, wie sie durch ihre besondere Körperkonstitution, früheren Ernährungszustand, vorausgegangene Erkrankungen, Blutungen etc., die Ernährung während der vorliegenden Erkrankung und in der Rekonvalescenz als mehr oder weniger stark beeinflusst anzunehmen ist. So kann sich z. B. in einem Falle, wo lokal sicher kein Eiterherd mehr besteht, in Folge der Schwere und Dauer einer vorangegangenen Erkrankung noch eine nicht unerhebliche Leukocytose zeigen, ohne dass man daraus auf das Vorhandensein von Eiter schließen darf.

Unter Berücksichtigung all dieser Momente dürfte die Blutuntersuchung überhaupt in zweifelhaften Fällen, wo z. B. Temperatur, Fluktuation etc. im Stich lassen, ein diagnostisch werthvolles Hilfsmittel sein.

Es ist noch hinzuweisen auf die immerhin mögliche Verwechslung dieser pseudoleukämischen Zustände mit echter Leukämie, wenn solche zufällig mit exsudativen Processen komplicirt erscheint. Hier entscheidet die Vermehrung der Zellen mit eosinophilen Granulationen und das zahlreiche Auftreten von im normalen Blut nicht enthaltenen Elementen, den großen mononucleären statt der polynucleären Zellen mit neutrophiler Körnung. Man muss ferner denken an die Leukocytose bei starken Ernährungsstörungen, kachektischen Zuständen, Carcinose, bei fieberhaften Allgemeinerkrankungen; an die oft beträchtlichen Tagesschwankungen, z. B. während der Verdauungsthätigkeit. Eine mehrfache Kontrolle ist unerlässlich. Auch außerhalb der Klinik dürfte dieses Hilfsmittel praktisch zu verwerthen sein. Ein Zählapparat dürfte nicht unbedingt nothwendig sein, da man bei einiger Übung durch vergleichende Untersuchungen im normalen Blut nicht schwer eine stärkere, dauernde Vermehrung der polynucleären Elemente erkennen kann.

V. In auffallendem Gegensatze zu oben geschilderten starken Leukocytosenbefunden stehen die Ergebnisse der Blutuntersuchung, die ich bei folgendem, im allgemeinen klinischen Bilde mit den anderen Fällen ganz übereinstimmenden Falle anstellte.

Frau L., 24 Jahre, IIpara, früher kräftige und ganz gesunde Bauernfrau. 1. Wochenbett normal. Placentarlösung nach der zweiten normalen Entbindung angeblich wegen starker Blutung seitens der Hebamme. Von Anfang an Fieber Abends. Im Spätwochenbett allmähliche Entwicklung einer Parametritis exsud. ascend. sin. Pat. stillt trotzdem bis zur 6. Woche. 5 Monate post partum Incision über dem linken Lig. Poup. (Auf Agar-Agar Staphylo- und Streptokokken.) Die Entzündung geht auf bindegewebigem Wege unter dem Lig. Poup. her auf den Oberschenkel über, woselbst noch 2 breite Eröffnungen von großen Abscessen unter der Fascia lata nöthig werden. Hochgradige Abmagerung und Schwäche.

...ilen, progressiven Anämie eingetreten wäre. So
iliche Process noch rechtzeitig, und fast am Rande
...öglichkeit tritt langsam eine Blutverbesserung
...e post partum bei gutem Allgemeinbefinden und
...r Körperfülle zeigt das Blut immer noch geringe
...rmung in der noch zu geringen Zahl und der nicht
...lle der rothen Elemente. Es scheint dieser Fall
...so sehr seltene Zahl der geheilten Fälle der an
...: Erkrankungsform der echten perniciösen Anämie
...olche z. B. Quincke und Biermer beobachteten

Referate.

...n. Über die kleincystische Degeneration
...nd ihre Beziehungen zu dem sog. Hydrops
folliculi.

...ogischen Anatomie und zur allgemeinen Pathologie Bd. XXXI.)

...oerlegung ausgehend, dass die herrschenden Anschau-
der Enstehung des Hydrops folliculi weder nach der
...noch nach der pathologisch-anatomischen Seite hin
edigen vermögen, hatte v. K. schon früher an einem
...ial erkrankter Ovarien und der zu ihnen gehörenden
anderen Seite untersucht. v. K. konnte so für einen
...l seiner Fälle nachweisen, dass der Hydrops aus einer
...ang hervorgeht, die sich ihrerseits wieder aus Ein-
...les Keimepithels entwickelt. Meistens ist die Neubildung
...eine verhältnismäßig geringe, und die jungen adenomatösen
wandeln sich sehr schnell in konfluirende Cysten um.
zweiten Gruppe ist die Neubildung des Epithels eine
...reichliche; es tritt zuerst in Form solider Zapfen auf, die
...a zu Hohlräumen umwandeln. Dieser Hydrops ist also eben
...ie glandulären und papillären Kystome ein aus Einsenkungen
...mepithels hervorgehendes Adenokystom, nur ist bei ihm die
...lung von Epithel weniger reichlich, und weiter verhält sich
...a umgebende Bindegewebe völlig passiv. Mit weiteren neuen
...chtungen beweist v. K. in vorliegender Arbeit die Richtigkeit
...r früheren Ansicht, dass der sog. Hydrops folliculi nicht auf
...übermäßigen Ausdehnung einzelner nicht zur Eröffnung ge-
...ender Follikel beruht, sondern eine eigene gutartige Form des
...nokystoms vorstellt. Entwickelt sich aber in vielen Fällen der
...drops aus Adenombildungen, so muss es neben der kleincystischen
...generation der Ovarien, die auf einer Vergrößerung nicht geplatzter
...ollikel beruht, auch eine Form kleincystischer Erkrankung des
...ierstocks geben, bei welcher die Cysten, ähnlich wie bei dem Hydrop...
...us einem adenomatösen Vorstadium hervorgehen. Diesen Bew...

konnte v. K. mit seinem Material liefern; er weist nach, dass es eine
Form von Adenombildungen giebt, die aus Wucherungen des Keimepithels abzuleiten sind. Aus diesen Adenombildungen entwickeln
sich Cysten, die, multipel und wenig umfangreich, das Bild der sog.
kleincystischen Degeneration vorstellen; in anderen Fällen geht aus
diesen Bildungen eine einzige dünnwandige Cyste von Walnuss- bis
Apfelgröße hervor: der sog. Hydrops folliculi. Weitere Untersuchungen wurden angestellt über die einzelnen Stadien der kleincystischen Degeneration, welche eine Affektion des Follikels vorstellt,
und über die histologischen Veränderungen, welche dieser follikulären Erkrankung zu Grunde liegen. Nach ihrem grob anatomischen
Verhalten lassen sich sämmtliche Fälle in 3 Gruppen scheiden. Die
1. zeigt hauptsächlich das Anwachsen einer großen Zahl von Follikeln
zu beträchtlicher Größe und degenerative Veränderungen am Follikel;
sie ist am wenigsten von der Norm entfernt, so dass es objektiv schwer
fallen kann, zu entscheiden, ob hier noch ein normaler oder schon
ein beginnender pathologischer Zustand statthat. Es handelt sich
hier im Wesentlichen um eine Steigerung physiologischer Vorgänge.
Das Eigentliche des ganzen Processes liegt nicht vorzugsweise in
dem Heranwachsen einer größeren Zahl von Follikeln zu beträchtlichem Umfang, sondern darin, dass eine viel größere Zahl von
Follikeln im mittleren Entwicklungsstadium, nachdem die Liquor-
bildung schon einen gewissen Grad erreicht hat, zu Grunde geht,
als normaler Weise. Bei der 2. Gruppe sind diese Veränderungen
noch ausgesprochener; besonders tritt das gleichzeitige Wachsthum
einer ganzen Reihe von Follikeln zu beträchtlicher Größe und der
Verödung vieler Follikel auf den verschiedensten Entwicklungsstufen
sehr deutlich hervor. Besonders ist die Hyperämie noch größer, und
es ist im Verlaufe derselben zu beträchtlichen Blutungen gekommen.
Dabei sind die Follikel, welche Sitz eines Hämatoms sind, sämmtlich
epithellos, und zwar ist die Blutung in den vorher schon epithellos
gewordenen Follikeln erfolgt. Bei der 3. Gruppe tritt die Cystenbildung in den Vordergrund. Sehr häufig konnten noch Ovula in
den Cysten nachgewiesen werden, in dem epithelhaltigen und epithel-
losen Cysten sowohl wie in einzelnen in Verödung begriffenen und
sogar völlig verödeten Follikeln. Dabei zeigt sich stufenweise
Degeneration der Ovula. Die Veränderungen am Granulosaepithel
sind nicht abhängig von einer primären Eidegeneration; viel mehr
scheinen sie koordinirte Processe zu sein. Häufig setzt auch scheinbar
die Degeneration des Granulosaepithels früher ein. Zum Schluss
der Arbeit, der zahlreiche vorzüglich gezeichnete und wiedergegebene
Abbildungen beigegeben sind, wird die Differentialdiagnose erörtert
zwischen der follikulären kleincystischen Degeneration des Eierstocks
und der kleincystischen Erkrankung, die auf einer aus dem Keim-
epithel sich entwickelnden Adenomwucherung beruht.

                                        H. Schröder (Bonn).

Berichte aus gynäkol. Gesellschaften u. Krankenhäusern.

2) Gynäkologische Gesellschaft in München.

Sitzung vom 14. Februar 1902.

Vorsitzender: Herr J. A. Amann; stellv. Schriftführer: Herr Brünings.

Bericht von Dr. Sigm. Mirabeau.

I. Herr E. Fränkel demonstrirt ein ganz junges Abortivei, das am 7. Tage, nachdem die Periode ausgeblieben war, spontan ausgestoßen wurde. Die Decidua ist als genauer Ausguss des Uteruscavums in einem Stück ausgestoßen, und etwas über dem inneren Muttermund sieht man eine wallartige Erhebung der Schleimhaut und aus derselben hervorragend ein ca. stecknadelkopfgroßes, durchsichtiges Bläschen, das offenbar dem Ei entspricht. Das Präparat, das von einer an habituellem Abort leidenden Frau stammt, soll mikroskopisch genau untersucht werden.

II. Herr Kamann berichtet über einen eigenartigen Fall spontaner, kompleter Uterusruptur mit vollständigem Austritt des Kindes und theilweisem der Placenta in die Bauchhöhle:

43jährige IXpara. Frühere Geburten schwierig, aber ohne Kunsthilfe. In den letzten Monaten stark schmerzhafte Kindsbewegungen. Hängebauch. Starke körperliche Anstrengungen ausgeschlossen. Früh beim Aufstehen wegen Harndrangs abundanteste Blutung aus der Scheide, ohne Schmerzen, ohne Übelwerden. Erst 1 Stunde später wehenartige Schmerzen. Diagnose der Hebamme: »vorliegende Nachgeburt«. Ruf um poliklinische Hilfe.

Bis zu K.'s Ankunft seit erster Blutung noch mehrfacher Blutabgang. K. fand Pat. in mäßigem Collaps. Excitantien. Rasche äußere Untersuchung. Innerlich: aus handtellergroßem Muttermund wölbt sich überall Placenta vor, links davon Darmkonvolut. Diagnose: Komplete Uterusruptur. Scheidentamponade. Leibfixationsverband. Excitantien. Kochsalzeinlauf ins Rectum. Transport in die Klinik. Pat. bei Ankunft pulslos. Excitantien. Subkutane NaCl-Infusion. Abdominale Köliotomie in Äthernarkose. In der Bauchhöhle gut 1½ Liter blutige, trübe Flüssigkeit. Kind rechts vom Uterus in II. Beckenendlage, hervorgeleitet mitsammt der links vom Uterus gelegenen, nun ganz ausgetretenen Placenta. — Reinigung der Bauchhöhle, Konstatirung eines großen fetzigen Uterus-Scheidenrisses, der links von 2½ Querfinger unter dem Tubenansatz zwischen linkem Lig. rotundum und linkem Lig. latum tief ins linke Scheidengewölbe hinab sich erstreckte. Seitliche Fortsetzung in die vordere Platte des linken Lig. latum. Cervix links bis zur Mittellinie von der Harnblase abgesprengt. Peritoneum der vorderen Exkavation mehrfach eingerissen; hier und im linken Lig. latum subseröse Hämatome. Nach v. Winckel'schem Grundsatz Ausführung der supravaginalen Amputation des Uterus, um den für die Architektonik des Beckenbodens wichtigen Cervixstumpf zu erhalten. — Links, wo die Cervix von der Blase abgesprengt war, konnte nur hinten ein Cervixrest zurückgelassen werden. Annähung des Cervixstumpfes an die Rückwand der Blase, Übernähung mit dem vorderen Peritonealrest der vorderen Exkavation. Völliger Abschluss gegen die Vagina. Bauchhöhlentoilette. Wegen Pulslosigkeit 1 Liter steriler physiologischer NaCl-Lösung in die Bauchhöhle. Bauchdeckennaht in 3 Etagen. Fixationsverband. Entfernung der Scheidentamponade. Lockere Ausstopfung der Vagina mit Jodoformgaze. Eisblase aufs Abdomen.

Trotz Excitantien und öfteren NaCl-Injektionen ins Rectum Puls nur vorübergehend fühlbar nach Erwachen aus der Narkose. Abends wieder deutlich, aber gleichmäßig ansteigend zum anderen Abend auf 150 bei 39,3°. Auftreten von Meteorismus. Puls immer höher, Temperaturabfall, Dyspnoë, dann Somnolenz und

Exitus 43 Stunden post operationem. Klinische Diagnose: Extreme Anämie, beginnende Sepsis.

Sektion am folgenden Tage: Höchstgradige allgemeine Anämie; Hypoplasie des Herzens; frische Verklebungen im kleinen Becken; beginnende Sepsis. Das Kind 50 cm lang, 3400 g schwer; ohne Geburtsgeschwulst.

Der supravaginal amputirte Uterus zeigt links wesentlich tieferen Abgang der Tube und des Lig. rotundum als rechts. Alte linksseitige Perioophoritis mit Verschluss des linken Pavillons.

Uterusmuskel enorm allgemein verdickt: dickste Stelle der vorderen Wand 5,9, der hinteren 5,8, des Fundus 4,0 cm. Placentarhaftstelle im oberen Theil der hinteren Wand.

H. bezeichnet das Zustandekommen und die Art des Eintritts dieser kompleten spontanen Uterus-Scheidenruptur als ganz ungewöhnlich. Die ältere mechanische Theorie, wie auch die auf pathologische Wandveränderungen mehr Gewicht legende Erklärungsweise versagen. Es fehlten die von beiden Theorien geforderten Wehen absolut, und es ließen sich pathologische Wandveränderungen nach vielen mikroskopischen Präparaten sicher ausschließen.

K. betont nun, dass ältere Vielgebärende zwar oft selbst kräftige Geburtswehen kaum oder gar nicht spüren, ist aber bestimmt der Ansicht, dass Wehen, die eine gesunde Uteruswand einseitig bis zur kompleten Ruptur überdehnten, hätten empfunden werden müssen.

Er fasst den Fall auf als eine spontane Berstung der durch längeren Druck seitens des gegengepressten Kopfes (vielleicht unter Mitwirkung der starken und schmershaften Kindsbewegungen in der letzten Schwangerschaftszeit) lokal geschädigten linken Wand des unteren Uterinsegments, etwa beim Umdrehen im Bett auf die linke Seite, und bittet die Anwesenden um Äußerung anderer Erklärungsweisen.

Den Eintritt einer kompleten Uterus-Scheidenruptur mit völligem Austritt des Kindes ohne allen Schmerz und ohne Ohnmacht hält K. für eine wohl äußerst seltene Erscheinung.

Diskussion: Herr Amann glaubt, dass in solchen Fällen die durch die große Zahl vorhergegangener Geburten geschwächte Uteruswand und event. bei früheren Geburten entstandene und übersehene Cervixrisse hauptsächliche ätiologische Momente darstellen.

Herr Gossmann erinnert an einen Fall, in welchem eine komplete Uterusruptur mit Austritt des Kindes in die Bauchhöhle bei einer Frau eintrat, bei welcher früher wegen eines hochgradigen Ektropiums beide Muttermundslippen keilförmig excidirt worden waren. Die nach der Operation nächstfolgende Geburt verlief normal, bei der 2. aber trat die Ruptur ein, und es liegt die Vermuthung nahe, dass die Operationsnarbe hier als Locus minoris resistentiae mit der Ruptur in einem gewissen Kausalnexus stand.

Herr E. Fränkel bestreitet, dass man aus dem subjektiven Empfinden einen direkten Schluss auf das Vorhandensein von Wehen machen dürfe, und erinnert an einen Fall von Uterusruptur in der Frauenklinik, bei dem die Parturiens ebenfalls von den vorhandenen kräftigen Wehen fast nichts verspürt hatte.

Herr Theilhaber fragt an, ob nicht ein hochgradiger Schwund von Muskelfasern gefunden wurde.

Herr Kamann verneint dies auf Grund zahlreicher Präparate; eine erhebliche Wehenthätigkeit glaubt er in vorliegendem Falle bestimmt ausschließen zu können.

III. Herr Kamann demonstrirt ein Präparat von primärer Bauchhöhlenschwangerschaft beim Kaninchen. An einem vom sehr gefäßreichen großen Netz abgehenden, 2mal um die Achse gedrehten Stiel hängt ein intakter Fruchtsack mit einem stark über den Rücken gekrümmten, geradeaus gemessen 7 cm langen Fötus absolut frei in die Bauchhöhle. Keinerlei Zusammenhang mit den fernab gelegenen Genitalorganen. Entsprechend der Bauchkonkavität ist in die

Fruchtsackwand die Placenta eingelassen. Die Sackwand zeigt außerdem vielerorts flache Verdickungen.

Die Demonstration mikroskopischer Präparate der Sackwand, der Placenta, so wie der Tuben und des Uterus behält sich K. für die nächste Sitzung vor. — Der Fall macht bei der gleichen Art der Eiimplantation und der Placentarbildung bei Kaninchen und Mensch die Annahme einer primären Bauchhöhlenschwangerschaft beim Menschen verständlich, die von manchen Autoren geleugnet wird, für die aber eine ganze Reihe Belegfälle bestehen, die K. kurz erwähnt.

IV. Herr Ludwig Seitz: Multiple subperitoneale Myxome.

Eine 59 Jahre alte, stark gealterte Frau von etwas anämischem Aussehen und leicht gedunsenem Gesicht kommt wegen Athembeschwerden und wegen einer Geschwulst im Unterleib in die Klinik. Im Abdomen sind 2 über kindskopfgroße Myome zu konstatiren, die durch eine centrale Furche von einander getrennt sind. Ascites fehlt, an den unteren Extremitäten mäßiges Ödem, im Urin Eiweiß und spärliche hyaline Cylinder; von Seiten des Herzens Erscheinungen von Insufficienz, auf den Lungen einzelne Rhonchi. Ehe noch ein operativer Eingriff gewagt werden kann, geht Pat. unter den Erscheinungen nachlassender Herzkraft (Ödeme und Orthopnoë) 10 Tage nach der Aufnahme zu Grunde.

Anatomische Diagnose (Prof. Schmauss): 2 große Myome des Uterus, Myxoma peritonei multiplex der linken Seite, Hypertrophie und Degeneration des Herzens, Stauungsorgane, Struma colloides.

Vom Uterus gehen 2 ziemlich gleich große Myome aus von über Kindskopfgröße, das rechte ist hauptsächlich submukös, das linke ist subserös entwickelt und geht von der linken Uteruskante aus, die Tube verläuft lang ausgezogen (15,5 cm) darüber. Vom unteren Pol der linken Niere angefangen bis auf das linkseitige Myom sich erstreckend, sitzen, von ganz glattem Peritoneum überdeckt, eine Reihe (10—12) tauben- bis über hühnereigroße cystische Tumoren, die ein eigenthümlich bläuliches Aussehen zeigen. Der Inhalt ist schleimig, fadenziehend und giebt die typischen Reaktionen des Mucins. Das linke Ovar, das in Adhäsionen mit dem Tubenende eingebettet ist, zeigt dieselben Veränderungen; von Ovarialgewebe ist auch mikroskopisch nichts mehr nachzuweisen. Dieses könnte natürlich auch schon vor der myxomatösen Degeneration zu Grunde gegangen sein.

Die Cysteninnenfläche ist nirgends glatt, mehrere Bindegewebsbalken springen gegen das Innere vor. Mikroskopisch zeigt sich, dass das Peritonealepithel abgestoßen ist (Sektion 24 Stunden nach dem Tode), die äußerste Schicht besteht aus einem ziemlich straffen Bindegewebe mit elastischen Fasern; auf dieses folgt ein lockeres, wie embryonal aussehendes Bindegewebe, dessen Fasern stark aus einander gedrängt und gequollen sind, zum Theil in das Lumen der Cyste hinausragend, die Kerne sind schwach gefärbt (Hämatoxylin-Eosin und Van Gieson-Färbung), theilweise gequollen, zum Theil gänzlich aufgelöst. (Demonstration der Schnitte.)

Die retroperitonealen Drüsen rechts und links sind erbsen- bis walnussgroß, zeigen auf dem Durchschnitt rothbläuliches Aussehen und ödematöse Durchtränkung.

Vortr. spricht die dunkellividen, durchscheinenden Tumoren für Myxome des subperitonealen Bindegewebes an. Der Ausgangspunkt von den Drüsen kann desshalb ausgeschlossen werden, weil diese erhalten sind, ferner weil die daraus entstehenden Mesenterialcysten anderen Inhalt und anderen Bau aufweisen. Auch der Ursprung von den Endothelien der Serosa muss schon um desswillen ausgeschlossen werden, weil das Peritoneum über die Tumoren hinweg verläuft. Gegen ein einfaches bullöses Ödem spricht die chemische Reaktion des Cysteninhalts und der histologische Bau.

Diskussion: Herr Fränkel hat häufig bei großen Myomen in Folge lokaler Stauung ähnliche myxomatöse Degenerationserscheinungen gesehen und glaubt nicht, dass es sich hier um eine Geschwulstbildung handle.

Herr Amann meint ebenfalls, dass es sich lediglich um myxomatöse Degeneration handle, wie man sie bei so großen Tumoren häufig in Folge von Stauung sehe.

Herr Ludwig Seitz glaubt nicht, dass die lokale Stauung die Ursache sei, und hält mit Berufung auf die Definition Ziegler's an der Diagnose Myxom fest.

Herr Mirabeau meint, dass man von Myxom im Sinne der Geschwulstlehre nur bei wirklicher Gewebsneubildung sprechen könne, während es sich doch hier offenbar nur um in Folge von Stauung und Ernährungsstörung myxomatös degenerirtes retroperitoneales Bindegewebe handle.

Herr Ludwig Seitz vertritt wiederholt seine Auffassung.

V. Herr J. A. Amann: Weiterer Beitrag zur abdominalen Total-exstirpation des rupturirten Uterus.

Vortr. referirt über einen weiteren Fall von Uterusruptur, der in fast moribundem Zustand in das Krankenhaus gebracht und vermittels abdominaler Totalexstirpation glücklich operirt wurde. An der Hand dieses Falles vertritt Vortr. nochmals seinen Standpunkt bezüglich der Therapie der Uterusruptur, wie er in einer früheren Sitzung (s. d. Centralblatt 1902 No. 5) ausführlich erörtert wurde. (Demonstration des exstirpirten Uterus.)

VI. Herr Mirabeau: Blasensteinoperationen bei der Frau (mit Demonstrationen).

Vortr. hat 8 Fälle von Blasensteinen bei der Frau beobachtet und 5 Steinoperationen ausgeführt, und berichtet auf Grund dieses Materials unter Demonstration der verschiedenen Steine und der cystoskopischen Bilderskizzen über seine Erfahrungen. Dass Steine bei der Frau in neuerer Zeit häufiger beobachtet werden als früher, führt Vortr. erstens auf die verbesserte Diagnostik (Cystoskopie) zurück, in zweiter Linie aber auf die Thatsache, dass Konkremente nach gynäkologischen Operationen sich nicht allzu selten an in die Blase durchgewanderten Seidenfäden ankrystallisiren.

Die Symptome waren in keinem der Fälle charakteristisch und wurden in der Mehrzahl der Fälle gar nicht auf die Blase, sondern auf die Genitalien bezogen, nur in 2 Fällen wurde das Vorhandensein eines Steins vermuthet. Meist wurde über unbestimmtes Schmerzgefühl, vermehrten Harndrang, trüben, zum Theil bluthaltigen Urin, einmal über kolikartige Schmerzen geklagt.

Die Diagnose wurde in allen Fällen mit dem Cystoskop gestellt; einmal wurde ein in einem Divertikel liegender, haselnussgroßer Stein zunächst übersehen und erst bei wiederholter Untersuchung entdeckt, und in einem 2. Falle wurde ein quer im Blasenhals liegender, vollständig umwachsener Stein zuerst für einen Tumor gehalten und erst beim Versuch einer Probeexcision erkannt; in den übrigen Fällen wurden die Konkremente sofort gefunden.

Zur Entfernung der Konkremente werden 3 Methoden empfohlen:

1) Entfernung per urethram unter Leitung des Cystoskops und Anwendung der vom Vortr. angegebenen Instrumente.

Diese Methode eignet sich für kleine Konkremente bis zu Haselnussgröße, für Divertikelsteine und weiche, an Seidenfäden ankrystallisirte Phosphate, die noch an der Blasenwand hängen (fliegende Steine); eben so für in die Blase hineinragende Uretersteine.

2) Lithotripsie, ebenfalls unter Kontrolle des Cystoskops, besonders bei den sehr voluminösen, weichen Phosphatsteinen.

3) Kolpocystotomie bei harten, großen Konkrementen (Uratsteinen), bei saurem Urin und nicht inficirter Blase.

Die einzelnen Methoden werden eingehend erörtert und besonders darauf hingewiesen, dass die Lithotripsie in Folge der unregelmäßigen Gestalt und der Schlaffheit der weiblichen Blase technisch schwieriger ist als beim Mann. Auch kommt es leicht zu Wiederholung von Konkrementbildung an zurückgebliebenen kleinen Partikelchen.

Besonders empfohlen wird die Kolpocystotomie, deren Ausführung genauer geschildert wird: Medianer Vaginalschnitt im vorderen Scheidengewölbe, möglichst ausgedehnte Freilegung der Blasenwand; medianer Blasenschnitt unter Vermeidung des Sphincter vesicae und der Ureteren; Quervernähung der Blase unter Vermeidung von Spannung; darüber sagittale Scheidennaht.

Die Sectio alta erscheint bei der Frau zur Entfernung von Steinen ent.
behrlich; vor der D,ilatation der Harnröhre bis über Fingerweite wird
wegen der Gefahr bleibender Inkontinens dringend gewarnt.

3) Niederländische gynäkologische Gesellschaft.

Sitzung vom 12. Januar 1902.

Präsident: Prof. Kouwer; Schriftführerin: Dr. C. van Tussenbroek.

Van der Hoeven giebt eine vorläufige Übersicht von 381 mikroskopischen Untersuchungen des ausgeschabten Endometrium, die er in 4 Jahren unter
1000 Präparaten der Amsterdamer Frauenklinik gemacht hat. Darunter waren
105 Curettagen nach Abortus, 135 Probeexkochleationen und 141 symptoma-
tische Curettagen.

Bei den 105 Untersuchungen nach Abortus wurden 21mal keine Abortreste
gefunden, 2mal fand sich unerwarteterweise Deciduom, 2mal Eireste zwischen den
Muskelbündeln.

Bei den 135 Probeexkochleationen wurde 8mal nach Deciduom gesucht, wovon
es 3mal gefunden wurde; 1mal fand es sich außerdem ungesucht (im Ganzen also
6 Deciduome auf 381 Untersuchungen).

Nach Tuberkulose wurde 2mal mit negativem Resultat gesucht, 1mal wurde
sie unerwartet gefunden.

Auf Carcinom wurde 125mal untersucht; es fand sich dabei in

3 Fällen Epitheliom,
5   »   glanduläres Carcinom,
2   »   Sarkom,
3   »   suspektes Adenom,

im Ganzen 10 von 125 Fällen malign. In derselben Zeit wurden auf 47 excidirte
Stücke aus der Portio 4 Carcinome diagnosticirt.

Bei den 141 symptomatischen Exkochleationen fand v. d. H.:

106mal Hypertrophia mucosae,
27   »   wenig oder nichts,
1   »   Deciduom,
5   »   Abortusreste,
1   »   zweifelhafte Tuberkulose.

An diese Übersicht schließt v. d. H. eine theoretische Betrachtung über
die Hyperplasia mucosae uteri, die noch ausführlich veröffentlicht werden soll.

Treub bemerkt, dass noch viel mehr Curettagen nach Abortus verrichtet
wurden, jedoch nur 105 davon zur mikroskopischen Untersuchung kamen.

Dr. van Tussenbroek meint, dass das seltene Vorkommen von Endometritis
in der van der Hoeven'schen Aufzählung dadurch zu erklären sei, dass man
in der Amsterdamer Frauenklinik den eitrigen Uterusausfluss als Symptom derselben nicht anerkennt, darum nicht exkochleirt und darum auch nicht die mikroskopische Diagnose machen kann. Sie hat die Endometritis viel häufiger gesehen
als van der Hoeven.

Eine Membrana propria der Uterusdrüsen, wie sie van der Hoeven vor-
schwebt, will T. nicht anerkennen.

Pompe van Merdervoort kann ebenfalls in den koncentrisch um die
Drüsen gelagerten Bindegewebszellen keine Membrana propria sehen. Die von
van der Hoeven mit Hyperplasia mucosae bezeichneten Fälle hält er viel eher
für ödematöse Erscheinungen der Schleimhaut.

Kouwer fragt, 1) ob die sog. Membrana propria nicht auch eine zusammen-
gefallene Kapillare sein könne, 2) ob van der Hoeven die glandulären und
papillären Drüsenwucherungen, die er als »an Malignität grenzend« beschrieben
hat, auch klinisch als malign ansieht.

Van der Hoeven bleibt im Schlusswort bei seiner Meinung, dass eine
Membrana propria bestehe. Die an Malignität grenzenden Fälle sind klinisch als
nicht malign behandelt.

Kouwer berichtet über einen Fall von Selbstwendung bei Haematoma vaginae, der sich auf den Bericht der Hebamme stützt.

Treub meint, dass mit Rücksicht auf die Quelle dieser Fall an wissenschaftlichem Werth sehr verloren hat.

Meurer: Über Schnelldilatation nach Bonnaire.

M. hat 17mal den Handgriff von Bonnaire angewendet, 9mal Experimenti causa in der Reichshebammenschule, 8mal wegen folgenden, von ihm gestellten Indikationen:

1) Querlagen bei Muttermund von 3—4 cm.
2) Rigiditas ostii externi durch Narbenkontraktur oder Spasmus.
3) Sehr schmerzhafte Wehen.
4) In Fällen, wo die Anwendung von Forceps sehr wahrscheinlich ist, wie bei alten Primiparae, im Ausgang verengtem Becken und sekundärer Wehenschwäche.

Alle von ihm behandelten Fälle sind günstig für Mutter und Kind verlaufen. Er hält sich daher für berechtigt, die Indikation dieses Eingriffs, den er für einfach, zweckmäßig und ungefährlich hält, viel weiter auszudehnen und möchte ihn auch den Hebammen anbefehlen.

Sitzung vom 16. Februar 1902.

Diskussion über den Vortrag Meurer's.

Treub hat die Dilatation von Bonnaire in etwa 25 Fällen angewendet. Die meisten sind von seinem Schüler van Oordt veröffentlicht, der den Handgriff durch Kreuzung der Hände mit am Handrücken der anderen Hand sich stützenden Zeigefingern verbessert hat. In den meisten Fällen, die wegen Placenta praevia (11mal), hochstehendem Kontraktionsring (5mal), Partus arte praematurus (2mal), Eklampsie (3mal), vorzeitige Placentarlösung (1mal) gemacht wurden, verlief der Partus sehr gut. Eben so in einem Falle von Conglutinatio orif. interni mit beginnender Infektion und bei einer Zwillingsgeburt bei einer Nierenleidenden.

Bei einer Frau mit macerirter Frucht und Infektion von außerhalb trat nach 8 Tagen der Tod ein, eben so in einem anderen Falle, den Dr. Lingbeek mit Treub zusammen poliklinisch behandelt hat.

Lingbeek berichtet über eine 35jährige VIIIpara. Schmerzen im Unterleib. Albuminurie. Temperatur 37,2—38,5. Ödem der Beine. Keine Herztöne. Bei der Dilatation nach Bonnaire entstand eine doppelte Uterusruptur. Extraktion des Kindes, Entfernung der Placenta. Tamponade, trotzdem Blutung. Entfernung des Tampons; Untersuchung durch einen der Risse, wobei sich zeigt, dass der Fundus uteri in der Nabelgegend mit der vorderen Bauchwand verwachsen ist, und dass zahlreiche alte peritonitische Stränge bestehen. Kompression des Uterus von oben und unten, trotzdem Exitus 4 Stunden post partum.

Treub sagt im Anschluss an seine Fälle und den von Lingbeek, dass danach die Dilatation nach Bonnaire eine für gewisse Fälle sehr willkommene Bereicherung der Therapie sei, aber keineswegs ein stets unschädliches Mittel.

Van der Velde hat 12mal nach Bonnaire operirt. Einmal erlebte er eine Ruptur bis ins Parametrium, einmal bei Placenta praevia profuse Hämorrhagie. Der Handgriff selbst scheint ihm nicht so einfach, wie Meurer es vorstellt.

Ribbius betont, dass, auch abgesehen von event. letalem Verlauf wie in den beiden Fällen von Treub, der Handgriff gefährlich ist, und doppelt gefährlich, wenn er, wie Meurer will, den Hebammen überliefert wird. Gerade in der scheinbaren Einfachheit liegt die große Gefahr, und wenn nach Meurer schon schmerzhafte Wehen als Indikation gelten dürfen, dann ist das Elend, das damit verursacht wird, nicht zu übersehen.

Kouwer hat mit Genugthuung die ungünstig verlaufenen Fälle erwähnen hören. Die von Meurer aufgestellten Indikationen stehen in krassem Widerspruch mit der wichtigsten und höchsten Tugend des Geburtshelfers, der Geduld. Die Experimente in der Reichshebammenanstalt sind ihm besonders unsympathisch. Die von Meurer vorgeschlagene Erweiterung der Indikation hält er für gefährlich, weil sie noch mehr als bisher der Polypragmasie und dem allzu aktiven Vorgehen jüngerer Geburtshelfer Vorschub leistet.

Meurer unterwirft die mitgetheilten ungünstigen Fälle einer näheren Besprechung, die ihn in die Restriktion bringt, nur bei gesunden Schwangeren das Verfahren von Bonnaire in Anwendung zu bringen. Dem Vorwurf Kouwer's gegenüber, dass er vor den Hebammenschülerinnen experimentirt habe, entschuldigt er sich damit, dass diese ja doch nicht gesehen hätten, was er während der sog. Untersuchung im Inneren der Schwangeren verrichtete, und dass er ihnen auch bis jetzt noch nicht die Methode von Bonnaire gelehrt habe. Im Übrigen bleibt er bei seiner Auffassung der sub 2), 3) und 4) genannten Indikationen.

Nachdem Treub noch einmal kurz die Vortheile der Bonnaire'schen Methode für geeignete Fälle, Kouwer die großen Gefahren mit besonderem Nachdruck hervorgehoben haben, und nachdem Ribbius nochmals energisch davor warnt, diese Methode als ungefährlich und für Hebammen geeignet zu empfehlen, wird die Diskussion geschlossen.

Kouwer demonstrirt:

1) Myom mit zahlreichen submukösen Polypen im Cavum uteri. Klinisch wenig Symptome.

2) Weiches Myom, zugleich mit Sectio caesarea bei einer Parturiens entfernt, glatte Heilung. 1½ Jahre früher hatte K. bei der Pat. an derselben Stelle auch ein Myom enukleirt.

3) Klinisch maligner Ovarialtumor, eine cystische Höhle mit dicker, carcinomatöser Wand.

Mikroskopisch ließ sich in den bisher untersuchten Stücken Carcinom noch nicht nachweisen.

Mijnlieff demonstrirt einen ausgetragenen Fötus mit vollkommener Atresie des Sinus urogenitalis und kolossaler cystischer Ausdehnung der Blase, der Ureteren, der Nieren, des Uterus und der Tuben, welche ein Geburtshinderniss abgegeben hatten.

Meurer hält einen zweiten Vortrag über kongenitale Missbildungen der Extremitäten, der später ausführlich veröffentlicht werden soll.

Im Anschluss daran demonstrirt Driessen ein angeborenes Fibroma pendulum des kleinen Fingers, Kouwer und Schoemaker erwähnen analoge, von ihnen beobachtete Fälle.

_____

Sitzung vom 16. März 1902.

Ribbius: 1) Abort von 4 Monaten, bei dem die Knochenstücke des Fötus einzeln ausgestoßen, das Os frontale nebst den beiden Scapulae zusammen mit der Placenta durch Exkochleation nachträglich entfernt wurden.

2) Sectio caesarea wegen Eklampsie. Trotzdem sich am 3. Tage p. p. die eklamptischen Anfälle wieder einstellten und die Temperatur stets wieder stieg, erholte sich die Pat. und ist geheilt.

Im Anschluss an diesen Fall will R. die Indikation für Sectio caesarea wegen Eklampsie im Interesse des kindlichen Lebens ausgebreitet wissen. Treub und Kouwer erkennen die Indikation für den gegebenen Fall an, erklären sich aber gegen Verallgemeinerung derselben.

3) Haematokolpos lateralis in partu in Folge von Duplicität der Scheide.

Vermeij berichtet über einen außerordentlich interessanten, von ihm operirten Fall von Graviditas extra-uterina, der nachträglich von Dr. C. van Tussenbroek genau untersucht wurde.

Die sehr ausführliche Beschreibung nebst dem anatomischen Befund, die beweisen, dass es sich um eine der außerordentlich seltenen extraperitonealen Entwicklungen des Eies zwischen zwei Blättern des Lig. latum gehandelt hat, sind ohne die beigegebenen Zeichnungen nicht verständlich und im Original (Tijdschrift voor verloskunde 1902) nachzusehen.

Kouwer demonstrirt ein Sarkom, das von der Cervix und der Vaginalwand ausging und kurz nach einem Partus vom konsultirenden Arzt bemerkt wurde. Mit Laparotomie werden die Genitalien exstirpirt; Heilung glatt mit Ausnahme einer Pyelitis, die K. der unvermeidlichen Bloßlegung der Ureteren zuschreibt (auch die Parametrien mussten der Metastasen wegen mit exstirpirt werden).

Schoemaker demonstrint ein Instrument, das Einfädeln ohne Berührung des Fadens ermöglicht.

Sitzung vom 13. April 1902.

Kouwer: Über die sog. Radikaloperation des Carcinoma uteri.

Nach einer kurzen historischen Übersicht (Freund, Hochenegg, Kraske, Schuchard) bespricht K. die Wertheim'sche Radikaloperation per laparotomiam, die er selbst in 13 Fällen angewendet hat. K. legt weniger Werth auf das Entfernen sämmtlicher Lymphdrüsen, da ein klinischer Maßstab zur Beurtheilung der Malignität derselben bis jetzt fehlt. Aus diesem Grund nennt er die Operation von Wertheim auch nur eine sogenannte Radikaloperation. Ob sie radikaler ist als andere, kann erst nach Jahren an der Hand von guten Beobachtungen festgestellt werden. Vorläufig handelt es sich darum, zu untersuchen, ob bei dieser die Parametrien in größerer Ausdehnung entfernenden Methode der Procentsatz der Heilungen größer wird als bei der vaginalen Totalexstirpation.

Wertheim hat in seiner 1. Serie 50% Mortalität gehabt, später weniger. K. hat in den letzten 3 Jahren 22 Operationen wegen Uteruscarcinom gemacht; von 9 vaginalen Totalexstirpationen verlor er 1 an Sepsis, von den 8 anderen sind 2 inzwischen recidiv geworden.

Die 13 anderen wurden mit Laparotomie operirt. 5 starben an den Folgen der Operation: 1) Pyokolpos wegen Carcinom, gestorben am 11. Tage p. op. an Peritonitis; 2) Anämie, 1½ Stunden p. op.; 3) und 4) starben 33 bezw. 45 Stunden nach der Operation an Degeneratio cordis wegen zu langer Narkose; 5) bekam 5 Tage p. op. eine Lungenembolie.

Verwundung der Ureteren ist trotz des ausgedehnten Freipräparirens nicht vorgekommen; jedoch trat einmal 8, das andere Mal 14 Tage nach der Operation eine Ureterfistel auf, wahrscheinlich in Folge von sekundärer Nekrose.

In 2 Fällen ist bereits Recidiv ·aufgetreten. Von den anderen 6 ist noch nichts bekannt.

Zur Bestimmung von Endresultaten ist die Zahl der operirten Fälle, so wie die Zeit nach der Operation noch zu kurz, jedoch ist K. der Ansicht, dass nach der Wertheim'schen Methode auch ohne Ausräumung der Lymphdrüsen eine ganze Anzahl von Fällen operirt werden kann, die nach der alten Methode verloren gewesen wäre.

Pompe van Meerdervoort hat einen Fall nach Wertheim operirt. Die carcinomatösen Massen mussten in Stücken aus dem Parametrium herausgeholt werden, wobei eine Blasenfistel entstand. Ihm scheint die Wertheim'sche Operation sehr gefährlich, ohne dass sie bessere Erfolge giebt.

Treub hat keine persönlichen Erfahrungen, findet eine Primärmortalität von 33% sehr groß, und ist mit den Resultaten der palliativen Behandlung — Exkochleation und Jodoformgazetamponade — bei fortgeschrittenen Fällen vorläufig zufrieden.

Kouwer wirft er vor, dass er nicht alle Fälle mit Laparotomie behandelt; nur so lässt sich eine Vergleichung beider Methoden ermöglichen. Dass Kouwer die Wertheim'sche Operation auch nicht für radikal hält, beweist Kouwer, indem er Lymphdrüsen sitzen lässt. Und dann ist die palliative Methode doch besser als eine so ernste Operation mit 33% primärer Mortalität.

Kouwer bemerkt gegen Pompe, dass dessen Fall auch für die Wertheim'sche Methode zu weit fortgeschritten war. Treub antwortet er, dass er in der letzten Zeit alle Fälle nach Wertheim operirt hat. Von der palliativen

Therapie hat er keine guten Resultate gesehen, und das Allgemeinbefinden wird bei den operirten Pat. sehr verbessert, wenn auch oft nur für kurze Zeit.

Strats findet die Berichte von Kouwer sehr dankenswerth. Derartige Operationen können nur in großen Kliniken auf ihren bleibenden Werth geprüft werden. Er hat bisher nur die vaginale Totalexstirpation gemacht und sehr gute Erfolge, vielleicht weil er die Fälle für radikale Operation schärfer umgrenzt. Das Fritsch'sche Zeichen, die Möglichkeit, die Portio in die Vulva herabziehen zu können, ist für ihm im Allgemeinen maßgebend. Von palliativer Therapie hat er oft sehr gute Resultate, bisweilen selbst jahrelange Euphorie gesehen.

de Monchy meint, dass beim Ausschälen des Ureters aus der Carcinom-masse ein reines Präpariren kaum möglich sei.

Kouwer erwidert, dass der Ureter nur selten fest verwachsen ist. Strats gegenüber meint er, dass man, je häufiger man operirt, desto häufiger in die Lage kommt, ein sonst verlorenes Leben zu verlängern.

Treub schlägt Kouwer vor, seine Fälle in 2 Kategorien zu theilen, welche, die von den Anderen als radikal auf vaginalem Weg operabel angesehen werden, und die sog. inoperablen Fälle. Dann lässt sich aus der Vergleichung der 1. Kategorie mit den Resultaten der vaginalen Totalexstirpation eine richtige Würdigung der beiden Methoden erreichen.

Kouwer ist damit sehr einverstanden, macht aber darauf aufmerksam, dass diese Würdigung erst nach Jahren möglich ist.

de Monchy bemerkt gegen Strats, dass beim Festhalten am Fritsch-schen Zeichen oft Fälle, die mit gutartiger Parametritis komplicirt sind, nicht operirt werden könnten.

Strats erwidert, dass dies meist durch die Anamnese nachzuweisen ist, dass er sich auch nur »im Allgemeinen« an das Fritsch'sche Zeichen hält.

Strats demonstrirt einen Operationstisch und einen Irrigatorständer, beide von Pohl im Haag verfertigt.

Van der Hoeven demonstrirt 1) ein Präparat von Epitheliom, bei dem der Übergang von gutartigem in malignes Gewebe sehr schön zu sehen ist, und schließt daran eine theoretische Betrachtung über das Malignwerden der Zelle.

2) eine cystisch degenerirte Placenta.

Oidtman fragt Van der Hoeven bezüglich des 1. Falles um nähere Erklärung bezüglich seiner Hypothese, dass durch Wegfallen der hemmenden Wirkung des umliegenden Gewebes durch Toxine eine maligne Wucherung veranlasst werden kann.

Van der Hoeven kann sich darüber nicht näher aussprechen, da das Wesen der Toxine noch zu wenig bekannt ist.

Treub schlägt vor, die Diskussion nebst kritischer Besichtigung des Präparats bis zur folgenden Sitzung zu verschieben.

Meurer demonstrirt eine Placenta praevia centralis (?), bei der er die Bonnaire'sche Methode ohne Nachtheil für Mutter und Kind anwenden konnte.

C. H. Strats (den Haag).

Verschiedenes.

4) Goullioud (Lyon). Hysterectomia abdominalis wegen Uterus-carcinom.

(Lyon med. 1901. Oktober 27).

Nach Mittheilung eines mit vorheriger Unterbindung der Aa. hypogastricae operirten Falles bespricht G. in der chirurg. Gesellschaft zu Lyon die Vortheile dieses Verfahrens für Raschheit, Reinlichkeit der Operation, für Erreichung einer Asepsis, Erleichterung des Aufsuchens der Beckendrüsen etc.

Zeiss (Erfurt).

5) **C. Cuoca** und **V. Ungaro** (Neapel). Über die Behandlung der inoperablen Uteruskrebse mit Methylenblau.

(Rassegna d'ost. e gin. 1901. Januar.)

Verf. hat in einer Reihe von inoperablen Carcinomen des Uterus das Methylenblau mit Erfolg in Anwendung gezogen. Er benutzte hierzu folgende Formel: Methylenblau 6,0, 90%igen Alkohol, Glycerin ā 12,0, Aq. destill. 200,0. Mit dieser Lösung wurden (event. nach vorheriger Ausschabung oder Collumamputation) theils intra-uterine und vaginale Ausspülungen — in entsprechender Verdünnung — vorgenommen, theils Wattetampons getränkt und dieselben an den Ort der Krankheit gebracht. Außerdem bekamen die Kranken subkutane Einspritzungen von Ferr. arsenicos. oder Liq. arsenicalis. Die Erfolge waren im Allgemeinen sehr gute, so dass die Pat. monatelang (einmal fast 3 Jahre) beschwerdefrei blieben. Verf. rühmt dem Methylenblau nach, dass es nicht nur die Blutungen beseitigt und den Ausfluss zum Schwinden bringt, sondern dass es insbesondere auch die Schmerzen mildert, derart, dass man das Morphium entbehren kann. Das Fortschreiten des Carcinoms soll durch die angewandte Therapie beträchtlich verlangsamt werden, so dass das Leben der Kranken nicht unwesentlich verlängert wird. Außerdem ist das Mittel unschädlich und kann beliebig lange angewandt werden.   **H. Bartsch** (Heidelberg).

6) **A. Hebenstreit.** Die Totalexstirpation der Vagina bei primärem Carcinom.

Inaug.-Diss., Straßburg, 1901.

Nach allgemeinen Bemerkungen über das Vaginalcarcinom berichtet Verf. über einen von H. Freund operirten Fall. Es handelte sich um einen eigentlich inoperablen Fall, bei dem die Totalexstirpation nur als palliatives Verfahren, um den stinkenden Ausfluss zu beseitigen, ausgeführt wurde. Der Gang der Operation war kurz folgender: Längsspaltung der hinteren Vaginalwand, Umschneidung der Columna rugarum anterior rechts und links, Längsspaltung der vorderen Vaginalwand. Beide Längsschnitte werden durch Umschneidung der Portio verbunden, eben so am Introitus. Ablösen der linken Scheide. Starke Blutung. Amputation der Portio. Exstirpation der rechten Scheide von oben nach unten. Im Septum recto-vaginale muss ein Knoten exstirpirt werden, wobei ein Theil des Rectums herausgeschnitten wird. Naht. Zur Deckung des Scheidendefektes wird der Uterus tief herabgezogen und rechts und links mit Seidenfäden fixirt. Tamponade. Glatte Heilung. Tod an Recidiv nach 5 Monaten. Verf. knüpft daran noch Bemerkungen über Indikation und Technik der Totalexstirpation, so wie über die Prognose.

Hohl (Bremerhaven).

7) **D. Stapler** (Wien). Die Uteruskrebsoperation von **Wertheim.**

(Revue de gyn. et de chir. abdom. 1901. No. 4.)

Die vaginale Hysterektomie verliert mehr und mehr an Ansehen, seitdem einige kühne Operateure sich nicht mehr damit begnügten, nur den kranken Uterus zu entfernen, sondern angefangen haben, viel näher oder entfernter gelegene Drüsen zu exstirpiren.

Wertheim ist dann noch weiter gegangen, indem er das ganze Parametrium und einen großen Theil der Vagina resecirte.

4 hübsche und sehr klare Abbildungen erläutern dem französischen Gynäkologen die Operationstechnik, die Wertheim verfolgt; des weiteren sind 5 Abbildungen beigegeben, die die verschiedenartige Lokalisation der Beckenadenitis uns vor Augen führen.

Eine erste Operationsserie von 30 Fällen weist 12 Todesfälle auf.

Eine zweite Operationsserie von 27 Fällen weist nur 5 Todesfälle auf:

als 1) Choc, 2) Miliarturtuberkulose; 3) und 4) Ileus und 5) Pyelonephrose nach Harnleiterfistel.

Bezüglich weiterer, äußerst interessanter Untersuchungen Wertheim's über das Ergriffensein der Drüsen, verweist S. auf die Wertheim'sche Publikation im Archiv für Gynäkologie Bd. LXI Hft. 3 und Wiener klin. Wochenschr. 1900 No. 48. **Beutther** (Genf).

8) **E. Corson.** Ein Fall von großer extraperitonealer Hämatocele im Becken nach Cervixdilatation und Curettement.
(Progrès méd. belge 1901. No. 1.)

Bei einer jungen bis dahin regelmäßig menstruirten Frau stellte sich eine starke Menorrhagie ein; einen Monat später traten starke Schmerzen im Unterleib auf, worauf Pat. nach Dilatation der Cervix curettirt wurde. 3 Tage nach der Operation: Fieber, Erbrechen, Meteorismus und Schmerzen. Links war ein harter, nicht fluktuirender, vom Nabel bis zur Vagina reichender Tumor zu konstatiren. Zeichen beginnender Septikämie. Aus dem eröffneten Douglas wird Blut und Eiter entleert. Heilung. Verf. denkt an die Möglichkeit einer Ruptur der Venen des Plexus pampiniformis. **Bech** (Trier).

9) **Boyd.** Über Oophorektomie bei Carcinoma mammae.
(Progrès méd. belge 1901. No. 1.)

Bei der Laktation wie bei carcinomatöser Entartung der Mamma findet eine starke Vermehrung der Drüsenepithelien statt. Bei der Laktation schließt sich hieran eine fettige Degeneration der Epithelien, bei Carcinom jedoch nicht. Weiter sistirt die Laktation, sobald die' Ovarien funktioniren (Menstruation), was auf eine Beziehung zwischen der Funktion der Mamma und der des Ovariums hinweist. Dies legte den Gedanken nahe, durch Entfernung der Ovarien fettige Degeneration der Epithelien bei Mammacarcinom herbeizuführen.

Verf. citirt 54 Fälle von Oophorektomie, davon 19 mit günstigem Erfolg, 34 ohne Erfolg, 1 Exitus.

Verf. empfiehlt die Oophorektomie bei Mammacarcinom, wenn die Frauen das 40. Lebensjahr überschritten haben und noch nicht in die Klimax eingetreten sind, im Übrigen an keinen Krankheiten der Abdominalorgane und des Knochensystems leiden. **Bech** (Trier).

10) **A. Poncet.** Die Entfernung der Mikulicz-Tamponade und adhärenter Verbände durch Anfeuchtung mit Wasserstoffsuperoxyd.
(Gaz. des hôpitaux 1901. No. 56.)

P. empfiehlt zur leichteren Entfernung der Bauchhöhlentamponade und der durch das Wundsekret festgeklebten Verbandgaze, dieselbe mit Wasserstoffsuperoxyd anzufeuchten. Auf diese Weise gelingt es spielend, ohne der betreffenden Pat. irgend welche Schmerzen zu verursachen, den Tampon zu entfernen.
R. Biermer (Wiesbaden).

11) **Morestin.** Operative Deckung von Substanzverlust mit Hilfe der Brustdrüse der betreffenden Patientin.
(Gaz. des hôpitaux 1901. No. 58.)

M. berichtet über die Verwerthung der Mamma zur Autoplastik bei größeren Hautdefekten in besonders geeigneten Fällen. Verf. berichtet ausführlich über einen Fall bei einer 65jährigen Pat. Es handelte sich um einen großen Hautdefekt des rechten Handrückens. Zur Deckung wurde die linke Mamma herbeigezogen. Die Plastik gelang ausgezeichnet. Der Fall wird durch eine Abbildung erläutert. Verf. empfiehlt sein Verfahren für passende Fälle aufs angelegentlichste.
R. Biermer (Wiesbaden).

12) **N. J. F. Pompe van Meerdervoort** (Haag). Zur Ätiologie der Hydrosalpinx.
(Revue de gyn. et de chir. abdom. 1901. No. 4.)

Die Entzündung wird als einzige Ursache der Hydrosalpinx angesehen; diese letztere tritt entweder

1) als cylindrischer Tumor auf mit dünnen Wänden ohne oder doch nur mit wenigen Adhärenzen; oder

2) als Tumor mit verdickten Wänden, bei gleichzeitiger Infiltration des Lig. lat.; dass diese letztere Form auf einen entzündlichen Process zurückzuführen ist, wird wohl Niemand bezweifeln.

Damit eine Hydrosalpinx überhaupt zu Stande käme, müssen zwei Bedingungen erfüllt sein

1) muss die Tube obliterirt sein, und
2) ist eine Produktion von seröser Flüssigkeit vorauszusetzen.

Die weiter uns interessirende Frage würde nun die sein: »Können die beiden erwähnten Bedingungen erfüllt sein, ohne irgend welche katarrhalische Entzündung?«

Darauf ist zu bemerken, dass die Tubenschleimhaut erstens eine, wenn auch nur geringe Menge seröser Flüssigkeit normalerweise producirt, und dass zweitens eine trübe Menstruation ohne Blutung besteht, charakterisirt durch vaskuläre Dilatatation und seröse Durchtränkung des Stroms; in Wirklichkeit kann sich die Hydrosalpinx bei allen krankhaften Zuständen des Genitalapparates ausbilden, vorausgesetzt, dass Hyperämie der Tubenschleimhaut bestehe (Komplikation von Uterusmyom und Hydrosalpinx). Während der Periode kurz vor der Menopause besteht in den weiblichen Genitalorganen sehr oft ein hyperämischer Zustand, der im Stande ist, schwere Störungen herbeizuführen: Zunahme der physiologischen Sekretion der Tubenschleimhaut.

Die Ursachen, die den abdominalen Verschluss der Tube herbeiführen, sind zahlreiche; die Entzündung steht oben an; es kann sich aber auch die epitheliale Bedeckung der Schleimhaut loslösen und zur Verklebung der frei zu Tage tretenden Bindegewebsschichten kommen; ein typischer, hierhergehöriger Fall wird detaillirt mitgetheilt: Es handelt sich um eine Kranke mit markanten Störungen während der Menopause; bei welcher sich eine linksseitige Hydrosalpinx entwickelt, die sich konstant vergrößert. Die Ursache ist im hyperämischen Zustande des Genitalapparates zu suchen.

Die mikroskopische Untersuchung bestätigte die vollständige Abwesenheit entzündlicher Processe in der Mucosa und der Wand der Tube.

Beuttner (Genf).

13) **Karplus (Wien). Zur Kasuistik subkutaner Darmverletzungen.**
(Wiener med. Wochenschrift 1901. No. 29.)

Pat., 53 Jahre alt, erleidet durch Anrennen an einen Barrièrestock einen heftigen Stoß, der das Bruchband traf, das wegen einer rechtsseitigen Leistenhernie getragen wurde. Danach mehrfaches Erbrechen und heftige Schmerzen im Abdomen, besonders an der Stelle des Stoßes. Nach einigen Stunden Sistiren des Erbrechens und Nachlass der Schmerzen. Stuhl angehalten. Während der folgenden 1½ Tage zufriedenstellendes Allgemeinbefinden, Puls und Athmung normal. Wegen Stuhlverhaltung Klystier. Darauf schwerer Collaps. Puls 140. Athmung frequent rein costal. Abdomen aufgetrieben, schmerzhaft. Bruchsack der Leistenhernie leer. Leistenkanal für den Finger passirbar. Kein Stuhl, keine Winde. Häufiges fäkulentes Erbrechen. Diagnose: Akute Peritonitis in Folge Perforation. 6 bis 7 Stunden nachher Laparotomie. Därme fibrinös-eitrig belegt, fäkulent riechende eitrige Flüssigkeit im Bauchraum. Eine dem unteren Ileum angehörende Schlinge zeigt eine 2 cm lange Perforationsöffnung, umgeben von einer gangränösen Darmpartie. Die Gangrän erstreckt sich um die ganze Peripherie des Darmes und ist am Mesenterium 6 cm lang. Mesenterium blutig imbibirt. Extraperitoneale Lagerung der Schlinge. Drainage. 4 Stunden Exitus letalis. Nach Ansicht von K. handelt es sich nicht um eine Berstung einer Darmschlinge in Folge des Stoßes mit provisorischer Verlegung der Öffnung der Mucosa oder darüber gelagertes Netz, sondern um eine schwere Kontusion mit ausgebreiteter blutiger Imbibition der Darmwand, vielleicht auch Thrombosirung von Mesentrialgefäßen, die zur Gangrän und sekundär zur Perforation geführt hat.   Reifferscheid (Bonn).

Originalmittheilungen, Monographien, Separatabdrücke und Büchersendungen wolle man an *Prof. Dr. Heinrich Fritsch* in Bonn oder an die Verlagshandlung *Breitkopf & Härtel* einsenden.

Druck und Verlag von Breitkopf & Härtel in Leipzig.

Centralblatt
für
GYNÄKOLOGIE
herausgegeben
von
Heinrich Fritsch
in Bonn.

Sechsundzwanzigster Jahrgang.

Wöchentlich eine Nummer. Preis des Jahrgangs 20 Mark, bei halbjähriger Pränumeration. Zu beziehen durch alle Buchhandlungen und Postanstalten.

No. 23.   Sonnabend, den 7. Juni.   1902.

I.

Infusion durch die Nabelvene.
Vorläufige Mittheilung
von
A. Schücking in Pyrmont.

Julius Cohnheim erwähnt in seinen Vorlesungen über allgemeine Pathologie 1882, dass der durch Bluttransfusion bewirkten künstlichen Plethora ein Analogon in dem zuerst von mir festgestellten physiologischen Vorgang zur Seite stehe, nach welchem das Neugeborene ca. $1/3$ seiner Blutmenge sofort nach der Geburt durch intra-uterine Auspressung der Placenta erhalte.

Ich darf neueren Veröffentlichungen gegenüber daran erinnern, dass ich den Nachweis über die Übertragung des »Reserveblutes« auf das Neugeborene durch Wägungen, Blut- und Blutdruckuntersuchungen an den Placenten, an der Nabelschnur und am Neugeborenen geführt

23

hatte, und dass sich der intra-uterine Druck als Hauptfaktor bei dieser Blutübertragung erwies[1].

Die erste Athmung und die veränderten Cirkulationsvorbedingungen beim Neugeborenen eröffnen dem eingeströmten Blut neue Bahnen. — An die Feststellungen schlossen sich die Beobachtungen über die günstige Entwicklung der später Abgenabelten gegenüber den sofort Abgenabelten, so wie über den Zerfall der rothen Blutkörperchen und über die bald eintretende Reducirung der überschüssigen Blutmenge.

Die Thatsache, dass das Neugeborene hochgradige Plethora und hohen Druck in der Nabelvene ohne nachweisbare Nachtheile erträgt und die Erfahrungen, die ich über die physiologischen Wirkungen der Alkalisaccharate und Fructosate[2] gemacht hatte, veranlassten mich, vor Kurzem in einem Falle von tiefer Asphyxie des Kindes eine Infusion mit einer Natriumfructosatlösung durch die Nabelvene als letzten Versuch vorzunehmen.

Es handelte sich um eine lang andauernde Wendung nach Querlage. Als das 3200 g schwere Kind entwickelt war, konnte ich den Herzschlag kaum mehr nachweisen. Die bewährten Schultze'schen Schwingungen blieben ohne Erfolg; das Kind war stark cyanotisch, ohne Muskeltonus und erschienen weitere Wiederbelebungsversuche durch künstliche Athmung aussichtslos.

Da in meinem Armamentarium ein Apparat zur intravenösen Injektion mit der erwähnten Lösung befindlich war, so konnte ich die Infusion ohne Zeitverlust vornehmen.

Der Apparat besteht aus einer Mariotte'schen Flasche mit Rohr und Kanüle.

Eine Lösung von 0,5 Natriumfructosat und 0,7 Kochsalz war unter Benutzung von abgekochtem Wasser rasch hergestellt. Die Manipulation war eine sehr einfache, da nach Durchschneidung der Nabelschnur diese in toto um die in die Nabelvene eingeführte Kanüle gebunden werden konnte. Ich ließ zuerst 30 g der Lösung einlaufen. Es war augenscheinlich, dass die Herzthätigkeit hiernach deutlicher fühlbar wurde. Unmittelbar nachdem ich weitere 20 g einlaufen ließ, beobachtete ich eine erste schwache spontane Athmung, der langsam mehrere Athemzüge nachfolgten. Ich unterstützte die Athmung noch kurze Zeit durch Anwendung der Silvester'schen Methode; dann schien jede Gefahr beseitigt zu sein. Das Kind ist am Leben geblieben. Da es vielleicht längere Zeit dauern wird, bis ich das Verfahren wieder auszuführen Veranlassung habe, habe ich geglaubt, von dem vorstehenden Falle schon jetzt Mittheilung machen zu sollen. Die Wirkung des Natriumfructosats und Saccharats beim überlebenden Herzen und die Wirkung der subkutanen und intra-

---

[1] Centralblatt für Gynäkologie 1876. No. 1. — Berliner klin. Wochenschrift 1877. No. 1 u. 2; 1879. No. 36.
[2] Archiv für Anat. u. Physiol. Suppl. 1901. — Verhandl. d. XIX. Kongresses für innere Medicin.

venösen Injektionen der betreffenden Lösungen beim Lebenden war
von mir dahin erklärt worden, dass die Alkalisaccharate die Kohlensäure aufnehmen und dabei in Zucker und kohlensaures Natrium
zerlegt werden. Die Dosis, die beim überlebenden Herzen nicht
mehr als 0,05% Natriumfructosat (0,025—0,035% Natriumsaccharat)
betragen darf, hatte ich bei intravenösen nnd subkutanen Injektionen
auf das 10fache, also 0,5% (resp. 0,3%) steigern können.

Beim asphyktischen Kind dürfte unter dem Einfluss des Natriumfructosats die gesteigerte Herzthätigkeit das durch Kohlensäure-
anhäufung gelähmte Athemcentrum in der Medulla unter günstigere
Stoffwechselbedingungen gebracht und damit wieder erregbar gemacht
haben. Auch ist es möglich, dass die Lösung direkt kohlensäure-
befreiend auf das Athemcentrum gewirkt hat, event. dass beide Faktoren sich unterstützt haben. Die Frage nach der Erklärung des
beobachteten Resultats trifft mit der viel umstrittenen Frage nach
der Ursache des ersten Athemzuges zusammen. Vielleicht, dass weitere Versuche auch nach dieser Seite aufklärend wirken.

Falls ein genügendes Quantum defibrinirten und filtrirten Blutes
aus der Placenta oder dem fötalen Theil der Nabelschnur geeigneten
Falls ohne großen Zeitverlust zur Verfügung steht, könnte eine
Transfusion dieses mit Sauerstoff gesättigten Blutes durch die Nabelvene versucht werden. Auch legt ein derartiger Fall es nahe, die
intravenösen Infusionen mit Alkalisaccharaten zur Wiederbelebung
Ertrunkener und Erstickter oder sonstiger Kohlensäurevergifteter
anzuwenden.

II.

Behandlung der Cystopyelitis mit Methylenblau.

Von

Dr. Th. H. Van de Velde in Haarlem.

In No. 13 d. Centralbl. theilt M. Graefe 2 Fälle von Entzündung
der Blase und des Nierenbeckens mit, in welchen er eine erhebliche
Besserung durch den innerlichen Gebrauch von Methylenblau gesehen zu haben meint, wesshalb er zu weiteren Versuchen in dieser
Richtung auffordert.

Da ich über Erfahrungen verfüge, die in entgegengesetztem Sinne
zu sprechen scheinen, sei es mir erlaubt, diese hier kurz zu erwähnen.

Das Methylenblau ist ein schwaches Antisepticum. Auf die
Haut applicirt, verursacht es keine Irritation. Die Schleimhäute
aber werden durch eine langdauernde Berührung mit einer größeren
Menge mehr oder weniger gereizt. Dieser Wirkung wegen wurde
der Gebrauch des Methylenblau in der Augenheilkunde von Carl
v. Braunschweig entrathen.

23*

Die Reizung der Magenschleimhaut durch Methylenblau kann zum Erbrechen führen. In mehreren Fällen dieser Art konnte man anatomisch entzündliche Veränderungen in der Gegend der großen Curvatur wahrnehmen.

Diarrhöen in Folge der Einwirkung von Methylenblau auf die Darmmucosa hat man bisweilen auch gesehen.

Da, wie man weiß, das Methylenblau fast ganz — theils unverändert, theils in Derivaten — mit dem Urin eliminirt wird, lässt sich bei genügender Koncentration auch eine Einwirkung auf die Schleimhaut der Blase erwarten. In der Litteratur finden wir denn auch Reizerscheinungen von Seiten der Mucosa vesicae als nicht selten vorkommend erwähnt. Leichte Blasentenesmi und Urethralschmerzen sind ziemlich oft beobachtet worden.

Es will selbst scheinen, dass vom ganzen menschlichen Körper die Blasenschleimhaut am meisten empfindlich dem Methylenblau gegenüber ist. Denn während die anderen Erscheinungen erst nach Einnahme von mittleren (300—800 mg) oder von großen Dosen (1 g und mehr) wahrzunehmen sind, hat man Reizsymptome von Seiten der Blasenschleimhaut, sei es auch in selteneren Fällen, schon nach viel kleineren Gaben auftreten sehen.

Behufs Prüfung der Nierenthätigkeit nach der Methode von Achard und Castaigne habe ich bei etwa 60 Personen 50 mg Methylenblau in 5%iger Lösung intramuskulär eingespritzt. In einigen wenigen Fällen habe ich darauf bei Personen mit ganz normaler Blasenmucosa ganz leichte Tenesmi wahrgenommen, die etwa einen Tag später wieder verschwanden. Die gesunde Mucosa vesicae wird also durch nicht zu viel Methylenblau enthaltenden Harn nur selten und wenig gereizt.

Anders scheint mir aber die Sache zu sein, wenn die Blasenschleimhaut sich schon vorher im Zustand der Irritation befindet. Denn bei 3 meiner Pat., welche zuvor Symptome eines leichten Blasenkatarrhs darboten, ist die Methylenblauprobe von einer Verschlimmerung des Zustands gefolgt.

Bei der 1. Pat. bestanden verdächtig aussehende Erosionen. Der in Folge dieser bestehende scharfe Ausfluss hatte eine Vulvitis und Urethritis verursacht, und von der Urethra war die Entzündung auf die Blasenschleimhaut übergegangen. Die subjektiven Erscheinungen — frequenter Harndrang, Tenesmi und Schmerz am Ende des Harnlassens — waren schon einige Wochen dieselben, als Pat. in der Frauenklinik in Amsterdam (Direktor Prof. H. Treub), wo ich der Zeit Assistent war, aufgenommen wurde. Der Harn war ziemlich klar, von leicht saurer Reaktion. Von Zeit zu Zeit war ein wenig Eiweiß in dem Urin anzutreffen. Für Nierenleiden bestanden aber keine weiteren Anhaltspunkte. Mikroskopisch wurde nichts gefunden. Die Methylenblaueinspritzung wird nach ca. einem Tage von Vermehrung der Blasenbeschwerden gefolgt. Der Urin reagirt bisweilen alkalisch, wird allmählich trüber. Die Blasenmucosa ist bei Berührung mit der Sonde hyperästhetisch. Bettruhe, Milchdiät, Blasenspülungen und Instillationen mit AgNO$_3$ befreien die Pat. in 3 Wochen von ihren Beschwerden.

Der 2. Fall betraf eine Frau, bei welcher ein salpingo-oophoritischer Tumor innerhalb 3 Wochen in der Frauenklinik unter Bettruhe und resorbirender Behandlung verschwunden war.

Der bei ihrer Aufnahme in geringem Grade bestehende Schmerz beim Harnlassen und der frequente Drang zum Uriniren waren während dieser 3 Wochen dieselben geblieben. Der Harn war einige Male ein wenig trübe, zeigte keinen Albumengehalt. Die Reaktion war sauer. Mikroskopisch zeigten sich bisweilen einige Blasenepithelien. Von Nierenveränderungen war nichts nachzuweisen.

Wenige Tage nach der Methylenblauinjektion waren die subjektiven Beschwerden verschlimmert, und die Erscheinungen nahmen stets zu, bis das Maximum ungefähr eine Woche nach der Einspritzung erreicht war. Der Harn war mehr trübe, alkalisch, enthielt mehr Blasenepithelien und Leukocyten und dann und wann ein wenig Eiweiß.

In der Zeit der meisten Beschwerden klagte die Frau während einiger Tage über in den Bauch ausstrahlende Schmerzen beiderseits in der Nierengegend. Im Harnsediment wurden an diesen Tagen Zellen gefunden, welche allem Anschein nach aus dem Nierenbecken stammten.

Die Pat. wurde auf dieselbe Weise wie die vorige behandelt und einige Zeit später ohne Beschwerden entlassen.

Obgleich ich nach diesen Fällen das Methylenblau bei bestehender Reizung der Harnwege vermieden habe, war ich doch jüngst noch in einem 3. Falle in der Lage, mich von einer derartigen ungünstigen Wirkung dieser Substanz auf die sich schon im Zustand der Irritation befindenden Blasenschleimhaut zu überzeugen.

Das war nämlich bei einer Puerpera, welche mir das Bestehen von leichten Blasenreizerscheinungen verschwiegen hatte. Als ich auch bei dieser Frau der Nierenprüfung wegen Methylenblau injicirt hatte, vermehrte sich die Intensität der Beschwerden deutlich. Durch reizlose Diät, fortgesetzte Bettruhe und Urotropin wurden die Reizerscheinungen glücklicherweise alsbald wieder gebessert und am Ende ganz beseitigt.

Eine Verschlimmerung von schon bestehenden Irritationszuständen der Blasenschleimhaut nach geringen Gaben Methylenblau ist also für diese Fälle nicht zu verneinen. Dass diese Verschlimmerung spontan eingetreten oder durch weitere Einwirkung der schon vorher anwesenden schädlichen Momente verursacht sei, erachte ich als unwahrscheinlich. Denn die bestehenden Symptome waren schon seit einigen Wochen dieselben geblieben und die 2 ersten Pat. waren in der Klinik bei Bettruhe und Scheidenspülungen der schädlichen Einwirkung von Ausfluss etc. bei Weitem noch nicht so stark ausgesetzt wie daheim.

Bei keiner der 3 Frauen ist es mir gelungen, eine Ursache ausfindig zu machen, durch welche die Blasenreizerscheinungen so sehr in den Vordergrund gerückt sein könnten. Besonders weise ich darauf hin, dass kein Instrument durch die Urethra eingeführt worden ist, bevor der Katarrh sein Maximum erreicht hatte.

Noch will ich erwähnen, dass der verwendete Farbstoff (von Dr. Grübler in Leipzig) spektroskopisch die für das Methylenblau charakteristischen Absorptionsstreifen darbot und nicht mit Zink verunreinigt war. Dies ist wichtig, weil einerseits oft das Methylenblau ein Chlorzinkderivat enthält (die Bereitung findet gewöhnlich in Gegenwart von Zink statt), andererseits aber C r i n o n die in der Litratur erwähnten schädlichen Folgen von Darreichung dieses Mittels auf die Anwesenheit von Zink zurückführt.

Es ist nicht ganz auszuschließen, dass bei der Vermehrung der Reizerscheinungen ein gewisser Einfluss ausgeübt worden sei von der Thatsache, dass ich die beiden ersten Pat· während 3 Stunden nach der Einspritzung jede halbe Stunde, später 3stündlich uriniren ließ. Denn diese frequente Miktion konnte ein leichtes Irritament darstellen. Doch kann ein derartiger Reiz, meiner Meinung nach, schwer verantwortlich gemacht werden für die Entwicklung eines deutlichen Blasenkatarrhs aus einer bestehenden leichten Irritatio mucosae vesicae. Und das um so schwerer, weil in dem letzten Falle eine Verschlimmerung ohne absichtliche frequente Miktion auftrat.

Ich kann mir also die beschriebene Zunahme der Reizerscheinungen von Seiten der Blase in diesen Fällen nicht auf andere Weise entstanden denken, als durch eine schädliche Einwirkung des Methylenblau auf die hier außergewöhnlich empfindliche Blasenschleimhaut.

In dieser Meinung wurde ich bestärkt durch das Vorkommen der oben besprochenen Reizsymptome bei gesunden Schleimhäuten. Im 2. Falle haben wir außerdem Erscheinungen auftreten sehen, welche mit großer Wahrscheinlichkeit auf eine stattgefundene, vorübergehende Reizung der Nierenbecken hinweisen. Auch für diese Reizung möchte ich die Verantwortlichkeit dem Methylenblau nicht ganz absprechen.

Alles zusammenfassend, ist, meinen Erfahungen nach, die sei es noch so leicht entzündete Schleimhaut der Blase äußerst empfindlich selbst für geringe Mengen Methylenblau (oder Derivate dieser Substanz), und durch seine Einwirkung kann ein bestehender Katarrh nicht unbedenklich verschlimmert werden.

Natürlich ist das »post ante propter«, wie immer, auch hier schwer zu entscheiden, was sowohl für die — günstigen — Fälle G r a e f e ' s, als für die — ungünstigen von mir gilt. Aber die Mittheilung des Hallenser Gynäkologen hat mich doch nicht von meiner Furcht vor dem Methylenblau bei Entzündung der Urinwege befreien können, wesshalb ich eine Mahnung zur Vorsicht bei weiteren Versuchen nicht umgehen zu können meinte.

III.
Zur Behandlung der Sepsis.
Von
Dr. J. Wernitz ¦in Odessa.

Mehrere Zuschriften und Anfragen, die ich erhalten habe, zeigen mir, dass ich in meiner Mittheilung in No. 6 dieses Centralblattes mich zu kurz gefasst habe und dass das Wesentliche vom Unwesentlichen nicht scharf genug getrennt wird.

Das Wichtigste an meiner Beobachtung ist das Faktum, dass es bei akuten septischen Erkrankungen, und zwar den schwersten Formen, wo noch kein Lokalherd vorhanden ist, durch reichliche und methodische Zufuhr von Flüssigkeit per rectum gelingt, die Sepsis erfolgreich zu bekämpfen. Durch die zugeführte Flüssigkeit wird die Harn- und Schweißsekretion stark angeregt, wodurch wiederum das septische Gift, das im Organismus cirkulirt, ausgeschieden wird. Diese Ausscheidung lässt sich so schnell erreichen, dass eine äußerst schwer septisch Erkrankte im Verlaufe von 7—8 Stunden in einen gefahrlosen Zustand versetzt werden kann, und das geschieht durch ein ganz einfaches, vollständig unschädliches, überall anwendbares Mittel.

Die Flüssigkeitszufuhr ist aber gefahrlos nur dann, wenn sie auf dem von mir angegebenen Wege geschieht, weil sich die Aufnahme ganz nach dem Zustand des Herzens richtet und nicht zu viel Flüssigkeit auf einmal aufgesogen werden kann, wenn das Herz die Flüssigkeitsmenge nicht bewältigen kann. Eine Überbürdung und Lähmung des Herzens ist hier vollständig ausgeschlossen.

Neu ist die Beobachtung, dass man bei einer hochfiebernden Kranken durch reichliche Flüssigkeitszufuhr Transspiration und damit Abfall der Temperatur hervorrufen und die Transspiration beliebig lange- unterhalten kann. Ich wüsste wenigstens nicht, dass schon darauf hingewiesen worden ist. Wäre es schon früher bekannt, so würde diese Methode schon längst empfohlen worden sein, um bei allen akuten Infektionskrankheiten die allzu hohen Temperaturen auf gefahrlose Weise herabzudrücken. Alle empfohlenen Entfieberungsmittel wirken ungünsig auf das Herz, rufen Collapserscheinungen hervor. Hört die Wirkung auf, so steigt die Temperatur oft mit einem Schüttelfrost.

Bei dieser Methode wird das Herz eher gekräftigt, Collaps kann nicht eintreten, und steigt die Temperatur nach dem Aussetzen der Eingießung wieder an, so geschieht es allmählich, ohne Schüttelfrost. Dass es kein kritischer Schweißausbruch ist, habe ich schon früher erwähnt. Dass bei Stauungen im Gefäßsystem und venöser Füllung der Hautgefäße Schweißsekretion leicht auftritt, ist bekannt.

In den meisten Fällen beginnender Herzschwäche bei fiebernden und auch nicht fiebernden Personen findet man zu starke Schweißsekretion. Dieselbe tritt bei akuten Infektionskrankheiten im Höhestadium der Krankheit auf, ohne dass die Temperatur fällt, es ist das ein ominöses Symptom. Auch hier wird die Schweißsekretion durch starke Füllung der Hautgefäße bewirkt, nur ist es hier keine Stauung, keine venöse Hyperämie, sondern eine aktive Hyperämie, hervorgerufen durch reichliche Flüssigkeitsaufnahme. Die Flüssigkeit wird Anfangs nur langsam resorbirt, bis sich der Zustand des Herzens bessert, und dann erst erfolgt reichlichere Resorption mit folgender Schweißsekretion und reichlicher Ausscheidung von Harn.

Auf die Möglichkeit, durch Flüssigkeitszufuhr Schweißsekretion mit Temperaturabfall hervorzurufen und beliebig lange zu unterhalten, muss ich ganz besonders hinweisen, und das ist der Kern meiner Mittheilung.

Die am Anfang der Behandlungsmethode stattfindende gründliche Reinigung des Darmkanals und Befreiung desselben von Gasen ist eine erwünschte Beigabe, aber nicht die Hauptsache. Es kann zur Hauptsache werden in den Fällen, wo in Folge von Bauchfellentzündung oder auch aus anderen Gründen der Meteorismus sehr hochgradig ist. Die übermäßige Ausdehnung und Spannung im Leib wirkt lähmend auf die Herzaktion und kann um so leichter zum letalen Ende führen, wenn auch Sepsis im Spiel ist. In solchen Fällen kann die erfolgreiche Befreiung des Darmkanals lebensrettend wirken, und man braucht nicht zu befürchten, dass die peritonitischen Erscheinungen dadurch gesteigert werden.

Am deutlichsten sind die Erfolge der Eingießung immer bei der akuten Sepsis, während sie bei hoher Temperatur in Folge exsudativer Processe, Eiterherde etc. nur vorübergehend sein können. Auch hier bewirken sie eine große Erleichterung, zeitweise auch eine Entfieberung, aber der Erfolg kann nur temporär sein, so lange der Lokalherd nicht entfernt ist. In letzteren Fällen brauchen die Eingießungen lange nicht so energisch gemacht zu werden, 1—2mal täglich genügt vollkommen. Zuweilen wird die Resorption der Exsudate dadurch in Gang gebracht.

Auf die Befreiung des Darmkanals und den günstigen Einfluss derselben auf den weiteren Verlauf der Erkranknng hatte ich in meiner Mittheilung weniger Gewicht gelegt, weil ich diesen Einfluss als bekannt voraussetzte.

Mein Zweck war, speciell auf die reichliche Flüssigkeitszufuhr hinzuweisen als allgemein wirkendes Mittel gegen die akute septische Infektion.

IV.

Verurtheilung eines praktischen Arztes wegen fahrlässiger Körperverletzung in 5 Fällen durch Einlegen eines von ihm erfundenen besonderen Intra-uterin-Pessars als Frauenschutz.

Von

Dr. Keferstein in Magdeburg,
kgl. Gerichtsarzt.

In No. 115 des Magdeburger General-Anzeigers vom 29. April 1902 findet sich unter Gerichtssaal Folgendes:

Der praktische Arzt X. zu X. kam im Jahre 1896 nach hier und bekam bald eine gute Praxis, die ihm dann aber angeblich durch Berufsgenossen sehr herabgemindert wurde. Um den Ausfall zu decken und sich neue Einnahmen zu schaffen, konstruirte er im März 1898 einen »Obturator«. Die Instrumente ließ er von einem hiesigen Fabrikanten herstellen und durch eine Berliner Firma vertreiben. Von ihm selbst sollen 700—800 Stück bei Frauen Anwendung gefunden haben. In jedem Falle ließ er sich für das Instrument einschließlich seiner Berufsthätigkeit 10 ℳ zahlen, sonst erhielt er von der Berliner Firma für jedes verkaufte Instrument 50 ₰. Das Instrument soll aber bei Frauen nicht immer den angepriesenen Schutz gewährt und auch in einzelnen Fällen gesundheitsschädlich gewesen sein. Dem Angeklagten wird heute vorgeworfen, sich in 5 Fällen durch Anwendung des Instruments unter Vernachlässigung seiner Berufspflichten der fahrlässigen Körperverletzung schuldig gemacht zu haben. Es sind 40 Zeugen und 15 ärztliche Sachverständige geladen. Die Verhandlung wird in nicht öffentlicher Sitzung geführt. Der Gerichtshof erachtete für festgestellt, dass die Einführung des Obturators in der Art und Weise, wie der Angeklagte sie ausführte, als fahrlässig und schädlich zu bezeichnen sei, indem er sich um die Frauen später nicht weiter kümmerte, doch aber mit der Möglichkeit rechnen musste, dass bei der schlechten Beschaffenheit des Instruments ein Bruch eintreten und Beschwerden hervorrufen konnte. Es seien 5 Frauen an der Gesundheit zum Theil schwer geschädigt. Der Angeklagte wurde daher zu 5 Monaten Gefängnis verurtheilt.

Da diese Verurtheilung für die Frauenärzte wohl ein gewisses Interesse bietet, möchte ich Folgendes hinzufügen. Der Obturator besteht aus einem 7 cm langen, der Form der Gebärmutter entsprechend gebogenen, versilberten Stäbchen, welches in 2 federnde Enden aus einander geht. Diese federnden Enden werden mit Hilfe eines hohlen Führungsstabes, in den die federnden Enden eingespannt werden, so gelegt, dass sie, aus einander springend, sich dort in die Gebärmutter einlegen, wo die Tuben sich ansetzen, und so das Stäbchen aus der Gebärmutter nicht herausfallen kann. An seinem anderen Ende, im rechten Winkel angebracht, trägt das Stäbchen einen Ring, der durch eine an ihm befestigte runde Platte abgeschlossen werden kann. Der Erfinder preist diesen Obturator als völlig unschädlich an, da er weder Ausfluss, noch Blutungen, noch Erkrankung der Gebärmutter verursache und sicher gegen Empfängnis schütze.

23**

In Wahrheit ist aber dieser Obturator gar kein Mittel zur Verhinderung der Empfängnis, sondern ein Abtreibungsmittel. Damit die monatliche Blutung bei der Trägerin des Instruments nicht behindert ist, schließt die Platte des Obturators die Gebärmutteröffnung nicht dicht ab, der männliche Samen kann daher in die Gebärmutter eindringen. Ist es aber zur Schwangerschaft gekommen, so wirkt der immerwährende Reiz, den das federnde Instrument auf die Gebärmutter ausübt, als Abtreibungsmittel. Der Erfinder sagt selbst darüber: »Durch den Obturator wird ein Sichfestsetzen des mütterlichen Eies unmöglich gemacht, auch werden durch die Federn die Wände der Gebärmutter leicht von einander abgehoben«.

Der Obturator ist vom Erfinder nach seiner eigenen Angabe in 800 Fällen angewandt worden. Unter solchen Umständen war es erklärlich, dass in Magdeburg die Geburtenziffer heruntergeht, und zwar seit einer ganzen Reihe von Jahren, trotzdem sich Magdeburg durch Zuzug vermehrt. Die Geburtenziffer ging von 8244 Geburten im Jahre 1891 allmählich auf 7224 im Jahre 1900 herab.

Es besteht die Gefahr, dass die Federn des Obturators durch Oxydation zerfressen werden und dann sich diese Federreste in die Gebärmutter einbohren.

In Fall I war auf diese Weise das Instrument entzwei gegangen. Der größere Theil fiel heraus, während man nicht wusste, wo das abgebrochene Federstück geblieben war. Dr. X. untersuchte die betreffende Frau auf ihre Bitte und erklärte, das Stück wäre nicht mehr darin; was darin sitze, hole er nicht heraus, sie sei vor ganz kurzer Zeit schwanger. Es war nur mit der Hand untersucht und keine Sonde benutzt worden. Er schalt noch auf die gleichfalls anwesende Kousine, welche meinte, es müsse doch noch die abgebrochene Feder darin sein. Nachdem die betreffende Frau, die übrigens eine arme Lungenschwindsüchtige war, 4 Monate lang von dem in die Gebärmutter eingebohrten Federschenkel gequält worden war, wurde sie von einem hiesigen Frauenarzt operirt und das Federstück entfernt; die von Dr. X. behauptete Schwangerschaft fand sich aber nicht vor.

Diese Schwindsüchtige ist am 26. December 1901 in Folge von Lungenschwindsucht und Herzwassersucht gestorben. Es hat die Leichenöffnung derselben stattgefunden. Nach dem motivirten Gutachten der Obducenten sind die hierbei vorgefundenen Verwachsungen des Netzes mit der Rückseite der Gebärmutter und der Vorderseite des Mastdarmes Ausdruck einer der vorerwähnten Operation voraufgegangenen schweren Entzündung der Gebärmutter und ihrer Umgebung, welche wieder durch das in die Muskeln eingespießte Stück des zerbrochenen Obturators verursacht ist. Diese Entzündung hat sodann durch die mit ihr verbundenen schwächenden Einflüsse (jauchende Eiterung, Blutungen, Schmerzen und Fieber) den tuberkulösen Lungenprocess auf das Ungünstigste beeinträchtigt und damit den Tod beschleunigt.

Der Angeklagte machte zu seiner Vertheidigung zunächst geltend, dass er sich zuletzt in der Therapeutischen Monatsschrift der Einschränkung bedient habe: »Der Obturator ist absolut sicher, vorausgesetzt, dass die Länge desselben nicht zu sehr von der Länge der betreffenden Gebärmutter abweicht«.

Dass derselbe auch bei jahrelangem Tragen keine Beschwerden macht, dafür macht Dr. X. eine größere Anzahl von Frauen namhaft, auch sei er im Stande, weitere Dutzende solcher Frauen zur Stelle zu schaffen.

Zu Fall I macht der Angeklagte geltend: Dass die betreffende Frau nicht an ihrer Gesundheit geschädigt worden, beweise der Umstand, dass sie ihre Regel verloren hatte, also schwanger war; Schwangerschaft konnte aber nur bei gesunder Gebärmutter eintreten. Hier ist aber Dr. X. im Irrthum. Die betreffende Frau war nicht schwanger, ihre Regel blieb zwar aus — von Juni bis September —, doch fanden sich bei der Untersuchung durch Dr. B. keine Zeichen von Schwangerschaft. Auch Pat. selbst erklärte ausdrücklich, dass sie im Laufe der Zeit nicht stärker geworden sei und sie so selbst gemerkt hätte, dass sie nicht schwanger war. Die Regel war also weggeblieben nicht wegen Schwangerschaft, sondern wegen Erschöpfungszuständen der betreffenden Frau.

Dr. X. behauptet, wegen vorliegender Schwangerschaft hätte er mit der Sonde nicht untersuchen dürfen und hält das Verhalten des Operateurs für strafbar auch habe sich durch dessen Untersuchung das Stück des zerbrochenen Obturators erst eingebohrt. Der Obturator wäre übrigens nicht zersprungen, sondern durch Oxydation entzwei gegangen, daran wäre nur der Fabrikant Schuld, welcher zu jener Zeit schlechtes Material verwendet habe.

Hätte der Operateur nichts gemacht, so wäre nach X.'s Ansicht das Stück Obturator ruhig liegen geblieben ohne Schaden für die Frau und wäre bei der Entbindung ausgestoßen worden. Eine Behauptung, die schon desshalb falsch ist, weil diese Frau nicht schwanger war.

No. II hatte sich im April 1900 von dem Angeklagten zum 2. Male einen Obturator einlegen lassen, nachdem beim Tragen des ersten eine Fehlgeburt erfolgt war. Seit der Zeit kam sie körperlich ganz herunter. Ein anderer Arzt, an den sie sich dann wandte, fand jauchigen Ausfluss. Nach der Entfernung des Obturators durch diesen trat sofortige Besserung ein.

Dr. X. macht geltend, dass diese Frau sich nicht hätte geschädigt fühlen können, sonst hätte sie sich nicht zum 2. Male einen Obturator einlegen lassen. Das 1. Mal hätte das Instrument nicht geschadet, da sie doch schwanger geworden war; das 2. Mal kann auch schon Ausfluss bestanden haben, als der Obturator eingesetzt wurde.

Man hat zunächst keine Veranlassung, die betreffenden Frauen genau auf Krankheit oder Gesundheit der Gebärmutter zu untersuchen. Ist die Frau krank, so wird sie den Obturator nicht vertragen, dann wird der Obturator wieder entfernt, ein Schaden kann dadurch nicht entstehen.

Der Ausfluss könne aber auch entstanden sein durch Infektion von außen. Wahrscheinlich meint X. damit Tripperinfektion. Er leugnet, dass der Obturator an sich Ausfluss erzeugen könnte; das wäre nur möglich, wenn beim Einsetzen des Instruments nicht peinlich sauber verfahren werde, während er darin die größte Sauberkeit übte.

No. III hatte sich im November 1900 von dem Angeklagten einen Obturator einlegen lassen. Seit der Zeit hat sie an Rückenschmerzen und stetem Ausfluss bald von gelblicher, schleimiger Beschaffenheit, bald von rosarother Farbe gelitten. Dabei hatte sie auffallend starke Blutungen zur Zeit der Regel, Stiche in der linken Lungenseite fortwährend, und Mattigkeit und wundes Gefühl in den Fußknöcheln. Da sie diese Beschwerden auf das Tragen des Obturators zurückführte, entfernte sie sich denselben selbst, nachdem sie ihn 8 Monate getragen. Seit der Zeit waren die schmerzhaften Beschwerden verschwunden, und auch der Ausfluss verlor sich nach und nach.

Der Angeklagte behauptete dagegen, Frau B. sei ihm übel gesinnt, weil er sie wegen ihres vorlauten Wesens zurechtgewiesen; der Ausfluss, von dem sie spricht, würde, wenn er überhaupt bestanden hätte, nicht viel zu bedeuten gehabt haben.

No. IV hatte im Februar 1900 den Angeklagten zu einer ärztlichen Untersuchung zugezogen. Hier äußerte derselbe zu ihr, sie möge zu ihm kommen, wenn sie keine Kinder mehr haben wolle. Im Juli ließ sie sich darauf von dem Angeklagten auf dessen Versicherung, dass der Obturator unschädlich sei und Schwangerschaft verhindere, einen solchen einlegen. Nach kurzer Zeit fühlte sie schmerzhaften Druck und bekam weißen Ausfluss. Sie begab sich bis Ende 1900 4mal zu dem Angeklagten und klagte ihre Beschwerden. Dieser untersuchte sie jedes Mal, versicherte, der Obturator läge richtig und wollte nicht zugeben, dass die Beschwerden durch diesen verursacht würden. Im Mai fühlte sie sich schwanger und suchte desshalb den Angeklagten wieder auf. Dieser fand bei der Untersuchung den Obturator nicht mehr vor und erklärte, derselbe müsse herausgefallen sein; vorher hatte er noch versucht, die Frau glauben zu machen, dass er selbst das Instrument bei einer früheren Untersuchung schon herausgenommen habe. Die Beschwerden der Frau wurden immer größer, bis sie am 11. December 1901 ein unreifes Kind von etwa 7½ Monaten gebar.

Bei der Untersuchung fand die Hebamme quer im Muttermund den abgebrochenen Federschenkel eines Obturators, der die Fruchtblase verletzt hatte. An dem verrosteten Metallstück klebte Blut und Eiter. Das neugeborene Kind hatte am Leib und an einem Arm einen blutigen Streifen. Nach der Geburt traten die Schmerzen noch heftiger auf. Die Wöchnerin erkrankte an Schüttelfrost, hohem Fieber, Erbrechen und Schlaflosigkeit, so dass ein anderer Arzt zugezogen wurde. Dieser vermuthete einen weiteren Theil des Obturators in der Gebärmutter und fand auch den 2. Federschenkel am oberen Ende der Gebärmutter in die Muskulatur eingebettet und nur mit der Spitze hervorragend. Es gelang mit Mühe die Entfernung dieses 2. Federschenkels.

Das Befinden der Kranken besserte sich darauf, doch ist nach ärztlichem Urtheil eine dauernde Schädigung ihrer Gesundheit nicht ausgeschlossen. Ihre Erkrankung sei ohne Zweifel durch Infektion hervorgerufen, die der in der Gebärmutter befindliche verrostete Fremdkörper veranlasste, wie auch die Frühgeburt durch Verletzung der Fruchtblase durch diesen Fremdkörper zu Stande kam.

Der Angeklagte behauptet, dass er bei der Schwangerschaft dieser Frau gar nicht anders habe handeln können. Er habe sie aber nicht fälschlicherweise glauben machen wollen, dass er den Obturator ihr schon früher herausgenommen habe; er habe diese Bemerkung irrthümlich gemacht in Folge einer Namensverwechslung. Eben so wenig habe er die Frau aufgefordert, zu ihm zu kommen, wenn sie keine Kinder mehr wollte; dieselbe sei von selbst gekommen. Im Übrigen sei die Frau selbst Schuld an den ganzen Vorgängen, da sie sich vom 27. August 1900 bis 13. Mai 1901, also über 8½ Monate, nicht habe bei ihm blicken lassen, während er stets anordnete, dass die Frauen nach 6 Monaten wiederkommen sollten. Es steht das übrigens im Widerspruch zu den Angaben der betreffenden Frau, welche bis Ende 1900 4mal gekommen sein will. Hätte diese Frau, sagt Dr. X., die Frist von 6 Monaten für einen erneuten Besuch innegehalten, so hätte sich wahrscheinlich das Zerbrechen des Obturators verhüten lassen. Dass der zerbrochene Federschenkel die Fruchtblase verletzt haben sollte, sei eine an den Haaren herbeigezogene Behauptung, diese Frau habe schon mehrere Fehlgeburten gehabt, wahrscheinlich läge bei ihr latente Syphilis vor, und wäre möglicherweise auch die letzte Fehlgeburt auf diese zurückzuführen. Der zur Fehlgeburt hinzugezogene Arzt sei ihm feindlich gesinnt. Durch den verrosteten Fremdkörper könne eine Infektion nicht stattgefunden haben, dazu gehörten Infektionskeime von außen.

Doch vergisst Dr. X., dass sich an solchen Fremdkörpern nach einer Geburt eben so wie an einem zurückgebliebenen Nachgeburtsrest ein Blutpolyp bilden kann, der durch den inneren Muttermund bis in den äußeren herausragt, und dass an diesem dann die Infektionserreger den inneren Muttermund passiren.

Nach einer Entbindung oder Fehlgeburt schließt sich nämlich der innere Muttermund nicht so bald, so lange ein Fremdkörper, z. B. Placentarreste, in der Muttermundshöhle vorhanden ist.

Es ist also die Infektion nicht zweifellos hier auf die schlecht gereinigten Hände oder Instrumente der Hebamme zurückzuführen.

No. V ließ sich im Frühjahr 1900 von dem Angeklagten einen Obturator einlegen, nachdem ihr versichert war, dass durch das Tragen des Instruments Beschwerden nicht verursacht würden. In der That sind aber so heftige Beschwerden aufgetreten, dass sie sich von dem Angeklagten das Instrument wieder herausnehmen lassen musste, worauf die Beschwerden vollständig schwanden. Einem neuen Obturator wollte sie sich nicht einlegen lassen, da sie lieber eine ganze Reihe von Kindern haben, als solch' Ding weiter tragen wollte.

Von dieser Frau behauptet der Angeklagte, dass sie erst wieder in letzter Zeit bei ihm gewesen sei, damit er ihr einen Obturator einlege, er habe es aber nicht gethan, da er Schwangerschaft bei ihr feststellte; aus Ärger darüber, dass er ihr Ansuchen nicht erfüllt hätte, habe sie ihn jetzt wohl denuncirt.

Von jedem verkauften Obturator erhalte Dr. X. nur 50 ₰, doch habe er bisher überhaupt noch nichts erhalten, sondern nur Auslagen gehabt. Der Obturator sei auch thatsächlich versilbert. Die Besprechungen in den medicinischen Blättern könnten auch von einem Anderen als von ihm herrühren; die Behauptungen in den von ihm geschriebenen Abhandlungen entsprächen den Thatsachen.

Bei diesem Sachverhalt muss demnach in den genannten Fällen die Erkrankung der betreffenden Frauen auf das Einlegen des Obturators überhaupt, in 2 Fällen auf das Verbleiben abgebrochener Theile desselben in den Unterleibsorganen zurückgeführt werden. Da weiter der Angeklagte als Fachmann mit der Möglichkeit der eintretenden schädlichen Folgen seines Thuns rechnen musste, so fällt ihm strafbare Fahrlässigkeit zur Last. Der Angeklagte musste sich sagen, dass die Einführung eines Fremdkörpers von der Art des von ihm erfundenen Obturators unter allen Umständen von überaus schädlichem Einfluss sein musste. Der Obturator muss nämlich nach dem Gutachten der Sachverständigen in Folge seiner Beschaffenheit und seiner Lage in der Gebärmutter jauchigen Ausfluss aus der Gebärmutter und damit eine Entzündung derselben und eine Störung des Allgemeinbefindens verursachen. Hiermit und mit der Möglichkeit des Zerspringens der Federn musste der Angeschuldigte unter allen Umständen rechnen. Dass ihm diese Bedenken auch nicht fern geblieben sind, geht aus der Thatsache hervor, dass er sie selbst in einem auf seine eigene Veranlassung in der Fachzeitschrift »Neue medicinische Presse« aufgenommenen Aufsatz, der den Anpreisungen des Obturators beigefügt ist, erwähnt, ohne indess näher darauf einzugehen.

Als die eine Frau mit dem abgebrochenen Obturator zu ihm kam, durfte der Angeschuldigte nicht rundweg die Möglichkeit leugnen, dass das abgebrochene Stück noch in der Gebärmutter stecke; er musste sie vielmehr genau untersuchen, auch mit der Sonde, woran er durch die· durch nichts wahrscheinlich gemachte angebliche Schwangerschaft nicht verhindert wurde. Die Möglichkeit, dass das fehlende Stück noch in der Gebärmutter saß, bedeutete für die Frau eine ständige Lebensgefahr und im vorliegenden Falle eine schwere Gesundheitsschädigung einer armen, lungenkranken Frau.

Ähnlich liegt der Fall bei dem 2. zerbrochenen Obturator. Auch hier war der Angeklagte zu einer genauen Untersuchung verpflichtet, da nur durch die Entfernung des Obturatorrestes die Erkrankung zu vermeiden war, die sehr leicht noch schlimmer hätte werden können und vielleicht sogar den Tod herbeiführen konnte.

In den beiden letzten Fällen hat also der Angeklagte doppelt fahrlässig gehandelt.

Sein Thun verdient eine um so strengere Beurtheilung, als der Obturator keineswegs geeignet ist, die Befruchtung der Gebärmutter zu verhindern, sondern gewissermaßen ein Abtreibungsmittel ist.

An und für sich ist das Einlegen von stiftförmigen Pessaren in die Gebärmutterhöhle ein kunstmäßig von Ärzten geübtes Verfahren. Da aber mit dem Tragen eines solchen Instruments Gefahren verknüpft sind, sagt Fritsch in seinem Lehrbuch der Frauenkrankheiten p. 218, so ist diese Therapie das ultimum refugium. Der Zustand der Patientin ohne Behandlung muss ein derartiger sein, dass er eine gefahrvolle Kur rechtfertigt. Eben so, wie wir uns zu lebensgefährlichen Operationen entschließen, eben so sind wir berechtigt, eine gefahrvolle Behandlungsmethode bei gefahrvollen Störungen des Befindens durchzuführen. Aber frevelhaft wäre es, ohne dringende Noth, ehe alle milderen Mittel versucht sind, die gefahrvolle Methode zu beginnen. Dr. X. nahm aber keinen Anstand, sein durch federnden Schenkeldruck noch weit gefährlicheres Pessar 700—800 Frauen als unschädliches Mittel zur Verhinderung der Empfängnis einzulegen.

Neue Bücher.

1) **R. Olshausen** und **J. Veit.** Lehrbuch der Geburtshilfe mit Einschluss der Wochenbettskrankheiten und der Operationslehre. 5. neu bearbeitete Auflage.

Bonn, F. Cohen, 1902. Mit 181 Abbildungen und 1 Tafel.

Bei Werken wie dem vorliegenden sind Worte der Empfehlung und des Lobes nicht mehr angebracht. Das Buch, dessen Grundlage einst Carl Schröder geschaffen und in reicher Lebensarbeit durch 9 Auflagen hindurch ausgestattet ha., das dann von Olshausen und Veit übernommen und den Fortschritten der Jahre entsprechend umgearbeitet wurde und nun neugestaltet in der 5. Aufl. vorliegt, gehört längst zu dem klassischen Bestande der geburtshilflichen Litteratur Deutschlands, es ist durch die Fülle des Dargebotenen im wahren Sinne des Wortes zu einem »Handbuch« geworden, das kein angehender und kein fertiger Geburtshelfer wird missen mögen.

Genaue Berücksichtigung und Verzeichnung der Litteraturerzeugnisse gehörten von jeher zu der Eigenart des Werkes. Diesem Punkte ist in den letzten Auflagen noch besondere Sorgfalt gewidmet worden, so dass das O.-V.'sche Lehrbuch heute dem Leser in jeder Frage eine ziemlich vollständige Übersicht der einschlägigen neueren Arbeiten giebt. Zudem ist allen wichtigeren Kapiteln eine historische Übersicht angehängt, ein Verfahren, das die litterarische Orientirung außerordentlich erleichtert und nicht hoch genug geschätzt werden kann.

Neu ist ferner in den letzten Auflagen und zumal in der vorliegenden die eingehende Berücksichtigung, welche auch den ungewöhnlichen und seltenen geburtshilflichen Ereignissen geschenkt wurde. Auch wer über wenig beobachtete Komplikationen und Raritäten Belehrung und Rath sucht, wird stets eine kurze kritische Darstellung finden, die aber nicht, wie so oft, eine Abstraktion aus Mittheilungen Anderer ist, sondern überall die eigenen Erfahrungen der Verff. aus ihrem großen Arbeits- und Beobachtungskreis durchblicken lassen.

Wie die Vorrede anzeigt, sind am meisten geändert und ergänzt die Kapitel über die Geschwülste der Weichtheile, Blasenmole,

Eklampsie und die Operationslehre. Auch eine Reihe neuer Abbildungen im Holzschnitt ist dazugekommen.

Die deutsche Geburthilfe blickt mit Stolz auf dieses Werk, dem die fremde Litteratur nichts Gleichwerthiges an die Seite zu stellen hat.

E. Bumm (Halle a/S.).

2) **Walther.** Die Krankheiten der Frauen, in übersichtlicher Darstellung für Hebammen.

Berlin, **Elwin Staude,** 1902.

Unzweifelhaft wird ein großer Theil der Ärzte, die mit Hebammen in praktischen oder dienstlichen oder erzieherischen Beziehungen stehen, dem W.'schen Buche mit einem gewissen Misstrauen begegnen. Man wird — das ahnt der Verf. auch selbst, da er sich in der Einleitung prophylaktisch gegen einen solchen Vorwurf wehrt — ihm vorwerfen, dass die an und für sich schon zum Pfuschen geneigten Hebammen durch den tieferen Einblick in das Wesen der Frauenkrankheiten direkt dazu verleitet würden ihre Kenntnis in unrechter Weise an den Mann oder vielmehr die Frau zu bringen. Nach dieser Auffassung bleibt die Hebamme eine auf relativ niedriger Stufe stehende, erst in längerer gemeinsamer Arbeit schließlich mehr oder weniger brauchbare Gehilfin des Arztes, der man in unseren derzeitigen socialen Verhältnissen nothgedrungen die normalen Entbindungen überlassen muss. Eine solche Hebamme nun auch noch mit den Elementen der Gynäkologie belasten zu wollen, würde natürlich kein gewinnbringendes Beginnen bedeuten. Aber so sieht die Idealhebamme des Verf. — und in diesem Punkte fühlt sich Ref. vollkommen eins mit ihm — auch gar nicht aus. Diese ist eine beim Eintritt in die Praxis nicht nur praktisch ausgebildete, sondern auch in den neuesten wissenschaftlichen Anschauungen groß gewordene Person, welche nicht nur mechanisch gelernt hat sich die Hände zu reinigen, sondern welche die gegebenen Vorschriften auch dem Geiste nach in sich aufgenommen hat. Sie hat gleichsam »Hebamme studirt« und ist sich daher ihrer Verantwortlichkeit ihrer Klientel gegenüber viel mehr bewusst als ihre Vorgängerinnen. Und da nun für die breiten Schichten der weiblichen Bevölkerung die Hebamme nach wie vor die nächste und natürlichste Beratherin bleibt, so kann man dem Verf. nur zustimmen, wenn er durch eine vervollkommnetere Ausbildung derselben den hilfesuchenden Frauen eine größere Gewähr für baldige Genesung bieten will als bisher.

Allerdings darf man wohl die daraus erhofften Vortheile nicht überschätzen. Das kranke Weib geht eben erst zur Hebamme, weil sie aus irgend welchen Gründen den Arzt so lange wie möglich entbehren will. Selbst auf den sachverständigen und wohlgemeinten Rath der Hebamme, sich an einen Arzt zu wenden, wird sie nicht immer geneigt sein einzugehen. Aber immerhin erscheint es doch einleuchtend, dass eine von ärztlicher Seite beeinflusste laienhafte

Aufklärung der kranken Frau über ihr Leiden viel mehr Werth hat als die durch populäre Schriften und unheilvolle Lehrbücher der Naturheilkunde. Nie aber wird die Hebamme als Mittelsperson zwischen Publikum und Arzt brauchbar werden, so lange sie auf die Fragen ihrer Klientel nur antworten kann: »Ja, davon verstehe ich leider nichts; das hat man uns nicht gelehrt. Da müssen Sie sich an den Arzt wenden!« Sie muss im Gegentheil ein offenes Ohr für die Klagen der bei ihr rathholenden Frauen haben, sie muss aus der Fülle des Mitgetheilten die wichtigen und unter Umständen lebensgefährlichen Erscheinungen herauszuerkennen im Stande sein, sie muss sich durch sachgemäße Deutung der Vorgänge das Vertrauen ihrer Kranken zu erwerben suchen und dieselben durch eindringliche Zusprache auf die Nothwendigkeit ärztlichen Eingreifens hinführen. In diesem Sinne hält es Ref. mit Verf. nicht nur für ein Recht, sondern sogar für die Pflicht des Hebammenlehrers, in den Lehrkursen den Hebammen die Hauptpunkte, auf welche es bei der Erkenntnis von Frauenleiden ankommt, vorzutragen. Nur so werden die Hebammenlehrer auch ihr Theil dazu beigetragen haben, den Hebammenstand auf eine höhere Stufe der Entwicklung zu bringen und dessen Angehörige zu einem vollwerthigen ärztlichen Hilfspersonal so wie zu einem verlässlicheren Troste kranker Frauen auszubilden. Und in einem solchen Hilfspersonal, das überdies unter fortgesetzter ärztlicher Kontrolle steht, wird wohl Niemand eine Gefahr für den ärztlichen Stand erblicken können.

Diese fachwissenschaftliche Ausbildung der Hebammen macht in einer größeren Hebammenlehranstalt oder Frauenklinik kaum Schwierigkeiten. Es genügt, besonders lehrreiche Fälle, die sich vor den Augen der Schülerinnen abspielen (große Prolapse, inoperable Krebse etc.), als warnendes Beispiel hinzustellen, dazu die nöthigen Erklärungen zu geben und womöglich auch Sammlungspräparate und Operationspräparate zu zeigen, damit die Schülerinnen mit den fremden Worten auch Begriffe verbinden lernen.

Augenscheinlich hat W. von diesen Gesichtspunkten aus seinen Unterricht geleitet; es sind dieselben, die auch für Ref. an der Königsberger Klinik seiner Zeit maßgebend waren. Und aus diesen Lehrkursen hat Verf. das für die Hebammen Wichtigste auf 35 gedruckten Seiten systematisch zusammengestellt unter Beigabe von 12 Abbildungen. Es ist zu bedauern, dass nur wenige von diesen ganz auf der wünschenswerthen Höhe stehen. Für die meisten Hebammen dürfte die Deutung der skizzirten Bilder selbst dann schwer fallen, wenn sie die betreffenden Originalien öfters poliklinisch im Speculum oder in Sammlungspräparaten gehärtet gesehen haben. Wahrscheinlich walteten hier zu große Rücksichten auf den Kaufpreis des Werkchens vor.

Der gesammte Stoff gliedert sich in 6 Abschnitte:

Im 1. Abschnitt werden die Anomalien der Periode abgehandelt: ihr verspäteter Eintritt, ihr zu häufiges und zu starkes Erscheinen, ihre zu große Schmerzhaftigkeit. Der 2. handelt von unregelmäßigen Blutungen außerhalb der Periode, anschließend an Geburt und Wochenbett: Dabei ist der Placentarpolypen gedacht, und in verdienstvoller Weise auf die lange Zeit nothwendige Beobachtung abgelaufener Blasenmolen hingewiesen. Daran schließen sich im 3. Abschnitte die anderen im Anschluss an Geburt und Fehlgeburt auftretenden Störungen. Insbesondere wird hier die Wichtigkeit der Dammnaht zur Verhütung späterer Prolapse erörtert und dabei in einer Anmerkung auf das Thörichte der falschen Scham hingewiesen, mit der Hebammen beim Dammschutz entstandene Dammrisse zu verheimlichen streben. Dann folgt die Erklärung der Fistelbildungen, Cervixrisse, Retroflexio uteri mit ihren Folgen in Schwangerschaft und Wochenbett und deren Verhütung, der Exsudatbildungen. Der 4. Abschnitt unterzieht die regelwidrigen krankhaften Ausflüsse einer kurzen Besprechung, in der die Gefährlichkeit des Trippergiftes an einem konkreten Beispiel warnend erläutert wird. Der 5. Abschnitt behandelt: Unregelmäßige Blutungen, besonders solche in und nach den Wechseljahren. Hier haben die Polypen ihren Platz gefunden und vor Allem der Krebs des Scheidentheils, über welchen die Leserin eine recht eingehende Belehrung erfährt. Das Buch schließt im 6. Abschnitt mit einer kurzen Übersicht über die bei Frauen vorkommenden Geschwülste, so die Ovarialcysten, deren frühe Entfernung angerathen wird, aber ohne Erwähnung der Möglichkeit maligner Degeneration, die Myome, Tubargraviditäten, Geschwülste der äußeren Genitalien und Bauchfelltuberkulose.

Da die Schilderung allgemein verständlich abgefasst ist, so ist Alles gethan, um der Leserin das Vorgetragene menschlich näher zu bringen. Den meisten Nutzen werden unstreitig die nach den oben angeführten Principien schon erzogenen Hebammen haben. Doch auch solchen, die diesen Vorzug nicht hatten, wird das Büchlein in mancher misslichen Lage ein treuer Rathgeber sein. Dabei ist sorgfältig Alles vermieden, was die Hebamme zur Kurpfuscherei verleiten könnte. Stets und ständig wird darauf hingewiesen, dass Untersuchung wie Behandlung nur Sache des Arztes sei. Die Aufgabe der Hebamme besteht nur darin den Frauen gut zu rathen und sie zur richtigen Zeit in ärztliche Behandlung überzuführen, die um so nützlicher zu werden verspricht, je früher sie einsetzt.

Bei dem im Allgemeinen recht lebhaften Bildungsdrange der heutigen Hebammen und bei den engen Beziehungen der Verlagsbuchhandlung zu denselben erscheint es nicht fraglich, dass das Büchlein einen großen und wohlverdienten Absatz finden wird.

B. Bosse (Königsberg).

Berichte aus gynäkol. Gesellschaften u. Krankenhäusern.

3) Geburtshilflich-gynäkologische Gesellschaft in Wien.

Sitzung am 10. December 1901.

Vorsitzender: Chrobak; Schriftführer: Regnier.

1) Ullmann (als Gast): Demonstration eines Apparates.

U. demonstrirt seinen Hydro-Thermo-Regulator. Der Apparat dient
dazu, dem Körper an seiner äußeren Bedeckung oder auch in seinen Höhlungen
Wärme konstanter, aber beliebig hoher Temperatur zuzuführen. Der Apparat,
ursprünglich dazu bestimmt, gewisse exakte, experimentelle Untersuchungen über
die Wirkung konstanter Wärme am Thier zu ermöglichen, diente bereits mit vorzüglichem Erfolge auch verschiedenen therapeutischen Zwecken, z. B. der Wärme-
behandlung rheumatoider Gelenkschwellungen, der Ulcusbehandlung, sowohl
venerischer, syphilitischer, als auch atonischer Geschwüre und der Behandlung der
Prostatitis gonorrhoica. Es zeigte sich, dass die Anwendung hoher, aber konstant
bleibender Wärme bei Temperaturen von 42—47°C. insbesondere auf ältere resi-
stente, zum Theil schon schwierige Exsudationsprocesse von hoher Wirksamkeit ist.

Der Apparat eignet sich desshalb ganz besonders für gynäkologische Zwecke,
insbesondere für die Behandlung von Beckenexsudaten, die z. B. durch denselben
von 3 Seiten her, von dem Fornix vaginae, dem Rectum und dem Bauchdecken,
event. auch gleichzeitig intensiv therapeutisch zu beeinflussen seien. Die Erfahrungen des Vortr. gerade in dieser Hinsicht seien jedoch noch zu kurz, um
hier bestimmte Voraussagungen für diese Methode machen zu können. Vor
Allem werde es erst jetzt mit Hilfe dieses Apparates möglich sein, die Toleranz
der Gewebe aller Körperregionen für bestimmte Temperaturen und Dauer der
Einwirkung festzustellen.

Der Mechanismus des Apparates beruht auf einfachen hydraulischen Principien.
Der letztere selbst ist leicht transportabel, kann an jedem Krankenbett, event.
sogar zu ambulatorischer Behandlung verwendet werden. Der Betrieb desselben
erfolgt ja nach Wunsch durch eine Gasflamme oder Elektricität. Auch eine Reihe
von eigens dazu konstruirten Wärmezuleitungskörpern (Thermoden) für das weibliche Genitale, Rectum etc. werden vom Vortr. demonstrirt. Die Mittheilung erscheint demnächst ausführlich.   (Autoreferat).

2) Piskaček: Demonstration einer wegen Pyonephrose exstirpirten
Niere.

. P. referirt über einen von ihm operirten Fall von Pyonephrose und demonstrirt das betreffende Präparat. Es entstammt einer damals 22jährigen Müllers-
frau, die bis zu ihrem 20. Lebensjahre angeblich immer gesund war.

Im Jahre 1897 hat die Frau einmal abortirt und im Jahre 1898 spontan ein
ausgetragenes Kind geboren. Schon während der Schwangerschaft fiel die Pat.
eine zunehmende Abmagerung und Blässe auf. Es bestand häufiger Harndrang.
Der Harn war eitrig getrübt und nach kurzem Stehen sehr übelriechend. Auch
klagte Pat. oft über Hitze. Nach der Niederkunft bemerkte Pat., dass der Leib
größer blieb, und dass die geschilderten Erscheinungen nicht aufhörten.

Mitte Februar 1899 stellte sich die Frau in einem sehr elenden Zustande bei
P. vor. Er konstatirte in der linken Bauchseite einen cystischen Tumor, dessen
Längsachse schräg von oben links nach unten rechts gestellt war. Der obere Pol
des Tumors stand unter dem linken Rippenbogen, während der untere, bei einem
von oben her angebrachten Druck durch das vordere Scheidengewölbe zu tasten
war. Die Perkussion ergab über dem Tumor und in der linken Lumbalgegend
durchwegs einen leeren Schall. An der rechten Kante des Tumors, ungefähr der
Medianlinie entsprechend, war ein ausgesprochener tympanitischer Perkussions-
schall nachweisbar, und konnte man an dieser Stelle bemerken, dass während des

Palpirens vorübergehend die Bauchdecke leistenförmig in einer Breite von 2 Querfingern vorgedrängt wurde. Aus all dem nahm P. an, dass es sich um einen retroperitonealen Tumor handelte, und aus dessen Lokalisation und dem Umstande, dass die Oberfläche grobhöckerig, die Konsistenz elastisch war, der massenhaft entleerte Harn eine eitrige Beschaffenheit zeigte, zweifelte er nicht daran, dass ein linksseitiger Nierentumor, und zwar eine Pyonephrose vorlag. Am 9. März 1899 schritt P. zur Operation und wählte wegen der Größe des Tumors den transperitonealen Weg. In der Medianlinie wurde der Leib in einer Länge von 20 cm eröffnet, wobei man des Tumors gleich ansichtig wurde, dem rechterseits das Colon descendens anlag. Dem Tumor selbst war leicht verschiebliches Peritoneum vorgelagert und schlug sich an der lateralen Seite gleich auf die Bauchdecken über. Es wird 2 Querfinger vom Colon descendens, paralell zum letzteren, von oben bis unten über dem Tumor gespalten, zunächst vorn abgelöst, hierauf der Tumor mit einer auffallenden Leichtigkeit ganz ohne Blutverlust stumpf ausgeschält, so dass er nur an den Gefäßen und dem Ureter hängt. Nach doppelter Ligirung und Durchtrennung der einzelnen Gefäße wird auch der Ureter doppelt ligirt, und der zurückbleibende Theil mit dem Thermokauter an der Schnittfläche gründlich verschorft. Das geradezu unheimlich große Wundbett wollte P. nach rückwärts drainiren, da es jedoch aus demselben gar nicht blutete, entschloss er sich zunächst durch versenkte Etagennähte die Wundhöhle zu verkleinern, hierauf den Schnitt im Peritoneum durch Knopfnähte zu vereinigen, wobei das Colon an die normale Stelle zu liegen kam. Schluss der Bauchdecken: Die Serosa und Fascie mittels Knopfnähte, die Haut mittels fortlaufender Naht. Hierauf stark wirkender Kompressivverband zur Verhinderung einer Sekretstauung.

Der Wundverlauf war vollkommen fieberfrei. Höchste Temperatur am Tage nach der Operation 37,2°, sonst immer unter 37,0°.

Nach der Entlassung erholte sich Pat. rasch, kam im vorigen Jahre in die Hoffnung, machte eine ganz ungestörte Schwangerschaft durch und gebar im Februar dieses Jahres ein ausgetragenes kräftiges Mädchen. Auch weitere Nachrichten über ihr Befinden lauten günstig.

Zu diesem in das Grenzgebiet der Gynäkologie gehörigen Fall erwähnt P., dass es für Nierentumoren von dieser Größe und dieser Beschaffenheit räthlich erscheint, bei der Exstirpation den transperitonealen Weg zu wählen, da das Operationsfeld besser übersehen werden kann und die Ausschälung leichter gelingt.

Der Tumor sammt Inhalt wog nach der Operation gegen 4 kg.

3) **Knauer**: Ein Fall von Myom der hinteren Scheidenwand.

K. demonstrirt das durch Operation gewonnene Präparat eines Falles von Myom der hinteren Scheidenwand. Der Tumor war wegen seiner eigenthümlichen klinischen Erscheinungsform besonders interessant, indem er das Bild eines carcinomatösen Prolapses der hinteren Scheidenwand vortäuschte. Erst nach der Exstirpation der Geschwulst stellte sich heraus, dass sie aus einem doppelthühnereigroßen Myomknoten bestehe, welcher in Folge eines Blutergusses an seinem unteren Pol und die durch denselben bedingte Ernährungsstörung in seinen oberflächlichen Partien nekrotisch wurde, jauchte und blutete und daher für ein Carcinom gehalten wurde.

4) **Halban**: a) Demonstration einer Blasenmole, welche 11 Monate im Uterus retinirt war. (Erscheint ausführlich).

Diskussion: Wertheim bemerkt bezüglich des von Micholitsch publicirten Falles, der seiner Abtheilung entstammt, dass auch hier die Anamnese vollkommen der bei den typischen Breus'schen Molen entsprach. Der Uterus war nur faustgroß, obwohl das Ei 9 Monate getragen wurde. Bei der Operation fand sich eine Kombination einer typischen Hämatommole mit einer ganz typischen Blasenmole. Das Bild war ein so prächtiges, das W. Micholitsch veranlasste, eine Farbenskizze davon zu machen, welche der Publikation beigegeben wurde. Micholitsch hat dabei auf den möglichen Zusammenhang der

Breus'schen Hämatommole und der Hydatidenmole hingewiesen, allerdings in hypothetischer Form, wie dies nicht anders möglich ist.

Chrobak erwähnt, er habe nie anders vorgetragen, als dass eine Inkongruenz des Wachsthums des Uterus mit der berechneten Dauer der Schwangerschaft bei der Blasenmole für die Diagnose werthvoll sei und wiederholt gesehen, dass kleine Hydatidenmolen zu einer Zeit ausgestoßen wurden, wo die Schwangerschaftsdauer ein viel größeres Volumen hätte erwarten lassen.

Schauta hat nichts anderes angenommen, als dass bei der Hydatidenmole eine Inkongruenz stattfinde. Häufiger ist es allerdings, dass das Wachsthum des Eies ein rascheres ist, als es der Schwangerschaftsdauer entspricht. Aber es kommt auch ein umgekehrtes Verhalten vor. Doch ist S. kein Fall bekannt, wo bei Blasenmole eine derartige Inkongruenz wie in dem vorliegenden Falle stattgefunden hätte, dass bei einer 11monatlichen Schwangerschaft ein Ei von 2 Monaten gefunden worden wäre, also eine Inkongruenz, wie man sie sonst nur bei der Breus'schen Mole beobachtet, und darin liege eben das Sonderbare des Falles.

Chrobak bemerkt, dass sein Ausspruch nicht gegen das hohe Interesse des Falles gewesen sei. Ein solcher Fall wie der vorliegende sei C. weder aus eigener Erfahrung, noch aus der Litteratur bekannt.

b) Demonstration eines aus der Blase entfernten Fremdkörpers.

Ich erlaube mir, Ihnen über einen Fall zu berichten, welcher in therapeutischer Hinsicht die größten Schwierigkeiten bereitete.

Eine 32jährige aus Jerusalem zugereiste Frau, welche 3mal normal geboren, 2mal abortirt hat, machte nach ihrer Angabe in den letzten 6 Jahren Malaria, Dysenterie, Typhus, Lues durch. Sie untersog sich im Jahre 1898 einer Laparotomie wegen linksseitiger Ovarialcyste, im Jahre 1899 2mal einer Mastdarmprolapsoperation und im März d. J. 2mal einer Paracentese des linken Trommelfells und der Trepanation des linken Warzenfortsatzes wegen Abscedirung.

Sie kam am 9. Mai d. J. in die Klinik Schauta und gab an, dass sie seit 4 Monaten an starken Harnbeschwerden leide, welche theilweise in heftigem Harndrang, theilweise in Retentio urinae bestehen. Seit derselben Zeit starker Ausfluss.

Die Vulva war intensiv geröthet, außerordentlich schmerzempfindlich, von einem weißlich grauen, leicht ablösbarem Belag bedeckt. Das Orificium externum urethrae klaffend, geröthet, aus demselben hängen fetzige Membranen heraus. Urin vollständig trübe, grobflockig.

Da die Pat. zunächst nicht spontan uriniren kann, muss sie mindestens 3mal täglich katheterisirt werden. Cystoskopie unmöglich, da das eingespritzte Wasser in der Blase nicht zurückbehalten werden kann.

Die Therapie richtete sich zunächst gegen die diphtheritische Vulvitis, gegen welche Ätzungen mit Arg. nitr. vorgenommen wurden.

Die Blase wird mit kräftigem Druck gefüllt, um sie zur Kontraktion anzuregen. Erfolglos. Die Blase wird mit den verschiedensten Antisepticis gewaschen und mit hochprocentigen Arg. nitr.-Lösungen instillirt. Innerlich Salol, Urotropin. Alles erfolglos. Eben so das Einlegen eines Verweilkathers. Endlich nach 2monatlicher Behandlung konnte die Cystoskopie ausgeführt werden, welche das Vorhandensein eines bohnengroßen Geschwürs an der hinteren Blasenwand nahe dem Vertex ergiebt.

Da dieses Geschwür aller Therapie trotzte, wurde am 18. Juli die Sectio alta ausgeführt, das Geschwür abgekratzt und mit dem Thermokauter verschorft und die Blase durch den Schnitt drainirt, (Heberdrainage). Als man nun am 28. Juli versuchte, die Fistel durch Einlegung eines Verweilkatheters per urethram zum Verschluss zu bringen, äußerte die Frau so starke Schmerzen in der Urethra, dass der Katheter wieder entfernt werden musste. Als Ursache der Schmerzhaftigkeit wurden reichliche urethroskopisch festgestellte Erosionen und Geschwüre in der Urethra selbst angesprochen, welche man nunmehr durch Ätzung zur Heilung zu bringen versuchte. Inzwischen weitere Heberdrainage der Blase nach oben.

Und nun blieb der Zustand durch viele Wochen unverändert. Jeder Versuch, den Ketheter einzuführen scheiterte an den enormen durch ihn ausgelösten Schmerzen.

Versuche, die Urethra und den Blasenhals durch Cocain, Jodoform, Antipyrin anästhetisch zu machen, blieben erfolglos.

Cystoskopie nach Nitse war wegen der Unmöglichkeit, bei der Fistel die Blase zu füllen, nicht ausführbar. Die Cystoskopie nach Kelly war wegen der Schmerzhaftigkeit der Urethra einerseits, andererseits desshalb nicht möglich, weil bei der bestehenden Fistel die Blase sich wohl auch mit Luft bei Knie-Ellbogenlage nicht gefüllt hätte. Ich dachte nun, dass die enorme Schmerzhaftigkeit beim Einführen des Verweilkatheters vielleicht auf eine besondere Reizbarkeit des Sphincter vesicae zurückzuführen wäre, und entschloss mich daher, den Sphinkter in Narkose zu dehnen und vielleicht auf diese Weise die Intoleranz gegen den Katheter zu beheben.

Ich dilatirte zunächst den Sphinkter mit Dittel'schen und Hegar'schen Stiften. Als ich nun den Finger in die Blase einführte, fand ich zu meinem grössten Erstaunen in derselben eine Sicherheitsnadel von der Form und Grösse, wie wir sie gewöhnlich in der Klinik benutzten. Ich entfernte dieselbe leicht mit einer Kornzange. Sie war etwas rostig, stellenweise inkrustirt.

Ich legte nun einen Verweilkatheter ein, derselbe wurde anstandslos vertragen, die Fistel verkleinerte sich rasch und schloss sich — nach einer mehrtägigen Unterbrechung, während welcher die Pat. das Spital verlassen hatte — im Verlaufe einer Woche vollständig.

Die Pat. leugnete zwar hartnäckig, dass sie sich die Nadel selbst eingeführt hatte, aber es ist wohl kein Zweifel, dass dies der Fall war und ihre Zimmernachbarinnen gaben an, dass sie sie oft mit Nadeln am Genitale manipuliren sahen. Es geschah dies wahrscheinlich zu masturbatorischen Zwecken, ähnlich wie in einem Falle, den ich vor 2 Jahren zu demonstriren Gelegenheit hatte. (Centralblatt für Gynäkologie. Bd. XXIV. p. 376.)

Es ist sehr leicht möglich, dass auch die Geschwüre in der Vulva und in der Urethra auf ähnliche Manipulationen zurückzuführen sind.

Die Einführung der Nadel, welche schon beim ersten Anblick als aus dem klinischen Verbandmaterial stammend erkannt wurde, geschah erst im Spital offenbar nach der Ausführung der Sectio alta, denn sie wurde weder bei dieser, noch vorher gelegentlich der cystoskopischen Untersuchung vorgefunden.

Der Fall zeigt, welche diagnostische und therapeutische Schwierigkeiten Fremdkörper in der Blase bereiten können.

---

4) Aus den Verhandlungen der Société d'obstétrique de Paris.

Paris, C. Naud.

Sitzung vom 21. November 1901.

1) Boquel (Angers): Über Kaiserschnitt während der Geburt.

B. glaubt, man sei zu ängstlich mit der Indikationsstellung zum konservativen Kaiserschnitt während der Geburt; die Gefahren der Infektion seien nicht gross. Er berichtet über 2 Fälle. Im ersten: 8,3 cm Diagonalis, Muttermund 5frankstückgross, Fruchtwasser meconiumhaltig; Kaiserschnitt; Kind lebt, Mutter am 15. Tage post partum todt. In einem ähnlich gelagerten zweiten Falle nahm die Operation einen glücklichen Verlauf.

2) Boissard demonstrirt die Leber einer an Eklampsie verstorbenen Frau. Dieselbe bietet die charakteristischen Veränderungen. Interessant an dem Falle war, dass die Pat. sofort nach der Geburt stark ikterisch geworden war, was den Verf. veranlasste, eine schlechte Prognose zu stellen.

3) Thoyer-Rozat: Bemerkungen über eine Art von Emphysem der Leber bei einer Eklamptischen.

Die ganze Leber war überall mit lufthaltigen Hohlräumen durchsetzt, in deren Umgebung die Leberzellen zum Theil Degenerationserscheinungen boten. Der Fall war jedoch in so fern nicht einwandsfrei, als die Sektion erst 36 Stunden post exitum ausgeführt worden war.

4) Diskussion über die Behandlung der puerperalen Infektion durch abdominale Totalexstirpation des Uterus. (Fortsetzung.)

Maygrier führt aus, dass die Indikation zum operativen Eingreifen außerordentlich schwer zu stellen sei, da man eigentlich nie mit Sicherheit sagen könne, die Infektion habe die Grenzen des Uterus noch nicht überschritten. Viel bessere Resultate als das radikale Vorgehen biete die digitale Ausräumung und event. Curettage des Uterus, wie sie von Budin angegeben werde. Mit dieser Therapie konnten von 300 inficirten Frauen 90% gerettet werden. Nach einer Zusammenstellung von Pissier starben dagegen von 20 Frauen, bei denen die Totalexstirpation gemacht worden war, 18. Es giebt jedoch Fälle, bei denen das letztere Verfahren indicirt sein kann, z. B. bei dem Uterusabscess, bei der isolirten Gangrän des Uterus und ähnlichen Fällen. Die Fälle sind selten und die Diagnose ist schwer zu stellen.

Pissier glaubt nicht an die von Maygrier angenommene spontane Entstehung der isolirten Uterusgangrän; auch er hält die Diagnose für sehr schwer.

5) Jeannin: Vorzeitiges Auftreten von Zähnen bei einem Neugeborenen mit anschließender Allgemeininfektion.

Bei einem im 7. Monat geborenen Kinde waren 5 Wochen nach der Geburt 2 Schneidezähne und 1 Eckzahn aufgetreten. Das Kind bekam eine heftige Stomatitis und ging an der daran sich anschließenden Allgemeininfektion zu Grunde.

Auf Grund dieser Beobachtung glaubt der Verf. der frühzeitigen Dentition eine schlechte Prognose stellen zu müssen, da sie in seinem Falle die Ursache zu der Stomatitis mit der nachfolgenden tödlichen Infektion abgegeben habe.

Sitzung vom 19. December 1901.

1) Guillermin (Chambéry): Über hysterische Kontrakturen des Uterus während der Schwangerschaft.

G. fand bei einer im 4. Monat graviden Primipara, bei der erst später hysterische Stigmata festgestellt wurden, neben allgemeinen tonischen Krämpfen einen steinharten Uterus. Dieser Zustand hielt einen ganzen Monat an und konnte dann durch entsprechende suggestive Therapie zum Verschwinden gebracht werden. Der Verf. vergleicht die Affektion mit dem Vaginismus und dem Ösophaguskrampf.

2) Perret: Über spontane Darmperforation bei einem Neugeborenen.

Bei einem spontan frühgeborenen Kinde fand sich in der Nähe des Coecum eine quadratcentimetergroße Perforationsöffnung, für die eine Ursache nicht eruirt werden konnte.

Boissard und Demelin beobachteten 2 ähnliche Fälle.

3) Perret demonstrirt ferner eine äußerst voluminöse Placenta, die ein Gewicht von 1850 g hatte. Die Geburt des normal entwickelten todten Kindes war spontan erfolgt. Die Mutter, die bereits 6 normale Geburten durchgemacht hatte, zeigte außer einem mäßigen Ödem der Beine keine sonstigen pathologischen Veränderungen. Solche konnten auch nicht an der Placenta gefunden werden; vor Allem fanden sich keinerlei Anhaltspunkte für Syphilis.

Demelin beobachtete einen Fall, bei dem die Placenta das enorme Gewicht von 2650 g hatte; er glaubt, dass neben der Syphilis bei der Ätiologie wohl noch andere Erkrankungen in Frage kämen.

4) Schwab: Demonstration eines Kindes mit Hydrocephalus. Schwere Variola der Mutter im 5. Monat der Gravidität.

Erst 4 Wochen nach der ad terminum erfolgten normalen Geburt hatte sich der Hydrocephalus entwickelt. Eine mehrfach vorgenommene Punktion desselben war ohne dauernden Erfolg geblieben. Der Verf. glaubt, dass man wohl einen ursächlichen Zusammenhang zwischen der schweren Erkrankung der Mutter und der vorliegenden Missbildung annehmen müsse.

Boissard tritt dieser letzteren Ansicht bei.

5) Chambrelent (Bordeaux): Über den Verlauf der Geburt bei zwei an Diabetes leidenden Frauen. Dystokie in Folge abnormer Größe des Fötus.

In einem früher beobachteten ähnlichen Falle konnte der Verf. Glykosurie bei dem Kinde nachweisen. In den vorliegenden Fällen waren beide Male vorzeitig todte Kinder von abnormem Gewicht (fast 11 Pfund) geboren worden. Über den event. ursächlichen Zusammenhang äußert der Verf. sich nicht weiter.

Maygrier bemerkt, dass er einmal ein todtes Kind von 6750 g bei einer Zuckerkranken durch die Extraktion entwickelt habe. Er glaubt, dass dieses eigenthümliche Zusammentreffen nichts seltenes sei.

6) Maygrier und Cathala: Über vorzeitige Lösung der Placenta in Folge relativer Kürze der Nabelschnur mit nachfolgendem Tod des Kindes.

Bietet nichts Bemerkenswerthes.

7) Jeannin berichtet über einen Fall von Streptokokkeninfektion, der intra partum das Kind zum Opfer gefallen war, während die im Fruchtwasser bakteriologisch nachgewiesenen, spärlichen Streptokokken (neben einer reichlichen Flora anderer Bakterien) nicht zu einer Infektion der Mutter geführt hatten.

8) Blondin demonstrirt eine Gravida mit einer syphilitischen Affektion der Portio, einer Induration an der vorderen Lippe oberhalb des Orificium externum.

Tissier bemerkt, dass der Fall vor Allem wegen der im Hinblick auf die Geburt zu treffenden Maßnahmen interessant sei. Er ist zweifelhaft, ob er die Frühgeburt einleiten solle mit Rücksicht auf die zu befürchtende Rigidität des Muttermundes bei der Geburt.

Maygrier äußert dem gegenüber, dass der Schanker im Allgemeinen nur eine vorübergehende Induration verursache, und dass in Folge dessen ein Hindernis bei der Geburt durch denselben nicht zu befürchten sei.

Engelmann jun. (Hamburg-Eppendorf).

5) Société d'obstétrique, de gynécologie et de paediatrie de Paris.

Sitzung vom 9. December 1901.

1) Doléris entfernte nach einer wegen Myom ausgeführten supravaginalen Uterusamputation aus dem Stiel ein weiteres Myom, das sich in demselben zu beträchtlicher Größe entwickelt hatte.

2) Ferner berichtet Doléris über einen Fall, wo er wegen Retroversio uteri gravidi fixati die intraabdominale Verkürzung der Ligg. rotunda nach Lösung der Adhäsionen ausgeführt hatte, ohne dass die Schwangerschaft eine Unterbrechung erlitten hätte.

Pinard ist der Ansicht, dass in solchen Fällen die Lösung der Adhärenzen genügt und die Verkürzung der runden Mutterbänder überflüssig ist. Die Bedeutung, die Doléris der operativen Entfernung der Adnexe in Bezug auf die Lage des Uterus zuschreibt, kann P. nicht anerkennen. Er ist vielmehr mit Possi, Delbet etc. der Ansicht, dass die richtig ausgeführte Operation ohne Einfluss auf die Lage des Uterus ist. Delbet nimmt bei doppelseitigen Affektionen den Uterus mit.

3) Champetier de Ribes und Daniel: Darmverschluss während der Geburt. Perforationsperitonitis. Exitus.

Die Fälle von Darmverschluss während der Schwangerschaft sind selten. Extrem selten sind die Beobachtungen von Ileus während der Geburt und durch diese mitverursacht. Die Verff. konnten nur 2 Fälle aus der Litteratur zusammenstellen. In dem eigenen Falle war die Pat. 3 Jahre vorher wegen Tubargravidität operirt worden. Die Schwangerschaft war vollkommen glatt verlaufen. Während einer Wehe hatte die Kreißende plötzlich einen heftigen Schmerz verspürt, und bald stellten sich Zeichen von Peritonitis ein, der die Pat. 5 Tage nach der spontan verlaufenen Geburt erlag. Die Autopsie ergab Darmgangrän und -perforation, alte Verwachsungen zwischen Uterus und Darm. Offenbar war durch Zerrung des sich ausdehnenden Uterus an den Adhäsionen der Verschluss verursacht worden. Was die Stellung der Diagnose in solchen Fällen anlangt, so ist dieselbe außerordentlich schwer, ja fast unmöglich. Man muss desshalb stets an die Möglichkeit eines Darmverschlusses denken, wenn sich Anzeichen einer beginnenden Peritonitis bieten und irgend welche Bauchoperationen oder entzündliche Erkrankungen vorhergegangen sind.

Lepage beobachtete 2 ähnliche Fälle während der Schwangerschaft, die ihm die gleichen diagnostischen Schwierigkeiten boten und ihn einmal zu einer vorseitigen Unterbrechung der Schwangerschaft veranlassten. Er bestätigt die außerordentliche Schwierigkeit, die das Stellen der Diagnose verursacht.

Die Fortsetzung der Diskussion wird vertagt.

Sitzung vom 14. Januar 1902.

1) Diskussion über die Anfrage von Varnier: »Soll man auch in Zukunft die Anwendung der sterilisirten Milch bei der gemischten Ernährung etc. empfehlen?« (cf. vorletzten Sitzungsbericht.)

Guinon ist der Ansicht, dass gegen eine Anwendung der durch die Industrie präparirten Milch neben der Muttermilch nichts einzuwenden sei. Er glaubt jedoch, dass der ausschließliche Gebrauch jener Milch in der That mancherlei schlimme Nachtheile im Gefolge habe. Sie mache die Kinder weniger widerstandsfähig gegen Krankheiten etc. und sei sogar direkt die Entstehungsursache von Erkrankungen (leichte Form von Rachitis, Basedow'sche Krankheit). G. empfiehlt desshalb die Sterilisirung der möglichst kurz vorher gemolkenen Milch im Hause durch Erhitzen auf 100°.

Marfan ist hingegen ein Anhänger der auf industriellem Wege sterilisirten Milch. Er glaubt, dass die Vorwürfe, die man der auf diese Weise präparirten Milch mache, übertrieben seien. Es sei kein Unterschied zwischen gekochter Milch, Soxhlet-Milch und industrieller Milch. Wirkliche Schädigungen sehe man nur von den Milchsurrogaten (Gärtner's Fettmilch u. Ä.). Es sei desshalb, im Falle, dass ein Ersatz für die Muttermilch nothwendig sei, die auf industriellem Wege sterilisirte Milch jeder anderen vorzuziehen.

Pinard schließt sich in allen Punkten der Meinung Marfan's an. Nur einen wirklichen Nachtheil habe die sterilirte Milch: sie sei weniger verdaulich. Dies wird verursacht durch die Zerstörung eines die Verdauung fördernden Ferments, dessen Erhaltung einer der Hauptvorzüge der Muttermilch sei. Ein kleiner Zusatz von Muttermilch befördere desshalb auch die Verdaulichkeit der Kuhmilch.

Die weitere Diskussion wird vertagt.

2) Wallick: Über die Symphyseotomie bei Gesichtslagen. Vergleichende Studie über die in den letzten 10 Jahren auf den Abtheilungen des Prof. Pinard beobachteten einschlägigen Fälle.

Unter 19 Fällen insgesammt wurde bei 12 nicht die Symphyseotomie ausgeführt. Bei diesen 12 betrug die Sterblichkeit der Mütter 16%, der Kinder 58%. Dagegen starben von den 7 Müttern, bei denen die Symphyseotomie gemacht worden war, keine und von den Kindern nur 2 = 28,5%. In allen Fällen hatte nicht eine vorübergehende Stirneinstellung, sondern eine Stirnlage vorgelegen. In 5 von den 7 letzten Fällen war die Geburt nach der Symphyseotomie auch in Stirnlage erfolgt; einmal in Gesichtslage. Und wenn auch diese Zahlen, schließt der Vortr., nicht absolut beweisend sind, so zeigen sie jedenfalls, dass die Symphyseotomie eine bessere Prognose gegeben hat als andere Verfahren und dass man in Zukunft nicht so ängstlich den richtigen Moment zum Eingreifen abzupassen braucht, da man stets in der Lage ist, durch die Symphyseotomie die Geburt zu einem glücklichen Ende zu führen.

Engelmann jun. (Hamburg-Eppendorf).

Neueste Litteratur.

6) Revue de gynécologie 1902. VI, 1.

1) Treub (Amsterdam). Die Kolpotomie, Operation der Wahl bei der Pyosalpinx.

Seine auf dem Amsterdamer Kongress 1899 in Aussicht gestellte ausschließliche Behandlung der Pyosalpinx in konservativer Weise mittels Kolpotomia posterior und nachfolgender Jodoformgasetamponade hat Verf. seit 1897 in 79 Fällen versucht. Nach unter Umständen vielwöchentlicher vergeblicher resorbirender Behandlung, wenn dauerndes Fieber und Übelbefinden, hochgradige Schmershaftigkeit und konstante Größe des Tumors ein chirurgisches Eingreifen erfordern, eröffnet T. ohne Rücksicht auf Lage, Größe und Alter desselben das Peritoneum vom hinteren Scheidengewölbe aus. Dann durchbohrt er möglichst stumpf sowohl Adhäsionen als die Wand des Sackes unter Zuhilfenahme der äußeren Hand, dringt womöglich in alle Recessus des Abscesses, entleert denselben völlig durch Borsäurespülung und tamponirt nun energisch mit alle 4—6 Tage zu wechselnder Gaze. Die so operirten 79 Fälle zerfallen in 66 Pyosalpingitiden und 13 Hydrosalpingitiden. Davon verlor er 2 Pat. an Pyaemia puerperalis. Bei der Mehrzahl trat sofort nach dem Eingriff eine Besserung ein, die indess nicht dauernd war, so dass z. B. einmal erst die 5. Kolpotomie eine unvollständige Heilung mit Bildung einer Dünndarmfistel herbeiführte. In einem Falle musste 4 Monate nach der Kolpotomie doch noch der Uterus entfernt werden; in einem anderen wurde 6mal ein multilokuläres Ovarialkystom kolpotomirt. Namentlich bei der Hydrosalpinx wirkt diese Therapie nur wie die Incision bei einer Hydrocele; eben so führt sie bei Genitaltuberkulose zu keinem Ziel. Immerhin hat T. 44 Radikalheilungen zu verzeichnen, womit er eben so viele Frauen im zeugungsfähigen Alter von 17—34 Jahren vor dem Climacterium praecox bewahrt haben will. Die Heilungsdauer nahm günstigsten Falls 2 Wochen, sehr häufig aber viele Monate in Anspruch. Nach Misserfolgen mit der Kolpotomie kommt nach Verf.s Erfahrungen für Pyosalpingitiden und Tubentuberkulose nur die vaginale Totalexstirpation des Uterus und der Adnexe in Betracht; bei recidivirender Hydrosalpinx lässt sich auch per laparotomiam vorgehen. Den Versuch einer Kolposalpingostomie hat T. nach 2 Misserfolgen aufgegeben.

2) Muret (Lausanne). Über Graviditas interstitialis.

Den 17 von Rooswinkel bis 1897 zusammengestellten unzweideutigen Fällen von Graviditas tubo-uterina fügt M. einen neuen hinzu. Der Fall betrifft eine Xpara, die vor 6 Jahren zuletzt abortirt hatte. 5 Wochen nach dem Ausbleiben der Menses (15. Januar) setzen die Erscheinungen einer in Schüben-unterbrochenen Extra-uterin-Gravidität ein. Am 21. April 1. Exploration: Es wird ein median und etwas nach links gelegener weicher Tumor nachgewiesen, dessen Kuppe 6 cm oberhalb der Symphyse steht, der sich unter den Fingern kontrahirt, sich hart an die Uteruskante erstreckt und in den ein als Lig. rotundum gedeuteter Strang lateralwärts übergeht. Die Diagnose schwankt zwischen Graviditas extra-uterina und Gravidität im linken Horn eines Uterus duplex. Bei der 2. Untersuchung am 28. April ist der Tumor bedeutend größer, ein reichlicher Bluterguss in abdomine und der Uterus palpabel, ohne dass der Nachweis einer Verbindung zwischen Uterus und Tumor gelingt. Daher 2. Diagnose: Linksseitige Extrauterin-Gravidität mit Ruptur oder Gravidität im 4. Monat im rudimentären Nebenhorn eines Uterus duplex. Bei der am 1. Mai vorgenommenen Laparotomie erkannte man eine rupturirte interstitielle Gravidität mit lebender Frucht. Wegen des tiefen Eindringens des Fruchtsacks in die ausgesogene und verdünnte Uterusmuskulatur wird die Totalexstirpation ausgeführt. Heilung.

Das gewonnene anatomische Objekt ist ein 14 cm langer und breiter Uterus mit einem 16 cm langen Fötus. Es besteht ein großer, V-förmiger Riss im Eisack, dessen Wand so weit aus einander gewichen ist, dass die Ansatzstelle des Lig. rotundum in der Mitte der Basis des Tumors liegt. In der Umgebung Placentarfetzen, Adhäsionen, Fibringerinnsel, Blutmassen. Das uterine Ende der Tube ist nicht dilatirt; dicht hinter ihm liegen die Eihäute.

Im Anschluss an seine Beschreibung weist Verf. auf den von der Norm etwas abweichenden klinischen Verlauf seines Falles und die Schwierigkeiten einer genauen Diagnose hin. Die Form des Tumors, seine Konsistenz, sein Sitz, der Konsistenzwechsel der verschiedenen Uterussegmente, die Form des Uterus (arcuatus, incudiformis, duplex), die Wachsthumsrichtung des Fruchthalters, die Möglichkeit des Nachweises des Lig. rotundum, sein Ansatz an den Tumor, die Lage des rudimentären Nebenhorns nahe am Uterus oder fern von ihm, der Übergang desselben in die Tube etc. sind für jeden Fall verschieden und geben eben so viel Quellen für Irrthümer. Ein sicheres differentielldiagnostisches Mittel zur Feststellung des Fruchtsitzes sind nach Verf. die nur über einem uterinen Fruchtsack fühlbaren Muskelkontraktionen.

In Bezug auf die Therapie ist nur bei absolut feststehender Diagnose der vaginale Weg zu wählen. Für gewöhnlich kommt nur die supravaginale Amputation oder die Hysterektomie per laparotomiam (schon zur Sicherung der Diagnose) in Betracht. Letztere war im vorliegenden Falle wegen der ausgedehnten Mitbetheiligung der Uterusmuskulatur vorzuziehen. Das konservative Verfahren lässt Verf. nur für außergewöhnlich günstige Fälle zu.

3) Couvelaire (Paris). Anatomische Bemerkungen zur Entwicklung der Tubargraviditäten in den ersten Monaten.

Unter in Entwicklung begriffenen Tubargraviditäten versteht Verf. solche, bei denen das Ei sich im Augenblick der Entnahme des Objekts noch im lebenden Zustand befindet. Er hat 3 solche Eier in Serienschnitte zerlegt, und zwar das 1. in der 4. Graviditätswoche, das 2. jenseits des 2. Monats, das 3. Ende des 3. Monats. Die entsprechenden Embryonen waren 5 mm, 35 mm, 15 cm lang. Der Sitz des Eies war im 1. Falle der Isthmus tubae, in den beiden anderen die Ampulle, im 2. außerdem mit partieller intraligamentärer Entwicklung. Die von schönen Abbildungen begleitete eingehende Beschreibung stellt sich die Aufgabe, die genaueren Beziehungen zwischen Eihäuten und Eisack zu erkennen, insbesondere die Frage nach der Reflexa zu klären.

Indem für alle Einzelheiten auf das Original verwiesen wird, seien folgende Resultate hier wiedergegeben:

1) Das junge Ei besitzt ein Chorion frondosum mit durchweg gleicher Entwicklung der Zotten.

2) Das junge Ei nimmt nur einen Theil der Tubenwand ein. Der eine Pol ist der Wand adhärent; der andere, gegenüberliegende indess sieht frei ins Cavum tubae. Letzteres ist halbmondförmig abgeplattet und liegt excentrisch wie eine Calotte dem Ei auf; es handelt sich dabei nicht etwa um ein Divertikel.

3) Bei 2½—3monatlichen Eiern ist eine scheibenförmige Placenta entsprechend der Insertionsstelle vorhanden; das Chorion laeve entspricht dem sog. freien Eipol.

4) Bis Ende des 3. Monats ist der freie Eipol keine Verbindung mit der ihm gegenüberliegenden Tubenwand eingegangen. Also bleibt das Cavum tubae als ein einheitliches in ganzer Ausdehnung bestehen; sein Epithel bleibt erhalten.

Die epithellose Grenzmembran des Eisacks ist am freien Pol eine 0,06 bis 0,25 mm dicke, dichte Fibrinschicht, an die sich einzelne, in späterer Zeit abgeplattete Schleimhautfransen unter Verlust des Epithels und ohne deciduale Umwandlung des Stroma anlegen. Da, wo die Schleimhaut auf den Fibrinstreifen trifft, hört sie entweder plötzlich auf, oder es schlägt sich eine Franse noch eine kurze Strecke auf ihn über.

Bei dem 2. Ei besteht die Fibrinmembran aus einer vom Embryo gesehen centralen und peripheren Schicht, von denen die centrale dem Nitabuch'schen Fibrinstreifen bei intra-uterinem Eisitz gleichwerthig ist und innerhalb der Placenta zur Insertion der Haftzotten dient. Jenseits des Ansatzwinkels der Calotte

geht die periphere Schicht verloren. Beide sind stellenweise durch epithel-
bekleidete Spalten von einander getrennt, welche Überbleibsel der Anfangs hier
anliegenden Fransen der Tubenschleimhaut darstellen sollen. In der Fibrinschicht
gelegene Zellen spricht Verf. im Gegensatz zu Hofmeier, Zedel, Cornil wie
die ganze Grenzmembran des Eies selbst als fötalen Ursprungs an. Den »Fibrin-
deckel« des Eies am freien Pol vergleicht er mit dem Gewebspilz des bekannten
Peters'schen Eies, nur dass der Deckel bei intra-uteriner Eieinbettung ein
vorübergehender, bei intratubarer ein dauernder Zustand ist.

Interessant ist noch, dass bei einem 4. in Betracht gezogenen Ei mit einem
Fötus von 9 cm Länge eine ausgedehnte Zottennekrose an der Rupturstelle konstatirt wurde.   B. Besse (Königsberg i/Pr.).

Vagina und Vulva.

7) **Desguin** (Anvers). Über die in der Blasenstatik durch Füllung
des Organs bei an Prolaps leidenden Frauen hervorgerufenen Änderungen. Vortheile, welche aus denselben für Operationen zu
ziehen sind.

(Journ. de chir. et ann. de la soc. Belge de chir. 1901. No. 10.)

Bei Prolaps sinkt der Blasenboden nach unten derart, dass die Blase in hochgradigen Fällen ganz aus dem Becken heraustreten kann. Sie macht einen Winkel
zu den Ureteren; sie wird unfähig, sich völlig zu entleeren. Füllt man eine des-
cendirte Blase vollständig, so steigt sie zunächst ins kleine Becken, dann in das
Abdomen; die abnormen Lagerungsverhältnisse zu Gebärmutter und Scheide machen
einer völlig verschiedenen Konfiguration der Theile Platz.

D. empfiehlt, sich dieser Blasenreposition bei der Hysterektomie so wie der
vorderen Kolporrhaphie zu bedienen. Bei der ersteren kann man dann ohne
Ängstlichkeit die Scheide incidiren; man ist in der Lage, sich sofort von einer
etwaigen Blasenverletzung zu überzeugen, so wie davon, dass die Blase mit der
Neubildung in keiner Verbindung steht.

Wie bei der Kolporrhaphia anterior erweist sich die Blasenfüllung überhaupt
bei allen Operationen an gesenkten Genitalien als vortheilhaft. 1—1½ Liter
3%iger Bor- oder 4⁰/₀₀iger Sublimatlösung sind nothwendig.

Graefe (Halle a/S.).

8) **Günther** (Berlin). Zinol bei weiblichen Genitalerkrankungen.

(Die med. Woche 1901. No. 51.)

G. bezeichnet specifisch baktericide adstringirende Mittel als die bei dem
gonorrhoischen Scheiden-Cervicalkatarrh wirksamsten. Er empfiehlt das Zinol
(Zinkacetat 1, Alumnol 4) in 3⁰/₀₀iger Lösung zur 2mal täglichen Irrigation der
Vagina, Vulva und Portio uteri, so wie 5%ige Zinolgaze zur Cervix- besw. Corpus-
tamponade, Bei letzterer ist Vorsicht geboten. Fälle von gonorrhoischer Salpingitis oder Pyosalpinx sind auszuschließen, da die Tamponade des Cavum Kontraktionen des Uterus und der Tuben hervorruft und Eiteraustritt in die Bauchhöhle zur Folge haben kann.   Graefe (Halle a/S.).

9) **B. Rohden** (Lippspringe). Dermosapol-Vaginalsuppositorien und
-Globuli.

(Deutsche med. Wochenschrift 1901. No. 48.)

R. empfiehlt bei Cervixerosionen, Metritis und besonders para- und perimetritischen Processen die (3mal tägliche) Einführung von 5%igen Jodkali- oder
Jodoform-Dermosapolsuppositorien (Engelapotheke Mühlheim a. d. Ruhr). Gleichzeitig soll bei Exsudaten extern auf die Bauchdecken eingerieben werden. Als
Desodorans bei inoperablem Cervixcarcinom wendet er 10%ige Lysoform-Dermo-

sapolsuppositorien an. Die Pat. führen sie selbst ein und lassen nach 2 Stunden
eine Ausspülung mit 2%iger Lysoformlösung folgen. Besondere Erfolge will R.
bei harten Strängen und Schwielen am Beckenboden gesehen haben.
Auch mit Ichthyol lässt sich das Dermosapol verbinden.

Graefe (Halle a/S.).

10) **L. Smith** (Montreal). **Ein Fall von Transplantation des Ureters
zur Beseitigung einer Uretero-Vaginalfistel.**

(Philadelphia med. journ. 1901. Oktober 19.)

Bei einer Dame von 34 Jahren bestand in Folge einer Zangengeburt eine
Uretero-Vaginalfistel. Nach mehrfachen, missglückten Versuchen, die Fistel von
der Vagina aus zur Heilung zu bringen, wurde zur Transplantation des Ureters
in die Blase geschritten. Es wurde zwar zunächst extraperitoneal vorgegangen,
doch konnte der Ureter so nicht aufgefunden werden, was nach Eröffnung des
Peritoneums sofort gelang. Verf. glaubt aber, dass man mit einer gewissen Übung
auch extraperitoneal zum Ziele kommt. Die Einnähung in die Blase geschah in
folgender Weise: Das Ende des Ureters wurde, um eine Striktur zu vermeiden,
auf etwa 9 mm Länge gespalten. Im rechten oberen Winkel der Blase wurde eine
schlitzartige Öffnung hergestellt, dann wurde die Schleimhaut des Ureters mit der
Schleimhaut der Blase mit sehr feinem Katgut, die fibröse Wand des Ureters mit
der Muscularis der Blase mit feiner Seide vernäht.

Bei der Durchtrennung des Ureters passirt es leicht, dass sich einige Tropfen
Urin in die Bauchhöhle entleeren und eine Infektion verursachen. Verf. glaubt
dieser Gefahr am besten dadurch vorgebeugt zu haben, dass er etwa eine Woche
lang vor der Operation Urotropin nehmen ließ, wodurch der Urin — wie der Verf.
meint — etwaige infektiöse Eigenschaften verloren habe. Der Fall ist außerdem
interessant wegen der Ätiologie der Ureterfistel. Die meisten Ureterenfisteln entstehen ja bei größeren gynäkologischen Operationen. Dass hier die Zange die
Ursache war, erklärt sich aus den enormen Verletzungen, welche die Weichtheile
bei der Extraktion erlitten hatten.

Die Auffindung des Ureters bei der Operation kann dadurch wesentlich erleichtert werden, dass von der Vagina aus eine Sonde in den Ureter eingeführt wird.

G. Frickhinger (München).

11) **R. v. Markovió.** **Über das Sarkom der Vagina im frühen Kindesalter.**

(Liečnički viestnik 1901. No. 11. [Kroatisch.])

Verf. berichtet über einen Fall aus Wikerhauser's Abtheilung.

Das Kind wurde von gesunden Eltern gesund geboren. Nach 6 Monaten (das
Kind befand sich auf dem Lande in Pflege) bemerkten sie, dass aus der Vagina
eine haselnussgroße, röthliche Geschwulst hervorrage. Die Geschwulst vergrößerte
sich und griff auf die Umgebung über, aus welchem Grund die Eltern das Kind
ins Krankenhaus brachten.

Das ca. 1¼ Jahr alte Kind ist entsprechend entwickelt, aber anämisch und
rachitisch. Die Vulva füllt eine faustgroße Geschwulst aus, welche nach unten
bis 0,5 cm oberhalb des Anus reicht und seitlich von den geschwollenen großen
Schamlippen umgriffen wird. Die Gegend über der Neubildung ist gleichmäßig,
flach und hart bis 2 Finger oberhalb der Symphyse infiltrirt; die Infiltration ist
nicht scharf abgegrenzt, sondern verliert sich allmählich. Beiderseits indolente
harte Leistendrüsen. Der obere Theil der Neubildung, der den Mons Veneris und
die Clitorisgegend substituirt, ist gleichmäßig hart, unbeweglich, bläulich, seine
Oberfläche wird von der Haut gebildet, die rauh ist und stellenweise warzen-
ähnliche Auswüchse, stellenweise wieder oberflächliche Geschwüre trägt. Die
untere, größere Partie besteht aus mehreren Theilen. Durch Auseinanderdrängen
werden die Auswüchse erkannt, in die die kleinen Lippen verändert wurden. Ein
Hymen besteht nicht, die Vaginalöffnung ist durch die weiche Masse ausgefüllt.

Der untere Theil der Neubildung ist weich, bröckelt leicht. Ihre Oberfläche uneben, nekrotisch, mit eitrigem Detritus bedeckt. Das Rectum durch eine harte Masse, die das Becken ausfüllt, bedeutend verengt. Stuhl weich und leicht. Harnen die erste Zeit selten und schmerzhaft, dann immer häufiger, schließlich fortwährendes unwillkürliches Harnträufeln. Aus der Vagina eitrig-jauchiger, mit Blut vermischter Ausfluss. Öfters Blutungen aus der Neubildung und Abbröckeln kleinerer Theile. Die Neubildung greift nach oben und seitlich weiter. Tod nach 6 Wochen des Spitalaufenthaltes an fibrinöser Laryngitis.

Bei der Sektion wurde die ganze Vaginalwand verdickt und erweitert gefunden, ihre obere Hälfte in eine mit jauchiger Flüssigkeit gefüllte Höhle verwandelt, in der zerfallene Polypentheile schwimmen; sonst die Oberfläche der Vagina gerunzelt, stellenweise knotig. In der Nähe der Portio in der vorderen Vaginalwand ein fast nussgroßer Knoten, nahe diesem ein traubenförmiger Auswuchs, der aus gestielten Polypen besteht. Die Polypen sind erbsen- bis haselnussgroß, aber auch ganz klein, einige haben einen gemeinschaftlichen Stiel, einige sind härter, fibrös, weißlich, andere wieder weich, durchscheinend, farblos, ödematös. Die ganze hintere Wand der Vagina ist mit unzähligen polypösen Auswüchsen bedeckt, welche das halbe Lumen der Vagina einnehmen und auch durch die Schamspalte hervorragen. Die Portio frei von der Neubildung. Die Uteruswände verdickt, das Cavum erweitert, am Fundus einige bohnengroße Knoten, welche die Schleimhaut emporheben und bis zur Serosa reichen. An den Adnexen nichts Anormales. Die Harnblase erweitert und hypertrophisch; am Trigonum einige harte Knoten. Das Septum recto-vaignale und das Rectum zeigen nichts Anormales. Die ganze Umgebung der genannten Beckenorgane hart infiltrirt, die inguinalen, iliacalen und lumbalen Drüsen geschwellt und hart. Durch diese Masse verlaufen die großen Gefäße und die Ureteren.

Verf. fasst die Neubildung als traubiges (polypöses) Sarkom auf, das aus der rechten und hinteren Vaginalwand hervorgegangen ist, und welches auf die äußeren Schamtheile, den Uterus, die Harnblase, das Beckenbindegewebe bis in die Haut übergegriffen hat. Der mikroskopische Befund stimmt mit dem der übrigen Autoren überein, nur wurden keine Spindelzellen und keine quergestreiften Muskelfasern gefunden. v. Caćkević (Agram).

12) **C. Rechenbach.** **Ein Fall von sog. Lupus vulvae.**
Inaug.-Diss., Halle a/S., 1901.

R. hatte Gelegenheit, einen Fall von primärer Tuberkulose der äußeren Genitalien in der Frauenklinik zu Halle zu beobachten. Es handelte sich um eine 33jährige Frau, die 4mal geboren, sonstiges Allgemeinbefinden gut. Die kleinen Labien, stark vergrößert, machen den Eindruck elephantiastischer Neubildungen Clitoris in kleinen ödematösen Tumor umgewandelt. Die Umgebung der Urethra ist in einer Ausdehnung von ca. 3-Markstückgröße geschwürig zerfallen und mit weichen, schwammigen, leicht blutenden Granulationen bedeckt, keine pathologischen Veränderungen an Uterus und Adnexen. Es folgt die Beschreibung der Operation. Dieselbe ist vollständig gelungen. **R. Biermer** (Wiesbaden).

13) **C. Springer** (Prag). **Zur Lehre von der Genese der Vaginaltuberkulose.**
(Zeitschrift für Heilkunde Bd. XXIII. N. F. Bd. III. Hft. 1.)

Aus dem reichen Material in Chiari's pathologisch-anatomischen Institut konnte S. während eines Decenniums nur 12 Fälle von Tuberkulose der Scheide auffinden (15% der gesammten weiblichen Genitaltuberkulose, gegenüber 7% in älteren Statistiken). Die ungewöhnliche Seltenheit dieser Lokalisation beweist, dass die Scheide gewiss äußerst kräftige Schutzvorrichtungen gegenüber der tuberkulösen Infektion haben muss; vor Allem der kräftige Epithelbelag und die Art desselben, die ihr ja auch bei der Gonorrhoe zu Statten kommt, der Mangel an Drüsen, die saure Reaktion des Sekrets, die Möglichkeit einer Drainage durch die Schlauchform und die schräge Lage, alles Faktoren, welche die Scheide vor der gewiss häufigen Infektion mit Tuberkelbacillen schützen, während die jener Eigenschaften entbehrenden Theile des Genitaltraktes (Uterus und Tuben) ungleich häufiger erkranken. Sehr lehrreich in dieser Hinsicht ist ein sicher einwandfreier Fall von primärer Genitaltuberkulose Hammer's: Eine 35jährige Frau war nach 4jähriger Ehe einer allgemeinen Miliartuberkulose erlegen, man fand als einzigen älteren Tuberkuloseherd im ganzen Körper nur die Tuben verkäst, Uterus und Vagina völlig frei. Die nachträglichen Erhebungen ergaben, dass der Mann, aus tuberkulöser Familie stammend, selbst an einer Spitzeninfiltration litt und die Gewohnheit hatte, vor der Immissio penis denselben mit Speichel anzufeuchten! Die direkte Infektion von außen wird in erster Linie dem Coitus zuzuschreiben sein, zumal Jani in normal aussehenden Hoden und Prostaten von Phthisikern Tuberkelbacillen nachgewiesen hat, doch darf man auch die zahlreichen Möglichkeiten der Ansteckung durch Finger, Wäsche, Badeschwämme, zu masturbatorischen Zwecken eingeführte Gegenstände, Pessarien etc. nicht gering schätzen. Für die Anschauung, dass jedoch weitaus die meisten Fälle von Genitaltuberkulose auf hämatogenem Weg entstehen, bringt S. mehrere beweisende Beobachtungen, darunter 2 sehr interessante Fälle von miliarer und submiliarer Tuberkulose der Scheide bei Freibleiben der übrigen Genitalorgane, hierfür spricht ferner der Umstand, dass nach Schätzung an dem großen Material des Kinderspitals die Häufigkeit der Genitaltuberkulose im frühen Kindesalter, in dem Infektion von außen sehr unwahrscheinlich ist, überhaupt nicht um Vieles geringer ist, als bei Erwachsenen. S. hat seine ausführlich beschriebenen Fälle hauptsächlich vom Standpunkt der Frage aus bearbeitet, welchen Weg die Infektion mit Tuberkelbacillen jeweilig genommen hat und gelangt so unter Beachtung der genau kritisirten Fälle der Litteratur zu folgendem Schema:

Die Infektion der Vagina kann erfolgen:

A. von einer Tuberkulose in der Nachbarschaft 1) des Uterus (weitaus die häufigste, in älteren Werken die einzige Form) a. durch direktes Übergreifen, b. durch Überfließen von tuberkelhaltigem Sekret oder Zerfallsmassen; 2) der Tuben allein wie bei 1b; 3) durch Tuberkulose des uropoetischen Systems: a. durch Infektion durch den Urin, b. durch Fistelbildung; 4) von Tuberkulose des Darmes: a. durch Infektion durch den Stuhl, b. durch Fistelbildung; 5) von Tuberkulose des Peritoneum cavi Douglasii; 6) von Tuberkulose des Perineums; 7) Lupus vaginae bei Lupus vulvae.

B. auf dem Weg der Blutbahn (hämatogene Tuberkulose).

C. durch direkte Infektion von außen (primäre Tuberkulose der Vagina in dem Sinne, dass dies die einzige Lokalisation von Tuberkulose im Körper ist).

Dieses Schema stützt sich gleichzeitig auf die aprioristische Erwägung der theoretischen Möglichkeiten so wie auf den Vergleich mit thatsächlich vorgekommenen Fällen.   **Piering** (Prag).

14) **G. Miranda** (Neapel). **Ein Fall von Utero-Vaginalprolaps bei einer Virgo.**

(Arch. di ost. e gin. 1901. August.)

Bei einem 24jährigen Mädchen (Virgo intacta!) fand sich ein faustgroßer, aus den umgestülpten Scheidenwänden und dem Uterus gebildeter Tumor, aus der Vulva herausragend. Es bestand erhebliche Verlängerung des supravaginalen Theiles der Cervix (Länge der Uterushöhle 10 cm), Cystocele, Retroversio uteri. Der Tumor war bereits vor 8 Jahren als nussgroße Geschwulst aufgetreten, und hatte sich seitdem unter dem Einfluss der anstrengenden Beschäftigung (Pat. war Weberin und musste den ganzen Tag am Webstuhl stehen) allmählich vergrößert. Die Amputation des verlängerten Uterushalses in Verbindung mit Resektion der Scheidenwände brachte keine dauernde Heilung. Es kam zu einem Recidiv, und erst eine 2. Operation (Kolporrhaph. ant., Kolpoperineorrhaphie nach Lawson Tait und Ventrofixatio uteri) hatte das gewünschte Resultat. Die ätiologischen Momente des vorliegenden Falles sind zu suchen: einmal in der bereits erwähnten

Beschäftigungsart (Vermehrung des intraabdominalen Druckes), sodann aber in dem sehr schlechten Ernährungszustand der Pat. und der hierdurch bedingten Atrophie der Muskeln (Levator ani), des Fett- und Zellgewebes. Dazu kam noch die Retroversio uteri, die ihrerseits vermuthlich auf die schlechte Gewohnheit, die Blase selten zu entleeren, zurückzuführen ist. H. Bartsch (Heidelberg).

15) **G. Bazzocchi** und **A. Zaccaria** (Faenza). Über einen Fall von Perivaginitis phlegmonosa dissecans bei Typhus. Ausgang in Heilung.

(Ann. di ost. e gin. 1901. Mai.)

Verff. berichten über einen selbstbeobachteten Fall dieser zweifellos recht seltenen Affektion. Im Verlauf eines — auch bakteriologisch sichergestellten — Abdominaltyphus kam es zur gangränösen Abstoßung des ganzen Vaginalrohrs. Gleichzeitig bildeten sich 3 Scheidenfisteln, von denen eine in die Harnröhre, eine zweite in die Blase und eine dritte ins Rectum führte. Diese Fisteln zeigten spontan große Tendenz zur Heilung, und es kam schließlich zu einem mehr oder weniger vollkommenen Verschluss derselben. Das Resultat war ein enger, narbiger Kanal, dessen Grund von Granulationsgewebe ausgefüllt war. Die histologische Untersuchung der Vaginalschleimhaut ergab, dass das Pflasterepithel fast völlig verschwunden war, während das darunterliegende Bindegewebe den normalen Charakter zeigte. In den Gefäßen und Lymphräumen fanden sich zahlreiche Kokken, meistens von Form und Anordnung der Streptokokken; sie waren nach Gram färbbar. Die Verff. nehmen an, dass die typhöse Infektion einen Locus minoris resistentiae in den Genitalien geschaffen habe, dass also die phlegmonöse Perivaginitis als sekundäre (und anscheinend nicht durch die Typhusbacillen selbst verursachte) Erkrankung zu betrachten sei. H. Bartsch (Heidelberg).

Verschiedenes.

16) **O. Rožanek** (Franzensbad). Necrosis haemorrhagica pancreatis acida acuta und ihre Beziehungen zum Klimakterium.

(Prager med. Wochenschrift 1901. No. 38 ff.)

R. hatte Gelegenheit, einen (erst durch Sektion erkannten) Fall von Pancreatitis haemorrhagica (für welchen Namen richtiger die obige Bezeichnung gebraucht werden solle) jahrelang genau zu beobachten. Da die Beschwerden (heftige Gastralgien mit Erbrechen) erst mit Beginn des Klimakteriums einsetzten und die Durchsicht der Litteratur zeigte, dass die bisher bei Frauen bekannt gewordenen 21 Fälle ebenfalls nur ältere Personen betrafen, so versucht R. auf Grund von Analogieschlüssen und theoretischen Erwägungen die Beziehungen dieser seltenen Krankheit zum Klimakterium zu erweisen. **Piering** (Prag).

17) **Beatson.** Die Behandlung des Mammacarcinoms durch Kastration und Schilddrüsenfütterung.

(Brit. med. journ. 1901. Oktober 19.)

Die in der Überschrift bezeichnete Methode stammt vom Vortr. (1896), der uns aber nur Theorien giebt über die Möglichkeit, wie Heilungen durch sein Vorgehen erzielt werden könnten, nicht aber über länger beobachtete Heilungen berichtet.

Die Diskussion ergiebt eine für B.'s Vorgehen sehr günstige Stimmung.

Barling glaubt, dass man z. Z. bei den üblichen operativen Maßnahmen bleiben solle.

Eccles, Harold Stiles, Rutherford Morison und besonders Chicken haben Zutrauen zu dem Verfahren.

Herman (London) berichtet über eine 4jährige Heilung, über drei Recidive nach vorübergehender Besserung und über zwei Fälle, die ganz unbeeinflusst blieben. **Bissmann** (Osnabrück).

18) Patel (Lyon). **Maligner Tubo-Ovarialtumor der rechten Seite.**
(Lyon méd. 1901. No 45.)

Die Pat., 52 Jahre alt, hat keine Geburt und keinen Abort gehabt; Menopause ohne Beschwerden eingetreten; kränkelt unter starker Abmagerung seit 2 Jahren. Die seit 14 Tagen heftiger gewordenen Beschwerden, rechtsseitige Schmerzen, drängen zur Operation. Tumor, fast bis zum Nabel reichend, hat Uterus und Blase stark nach vorn und oben dislocirt und nimmt fast das ganze Becken ein; besteht aus rechtem Ovarium und Ampulle der Tube. Ist mit Bauchwand und Därmen mehrfach adhärent, enthält mehrere Cysten mit grauem, sahnigem Inhalt und Resten früherer Blutergüsse. In der linkseitigen Hydrosalpinx ist, etwa in Mitte der Tubenlänge, ein nussgroßer, gestielter Tumor gelegen, augenscheinlich von derselben Gewebsbeschaffenheit wie der rechte. Der Uterus wird amputirt, da in seiner rechten Ecke sich ebenfalls ein Geschwulstknoten vorfindet. Drainage durch Bauchwunde und Douglas. Operirt von Foehier; Verlauf und mikroskopische Diagnose nicht mitgetheilt.   **Zeiss** (Erfurt).

19) Morton (San Francisco). **Die subarachnoidale Einspritzung von Cocain bei Operationen an allen Theilen des Körpers.**
(Pacific med. journ. 1901. Mai. p. 345.)

M. berichtet über 253 Operationen aus Klinik und Privatpraxis, bei denen er die subarachnoidale Cocainanästhesie angewandt hat. Die Operirten waren 8 bis 87 Jahre alt, 24 weiblichen, die anderen 229 männlichen Geschlechts. Von denselben hatten 69 Übelkeit, 53 Erbrechen, 37 Kopfschmers und 6 Fröste, keine anderen unliebsamen Erscheinungen. Aus anderen Ursachen starben 6. Ausbleiben der Anästhesie kam niemals vor. Von besonderem Interesse sind die an den oberen Gliedern vorgenommenen Operationen, Olecranonnaht etc., außerdem Trepanation und Ausschneiden einer Geschwulst der Unterlippe.

Will man die Anästhesie über den ganzen Körper ausdehnen, so weicht die Technik der Einspritzung etwas ab. Die Nadel wird unter dem 2. oder 3. Lendenwirbel eingestoßen, die Spitze nach oben gerichtet, die Dosis beträgt 0,18 g der 2%igen Lösung und muss rasch eingespritzt werden. Auch empfiehlt M., die Nadel statt von der Seite her, wie Tuffier, in der Mittellinie gerade unterhalb des Dornfortsatzes einzustoßen.

Als Vorzüge des Verfahrens werden hervorgehoben: 1) Bei Operationen im Munde fließen nicht erbrochene Massen, Blut oder Speichel in die Luftröhre ein; 2) langdauernde Übelkeit und Erbrechen fehlen; 3) der Pat. kann vor und nach der Operation essen; 4) will man die Grenzen der ursprünglich geplanten Operation ausdehnen oder verändern, so kann man die Einwilligung des Kranken erhalten; 5) bei Herz-, Nieren- oder Lungenerkrankungen kann ohne Gefahr operirt werden; 6) überhaupt sind Kontraindikationen nicht vorhanden und die Sache ist so sicher als einfach.

Zu diesem in der Med. society of the State of Francisco gehaltenen Vortrag bemerkt Biley (San Francisco), dass üble Erscheinungen stets auf Zersetzung oder Verunreinigung des Cocains zu beziehen seien, letztere namentlich mit einem sekundären Alkaloid, einem isotropen Cocain. Das reine Cocain müsse farblos sein und einen schwachen Geruch haben. Dasselbe muss gut sterilisirt werden, und zwar durch Erhitzen in Tuben bis zu 150° C. für 10—20 Minuten. — Ferner theilt Dudley Tait seine Erfahrungen mit über weitere 102 Fälle, in denen er sich der Cocaineinspritzungen bedient hat, jedoch nur für Operationen von der 4. Rippe an abwärts. In 15 Fällen hat er Sphincterlähmung gesehen und hält einerseits die Chokerscheinungen für toxisch.   **Lühe** (Königsberg i/Pr.).

Originalmittheilungen, Monographien, Separatabdrücke und Büchersendungen wolle man an *Prof. Dr. Heinrich Fritsch* in Bonn oder an die Verlagshandlung *Breitkopf & Härtel* einsenden.

Centralblatt
für
GYNÄKOLOGIE
herausgegeben

von

Heinrich Fritsch
in Bonn.

Sechsundzwanzigster Jahrgang.

Wöchentlich eine Nummer. Preis des Jahrgangs 20 Mark, bei halbjähriger Pränumeration. Zu beziehen durch alle Buchhandlungen und Postanstalten.

No. 24.   Sonnabend, den 14. Juni.   1902.

I.
Zur Frage der Carcinomstatistik.
Von
E. Wertheim.

Mit Bezug auf die Äußerung Winter's (s. d. Centralblatt 1902 No. 21 p. 547): »Es wäre sehr wünschenswerth, wenn in diesem einzigen noch strittigen Punkt der Carcinomstatistik (es handelt sich darum, ob die »unvollständig Operirten« bei der Berechnung der Dauererfolge mitgerechnet werden müssen) eine Einigung herbeigeführt werden könnte«, beeile ich mich zu bemerken, dass diese Einigung bereits erreicht ist. Denn einerseits giebt Winter zu, dass dort, wo nur ein Versuch zur Uterusexstirpation gemacht worden sei, nicht von einer Radikaloperation gesprochen werden könne. Darum aber war mir hauptsächlich zu thun; denn auf welche Abwege geriethe die Statistik, wenn solche »unvollständig« Operirte den radikal Operirten zugerechnet werden müssten. Andererseits aber habe ich bereits Gelegenheit genommen, auf eine diesbezügliche Einwendung Menge's (es war dies in einer Sitzung der Leipziger Gesellschaft, in welcher über die Carcinomfrage verhandelt wurde — der bezügliche Bericht erscheint in No. 26 d. Ctbl.) zuzugeben, dass es im Interesse der Statistik besser sei, jene Fälle, in welchen es zur Durchführung der Uterusexstirpation kommt, den Radikalopera-

24

tionen zuzuzählen, und zwar auch dann, wenn durch die Operation
klar wurde, dass Krebsgewebe zurückgeblieben ist.

Für die abdominale Operation ergiebt sich daraus in der Statistik
nur ein Vortheil. Denn wo man bei vaginalem Vorgehen entweder
gar nicht oder erst in einem Stadium der Operation, wo die Uterusexstirpation entweder schon vollendet ist oder doch — aus technischen
Gründen — vollendet werden muss, darauf kommt, dass die radikale
Entfernung alles krebsigen Gewebes unmöglich ist, ist man bei der
Laparotomie entweder durch die bloße Inspektion und Palpation oder
doch durch eine leicht vorzunehmende und kaum je zur Durchführung der Uterusexstirpation engagirende Präparation darüber sofort im Klaren.

II.

Die neuesten Vorschläge
zur Reform des Hebammenwesens.

Von

Dr. med. Gustav Vogel,

I. Assistenzarzt der kgl. Univ.-Frauenklinik und Repetitor der Hebammenschule
in Würzburg.

Die Vorschläge zur Reform des Hebammenwesens sind allmählich in den letzten Jahren so zahlreich geworden, dass sie nicht nur
die unbedingte Nothwendigkeit einer solchen Reform zeigen, sondern
vielleicht auch am besten die Thatsache illustriren, dass ohne eine
ernste und energische Inangriffnahme der Angelegenheit »von oben
her« an eine für das ganze Deutsche Reich geltende Reorganisation
— denn ohne eine solche bleibt doch Alles mehr oder minder Stückwerk — einstweilen leider noch nicht zu denken ist; wichtig genug
ist die Sache wahrlich, und zwar nicht nur für den Hebammen- und
Ärztestand, sondern auch für das ganze sociale Leben und nicht
zuletzt für die sociale »Frauenfrage«. Der Partikularismus aber zeigt
sich gerade auf diesem Gebiet noch in seinem schönsten Licht, und
es macht im Gegensatz zu den Bestimmungen des Auslands oft fast
den Eindruck, als wenn in unserem lieben Vaterland bezüglich der
Entwicklung des Hebammenverstandes noch recht scharf markirte
Unterschiede herrschten; was beispielsweise eine thüringische Hebamme in 3½ Monaten begriffen hat, dazu braucht eine rheinische
oder schleswig-holsteinische Hebamme 9 Monate, und wenn einer
preußischen Hebamme erlaubt ist, sich »die Fähigkeit zur inneren
Wendung zuzutrauen«, ist eine solche Überhebung ihren süddeutschen
Kolleginnen von Gesetzes wegen verboten! — Dass somit eine Ver-
besserung in der Ausbildung der Hebammen ein eben so unabweis-
bares Bedürfnis ist, wie eine fortschreitende gründlichere, praktische
Ausbildung der Ärzte, darüber ist man heute im Allgemeinen einig.
Nur über das »Wie« gehen die Ansichten leider stellenweise noch

sehr weit aus einander, und ehe nicht unter den maßgebenden Personen hier wenigstens eine gewisse Übereinstimmung zu Stande kommt, so dass den Regierungen positive und einigermaßen einheitliche Vorschläge gemacht werden können, erscheint die Prognose der ganzen Reform noch recht dubiös.

Von den Kundgebungen der letzten Zeit zu der wichtigen Frage sind vor Allem 3 hervorzuheben, die »Denkschrift zur Reform des Hebammenwesens« von Brennecke im Auftrag der wissenschaftlichen Deputation für das Medicinalwesen verfasst, die »Denkschrift über die Hebammenreform in Preußen« von Fritsch und die Broschüre von H. W. Freund: »Vorschläge zur weiteren Reform des Hebammenwesens«.

Nach Brennecke, der um Hebammenwesen und Wochenbettspflege sich hohe Verdienste erworben hat und stets ein warmer Fürsprecher für weitere sociale Hilfsorganisation in dieser Hinsicht ist, müssen als das Ziel einer gesunden geburtshilflichen Ordnung Verhältnisse bezeichnet werden, durch die auch der ärmsten Frau der volle Schutz der Wissenschaft für Leben und Gesundheit bei Geburt und Wochenbett garantirt wird. Hauptfaktoren, dies zu erstreben, sind ein tüchtiger Hebammenstand und organisirte Wochenbettpflege — vielleicht könnte man hinzusetzen: möglichste Aufklärung des Publikums selbst, das oft von einer ganz unglaublichen Indolenz ist[1]. Die Hauptsätze und einschneidendsten Vorschläge, die Brennecke aufstellt, sind folgende: Wohnung des Lehrpersonals in der Anstalt und derartige Honorirung, dass es ausschließlich dem Lehrberuf leben kann, Dauer des Kursus 1 Jahr, Tragung der Kosten durch die Schülerin selbst, Aufhebung des Präsentationsrechts der Gemeinden; das Alter der Schülerinnen soll zwischen 20—30 Jahren liegen, die geistige Qualifikation durch Absolvirung einer höheren oder mittleren Töchterschule dokumentirt werden. Bezüglich der Anstellung der Hebammen schlägt Brennecke Eintheilung eines jeden Kreises der Monarchie in eine bestimmte Anzahl von Hebammenbezirken und Anstellung sämmtlicher Hebammen als Bezirkshebammen vor; ein Mindesteinkommen von 700—900 ℳ muss garantirt werden, die Gebührentaxe ist zu reformiren und weitgehend ist gesetzlich Sorge für Alters- und Invaliditätsversicherung zu tragen. — Die gegen seine Vorschläge möglichen Einwendungen werden von Brennecke eingehend beleuchtet. Wie in allen Vorschlägen, so ist auch in Brennecke's Publikation als Conditio sine qua non die Forderung aufgestellt, dem Hebammenstand reifere, intellektuell höher stehende Kräfte zuzuführen — ohne das kann von einer wirklichen Reorganisation,

---

[1] Mir wurde vor Kurzem von einem Kollegen ein Fall berichtet, wo das Auge des Gesetzes selbst, nämlich der Dorfschulze einer größeren Ortschaft, der Hebamme die Lysolflasche bei der Entbindung der Frau Bürgermeister durch das Fenster auf einen Düngerhaufen feuerte mit den Worten, er wolle die St . . . . . ei in seinem Hause nicht haben!

oder besser gesagt, wirklichen Verbesserung gar keine Rede sein,
das wird Jeder zugeben, der viel mit Hebammen zu thun hat und
sieht, welch seltsame Blüthen oft allein der schwere Konkurrenzkampf treibt. Von einer Betheiligung der geistig begabteren Frauen
der sog. besseren Stände kann aber andererseits wieder keine Rede
sein, wenn nicht von Staats oder Gemeinde wegen besser für die
Hebammen in materieller und socialer Hinsicht gesorgt wird. Diese
beiden Forderungen sind die Basis jeder Neuordnung und auch nach
Erfüllung der letzteren Bedingung wird es wohl noch Jahre dauern,
ehe ein an sich gewiss unberechtigtes, aber doch tief eingewurzeltes
Vorurtheil verschwindet. Entweder Hebung des Hebammenstandes
oder Einschränkung seiner Befugnisse — ein Drittes giebt es nach
Brennecke nicht. Von einer Beschränkung der Befugnisse, die
damit gleich käme, die Hebammen auf den Aussterbeetat zu setzen,
will Brennecke im Allgemeinen nichts wissen, und er hält eine
solche für ein schweres Unrecht gegenüber der Masse des Volkes.
Mit großer Schärfe weist er darauf hin, dass die rein ärztliche Geburtshilfe lediglich der Theorie nach eine bessere ist, und dass sie
in erschreckender Weise hinter den Resultaten zurückbleibt, welche
die von Hebammen geleiteten Geburten aufweisen.

Wenn man Brennecke vollkommen darin zustimmen muss, dass
ein Beiseiteschieben der Hebammen durchaus nicht ohne Weiteres
eine Verbesserung der Geburtshilfe bedeute — wenigstens nicht bei
der leider noch so bedauerlich schlechten praktischen geburtshilflichen Ausbildung der Ärzte — so müsste eine Einschränkung der
Befugnisse der preußischen Hebammen doch wohl unter allen
Umständen eintreten. Was in Bayern, wo die Bestimmungen mit
Ausnahme der viel zu kurz bemessenen Lehrzeit vielleicht die besten
sind, durchführbar oder entbehrlich ist, das muss es heute, wo so viele
Ärzte überall ansässig sind, auch in Preußen sein. Dies gilt vor
Allem bezüglich der inneren Wendung und der manuellen
Placentalösung. Was zunächst die innere Wendung angeht, so
lautet die Vorschrift (§ 199 des Lehrbuchs) ausdrücklich dahin, dass
»die Hebamme die innere Wendung ausführen darf (also nicht
muss), wenn sie sich selbst die Fähigkeit dazu zutraut«, und zwar
nur in bestimmten Fällen. Der erste dieser Fälle ist der: »Wenn
die Hebamme nach vollständig eröffnetem Muttermund aus dem Befinden der Gebärenden, besonders aus der Beschaffenheit der Wehen
erkennt, dass durch das Warten auf den Arzt Gefahr für das Leben
der Gebärenden erwächst«. Die Beschaffenheit der Wehen aber, die
hier allein in Betracht kommt, kann nur in Krampfwehen bestehen.
In diesem Falle aber darf auch der Arzt nicht mehr die innere Wendung machen, denn dabei würde das Kind nicht gerettet, der Uterus
aber wahrscheinlich reißen! Macht nun die Hebamme die Wendung
und reißt die Gebärmutter, so würden die Angehörigen sie ganz gewiss für den Tod der Frau verantwortlich machen und vor Gericht
stellen. Sie ist aber auch ja gar nicht verpflichtet, sie zu machen

und kann sich schlechterdings die Fähigkeit dazu nicht zutrauen! Wie will sie zudem, wenn ein Unglück passirt, dem Richter beweisen, dass die Wendung wirklich nöthig war? Wartet sie auf den Arzt, so wird sie gewiss weniger Frauen verlieren, als wenn sie eingreift, und zudem hat sie ihrer Pflicht genügt, wenn sie sogleich zum nächsten Arzt schickt. Der 2. Fall, wo sie die Wendung machen darf, ist folgender: »Wenn innerhalb 6 Stunden nach Erweiterung des Muttermunds ärztliche Hilfe nicht eintreffen kann«. Die innere Wendung ist aber nur dann mit Aussicht auf Erfolg zu machen, wie auch im preußischen Lehrbuch einige Zeilen vorher (§ 198) steht, wenn sie möglichst zeitig unternommen wird. Es wird ihr also auch hier nicht gelingen, die Operation auszuführen. Die Hebamme weiß aber in kurzer Zeit, dass ein Arzt nicht zu haben ist — dann warte sie aber nicht, bis der Muttermund ganz erweitert ist, was bei Querlagen ohnehin nicht geschieht, sondern mache die äußere Wendung. Ist aber die Blase schon lange gesprungen, so ist auch meist wieder die Gebärmutter so fest, dass die Wendung misslingt oder gar Zerreißung auftritt. Weiß die Hebamme nicht gleich, ob ein Arzt in 6 Stunden zu haben ist, so muss sie eben warten; dauert seine Ankunft wieder lange, so sind bald wieder die Verhältnisse da, die die Wendung unmöglich machen. Der 3. Fall, wo die innere Wendung der preußischen Hebamme erlaubt ist, ist folgender: »Wenn bei dem in Querlage liegenden 2. Zwilling nach dem Blasensprung die Schulter tief heruntertritt und ärztliche Hilfe nicht bald zu erwarten steht«. Ganz abgesehen von der Dehnbarkeit der im Satz angeführten Voraussetzungen ist die innere Wendung beim 2. Zwilling meist unnöthig. Erkennt die Hebamme die Querlage desselben, so wendet sie am besten gleich das Kind äußerlich auf den Kopf, wenn sie weiß, dass ein Arzt nicht gleich zu haben ist. Bezüglich der manuellen Placentalösung, der gefährlichsten aller geburtshilflichen Operationen, lauten die Vorschriften etwas anders. Hier muss die preußische Hebamme den Eingriff machen, dann »wenn eine Blutung in der Nachgeburtszeit so stark ist, dass sie den Arzt nicht erwarten kann«. Wird ganz nach Vorschrift in der Nachgeburtszeit gehandelt, so sind derartige Blutungen bei normalen Geburten sehr selten. Blutet es stärker, so ist das ja stets ein Zeichen, dass die Placenta sich zum Theil schon gelöst hat. Dann aber wird die Hebamme fast immer mit einem genau wie vorgeschrieben ausgeführten und recht kräftigen Credé'schen Handgriff die Nachgeburt herausbekommen. Leider wissen die meisten Hebammen gerade mit diesem Handgriff sehr wenig Bescheid und stehen ganz bestürzt ab, wenn es bei Beginn desselben stärker blutet, was ja nur natürlich ist. Gelingt der Credé'sche Handgriff nicht, so ist dann auch fast immer die Placenta so verwachsen, dass man in mühseliger Arbeit mit dem Finger die Stränge, durch die sie adhärent ist, zerreißen muss. Das aber darf die Hebamme nach der preußischen Vorschrift nicht; denn es steht ausdrücklich da, dass ihr

jedes Kratzen mit den Fingerspitzen und Nägeln verboten ist. Man
kann also wohl den Satz aufstellen, der auch für den Arzt Giltigkeit hat: War die Lösung mit der Hand leicht, dann war es nicht
nöthig, sie innerlich zu machen, war sie schwer, so kommt man
ohne gewaltsame Trennung der Stränge nicht aus. Für jedes so
leicht bei der Operation eintretende Unglück wird natürlich wieder
die Hebamme verantwortlich gemacht; wie will sie beweisen, dass sie
keinen Fehler gemacht hat, wo sie doch ganz allein war, und wie
soll sie sich überhaupt ein Urtheil über die wirkliche Lebensgefähr-
lichkeit der Blutung bilden? Wenn vollends im preußischen Heb-
ammenbuch § 297 geschrieben steht, dass auch bei »Ansammlung
von Blutklumpen in der Gebärmutterhöhle unter Umständen nichts
Anderes übrig bleibt, als — nach vorgängiger Reinigung mit Karbolwasser — mit der Hand einzugehen(!) und die Gebärmutterhöhle auszuräumen«, so ist dazu jedes weitere Wort überflüssig.

Kehren wir nach dieser Abschweifung zu Brennecke's Denkschrift zurück. Als Urquelle zahlreicher Übelstände der heutigen
geburtshilflichen Ordnung sieht Brennecke das Princip des freien
Wettbewerbs an und verlangt daher strikte Anstellung aller Hebammen als Bezirkshebammen. Dem Einwand gegen diesen Vorschlag,
dass in allen Gewerben freier Wettbewerb zugelassen ist, dass hierbei allerdings einzelne Individien rücksichtslos zu Grunde gerichtet
werden, aber die besseren Kräfte sich hervorarbeiten, tritt Brennecke
mit dem Hinweis entgegen, dass es nicht angeht, die guten Erfolge
des allgemeinen freien Wettbewerbs auf die Geburtshilfe anzuwenden, wo dieser nur ungünstiges gelehrt hat. Ein Zwang, in
größeren Ortschaften gerade eine bestimmte Bezirkshebamme zuzuziehen, soll nicht ausgeübt werden, es soll sich nur um eine Beschränkung der Konkurrenz handeln, dem zahlenden Publikum bleibt
freie Wahl. — Dem Unterricht selbst, der auf 1 Jahr auszudehnen
ist, soll eine gründlichere anatomisch-physiologische Basis geschaffen
werden; von einer Verlängerung des Kursus auf nur 9 Monate verspricht sich Brennecke im Gegensatz zu den Ansichten Anderer
nicht viel. Bedenklich erscheint Brennecke der Vorschlag, eine
gynäkologische Abtheilung an die Hebammenlehranstalt anzuschließen,
und bezüglich seiner Ansicht, dass die Kosten stets durch die Schülerinnen zu tragen seien, muss man Brennecke unbedingt beistimmen, wenn er sagt, dass die kostenlose Ausbildung geradezu eine
Leimruthe sei, mit der thörichte und minderwerthige Schülerinnen
eingefangen werden.

Fritsch fasst in seiner Denkschrift die zur Hebammenreform
gemachten Vorschläge in 6 Gruppen zusammen:

1) Heranziehung intellektuell besserer Kräfte;
2) Verbesserung des Unterrichts;
3) Abhaltung von Wiederholungskursen und Nachprüfungen;
4) Regelung der polizeilichen Vorschriften;

5) Aufbesserung der Taxe mit einem gesicherten Minimaleinkommen; und

6) Entschädigung bei vorübergehender oder dauernder Erwerbsunfähigkeit.

Diese einzelnen Punkte bespricht Fritsch nun in klarer und ausführlicher Weise in ihrem Für und Wider. In einer Beschränkung der Freizügigkeit der Hebammen kann er einen Vortheil nicht sehen und meint, es seien schädliche Wirkungen der jetzt bestehenden Einrichtung nicht in der Weise hervorgetreten, dass eine derartige einschneidende Maßregel nöthig sei. Weicht somit seine Ansicht in diesem Punkt von der Brennecke's weit ab, so stimmt er ihm voll darin zu, dass vor Allem Töchter besserer Stände heranzuziehen sind, und sucht die Einwände, die dagegen geltend gemacht werden könnten, vor Allem mit dem Hinweis zu widerlegen, dass auch bezüglich der Krankenpflege ein allmählicher, aber tiefgehender Umschwung eingetreten ist, zum großen Theil unterstützt durch die moderne Frauenbewegung. Voraussetzung dafür, dass auch bezüglich des Hebammenberufs ein solcher Umschwung eintritt, ist die Möglichkeit, hier unter besseren äußeren Verhältnissen thätig zu sein, als dies jetzt geschieht. Fritsch schlägt zu diesem Zweck besondere Kurse für Schülerinnen besserer Stände vor, event. mit besonderer Bezahlung. Den so an einer Klinik oder der geburtshilflichen Abtheilung eines Krankenhauses ausgebildeten Schülerinnen soll das Recht zugesprochen werden, sich da prüfen zu lassen, wo sie sich melden, oder sie sollen doch das Recht haben, irgend einer Prüfungskommission überwiesen zu werden — vorausgesetzt, dass der Leiter der Klinik die nöthige Garantie für die Ausbildung der Schülerinnen bieten konnte. Das Monopol der jetzigen Anstalten, die in Preußen nicht einmal staatlich sind, muss fallen. Den Einwurf, dass mit Einrichtung »besserer« Hebammen die anderen gleichsam zu Hebammen zweiter Klasse degradirt würden, hält Fritsch für ganz unberechtigt, da ja auch die Ärzte durchaus verschiedener Qualität sind, und mit vollem Recht weist er darauf hin, dass ja auch hier einige durch eine weitere Ausbildung nach dem Staatsexamen einige Ärzte ein starkes prae vor ihren Kollegen bekommen. — Was die Verbesserung des Unterrichts angeht, so hält Fritsch es für ein großes Unglück, dass in Preußen der Staat die Hebammenlehranstalten ganz aus der Hand gegeben hat. Der Unterricht ist in Preußen in keiner Weise einheitlich und wechselt, wie gesagt, von $3^{1}/_{2}$—9 Monaten, ein Zustand, der natürlich vollkommen unhaltbar ist. Fritsch sieht nun einen Kurs von 9 Monaten für vollkommen genügend an, Brennecke wünscht, wie wir sahen, 1 Jahr; für Schülerinnen, die schon eine Prüfung als Krankenschwester bestanden, sollen nach Fritsch 6 Monate genügen. Ein weiterer Mangel im Unterricht besteht nach Fritsch darin, dass eine logische Begründung der antiseptischen Maßregeln fehlt, und diesem ist durch Vorführen bakteriologischer Experimente abzuhelfen. Von den Desinfi-

cientien empfiehlt er das Lysol; die Einrichtung von Polikliniken
hält Fritsch für sehr segensreich. — Nachprüfungen sind nothwendig, indess muss eine genaue Instruktion über die Art und Weise
solcher Prüfungen gegeben werden, ein bloßes Empfehlen derselben
genügt keineswegs; nöthigen Falls müssen die erforderlichen Kosten
vom Staat oder der Provinz getragen werden; die Nachkurse hält
Fritsch für nicht entfernt so wichtig als die Nachprüfungen. Die
praktische Bedeutung der Wöchnerinnenasyle schlägt er desshalb für
gering an, weil sich der Theilnahme der Hebammen an hier zu erthei-
lendem Unterricht zu viel Schwierigkeiten entgegenstellen. — Die
Verwirrung in den polizeilichen Vorschriften ist eine ungemein große,
und z. B. bezüglich der Desinfektion dem Lehrer der weiteste Spielraum gelassen, indess ließe sich in dieser Beziehung doch wohl leicht
einigermaßen Übereinstimmung treffen zumal es hier so viele Wege
giebt, die nach Rom führen. Ob Alkohol, Sublimat, Lysol gebraucht
wird, ist ja im Grunde recht gleichültig, wenn gleich der Gebrauch
des Alkohols doch wohl, wie in Bayern, überall obligatorisch zu wer-
rden verdient. Gewisse sog. »Desinficientien«, wie z. B. das Lysoform,
müssten allerdings von vorn herein ausgeschlossen werden; es ist
unverständlich, wie Koblanck und Walther[2] ein derartiges Parfüm,
wie Hammer sagt, zum Gebrauch für Hebammen vorschlagen können.
Fritsch sieht die Hauptsache bei der Lösung der Desinfektionsfrage
darin, dass die Lehre von der Infektion und Desinfektion den Hebammen gründlich und experimentell zu eigen gemacht wird. Die
Anzeigepflicht ist nöthig, doch dürfen die Bestimmungen nicht zu
streng und nicht zu lax sein; dem Arzt soll nach Fritsch das Recht
zustehen, den Hebammen Karenzzeit aufzuerlegen, die Ärzte sollten
sich aber auch weit intensiver mit den Bestimmungen für Hebammen
befassen wie das jetzt geschieht, wo die meisten darüber durchaus
nicht genügend unterrichtet sind. — Aufbesserung der Taxe ist auch
nach Fritsch ein unbedingtes Erfordernis, doch hält er die Fest-
setzung eines übereinstimmenden Mindesteinkommens nicht für
angängig; dies hat jedes Mal der betreffende Kreis zu besorgen. —
Im Falle einer Arbeitsunfähigkeit hat nun die Hebamme keinerlei
Recht auf Unterstützung und Versorgung, d. h. sie ist rechtloser
als jeder andere Gewerbetreibende. Die Fälle, welche Fritsch anführt — Erkrankung einer Hebamme an Krebs oder Infektion mit
Syphilis am Finger, der dann die Praxis natürlich zu untersagen ist
und deren ganze Existenz somit unter Umständen vernichtet wird —,
zeigen aufs eklanteste die krasse Ungerechtigkeit und Unhaltbarkeit
derartiger Zustände, zumal wenn man bedenkt, wie gerade in dem
Falle einer vorübergehenden Erkrankung der Konkurrenzkampf sich
von seinen schlimmsten Seiten zeigt. Bei der Bestimmung eines
Entschädigungsmodus schlägt Fritsch vor, von vorn herein die Hebammen, welche selbst oder deren Mann ein Einkommen von 1800

---

[2] Allg. Deutsche Hebammen-Zeitung Jahrg. XVI. p. 261 und Zeitschrift für
Medicinalbeamte 1901. Hft. 20.

bis 2100 *M* hätten, auszuschließen. Die Hauptsache ist ihm aber die Anerkennung des Princips, dass eine Altersversorgung überhaupt nöthig ist. — In einer interessanten und lehrreichen Zusammenstellung der Hebammenverhältnisse in anderen Staaten, die Fritsch am Schluss seiner Ausführungen giebt, sieht man so recht das ganze Durcheinander, welches gerade in Deutschland noch herrscht. Eine Altersversorgung existirt nur in Sachsen, in einzelnen Gemeinden von Hessen, in 3 Städten von Mecklenburg-Schwerin und in Dänemark, eine Privatversorgung aus der Princess of Wales Jubilee Nurses Association of London in England; die Dauer der Kurse geht von 3¹/₂ Monaten — Thüringen — bis zu 2 Jahren — Frankreich, Italien, Holland, Russland.

Freund betont in seinen »Vorschlägen« vor Allem als schädlich den Mangel eines obligatorischen Unterrichtsplanes mit genau vorgezeichneter Richtung, der eine gute und einheitliche Ausbildung der Hebammen dauernd hindert. Die Rathschläge, welche Freund giebt, hat er selbst in einer Reihe von Jahren an der Straßburger Anstalt erprobt. Manche derselben, z. B. Ausschluss von Schülerinnen unter 18 und über 30 Jahren, Erweiterung der Unterrichtsdauer, die bestimmte Forderung einer besseren Vorbildung, vor Allem auch die Einschränkung des Unterrichts in Anatomie, Physiologie und Entwicklungsgeschichte zu Gunsten der rein praktischen Geburtshilfe muss man ohne Weiteres unterschreiben, eben so die Zuziehung der Schülerinnen zu allen geburtshilflichen Operationen. Keinen Zweck dagegen wird es haben, ihnen gynäkologische Operationen zu demonstriren, eine Hebamme soll Geburtshilfe und Wochenbettpflege treiben und nichts als das. Auch darin, dass von der Selbstinfektion den Schülerinnen gar nichts, von anderen als puerperalen Fieberursachen im Wochenbett nur äußerst wenig mitzutheilen ist, muss man dem Verf. vollkommen beipflichten. Was die Beobachtung poliklinischer Geburten angeht, die Freund warm empfiehlt, so liegt darin, wie auch Fritsch meint, zweifellos ein ganz ausgezeichnetes Unterrichtshilfsmittel für die Schülerinnen; leider wird aber der Widerstand von Seiten der Hebammen und des Publikums den Vorschlag oft illusorisch machen. Die innere Wendung will Freund mit vollem Recht definitiv aus den Funktionen der Hebammen gestrichen wissen; die in dieser Beziehung so ungemein dehnbaren Bestimmungen des preußischen Lehrbuches sind, wie schon vorher kurz aus einander gesetzt, geradezu verderblich; eben so ist nach Freund die manuelle Placentalösung zu verwerfen; er irrt aber wohl, wenn er glaubt, sie werde nirgends gelehrt. Besser wäre es allerdings, wenn sie ganz strikte verboten würde. Bezüglich der Abortbehandlung wäre besser von Freund die Bestimmung beibehalten worden, dass in allen Fällen, gleichgültig ob nach Ansicht der Hebamme Gefahr im Verzug oder nicht, unbedingt der Arzt zuzuziehen ist. Die vorgeschlagene palliative Behandlung kann viel Unheil anrichten, besonders gilt das von den »Ausspülungen«, die die Blutung nur verstärken, ohne dass

sie je den Abort schnell beendigen; man sollte diese meines Erachtens den Hebammen bei Abort direkt verbieten. Recht hat Freund
auch, wenn er verlangt, dass in den Lehrbüchern der Geburtshilfe
für Hebammen — wie das von Schreiber dieses in seinem Lehrbuch
übrigens schon geschehen ist — aufs eindringlichste auf die Symptome des Carcinoms aufmerksam gemacht würde, um der enormen
Wichtigkeit der Frühdiagnose gerade dieses Leidens willen, ohne
aber dabei auf sonstige Frauenleiden weiter einzugehen. Dass zu
Hebammenlehrern nur durch längere Assistentenzeit in der modernen
Geburtshilfe vollkommen ausgebildete Specialisten genommen werden,
sollte eigentlich selbstverständlich sein; dass dieselben aber durchweg
aus der »Milchstraße der Privatdocenten« genommen werden müssen,
scheint unnöthig, denn der Begriff eines Privatdocenten ist, wie bekannt, noch lange nicht identisch mit dem eines guten Lehrers. Sind
somit fast alle Vorschläge Freund's gut und möglicherweise durchführbar, so muthet derjenige, den er am Schluss der Arbeit macht, denn
doch etwas sehr seltsam an, und wird kaum ernst genommen werden
können. Freund will auch einen neuen Stand von Hebammen
schaffen, die ähnlich wie Assistenten zu Specialisten sich nach dem
Examen noch besonders an geburtshilflichen Kliniken ausbilden
sollen. Das wäre als gut nur zu begrüßen, indess soll diesen
dann auch die operative Geburtshilfe gestattet sein, und
zwar Credé, Extraktion, manuelle Placentalösung (!), Wendung (!), Zange (!!), Perforation (!!!). Für den Arzt bleibt die
Dammnaht! Was Freund von einem lebenden Beispiel solch
schöner Begabung, der Oberhebamme einer großen Anstalt, also
einer Art Überhebamme, erzählt, welche in der Ausführung der
Wendung, der Zange, der manuellen Placentalösung etc. sich mit
gewiegten Geburtshelfern messen kann und mit vollem Erfolg
Dämme — hoffentlich von Anderen zerrissen — genäht hat, wäre
vielleicht besser »unausgesprochen geblieben auf ewig«. Als Titel
für derartige Lebewesen schlägt Freund die etwas humoristisch
klingende Bezeichnung »Hebärztin« vor.

In einem kurzen Aufsatz: »Kritische Betrachtungen über Vorschläge zur Hebammenreform«[3] behandelt Fehling die beiden letzteren der besprochenen Veröffentlichungen, die von Fritsch und
Freund. Wenn gleich Fehling im Ganzen der Ansicht ist, dass
es besser sei, weniger zu reformiren als fortzubauen, so stimmt er
doch der Meinung bei, dass vor Allem am meisten in der Auswahl
der Schülerinnen gesündigt wird, und er hält es für gut, wenn die
Frauenvereine auf die an Selbsterwerb denkenden Frauen und
Mädchen besserer Stände einzuwirken suchten. Den Vorschlag von
Fritsch Betreffs Einrichtung besonderer Kurse für solche bekämpft
Fehling, weil damit doch Hebammen I. und II. Klasse geschaffen
würden; vorhin ist aus einander gesetzt, wie Fritsch sich zu diesem

---

[3] Archiv f. öffentl. Gesundheitspflege in E.-L. Bd. XXI.

Einwand stellt. Von der Anstellung bakteriologischer Experimente verspricht Fehling sich nicht viel. Die Verbesserung der socialen Lage der Hebammen muss energisch vom Staat selbst in die Hand genommen werden. Sehr scharf wendet sich Fehling gegen die Vorschläge Freund's Betreffs Aufhebung der Lehrfreiheit der Hebammenschulen und Zuziehung zu poliklinischen Geburten, weil durch letzteres Mittel die Schülerinnen in den »Schlendrian der Praxis« eingeführt würden. Indess ist der halbe Vergleich, den Fehling mit der Lehrfreiheit an den Universitäten zieht, doch wohl nicht angebracht, und Freund wie Fritsch sehen bei poliklinischen Geburten den Vortheil doch nur allein darin, dass die Schülerin der meist operativen Entbindung beiwohnt, die Indikation derselben kennen lernt, event. selbst etwas assistirt, und den großen Nutzen, der darin für die Schülerin liegt, kann man doch unmöglich abstreiten. Die Forderung Fehling's, nur gute Hebammen lehrer anzustellen, die geburtshilfliche Praxis verstehen, trägt natürlich den Stempel voller Berechtigung in sich, es wird ihr aber leider, wie bekannt, lange nicht immer entsprochen. Sehr bedenklich ist für Fehling der Vorschlag Freund's Betreffs gynäkologischer Ausbildung der Schülerinnen. Von einer Ausbildung ist nun allerdings bei Freund nicht die Rede, aber auch in der Zuziehung zu gynäkologischen poliklinischen Sprechstunden muss man mit Fehling einen Umstand sehen, der die Hebammen leicht zu Pfuscherinnen macht. »Mit Gynäkologie hat sich die Hebamme nicht zu befassen und das Dilettantiren derselben mit Frauenkrankheiten wird den ohnehin schwer kämpfenden Ärzten noch weit mehr schaden«. Diesen Satz von autoritativer Seite kann man nur begrüßen, zumal gerade jetzt bedauerlicherweise von Walther-Gießen eine Darstellung der »Krankheiten der Frauen für Hebammen«[4] erschienen ist, der sogar die erste Forderung, die stets an ein derartiges Büchlein gestellt werden muss, fehlt: der vollständige Mangel an allen therapeutischen Winken. Etwas Gutes lässt sich in dieser Hinsicht ohne größere Ausführlichkeit und klarere Illustrationen doch nicht schaffen und derartige kurze Erklärungen bleiben für die Hebammen meist unverständliches Stückwerk. Würden solche Winke bezüglich der Frauenkrankheiten — eine einzige Ausnahme bildet, wie gesagt, das Carcinom — allen Hebammen gegeben, so muss man sich doch fragen, wohin das anders führen soll als zu einer Einmischung derselben in Sachen, die sie nichts angehen, einer Einmischung, zu der so wie so jede Hebamme stets etwas Lust bezeigt. Der Arzt ist doch wohl nicht nur zur Therapie da, und es giebt wahrhaftig für eine gewissenhafte Hebamme in der Geburtshilfe genug zu thun und zu lernen, als dass sie ihren Kopf noch mit unnöthigem Ballast anfüllte. Es genügt vollkommen, wenn sie bei allen Klagen, gleichgültig welcher Art, die etwa thörichte Frauen

---

[4] Berlin, Elwin Staude, 1902.

zu ihr führen, diese an den Arzt weist — eine gynäkologische
Diagnose auf »Eierstockscyste« oder »Exsudat« etc. braucht sie nicht
zu stellen. Bei solchen Beschreibungen, wie Walther sie giebt,
würde es sich wirklich um eine gewisse — allerdings herzlich schlechte
— gynäkologische Ausbildung der Hebammen handeln, die man mit
Fehling nicht scharf genug zurückweisen kann.

Referate.

1) **Sellheim** (Freiburg i/B.). Principien und Gefahren der
Abortbehandlung[1].

(Münchener med. Wochenschrift 1902. No. 10.)

Ein Fall von Uterusperforirung mit Zerfetzung eines 30 cm langen
Stückes Dickdarm gelegentlich einer Abortbehandlung mittels Abort-
zange veranlasst zu der Frage, welche Methode der Abortbehandlung
dem praktischen Arzt empfohlen werden soll, um ihn vor Miss-
geschick zu bewahren.

Vor Allem ist daran festzuhalten, dass der Abort wohl sach-
kundiger Beaufsichtigung, in den seltensten Fällen aber einer ein-
greifenderen Behandlung bedarf. Erster Grundsatz der Behandlung
des im Gang befindlichen Aborts ist, sich durchaus exspektativ zu
verhalten, nur stärkere Anämie, Retention von Eiresten, Infektion
gestatten hiervon eine Abweichung.

Das rationelle Mittel der Blutstillung, vollständige Entfernung
des Eies, wird nach dem Befund in den einzelnen Fällen verschieden
anzuwenden sein. Bei gelöstem und in der Vagina oder erweiterter
Cervix sich findendem Ei Entfernung desselben mittels Kornzange
und Verwendung von Spiegeln. Bei für 1—2 Finger durchgängigem
Muttermund und höherstehendem Ei Losschälung und Extraktion
desselben mit dem Finger; bei nicht durchgängigem Muttermund
Uterustamponade. Bei spontanem Verlauf des Aborts und wenn
Blutung und Infektion auszuschließen, kann die retinirte Vera zurückbleiben; wurde mit dem Finger in den Uterus eingegangen,
dann mit demselben Ausräumung dessen, was frei flottirt, minutiöse
Entfernung einzelner Verafetzen ist unnöthig. Ob Alles entfernt,
darüber giebt die Betrachtung des ausgestoßenen Eies und die klinischen Zeichen seitens der Mutter Aufschluss.

Bei dem sog. unvollkommenen Abort muss die bimanuelle Untersuchung auch bei geschlossenem Muttermund Aufschluss geben, ob
größere oder kleinere Reste zurückgeblieben; die Anwendung der
Sonde bei dieser Feststellung ist als unsicher und gefährlich zu vermeiden. Die Entfernung der retinirten Eimassen ist Princip bei der
Behandlung des unvollkommenen Aborts. Man versucht zunächst,
wenn der Druck von außen die Entfernung nicht erreicht, mit dem

---

[1] Nach einem im Verein Freiburger Ärzte gehaltenen Vortrag.

Finger allein die Reste loszuschälen; gelingt die Entfernung der so losgeschälten Theile nicht mit dem Finger, dann Benutzung der Kornzange unter Leitung des Fingers. In Fällen, wo die Losschälung mit dem Finger nicht möglich, Fassen und Loslösen der Gewebstheile unter vorsichtiger Verwendung der Kornzange und Orientirung und Deckung durch den Finger. Das Verfahren, ohne Benutzung des Fingers die Kornzange arbeiten zu lassen, ist für die allgemeine Praxis nicht zu empfehlen. Allenfalls kann durch Tamponade des Uterus der Abortrest vorher gelockert und dann entweder durch Uteruskontraktionen oder mit dem Finger etc. entfernt werden. Bei geschlossenem Muttermund und zurückgebliebenen kleinen Resten ist eine gewaltsame Dilatation bis zu Fingerdurchgängigkeit nicht nöthig, da für solche Fälle die Curettage mit nachfolgender Spülung völlig genügt.

Septisch gewordene Aborte verlangen möglichst schnelle und möglichst schonende Entfernung. Bei geschlossenem Muttermund Dilatirung auf Fingerweite, gegen Infektion mit Fäulniserregern Jodoformgazetamponade; bei schwerer septischer Infektion Dilatation event. durch die Hegar'schen Stifte und Ausräumung mit dem Finger, der Gebrauch der Curette ist hierbei, wenn möglich, zu vermeiden; danach permanente Drainage mit Chlorwasser.

Alle Eingriffe bei der Abortbehandlung seien so schonend wie möglich gemacht, bei unsicherer Diagnose und Schwierigkeit des Eingriffs Narkose. Die Kornzange, deren Gefährlichkeit in weniger geübten Händen eine größere ist, weil man mit ihr im Gegensatz zu Sonde und Curette, einen Darm vorziehen und verletzen kann, darf keine zu langen Branchen und soll stumpfe Ränder haben, wie dies Winter auch angegeben hat.

Wenn nun auch bezüglich der in Kliniken vorgekommenen Perforationen eine relativ günstige Prognose nicht auszuschließen ist, so darf diese doch nicht auf die Verhältnisse der Praxis übertragen werden; hier muss jede Uterusverletzung als ein direkt lebensgefährlicher Zustand angesehen werden.

R. Müller (Markdorf a/Bodensee).

Berichte aus gynäkol. Gesellschaften u. Krankenhäusern.

2) Geburtshilflich-gynäkologische Gesellschaft in Wien.

Sitzung am 12. Januar 1902.

Vorsitzender: Piskaček; Schriftführer: Regnier.

I. L. Reinprecht: Fall von Uterusruptur (Krankendemonstration). Schon zu wiederholten Malen haben sub partu entstandene Uterusrupturen den Gegenstand der Demonstration und Diskussion in dieser Gesellschaft gebildet. Ich muss daher wohl um Entschuldigung bitten, wenn ich heute neuerdings dieses Thema berühre. Doch die 3 Fälle, über welche ich mir in Kürze zu berichten erlauben möchte, gehören wohl zu den schwersten dieser Art; denn bei allen 3 Frauen — sie sind im Laufe der letzten 5 Monate in die Klinik meines hochverehrten Chefs gebracht worden — war die Frucht bereits vor längerer oder längerer Zeit durch die Kopfstelle im Uterus in die Bauchhöhle gelangt, die Entbindung nur auf operativem Wege durch Laparotomie möglich.

Die 24jährige Frau, welche ich mir zunächst vorzustellen erlaube, wurde als IV para am 3. Januar d. J. in die Anstalt gebracht. 3 normale Geburten mit jedesmaliger manueller Placentalösung waren vorausgegangen. Die letzte Periode war am 15. März des vorausgegangenen Jahres. Wehen setzten am 2. Januar ein, am 3. Januar um 7 Uhr Morgens sprang die Blase. Ein zu Mittag gerufener Arzt rieth wegen Hochstandes der Bandl'schen Furche die Spitalaufnahme an. Der Transport verzögerte sich bis 3 Uhr. Kurz vor der Abfahrt verspürte die Pat. einen krampfartigen Schmerz in der rechten Leistenbeuge, worauf die bis dahin kräftigen Wehen sistirten. Außerdem hatte sie das Gefühl, dass das Kind, welches, wie sie sich ausdrückte, »schon ziemlich tief drinnen war«, wieder zurückging und nach oben in den Bauch aufstieg. Während der Fahrt, wie auch in der Klinik hat Pat. einige Male grüne, schleimige Massen erbrochen.

Bei ihrer Aufnahme in die Klinik sah die kleine, gracil gebaute Frau zwar verfallen aus, doch war der Puls ziemlich kräftig, Frequenz 160, Respiration nicht auffallend beschleunigt. Das Abdomen war stark aufgetrieben, wenig druckempfindlich. Unmittelbar unter den dünnen Bauchdecken waren kleine Kindstheile zu fühlen, während eine Resistenz in der linken Bauchseite der Uterus zu sein schien. Über dem rechten Darmbeinteller lag ein großer Kindstheil (Schädel). Die auf Grund dieses Befundes gestellte Diagnose: Uterusruptur mit Austritt des Kindes in die Bauchhöhle wurde durch die innere Untersuchung bestätigt. — Aus der Vulva floss Blut ab. Die Scheide war lang, weit, der Muttermund nahezu verstrichen, die Uterushöhle leer. An der rechten Seitenkante des Uterus ca. in der Höhe der Linea innominata verlief ein quer verlaufender Riss, hinter welchem man, allerdings durch ein Gewebe vom untersuchenden Finger getrennt, den Schädel tasten konnte.

Bei dieser Sachlage konnte nur eine Entbindungsweise in Betracht kommen, nämlich die durch Laparotomie. Ich habe dieselbe ca. 1 Stunde nach Aufnahme der Pat. ausgeführt. In der Bauchhöhle fand sich eine große Menge von mit Blut untermengtem Fruchtwasser. Das Kind lag mit nach rechts gekehrtem Rücken in Längslage. Schädel über dem rechten Darmbeinteller, Steiß im linken Hypogastrium; die Placenta ragte nur mehr mit einem kleinen Theile in das Uteruscavum hinein. Nach Entfernung der Frucht und der Placenta zeigte sich, dass der Uterus nach links gelagert und so nach links gedreht war, dass ein an seiner rechten Seitenkante verlaufender Längsriss nach vorn und parallel zum horizontalen Schambeinast zu liegen kommt. Dieser Riss durchsetzte das ganze untere Uterinsegment bis in den Muttermund hinein und erstreckte sich nach aufwärts bis zu dem sehr muskelkräftigen Corpus, ohne sich aber in dieses fortzusetzen. Das rechte Lig. latum war durch ein zwischen seinen beiden Blättern ausgebreitetes Hämatom stark verdickt. In dem Peritonealüberzug der Vorderfläche des Uterus fand sich oberhalb des Blasenscheitels ein querverlaufender Riss, der es wohl bedingt hatte, dass die Blase vom Uterus abgeschoben war. Auch an der Rückseite des Uterus fand sich im Bereich des unteren Uterinsegments ein median gelagerter ca. 4 cm langer, längs verlaufender Serosariss. Die Vornahme einer exakten Blutstillung bei diesen ausgedehnten Zerreißungen, wie auch die Möglichkeit einer stattgehabten Infektion bei den auch von der Hebamme außerhalb der Anstalt vorgenommenen wiederholten Untersuchungen ließen die Totalexstirpation des Uterus indicirt erscheinen. Diese wurde auch ausgeführt. Die große Wundhöhle wurde mit Jodoformgaze, welche in die Vagina geleitet wurde, tamponirt und sodann durch Peritonealnähte gegen die Bauchhöhle hin vollständig abgeschlossen. Das in dem Peritonealcavum noch befindliche Blut und Fruchtwasser wurde mittels trockenen Gazetupfern entfernt, die Bauchwunde sodann durch 3schichtige Etagennaht vereinigt. Schon während den Vorbereitungen zur Operation war an der Pat. ein rasch fortschreitender Kräfteverfall wahrzunehmen. Während der Operation aber verschlimmerte sich ihr Zustand in so bedenklicher Weise, dass ihr

außer 3 Kampherinjektionen noch 900 ccm physiologische Kochsalzlösung subkutan in die beiden Oberschenkel applicirt wurden — und zwar mit dem gewünschten Erfolg. Nach der Operation erholte sie sich bei entsprechenden Maßnahmen rasch, und der Heilungsverlauf ging vollständig reaktionslos vor sich.
Wie Sie sich, meine Herren, überzeugen können, ist das Befinden der Frau heute,
18 Tage nach der Operation, ein sehr zufriedenstellendes. Sie verlässt morgen
die Anstalt.

Das veranlassende Moment für das Zustandekommen der Ruptur ist wohl in
dem Missverhältnis zwischen der Größe des kindlichen Schädels einerseits und
den beschränkten Raumverhältnissen des Beckens andererseits zu suchen. Das
Kind hatte eine Länge von 56 cm und wog 4200 g. Die Beckenmaße waren:
24½, 27½, 29½, 11,9.

Dass sich die Frucht vor Eintritt der Ruptur im Uterus in Schädellage befunden hatte, geht aus der Kopfgeschwulst am rechten Scheitelbein, einer quer-
verlaufenden Druckfurche am linken Scheitelbein und ferner aus der Unterschiebung
des linken Scheitelbeins unter das rechte hervor. Die Position muss demnach eine
erste gewesen sein. Da das Kind auch in der Bauchhöhle in Schädellage gefunden wurde, muss man annehmen, dass nach Eintritt der längsverlaufenden
Ruptur an der rechten Seite des auf das äußerste gedehnten unteren Uterinsegments zunächst der Steiß ausgetreten ist und diesem der Rumpf und schließlich der Schädel gefolgt ist.

Ein 2. Fall, der im November des vergangenen Jahres in der Klinik zur
Beobachtung gelangt ist und eine 44jährige Vpara betrifft, erscheint bemerkenswerth nicht nur wegen der Größe des Risses im Uterus und im Peritoneum, sondern namentlich wegen der enormen Ausbreitung des subperitonealen Hämatoms.
Von den vorausgegangenen Geburten waren 2 spontan erfolgt, ein Kind wurde
mittels Forceps entwickelt, bei einem zweiten musste wegen Stillstands in der
Geburt und bedeutender Größe der Frucht die Kraniotomie ausgeführt werden.
Die letzte Periode war am 16. Februar erfolgt, die Gravidität war normal verlaufen. Am 23. November 1901 Abends sprang die Blase; Wehen setzten aber
erst am 24. November 11 Uhr Abends ein. Im Laufe der Nacht konstatirte eine
Hebamme durch innerliche Untersuchung einen Hochstand des Kopfes. Nach
angeblich sehr heftigen Wehen trat am 25. November um 6 Uhr Abends eine
starke Blutung ein, nachdem die Frau das Gefühl gehabt hatte, dass etwas in
ihrem Leib zerrissen sei. Von da ab traten keine Wehen mehr auf, wohl aber
heftige Schmerzen in der rechten Bauchseite, die sich allmählich über den ganzen
Unterleib ausbreiteten und auch in die Schultern ausstrahlten. Gleichzeitig soll
ein Nabelbruch, der seit der 2. Entbindung bestand, bedeutend an Größe zugenommen haben. Zu dieser Erscheinung gesellte sich öfters Erbrechen und ein
rascher Verfall der Kräfte. Ein herbeigerufener Arzt (Prof. Felsenreich) diagnosticirte eine Uterusruptur und veranlasste die Überführung der Kranken in
die Klinik. Hier wurde an der kräftigen Pat., deren Panniculus adiposus mächtig
entwickelt war, folgender Befund erhoben: Das stark ausgedehnte, halbkugelig
vorgewölbte Abdomen ist namentlich in seiner rechten Seite äußerst schmerzhaft.
Unter den dicken Bauchdecken waren namentlich in Narkose deutlich kleine Kindstheile zu tasten, rechts ein großer, harter, runder Kindstheil. Eine in der linken
Unterbauchgegend bis ungefähr in Nabelhöhe reichende Resistenz wurde als Uterus
angesprochen. Herztöne waren keine zu hören. Die Cervix war in eine vordere
und hintere Lippe getheilt; oberhalb des Scheidengewölbes fand sich in der Cervix
ein Riss, der sich nach rechts erstreckte und dessen obere Grenze nicht erreichbar
war. Durch denselben gelangte der untersuchende Finger in eine mit Blutcoagulis erfüllte weite Höhle. Ein Kindstheil war per vaginam nicht zu tasten.
Nach der Untersuchung floss durch die Vagina eine große Menge dunklen Blutes
ab. Dass es sich hier um eine Uterusruptur mit Austritt des Kindes in die Bauchhöhle handle, konnte einem Zweifel nicht unterliegen. Herr Hofrath Chrobak
nahm die Laparotomie vor. In der Bauchhöhle war eine große Menge von flüssigem Blut, Fruchtwasser und Blutcoagulis. Kind und Placenta waren vollständig

in die Bauchhöhle ausgetreten und wurden entfernt. An dem vorgewälzten Uterus
sah man einen Riss, welcher von der Cervix aus an der rechten Seitenkante nach
aufwärts zieht. Die beiden Blätter des rechten Lig. latum waren durch einen
zwischen dieselben erfolgten Bluterguss entfaltet und auch die Serosa des Coecum
war blutig suffundirt. Nach der nun vorgenommenen Totalexstirpation des Uterus
wurde die Höhle, welche sich zwischen den Blättern des Lig. latum befand, ausgetastet, wobei sich ergab, dass dieselbe nach aufwärts bis an die Niere reichte
und mit bedeutenden Mengen flüssigen und geronnenen Blutes erfüllt war. Die
Zerreißung des Peritoneums an der Vorderfläche erstreckte sich bis in das Coecum,
ja setzte sich in dem Serosaübersug desselben noch eine Strecke weit fort. —
Die Höhle wurde mit Jodoformgaze locker ausgestopft, dieselbe in die Vagina
geleitet und sodann die große Wundhöhle durch Serosanähte gegen die Bauchhöhle
hin vollständig abgeschlossen. Die Bauchdeckenwunde wurde nach Exstirpation
der Nabelhernie in dreischichtiger Etagennaht verschlossen. Nach der Operation,
während welcher die Pat. einige Kampherinjektionen erhalten hatte, erholte sie
sich rasch. Leider war der Erfolg nur ein temporärer; denn 40 Stunden post operationem starb Pat. an einer Peritonitis.

Das Kind, ein Mädchen, hatte eine Länge von 56 cm und ein Gewicht
von 4600 g; die größte Circumferenz am Kopf betrug 38 cm. Auch an diesem
Kind war eine deutliche Kopfgeschwulst am linken Scheitelbein nachzuweisen, es
musste sich also im Uterus in Schädellage befunden haben. Die Ursache der
Ruptur dürfte wohl auch hier — die Beckenmaße wurden mit Rücksicht auf den
Gesammtzustand der Pat. nicht genommen — in dem Missverhältnis zwischen der
Größe der Frucht bezw. dem kindlichen Schädel und dem Becken zu suchen sein.
Ein Übersehen der Dehnung des unteren Uterinsegments war in diesem Falle bei
dem außerordentlichen Fettreichthum der Bauchdecken sehr wohl möglich.

3. Fall. Unter einem noch viel schwereren Krankheitsbild wurde eine 31jäh-
rige Vpara am 4. August 1901 um ¼10 Uhr Abends in die Klinik gebracht. Es
war eine mittelgroße, schlecht genährte, hochgradig kollabirte Frau. Die sichtbaren Schleimhäute waren blass, cyanotisch. Der Puls kaum fühlbar, sehr frequent (162 Herzschläge in der Minute), dabei arhythmisch, aussetzend. Temperatur
subnormal 35,2. Das Sensorium war frei, doch war Pat. äußerst unruhig. Unmittelbar unter den dünnen Hautdecken war das Kind — Zeichen des Lebens
fehlten — in II. dorsoanteriorer Querlage zu tasten. Der kontrahirte Uterus lag
in der linken Bauchseite. Eine besondere Schmerzhaftigkeit bestand nicht. Während zur Laparotomie — denn schon nach diesem Befund konnte es sich nur um
eine Uterusruptur mit Austritt des Kindes in die Bauchhöhle handeln — Alles
vorbereitet wurde, erhielt die Pat. subkutan 500 ccm physiologische Kochsalzlösung und 3 Kampherinjektionen. Anamnestisch haben wir von ihr erfahren,
dass sie 3mal spontan entbunden hat, 1mal wurde die Geburt wegen Querlage
auf operativem Weg beendet. Die letzte Periode war am 8. December 1900, so
dass sie die Entbindung erst in 6 Wochen zu erwarten gewesen wäre, und doch war
die Frucht 54 cm lang, 4030 g schwer. Schon am 1. August ¼11 Uhr Abends war
die Blase gesprungen, doch waren die Wehen bis zum 4. August 2 Uhr Nachmittags äußerst schwach; erst von dieser Zeit ab wurden sie kräftig und häufig.
Ein Arzt konstatirte angeblich bei einer Untersuchung am Nachmittag eine Schädellage. Kurze Zeit später soll eine Blutung aufgetreten sein, wegen welcher die
Hebamme, die den Muttermund nun verstrichen fand, den Arzt neuerlich berief,
der nun eine Placenta praevia diagnosticirt haben soll, die Vagina tamponirte und
den Transport in die Klinik anordnete. Hier kam sie nach nahezu 3stündiger
Wagenfahrt in dem früher erwähnten desolaten Zustand an. Unmittelbar vor Beginn der Operation wurde die vaginale Tamponade entfernt und eine innere Untersuchung vorgenommen, welche ergab, dass an der rechten Seitenkante des Uterus
ein Riss nach aufwärts verlief, welcher über dem Orificium externum begann,
dessen oberer Rand aber nicht zu tasten war. Dieser Riss durchsetzte die Uterus-
wandung vollständig. Ein Kindstheil war nicht zu tasten, wohl aber fühlte man
in dem Uterus den Rand der Placenta, wesshalb wohl die Frau mit der Diagnose

·Placenta praevia in die Klinik gekommen war. Der bedenkliche Schwächezustand, in dem sich die Pat. befand, ließ es mir nicht räthlich erscheinen, die Frau zu narkotisiren, wesshalb ich unter Schleich'scher Lokalanästhesie operirte. Eigentlich wurden nur die Bauchdecken infiltrirt, die ganze andere Operation wurde ohne Anwendung eines Anästheticums fast vollständig schmerzlos vorgenommen, wohl in Folge der durch den hochgradigen Collaps bedingten Unterempfindlichkeit. Nach Eröffnung des Peritoneums wurde das vollständig in die Bauchhöhle ausgetretene Kind entfernt, die Placenta, welche sich noch im Uterus befand, durch die Rissstelle herausgeholt. Der Riss setzte sich an der rechten Seitenkante des Uterus bis nahe an den Tubenwinkel fort. Ein zweiter, mit diesem in Verbindung stehender Riss fand sich in dem rechten Parametrium, welcher bis nahe an die Beckenwand reichte. Da in diesem Falle Eile Noth that, wurde eine supravaginale Amputation des Uterus mit extraperitonealer Stielversorgung ausgeführt, der Schlitz im Parametrium tamponirt und gegen die Vagina hin drainirt, gegen die Bauchhöhle zu vernäht. Subjektiv fühlte sich Pat. nach der Operation bedeutend wohler als vor derselben, doch objektiv war ein rasch zunehmender Kräfteverfall wahrzunehmen. 6 Stunden nach der Operation starb die Frau. Auch in diesem Falle ist die Ursache der Ruptur in dem Missverhältnis zwischen dem kindlichen Schädel und dem Becken zu suchen, indem ersterer eine Circumferenz von 51 cm hatte; es handelte sich um einen Hydrocephalus.

II. Peters: Zur Kasuistik des malignen Chorionepithelioms.

Der Vortr. referirt unter gleichzeitiger Demonstration mikroskopischer Präparate über einen Fall von Metastasirung in die Vagina bei gesundem Uterus. Die aus letzterem curettirten Massen gaben das Bild der normalen Uterusmucosa. Der vaginale Knoten wurde exstirpirt. An den Serienschnitten zeigt sich, dass die feinen Venen in der Nähe der Operationsfläche Tumormassen enthalten. 3 Monate danach ein neuer Vaginalknoten neben der 1. Operationsnarbe entstanden. Dieser konnte nicht mehr operirt werden, da gleichzeitig schwere Lungen- und Hirn-(?)Embolie auftrat, aber jedenfalls eine allgemeine Aussaat von Chorionepitheliomkeimen vorhanden war.

Dieser Fall spricht deutlich für die große Malignität der Scheidenmetastasen und fordert für die Zukunft zu einem radikaleren operativen Verfahren (Exstirpation größerer Vaginalbezirke) auf, trotz der trüben Prognose, die durch etwa mögliche allgemeine Aussaat gegeben ist. Die Scheidenmetastase schloss sich an einen 3 Monate vorher erfolgten Abortus (?) an.

(Erscheint ausführlich.)

(Diskussion: Schauta glaubt, dass der von Peters vorgebrachte Fall einen wichtigen Beitrag bedeute für die Beurtheilung der klinischen Bedeutung der Scheidenchorionepitheliome. Dass das Chorionepitheliom des Uterus eine maligne Neubildung ist, ist bekannt; bezüglich des Scheidenchorionepithelioms existirt aber ¦noch¦die Kontroverse, da von deutscher Seite behauptet wird, es sei eine gutartige Neubildung, und man könnte dem nicht direkt widersprechen, da in der That nach Exstirpation der Knoten Recidive bis jetzt nicht aufgetreten waren. Bei der Diskussion der Fälle in S.'s Klinik, über die seiner Zeit Schmit berichtete, habe S. gelegentlich schon bemerkt, dass dies vielleicht daher komme, weil die kleinen Tumoren verhältnismäßig früh schon schwere Symptome in Form von Blutungen machen, indem sie die Gefäße arrodiren, sich mit einem Blutcoagulum umgeben und so an und für sich größere Tumoren bilden als sie sonst ihrer Wesenheit nach bilden mussten; denn in diesen Tumoren findet man nur kleine Partien des eigentlichen Neugebildes. Der Fall Peters beweise ganz ·zweifellos, dass diese Tumoren höchst maligner Natur sind. Es sei zu bedauern, dass der 2. Knoten nicht histologisch untersucht werden konnte, und dass überhaupt eine histologische Untersuchung der inneren Organe nicht gemacht wurde. Es ist aber kein Zweifel, dass der 2. Knoten ganz derselben Natur war wie der erste, und dass der Exitus, wie sonst bei Chorionepitheliom, durch Metastasen der Lungen erfolgte. Der Fall widerlegt die Ansicht der Autoren, dass diese Tumoren gutartiger Natur seien, was S. nach seinen Erfahrungen niemals annehmen konnte.

III. Halban: 1) Ein Fall von Impfmetastase (Psammoadenocarcinom) in den Bauchdecken nach abdominaler Ovariotomie.

Eine 48jährige Frau, welche früher immer gesund gewesen war und mit 22 Jahren eine normale Entbindung durchgemacht hatte, wurde am 6. Juni 1894 in der I. Universitäts-Frauenklinik laparotomirt. Es wurde hierbei eine rechtsseitige über mannskopfgroße und eine linksseitige über faustgroße Ovarialcyste exstirpirt. Die große Cyste braun-serösen Inhalts wurde mit dem Trokar punktirt. Die Cysten waren unilokulär und zeigten sowohl an der Oberfläche, als an der Innenwand zahlreiche Excrescensen. Aber auch am Peritoneum des Uterus, der Blase und der Därme fanden sich reichliche disseminirte, hirsekorngroße Excrescensen.

Die Bauchdecke wurde nach der Exstirpation der Cysten in 3 Etagen geschlossen.

Die histologische Untersuchung ergab ein papilläres Cystadenom des Ovariums ohne jede maligne Degeneration.

Der Wundverlauf war ein glatter, die Pat. verließ am 28. Juni 1894 das Spital.

Sie befand sich vollständig wohl. Die Menses cessirten. Keine besonderen Ausfallserscheinungen. Seit 1½ Jahren verspürte sie aber stechende Schmerzen im Unterleib.

Seit 2 Jahren bemerkte sie eine haselnussgroße Geschwulst in der Bauchnarbe, die in der letzten Zeit stärker gewachsen sein soll. Seit einigen Monaten Abmagerung.

Als die Frau sich nun am 22. Oktober 1901, also mehr als 7¼ Jahre nach der Operation, in der Klinik wieder vorstellte, fand sich das Abdomen im Niveau des Thorax. Zwischen Nabel und Symphyse eine lineare Operationsnarbe. Im oberen Antheil derselben ein etwa handtellergroßer Tumor. Dieser hat eine unregelmäßige Begrenzung und höckrige Oberfläche. Die Haut darüber verschieblich, nur an der höchsten Vorwölbung des Tumors scheint die Haut leicht fixirt zu sein. Der Tumor ist derb, leicht druckempfindlich. Er ist seitlich gut, von oben nach unten nicht verschieblich. Beim Aufsetzen der Pat. wird er zwar undeutlicher, ist aber noch gut abzutasten, so dass sein Sitz in die Muskulatur und die tiefe Fascie verlegt werden muss.

Die Genitaluntersuchung ergiebt einen atrophischen Uterus, nirgends eine abnorme Resistenz oder Druckempfindlichkeit.

Drüsen in inguine sind nicht geschwellt. Kein Ascites.

Diagnose: Impfmetastase in der Bauchnarbe nach Ovariotomie.

Am 28. Oktober 1901 exstirpirte ich den Tumor (Narkose mit Schleich'scher Mischung) sammt der darüber befindlichen fixirten Haut.

Der Tumor saß in der Muskulatur und in den Fascien und wölbte das Peritoneum, an welches er fixirt war, buckelförmig vor. Die Untersuchung der Bauchhöhle, welche eröffnet werden musste, ergab keinen Ascites und nirgends irgend welche Exkrescenzen oder Recidive. Nach der Exstirpation Vereinigung der Muskulatur durch versenkte Nähte, Schluss der Bauchdecken in 3 Etagen, Heilung p. p. i.

Die histologische Untersuchung des Tumors ergab ein typisches Adenocarcinom mit reichlichen Kalkablagerungen.

Es handelte sich also nach dem histologischen Befund zweifellos um eine Impfmetastase nach Ovariotomie.

Pfannenstiel stellte in der Litteratur 11 derartige Fälle zusammen, von denen 3 aus der Prager Klinik des Prof. Schauta von Frank publicirt wurden. Zu diesen 11 Fällen kommen seither hinzu 1 Fall von Pfannenstiel, je 2 Fälle von Olshausen und Leopold, je 1 Fall von Klein, Schäffer, Peiser.

Die Fälle von Impfrecidiven nach Ovariotomie lassen sich zwanglos in 3 Gruppen theilen.

Die 1. Gruppe umfasst die Fälle, bei denen nach Exstirpation eines bösartigen Kystoms eine bösartige Bauchdeckengeschwulst, die 2. jene, bei welchen nach einem gutartigen Kystom eine gutartige, und die 3. Gruppe diejenigen, bei welchen nach einem gutartigen Kystom eine bösartige Bauchdeckengeschwulst entstanden ist.

Die Erklärung der letzten Gruppe macht einige Schwierigkeiten und während Olshausen annimmt, dass es sich hierbei schon in der primären, scheinbar gutartigen Cyste um eine Mischgeschwulst gehandelt haben dürfte, nimmt Pfannenstiel auf Grund eines histologisch genau untersuchten Kystoms, das sich durchaus als gutartig erwies, an, dass es sich zunächst um eine Verimpfung von gutartigen Cystenpartikelchen handle, welche dann sekundär an der Stelle der Einpflanzung malign degeneriren.

Die Eintheilung unseres Falles in eine der 3 Gruppen ist etwas schwierig. Für die Malignität des primären Kystoms könnten die bei der 1. Operation gefundenen, am Bauchfell disseminirten Knötchen sprechen. Doch wissen wir nach neueren Untersuchungen, dass diese Knötchen durchaus nicht immer Carcinom sein müssen, sondern einfach durch eine Bindegewebswucherung um Gefäße zu Stande kommen können.

Und auch in unserem Falle dürften die Knötchen nicht carcinomatöser Natur gewesen sein, da bei der zweiten, nach 7¼ Jahren vorgenommenen Laparotomie sich nirgends in der Bauchhöhle ein Tumor fand, und sogar die Knötchen nicht mehr nachgewiesen werden konnten, so dass die Annahme gerechtfertigt ist, dass sie sich zurückgebildet haben dürften, was natürlich gegen Malignität spricht. Da auch die seiner Zeit vorgenommene histologische Untersuchung keine maligne Degeneration des Kystoms ergab, so haben wir — obwohl wir ja wissen, dass gerade bei Ovarialkystomen die histologische Untersuchung im Stich lässt, in so fern, als histologisch als ganz gutartig imponirende Geschwülste sich klinisch doch als malign erweisen — doch keinen Anhaltspunkt dafür, dass die primäre Geschwulst in unserem Falle maligne war und wir müssen ihn in die dritte der oben erwähnten Gruppen einreihen.

Bezüglich der Verhütung derartiger Impfrecidive muss die von Schauta ausgesprochene Forderung, Ovarialkystome womöglich in toto zu entfernen, neuerlich betont werden.

Diskussion: Chrobak war einige Male in der Lage, solche metastatische Erkrankungen in den Bauchdecken zu sehen, doch konnte er dieselben nicht weiter verfolgen. Ein Fall ist C. deutlich in Erinnerung; es ist der einzige, den er vom Anfang an bis zum Ende zu beobachten Gelegenheit hatte. Es handelte sich um eine Zweit- oder Drittgebärende, zu welcher C. gerufen wurde, weil die Geburt durch die Vorlagerung eines cystischen Tumors vor dem in den Beckeneingang eintretenden Kopf stillstand. C. führte damals die Punktion aus, die Flüssigkeit entleerte sich, worauf die Geburt von Statten ging. 2—3 Monate danach sah C. die Frau wieder; sie hatte einen mannskopfgroßen Tumor, den Billroth in Anwesenheit C.'s operirte. Es wurde damals noch die extraperitoneale Stielbehandlung geübt. Die Untersuchung des Tumors, welche noch Rokitansky vornahm, ergab Sarkom (es dürfte vielleicht Endotheliom gewesen sein). Der Stiel war im unteren Wundwinkel eingeheilt: die Heilung verlief glatt. Wenige Monate später zeigte sich im oberen Wundwinkel, oberhalb des Nabels — es war ein großer Schnitt gemacht worden — ein harter, unverschieblicher, knolliger Tumor in den Bauchdecken. Dort, wo der Stiel eingeheilt war, war kein Tumor vorhanden. Billroth sprach sich damals gegen die Vornahme einer neuerlichen Operation aus. Nach wenigen Wochen wurde C. zur Pat. gerufen und machte auf eine kolossale Tachykardie hin die Diagnose, dass die Mediastinaldrüsen erkrankt seien; wenige Wochen später ging die Frau unter den schwersten Erscheinungen zu Grunde. Die Obduktion bestätigte seine Diagnose.

Halban: 2) Epitheliom auf dem Boden einer Fissura ani. Exstirpation. Sphincteroplastik mit dem M. levator ani.

A. S., 57 Jahre alt, verwittwet, war früher angeblich stets gesund.

Seit 8 Jahren Menopause. 6 Graviditäten endigten theils durch Frühgeburten, theils durch Abortus. Puerperien stets febril.

Pat. leidet seit Kindheit an Stuhlverstopfung. Nach 4—5tägiger Obstipation nahm sie gewöhnlich ein Abführmittel. Beim Absetzen des harten Stuhls kam es häufig zu Einrissen am Anus, welche bluteten und der Frau Schmerzen verursachten. Die Einrisse heilten gewöhnlich rasch, Eiterabgang hat Pat. nie bemerkt.

Ob der Riss häufig an derselben Stelle saß, weiß sie nicht anzugeben. Im Juli 1900 kam es nun wieder nach Absetzen eines harten Stuhls zu einem Einriss. Dieser heilte jedoch dies Mal nicht. Angewendete Hausmittel halfen nichts. Es bestand starker Juckreiz. Im Herbst darauf bemerkte Pat., dass die Wunde einen harten Rand bekam. Zu gleicher Zeit setzten an der wunden Stelle auch geringe Schmerzen ein. Die Wunde blutete bei jeder Defäkation und vergrößerte sich immer mehr. Seit 3 Monaten sind die Schmerzen sehr stark und stören in den letzten 2 Monaten die Nachtruhe. Seit 4 Monaten starke Abmagerung.

Status praesens (5. November 1901):

Kleine, gracil gebaute Frau mit schlaffer Muskulatur, geringem Panniculus adiposus, Hautdecke und die sichtbaren Schleimhäute blass. An den inneren Organen nichts Abnormes.

An der Umwandung des Afters findet sich rechts hinten ein Geschwür von längs ovaler Form. Der Längsdurchmesser beträgt ungefähr 6, der Querdurchmesser 4 cm. Der Grund des Geschwürs vertieft sich trichterförmig, er ist wenig belegt und ziemlich derb. Die Ränder sind wallartig und hart. Der innere Pol des Geschwürs setzt sich über den Sphincter ani auf die rechte Rectalwand fort.

Nach vorn und oben zu lässt sich vom Geschwür unter der Haut ein knotiges, derbes Infiltrat ins Septum recto-vaginale verfolgen, welches bis etwa 1 cm innerhalb der hinteren Commissur reicht.

Die Drüsen der Leistengegend sind beiderseits geschwollen, schmerzlos. Rechts eine mehr als bohnengroße, sehr derbe Drüse, links zahlreiche, kleine, weniger derbe.

Die mikroskopische Untersuchung des Tumors ergiebt ein typisches Plattenepithelcarcinom.

Operation 8. November 1901 (Narkose mit Schleich'scher Mischung): Umschneidung des äußeren Tumorrandes im Gesunden. Fortführung des Schnittes nach vorn‚bis in die hintere Vaginalwand, 2 cm von der hinteren Commissur entfernt. Dadurch wird das Infiltrat im Septum recto-vaginale mit umschnitten.

Der Hautschnitt wird pararectal vertieft, so dass die rechte Rectalwand freigelegt und mobilisirt wird. Dann wird der Tumor sammt der rechten Rectalwand vorgezogen und diese im Gesunden abgetrennt. Dadurch wird auch ein großer Theil des Sphincter ani resecirt, so dass nur etwa sein linkes Drittel zurückbleibt.

Die rechte Rectalwand wird durch longitudinale Vereinigung der Schnitt ränder wieder hergestellt.

Eine Vereinigung der beiden Sphinkterenden ist wegen der Kürze des zurückgebliebenen Sphinkterantheils nicht möglich.

Um diesen Defekt zu decken, wird vom medialen Antheil des rechten M. levator ani ein etwa 1 cm dickes Muskelbündel etwa 6 cm oberhalb des Rectums abgetrennt, gegen den Anus zu umgeschlagen, an die vordere Rectalgegend und an das vordere Sphinkterende mit einigen Seidenknopfnähten angenäht.

Dann wird der Haut- und Vaginalschnitt so weit als möglich vereinigt, der neugebildete Anus an die Haut und Schleimhaut der Vagina genäht, bis auf eine kleine Lücke, durch die ein Jodoformstreifen, welcher den pararectalen Schnitt drainirt, geleitet wird.

Exstirpation der rechtsseitigen Leistendrüsen. Wundverlauf bis auf eine Temperatursteigerung am 11. Tage normal.

Die Frau hatte bis dahin keinen Stuhl. Auf Ricinus trat ausgiebige Entleerung ein, das Befinden war dann vollkommen normal.

Die äußeren Nähte zum Theil wegen der starken Spannung durchgeschnitten, so dass ein granulirender Trichter entsteht, welcher durch Touchiren mit Tct. jodi zur Heilung gebracht wird.

Die Frau ist vollständig kontinent. Untersucht man das Rectum mit dem Finger und fordert die Frau auf, den Anus zusammenzuziehen, so spürt der Finger in der ganzen Circumferenz des Anus eine allerdings nicht sehr kräftige Kontraktion.

Diese ist wohl auf die Implantation der Bündel des M. levator ani zurückzuführen. Dadurch, dass dieselben an das vordere Sphinkterende angenäht wurden, ist ein Sphinkter im größten Umkreis wieder hergestellt, und da, wie wir wissen, der M. levator ani nach hinten zu das Rectum umgreift, kann eine ziemlich vollständiger Muskelring in Aktion treten.

Als die Frau sich nach mehreren Wochen wieder vorstellte, gab sie an, dass sie vollständig kontinent sei.

Die objektive Untersuchung ergab noch immer deutliche Kontraktionen um den Anus, doch bestand ein leichter Prolaps der Mastdarmschleimhaut, welcher wohl auf die relative Schwäche des neugebildeten Sphinkters zurückzuführen sein dürfte.

IV. **Waldstein:** Über ein per laparotomiam entferntes retroperitoneales Hämatom.

W. demonstrirt ein per laparotomiam gewonnenes Präparat. Die Pat., der das Präparat entstammt, ist eine 27jährige Nullipara, die seit ihrem 15. Jahre regelmäßig menstruirt ist. Vor 2 Jahren erlitt sie ein gegen den Unterbauch gerichtetes Trauma. Anschließend an dasselbe fühlte sich Pat. sehr schwach und wurde auffallend blass. Auch bemerkte sie das Entstehen einer ca. orangegroßen Geschwulst im Unterbauch linkerseits. In Intervallen von 2—3 Wochen stellten sich peritonitische Attacken ein, welche mit einer Größenzunahme des Tumors einhergingen. Die letzte und schwerste Attacke 14 Tage vor der Spitalsaufnahme, welche am 12. Juni 1901 erfolgte. Bei ihrer Aufnahme wurde eine über mannskopfgroße, fluktuirende Geschwulst konstatirt, welche die linke Bauchhälfte bis an den Beckeneingang ausfüllte, zum Theil auch noch die Medianlinie überschritt. Die Geschwulstoberfläche war glatt, der Schall über dem Tumor leer. Der Uterus befand sich in Retroflexion, die Adnexe entzogen sich der Palpation. Es wurde die Diagnose auf stielgedrehte Ovarialcyste gestellt. Bei der Operation zeigte es sich, dass der Uterus durch perimetritische Adhäsionen in Retroflexion fixirt war; die Ovarien im Douglas gelegen waren; dass der Tumor jedoch mit dem Genitale in keinem Zusammenhang stand, dass er vielmehr retroperitoneal gelegen war und wie sich im weiteren Verlauf der Operation und bei der histologischen Untersuchung herausstellte, ein pararenales Hämatom darstellte. Der retroperitoneale Raum, aus dem der Tumor sorgfältig mit Schonung der innig apponirten Niere ausgeschält worden war, wurde nach exakter Blutstillung drainirt. Heilung.

Genetisch hält W. den Tumor für ein traumatisch entstandenes Hämatom der Nebenniere oder des retroperitonealen Bindegewebes, wofür die Topographie der Geschwulst spricht; ähnliche, durch Traumen entstandene Tumoren wurden bisher sehr selten beobachtet; häufiger waren solche durch Leukämie bedingt.

(Die ausführliche Beschreibung des Falles erfolgt in der Wiener klin. Wochenschrift.)

V. **Neumann:** Demonstration eines Beinhalters.

Neueste Litteratur.

3) Ann. de gyn. et d'obstétr. 1901. November.

1) Mauclaire (Paris). Kystome mit aseptischem Eiter.

Verf. theilt 2 Beobachtungen mit, welche wieder einmal zeigen sollen, dass eitrige Ovarialkystome oder Eitersäcke, die von den weiblichen Genitalien ausgehen, aseptischen Inhalt haben können. Wenn auch die Ursache der Suppuration gewöhnlich auf Darmadhäsionen oder Adhärensen mit der Tube zurückzuführen sind, war in den beiden mitgetheilten Fällen nichts Derartiges vorhanden, bei der einen Pat. war jedoch eine Kommunikation des Eitersackes mit der Vagina nachzuweisen.

2) Vignard (Nantes). Beitrag zur Ätiologie der Extra-uterin-Gravidität.

An der Hand von 13 Fällen wird die Ätiologie der Extra-uterin-Gravidität einer interessanten Besprechung unterzogen. Die tubare Anomalie, welche die Grundlage der ektopischen Schwangerschaft bildet, ist immer erworben. Und zwar spielt die Hauptrolle eine wild verlaufene puerperale Infektion. Gonorrhoe tritt als ätiologischer Faktor mehr in den Hintergrund. Pathologische Veränderungen der Tube fanden sich häufiger nur auf einer Seite als auf beiden. Es scheint, dass Extra-uterin-Gravidität der einen Seite entzündliche Zustände an den Adnexen der anderen Seite hervorrufen kann. So ist das Zustandekommen doppelseitiger Extra-uterin-Gravidität zu erklären.

3) Boursier (Bordeaux). Chirurgische Eingriffe bei den durch Fibrome verursachten Dystokien.

In einer sehr ausführlichen Arbeit, auf welche näher einzugehen uns der Raum verbietet, legt der Verf. folgende Anschauungen und Grundsätze nieder: Die Fibrome können dreierlei Arten von Geburtsstörungen verursachen: 1) Fehlerhafte Lagen; 2) Störungen der Wehenthätigkeit; 3) sie können durch ihre Gestalt oder Lage ein direktes Geburtshindernis abgeben.

Die Schwangerschaft ruft gewisse Veränderungen der Myome hervor, welche sich sowohl auf ihre Struktur und Konsistenz als auch auf ihre Lage beziehen können. Da diese Veränderungen unter dem Einfluss der Geburt und der Wehenthätigkeit häufig erst richtig hervortreten, so kommt es, dass die Anomalie sehr oft erst unter der Geburt erkannt wird und dann ein momentanes Eingreifen erfordert.

Die Behandlung ergiebt sich aus der Lage und Größe der Geschwulst. Von der Vagina ausgehende Fibrome müssen auf vaginalem Weg entfernt werden. Fibrome, welche aus dem kleinen Becken in die Bauchhöhle heraufragen, sind vom Abdomen aus in Angriff zu nehmen. Das Verfahren soll ein möglichst radikales sein. Die Symphyseotomie ist unter allen Umständen zu verwerfen, da sie nur die knöchernen Geburtswege erweitert, nicht aber auf den durch das Myom verengten Utero-Cervicalkanal wirkt, und wenn sie schließlich auch einmal zu einem glücklichen Ausgang der Geburt führt, dennoch den Tumor nicht beseitigt. Der konservative Kaiserschnitt setzt die Pat. gleichfalls der Gefahr einer schweren Operation aus, beseitigt jedoch eben so wie Symphyseotomie nicht die Geschwulst. Doch ist er angezeigt bei Pat. in geschwächtem Allgemeinzustand und bei solchen, welche der Menopause sehr nahe stehen. Der Kaiserschnitt mit Entfernung der Ovarien (wofür nach des Ref. Ansicht unter den eben genannten Umständen noch am ersten die Indikation gegeben wäre) wird vom Verf. wegen der Unsicherheit in der Wirkung auf die Verkleinerung des Myoms verworfen. Die Operation nach Porro verdient wegen ihrer häufig einfachen Technik unter gewissen — namentlich äußeren — Umständen (Örtlichkeit, mangelhafte Übung des Operateurs) den Vorzug vor derjenigen Methode, welche Verf. als die idealste bezeichnet, der ab-

dominellen Totalexstirpation des myomatösen Uterus. Sie lässt keinen Stumpf
zurück, der zu sekundären Veränderungen führen kann. Dabei ist jedoch der
Vorschlag, das Kind erst nach völliger Abtragung der Gebärmutter aus dem
Uterus zu entfernen, durchaus zu verwerfen. Die totale Exstirpation gewinnt
besonders dann an Bedeutung, wenn das Kind abgestorben ist und die Uterushöhle mit größerer oder geringerer Wahrscheinlichkeit inficirt ist.

4) Gross (Nancy). Retention des Menstrualblutes bei Doppel-
bildung der Genitalien.

Wenn auch die Arbeit nicht viel Neues bringt, so ist es doch immer wieder
interessant, der klinischen Analyse seltener Anomalien zu folgen. Nach einem
kurzen geschichtlichen Überblick bespricht der Verf. eingehend die Entwicklungsgeschichte der weiblichen Genitalien.

Der Natur der Anomalie und dem Sitz der Atresie nach unterscheidet man:
Haematocolpos lateral. simpl., event. kombinirt mit Hämatometra.
Haematometra lateral., kombinirt mit Haematocolpos lateralis. partial. superior,
Haematometra lateralis,
Haematometra duplex.

Bei rudimentärer Entwicklung eines Theiles des doppelten Genitalschlauches
bleibt meist die Menstruation auf die normale Hälfte beschränkt. Unter den Ausnahmen von dieser Regel ist jene besonders interessant, wo die Menstruation al-
ternirend in den 2 Hälften auftritt. Auch Amenorrhoe kann sich von dem mangelhaft entwickelten Theil der Genitalien der normalen Partie mittheilen.

Die Diagnose hat mit der Schwierigkeit zu kämpfen, dass es kein für die
Anomalie pathognomonisches Zeichen giebt. Menstruationsstörungen, dysmenor-
rhoische Beschwerden, gleichzeitiges Bestehen eines dem Uterus hart anliegenden
oder neben ihm gelegenen Tumors, dessen Volumen und Schmerzhaftigkeit sich
bei jeder Periode vermehrt oder nach einem plötzlich gesteigerten Blutabgang
vermindert, Beschaffenheit der Cervix sind in allgemeinen Zügen die klinisch
wichtigen Merkmale bei Hämatometra. Gegenüber Gravidität in der einen Hälfte
des gedoppelten Uterus bezw. im rudimentären Horn sind die sonstigen Schwangerschaftszeichen ausschlaggebend.

Für die Therapie kommt in erster Linie chirurgische Intervention in Betracht.
Die Punktion — durchaus nicht immer leicht — stellt nur die palliative Form
der Behandlung dar, als definitive kurative Methode kommt bei Haematocolpos
lateralis Incision und Excision der Scheidenwand in Betracht, eben so bei leicht
zugänglicher Haemotometra lateralis. Die ideale chirurgische Behandlung einer
Hämatometra ist die Abtragung der ausgedehnten Hälfte bezw. des rudimentären,
erweiterten Horns.

Bei Uterus unicornis entweder einfache Eröffnung von der Vagina aus oder
Hysterektomie.

Uterus bilocularis erfordert doppelseitige Kastration oder Hysterektomie.

S. **Frickhinger** (München).

Verschiedenes.

4) W. Coley (New York). Enderfolge der Behandlung inoperabler
Sarkome mit den gemischten Toxinen des Erysipelas und Bacillus
prodigiosus.

(Philadelphia med. journ. 1901. Mai 15.)

Nachdem C. im Jahre 1898 eine größere Reihe mit seinen gemischten
Toxinen behandelter inoperabler Sarkome veröffentlicht hatte, bringt er hier eine
Übersicht über die ferneren Schicksale der damals als geheilt angesehenen Kranken,
so weit er im Stande war, sie festzustellen. Damals waren die in 140 Fällen erzielten Erfolge mitgetheilt worden. Von 84 Rundzellensarkomen waren 40 mehr
oder minder gebessert, aber nur 3 geheilt; von den 21 Spindelzellensarkomen

waren 10 ganz verschwunden, die übrigen entschieden gebessert; bei 9 melano-
tischen Sarkomen wurde kein Erfolg erzielt, unter 2 Chondrosarkomen und dem
Rest von 23 nicht genauer bestimmten Geschwülsten, waren noch 11, bei denen
gänzliches oder theilweises Verschwinden festgestellt wurde. 16 von den 24 Kranken
blieben über 3 Jahre leben, und zwar waren darunter mit Spindelzellensarkomen 9,
mit Rundzellensarkomen 2, mit gemischten Geschwülsten 2, mit nur klinisch festgestellten Sarkomen 2, mit Epitheliom 1. Außer diesen 16 war bei noch 8 Kranken
die Geschwulst ganz verschwunden gewesen, von 3 konnte keine Nachricht erhalten werden, der 4. ist jetzt nach $2^1/_4$ Jahren noch ganz gesund, der 5. blieb
dies $2^1/_2$ Jahre, bekam dann ein Recidiv, der 6. schon nach 7 Monaten, der 7. war
noch nach 2 Jahren gesund, der 8. endlich blieb nur 1 Jahr frei. C. zieht aus
seinen Erfahrungen mit Recht mithin den Schluss, dass die von ihm vorgeschlagene
Behandlung bei inoperablen Sarkomen relativ günstige Erfolge erziele, während
dies bei Krebsen nicht der Fall sei. Auch empfiehlt sich die Behandlung nach
Operation. **Lühe** (Königsberg i/Pr.).

5) **Galvani** (Athen). 150 Operationen, ausgeführt unter Medullarnarkose.

(Revue de gyn. et de chir. abdom. 1901. No. 4.)

Es wurde immer nach T u f f i e r verfahren; Cocain wurde gewöhnlich in der
Dosis von 1—2 cg verabfolgt; in seltenen Fällen kann die Ausführung der kleinen
Operation unmöglich werden. Es ist dies G. glücklicherweise nur zweimal vor-
gekommen. In der weitaus größten Zahl der Fälle war die Analgesie vollständig.
Brechreiz und Erbrechen traten während der Operation regelmäßig auf, nur 12mal
war dies nicht der Fall. Beinahe eben so regelmäßig wie der Brechreiz und das
Erbrechen stellte sich Zittern einer der Unterextremitäten ein; auch unfreiwillige
Darmentleerungen (10 ccm) kamen zur Beobachtung. Oft Durstgefühl während
der Operation. Die Mehrzahl der Operirten klagt post operationem über Kopfschmerzen, das bis zu 12 Stunden andauern kann, aber auch 2mal bis zu 5 und
7 Tagen. Die Temperatur wird bis zu 38° erhöht, ausnahmsweise bis zu 40 und
40,2°; immerhin sind alle diese Unzukömmlichkeiten nicht im Stande das gute
Resultat der Operation zu stören.

Welches sind die Vortheile der Medullarnarkose: Absolute Ungefährlichkeit;
sie giebt dem Operateur die nöthige Ruhe und Selbstbeherrschung; immerhin
sollte man die furchtsamen Pat. von der Methode ausschließen.

Es giebt entschieden Fälle, in welchen die Analgesie unvollständig ist,
sei es, dass die Injektion nicht ganz in den Subarachnoidealraum gelangte,
sei es, dass Idiosynkrasie besteht; 2—3mal wurden solche Fälle beobachtet.

Die Medullarnarkose, in der Form wie sie T u f f i e r selber empfohlen hat,
muss als eine kostbare Bereicherung der modernen Chirurgie angesehen werden.

Die immer neuen Erfahrungen und die Ausbildung der Methode werden
hoffentlich dazu beitragen, die da und dort aufgetretenen Befürchtungen zu
beseitigen und die noch Zögernden zu gewinnen.

Folgende gynäkologische Operationen wurden unter Medullarnarkose ausgeführt:

Laparotomien; Exstirpation eines myomatösen Uterus; Ovaro-Salpingektomien;
Exstirpation von einem Dermoidkystom des Ovariums; Abdominalfistel nach
Hysteropexie; vaginale Hysterektomie; Inguinalhernien; Blasen-Scheidenfistel;
Kolporrhaphie; Operationen in der Glutäalgegend. **Beuttner** (Genf).

Originalmittheilungen, Monographien, Separatabdrücke
und B ü c h e r s e n d u n g e n wolle man an *Prof. Dr. Heinrich Fritsch* in Bonn oder
an die Verlagshandlung *Breitkopf & Härtel* einsenden.

Centralblatt
für
GYNÄKOLOGIE

herausgegeben

von

Heinrich Fritsch
in Bonn.

Sechsundzwanzigster Jahrgang.

Wöchentlich eine Nummer. Preis des Jahrgangs 20 Mark, bei halbjähriger
Pränumeration. Zu beziehen durch alle Buchhandlungen und Postanstalten.

No. 25.   Sonnabend, den 21. Juni.   1902.

I.

(Aus dem städtischen Krankenhaus zu Brandenburg a/H.)

Ein Fall von echtem Fibrom der Vulva.

Von

Dr. Willi Thomass, Assistenzarzt.

In Folgendem möchte ich kurz über einen Fall berichten, der
als Beitrag zum Vorkommen seltenerer vulvarer Tumoren sicherlich
auf das Interesse der Gynäkologen Anspruch erheben darf.

Pat., Nullipara, 17 Jahre alt, will stets gesund gewesen sein. Erste Regel
mit 15 Jahren, Menses stets regelmäßig. Vor 1/4 Jahr bemerkte Pat. eine Geschwulst
an der Vulva, die damals von Haselnussgröße war. Anfangs beachtete sie dieselbe
nicht; als die Geschwulst jedoch ständig wuchs und Pat. dadurch, wenn auch nur
geringe, Beschwerden beim Gehen hatte, drangen die Eltern der Pat. auf operative
Behandlung der Geschwulst.

An der Vulva, zwischen Orificium urethrae, kleinen Labien, die jedoch völlig
frei hervorragen, und unterstem Theil der vorderen Scheidenwand eine knapp
hühnereigroße, ovale Geschwulst von ziemlich fester Konsistenz, ohne Stiel. An
der Oberfläche derselben 2 kirschkerngroße Knollen, die aus einer die Außenfläche
des Tumors überziehenden, derben Kapsel herausragen. Der Tumor lässt sich
durch Palpiren gut von der weicheren Umgebung allseitig abgrenzen. Es besteht
keinerlei Ausfluss aus der Vagina.

Abtragung des Tumors mit Messer und Schere, wobei sich zeigt, dass die hintere Wand der Urethra nur durch eine dünne Bindegewebslamelle vom Tumor getrennt ist. Naht des entstandenen Hohlraums nach Unterbindung einiger blutender Gefäße.

Nach 10 Tagen Entfernung der Fäden; reaktionslose Wundheilung. Bei der Entlassung ragte das Orificium urethrae wulstförmig aus dem Niveau der Umgebung hervor; die Labia majora und minora sind völlig intakt. Der tiefste Theil der vorderen Scheidenwand, die hauptsächlich die Begrenzung des Tumors gebildet hatte, ist ein wenig verbreitert, deformirt. Das Hymen ist nicht mit Sicherheit differensirbar. Pat. hat keinerlei Beschwerden beim Gehen, Stehen oder Sitzen, noch beim Stuhlgang oder Uriniren.

Die makroskopische und mikroskopische Untersuchung der Geschwulst ergiebt Folgendes:

Der Tumor hat den Umfang einer großen Pflaume; sein Längendurchmesser beträgt 4½ cm, sein Breitendurchmesser 3 cm, seine Dicke 2¾ cm. An der Oberfläche ist der Tumor von einer derben, ca. 3 mm dicken Kapsel allseitig umgeben, die nur an 2 Stellen kreisförmige Lücken von etwa 1 cm Durchmesser aufweist. Letztere liegen dicht bei einander, nahe dem oberen Pol des Tumors: aus ihnen ragt die eigentliche Geschwulstmasse hügelig heraus. Die Außenfläche der Kapsel bietet ein gefurchtes, wulstig-streifiges Aussehen; sie lässt sich mit leichter Mühe von dem darunterliegenden Tumor abziehen, von dem sie nur durch dünnes Bindegewebe getrennt ist. Die Oberfläche des Tumors ist glatt und im Gegensatz zu dem weißlichen Aussehen der Kapsel von hellröthlicher Farbe. — Auf der röthlich-gelben, glatten und saftig glänzenden Schnittfläche sieht man zahlreiche dunkelrothe Punkte, die wohl die eröffneten Gefäßlumina vorstellen. Der ganze Tumor ist von ziemlich fester, nicht gerade derber Konsistenz.

Mikroskopisch erweist sich — ich habe 6 verschiedene Schnitte in Celloidin eingebettet und mit Alaunkarmin gefärbt — zunächst die derbe Kapsel des Tumors in der Hauptsache als aus einer breiten Schicht von dichtgefügten Faserbündeln bestehend, die ihre Zusammensetzung aus Fibrillen nicht mehr erkennen lassen. Bedeckt wird diese Schicht von einem sich scharf abhebenden, vielschichtigen Plattenepithel, in das sich die Grundzone in Form von hohen Papillen hinein erstreckt. Das Plattenepithel lässt sich, genau entsprechend der Epidermis, in eine oberflächliche Hornschicht und eine darunter befindliche Schleim- oder Keimschicht (Stratum mucosum) gliedern, deren tiefste Zelllage cylindrische Form hat. Von dem eigentlichen Tumor ist die eben beschriebene Kapsel fast überall durch einen schmalen Spalt deutlich und scharf getrennt, zuweilen wird letzterer durch dünne Bindegewebslamellen überbrückt.

Das nun folgende Tumorgewebe besteht aus Fasern, die in Zügen angeordnet sind, und in den mannigfachsten Richtungen verlaufen. Auffallend ist der außerordentliche Zellreichthum der Geschwulst: Diese Zellformen sind charakteristisch für eine gutartige Bindegewebsgeschwulst; d. h. sie bestehen fast nur aus einem meist länglichen Kern, während von einem protoplasmatischen Zellkörper in der weit überwiegenden Mehrzahl so gut wie nichts zu erkennen ist. An manchen Stellen erblickt man zwischen den Fasern schmale Inseln von kleinen Zellen, die einen rundlichen Kern mit einem oder mehreren Kernkörperchen besitzen; letztere darf man wohl als Fibroblasten (= Granulationszellen) bezeichnen. Auf keinem Schnitt fand ich große oder mehrkernige Zellen. Zuweilen bilden die Fasern durch Auseinanderweichen größere oder kleinere Hohlräume, die mit Schleimmassen ausgefüllt sind, ähnlich den myxomatösen Geschwülsten. An den beiden Eingangs erwähnten Stellen, die von der Kapsel nicht bedeckt sind, ist der Tumor ulcerirt und zeigt nahe der Oberfläche starke kleinzellige Infiltration. — Glatte Muskelfasern habe ich nirgends entdecken können.

Zusammenfassend kann man wohl bezüglich der histologischen Diagnose den Tumor als ein zellreiches Fibrom bezeichnen. Über den Ausgangspunkt der Geschwulst lässt sich Sicheres nicht sagen: sowohl Urethra wie vordere Scheidenwand nehmen, ihrer anatomischen Beschaffenheit entsprechend, an ihrer Begrenzung gleichmäßig Antheil.

Über die Häufigkeit des Vorkommens von vulvaren Fibromen habe ich mich in der Litteratur leider nicht vollständig unterrichten können. Jedenfalls gehören echte Fibrome der Vulva zu den großen Seltenheiten. Veit führt in seinem »Handbuch der Gynäkologie« unter den Erkrankungen der Vulva 12 Autoren an, von denen jeder eine fibröse Geschwulst der Vulva beschrieben hat. Veit selbst hebt hervor, man müsse mit der Diagnose »Fibrom« in solchen Fällen vorsichtig sein; häufig seien so benannte Geschwülste keine wahren Fibrome, nämlich wenn sie vom Lig. rotundum ausgehen oder wenn sie elephantiastischen, auf Syphilis beruhenden Wucherungen ihre Entstehung verdankten. Bei diesen beiderlei Geschwülsten sind stets die großen oder die kleinen Labien betheiligt, was bei meinem Falle, wie Anfangs ausdrücklich hervorgehoben, nicht zutraf. Unter den 12 in Veit's Handbuch angeführten Fällen sind 9 Fibrome der großen und nur 3 Fibrome der kleinen Labien, darunter der von Kirchhoff veröffentlichte Fall von langgestielten, multiplen Fibromen mit Sarkomspindelzellen bei einem 18 Jahre alten deflorirten Mädchen. Auch die übrigen Autoren haben keinen dem meinigen ähnlichen Fall — ähnlich bezüglich des Sitzes der Geschwulst und des Alters der Pat. — beschrieben.

Herrn Privatdocenten Dr. E. Opitz in Berlin sage ich an dieser Stelle für die freundliche Durchsicht des mikroskopischen Präparats meinen besten Dank.

II.

(Aus der Universitätsklinik für Geburtshilfe und Gynäkologie zu Charkow.)

Zur Frage der operativen Behandlung der myomatösen schwangeren Gebärmutter.

Von

Dr. med. Michin,

Docent und Oberarzt der Klinik.

Die in der letzten Zeit vielfach besprochene Frage, welche Arten von Fibromyoma uteri einer operativen Behandlung unterliegen sollen, wird dann schwierig zu beantworten, wenn das Myom mit Schwangerschaft komplicirt ist. Einige Myome, z. B. die submukösen, machen durch Veränderung des Endometrium die Frauen steril; andere Myome, die subserösen, verhindern nicht die Schwangerschaft und sind auch keine Hemmung für den regelmäßigen Geburtsakt und das Puerperium. Endlich giebt es interstitielle fibröse Geschwüre der Gebärmutter, welche die Schwangerschaft zwar nicht verhindern, aber doch schlecht beeinflussen und unterbrechen können. Erfolgt die Geburt, so verhindert das Myom die normalen Uteruskontraktionen oder machen, in der Cervix liegend, die Entbindung per vias naturales unmöglich.

Der Gynäkologe muss dann entweder die Sectio caesarea machen, oder die Schwangerschaft vorher unterbrechen.

Einen derartigen Fall erlaube ich mir zu berichten.

Frau X., 35 Jahre alt, erste Regel mit 16 Jahren, regelmäßig. Vor 9 Jahren Heirath. Seitdem wurde die Menstruation schmerzhaft und profus. Im Mai 1901 8 Wochen lange Blutung. Die letzte Regel am 10. September 1901. In der Schwangerschaft Harndrang. Beim Palpiren wird ein gänseeigroßes, subseröses Fibrom rechts am Fundus der Gebärmutter diagnosticirt. In der hinteren Fläche des Uterus ein zweiter harter Knoten von Faustgröße. Der Kopf des Fötus wird durch die Fornix anterior vaginae palpirt; beim Auskultiren kann man die Uterusgeräusche, so wie die Herztöne des Fötus hören.

Im Urin Albumen, hyaline Cylinder und Nierenelemente.

Diagnose: Fibromyoma uteri gravidi, mit Nephritis komplicirt. Ohne diese letztere Komplikation hätte man den Ablauf der Schwangerschaft abwarten und Sectio caesarea machen können. Aber die Nephritis veranlasste mich, die Operation vorzuschlagen. Ich führte die Operation am 6. Februar 1902 aus. Narkose mit Schleich'scher Mischung. Nach der Eröffnung der Bauchhöhle in der Linea alba und der Ligatur der Uterusgefäße wurde der Körper der Gebärmutter etwas unter dem Orificium internum abgeschnitten, so dass das in der Cervix sitzende Myom abgetragen wurde. Das rechte, in kleincystischer Entartung begriffene Ovarium wurde mit entfernt, das linke, gesunde, blieb in situ. Der Stumpf wurde mit Peritoneum übernäht und versenkt. Die Bauchwunde 3schichtig geschlossen. Verlauf glatt; am 10. Tage Nähte entfernt. Der Harn zeigte 3 Wochen nach der Operation nur Spuren von Eiweiß.

Die Indikation zur Operation gab ein im schwangeren Uterus etwas oberhalb des Orificium internum befindlicher Tumor. Die akute Nephritis war die nächste Veranlassung.

Der oberste Knoten war ein einfaches Myom, der untere nach Prof. Melnikow-Raswedenkow ein Myosarcoma myxomatodes lymphangiectaticum papilliferum. Da diese Geschwulst bösartig ist, so wird die Kranke unter ärztlicher Kontrolle bleiben. Im Falle eines Recidivs im Stumpf muss derselbe sofort per vaginam exstirpirt werden.

III.

(Mittheilung aus der Gebär- und Frauenabtheilung des Budapester St. Rochus-Spitals. Primarius Prof. Dr. Julius Elischer.)

Ein Fall von Uterus duplex separatus.

Von

Dr. Carl v. Pauer.

Die Litteratur der Uterusmissbildungen weist manche Variation des Uterus duplex (didelphys) auf, theils als selbständige Erscheinung, theils kombinirt mit Schwangerschaft, Geschwulstbildung, so dass die Kasuistik des Uterus duplex schon eine recht große ist.

Die publicirten Fälle sind in den Fachzeitungen (Centralblatt, Zeitschrift und Archiv für Gynäkologie) ausführlich beschrieben, und sind mit der einschlägigen Litteratur daselbst zu finden; um Wiederholungen zu vermeiden, gehe ich direkt auf unseren Fall über, der um so mehr interessant ist, da er eine bisher noch nicht beobachtete Form des Uterus duplex aufweist.

Im Mai 1901 wurde auf unsere Abtheilung unter No. 14955 ein 18 Jahre altes Bauernmädchen aufgenommen mit den folgenden anamnestischen Daten: Menstruation seit dem 17. Jahre, 4wöchentlich, mit einer Dauer von 9—10 Tagen; die letzte vor 3 Wochen. — Schon die erste Regel und dann die darauffolgenden waren mit äußerst heftigen, krampfartigen Schmerzen in der linken Bauchhälfte verbunden, so dass die Pat. nur gekrümmt gehen konnte und desshalb die Zeit der Menses regelmäßig im Bett verbrachte. Anfänglich beschränkten sich diese Schmerzen nur auf den menstruellen Zeitraum, ein halbes Jahr später jedoch blieben sie beständig, auch während der Menstruationspause, wenn auch weniger intensiv. Etwa vor 2 Monaten bemerkte das Mädchen, dass im linken Hypogastrium durch die Bauchdecken eine Geschwulst tastbar war.

An der gut entwickelten Pat. ist äußerlich nichts Abnormes oder Pathologisches wahrzunehmen.

Das Ergebnis der gynäkologischen Untersuchung war: Virgo intacta, äußere Genitalien normal; gut dehnbarer Hymenalring, enge Scheide, kleine, virginelle Portio hinten, doch nicht in der Mittellinie, sondern etwas schief nach links gelagert; Fortsetzung in den Uterus scheinbar nach rechts zu. Es besteht ein auffallender Unterschied zwischen den beiden Fornices vaginae; während der touchirende Finger rechts zwischen Vaginalwand und Portio kaum Platz hat, ist links Raum für 2 Finger; es hat den Anschein, als wäre die Fornix daselbst stark nach links ausgezogen.

Status bei der kombinirten Untersuchung war: Uterus normal groß, in gerader Stellung nach rechts gelagert. Unmittelbar neben dem Uterus, in breitem Zusammenhang ein mehr oder weniger elastischer, auf der Oberfläche mit Einziehungen versehener, gut begrenzbarer, mäßig beweglicher und nicht schmerzhafter Tumor, dessen unterster Pol durch die ausgezogene Fornix fühlbar ist. Der laterale Rand des Tumors scheint an die Beckenwand fixirt zu sein. Die Größe des Tumors ist die einer starken Mannesfaust.

Die Diagnose wurde im Allgemeinen auf einen Adnextumor gestellt. In Anbetracht der sehr großen Schmerzen der Pat., so wie deren Arbeitsunfähigkeit meinte Prof. Eli sch er das Leiden durch die Laparotomie beheben zu können und vollzog dieselbe am 5. Mai.

Nach Eröffnung der Bauchhöhle wurde der Tumor sichtbar, der sich als eine sehr stark ausgedehnte, pralle und fluktuirende Salpinx erwies. Der Tumor bog sich hufeisenförmig von links nach rechts und zurück nach links, mit der Konvexität an den Uterus gelehnt und mit oberflächlichen Adhäsionen an denselben fixirt, das linke Ovarium umrahmend. Bei näherer Betrachtung der Situation stellte sich heraus, dass der Salpinxtumor nicht von dem Uterus auf der rechten Seite ausging, da dieser Uterus gar keine linken Adnexe hatte, sondern hineinmündete links in ein Gebilde von der Form und Größe eines Hühnereies, in einen linksseitigen Uterus, und zwar in der Mitte des Fundus, also nicht unter den Fundus links, wie es zu erwarten war. Wie auf der Abbildung ersichtlich, hat hier die Tube eine Knickung erlitten; die Adnexe des rudimentären Uterus entsprechen den linken Adnexen und doch fanden wir Tube und Ovarium auf der rechten Seite. Die Tube war anfänglich sicher nach links situirt, wie dies an dem kleinen Theil am Fundus zu erkennen ist, und neigte sich erst später hinüber nach rechts, gleichzeitig eine Knickung nahe dem Isthmus verursachend. Aus technischen Gründen entfernten wir zuerst den Salpinxtumor mit dem umrahmten Ovarium, um so, Raum gewonnen, bessere Übersicht zu bekommen. Die Untersuchung dieses linken Uterus zeigte, dass dieser nur mit einem kleinfingerdicken Bindegewebsstrang zur Vaginalwand fixirt ist; dieser Strang wurde abgebunden und

durchtrennt, in Folge dessen die Entfernung des Organs ganz leicht ging, da es
nur von der Beckenwandfixation herauszuschälen war. Der während der Operation
in die Vagina geführte Finger konstatirte, dass das, was bei der kombinirten
Untersuchung als unterster Pol des Tumors gedeutet wurde, der linke rudimentäre
Uterus war.

Der rechte Uterus ist mit seinen rechten Adnexen in situ belassen worden.
Es ist noch zu erwähnen, dass im Omentum majus ein kindsfaustgroßer
Tumor war, von dessen oberem Pol ein starker Strang in die Milzgegend zog;
dieser kleine Tumor wurde auch exstirpirt und bei nachträglicher mikroskopischer
Untersuchung als eine accessorische Milz erkannt. Durch die Bestimmung der
Milzdämpfung ist das Vorhandensein einer normalen Milz konstatirt worden.

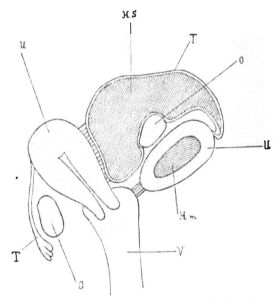

U Uterus. *O* Ovarium. *T* Tube. *V* Vagina. *Hs* Hämatosalpinx.
Hm Hämatotometra.

Nach der Bauchtoilette wurde die Bauchwunde in 3facher Etagennaht geschlossen.

Der Heilungsprocess war ungestört; die Bauchwunde konsolidirte per primam;
20 Tage nach der Operation verließ die Kranke das Bett und kurz darauf das
Spital. 10 Tage nach der Operation bekam Pat. ihre Regel, welche ganz glatt,
ohne irgend welche Schmerzen oder Unwohlsein verlief.

Der exstirpirte Tumor erwies sich bei der Untersuchung als eine Hämatosalpinx und eine Hämatometra, welch letztere sich in einem zweiten, atretischen
Uterus ohne Portio und ohne Muttermund entwickelte. Dieser Uterus ist ein
ovoides Gebilde von 8 cm Länge, 5 cm Breite, mit einer Höhle von 5 cm Länge,
überall mit Schleimhaut ausgekleidet. Die Wandungen des Uterus sind sehr
stark ausgebildet, indem sie auf der gansen Peripherie ein 1½ cm starkes Muskelgewebe repräsentiren.

Die Schleimhaut des Uterus zeigte unter dem Mikroskop einen atrophischen
Zustand, wie dies in solchen Fällen zu sein pflegt, denn im Endresultat hört ja
auch die Menstruation in einer Hämatometra auf.

Mikroskopische Präparate aus dem unteren Pol des Uterus, entsprechend der Portio und Cervix, ließen darauf schließen, dass die Atresie kongenital sein muss, da die 1½ cm breite Gewebsschicht, welche die Uterushöhle nach unten zu begrenzt, als reines Muskelfaserlager erkannt wurde.

Bei der Benennung des Falles benutzte ich die Winckel'sche Eintheilung[1], wo 7 Entwicklungsstufen der Müller'schen Fäden, resp. des Genitalstranges angenommen sind. In jeder Stufe ist »die Fortexistenz der vorhergehenden bereits als eine Entwicklungshemmung zu bezeichnen«.

1) I. Monat: Bildung des Müller'schen Ganges im Urnierenepithel als solider Strang, an dem nur das Fimbrienende hohl ist.

2) II. Monat: Die Fäden werden hohl und treten in der Gegend der späteren Grenze zwischen Vagina und Uterus zum Geschlechtsstrang zusammen.

3) und 4) III.—V. Monat: Während die äußere Verschmelzung bis zum Lig. Hunteri erfolgt (13. Woche), schwindet die Zwischenwand, das Septum, entsprechend etwas langsamer (16. Woche).

5) VI.—X. Monat: Aus dem Uterus plani-fundalis wird der Uterus arcuatus durch Entwicklung des Fundus — so kommt es am Ende der Schwangerschaft zum Uterus foetalis.

6) 1.—10. Jahr: Aus dem Uterus foetalis entsteht der Uterus infantilis.

7) 10.—16. Jahr: Der Uterus infantilis entwickelt sich zum Uterus virgineus.

Von den pathologischen Formen, welche innerhalb der einzelnen Stufen dieser Eintheilung entstehen können, kommen in unserem Falle nur die sub 2) in Betracht, und diese wären:

1) Die vollständige Trennung beider Fäden: der Uterus duplex separatus, Vagina duplex separata.

2) Die ausgebliebene Höhlung bei getrennten und vereinigten Fäden: Uterus solidus rudimentarius (duplex, bicornis, simplex), Vagina solida.

3) Die theilweise Aushöhlung der getrennten oder vereinigten Fäden: Uterus rudimentarius (duplex, bicornis simplex) partim excavatus.

4) Uterus unicornis cum rudimento cornu alterius.

Unser Fall ist die Kombination des 1. und 3. Punktes, also: Uterus duplex separatus mit theilweiser Aushöhlung des linken und regulärer Bildung des rechten Fadens.

Es sei mir gestattet, Herrn Prof. v. Winckel für seinen brieflichen Rath Betreffs der Benennung des Casus hiermit meinen wärmsten Dank auszusprechen.

Mit den in der Litteratur erwähnten doppelten Uteri verglichen, ist unser Fall eine interessante Variation schon wegen des Umstands, dass weder Uterus, noch Portio, Muttermund oder Vagina irgend

---

[1] v. Winckel, Sammlung klin. Vorträge N. F. No. 251 u. 252.

welchen Anhaltspunkt zur sicheren Diagnose einer eventuellen Duplicität lieferten. Wenn wir die Serie jener doppelten Uteri, die intra vitam erkannt wurden, durchmustern, so finden wir überall einen Status, der die Annahme einer Duplicität mächtig förderte, sicherte, z. B. doppelte Vagina, 2 Portionen, 2 Muttermunde.

Abel[2] erwähnt einen ähnlichen Fall, wo der eine atretische Uterus auch mit Hämatometra und Hämatosalpinx kombinirt war; Abel hat die Duplicität auch nur vermuthet.

Die sichere, jeden Zweifel auschließende Diagnose derartiger Fälle ist rein Zufall. Einmal sind die Verhältnisse so einfach, dass schon die Palpation die genügende Antwort bringt; ein anderes Mal spielen so viele Komplikationen mit, dass es ganz unmöglich wird, mit dem Falle ins Klare zu kommen.

Jedenfalls können zur Diagnose sehr verwerthet werden die so zu sagen typisch auftretenden und sehr heftigen dysmenorrhoischen Schmerzen, welche das ganze Krankheitsbild dominiren, und in Ermangelung einer anderweitigen Erklärung den Gedanken auf das Kapitel der Entwicklungshemmungen lenken müssen.

In unserem Falle, glaube ich, wären wir gar nicht zu einer sicheren Diagnose gelangt; eine so starke Entwicklung des rudimentären Uterus ist in der Litteratur alleinstehend, und wenn wir auch die Möglichkeit eines doppelten Uterus zugegeben hätten, müssten wir annehmen, dass derselbe sich in einem rudimentären Zustand befindet, welcher die schweren Symptome nicht allein motiviren kann.

Unser Casus ist auch desshalb von Interesse, weil der atretische Uterus mit einer bedeutenden Hämatosalpinx verbunden war, deren Entstehung an den Verschluss des Tubenpavillons geknüpft ist.

Obzwar ein Theil der Autoren (Sänger, Landau, Stratz) der Ansicht ist, dass das aus den Tuben heraustretende Blut allein im Stande ist, durch Organisation und durch Bildung von Pseudomembranen das abdominale Tubenende zu verschließen, ohne irgend welche Infektion oder Entzündung, meint neuerdings Veit[3], dass diejenigen Gynatresien, welche mit Hämatosalpinx kombinirt sind, nicht kongenitale, sondern erworbene sind, da derselbe Faktor, der primo loco die Infektion und den Verschluss der Tube verursachte, secundo loco zur Gynatresie führte. Veit's Schüler, Meyer[4], fügt noch hinzu, dass das Fehlen der Vagina bei funktionirendem Uterus auf eine Entzündung zurückzuführen sei, denn bei kongenitalem Mangel der Vagina müsste der Uterus nicht funktionsfähig sein.

Bei der Bearbeitung der Litteraturdaten fällt es auf, was für Widersprüchen man in dieser Hinsicht begegnet, und eben desshalb sind wir auch nicht in der Lage, Betreffs des Tubenverschlusses schon heute eine endgültige Antwort zu geben.

---

[2] Abel, Berliner klin. Wochenschrift 1901. No. 52.
[3] Veit, Berliner klin. Wochenschrift 1896.
[4] Meyer, Zeitschrift f. Geb. u. Gyn. Bd. XXXVI.

Es sind Fälle beschrieben (Landau, Rheinsädter[5]), wo ein Blutausfluss aus der Tube bei Hämatometra ohne Bildung von Adhäsionen konstatirt wurde; dem gegenüber erwähnt Sänger[6] einen Fall, wo unter gleichen Verhältnissen um die Tube herum ein sog. peritubares Hämatom, frische Adhäsionen und Pelveoperitonitis zu zu sehen war. — In einer Zahl der Fälle (Landau[7], Stratz[8]), wo eine exquisit kongenitale Atresie bestand, die mikroskopisch und embryologisch erwiesen wurde, fand man doch auch Hämatosalpinx. — Die Annahme, dass in unserem Falle eine Infektion durch den permeablen, normal entwickelten Uterus und dessen Tube stattgefunden haben sollte, ohne daselbst auch nur die kleinste Spur zurückzulassen, könnte schwer erwiesen werden.

Die Frage ist noch offen und erwartet Lösung, eben so wie z. B. die Erklärung, auf welche Weise die abgekapselte Haematocele retrouterina entsteht. Diesbezüglich finden wir in Veit's Handbuch auch nur Suppositionen und die Erwähnung einzelner Ansichten, worunter die Untersuchungsresultate Sänger's[9] von Interesse sind, nämlich, dass die Kapsel der Hämatocele die »erstarrte Rinde« des Blutergusses ist, also nicht von der Umgebung geliefert wird.

In unserem Falle können wir die Atresie nicht als erworben betrachten. Das Vorhandensein einer Hämatosalpinx bei kongenitaler Atresie spricht wieder nicht für die Veit'sche Theorie. Übrigens sagt ja auch Veit selbst, dass die Atresie neben Hämatosalpinx »in den meisten Fällen«, also nicht ausschließlich in allen Fällen, erworben sei. Damit ist auch schon gesagt, dass es Fälle geben kann, wo eine derartige Erklärung nicht genügend und nach den konkreten Verhältnissen nicht stichhaltig resp. überzeugend ist.

Alle Autoren würdigen im Allgemeinen die technischen Schwierigkeiten, welche bei der Operation von Gynatresien bei doppelten Genitalien auftauchen können. Diesem Umstand ist es zuzuschreiben, warum bei chirurgischen Eingriffen die Aufgabe auf so verschieden- und vielartige Weise gelöst wurde. Der Operateur arbeitet eben zumeist unter dem Einfluss des Zwangs und nicht der Wahl. Nach Abel's Zusammenstellung sind wegen Gynatresie 20 Laparotomien beschrieben, dazu kommt die unsrige als 21.

Die Operationen bezweckten freilich immer radikales Verfahren, doch wo dies nicht möglich war, wurden supplementäre Eingriffe nöthig. So z. B. war eine Hämatometra durch Exstirpation oder durch Kanalisation nicht zu beheben, musste die Kranke nothwendigerweise kastrirt werden durch Entfernung beider Ovarien (13 Fälle der Litteratur). Also bei Gynatresien kann die Kastration in Frage kommen. Es waren Fälle, wo durch die Laparotomie die Hämato-

---

5 Archiv f. Gyn. Bd. XLII.
6 Centralbl. f. Gyn. 1896.
7 Berliner klin. Wochenschrift 1901. No. 8.
8 Centralbl. f. Gyn. 1900.
9 Verhandl. d. deutschen Ges. f. Gyn. 1893.

salpinx entfernt werden konnte, aber nicht die Hämatometra, und
wo dann auf vaginalem Wege für eine Abflussöffnung gesorgt wurde.
Das ist also eine Kombination der Laparotomie mit vaginaler Plastik.
Aus der Schilderung der Operation ist es ersichtlich, dass wir
in einer sehr glücklichen Lage waren, als sich die Verhältnisse zur
radikalen Operation so günstig gestalteten. Nachdem in Folge der
vorangehenden Entfernung der Hämatosalpinx die Ausschälung des
Uterus mit seiner Hämatometra ganz glatt und leicht ohne besondere technische Schwierigkeiten gelang, konnte das eine Ovarium
erhalten bleiben, was bei der jungen Pat. von großer Bedeutung ist.
    In neuester Zeit war es Abel[10] möglich, in einem dem unsrigen
ähnlichen Falle Hämatosalpinx und Hämatometra per vaginam zu
entfernen; Abel hofft, dass damit eine Serie von vaginalen Operationen bei Gynatresien beginnt. Meiner Meinung nach ist dieser
vaginale Weg nur dann unbedingt berechtigt, wenn die Situation nach minutiöser Diagnose ganz klar dasteht, und wenn wir
sicher sein können, nicht auf die Laparotomie übergehen zu müssen.
In allen Fällen, wo hauptsächlich bei doppeltem Uterus neben Atresie
auch eine größere Hämatosalpinx vorhanden ist, würde ich nur die
Laparotomie ausführen. Nach Eröffnung des Abdomens ist die Übersicht, die Orientirung, viel sicherer und die Bekämpfung eventueller
technischer Schwierigkeiten viel leichter. In unserem Falle danken
wir das gute Resultat und die glückliche Operation auch nur dem
Umstand, dass wir den abdominalen Weg gewählt hatten.
    Bevor ich schließe, bitte ich Herrn Primarius Prof. Julius
Elischer, meinen innigsten Dank entgegenzunehmen für die Überlassung des Casus zur Vorstellung und Publikation.

Neue Bücher.

1) **B. Krönig** (Leipzig). Über die Bedeutung der funktionellen Nervenkrankheiten für die Diagnostik und Therapie
in der Gynäkologie.

Leipzig, G. Thieme, 1902.

    Ist es für den Gynäkologen bei dem immer mehr sich ver-
größernden Umfang seiner eigenen Disciplinen nicht leicht, sich in
seinem Fach auf dem »Laufenden« zu erhalten, so wird es ihm
nachgerade zur Unmöglichkeit, mit wachsamem Auge alle Grenz-
gebiete zu übersehen, und doch wird mit Recht und stetem Nachdruck verlangt, jeder Einseitigkeit zu steuern und die Fühlung mit
der Gesammtmedicin zu bewahren. So ist es dankbar zu begrüßen,
wenn zuverlässige Forscher ihre fleißige Feder im Dienst der Ge-
meinsamkeit rühren und unsere Specialwissenschaft wieder »an-
gliedern«.

---

[10] Berliner klin. Wochenschrift 1901. No. 52.

K. hat sich in vorliegender Monographie dieser Aufgabe unterzogen, und zwar auf dem besonders schwierigen Gebiet des Zusammenhangs der Neurologie bezw. Neuropathologie und Gynäkologie. So manches lang gesicherte und behütete Dogma musste auch hier theils auf Grund exakterer Forschung moderner Wissenschaften, theils auch auf Grund kritischerer Beobachtung und besser gesichteter Erfahrung weichen, und es hat sich allmählich und still, aber unaufhaltsam eine Strömung Bahn gebrochen, welche mit den überlieferten Anschauungen über den Zusammenhang zwischen bestimmten Genitalsymptomen bezw. Abnormitäten und gleichzeitig bestehenden Beschwerden aufräumte und damit natürlich in die Grundsätze der Behandlung manche Bresche legte.

Doch Reaktionäre werden gern Revolutionäre! und auch hier gilt es Wache und Stand zu halten, dass wir nicht von der Strömung allzuweit fortgerissen werden.

K. ist der Aufgabe, die einschlägigen Gebiete der Gynäkologie sorgsam durchzuprüfen und unter voller Berücksichtigung der neurologischen Lehre und Litteratur die Bedeutung der einzelnen Genitalerscheinungen und Veränderungen auf ihre kausale Werthigkeit zu prüfen, in allen Punkten gerecht geworden. Ein schwieriges Unternehmen, das klinische Erfahrung, subtile Diagnostik, kritische Beobachtung und fleißiges Litteraturstudium erfordert.

Der heikle und stellenweise recht spröde Stoff kann wohl kaum besser, klarer und vorsichtiger behandelt werden, und die Lektüre des Buches erregt ein von Seite zu Seite steigendes Interesse. Geschickt und gerecht die Vorarbeiten verwerthend, steht K. doch auf eigenen Füßen, und findet sich in den Irrgängen der »Hysterie und Neurasthenie« wohl zurecht.

Haben es sich die Neurologen, so führt K. einleitend aus, in neuerer Zeit angelegen sein lassen, die Begriffsbestimmung der funktionellen, nicht durch anatomische oder sonst nachweisbare Veränderungen gekennzeichnete Nervenkrankheiten enger zu fassen und zu klären, so ist es nunmehr auch die Pflicht der Gynäkologen, durch kritisches und genaues Eingehen in die diesbezüglichen Fälle die Beziehungen zwischen Genitalerkrankungen und gleichzeitig bestehenden Neurosen klarzulegen, »um nicht irrthümlicherweise dort einen kausalen Konnex anzunehmen, wo nur Koincidenz der Erscheinungen vorliegt«.

Im 1. Abschnitt erörtert Verf. die durch primäre Änderungen des Bewusstseins sekundär hervorgerufenen Krankheitszustände im Gebiet des Genitalapparates, wobei er zuerst auf die »Sensibilitätsstörungen bei normalem Genitalbefund« zu sprechen kommt, ein für die praktische Thätigkeit der Frauenärzte besonders wichtiges Gebiet, das vor Kurzem Lomer in seiner Monographie »Zur Beurtheilung des Schmerzes in der Gynäkologie« in origineller und vielfach schon anerkannter Weise bearbeitet hat.

Wie viele Fehldiagnosen, unnöthige Behandlungen und sogar
kleinere und auch größere operative Eingriffe werden durch oft
merkwürdig scharf und typisch charakterisirte Klagen der Kranken
bei normalen Genitalien veranlasst. Hysteralgien und sonstige Hyper-
ästhesien und Hyperalgesien im Gebiet der Genitalorgane hält K.
überall da, wo die genaue, event. in Narkose vorgenommene, von
geübter Hand ausgeführte Untersuchung keinerlei Veränderung etwa
entzündlicher Art findet, als Begleiterscheinungen von Störungen im
Centralnervensystem, von Hysterie, für deren Feststellung er mit
Windscheid objektiv nachweisbare Störungen der Sensibilität, Veränderungen der Reflexe, Nachweis einer oder mehrerer hysterogener
Zonen verlangt.

Entgegen Lomer hält K. die Qualität der Schmerzempfindung
nicht für differentialdiagnostisch verwerthbar, und ich glaube, er
hat darin Recht. Wenn K. aber auch den Vaginismus, wenigstens
für viele oder die meisten Fälle, unter diese Gesichtspunkte bringt,
so möchte ich hier widersprechen. Es mag wohl vereinzelte Fälle
geben, wo auch hierin nur eine Theilerscheinung einer allgemeinen
Neurose zum Ausdruck kommt, aber nach meiner Erfahrung sind
diese Fälle bedeutend in der Minderzahl gegenüber jenen, wo es sich
um rein örtliche Störungen handelt, die demnach auch einer lokalen
Behandlung gegenüber sehr dankbar liegen.

Eben so wenig bin ich mit K. einig in der Auffassung der
Stellung der Hyperemesis gravidarum zur Hysterie.

Aber nicht nur Sensibilitätsstörungen hyperästhetischer oder par-
und anästhetischer Art, sondern auch vasomotorische und trophische
Störungen reiht K. bei normalem Genitalbefund in den Kreis der
Neuropathologien ein, so Menstruationsstörungen, besonders Dysmenorrhoe, aber auch Amenorrhoe und Menorrhagie.

Da freilich tritt die Forderung einer strengen Individualisirung
der Fälle hervor, will anders man nicht gewärtigen, wirkliche Krank-
heitsherde zu verkennen. Wir werden also vorsichtigerweise hier
die Sache zunächst so lassen müssen, dass wir für gewisse, und vielleicht die Minderzahl der Fälle auch die Möglichkeit zugeben, dass
die Genitalveränderungen nicht primär aufgetreten sind und somit
als Ursache der allgemeinen Neurose aufgefasst werden müssten,
sondern vielmehr der Sachverhalt ein umgekehrter ist. Und diese
Möglichkeit würde dann die Beeinflussung des menstruellen Vorgangs
durch Störungen des centralen Nervenapparates bedeuten.

Treten nun aber weiterhin zu diesen funktionellen Störungen
der Genitalien anatomische Veränderungen, wie Erosion, Endometritis, Lageveränderungen, parametrane Bindegewebsveränderungen,
kleincystische Degeneration der Ovarien, so wird die Deutung der
Beziehungen von neurotischen Erscheinungen zu den Genitalanomalien
immer schwieriger, und man hat zu verschiedener Zeit die Werthigkeit dieser Genitalveränderungen ganz verschieden eingeschätzt.

Mit großer Vorsicht prüft nun K. diese Frage, die ja in die Grundsätze der Therapie und besonders der operativen Gynäkologie so empfindlich einschneidet, und kommt zu dem Schluss, dass man diesen Organveränderungen im Allgemeinen früher eine zu große ätiologische Rolle bei nervösen Störungen zugeschrieben hat, und darin wird ihm wohl die Zustimmung nicht versagt werden können. »Sie können wohl örtlich lokalisirte Symptome hervorrufen, ihr Einfluss aber auf das Entstehen allgemeiner nervöser Symptome durch Irradiation oder Reflexe ist immer mehr und mehr in Zweifel gezogen.« K. ist aber dabei verständig und vorsichtig genug, nicht in den Fehler der Reaktionäre zu verfallen und zu weit zu gehen. Nur vor der Überschätzung dieser Pathologien warnt er, und dies mit Recht.

Auch den im folgenden Abschnitt enthaltenen Ausführungen über die Beziehungen nervöser Erscheinungen zu den verschiedenen Phasen des Geschlechtslebens, Geschlechtsreife, Fortpflanzung, Klimakterium, pflichtet Ref. bei, eben so wie er K.'s Anschauungen über die Bedeutung von Abusus im Geschlechtsverkehr sowohl von Seite der Abstinenz, wie von Seite der Masturbation und Prohibitivverkehr gerade in ihrem vorsichtigen Abwägen als gesunde Lehren anerkennen möchte.

Die im 1. Abschnitt entwickelten Anschauungen werden den Leser des interessanten Buches auf den 2. Theil »Therapie« so vorbereiten, dass er eigentlich schon vorher ziemlich genau weiß, wie sich Verf. zu der Behandlung stellt, denn die therapeutischen Grundsätze sind ja hier ganz und gar abhängig von der principiellen Stellungnahme dazu, ob — kurzweg gesagt — die Hysterie Ursache oder aber Folge resp. nur Begleiterscheinung der Genitalzustände ist.

In den Vordergrund rückt K. in diesen Fällen gemäß seiner Auffassung die Allgemeinbehandlung, und zwar nicht nur da, wo bei lokalen oder allgemeinen nervösen Symptomen normaler Genitalbefund erhoben wird, sondern auch bei den mehr als bisher in den Hintergrund des kausalen und therapeutischen Interesses zu rückenden Anomalien. K. verkennt aber desshalb keineswegs die Nothwendigkeit und Bedeutung der Lokalbehandlung, nur soll man von dieser nicht Alles verlangen, und bei manchen Erscheinungen, z. B. der Ovarien, Dysmenorrhoe, muss sie noch mehr zurückgedrängt werden zu Gunsten der psychischen oder allgemeinen Behandlung, für welche beherzigenswerthe Rathschläge ertheilt werden unter Anführung lehrreicher Fälle.

Operativen Maßnahmen traut K. keinen großen oder wenigstens dauernden Erfolg bei Neuropathischen zu, und stellt sich damit in Gegensatz zu der »früheren« Zeit, jedenfalls hat er sehr Recht, dass er davor warnt, eingreifende gynäkologische Operationen zur Heilung von allgemeinen Neurosen zu unternehmen.

Kleinere und ungefährliche Eingriffe, wie Alexander-Adams' Operation bei Retroflexio, Portioamputation bei Erosion, Abrasio bei

Endometritis u. Ä. können die Allgemeinbehandlung wirksam unterstützen und bilden einen gewiss nicht zu unterschätzenden therapeutischen Versuch in solchen Fällen.

Die von manchen Neurologen übertriebene Furcht vor dem Operationschok weist K. zurück. Abgesehen von den von direkten Ausfallserscheinungen gefolgten Operationen, wie Kastration und event. nach Abel auch Uterusexstirpation, schreibt K. den gynäkologischen Operationen keinen bedenklicheren Einfluss auf das Nervensystem zu als Operationen an anderen Organen.

Zum Schluss erklärt sich K. noch für die grundsätzliche Berechtigung der künstlichen, operativen Sterilisirung der Frau in genau gekennzeichneten Fällen, so wie für die vorzeitige Unterbrechung der Schwangerschaft bei schweren Neurosen im Sinne der jüngst von Jolly und Zweifel auf der Hamburger Naturforscherversammlung kundgegebenen Normen.

Auch hier spricht aber meine Erfahrung gegen die Auffassung K.'s von der Hyperemesis gravidarum, und ich möchte im Gegensatz zu ihm gerade die Warnung anschließen, nicht zu viel Zeit und Kraft mit der Allgemeinbehandlung zu verlieren; sah ich doch in entscheidenden Fällen nur von der Unterbrechung der Schwangerschaft Erfolg, und gerade dann eklatanten.

Wenn es üblich ist, an den Schluss von Referaten und Kritiken eine Empfehlung zur Lektüre des behandelten Buches anzufügen, so möchte Ref. hier so weit gehen, die Kenntnisnahme des Inhalts des K.'schen Buches allen denen geradezu zur Pflicht zu machen, die kranke Frauen zu beurtheilen und zu behandeln haben.

Dabei möchte ich noch auf eins ganz besonders hinweisen.

Seitdem Krankheit, Invalidität und Alter durch staatlichen Zwang zu versichern sind, mehren sich die Fälle von Krankheitsentschädigungs- und Invaliditätsansprüchen auch bei gynäkologisch jugendlichen Kranken in auffallendem Maße.· In die Kliniken, wenigstens in die Tübinger Frauenklinik, werden alljährlich zahlreiche Arbeiterinnen der verschiedenen Erwerbszweige zur Begutachtung eingewiesen, welche auf Grund allgemeiner und in den Genitalien lokalisirter Klagen als arbeitsbeschränkt gelten wollen und Rentenansprüche erheben. Die zur Erhebung dieser Ansprüche vorher eingeholten, uns vorliegenden ärztlichen Gutachten enthalten in der ganz großen Mehrzahl der Fälle als gynäkologische Diagnosen chronische Eierstocks- oder Gebärmutterentzündung, Verlagerung bezw. Retroflexion des Uterus, Katarrh, Geschwür, Senkung u. A.; meist erheben wir in Narkose »normalen Genitalbefund«. Würden wir im Einklang mit diesen ärztlichen Gutachten alle diese Kranke als invalide erklären und ihnen gänzliche oder theilweise Arbeitsunfähigkeit und Rentenbezug zuerkennen, so wäre die große Versicherungsanstalt Württemberg wohl kaum mehr in der Lage, ihren Anforderungen entsprechen zu können.

Gemäß den von K. in dem vorliegenden Werk vertretenen Grundsätzen, die auch die unseren sind, müssen wir in den meisten Fällen solchen Kranken den Anspruch aberkennen, setzen uns damit bedauerlicher- aber, wie ich glaube, gerechterweise in Gegensatz zu den vorherigen Begutachtern.

Die Verbreitung dieser modernen Anschauungen über die Bedeutung gynäkologischer Beschwerden und Leiden ist denn auch nicht nur bei den Gynäkologen von Fach, sondern auch bei den Ärzten überhaupt und nicht bloß aus therapeutischen Rücksichten unabweisliche Nothwendigkeit. **Döderlein** (Tübingen).

Berichte aus gynäkol. Gesellschaften u. Krankenhäusern.

2) Geburtshilfliche Gesellschaft zu Hamburg.

Sitzung vom 28. Januar 1902.

Vorsitzender: Herr Staude; Schriftführer: Herr Roesing.

I. Demonstrationen.

1) Herr Staude demonstrirt einen kopfgroßen Ovarialtumor. Am 21. Januar erkrankte die mehrgebärende Pat. akut mit peritonitischen Erscheinungen. Die Diagnose, Stieldrehung eines rechtsseitigen Ovarialtumors, war sofort möglich. Bei der Exstirpation am 22. Januar fand sich Drehung entsprechend Küstner's Gesetz. Glatter Verlauf.

S. sah wenige Tage später linksseitigen Ovarialtumor mit Drehung entgegen dem Küstner'schen Gesetze. Beide Tumoren waren frei von Adhäsionen.

2) Derselbe zeigt ein großes Myoma uteri. Die Geschwulst reichte bis fast zum Nabel. Wegen des Allgemeinzustandes wurde die Exstirpation beschlossen. Dieselbe war äußerst schwierig. Unter Zurücklassung des gesunden rechten Ovars gelang es mühsam, endlich die Fornix vaginae zu erreichen und nach Abschiebung der Blase über der Portio zu amputiren. Ein linksseitiger Pyosalpinx und degenerirtes Ovar waren dabei unverletzt ausgeschält. Stumpf und Douglas wurden mit vorderem Peritonealllappen gedeckt. Nach sonst glattem Verlaufe trat plötzlich Peritonitis nach Bauchdeckenphlegmone und Exitus ein. Vortr. vermuthet eine Katguteiterung als Ursache.

II. Herr Schrader: Weiterer Beitrag zu den Beschwerden in der zweiten Hälfte der Schwangerschaft.

Während es sich bei der in der Sitzung vom 22. Oktober letzten Jahres beschriebenen Knochenaffektion um ein recht häufiges Vorkommnis handelte, indem hierorts mindestens ein Drittel aller Graviden an derselben leidet, komme die heute zu besprechende Beschwerde wesentlich seltener vor, da sie nur an die zweite Beckenendlage geknüpft ist und überdies nur unter gewissen Bedingungen aufzutreten scheint. Vortr. erinnert sich 6 diesbezüglicher Fälle, von denen der erste 1887 und der 5. und 6. in den letzten 3 Monaten zur Beobachtung kamen; allerdings wurde nicht besonders hierauf gefahndet.

Die 6 Fälle gaben 5 Frauen ab, indem die eine Frau in zwei Schwangerschaften (4. und 5.) obige Beckenlage aufwies. Es handelte sich hierbei 2mal um Erst-, 1mal um Zweit- und 3mal um Mehrgeschwängerte.

Der Sitz der Beschwerde war die Partie neben der Linea alba im rechten oberen Quadranten des Abdomens, wo nachweislich der Kopf des Kindes andrängte, und zwar stets gegen dieselbe Stelle; hierdurch ist wohl schließlich der an sich doch immerhin mäßige Druck zum Bewusstsein der Schwangeren gekommen. Von allen Frauen wurde der Kopf als »Härte« wahrgenommen. Nur über einen beständigen, unangenehmen und lästigen Druck klagten zwei Frauen: Die IIgravida und eine Igravida.

S. wendet Beckenendlagen grundsätzlich etwa 4 Wochen vor dem normalen Endtermin und fixirt die gewonnene Kopflage durch Binde eventuell mit Pelotte (Watte). Diese beiden Fälle boten nun in so fern ein besonderes Interesse dar, als bei ihnen die in der Schwangerschaft beabsichtigte äußere Wendung selbst mit dem von ihm angegebenen sog. »fortlaufenden Handgriff[1]« nicht gelang und dies bis jetzt seine einzigen Fälle des Misslingens bei einfacher Schwangerschaft gewesen sind. Bei der IIgravida war wohl die Fruchtwassermenge etwas geringer als normal, immerhin gelang es, den Kopf so weit herabzubringen, dass der größte Theil des Schädeldaches bereits die Linea innominata passirt hatte und schon über dem kleinen Becken stand, also die Wendung unter anderen Umständen schon als gelungen hätte gelten können, alsdann aber wurde der Widerstand zu groß und beim Nachlassen des Druckes federte der Kopf jedes Mal in seine frühere Lage zurück. Dieserhalb wurde von einem Erzwingen der Schädellage durch Binde etc. abgesehen. Als Ursache erwies sich später eine zu kurze Nabelschnur. Der Kopf des Kindes zeigte nicht die erwartete Rundform, sondern große Asymmetrie des Schädels und der rechten Orbita, so wie Caput obstip. durch Verkürzung des linken Musc. sterno-cleid. Der Fall ist bereits genauer veröffentlicht[2]. Bei der Igravida gelang die Wendung auch in Narkose nicht, Grund: zu wenig Fruchtwasser, nur wenige Esslöffel voll.

In den 3 Fällen von Mehrgeschwängerten (Fruchtwasser stets reichlich) waren die Beschwerden schon intensiver und direkt schmerzhaft, so dass die eine Frau, die bis dahin nur Schädellagen gehabt hatte, selbst den Verdacht auf regelwidrige Lage schöpfte und dieserhalb schickte. Es scheint, als ob reichliches Fruchtwasser die Beschwerden vermehre, vielleicht dadurch, dass der Kopf alsdann stärker pendeln kann.

Während es sich in diesen 5 Fällen um immerhin noch erträgliche Beschwerden handelte, hatte die 6. Frau (Igravida), welche für Ende Februar besw. Anfang März d. J. ihre Niederkunft erwartet, sehr zu leiden. Bereits Anfang December klagte sie über Schmerzen im Leibe oben. Da aber das Fruchtwasser sehr reichlich und die Frucht noch sehr klein war, so glaubte S. die II. Beckenlage hierfür nicht verantwortlich machen zu können. Am 15. December schickte Pat. wieder, sie war auf der Straße gefallen und hatte eine Kontusion am Knie davongetragen. Die Schmerzen im Leibe waren in der Zwischenzeit noch heftiger geworden, trotzdem glaubte S. irrthümlich, einen Theil der Schmerzen dem Falle zur Last legen zu müssen. Da jede Körperbewegung die Schmerzen im Leibe und Bein vermehrte, so wurde erst die Heilung der Kontusion abgewartet. Am 28. December sah S. die Pat., welche inzwischen nochmals, jedoch leichter, gefallen war, wieder. Die Schmerzen im Leibe waren nicht geschwunden, sondern noch heftiger geworden, sowohl im Liegen, wie im Stehen und Gehen. Pat., welche wegen schmerzhafter Varikositäten an den Oberschenkeln einen Leibgurt trug, hatte es auch mit Fortlassen des Gurtes versucht, jedoch ohne Einfluss. Der Schlaf wurde durch die Schmerzen sehr behindert, denn selbst die Bettdecke drückte zu sehr. Eine am 5. Januar beabsichtigte Wendung scheiterte an der zu großen Schmerzhaftigkeit der Partien, wo der Kopf lag, indem eine Betastung nicht gestattet wurde. Um eine Narkose zu ersparen, wurde angerathen, den Gurt höher (fast in Nabelhöhe) anzulegen, in der Absicht, den Rumpf dadurch von der Vorderwand absudrängen. Dies hatte Erfolg, so dass am 15. Januar die Wendung ohne Narkose vorgenommen werden konnte. Die spontane Schmerzhaftigkeit war am 22. Januar völlig geschwunden, Gehen, Stehen, Liegen und Schlaf ganz normal[3].

---

[1] Berliner klin. Wochenschrift 1890, No. 17: »Beitrag zur äußeren Wendung«.
[2] l. c.
[3] Nachtrag vom 20. März 1902: Die Geburt erfolgte am 10. März, Zange nach 11stündiger Austreibungszeit (Gesammtdauer 1½ Tage). Trotzdem erklärte die Entbundene, dass die Schmerzen in der Schwangerschaft grässlich gewesen seien.

Im Anschluss an obige 6 Fälle erwähnt S. noch, dass er gestern mit einem Kollegen eine Gravida (ca. 27. Woche) wegen anderer Molimina sah, hierbei wurde ihm mitgetheilt, dass bis vor Kurzem starke Schmerzen in der Seite rechts oben bestanden hätten in Folge Anstoßens des Kopfes bei II. Beckenlage, und die geschwunden seien mit Wechsel der Kindeslage.

In allen diesen Fällen saß die Placenta nachweislich nicht an der Vorderwand, wenigstens nicht an der Stelle, wo der Kopf andrängte.

Wenn es auch, von dem einen Fall abgesehen, meist nur mäßige Beschwerden waren, so erwirbt man sich durch deren Beseitigung trotzdem den Dank der Kranken, im Übrigen aber werden wir gut thun, bei diesbezüglichen Klagen an das Vorhandensein der II. Beckenendlage zu denken.

In der Diskussion fragt Herr Calmann, ob solche Beschwerden nicht überhaupt weit häufiger bei Beckenendlagen vorkämen, als wie dies nach den Lehrbüchern scheint, ferner ob nicht etwa Myome, Hysterie resp. Bauchdeckenhyperästhesie vorlag und welcher Binde sich Herr Schrader bediene.

Herr Seeligmann erinnert daran, dass besonders große Dehnung des Uterus die Ursache für Schmerzen sein könne.

Herr Mond betont, dass nach seiner Erfahrung gerade bei wenig Fruchtwasser Iparae über solche Beschwerden klagten; glaubt daher, dass'in Schrader's Fällen es sich um Zerrung der Uteruswand habe handeln können.

Herr Schrader meint, dass man bei genauerer Beobachtung allerdings häufiger solche Beschwerden finden könne, er selbst habe früher auch nicht darauf geachtet. Myome und Hysterie seien auszuschließen, Hängebauch war nur einmal vorhanden. Als Binde sei jede vorräthige zu benutzen. Betonen wolle er, dass trotz reichlichem Fruchtwasser die Beschwerden auftraten, die er auf den Druck des Kopfes irgend wie zurückführen müsse, da nach Ausführung der Wendung stets Besserung eintrat.

Sitzung vom 11. Februar 1902.

Vorsitzender: Herr Staude; Schriftführer: Herr Roesing.

I. Demonstrationen.

Herr König demonstrirt den Gefrierdurchschnitt eines Uterus mit ausgetragenem Kinde und Placenta praevia centralis. Die betreffende Frau war moribund in die Gebäranstalt Hamburg-Eppendorf gebracht. 8 Tage früher hatte eine mäßige Blutung und eine abundante am Todestage stattgefunden. Die vom einsendenden Arzte eingelegte Tamponade war kaum blutig. Trotzdem waren alle Infusionsetc. Versuche erfolglos.

II. Herr Grube: Über unstillbare Blutungen aus dem Uterus und Arteriosclerosis uteri mit mikroskopischen Demonstrationen.

Nach Erwähnung der einschlägigen Litteratur schildert der Vortr. an der Hand von Zeichnungen und Präparaten seines der Greifswalder Universitäts-Frauenklinik (Prof. A. Martin) entstammenden Materials die Veränderungen, wie sie im Gewebe des Uterus von Mehrgebärenden, besonders in den Wandungen der Arterien auftreten. Er findet diese Veränderungen in der Sklerosirung der Arterienwandungen, bedingt durch enorme Entwicklung elastischen Gewebes, besonders in der Ringfaserschicht Henle's. Auch die Muskulatur des Uterus ist vielfach, zumal in der Umgebung der Gefäße, durch elastisches Gewebe ersetzt. Angeregt zu seinen Untersuchungen, die sich über insgesammt 13 Uteri aus den verschiedensten Lebensaltern erstrecken, wurde Vortr. durch die Befunde bei 2 Uteris, die wegen recidivirender Blutungen zur Totalexstirpation kamen und gleiche pathologische Veränderungen, wie oben geschildert, darboten. Vortr. glaubt, dass auf dem Boden starker Arteriosclerosis uteri diese Blutungen entständen, vermuthlich per rhexin, obwohl es ihm nie gelungen ist, den entsprechenden Riss in der Arterienwand, trotz zahlloser Serienschnitte, zu finden und er nur häufig altes und frisches freies

Blut in der Umgebung der Arterien nachweisen konnte. Er hält diese recidivirenden Blutungen für eine Indikation zur Totalexstirpation des Uterus, die auf vaginalem Wege zu erfolgen habe, da sie bei der Weite der Scheide, es handelt sich stets um Mehrgebärende, eine Schwierigkeit nicht bieten könne und die Pincus'sche Methode der Atmokausis, wie aus der von Falk[4] veröffentlichten Arbeit hervorgeht, auf einen sicheren Erfolg nicht rechnen könne.

Diskussion: Herr Seeligmann fragt, ob aus den durch Curettage gewonnenen Massen sich die Diagnose der Arteriosklerose stellen ließe.

Herr Grube: Nur per exclusionem, wenn endometritische Veränderungen fehlen, kann man Arteriosklerose als Ursache der Blutungen annehmen.

Herr Falk weist darauf hin, dass nach Theilhaber's Untersuchungen nicht sowohl die Gefäßveränderungen, als vielmehr Atrophie der Muskelschicht des Uterus, ähnlich wie bei der puerperalen Subinvolution als Ursache der Hämorrhagien anzusehen sei.

In den Grube'schen Präparaten findet er die Elastica interna verändert, während

Herr Grube hervorhebt, dass die Frauen schon senil, daher naturgemäß die Gefäße verändert sind, und zwar in den Muscularisschichten der Wandung.

Herr Schrader bemerkt, dass häufige Geburten schon bei jungen Frauen Gefäßveränderungen hervorrufen, die den senilen ähnlich sind. Er vermuthet als Ursache der Blutungen perimetritische Processe wenigstens als Adjuvans.

Herr Seeligmann will nochmals hervorheben, dass die Untersuchung des Curettagematerials keine bindenden Rückschlüsse auf die Gefäßbeschaffenheit gestattet und man mit der Indikationsstellung für die Totalexstirpation sich zurückhalten müsse.

Herr Grube meint, dass die Frauen meist in zu geschwächtem Zustande in die Behandlung des Specialisten kommen, um noch weiter exspektativ behandelt werden zu können. Er betont, dass allgemeine Arteriosklerose klinisch nicht nachweisbar war.

<hr>

Sitzung vom 25. Februar 1902.

Vorsitzender: Herr Staude; Schriftführer: Herr Roesing.

Kasuistische Mittheilungen des Herrn Schrader:

1) Mehrgebärende Gravida, welche vor 8 Monaten zuletzt geboren, jetzt im 4. Monate, hat Prolapsus uteri mit Portio vor der Vulva. Die Portio ist lacerirt, mit eitrigem Sekret. Starke Elongatio colli.

Eines Tages berichtet der Mann, er habe seit einiger Zeit eitrigen Ausfluss aus der Harnröhre, den er sich nicht erklären könne, da er keinen außerehelichen Verkehr habe. Die Untersuchung des beiderseitigen Eiters ergab nur Bacillus coli. Gonokokken fehlten durchaus. Die männliche Urethra wird mit Adstringentien behandelt. Doch ist die Affektion sehr hartnäckig und überdauerte noch das Wochenbett der Frau.

Herr Seeligmann fragt, ob auch das Kind Blennorrhoe der Augen bekommen habe, was Herr Schrader verneint.

2) Bei Querlage Ia einer Mehrgebärenden findet sich der Uterus ganz nach vorn geneigt gestürzt, die Blase ist vorn über der Symphyse nicht zu fühlen, füllt aber als fluktuirender Tumor das Becken so, dass der Muttermund erst auf der Höhe des 2. und 3. Lendenwirbels zu fühlen ist. Nach Entleerung von ca. 1½ Liter Urin mit Katheter, lässt sich der Kopf von außen einstellen. Muttermund rückt in das Becken. Geburt verläuft spontan in Schädellage.

Auf die lebhafte Diskussion über die eigenartige, anatomisch schwer verständliche Konfiguration betont Vortr. nochmals, dass weder besonders deutlicher Hänge-

<hr>

[4] Otto Falk, Ein Beitrag zum anatomischen Material der Atmokausis. Monatsschrift für Geburtshilfe und Gynäkologie.

bauch, noch Blasenstörung vor oder nach der Geburt vorhanden, eine Ursache für die Verlagerung der Blase nicht aufzufinden und besonders keinerlei Operation vorangegangen war.

3) Herr Schrader erinnert nochmals an das von ihm der Gesellschaft am 13. März 1894 demonstrirte Verfahren zur Reposition der vorliegenden und vorgefallenen Nabelschnur durch kombinirte Handgriffe ohne Benutzung von Instrumenten oder Narkose. Er referirt über 3 in den letzten 7 Jahren damit glücklich behandelter Fälle, auf Grund derer er dasselbe nochmals zur Nachprüfung empfiehlt.

Sitzung vom 11. März 1902.

Vorsitzender: Herr Schrader; Schriftführer: Herr Roesing.

I. Demonstrationen.

Herr Falk zeigt ein faustgroßes Kystoma ovarii mit einer accessorischen Tube. Dieselbe ist ca. 1½ cm lang, zeigt ein für eine Haarsonde durchgängiges Lumen, endet aber blind. Die mikroskopische Untersuchung steht noch aus.

Derselbe demonstrirt einen Uterus mit über faustgroßem verjauchtem Myom. Die klinischen Symptome ließen, zumal die außerordentliche Empfindlichkeit eine genaue Palpation unmöglich machte, als am wahrscheinlichsten einen akuten Pyosalpinx vermuthen. Die Laparotomie klärte die Verhältnisse. Von Totalexstirpation wurde mit Rücksicht auf den Allgemeinzustand Abstand genommen. Der Uterus wurde möglichst tief amputirt, die Cervix herausgetrennt und versenkt. Vollkommen glatter Verlauf.

Diskussion: Herr Seeligmann fragt, ob eine Indicatio vitalis vorgelegen habe. Von einer Operation frisch fieberhafter Pyosalpinx, auf die doch die Diagnose gestellt war, würde er bei der großen Gefahr der Peritonitis sonst stets abrathen.

Herr Falk hat operirt, weil nach Ansicht des konsultirenden Kollegen die Geschwulst rasch gewachsen war und bei dem kollabirten Zustande der Pat. ihm ein längeres Zuwarten und Beobachten zu gefährlich erschien.

Herr Rüder wünscht, unabhängig von diesem konkreten Falle, die Frage allgemein zur Diskussion zu stellen, ob man einen fieberhaften Pyosalpinx überhaupt operiren soll, was er nicht thut.

Herr Grube will solche Sactosalpinxfälle, die man per vaginam angreifen könne, unbedingt operiren, häufig genüge dort schon Incision und Drainage. Aber auch bei größeren Tumoren solle man, und zwar wiederum mehr als bisher vaginal operiren.

Herr Seeligmann räth kleinere überhaupt nicht und größere nicht im fieberhaften Zustande zu operiren.

Herr Schrader betont, dass man oft überhaupt nicht sagen könne, ob es sich um ganz frische oder nur um akute Nachschübe in alten Säcken handele.

Herr Roesing meint, durch genaue Anamnese diese Frage meist entscheiden zu können. Er ist im Princip für exspektatives Verhalten. Soll aus vitaler Indikation operirt werden, so will er laparotomiren und hält bei trockener Asepsis die Gefahr der allgemeinen Peritonitis für nicht übermäßig groß. Die vaginale Methode, abgesehen von den einfachen Incisionen, lehnt er mit Kaltenbach ab.

Herr Plate weist darauf hin, dass auch nach glücklicher Operation die Beschwerden der Frauen aber oft bestehen bleiben.

Herr Rüder meint, ob frisch oder recidivirend sei für die Operationsgefahr bedeutungslos. Nach Operation von fieberhaften Pyosalpinxsäcken bildeten sich immer schmerzhafte Narben.

Herr Grube ist der Meinung, dass nach vaginalen Operationen solche Schmerzen nicht öfter auftreten als nach Laparotomien. Es scheint nur eine Schonung von 1—2 Monaten post operationem nöthig.

Herr **Falk** betont, dass oft Hysterie die Ursache von weiteren Klagen sei.

Herr **Plate** und Herr **Roesing** heben dagegen hervor, dass auch nicht hysterische Frauen oft über solche Schmerzen klagen. Letzterer weist auf die Anämie der unterernährten Proletarierfrauen als Ursache ihrer Empfindlichkeit hin.

Herr **Mond** demonstrirt

1) ein kleinfaustgroßes Kystom des rechten Ovariums, das mit Torsion des Stieles unter gleichzeitiger Achsendrehung des Uterus in der linken Beckenhälfte lag und dort mit dem linken Ovarium ein Konglomerat bildete. Auslösung desselben aus seinen Verwachsungen und Abtragung.

2) Die Präparate einer doppelseitigen Ovariotomie inter graviditatem. Pat. befand sich im 5. Schwangerschaftsmonat. Der Douglas war ausgefüllt durch einen harten Tumor, der heftige Beschwerden verursachte, unbeweglich war und ohne Zweifel als Geburtshindernis von weittragender Bedeutung gewesen wäre. Es ergab sich bei der Laparotomie als über mannsfaustgroßes Dermoid. Der andere cystische Tumor, der dem linken Ovarium angehörte, lag an normaler Stelle. Die Rekonvalescenz war durchaus glatt; ohne jede Störung der Schwangerschaft wurde die Dame nach 3 Wochen entlassen.

3) Ein über kopfgroßes Myoma uteri, das bei der Sektion einer an Krebskachexie Verstorbenen sich fand. Die Carcinose war vom Ovar ausgegangen. Der Tumor bestand bei der 61jährigen Pat. seit 14 Jahren. Erst seit 5 Monaten waren Erscheinungen der Kachexie bemerkt worden. Dieselbe konnte nicht auf das Myom bezogen werden. Dasselbe erscheint jetzt von außen her mit Carcinom inficirt.

Herr **Seeligmann** weist darauf hin, dass der Verlauf dieses Falles ein Fingerzeig dafür sein dürfte, dass man große Myome des Uterus auch in der Menopause operiren solle. Vielleicht wäre die maligne Degeneration der Adnexe nicht eingetreten, wenn der große Tumor rechtzeitig entfernt worden wäre.

II. Herr **Schrader**: Zum Kapitel der Bleichsucht.

Die alte Eintheilung in primäre und sekundäre Bleichsucht sei praktisch richtig, da man gut thue, in jedem Falle auch nach der event. Ursache zu forschen. Das bei jungen Mädchen oft äußerst labile Gleichgewicht der Körperkräfte werde durch viele Schädigungen sehr leicht schwer gestört, z. B. durch die mit Sorge, Kummer und Nachtwachen verbundene Pflege eines erkrankten Angehörigen etc. Auch ein Bandwurm ist zuweilen die Causa peccans. Aber nicht selten ist eine schwere und hartnäckige Bleichsucht auf die Intoxikation einer anderen Krankheit zurückzuführen, z. B. Gonorrhoe; eine beginnende Lungenspitzenaffektion kann sogar mit Ohnmachten einhergehen.

Die heute zu besprechenden Fälle gehören ebenfalls zur Gruppe der sekundären Bleichsucht.

Im Jahre 1887 erschien in der Sprechstunde des Vortr. zu Oppeln ein 21jähriges Fräulein aus einem ebenfalls an der Oder gelegenen Städtchen. Die Pat. bot alle Erscheinungen auffallend starker Bleichsucht. Vom Hausarzt waren verschiedene Eisenmittel bereits erfolglos angewandt und hatte ihr derselbe schließlich anheimgegeben, event. auch seinen (Redners) Rath einzuholen. Lungen gesund, geringes systolisches Geräusch an der Mitralis. Die geklagten Stiche in der linken Seite erwiesen sich durch eine nachweisbar vergrößerte Milz bedingt. Wie Pat. jetzt mittheilte, hätte der Hausarzt ebenfalls die Milzvergrößerung konstatirt. Auf Befragen gab die Pat. noch an, dass sie häufig an Herpes labialis leide.

Dieses Krankheitsbild war S. in Oppeln bereits vertraut geworden. Bei Oppeln ist nämlich ein Dorf, welches weit und breit als Malariaherd bekannt ist, und hatte ein dortiger, sehr erfahrener Kollege S. darauf aufmerksam gemacht, dass dortselbst auch Fälle von larvirter Malaria vorkämen. Die Bleichsucht dieser Pat. wurde daher auf larvirte Malaria zurückgeführt und erhielt die Kranke Chininpillen. (Chinin. sulfur. 1,5 + Pulv. et Succ. Liquir. q. s. ut pilul. No. 30. Anfangs täglich 3mal 2, später 3mal 1 Stück.) Der Erfolg war ein sehr prompter. Mit dem Beginn der Chininmedikation setzte die Besserung ein und hatte Pat. nach verhältnismäßig wenigen Wochen wieder ihre frühere Gesundheit. Die Milzstiche waren nach Verkleinerung der Milz geschwunden und eben so blieb der häufige Herpes labialis aus.

Nicht lange darauf erschien aus demselben Ort die Frau eines Wassermühlenbesitzers, die dasselbe Krankheitsbild bot, nur dass kein systolisches Geräusch an der Mitralis vorhanden war. Auch bei ihr waren von demselben Kollegen verschiedene Eisenmittel erfolglos angewandt. Die Therapie bestand wieder in Chininpillen mit demselben prompten Erfolge. Als S. gelegentlich einer Konsultation den Kollegen auf diese Fälle von larvirter Malaria aufmerksam gemacht hatte, bekam er nie wieder solche Kranke aus dessen Klientel zu sehen.

In der Sprechstunde in Bad Landeck hatte S. auch noch einige Male Gelegenheit solche Fälle starker Bleichsucht von larvirter Malaria zu sehen, darunter ebenfalls die Frau eines Wassermühlenbesitzers, deren Milz vor Beginn der Chinintherapie den Rippenrand nicht unwesentlich überragte, trotzdem waren auch bei dieser Pat. keine typischen Fieberanfälle vorausgegangen.

Hier in Hamburg hat S. hin und wieder auch derartige Kranke beobachtet, stets mit dem gleichen therapeutischen Erfolge der Chininpillen. In den letzten 6 Monaten waren es sogar 3 Fälle. In einem wurde vor Beginn der Chininbehandlung eine Untersuchung auf Malariaparasiten veranlasst, dieselbe fiel negativ aus. Doch will S. in Zukunft gegebenen Falls auf Malariaerreger fahnden.

Nun könnte gegen die Diagnose »larvirte Malaria« für Hamburg eingewendet werden, dass alsdann auch die typische Malaria hierselbst autochthon vorkommen müsse. In der That bezweifelte auf diesbezügliche Anfrage ein in der Uhlenhorst practicirender älterer Kollege vor einigen Jahren das autochthone Vorkommen daselbst, eben so erklärte heute ein Kollege, dessen Klientel vorwiegend in Hamm, Horn, Borgfelde und Umgegend sich befindet, dass er in den ganzen 16 Jahren seiner Praxis nur eingeschleppte Fälle beobachtet habe. Dies schließt aber nach Redners Meinung die Deutung als larvirte Malaria nicht aus, da in den Sommerfrischen und auf sonstigen Reisen die Krankheit auch acquirirt werden könne. Dass ferner Herpes labialis auch bei anderen Gelegenheiten vorkomme und somit nichts Specifisches der Malaria sei, wisse Redner auch. Schließlich versteife er sich auch gar nicht auf die Diagnose der larvirten Malaria. Immerhin aber kämen solche Fälle auch in Hamburg vor, bei denen Eisenmittel fruchtlos, das Chinin aber wie ein Specificum wirke, und habe er es desshalb für richtig gehalten, auf diese Fälle hinzuweisen, zumal das Bild der larvirten Malaria ärztlich nicht allgemein bekannt zu sein scheint. Dafür kennen in Malariagegenden selbst Laien diese Form sehr gut, wie er aus Unterhaltungen mit Überseeern entnehmen konnte. So hielt ein Überseeer, als S. dessen Frau zu entbinden hatte, um die Stunden des Wartens zu verkürzen, einen Vortrag über Malaria so erschöpfend, wie er ihn gern Mal im akademischen Lehrsaal gehört hätte. Jede Form wurde besprochen von der sog. Perniciosa bis herab zur larvirten, und selbst die neuralgische wurde nicht vergessen.

Diskussion: Herr Plate will die larvirte Malaria streng von der Chlorose geschieden wissen. Nur bei ersterer sei Chinin von Nutzen. Dieselbe sei aber gar nicht so selten in Marschgegenden, wie man glaube.

Herr Mennig bemerkt, dass man oft Herzdilatation und Stauungsmilz bei Chlorotischen fände.

Herr Reunert erinnert an die Periostitis der Rippen als Folge des Korsettdruckes.

Herr Plate betont, dass bei Herzinsufficienz doch auch Dyspnoë vorhanden wäre. Zu berücksichtigen sei differentialdiagnostisch auch die sekundäre Anämie der Luetiker.

Herr Seeligmann erinnert an die Splanchnoptose und empfiehlt Condurango-China-Eisenpillen.

Herr Grube sah oft gute Erfolge bei der Darreichung von Leberthran.

Herr Schrader (Schlusswort) stellt mit Befriedigung fest, dass die Beobachtungen des Herrn Plate die seinigen bestätigen, und dass Herr Plate gleichfalls den Eindruck gewonnen habe, dass es sich hierbei um larvirte Malaria handle.

Die von Herrn Reunert erwähnte Arbeit v. Noorden's über die Druckwirkung des Korsetts auf die Rippenknorpel hat S. nicht im Original gelesen, jedoch war ihm die Affektion selbst schon lange vorher bekannt gewesen. Hierbei sind meist beide Seiten afficirt, wenn auch die linke oft stärker, wohl in Folge des Gegendruckes vom Magen (bei gefülltem Zustande). Bei Neurasthenischen sind überdies oft auch die übrigen Rippenknorpel am Sternum empfindlich. Eine vorsichtige und sorgfältige Palpation schütze stets vor Verwechslung.

Gegen die Annahme des Herrn Mennig, dass die Milzschwellung vom Herzen herrühre, spreche, dass sonst keine Stauungserscheinungen, z. B. der Leber etc. vorlagen, und dass die Milzschwellung stets sehr prompt auf Chinin zurückging. Trotz der Ausführungen des Herrn Mennig möchte S. doch an das autochthone Vorkommen von larvirter Malaria in Hamburg glauben, und habe er im Hammerbrook, in dem nach Herrn Plate besonders häufig diese Erkrankung vorkomme, einen Schulknaben gesehen mit ganz ausgesprochener larvirter Malaria.

Obwohl S. von der Richtigkeit der Deutung dieser Fälle als larvirter Malaria fest überzeugt sei, so komme es ihm schließlich nicht hierauf an. Es lag ihm vor allen Dingen daran, hier einmal auf diese Form der Bleichsucht und die geradezu specifische Wirkung des Chinins bei derselben aufmerksam zu machen.

Verschiedenes.

3) **Clark** (Philadelphia). Neuere Statistiken über die primären und endgiltigen Erfolge der Hysterektomie bei Gebärmutterkrebs. (Univ. of Pennsylvania med. bullet. 1901. Mai. p. 68.)

Indem C. die neueren Statistiken über die Erfolge der Hysterektomie, namentlich diejenigen Winter's, Cullen's und Wertheim's mit seinen eigenen Erfahrungen vergleicht, kommt er zu der Überzeugung, dass einestheils die primären und endgültigen Erfolge sich entschieden gebessert haben, zumal letztere aber noch Vieles zu wünschen übrig lassen. Die Besserung ist in erster Linie der frühzeitigen Überweisung Krebskranker von den Praktikern an die Operateure zuzuschreiben; weniger wohl der häufiger werdenden Fortnahme der Drüsen. Denn wenn diese wirklich bereits carcinomatös erkrankt sind, wird ihre Ausschälung nicht mehr das örtliche Recidiv verhüten. Dennoch will er sie immer ausgeführt sehen, nur selten können Drüsen, wenn sie geschwollen sind, zurückgelassen werden. Man wird aber die mikroskopische Untersuchung geschwollener Lymphdrüsen mehr aus prognostischen Gründen ausführen; sind sie noch nicht krebsig entartet, so ist die Prognose besser. Auch in der Beziehung stimmt er Winter bei, dass er zwar die Möglichkeit einer Inokulation von Krebszellen in die durchschnittenen Gewebe für möglich, freilich aber nicht für sehr wesentlich hält. Vielmehr ist das einfache Weiterwachsen der Geschwulst in den umgebenden Geweben der gewöhnliche Vorgang bei Eintritt eines Recidivs. Dass Anschwellung der breiten Mutterbänder nicht ein sicheres Zeichen für krebsige Infiltration ist, nimmt er mit Wertheim an, sie kann auch einfach entzündlicher Natur sein. Endlich meint er, dass die Hausärzte sofort oder spätestens nach einem Monat auf genaue Untersuchung dringen müssen, sobald Blutungen in vorgeschrittenen Lebensjahren auftreten. Dass die Erfolge bei Krebs des Fundus besser sind als die bei Krebs des Cervicaltheils ist ja bekannt. **Lühe** (Königsberg i/Pr.).

4) **B. Robinson** (Chicago). **Mesogastrium und Omentum. Nach Autopsie an 300 Männern, 150 Weibern und 60 Kindern.** (St. Louis courier of med. 1901. April-Mai. p. 241 und 321.)

Der vorliegende Aufsatz R.'s giebt unter Beifügung zahlreicher Abbildungen die Ergebnisse seiner Untersuchungen über die anatomischen Verhältnisse des

Mesogastriums und Omentums bei Männern und Weibern und wird Jedem
willkommen sein, welcher in der Bauchhöhle zu operiren hat. Allerdings handelt
es sich ja hier ausschließlich um die oberen Abschnitte der Bauchhöhle, allein
auch der operirende Gynäkologe wird nicht umsonst der Arbeit sein Interesse zuwenden. Für auszügliche Besprechung ist dieselbe nicht geeignet.

Lühe (Königsberg i/Pr.).

5) **Clark** (Philadelphia). Dreihändige Perkussionsmethode zur
Feststellung cystischer oder abgesackter Flüssigkeit in der Bauchhöhle.

(Univ. of Pennsylvania med. bullet. 1901. Mai. p. 66.)

Der Untersuchende fixirt thunlichst fest den zu bestimmenden Tumor zwischen
seinen Händen und lässt durch einen Assistenten gleichzeitig perkutiren. So
kann man, einen Finger in der Scheide oder im Mastdarm, die andere Hand auf
dem Leib, Beckengeschwülste untersuchen. Presst die eine Hand tief auf das
Hypochondrium, während die andere unter den falschen Rippen einen tiefen
Gegendruck ausübt, kann man in Lebergeschwülsten Fluktuation nachweisen etc.

Lühe (Königsberg i/Pr.).

6) **Joseph Kieffer.** Über primäre funktionelle Amenorrhoe.

Inaug.-Diss., Straßburg, 1900.

Verf. theilt einen neuen Fall von primärer funktioneller Amenorrhoe mit.
Es handelte sich um eine 31 Jahre alte Frau, die noch niemals menstruirt, seit
7 Jahren verheirathet war und nur zur Zeit der Menses über ca. 3 Tage anhaltende Kopfschmerzen klagte. Die Exploration ergiebt außer einem etwas
kleinen Uterus keinen pathologischen Befund. Verf. stellt die bisher bekannten
Fälle zusammen, bespricht die über Ovulation und Menstruation und deren Zusammenhang bestehenden Theorien und findet die Ursachen für die funktionelle
Amenorrhoe auf nervösem Gebiete. Genaueres muss im Original nachgelesen
werden.

Hohl (Bremerhaven).

7) **Max Cohn.** Über die Dauerresultate der antefixirenden Operationen.

Inaug.-Diss., Breslau, 1900.

Nach einer historischen Übersicht bespricht Verf. die Grundsätze, nach denen
bei der Behandlung der Retroflexio uteri von Küstner verfahren wird. Der
größte Theil der mobilen Retroflexion gehört der Pessartherapie, bei enger Vagina,
amputirter Portio, zu erhaltendem Hymen, Abneigung gegen Pessare wird vielfach operirt und zwar nach Alexander-Adams, auch bei solchen fixirten
Retroflexionen, deren Verwachsungen sicher gelöst sind. Sind noch Nebenope-
rationen zu machen, so wird auch häufig die Ventrifixur und Vaginifixur ausgeführt. Bei schwer verwachsener Retroflexio wurde die Ventrifixur unbedingt
bevorzugt, und zwar wendet Küstner den symphysären Kreuzschnitt an. Verf.
berichtet über 338 im Zeitraum vom Oktober 1893 bis September 1898 operirte
Frauen. Beobachtungsdauer nach der Operation mindestens 1 Jahr. 130 derselben
stellten sich zur Nachuntersuchung vor. Von diesen 130 waren 71 Frauen wegen
Retroflexio mobilis, und zwar 11mal ventrifixirt, 21mal vaginifixirt, und 39mal
wurde die Operation nach Alexander-Adams ausgeführt. Unter 25 fixirten
Retroflexionen wurde 20mal Ventrifixation, 5mal Vaginifixur gemacht. 34mal
waren nebenbei Adnexerkrankungen vorhanden; sie wurden sämmtlich mit Ventrifixur behandelt. Es kamen also 39 Alexander-Adams, 65 Ventrifixuren und
26 Vaginifixuren zur Nachuntersuchung. Beim Alexander-Adams fanden sich 15%,
bei der Ventrifixur 6%, bei der Vaginifixur 4% Recidive. Unter den 12 Recidiven
waren 11, bei denen die Operation 65—27 Monate zurücklag, ein Recidiv von
43 Operirten, bei welchen erst 26—12 Monate verflossen waren. Bezüglich späterer
Geburten gab die Vaginifixur die schlechtesten Resultate.

Hohl (Bremerhaven).

8) **Turner** (Louisville). **Ureternaht.**
(Annals of surgery 1901. December. p. 817.)

Bei einer 35 Jahre alten Frau machte T. die vaginale Hysterektomie wegen vollkommenen Prolapses der Gebärmutter und Blase mit starker Hypertrophie und Geschwürsbildung der Portio. Dabei durchtrennte er den linken Harnleiter. Da die Operation schon lange Zeit gedauert hatte, wollte T. nicht noch eine Eröffnung der Bauchhöhle von oben hinzufügen und versuchte es, die Enden von dem schon vorhandenen Scheidenschnitt aus zusammen zu bringen, was auch in der Art gelang, dass das untere Stück in das obere eingepflanzt wurde. Es war dies wohl um so leichter, als die Harnleiter offenbar durch den jahrelang schon bestandenen Vorfall der Harnblase erheblich verlängert gewesen sein dürften. Es trat innerhalb 5 Wochen ununterbrochene Heilung ein und auch jetzt, nach Verlauf eines Jahres, ist die Frau ganz gesund.

Der Fall ist dadurch von Interesse, dass es wohl der erste sein dürfte, in welchem die Operation von der Scheide aus gemacht und das untere in das obere Ende eingepflanzt wurde. **Lühe** (Königsberg i/Pr.).

9) **C. Walter.** **Graviditas extra-uterina.** **Operation nach ausgetragener Zeit. Heilung.**
(Hygea N. F. 1902. Bd. I. Supplement. [Schwedisch.])

Frau, 38jährig, die früher immer gesund war. Eine normale Geburt vor 11 Jahren. Letzte Menstruation am 25. März 1900. Ende April wurde sie krank, bettlägerig 10 Tage; leichte Appendicitis wurde diagnosticirt. Dann war sie gesund bis Oktober, als sich »Kolik in Folge Adhärenzen nach der Appendicitis« einstellte. Nach Entleerung des Darmes Besserung. Sie wurde am 2. December in das Gebärhaus zu Göteborg aufgenommen. Die Pat. war entkräftet und sehr nervös. Um Weihnachten herum hörten die Kindsbewegungen auf und die fötalen Herztöne waren nicht mehr zu hören. Neujahr 1901 stellten sich Wehen ein; aber nach 2—3 Tagen hörten sie auf und konnten nicht mehr durch Bäder oder Vaginalspülungen angeregt werden. Am 9. Januar wurde der kleinste Champetier (in die Scheide?) eingeführt, aber dieser wurde sogleich herausgepresst. Dann wurde der Verdacht erregt, dass der Uterus leer war, und bei genauerer Untersuchung fand Verf. den Fötus hinter dem Uterus, welcher gegen die Symphyse gedrückt lag. Im hinteren Scheidengewölbe fühlte man einen festen Körper. Als Ursache der Fehldiagnose führt Verf. an, dass die Bauchwand sehr gespannt war, und dass die Anamnese so trügerisch war. Verf. wartete mit der Operation eine Zeit bis der »Placentarkreislauf« aufgehört hatte. (Verf. meint wohl den Kreislauf des extra-uterinen Placentarbodens. Ref.) Am 16. Januar, 3 Wochen nach dem Tode des Kindes, Laparotomie. Das Kind, hydrocephalisch, von 4600 g Gewicht, lag hinter der Cervix, mit dem Steiß in das kleine Becken hineingepresst. Fruchtsack wurde mit großer Mühe stückweise von der Umgebung entfernt; er war in großer Ausdehnung mit den Därmen und dem Omentum verwachsen. Erhebliche Blutung bei Lösung der Placenta von ihrem Sitz auf den Annexen der linken Seite und in der Fossa Douglasii. Blutstillung durch Kettenligatur längs der linken Uterinseite. Mikulicztamponade. Nach der Operation war die Pat. sehr heruntergekommen. Durch Kochsalzinfusionen, Stimulantien und Nährklystiere wurde ihr Zustand gebessert. Die ersten Tage Fieberbewegungen bis 39,6°. Später Schlaflosigkeit und psychische Erscheinungen (Verfolgungswahn), die bald verschwanden, als Pat. aus dem Zimmer, indem sie allein gelegen hatte, in ein größeres mit mehreren Pat. übergeführt wurde. Verf. glaubt, dass die Einsamkeit eine der Ursachen der Unruhe war. Nach 10 Wochen wurde sie entlassen; eine kleine Fistel bestand immer noch. Ende Mai war sie vollkommen gesund.

Lönnburg (Upsala).

Originalmittheilungen, Monographien, Separatabdrücke und Büchersendungen wolle man an *Prof. Dr. Heinrich Fritsch* in Bonn oder an die Verlagshandlung *Breitkopf & Härtel* einsenden.

Centralblatt
für
GYNÄKOLOGIE
herausgegeben
von
Heinrich Fritsch
in Bonn.

Sechsundzwanzigster Jahrgang.

Wöchentlich eine Nummer. Preis des Jahrgangs 20 Mark, bei halbjähriger Pränumeration. Zu beziehen durch alle Buchhandlungen und Postanstalten.

No. 26.　　　Sonnabend, den 28. Juni.　　　**1902.**

I.

Über abdominelle Exstirpation des carcinomatösen Uterus nach Wertheim[1].

Von

A. Döderlein in Tübingen.

M. H.! Entgegen den Chirurgen, welche eine radikale Carcinomoperation schon nach 3jähriger Recidivfreiheit als von definitivem Erfolg gekrönt ansehen, verlangen wir nach Exstirpation eines carcinomatösen Uterus eine längere Beobachtungsfrist, und zwar von mindestens 5 Jahren und so wäre ich, m. H., eigentlich noch nicht in der Lage über endgültige Erfahrungen mit den von mir in der Tübinger Klinik ausgeführten Uteruscarcinomoperationen berichten zu können. Wenn ich mir dies in Folgendem kurz und einleitend zu meinem Thema dennoch erlaube, so thue ich es, weil ich gerade im vergangenen Winter Nachforschungen nach den von mir in Tübingen Operirten anstellen ließ, welche mit ausführlichen Belegen anderweit veröffentlicht werden sollen.

Es erscheint mir aber auch aus dem Grunde wünschenswerth, in kürzeren Zeiten das Material zu sichten, weil man sonst auf noch

---

[1] Nach einem am 21. April in der Leipsiger geburtshilflichen Gesellschaft gehaltenen Vortrag.

größere Schwierigkeiten beim Aufsuchen wandernder und im ganzen Land zerstreuter Pat. stößt. Es gelang uns denn auch, das Schicksal Aller bis auf 1 Unauffindbare festzustellen, und dabei ergab sich folgendes vorläufige Resultat:

Vom 1. Oktober 1897 bis zum 1. Januar 1902 kamen unter 9240 Kranken, welche die Klinik aufsuchten, 313 Uteruscarcinome zur Beobachtung, so dass sich die Häufigkeit des Uteruscarcinoms bei unserem Material auf 3,4 % desselben berechnet. Von diesen 313 Kranken wurden 172 als inoperabel angesehen, während bei 141 die Totalexstirpation des Uterus ausgeführt wurde, so dass sich eine Operabilitätsziffer von 45 % ergiebt. Entsprechend dieser relativ hohen Operabilitätsziffer, in der ausgedrückt ist, dass, wo es nur irgend anging, die Exstirpation des carcinomatösen Uterus unternommen wurde, also auch in sehr ungünstigen Fällen, sind meine primären Heilungsresultate keineswegs günstig. Sie belaufen sich auf 84 %, während 16 % nach der Operation an den verschiedensten Komplikationen starben.

Gänzlich recidivfrei wurden von meinen Operirten bis jetzt 54 = 38 % befunden, eine Zahl, die mit den Statistiken anderer Operateure wohl übereinstimmen würde, aber selbstverständlich nicht als endgültig angesehen werden kann.

Aus dem Jahre 1897/98 entstammen davon 15 Kranke, die mehr als 3 Jahre recidivfrei nach der Operation konstatirt sind und den 3. Theil der damals Operirten ausmachen, so dass sich hier bis jetzt eine Heilungsziffer von 33 % der Operirten ergeben würde. Bei einer Operabilitätsziffer von 45 % würde sich dann eine absolute Heilungsziffer von 15 % für diese Zeit berechnen, mit welcher Zahl ich der von Winter[2] als für die Zukunft als wahrscheinlich berechneten Höhe der Dauerheilungsziffer gleichkäme. Ich werde aber das fernere Schicksal auch dieser Geheilten sorgfältig kontrolliren, getragen von der Überzeugung, dass die von Winter in seinen mühevollen und mustergültigen Arbeiten über Carcinom und besonders dessen Statistik vorgetragenen Grundsätzen unser Aller Leitsätze werden müssen.

Dieses im Ganzen bisher befriedigende Ergebnis würde aber noch wesentlich verändert zu Ungunsten der Erfolge, wenn man, wie das ja zu einer genauen Rechenschaftsablage beim Uteruscarcinom nöthig ist, die verschiedenartigen Carcinomformen, wenigstens nach dem Sitz in Corpus oder Cervix, trennt. Denn auch wir machten die Beobachtung, dass weitaus am günstigsten das Corpuscarcinom liegt, nächstdem der Blumenkohl, während am ungünstigsten die Cervixcarcinome sich verhalten. Und gerade die Beobachtung bei den letzteren und die betrübende Thatsache, dass man anscheinend sehr günstige und ganz beginnende Cervixcarcinome besonders bei jugendlichen Individuen in ganz kurzer Zeit recidiviren sieht, führt uns das Unbefriedigende unserer Uteruscarcinomoperationen eindring-

---

[2] Verhandlungen der deutschen Gesellschaft für Gynäkologie Bd. IX. p. 95.

lich vor Augen und macht uns weiteres Streben nach Verbesserung der Resultate zur unabweisbaren Pflicht.

Aus diesem Grunde habe ich mich denn auch den auf dem Kongress in Gießen ausdrucksvoll zu Tage getretenen Vorschlägen zur Erweiterung der Operationstechnik beim Uteruscarcinom nicht verschließen können und seit etwa Jahresfrist begonnen, die erweiterte abdominelle Totalexstirpation mit Drüsenentfernung nach Wertheimschen Vorschlägen zu versuchen.

Ich hatte dabei zunächst den Standpunkt eingenommen, der vielleicht noch von Manchem festgehalten wird, die günstigen Carcinome vaginal und nur die ungünstigen abdominell anzugreifen. Bis zum 1. Januar 1902 habe ich auf diese Weise 8 Fälle operirt, die allerdings ausnahmslos zu den ungünstigsten zählten. Meine Erfahrungen bei diesen Operationen waren aber sehr schlechte. Es sind von diesen 8 Frauen 3 im Anschluss an die Operation gestorben, so dass ich wohl weitere Versuche aufgegeben haben würde, wenn mich nicht ein in den Weihnachtsferien unternommenen Besuch bei Herrn Wertheim in Wien überzeugt hätte, dass ich auf falscher Fährte bin. Ich erwähne dies, um den Rath anzuschließen, dass diejenigen Operateure, die sich dieser recht schwierigen und natürlich auch gefährlichen Operationsweise zuwenden, sich wenigstens für die erste Zeit einer bestimmten typischen Operationsmethode zuwenden mögen. Die subtile und sichere Technik des Wertheim'schen Verfahrens erscheint mir nun den anderen ähnlichen so überlegen, dass ich dieselbe auf das wärmste empfehle. Auch möchte ich vor dem von mir früher eingehaltenen Grundsatz warnen, nur die ungünstigen Fälle abdominell anzugreifen, da einmal die entstehenden Operationsschwierigkeiten, sodann aber auch die unvermeidbar schlechten Resultate zu sehr abschrecken. Damit will ich aber nicht präjudicirt haben, dass man nicht vielleicht später dahin kommen könnte, die nach Sitz und histologischem Charakter verschiedenen Carcinome auf verschiedenem Wege und in verschiedener Weise anzugreifen. So möchte ich z. B. nicht ausgeschlossen halten, dass wir für die Corpuscarcinome vielleicht doch später den vaginalen Weg beibehalten könnten, da die auf diese Weise erzielten Dauerresultate kaum durch abdominelles Vorgehen gebessert zu werden vermögen. Vorläufig aber sind wir noch nicht so weit, um nach dieser Richtung hin gut fundirte Grundsätze aufzustellen.

Seit Januar 1902 habe ich streng nach der durch eigene Augenscheinnahme — und ich lege darauf besonderes Gewicht — erlernten Wertheim'schen Methode und ganz nach dessen Grundsätzen 26 Fälle operirt. Das sind alle seitdem überhaupt zur Operation gelangten Uteruscarcinome, günstige wie ungünstige, Körper- wie Halscarcinome, und zwar habe ich nun einmal sämmtliche Carcinome dieser Operationsart unterworfen, weil ich durch eigene Erfahrung ein Urtheil gewinnen will.

Im Ganzen kamen seitdem 37 Uteruscarcinome zu uns, so dass ich in dieser Zeit eine Operabilitätsziffer von 70% hatte, was wohl nicht einem Zufall entsprechen dürfte, sondern vielmehr den von Anderen, namentlich auch durch Wertheim gemachten Erfahrungen entspricht, dass man dem abdominellen Operationsverfahren fortgeschrittenere Fälle unterziehen kann. Ob wir freilich nun auch damit einen entsprechend höheren Procentsatz von definitiven Heilungen erreichen werden, kann natürlich noch nicht entschieden werden.

Gestorben sind von diesen 26 zum Theil recht ungünstigen und schweren Fällen im Ganzen 4 in der Klinik, 2 sind später zu Hause wohl noch an den Folgen der Entkräftung gestorben, so dass zur Zeit nur 20 die Operation überleben, ein keineswegs befriedigendes Operationsresultat. Ich zweifle jedoch nicht, dass bei weiterer Ausbildung der Technik ganz zweifellos die Verhältnisse sich auch hier bessern werden und stehe nicht an, die Verdienste Wertheim's um die Ausgestaltung des Verfahrens auf den gegenwärtigen Stand besonders hervorzuheben und anzuerkennen.

Wertheim selbst hat so vielfach und auch heute in ausführlicher Weise sein Verfahren geschildert, dass ich auf Einzelheiten in dessen Technik nicht weiter eingehen möchte. Als besonders glücklich muss ich aber dessen Gedanken bezeichnen, die Operation mit der Freilegung der Ureteren zu beginnen, worin man in ganz kurzer Zeit die nöthige Sicherheit erlangt, so dass Nebenverletzungen durch den von Anfang bis zum Ende der Operation und in jedem Augenblick derselben sichtbaren Ureter viel besser als bisher vermieden werden können, und zwar auch dann, wenn das Carcinom im Parametrium den Ureter umgriffen hatte, wie auch in mehreren meiner Fälle. Dabei blieb auch mir die Erfahrung nicht erspart, dass das gänzliche Entblößen des Ureters aus seinen Umhüllungen, wie es beim Herauspräpariren aus carcinomatösen Parametrien unumgänglich nothwendig wird, die Gefahr der späteren Ureternekrose in sich schließt. Schonung seiner Gefäße ist dabei einfach technisch unmöglich. Man könnte nur entweder die Operation unterbrechen, oder man muss eben den Ureter aus dem Carcinom herausheben, wobei er vollkommen freigelegt wird. Geschieht dies auf längere Strecken, etwa fingerlang, so ist, auch wenn man, wie ich dies stets ausführe, den Ureter am Schluss der Operation wieder mit Bindegewebe umhüllt und ihn in ein neues Bett einnäht, doch seine Ernährung sehr empfindlich gestört und seine Nekrose zu erwarten. Ich möchte aber daraus keinen Vorwurf gegen die Operationsmethode erheben, denn die ist daran nicht Schuld, sondern vielmehr das Carcinom. Aber den Rath möchte ich nicht unterdrücken, den Ureter jedes Mal so wenig wie möglich zu »entblößen« und ihn wo es irgend angängig ist, auf seiner Unterlage zu belassen. Ist die Nekrose des Ureters gemäß der freigelegten Strecke mit Wahrscheinlichkeit vorauszusehen, so empfehle ich, wie ich dies auch gethan habe, entweder eine Resektion des Ureters oder eine Exstirpation der zugehörigen Niere, was letzteres noch sicherer erscheint, so fern nur eine zweite funktionirende Niere vorhanden ist.

Wertheim hat uns in der präliminaren Behandlung der Ureteren und noch in so manchen anderen Technicismen seiner Operationsweise mit neuen Fortschritten beschenkt, und ich würde es für nicht richtig halten, dessen abdominelle Uterusexstirpation mit dem Namen der »erweiterten Freund'schen Operation« zu belegen, und zwar nicht bloß im Sinne der Gerechtigkeit, sondern auch desshalb, weil vielleicht durch den Hinweis darauf, dass wir in der That durch Wertheim mit einem neuen Operationsverfahren bereichert wurden, mehr Operateure zu einem Versuch mit diesem angeregt würden. Wir werden uns desshalb doch weit davon entfernt wissen, die unvergänglichen Verdienste Freund's um die Carcinomoperation überhaupt schmälern zu wollen.

Es würde mich heute viel zu weit führen, die verschiedenen Konkurrenzoperationsverfahren, namentlich auch dasjenige von Schuchardt, in Parallele mit Wertheim's Operationsmethode ziehen zu wollen. Die Übersichtlichkeit des Operationsgebiets beim Wertheim'schen Verfahren in steilster Beckenhochlagerung wird meines Erachtens von keinem Anderen erreicht, geschweige denn übertroffen, eben so wie es in der Ausdehnung der zu exstirpirenden Gewebsmassen und Drüsen an die Grenze des Erreichbaren gehen lässt.

Meine Erfahrungen mit der Drüsenexstirpation bei der Wertheim'schen Operation gingen dahin, dass ich in den 26 Fällen 8mal überhaupt keine Drüsen exstirpirt habe, und zwar desshalb, weil ich keinerlei vergrößerte Drüsen in den freigelegten Bindegewebsräumen der Beckenhöhle gefunden habe. 18mal wurden Drüsen entfernt und darunter finden sich 7 Fälle, in denen eine oder mehrere Drüsen carcinomatös waren. Sämmtliche Drüsen wurden in Serienschnitten mikroskopisch untersucht, und nur eindeutige Bilder anerkannt.

Ich möchte bei dieser Gelegenheit darauf hinweisen, dass es hier manche strittige Bilder giebt, die dem in diesem Specialfach nicht ganz Bewanderten mikroskopische Schwierigkeiten bereiten mögen. Die von mir als carcinomatös anerkannten Drüsen zeigten so charakteristische Bilder, dass deren Deutung keinen Augenblick zweifelhaft sein konnte. Dabei habe ich die Erfahrung gemacht, dass die carcinomatösen Drüsen nicht nur durch ihre Größe, sondern besonders auch durch ihre Härte ausgezeichnet waren. In einzelnen Fällen waren dieselben central zerfallen, so dass sich beim Durchschnitt carcinomatöser Brei aus ihnen entleerte. Ob solche Fälle, in denen carcinomatöse Drüsen entfernt wurden, wirklich geheilt werden können, vermag natürlich noch Niemand zu beurtheilen, und ich halte alle theoretische Erörterung für durchaus überflüssig, da hier nur die Thatsachen entscheiden können.

Eine gewisse Befürchtung kann ich aber heute darüber nicht unterdrücken, nicht etwa desshalb, weil möglicherweise in solchen

Fällen Carcinomherde in nicht auffindbaren Drüsen oder in den Lymphgängen zurückbleiben, sondern weil meine bisherigen Erfahrungen dahin gingen, dass, wie ja eigentlich auch zu erwarten ist, nur bei lokal sehr weit vorgeschrittenen, in die Parametrien eingebrochenen Carcinomen die Drüsen carcinomatös erkrankt befunden worden waren. In besonderem Maße scheint mir dies beim Corpuscarcinom zuzutreffen.

Unter meinen Fällen von Corpuscarcinom befinden sich auch 2, in welchen carcinomatöse Drüsen entfernt waren, es waren diese aber beide ganz extrem ungünstig. Beide Male war die ganze Dicke der Uteruswand vom Carcinom durchwuchert; eingesetzte Zangen rissen sofort durch; aus den Rissstellen quoll allenthalben Carcinombrei heraus; beide Frauen sind dann auch gestorben. Bei minder fortgeschrittenen Fällen von Corpuscarcinom fand ich wenigstens bisher keine carcinomatösen Drüsen. Dabei halte ich aber mein bisheriges Material für zu klein, um so weitgehende und wichtige Schlüsse daraus ziehen zu wollen und werde auch weiterhin alle Fälle nach Wertheim operiren.

So viel steht ja nun wohl hinsichtlich der Drüsenfrage nach den vorliegenden Erfahrungen verschiedener Operateure, womit auch die meinen gut übereinstimmen, fest, dass wir in etwa $1/3$ aller Fälle carcinomatöse Drüsen finden und exstirpiren können, und zwar an von der Vagina aus nicht erreichbaren Orten. Werden einmal solche Fälle dauernd geheilt befunden, dann könnte von Niemand die Überlegenheit des abdominellen Verfahrens bestritten werden.

Wie weit das Wertheim'sche Verfahren leistungsfähig ist, hat sich mir besonders noch in 3 oben nicht eingerechneten Fällen erwiesen, wo ich des Versuchs halber an die harte und vielleicht auch undankbare Aufgabe herangegangen bin, Recidivcarcinome, welche nach vaginaler Totalexstirpation entstanden waren, zu entfernen. Alle 3 Frauen kamen, zur Nachprüfung bestellt, in bestem subjektiven Wohlbefinden, ohne irgend welche lokale oder sonstige Erscheinungen; bei der ersten war am 14. Januar 1899 ein faustgroßes Blumenkohlcarcinom an der Portio eines Ende des 10. Monats graviden Uterus durch vaginale Totalexstirpation des wehenlosen Uterus mit Zuhilfenahme des vaginalen Kaiserschnitts entfernt worden. Glatte Genesung. Am 3. März 1902, also mehr als 3 Jahre später, fanden wir ein lokales Recidiv in beiden Narbenwinkeln, nicht sehr ausgebreitet, umgreifbar und noch beweglich. In der Zwischenzeit hatte sich Pat. wiederholt vorgestellt, so am 21. Okt. 1899, 15. Januar 1900, 10. März 1900, 30. März 1901, und war stets von mir untersucht und recidivfrei gefunden worden. Die zweite war am 18. Okt. 1899 operirt worden, das Recidiv wurde am 24. Febr. 1902 konstatirt, also $2^1/_2$ Jahre nach der Operation. Der dritte Fall war schon nach 1 Jahre recidiv geworden. Alle 3 Recidivoperationen waren außerordentlich schwierig, das Carcinom war doch viel weiter in das Gewebe eingedrungen als der Tastbefund vermuthen ließ. Bei der Ersten wurden keine Drüsen

gefunden, bei der Zweiten dagegen wurden im Ganzen 10 carcinomatöse Drüsen an 4 verschiedenen Stellen des Beckens als harte,
große Packete gefunden und exstirpirt. Der rechte Ureter war ganz
von Carcinom verwachsen, er wurde in großer Länge mitgenommen
und die rechte Niere exstirpirt. Diese beiden Frauen sind wiederum
genesen. Ich gebe mich aber natürlich keiner großen Hoffnung hin,
dass diese Frauen gesund bleiben, halte jedoch den Versuch einer
Rettung für gerechtfertigt. Die Dritte dieser Kranken ist am Tage
der Operation gestorben, wohl in Folge des Blutverlustes bei der
Operation, da das Carcinom bis in die großen Beckengefäße gewuchert war, und die Herausnahme desselben ziemlichen Blustverlust
veranlasst hatte.

Ich habe mich mit diesen Recidivoperationen dem Vorgehen
Gustav Klein's angeschlossen, der schon im vorigen Jahre[1], und
zwar wie ich glaube, als Erster abdominell nach Wertheim Carcinom-
recidive mit primärem Erfolg operirte.

Eine größere Ausbreitung werde ich aber diesen Versuchen wohl
nicht geben, denn die Chancen einer Dauerheilung scheinen mir
nach den bei diesen Operationen gemachten Erfahrungen zu gering,
um für den Gewinn einer vielleicht nur geringen Verlängerung des
Lebens so überaus schwierige Eingriffe zu wagen. Jedenfalls möge
man den Versuch der Exstirpation eines Recidivs nur bei wirklich
scharf umgrenzbaren Carcinomherden unternehmen, denn auch da
findet man bei der Ausschälung des Zellgewebscarcinoms über Erwarten große Schwierigkeiten.

II.
Über die Hystero-Kataphraxis.

Von

Prof. A. Catterina in Camerino.

Mit dem Wort »Kataphraxis« möchte ich eine Methode bezeichnen, welche ich schon im Jahre 1900 in der italienischen Gesellschaft
für Chirurgie zur Behandlung ektopischer Organe vorgeschlagen habe
und die darin besteht, dass man das ektopische Organ in ein me-
tallisches Gehäuse, eine Art Käfig, schließt und fixirt. Damals demonstrirte ich meine Methode bezüglich der Niere und im November
vor. Jahres habe ich die Kataphraxis (Ingabbiamento) eines prolabirten Uterus durchgeführt.

Die Methode ist folgende:

Laparotomie etwas links von der Linea alba wie bei gewöhnlichen Hysteropexien. Man zieht dann den Uterus zwischen die
Wundlappen, führt in der Höhe des unteren Drittels desselben einen

---

[1] Centralblatt für Gynäkologie 1901. No. 41. p. 1140.

metallischen Faden (Gold oder reines Silber) durch die einzelnen
Schichten der Bauchwand mit Ausnahme der Haut, dann durch das
Ligamentum latum ganz nahe und hinter dem Uterus, so dass der
Faden auf der Aponeurose des anderen Lappens zum Vorschein kommt,
indem er das Lig. latum und die einzelnen Schichten der Bauch-
wand der anderen Seite in entgegengesetztem Sinne durchbohrt hat.

Einen anderen Faden zieht man parallel dem ersteren durch
das Lig. latum gerade unterhalb der Insertionsstelle des runden Ge-
bärmutterbandes.

Die Knotung der einzelnen Fäden kann vor oder nach Beendigung der Suturen der Bauchwände bewerkstelligt werden.

Wie aus den beigefügten Figuren ersichtlich ist, braucht man nur
eine (Fig. 3), und zwar eine obere, metallische Schlinge um den
Uterus zu legen.

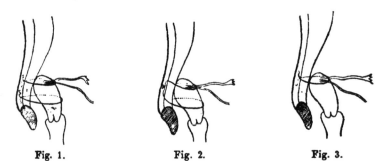

Fig. 1.   Fig. 2.   Fig. 3.

Die Knotung kann auch an den Seiten der Abdominalsuturen
gemacht werden.

Bei Anlegung einer einzigen Schlinge, welche die Form eines $\sqsubset$
haben muss, werden, wie aus Fig. 2 ersichtlich ist, die Enden derselben bloß an einer Seite zusammengebunden; will man aber zwei
Schlingen anlegen, eine obere und untere, so werden die Enden der
oberen mit denen der unteren Schlinge zu beiden Seiten der übrigen
Abdominalsuturen, ohne die letzteren zu kreuzen, vereinigt.

Bei Störungen von Seiten des Apparates können mittels kleiner
Hautincisionen die Schlingen entfernt werden.

Ich musste bei meiner Operirten der Hystero-Kataphraxis die
Radikalbehandlung eines linksseitigen Schenkelbruchs nach der Methode meines Lehrers Bassini in derselben Sitzung vorausschicken.

Das Resultat der beiden Operationen ist, wie mir der Gemeinde-
arzt Dr. Ceccarelli meldet, bis jetzt ganz vortrefflich.

Berichte aus gynäkol. Gesellschaften u. Krankenhäusern.

1) Gesellschaft für Geburtshilfe zu Leipzig.

505. und 506. Sitzung vom 17. März und 21. April 1902.

Vorsitzender: Herr Krönig; Schriftführer: Herr Donat.

Gäste der Aprilsitzung die Herren Wertheim (Wien) und Döderlein (Tübingen).

1) Herr Füth: **Demonstration einer geplatzten Tubenschwangerschaft.**

Das Präparat stammt von einer 28jährigen Frau, die 2mal, das letzte Mal 6 Jahre zuvor, geboren hatte. Die letzten Menses waren vom 1.—6. Januar l. J. dagewesen. Sie blutete dann vom 28.—31. Januar stundenweise wenig; gleichfalls vom 19.—26. Februar. Am 22. Februar gegen 1/29 Uhr Abends bekam sie einen Ohnmachtsanfall von 5 Minuten Dauer. Sie wurde ins Bett gebracht und fühlte sich am anderen Morgen wieder ganz wohl. Am 5. dieses Monats früh trat ein 2. Ohnmachtsanfall ein, worauf sie von dem herzugesogenen Arzt mit der Diagnose geplatzte Tubenschwangerschaft der Klinik überwiesen wurde. Bei der Operation, die gleich nach der Aufnahme am selben Vormittag ausgeführt wurde, fanden sich 1½ Liter hellrothen, zum Theil geronnenen Blutes in der Bauchhöhle, und die linke Tube erwies sich als Fruchtträgerin.

Das Präparat, welches demonstrirt wird, zeigt, wie auf der Kuppe der Anschwellung die Tubenwand an einer etwa 4 mm im Durchmesser messenden Stelle thürflügelartig nach außen umgeklappt ist und Placentargewebe herausragt. Die Zotten sind also auch hier bis dicht unter die Serosa gewuchert und durch eine in das Innere erfolgte Blutung ist dann eine schwache Stelle der Wand durchrissen und nach außen umgeworfen worden.

2) Herr Pankow (als Gast, aus der Poliklinik des Herrn Prof. Krönig):

Bei der 62jährigen Pat. handelt es sich um einen Totalprolaps, der von dem seit Jahren mit Erfolg getragenen Ring jetzt nicht mehr zurückgehalten wird. Ein neu eingesetzter größerer Ring verursachte Decubitus. Nach Abheilung desselben wurden Versuche mit allen möglichen Pessars gemacht, aber ohne Erfolg. Zu einer Operation konnte sich Pat. nicht entschließen. Um der Frau, die Wittwe ist und sich ihren Lebensunterhalt selbst schaffen muss, das Tragen eines für arbeitende Pat. besonders lästigen und hindernden Hysterophors zu ersparen, wird der Versuch gemacht, durch Ausmauern der ganzen Vagina mit Paraffin den Prolaps zurückzuhalten.

Hierzu wurde Paraffin mit dem Schmelzpunkt von 47—48° C. flüssig gemacht, so weit wieder abgekühlt, bis es eben anfing fest zu werden, und dann klümpchenweise in die vorher gereinigte und mit Glycerin ausgestrichene Vagina eingeführt. Es wurde nun das Scheidengewölbe unter möglichster Dehnung zuerst und dann die ganze Vagina bis etwa 3 cm oberhalb des Introitus ausgemauert. Das Paraffin bleibt in der Vagina sehr gut knetbar, bröckelt nicht und bildet nachher eine feste, solide Masse.

Nach Beendigung der Ausmauerung wurde Pat. noch eine Stunde ins Bett gelegt, um das Paraffin noch etwas nachhärten zu lassen, hierauf konnte die Frau nach Hause gehen.

Bei den wöchentlich vorgenommenen Revisionen sprach sich Pat. stets außerordentlich zufrieden aus, sie hatte keinerlei Beschwerden oder Schmerzen, auch nicht beim Stuhlgang und Wasserlassen.

Nach 6 Wochen wurde das Paraffin wieder entfernt.

Es zeigte sich nun, dass der zuletzt gesetzte Decubitus, der vor der Ausmauerung noch nicht vollkommen verheilt war, hinter dem Paraffin vollkommen zur Abheilung gekommen war, und dass, während früher beim Pressen sofort der ganze

26**

Prolaps hervorgetrieben wurde, jetzt auch beim allerstärksten Pressen vordere und hintere Vaginalwand nur mäßig vorgewölbt wurden.

Überdies war Pat. während der ganzen Zeit, wo sie das Paraffin getragen hat, vollkommen arbeitsfähig.

Es wurde eine neue Ausmauerung vorgenommen, die jetzt noch liegt und ebenfalls von der Pat. sehr gut vertragen wird. (Vorstellung der Pat.)

Das Verfahren erscheint desshalb empfehlenswerth, weil es so überaus einfach und bequem auch für den praktischen Arzt auszuführen ist und ist besonders geeignet für Fälle, in denen ein Ring versagt und die Operation abgelehnt wird.

3) Herr Zulauf demonstrirt einen Uterus, der 10 Tage nach einer Vaporisation gewonnen wurde. Pat. litt seit November v. J. an Blutungen, die nicht zum Schwinden gebracht werden konnten. Im December war anderweit eine Abrasio vorgenommen worden, jedoch ebenfalls ohne Erfolg. Es wurde der stark ausgebluteten und körperlich sehr heruntergekommenen Frau die Totalexstirpation des Uterus von Herrn Prof. Krönig vorgeschlagen. Da sie aus äußeren Gründen nicht gleich Aufnahme in der Klinik finden konnte, wurde — nach den bisherigen Erfahrungen mit geringer Hoffnung und nur provisorisch — die Vaporisation vorgenommen. Nach ausgiebiger Dilatation des Muttermundes mit den Hegar'schen Instrumenten wurde 30 Sekunden lang bei 105° C. gedämpft, wobei der Katheter wie bei einer Spülung hin und her bewegt wurde, um den Dampf möglichst mit allen Schleimhautpartien in Berührung zu bringen.

Die Blutung stand danach 4 Tage lang, setzte dann aber wieder in der alten Stärke ein.

Am 21. Februar, also 10 Tage nach der Vaporisation, wurde von Herrn Prof. Krönig die vaginale Hysterektomie ohne Spaltung ausgeführt. Das Präparat ergab folgenden interessanten Befund: Etwas über der Mitte der Vorderwand des Corpus befindet sich ein nicht ganz markstückgroßer, braun verfärbter Fleck, der auf dem Durchschnitt bis in die Muskulatur sich erstreckt. Die übrige Schleimhaut weist nur strichweise geringe blutige Suffusionen auf.

Die mikroskopischen Präparate entsprechen dem Erwarteten. An dem erwähnten Fleck der Vorderwand ist die Mucosa bis tief in die Muskulatur hinein zerstört; von Drüsenresten kaum eine Spur. Das direkt neben diesem Fleck excidirte Stück ist dagegen stellenweise noch mit intaktem Epithel überkleidet; hier sind nur die oberflächlichsten Drüsenpartien und diese auch nicht einmal gänzlich zerstört; sonst ist das gesammte Drüsenepithel vorzüglich erhalten. Das Gleiche zeigt sich an den aus dem Fundus und nahe dem Orificium int. excidirten Stücken. Leukocytenanhäufung zeigt sich ausgesprochen nur in der Umgebung der wirklich zerstörten Schleimhautpartie.

Vortr. weist auf den auffallend ungleichmäßigen Effekt der Vaporisation und das rasche Wiedereinsetzen der Blutung hin.

Herr Littauer bemerkt zu der Demonstration des Herrn Pankow, dass er ein ähnliches Verfahren bei Prof. Schleich (Berlin) gesehen habe.

4) Herr Zangemeister: Über primäre Tubencarcinome.

Orthmann erbrachte 1888 den Nachweis vom primären Krebs der Tube und wies eine Vermengung mit sekundären Fällen zurück. Seitdem sind eine ganze Reihe neuer Fälle hinzugekommen.

Sänger und Barth 1895: 17 Fälle.

Doran 1898: Liste von 23 Fällen.

Heute können wir bereits 51 Fälle auffinden.

Um ein Bild von der Häufigkeit zu geben, führe ich an, dass an der hiesigen Klinik in 12 Jahren 1609 Laparotomien, davon

$$374 \text{ wegen Tubenerkrankungen} = 23,3\%,$$
$$5 \text{ » Carcinoma tubae} = 0,31\%$$

(oder = 1,33% der Laparotomien wegen Tubenerkrankung) ausgeführt wurden.

Die beiden ersten Fälle unserer Klinik wurden von Zweifel publicirt, 3 neue seitdem (die ausführliche Beschreibung geschieht in Bruns' Beiträgen zur Chirurgie Bd. XXXIV p. 96).

In diesen 3 Fällen waren beide Tuben ergriffen, sonst bisher
beide: 19mal

eine: 25mal $\left\{ \begin{array}{l} \text{links 11mal} \\ \text{rechts 14mal.} \end{array} \right.$

Die Tumoren zeigen gewisse gleichmäßige Eigenthümlichkeiten, die auch
schon an den Fällen der Litteratur bekannt gegeben sind:

Die Pars uterina ist nur wenig verdickt, die Verdickung resultirt aus einer
koncentrischen Wandverdickung; im Innern hier nur dünner carcinomatöser
Strang oder nichts; der laterale Tubentheil sackartig erweitert, Wand papierdünn, leicht zerreißlich. Im Innern bröcklige, papilläre Massen.

Die Wand der Tube ist nirgends äußerlich sichtbar von Carcinom durchbrochen (Eberth-Kaltenbach, Schäfer); die Kontinuität der Tube bleibt
somit lange erhalten, die Form des Tumors bleibt wurstförmig.

In einem Falle: Tuboovarialcyste (7 Fälle der Litteratur); ovarielle Elemente reichen aber nicht bis an das Carcinom heran.

(Demonstration der Präparate!)

Mikroskopisch handelte es sich in allen 3 Fällen um reine papilläre
Carcinome, wenn auch nicht in jedem Theil der Tube, so kann man doch an
den meisten Schnitten den papillären Bau erkennen; es schießen aus der Tubenschleimhaut dendritisch verzweigte Zellreihen empor, welche sich dann immer mehr
verwirren, so dass schließlich die Verfolgung der einzelnen Zapfen nicht mehr
möglich ist. Die Zellen sind cylinderförmig, stets einreihig angeordnet. Es resultirt hieraus das Bild, wie wir es vom malignen Adenom des Uterus und vom
papillären Adenom des Ovariums kennen.

Ganz anders sieht das Carcinom dort aus, wo es in die Tubenwand hinein-
gewuchert ist und hier parallel zur Tubenoberfläche in den Lymphbahnen weiter
wächst: hier haben wir solide Krebssträngе, deren Zellen kubisch sind und an
denen sich der papilläre Bau an den meisten Stellen nicht mehr erkennen lässt.

Derartige Verhältnisse fanden sich im 3. Falle an der außerordentlich vergrößerten linken Tube sowohl am uterinen als am abdominellen Theil vor.

(Demonstration von 4 Mikrophotogrammen!)

Die bisher bekannten Fälle von Tubencarcinom zeigten alle papillären
Bau; eine einzige Ausnahme bildet der Fall von Friedenheim, bei dem nach
seinen Angaben das Carcinom ausschließlich in der Wand entwickelt, die ganze
Tubenschleimhaut frei war. Friedenheim nimmt an, dass es sich in seinem
Falle um ein von einer Nebentube ausgegangenes Carcinom gehandelt hat.

Andere Untersucher (z. B. Eckard, Falk und v. Franqué) fanden neben
papillären Partien in der Tube auch alveoläre, meist in der Wand liegende
Bezirke, und schließen daraus, dass es keine rein papillären Fälle gewesen seien.
Nun hat aber schon Orthmann auch in seinem Falle papillären Carcinoms in
der Wand alveoläre Bezirke gefunden und es ist wohl am nächstliegenden, diese
Theile als durch Raumbeengung in ihrer Form und Anordnung veränderte Antheile der übrigen sonst papillären Geschwulst anzusehen, wie ich es auch für
meinen Fall annehme.

Nach alledem kann man einen gewissen Zweifel Betreffs des Friedenheim-
schen Falles nicht unterdrücken. Vielleicht handelt es sich auch hier um ein —
frühzeitig in die Wand eingedrungenes, hier alveolär aussehendes — Carcinom,
das ursprünglich auch, wie alle anderen, von einem papillären Tumor ausging.

Ich möchte noch erwähnen, dass sich in 7 Fällen der Litteratur Metastasen
im Uterus fanden (Pawlik, Hofbauer, v. Franqué [2], Westermark,
Quensel, Doran); es ist das für die operative Therapie von Bedeutung.

Auffallend ist ferner das mehrmalige Vorkommen einer sarkomatösen Geschwulst mit oder im Gefolge des Carcinoms. Ähnlich unserem Fall II beobachtete Falk ein Sarkomrecidiv nach der Operation und v. Franqué und Schäfer
beschreiben Fälle, in welchen es sich um Mischgeschwülste von Adenocarcinom
und Sarkom in der Tube gehandelt hat. Das 4malige Vorkommen unter 51 Fällen

verdient jedenfalls, bevor wir uns einen Zusammenhang denken können, hervorgehoben zu werden.

Klinisch ist hervorzuheben:

1) Alter: Das 45. und 46. Jahr prävaliren (12), eine nicht unbeträchtliche Zahl fallen ferner in die Jahre 55—60 (12). (Alterskurve; Vergleich mit Ovarial- und Uteruscarcinomen!) Das früheste Auftreten beobachteten Friedenheim (35) und Veit (36), das späteste Novy (70).

2) Relativ selten tritt das Carcinom bei Frauen auf, welche öfters geboren haben:

Nulliparae 11,   Iparae 15,   II—Xparae 9.

Mithin waren nur 11 Frauen steril.

Die Klagen der Frauen bestehen in Kreuzschmerzen, krampfartigen Leibschmerzen, Blasenbeschwerden, Unregelmäßigkeit der Menses, meist zu profus, hier und da Ausfluss.

Bei unseren Fällen sind die Beschwerden stets auffallend gering gewesen:

Im I. Falle Zweifel: ³/₄ Jahr Ausfluss, mäßige Leibschmerzen; Frau im Ganzen gesund! Im II. Falle Zweifel: Seit 1 Jahre krampfartige Schmerzen im Leib; sonst keine Störungen. Besonders Fall I der 3 neuen Fälle fast ohne Beschwerden, ähnlich Fall II und III.

Ich möchte direkt im Anschluss hieran auf die ätiologischen Erörterungen Sänger's eingehen; er stellt den Satz auf, dass das Carcinom der Tube ausnahmslos auf entzündlicher Basis entstehe, indem es durch die Entzündung zum Papillom der Tube und aus diesem später zu Carcinom käme; als Gründe für diese Annahme führt er an, dass

1) das abdominelle Tubenende fast immer verschlossen sei;
2) man stets entzündliche Veränderungen in der Tube fände (Rundzellen);
3) die Pars uterina stets verdickt sei;
4) die Frauen meist steril geblieben seien.

Dem gegenüber muss betont werden, dass

1) das abdominelle Ende hier und da offen ist; ein Verschluss kann eben so wohl durch das Carcinom bedingt werden.
2) Rundzelleninfiltrate finden sich so oft in der Nähe carcinomatöser Herde, dass hieraus kein Schluss auf Entzündung vor dem Carcinom gestattet ist.
3) Die Verdickung der Pars uterina lässt sich ebenfalls als eine Folgeerscheinung des im Tubeninnern wachsenden Carcinoms erklären.
4) Sterilität ist in der Mehrzahl der Fälle nicht vorhergegangen, allerdings meist nur eine oder wenige Entbindungen; wie weit hieraus, selbst aus Sterilität, auf chronische Entzündungen der Tube geschlossen werden darf, ist heute noch nicht zu entscheiden.

Gegen das Vorhergehen entzündlicher Processe spricht vor Allem die Anamnese; die Frauen waren früher meist nicht krank, haben keinen Ausfluss gehabt etc. Eben so scheint mir das so ausgesprochene Prävaliren einer Altersklasse eher gegen entzündliche Grundlage zu sprechen und mehr dafür, dass sich das Carcinom an Entwicklungsvorgänge anschließt, welche sich in der Tube kurz vor oder kurz nach dem Klimakterium abspielen.

Die Diagnose ist sehr schwer; nur im Falle Zweifel II konnte sie vor der Operation gestellt werden. Immerhin wird man durch den nachgewiesenen Tumor meist zur Operation gedrängt, so dass eine Verschleppung des Falles Mangels genauer Diagnose wohl meist nicht zu befürchten ist.

Die Prognose muss als recht schlecht hingestellt werden. Nicht die primären Resultate der Operation sind schlecht (hier starb keine!), sondern die häufig auftretenden Recidive.

An sich liegen die Verhältnisse beim Tubencarcinom günstig: Das Carcinom bleibt anscheinend lange auf die Tube beschränkt, erst sehr spät kommt es zu einem Durchbruch durch die Wand.

Das wichtigste Moment, das die Prognose so ungünstig macht, scheint mir das zu sein, dass das Tubencarcinom so wenig Beschwerden macht, wie wir gesehen haben.

Dass eine Heilung durch Operation möglich ist, beweist der II. Fall Zweifel's, es ist der einzige, von dem bisher bekannt gegeben ist, dass er länger als 5 Jahre recidivfrei blieb; die Frau berichtete vor Kurzem, dass sie sich heute, 8 Jahre nach der Operation völlig wohl fühlt. Der untersuchende Arzt fand eine glatte Narbe, keine Tumoren etc.

Selbstredend muss die Operation so radikal wie möglich ausgeführt werden; da das Carcinom vor Allem die andere Tube, aber nicht selten auch den Uterus ergreift, müssen stets beide Adnexe und der Uterus entfernt werden.

Diskussion: Herr Zweifel bemerkt zu dem Vortrag des Herrn Zangemeister, dass die Diagnose eines Tubencarcinoms in dem einen Falle dadurch ermöglicht war, dass sich deutlich ein wurstförmiger Tumor nachweisen ließ.

Interessant erscheint ihm die Ansicht von Herrn Zangemeister, dass eine der Carcinomentwicklung vorhergegangene Entzündung der Tube, wie dies Sänger annahm, nicht wahrscheinlich sei. Er selbst hat nie, speciell nicht am Uterus, ein Carcinom bei Frauen auftreten sehen, welche früher wegen irgend welchen Veränderungen der Genitalorgane in seiner Behandlung waren. Die wegen Carcinom in seine Behandlung gekommenen Frauen waren immer bis zum Beginn dieser Erkrankung ganz gesund gewesen. Wenn sich diese Erfahrung auch bei anderen Frauenärzten bestätigte, so müsste man in der gynäkologischen Behandlung so etwas wie ein Prophylacticum gegen Carcinoma uteri erblicken. Unmöglich und undenkbar wäre dies nicht, weil jede gynäkologische Behandlung, möge sie gerichtet sein gegen welche Krankheit man nennen wolle, doch immer mit Desinfektionsmitteln operire und dies einen unbeabsichtigten Nutzen haben könnte. Es würde diese Anschauung sofort erklärt, wenn es sich herausstellen sollte, dass das Carcinoma uteri eine parasitäre Krankheit sei.

Für den Redner sei es schon lange eine feste Überzeugung, dass diese Anschauung noch einmal siegen werde, und wenn auch die Beweise bis jetzt noch ausstehen, so müsse man klinisch doch schon vorgreifen und die Konsequenzen ziehen, ehe der Beweis erbracht sei.

5) Herr E. Wertheim: Zur Frage der Radikaloperation beim Uteruscarcinom.

M. H.! Es unterliegt keinem Zweifel, dass die Frage nach der chirurgischen Behandlung des Gebärmutterkrebses in den Jahren ganz besonders aktuell geworden ist, und da es der Lauf der Dinge mit sich gebracht hat, dass meine Person hierbei etwas mehr in den Vordergrund getreten ist, ist es für mich besonders angenehm, dass ich die Ehre habe, vor dieser hochangesehenen Gesellschaft meinen Standpunkt vertreten zu können.

In 2 Richtungen bewegen sich naturgemäß unsere Bestrebungen, die chirurgische Behandlung des Uteruskrebses erfolgreicher zu machen. Die eine zielt darauf ab, die Fälle möglichst frühzeitig der Operation zuzuführen; die zweite darauf, möglichst ausgiebig zu operiren, d. h. mit dem primären Herd möglichst viel vom umgebenden Gewebe zu exstirpiren.

Was in der ersteren Richtung mit dem bisherigen Operationsverfahren geleistet werden kann, zeigt das Beispiel Winter's, der durch fortgesetzte Mahnrufe an die praktischen Ärzte und das Publikum eine sehr bedeutende Steigerung der Operabilitätsprocente erzielte. Und es ist unerlässlich, dass wir Alle dies fortwährend im Auge behalten und Jeder in seinem Wirkungskreis in diesem Sinne arbeite. Freilich ist zu bedenken, dass wir in dieser Richtung nur bis zu einer gewissen Grenze kommen können. Denn abgesehen davon, dass es in der Natur der Krankheit liegt, dass die ersten alarmirenden Symptome nicht selten erst in vorgeschrittenem Stadium auftreten, können wir aus den Statistiken, welche über die beginnenden und die vorgeschrittenen Fälle gesondert berichten, entnehmen, dass selbst wenn es gelänge, alle Fälle frühzeitig zur Operation zu bekommen, doch in ca. 50% der Fälle durch das bisher fast ausschließlich angewendete Verfahren der vaginalen Uterusexstirpation die dauernde Heilung nicht erreicht werden würde. Darüber hinaus zu kommen, wäre unmöglich.

Der Umstand, dass das Carcinommaterial in Wien ein — leider — besonders ungünstiges ist, hat es mit sich gebracht, dass ich vom Beginn meiner selbständigen Wirksamkeit an — das sind jetzt beinahe 5 Jahre — auch in der 2. Richtung nicht unthätig bleiben zu dürfen glaubte. Ich habe mich da nicht gleich auf die Laparotomie gestürzt, deren berüchtigt schlechte Ergebnisse beim Uteruscarcinom dazu wenig einluden, sondern zunächst auf vaginalem Weg versucht, die Operation zu erweitern. Und in der That gelang es, durch Anwendung der neueren Techniken: Luxirung des Uterus und Durchtrennung der Ligamente von oben nach unten, so dass das Parametrium zuletzt durchschnitten wurde, totale Medianspaltung des Uterus (das diesbezügliche Verfahren Döderlein's war damals noch nicht angegeben), uni- oder bilaterale Spaltung der Scheidenwand etc. zu erreichen, dass mit dem krebsigen Uterus mehr oder minder große Antheile der Parametrien zur Entfernung gelangten.

Aber befriedigt war ich davon nicht. Diese Operationen waren recht schwierige, und zu wiederholten Malen ereignete es sich, dass die Ureteren trotz Markirung durch vorher eingelegte Sonden verletzt wurden.

Es fehlte eben die nöthige Übersicht, um in schwierigeren Fällen, in denen die Ureteren oder die Blase fixirt waren, präparatorisch vorzugehen. Und je mehr Parametrium im einzelnen Falle zur Ausschneidung gelangen sollte, desto mehr waren die Ureteren gefährdet.

So kam es, dass ich nach ca. 1jährigen Bemühungen — es waren inzwischen die Arbeiten von E. Ries und Peiser erschienen, welche sich mit den regionären Drüsen beim Uteruscarcinom befassten — mich zum abdominellen Weg wendete. Einige Leichenversuche hatten mir die Überzeugung verschafft, dass derselbe in durchaus übersichtlicher und chirurgisch richtiger Weise die weitgehendste Exstirpation der Parametrien gestatte, und dass auch die Exstirpation der regionären Drüsen gelingen müsste.

Schon die ersten derartigen Operationen an der Lebenden bewiesen uns dies: Die Ureteren ließen sich relativ leicht freilegen, und sobald dies geschehen war, braucht nur vorn die Blase und hinten der Mastdarm abgelöst zu werden, um die Mitexstirpation der Parametrien in über Erwarten großem Umfang zu ermöglichen. Und was die regionären Lymphdrüsen betrifft, so erwies sich die Scheu vor den großen Gefäßen gar bald als unberechtigt. Nur wo krebsige Drüsen schon innig mit denselben verwachsen waren, war die Exstirpation entweder unmöglich oder doch mit der Gefahr der Verletzung derselben verbunden.

M. H.! Ich will Sie nicht mit der Darlegung des Entwicklungsgangs unserer abdominalen Uteruskrebsoperation ermüden. Ich will nur betonen, dass dieselbe eine vollkommen typische Operation geworden ist, deren wesentliche Akte an diesen Tafeln (es sind dieselben, die ich schon in Gießen demonstrirte) in Kürze erläutert werden sollen. Nachdem in steiler Beckenhochlagerung die Bauchhöhle durch einen Schnitt in der Linea alba zwischen Nabel und Symphyse eröffnet ist, werden 1) die Ureteren freigelegt, 2) die Blase abgelöst und die Ligamente ligirt und durchtrennt, 3) die Ureteren aus den Parametrien befreit und ihre Pars vesicalis herauspräparirt, 4) der Mastdarm abgelöst, 5) unter gleichzeitigem Beiseiteschieben der Ureteren die Parametrien von der Beckenwand abgesetzt und 6) das nun allseitig freigelegte Scheidenrohr unterhalb des Carcinoms abgeklemmt und unterhalb der hierzu dienenden knieförmig gebogenen Klemmen durchschnitten. 7) werden die Gefäßgegenden beiderseits nach den Lymphdrüsen abgesucht und letztere event. exstirpirt. Drainage zur Vagina mit Gaze, darüber vollständiger peritonealer Abschluss und Naht des Bauchschnitts.

In dieser Weise operiren wir seit mehr als 3½ Jahren, und wir verfügen jetzt über fast 100 Fälle, von denen 90 in Serien zu je 30 veröffentlicht worden sind. Der heute von mir Dank dem liebenswürdigen Entgegenkommen des Herrn Geheimrath Zweifel an dessen Klinik operirte Fall ist der 98. Die Mortalität, die

Anfangs in Folge der zu wenig entwickelten Technik eine sehr große war, ist in der letzten Serie auf 10% herabgesunken. Die Operationsdauer, die ursprünglich 2—2½ Stunden betrug, beträgt jetzt 1—1½ Stunde. Infektion vom Carcinom her ist durch das Klemmenmanöver so gut wie ausgeschlossen. Vom Standpunkt der primären Mortalität ist es nicht mehr möglich, der Operation die Berechtigung abzusprechen.

Ob nun diese erweiterte Krebsoperation wirklich geeignet ist, bessere Dauererfolge zu liefern als die bisher üblichen Operationen, kann erst die Zukunft entscheiden. Dass sie aber theoretisch berechtigt ist, dies anzunehmen, geht unzweifelhaft aus den histologischen Untersuchungen der exstirpirten Lymphdrüsen und Parametrien hervor. Diese Untersuchungen haben zur Evidenz ergeben, dass die herrschende Lehre, dass dem Uteruskrebs unter den Krebsen des menschlichen Körpers eine Ausnahmsstellung zukomme, indem derselbe erst spät die Grenzen des primär erkrankten Organs überschreite, irrig ist. In 33% aller Fälle waren die regionären Lymphdrüsen in unzweifelhafter Weise krebsig erkrankt, und wie hoch sich dieser Procentsatz für die Parametrien stellt, werden die noch nicht ganz beendigten Serienschnittuntersuchungen meines Laboratoriumsassistenten Dr. Kundrat ergeben. Und zwar sind es nicht bloß die vorgeschritteneren Fälle, in denen die weitere Umgebung des Uterus schon krebsig war, sondern auch beginnende. Für die Pathologie des Uteruscarcinoms und für die Beurtheilung unserer therapeutischen Bestrebungen sind damit neue und einwandfreie Grundlagen gewonnen, deren Werth nicht zu unterschätzen ist. Jedenfalls geht daraus hervor, dass die Exstirpation des primär erkrankten Organs allein auch in den sog. begrenzten Fällen häufig unsulänglich ist.

Aber auch in praktischer Beziehung ist ein großer Vortheil des von uns befolgten operativen Vorgehens über die vaginale Uterusexstirpation schon jetzt zu konstatiren. Während die Operabilität für die letztere nach den übereinstimmenden Ausweisen der Kliniken Schauta und Chrobak in Wien ca. 15% betrug, belief sich dieselbe in der Zeit meiner 1. Serie auf 29%, in der Zeit der 2. Serie auf 40%, in der Zeit der 3. Serie sogar auf 52%. Diese Steigerung der Operabilität kommt jedenfalls der absoluten Heilungszahl zu Gute, welche sich bekanntlich aus dem Verhältnis der Operabilitätszahl und der Procentzahl der Dauerheilungen ergiebt. Selbst wenn von den nach der neuen Methode Operirten nicht mehr Fälle dauernd geheilt blieben als nach der vaginalen Uterusexstirpation, so wäre durch die Steigerung der Operabilität um das 3fache ein bedeutender Erfolg gegeben. Ein endgültiges Urtheil über die Zahl der Dauererfolge lässt sich natürlich heute noch nicht fällen; aber Sie begreifen wohl, dass ich in dieser Sache wie ein vorsichtiger Kaufmann fortwährend die Bilanz im Auge habe, und ich kann heute nur sagen, dass ich mich hierdurch ermuthigt fühle, auf dem eingeschlagenen Wege fortzuschreiten.

In der letzten Zeit werden von verschiedenen Seiten Konkurrenzoperationen ausgeführt, welche unserem Verfahren gleichwerthig sein, ja dasselbe übertreffen sollen. Namentlich ist es die mittels des Schuchardt'schen Schnitts erweiterte vaginale Uterusexstirpation, die von einzelnen Operateuren besonders empfohlen wird, indem sie einerseits den Werth der von unten her unausführbaren Drüsenexstirpation leugnen, andererseits behaupten, dass mittels des Schuchardt'schen Schnitts eine eben so ausgiebige Exstirpation der Parametrien möglich sei wie von oben. Beide Einwände scheinen mir irrig zu sein. Was den Werth der Drüsenexstirpation betrifft, so verfüge ich über Fälle, in denen vor 3½ und 3 Jahren große krebsige Drüsen entfernt wurden und die bisher vollkommen recidivfrei sind. Und in Bezug auf die Exstirpation des para-uterinen Zellgewebes bietet der abdominale Weg naturgemäß die denkbar größte Übersicht und Zugänglichkeit und damit die Möglichkeit, in einer Weise präparirend vorzugehen, wie sie von unten — bei aller Anerkennung der Leistungsfähigkeit des vaginalen Operirens, dem ich bekanntlich wo irgend möglich vor der Laparotomie den Vorzug gebe — schlechterdings nicht zu erzielen ist. Daher kommt es auch, dass bei unserem Verfahren Verletzungen der Ureteren und der Blase kaum je vorkommen, während solche beim Vorgehen nach Schuchardt durchaus nicht so selten sind. Außerordentlich wichtig in dieser Beziehung wäre es auch, zu wissen, in wie viel Fällen das Schuchardt'sche Verfahren wegen Unauffindbarkeit der Ureteren, Unmöglichkeit diese resp. die Blase vom krebsigen Uterus abzulösen, resp. Verletzung derselben nicht zu Ende geführt werden konnte. Ich glaube, dass diese bisher nirgends verzeichnete Zahl nicht sehr zu Gunsten der Schuchardt'schen Totalexstirpation sprechen wird.

Von diesen Nebenverletzungen einerseits, andererseits von der durch den Schuchardt'schen Schnitt bedingten großen Verwundung kommt es, dass die primäre Mortalität durchaus keine günstige ist.

Was die von oben her geübten extraperitonealen Methoden betrifft, wie sie von Mackenrodt, Amann, v. Herff etc. angegeben worden sind, so gestehe ich, dass ich dieselben nicht aus eigener Erfahrung und Anschauung kenne. Aber die hierbei in Betracht kommenden Wege sind mir von verschiedenen extraperitonealen Ureteroperationen her geläufig, und ich möchte mich auf Grund der dort gewonnenen Erfahrungen dahin aussprechen, dass bei ihnen die Verwundung eine noch größere ist als beim Schuchardt'schen Schnitt, und dass die Übersichtlichkeit eine geringere ist als bei transperitonealem Vorgehen.

Sei dem aber wie immer, den Erfolg, m. H., haben unsere konsequenten Bemühungen jedenfalls gehabt, dass die Gynäkologen anfangen, sich heute beim Uteruscarcinom nicht mehr mit der bloßen Uterusexstirpation zu begnügen, und dass die Anschauung durchzudringen beginnt, eine Besserung der absoluten Heilungsresultate sei nicht nur durch möglichst frühzeitiges, sondern gleichzeitig auch durch möglichst radikales Operiren anzustreben.

6) Herr Döderlein (Tübingen): Über abdominelle Exstirpation des carcinomatösen Uterus nach Wertheim.

(Vortrag erscheint als Originalarbeit in dieser Nummer.)

7) Diskussion über die Vorträge der Herren Nösske, Glockner, Wertheim, Döderlein.

Herr Zweifel: Wenn es auch von dem Vorsitzenden schon geschehen ist, so will Redner doch noch einmal den als Gästen zu uns gekommenen Herren danken, um so mehr, als dieser Besuch Gelegenheit gab, Herrn Wertheim hier operiren zu sehen und die seit dem Kongress in Gießen gesammelten Erfahrungen auszutauschen.

Auf dem Kongress in Gießen hatte Redner von dem Vortrag des Herrn Wertheim den Eindruck gewonnen, dass man unbedingt die Pflicht habe, die neue abdominelle Operation zu versuchen, und diesem Gedanken habe er damals Ausdruck gegeben und sei ihm auch gefolgt. Wenn er jedoch damals wegen der Begründung, warum man mit der Entfernung des kranken Gewebes weiter gehen müsse, mit Herrn Wertheim ein kleines Geplänkel gehabt habe, so gebe ihm der heutige Tag Gelegenheit, über das Warum sich noch einmal auszusprechen.

Er sei der Meinung, dass der ausschlaggebende Grund für die Ausdehnung der Exstirpation beim Uteruscarcinom der sei, mittels des Bauchschnittes den Lymphdrüsen beizukommen, was mit den vaginalen Hilfsschnitten, möge man sie noch so ausgedehnt machen, nicht möglich sei. Er sei noch heute der Überzeugung, dass man mit dem Schuchardt'schen Hilfsschnitt die Parametrien sehr weit, vielleicht ganz so weit als mit der abdominellen Operation entfernen könnte, und dass dieser Eingriff leichter ausführbar und weniger gefährlich für die Kranken sei; aber er lege auf diesen Grund nicht den Hauptwerth, weil thatsächlich die Drüsen früher und häufiger als man früher annahm, vom Carcinom befallen werden.

Nach den seither gemachten Erfahrungen anerkenne er unumwunden, dass darin Herr Wertheim vollkommen Recht gehabt habe. Dafür und für die Ausgestaltung der neuen Operation habe er ein großes Verdienst sich erworben.

Um der oft frühzeitig auftretenden Lymphdrüsenmetastasen willen sei eine ausgiebigere Operation rationell. Ob sie auch bessere Dauerheilungen erzielen könne, hänge freilich von manchen anderen Umständen ab und sei heute nicht spruchreif.

Von den eigenen Dauerresultaten mit der vaginalen Totalexstirpation habe Redner zur Zeit des Gießener Kongresses noch keine Kenntnis gehabt, da Herr Dr. Glockner damals mit der Zusammenstellung dieser Ergebnisse noch nicht zu Ende war.

Er könne ehrlich gestehen, dass er von dem Endergebnis der Dauererfolge keine gute Meinung hatte, weil er viele Pat. mit Recidiven in seiner Sprechstunde sah und nur weil jede wahre und klare Übersicht, auch wenn sie unangenehm ausfällt, belehre und fördere und weil es den Eindruck machen konnte, dass man etwas zu verbergen habe, wenn man die Statistik der Dauererfolge unterlassen hätte, sei er der von Winter ausgegebenen Losung gefolgt und habe Herrn Dr. Glockner um die Bearbeitung derselben ersucht. Natürlich sei es jedoch für ihn eine freudige Überraschung gewesen, als Herr Glockner für die Dauerheilungen aus allen vom 1. April 1887 bis 1. Juli 1901 operirten Fällen eine Ziffer von 35,6% fand, d. h. von Pat., die 5 Jahre und mehr nach der Operation des Carcinoms recidivfrei geblieben seien. Dafür kann Redner vollkommen einstehen, dass alle Fälle, welche hier gezählt wurden, wirklich Carcinome waren, indem in jedem Falle, wo der Tumor nicht massig groß gewesen und auch für den makroskopischen Entscheid unfraglich Carcinom war, das Carcinom mikroskopisch als solches festgestellt wurde.

Es komme hier wieder einmal zum Vorschein, dass die Statistik allein einen wahren Aufschluss gebe, und dies Mal ein besseres Resultat, als es die Übersicht der Erfahrungen gab, und zwar, weil so und so viele der Pat., denen es gut ging, nichts mehr von sich hören ließen und erst als man ihnen nachzuforschen begann, meldeten, dass sie leben und gesund seien.

Bei den erreichten Dauererfolgen, die im Durchschnitt aller einer radikalen Operation noch zugänglichen Gebärmutterkrebse bei verschiedenen Operateuren mit kleinem Unterschied etwa ein Drittel beträgt und in Berücksichtigung, dass diese Zahlen für die Collumcarcinome des Uterus mit der vaginalen Totalexstirpation jetzt schon besser sind, als die der Chirurgen bei der Mamma und anderen Organen, könne man das Wort von der Bankerotterklärung dieser Operation, welches Hofmeier in Gießen aussprach, nicht gelten lassen. Von einer Bankerotterklärung könnte man doch nur dann sprechen, wenn alle Bemühungen vergeblich gewesen, d. h. wenn alle oder fast alle wegen Gebärmutterkrebs operirten Frauen wieder recidiv geworden wären. Auch wenn dessen Wort nur vergleichsweise zu der hohen supravaginalen Amputatio colli gemeint war, so ist es nicht richtig und unangebracht. Der erste Grund liegt darin, dass schon die jetzigen Erfolge so gut, ja besser sind, als die der Chirurgen bei viel zugänglicheren Organen, dann weil keine Rede ist, dass etwa die hohe supravaginale Amputatio colli dasselbe hätte leisten können, sondern dass Hunderte von Fällen operirt wurden, die mit der vaginalen Totalexstirpation noch Heilung ergaben, welche mit der hohen supravaginalen Amputatio colli nicht mehr hätten operirt werden können. Diese Stellungnahme Hofmeier's zu Gunsten der hohen Amputatio colli und gegen die vaginale Totalexstirpatio uteri ist aus sachlichen Motiven nicht zu verstehen. Von anderen Autoren, so von Winter, wird zwar die hohe Collumamputation grundsätzlich noch anerkannt, aber ihre Indikation so eingeschränkt, dass in der Praxis keine Fälle dafür übrig bleiben.

Der 2. Grund liegt darin, dass die Ärzte Unrecht haben, die erzielten Erfolge gegenseitig herabzusetzen; dafür sorgen schon ihre Feinde — die Pfuscher —, und haben wir in dem berüchtigten Kuhne-Process davon genug gehört, wo der Anwalt des Pfuschers mit besonderer Betonung in den Verhandlungssaal rief, dass ja die Ärzte insgesammt mit allen Operationen keine Carcinome zu heilen vermöchten. Diese den Ärzten feindliche Behauptung ist durch die Thatsachen reichlich widerlegt; aber weil eine solche Hetze und Gehässigkeit gegen die Ärzte besteht, thun die Ärzte nicht gut, Wasser auf die Mühle dieser Leute zu leiten.

Verzeichnis der abdominellen Total-

No.	Name	Datum der Operation	Ausgangspunkt	Drüsenbefund bei der Operation	Drüsen mikroskopisch
1	M., 59 J.	1901 6. November	Cervix	L. 1 Drüse, R. 3 Drüsen	Negativ
2	Se., 32 J.	7. »	Portio (Beginn)	L. ⎫ mehrere vergrößerte R. ⎭ Drüsen	Links Carcinom
3	St., 56 J.	13. »	Cervix	L. ⎫ mehrere bis haselnuss- R. ⎭ große	⎫ Carcinom
4	Ne., 52 J.	21. »	Portio	Negativ	—
5	Re., 53 J.	22. »	Vagina	L. klein R. —	—
6	Gr., 50 J.	26. »	Portio	Negativ	
7	Wun., 41 J.	27. »	Collum	L. 5 Drüsen bis haselnussgr. R. 3 Drüsen	⎫ Carcinom
8	Wen., 48 J.	29. »	Portio	Negativ	
9	Sch., 50 J.	3. December	Portio	R. 2 wenig vergrößert L. negativ	Carcinom —
10	Tsch., 39 J.	10. »	Cervix	L. 2 kleinhaselnussgroß	Frei
11	Gl., 44 J.	20. »	Portio	R. 4 bohnengroß L. 3 bis haselnussgroß	Frei 1 carcinom. (größte)
12	Oberl., 57 J.	1902 4. Januar	Portio	L. 2 dattelkern- u. bohnengr. R. bohnen- u. erbsengroß	Frei 1 carcinomatös
13	Die., 35 J.	7. »	Portio	L. 3 haselnuss-, 1 bohnengr. R. 2 etwas kleiner	⎫ kein Carcinom
14	Stamm., 44 J.	28. »	Portio	R. haselnussgroß L. bohnengroß	⎫ kein Carcinom
15	Fi., 44 J.	5. Februar	Portio	R. 1 bohnengroß L. —	Frei —
16	Br., 45 J.	18. »	Collum	Negativ	—
17	Brat., 42 J.	25. »	Portio	L. 4 erbsen- bis bohnengroß R. —	Frei —
18	Ho., 35 J.	1. März	—	—	—
19	He., 44 J.	14. »	Portio	L. 3 bis bohnengroß R. 1 » »	Carcinom Carcinom
20	Mesch., 59 J.	15. »	Portio	Negativ	—
21	Mü., 56 J.	1. April	Collum	Negativ	—

exstirpationen wegen Carcinoma uteri.

Ureterenpräparation nach Wertheim	Nebenverletzungen Blase	Ureter	Ausgänge der Nebenverletzungen	Primäres Resultat	Bemerkungen
Nein. Präparation der Aa. uterinae	Ja	—	Blasennaht prim. geheilt	Geheilt	Bauchdeckeneiterung. Transversaler Schnitt durch das Peritoneum. Linksseitig. Paravaginalschnitt.
Nein	—	—	—	Geheilt	Transversaler Fascien- u. Peritonealschnitt. Recidiv konstatirt 10. März 1902.
Nein	—	Ja (3)	—	† 7. Tag Urämie	Sektion: Retroperit. Drüsen bis in d. Brusthöhle carcinom.
Theilw. freigelegt. Präparat. d. Uterina	—	—	—	Geheilt	Bauchdeckeneiterung.
Ja, bis zum Eintritt ins Ligament	—	Ja (r.?)	Fistel(Ureter)	Geheilt	
Ja	—	—	—	† 9. Tag Gangraene pulm.	Paravaginalschnitt. Sektion: Keine vergrößerten Drüsen.
Ja	—	—	—	Geheilt	
Nein, weg. zu stark. Panniculus adipos.	—	—	—	Geheilt	Paravaginalschnitt.
Ja	—	—	—	Geheilt	
Ja	—	—	—	Geheilt	Bauchdeckeneiterung. Drainage des Cavum Retzii.
Ja	Ja	—	Blasennaht prim. geheilt	Geheilt	Bauchdeckeneiterung.
Ja	—	—	—	Geheilt	Pneumonie. Recidiv konstatirt 17. April 1902 rechtsseit.
Ja	—	—	—	Geheilt	Scheide von der Bauchhöhle aus freigemacht u. exstirpirt. Blasenparese b. z. Aufstehen.
Ja	—	—	—	Geheilt	
Ja	—	—	—	Geheilt	Blasenparese bis zum 14. Tage.
Ja	—	—	—	Geheilt	Bauchdeckeneiterung.
Ja	—	—	—	Geheilt	Exstirpation von Uterus und Scheide nur von der Bauchhöhle aus. Bauchdeckeneiterung.
Ja	—	—	—	† 2. Tage akute Sepsis	
Ja	—	—	—	† 7 Wochen Sepsis, Empyem	Bauchdeckeneiterung.
Ja	—	Ja	—		Bauchdeckeneiterung. Ureterfistel spontan geheilt.

Eine 2. Statistik betrifft die Zahl der Operirten unter den in Behandlung gekommenen Carcinomkranken. Diese Statistik hat den Zweck, auszumitteln, ob die einzelnen Operateure eine besondere Auswahl treffen und in der Indikationsstellung besonders zurückhaltend seien, also nur sehr gute Fälle operiren und schwerere abweisen. Und doch können diese Zahlen kein richtiges Bild von dem geben, was sie beweisen sollen, weil die Verhältnisse in den verschiedenen Ländern und Städten zu verschieden und abhängig sind von der Intelligenz der Bevölkerung, von der Unterstützung seitens der praktischen Ärzte, von der Ausbreitung und dem Glauben an Pfuscherei und Quacksalberei, hauptsächlich aber von dem althergebrachten Ansehen und Ruf einer großen Klinik, eines schon lange ansässigen und weit gesuchten Operateurs, sicherlich also mehr von anderen Umständen als von der Ausdehnung oder dem Beschränktsein des Carcinoma.

Wir hatten in den Jahren von 1887—1901 27% operationsmögliche Fälle von Uteruscarcinom gehabt und 9,72 absolute Heilungsziffer erreicht, d. h. dass von allen zu uns in Behandlung gekommenen Uteruscarcinomen 9,72% dauernd geheilt wurden. Die Operationsmöglichkeit stieg im Lauf der Jahre immer mehr und war vom (1.) Januar 1901 bis 1. Juli 39,6% und seit dem Oktober 1901 50%.

Ich betrachte diese Ziffer von 27% als niedrig, namentlich im Vergleich zu Berlin.

Trotzdem kann ich sagen, dass mit Ausnahme der letzten Zeit die Carcinome, welche ich noch operirte, früher eher ausgedehnter waren und ich früher eher mehr gewagte Operationen bei eigentlich über die Grenze gediehenen Krebsen unternahm, als in den späteren Jahren. Dafür war der Zugang besser geworden und dadurch werden allmählich überall die Resultate besser.

Die Wertheim'sche Operation gestattet allerdings die Indikation weiter auszudehnen, aber diese Fälle sind danach auch nicht hoffnungsreicher; wenigstens trifft dies für einige der hier operirten zu.

Wir haben die radikale abdominelle Totalexstirpation des Uterus und sämmtlicher fühlbaren Drüsen in 21 Fällen durchgeführt und dabei 4 Todesfälle erlebt, die hier kurz rekapitulirt werden sollen. Den ersten erlebten wir an der Unterbindung der beiden Ureteren und zwar durch eine verhängnisvolle Komplikation derselben. Es war nämlich auf der linken Seite ein doppelter Ureter und ein doppeltes Nierenbecken. Wir hatten die Kanäle während der Operation vor uns, probirten, was es sein könne, ehe sie durchschnitten wurden, dann schnitt ich einen an und sondirte. Er sah auf dem Einschnitt nicht aus wie der Ureter, es kam kein Urin, auch kein Blut. Dann wurde er durchschnitten und ligirt. Weil tiefer noch einmal ein Gefäß lag, das wie der Ureter aussah, wurde links auch der 2. Kanal als Vene gehalten und unterbunden. Rechts kam der Ureter unglücklicherweise in die Ligatur und die Kranke starb urämisch, weil wir die Ligaturen trotz Wiedereröffnens nicht mehr finden konnten, gleich danach. Die 2. Kranke starb an Lungengangrän. Sie war schon vor der Operation auf das äußerste reducirt. Die dritte hatte vor der Operation schon Ohnmachten gehabt, da jedoch das Carcinom für die Operation ausnehmend günstig lag, wurde das Wagnis doch unternommen. In der Nacht nach der Operation wurde sie plötzlich sehr unruhig und starb etwa 40 Stunden nach der Operation. Sie hatte etwas Fieber bekommen. Der Befund der Sektion war negativ und wurde deshalb akute Sepsis angenommen. Die vierte, eine äußerst schwere und weit fortgeschrittene Erkrankung, ging langsam an Sepsis zu Ende.

An Nebenverletzungen hatten wir 2mal Blasenverletzungen, die genäht wurden und heilten und 2mal Ureterengangrän, bei denen eine der Kranken ebenfalls von selbst wieder trocken wurden.

Die Fälle sind in der Übersicht (s. Tabelle):

Das Wichtigste ist nun der Befund der Drüsen, die sämmtlich von Herrn Dr. Glockner mikroskopisch untersucht wurden. Das Ergebnis ist folgendes:
Vergrößerte Drüsen wurden nicht gefunden 6mal = 30%.
Carcinomatöse Drüsen wurden gefunden 6mal = 30%.

Werden nur die Fälle gerechnet, bei welchen vergrößerte Drüsen exstirpirt werden konnten, also die 14, so stellt sich die Zahl der Fälle mit metastatischem Drüsencarcinom auf 43%.

Diese letztere Zahl beweist, dass fast in der Hälfte derjenigen Fälle, in denen überhaupt vergrößerte Drüsen nachweisbar waren, dieselben auch schon Carcinommetastasen haben, also sicher in diesen 20 Fällen 6 Kranke bei vaginaler Operation sicher ein Recidiv bekommen hätten, während nach der abdominalen Operation wenigstens die Möglichkeit besteht, dass sie dauernd geheilt bleiben. Ob und wie oft in solchen Fällen, wo Lymphdrüsen schon ergriffen sind, die Dauerheilung auch noch wirklich zu erreichen ist, kann erst die Zukunft lehren, aber diesen Versuch muss man um so eher machen, als beim Unterlassen das Recidiv in diesen Fällen sicher ist.

Schon konstatirte Recidive waren zwei nach 4 Monaten post operat. Bei beiden waren carcinomatöse Drüsen gefunden und trat in beiden Fällen das Recidiv auf der Seite auf, aus welcher die carcinomatösen Drüsen stammten, und zwar in einem der Fälle in der Scheidennarbe, im zweiten im Parametrium der betreffenden Seite.

Sehr verbesserungsbedürftig sind die Eiterungen (8mal), welche natürlich immer die größte Lebensgefahr bedingen, während in den nicht mit Sepsis komplicirten Fällen die Heilung trotz der riesigen Operation eine überraschend glatte zu sein pflegt. Die Sepsis zu verhüten ist leicht bei nicht von vorn herein septischen Fällen. Das sind jedoch die selteneren und besonders günstigen. Die Mehrzahl der Carcinome des Uterus, die in Behandlung kommen, ist schon inficirt. Da gefällt es mir nicht, dass man gegen diese größte Gefahr nach dem Wertheim'schen Verfahren nur das Abklemmen der Vagina anwendet und eine Vorbereitung des Carcinoms unterlässt.

Aus diesem Grunde und weil ich bei diesem Abklemmen, wo keine Vorbereitung vorgenommen war, riesige Jauchung und Eiterung in der Beckenhöhle und der Bauchwunde auftreten sah, nahm ich in anderen Fällen die Operation so vor, dass ich zuerst den abdominalen Theil der Operation durchführte, dann das Carcinom auf das Gründlichste von der Scheide aus desinficirte, Alles verschorfte, mit dem Paquelin durchbrannte und den Uterus nach unten entfernte. Darauf zog ich Handschuhe an und nähte den Beckenabschluss und zuletzt die Bauchwunde von oben her zu. Jetzt nehme ich mir vor und habe es auch schon ausgeführt, mit Handschuhen die Vorbereitung von der Scheide aus zu beginnen und dann erst die Kranke in die steile Beckenhochlagerung zu bringen und die ganze Operation von der Bauchhöhle aus zu vollenden.

Herr Menge: Das Ergebnis des Nösske'schen Vortrages, dass keine der zahlreichen Arbeiten, welche bisher die Frage der Carcinomparasiten behandelt haben, eine wirkliche Berechtigung für die Annahme besonderer pflanzlicher oder thierischer Carcinomerreger erbracht hat, gilt auch für die Arbeit von Leopold, die uns Gynäkologen natürlich besonders interessirt.

Ich habe seiner Zeit die Präparate Leopold's, die er auf dem internationalen Kongress in Paris demonstrirte, durchgesehen. Das histologische Objekt, welches aus dem vermeintlichen Rattensarkomknoten stammte, der durch die intraperitoneale Übertragung der Leopold'schen Carcinomerreger erzeugt war, rief damals in mir dieselbe Auffassung hervor, die Herr Nösske heute vertreten hat; es zeigte meines Erachtens nur Granulationsgewebe mit Riesenzellenbildung.

Wenn Leopold an der Specifität seines Krebserregers festhalten wollte, müsste er natürlich die Identität des Carcinoms und des Sarkoms behaupten. Diese Konsequenz hat er denn auch sofort gezogen, dabei aber zu bedenken vergessen, dass noch niemals Metastasen oder Recidive einer epithelialen Muttergeschwulst beschrieben worden sind, welche einen sarkomatösen Bau gezeigt haben. Auch bei erfolgreichen Übertragungen von Carcinomgewebe auf den Menschen und bei dem Auftreten von carcinomatösen Impfgeschwülsten hat man niemals einen sarkomatösen Bau der neugewucherten Massen beobachtet.

Dass die Carcinomimpfrecidive nicht die große Rolle spielen, welche man ihnen früher zuerkannte, das giebt jetzt selbst Winter zu, der hauptsächlich die Überschätzung ihrer Bedeutung veranlasste. Ganz leugnen kann man ihr Vorkommen keinesfalls.

Wenn nach vaginaler Hysterektomie lediglich im Bereich der Scheiden-Dammincisionen oder nach abdominellen Carcinomoperationen in der Bauchschnittwunde oder in den Bauchstichkanälen ganz circumscripte Krebsknoten auftreten, so ist meines Erachtens immer an ein Impfrecidiv zu denken. Jede andere Erklärung scheint mir für solche Beobachtungen gesucht.

Aus dem Glockner'schen Vortrag war mir besonders interessant die Mittheilung, dass die Entfernung der Adnexe bei der Hysterektomie wegen Carcinom ohne jeden erkennbaren Einfluss auf das Dauerresultat geblieben ist, dass aber eine bestehende Scheidenerkrankung für die Recidivprognose besonders ungünstig liegt. Diese Erfahrungen scheinen mir zu zeigen, dass die häufigen Recidive nach der Exstirpation des carcinomatösen Uterus, welche ja zumeist in der Scheidennarbe oder unmittelbar hinter derselben sich entwickeln, in erster Linie zurückzuführen sind auf eine ungenügende Entfernung der Vagina und des Paracolpium, und dass man desshalb bei allen Erweiterungen der Carcinomoperationen vor allen Dingen dahin zu streben hat, die Scheide selbst und das paravaginale Gewebe in ausgedehnterer Weise auszuschalten.

Da ich erst seit kürzerer Zeit die erweiterte abdominelle Radikaloperation bei dem Uteruscarcinom ausführe, kann ich heute nur über 7 derartige Eingriffe berichten, die nach der Methode Wertheim's durchgeführt wurden.

Alle 7 Fälle betrafen Frauen, die schon längere Zeit carcinomkrank waren und dem entsprechend weit fortgeschrittene und verjauchte Wucherungen darboten. Die Kranken waren stark anämisch und theilweise hochgradig unterernährt. Bei einem 8. Falle wurde trotz ausgesprochener Kachexie die Probelaparotomie ausgeführt. Die kombinirte Exploration konnte auch in Verbindung mit einer cystoskopischen Untersuchung und der Uretersondirung keine sichere Entscheidung darüber herbeiführen, ob sich die Radikaloperation durchführen lasse oder nicht. Als sich nach Eröffnung der Bauchhöhle herausgestellt hatte, dass die Blase von den Carcinommassen nicht mehr isolirbar und überdies der linke Ureter in seiner Pars pelvina von Carcinommassen umwuchert war, wurde von der Radikaloperation Abstand genommen, zumal die Herzthätigkeit der Kranken zu wünschen übrig ließ.

3 Kranke, bei welchen die Wertheim-Operation durchgeführt wurde, starben, eine erschreckend hohe Ziffer an Mortalität, die mich seiner Zeit in um so größere Aufregung versetzte, als ich durch meine sonstigen Operationsergebnisse etwas verwöhnt bin. 2 von diesen Kranken starben innerhalb der ersten 24 Stunden, die dritte am 18. Tage post operationem in Folge einer jauchigen Peritonitis, welche sekundär von einer jauchigen Cystitis und ascendirenden Ureteritis ausgegangen war. Die beiden ersten Fälle von akutester Sepsis — als solche sind sie wohl aufzufassen, wenn auch die vom pathologischen Anatomen ausgeführte Sektion bei diesen Beobachtungen eine absolute Klarheit nicht zu schaffen pflegt — waren eben so wie 2 andere Fälle, bei welchen Heilung eintrat, noch dadurch besonders komplicirt, dass es beim Beginn der Operationen nöthig war, ausgedehnte Verwachsungen zwischen Uterus, Adnexen und ihrer Umgebung zu lösen. Dadurch war das Auffinden der Ureteren erschwert und waren die Wundverhältnisse im Becken von vorn herein ungünstige und die Dauer der Operation eine ungebührlich lange.

Dass ich nur jauchende und weit fortgeschrittene Fälle von Uteruscarcinom zur Operation bekam, war reiner Zufall. Ich habe nicht etwa in der gleichen Zeit günstig liegende Fälle, wirklich beginnende Carcinome, vaginal operirt. Denn ich stehe mit Clark, Wertheim u. A. durchaus auf dem Standpunkt, dass alle Uteruscarcinome, auch die beginnenden Fälle, abdominal und erweitert, wenn möglich nach der von Clark inaugurirten und von Wertheim in besonders glücklicher Weise verbesserten Methode operirt werden sollen.

Aus welchen Gründen überhaupt eine erweiterte abdominelle Radikaloperation anzustreben ist, das ist schon von verschiedenen Seiten, besonders auch von Herrn Wertheim in überzeugender Weise litterarisch aus einander gesetzt worden, das hat Wertheim uns auch heute wieder in klarer Weise persönlich dargelegt. Neue Gesichtspunkte sind hier kaum noch in die Diskussion hineinzutragen. Es kommt eben darauf an, bei der operativen Therapie des Uteruskrebses viel weiter wie bisher vom primären Herd entfernt im anscheinend gesunden Gewebe sich mit dem Messer zu bewegen, also das parametrane Bindegewebe und möglichst auch die regionären Lymphdrüsen zu entfernen, weiterhin größere Theile des Paracolpium und der Scheide selbst auszuschalten und endlich die Möglichkeit der Krebsimplantation in das frische Wundgebiet auf ein Minimum zu reduciren. Gleichseitig muss die Operationsmethode darauf ausgehen, die bakterielle Infektion des Peritoneums und des wundgewordenen Beckenzellgewebes möglichst zu verhüten.

Allen diesen Desideraten wird meiner Ansicht nach am meisten von allen bisher geübten abdominellen Krebsoperationen die Wertheim'sche Methode gerecht.

Wie ich vorhin schon erwähnte, empfinde ich vorläufig als das größte Bedürfnis bei der Erweiterung der Exstirpation des krebsigen Uterus, wenigstens beim Collumcarcinom, die ausgedehntere Entfernung der Scheide, des Paracolpium und des paracervicalen Bindegewebes, und zwar desshalb, weil bei Weitem die meisten Recidive, die sog. Frührecidive, als lokale Wundrecidive, und zwar unmittelbar in der Scheidennarbe seltener noch hinter derselben auftreten.

Die ausgiebigere Entfernung der Scheide, des Paracolpium und des paracervicalen Bindegewebes ist aber meiner Überzeugung nach bei keiner anderen Operationsmethode, sei sie abdomineller oder vaginaler Natur, auch nicht bei Anwendung des Schuchardt'schen Schnittes, in so sauberer und übersichtlicher, vor allen Dingen die wichtigen Nachbarorgane so schonender Weise erreichbar, wie gerade bei dem Vorgehen nach Wertheim.

Ich muss freilich an dieser Stelle betonen, dass wir über die wahre Bedeutung der sog. Spätrecidive, speciell derjenigen, welche sich von den Lymphdrüsen aus entwickeln, bisher nur mangelhaft unterrichtet sind. Es kann nicht bestritten werden, dass manche Kranke, welche bald nach der Operation ein lokales Scheidenwundrecidiv bekommen und an diesem zu konsumirenden Blutungen und Jauchungen neigenden Oberflächenrecidiv rasch zu Grunde gehen, auch in den Drüsen Spätrecidive hätten bekommen können, wenn durch die vollkommene Ausrottung des primären Herdes nur die Zeit zur Entwicklung der Spätrecidive geschaffen war. Immerhin ist solchen Einwänden gegenüber darauf aufmerksam zu machen, dass schon Schuchardt mit seiner erweiterten vaginalen Totalexstirpation im Vergleich zu anderen Operateuren vorzügliche Dauerresultate erzielt hat, und dass man nicht gar so selten die Überraschung erlebt, gerade solche Fälle dauernd recidivfrei bleiben zu sehen, bei denen man wegen der großen Ausdehnung des primären Herdes ursprünglich eine ungünstige Recidivprognose gestellt hatte.

Ich möchte bei dieser Gelegenheit auch auf die von Petersen auf dem letzten Chirurgenkongress in Berlin vertretene Ansicht hinweisen, dass nach der operativen Ausschaltung des primären Carcinomherdes kleine metastatische Krebsherde speciell in den Lymphdrüsen durch die natürlichen Abwehreinrichtungen des menschlichen Organismus zur Heilung gebracht werden können. Ich kann Herrn Döderlein in der kurzen Ablehnung dieser Theorie nicht folgen. Ob diese Auffassung jeder Berechtigung entbehrt, darüber wird man sich erst in der Zukunft, wenn man ein geeignetes umfangreiches Beobachtungsmaterial verarbeiten kann, sicher äußern können.

Natürlich müssen wir auch mit den Beobachtungen v. Rosthorn's und Wertheim's rechnen, dass doch häufiger, ja auch bei beginnendem Collumcarcinom, Krebserkrankung der Beckendrüsen gefunden wird. Diese Thatsache weist übrigens auch darauf hin, dass der Organismus verschiedener Individuen sich der Krebsinvasion gegenüber sehr verschieden verhält.

Wie weit man bei der erweiterten abdominellen Radikaloperation mit der Entfernung der regionären Lymphdrüsen gehen soll, das wird erst nach vielen Jahren auf Grund eines großen und langbeobachteten Materials zu entscheiden sein. Aus Gründen, auf die ich noch kurz zu sprechen komme, entferne ich principiell nur die hypogastrischen und die Sacraldrüsen, wärend die Lumbal- und Iliacaldrüsen nur dann von mir in Angriff genommen werden, wenn die entfernten hypogastrischen und Sacraldrüsen verdächtig aussehen und die Iliacaldrüsen durch das Peritoneum hindurch vergrößert fühlbar sind. Bei der Entscheidung dieser Frage spricht ja auch ein Wörtchen die Thatsache mit, dass die Topographie der Drüsen keine ganz typische ist, sondern dass in ihrer Anordnung Varianten vorkommen. Zweifellos wird gerade durch die principielle Entfernung aller regionären Lymphdrüsen die Wertheim-Operation zu einem besonders großen und schwer zu ertragenden Eingriff, dem noch viele kranke Frauen, besonders bei Jauchung der Carcinommassen, erliegen werden. Aus diesem Grund hat wohl auch Wertheim selbst nicht immer alle in Betracht kommenden Drüsen entfernt, sondern sich auf die vergrößerten beschränkt.

Die primären Heilungsresultate, welche Wertheim besonders bei seiner letzten Operationsserie veröffentlichen konnte, sind schon als geradezu glänzende zu bezeichnen. Die guten Erfolge sind wohl in erster Linie auf die Verfeinerung der Technik des Operateurs und die Erfahrung in der Nachbehandlung zurückzuführen. Wertheim kann jetzt alle die Heilung begünstigenden Momente nahezu voll ausnutzen. Dann hat Herr Wertheim, wie er selbst betonte, auch eine bessere Auswahl seiner Fälle zu treffen, besonders die Widerstandsfähigkeit des Gesammtorganismus und der lebenswichtigen Organe, Lunge und Herz, gegenüber dem großen Eingriff abzuschätzen gelernt. Endlich geht aus dem Studium der Wertheim'schen Krankengeschichten hervor, dass Wertheim so glücklich war, eine größere Anzahl ganz beginnender und nicht jauchender Krebse nach seiner Methode operiren und obendrein bei jugendlichen kräftigen Individuen vorgehen zu können. Es sind dies natürlich sehr begünstigende Momente, die nicht immer wiederkehren und ohne deren Hilfe eine Statistik leicht wieder schlechter wird.

Bei Durchführung der Wertheim-Operation wird man fast immer drei besonderen Gefahren begegnen, die je nach Lage der Dinge in ihrer Intensität schwanken.

Die größte Gefahr ist die Infektion des Beckenzellgewebes und des Peritoneums von den jauchenden Krebsmassen her; diese Gefahr wird weder durch eine besondere Vorbereitung des Carcinomherdes noch durch die Benutzung der Wertheim'schen Winkelklemmen ganz gebannt. Die letzteren Instrumente sind übrigens sehr verbesserungsbedürftig. Das Maul der Klemmen muss etwas kürzer sein und das Walcher-Schloss ist bei diesem Instrument ganz unbrauchbar und muss durch ein festes Schloss ersetzt werden. Auch sollte die ganze Klemme etwas graciler sein.

Aber gerade bezüglich der Infektionsgefahr ist die Wertheim'sche Methode der abdominellen Hysterektomie meines Erachtens immer noch den von Mackenrodt, Amann und neuerdings von v. Herff empfohlenen halbextraperitonealen Verfahren vorzuziehen. Denn bei den letzteren wird eine geradezu ungeheuerliche Bindegewebswunde gesetzt, die für die bakterielle Infektion viel zugänglicher ist, wie das Peritoneum. Gerade bei den intraperitonealen Hysterektomien wegen Uteruscarcinom wird man gelegentlich wieder die bekannte Beobachtung bestätigt finden, dass das Peritoneum den in Betracht kommenden Infektionserregern gegenüber unempfindlicher ist wie das Bindegewebe. Früher, als man häufiger Pyosalpinxsäcke mit jauchigem Inhalt von der Bauchhöhle aus entfernte wie heut zu Tage, kam es öfter vor, dass die ausfließende Jauche von dem Peritoneum ohne Reaktion ertragen wurde, während die Bauchschnittwunde verjauchte. Während sonst die Bauchschnittwunden in unserer Klinik durchweg primär heilen, habe ich vor einiger Zeit bei einer abdominellen Hysterektomie nach Wertheim wieder eine Verjauchung der Bauchwunde erlebt. Über die hierbei eine Rolle

spielenden Entzündungserreger wissen wir vorläufig noch sehr wenig. Allem Anschein nach handelt es sich um anaërobe pyo- und saprogene Keime, die bei der
Bindegewebsjauchung stinkende Gase produciren.

Um nicht zu viel Zellgewebe im Becken wund zu machen, sollte man, wie ich
schon betonte, vorläufig im Aufsuchen der Lymphdrüsen nicht zu weit gehen.
Wenn die hypogastrischen und die sacralen Drüsen, die bei der Wertheim-
Operation eo ipso freigelegt werden, sich unvergrößert präsentiren, dann ist es
meines Erachtens zwecklos, die Iliacaldrüsen, so fern sie nicht durch das Peritoneum verdickt zu fühlen sind, besonders freizulegen. Jeder neue Peritonealschlitz und jede neue Bindegewebsfurche ist eine neue Komplikation des an sich so schweren Eingriffs. Ist man aber genöthigt, auch die
Lumbal- und Iliacaldrüsen zu exstirpiren, dann halte ich es für angebracht, das
Operationsverfahren dahin zu modificiren, dass die Drüsen aufgesucht und exstirpirt werden und das Peritoneum über ihrem Wundbett schon wieder ganz
geschlossen wird, bevor man die Scheide eröffnet. Auf diese Weise wird eine
Infektion der tiefen Bindegewebsspalten am besten vermieden.

Die Amerikaner hatten bekanntlich gefordert, dass man überhaupt mit der
Drüsenexstirpation beginnen sollte, damit man auch die ganzen zum Uterus führenden Lymphgefäße im Zusammenhang mit den Drüsen entfernen könne. Das
ist aber ein Ding der Unmöglichkeit und wohl auch ganz unnöthig, weil das
Carcinom nicht in den Lymphröhren sitzen bleibt, sondern nur von den Drüsen
abfiltrirt wird.

Um die Bindegewebswunden im Becken überhaupt mehr vor dem Kontakt
mit den Jauchemassen zu schützen, dürfte es sich empfehlen, vor Eröffnung
der Scheide einen Theil der vorderen Mastdarmfläche und, was Krönig schon
zur Verhütung der postoperativen Cystitis vorschlug, auch einen Theil der hinteren Blasenwand wieder mit Peritoneum zu übernähen. Ich halte es aber für
nöthig, wenigstens so viel freies Peritoneum dabei übrig zu behalten, dass man
einen ganz dichten Abschluss der Peritonealhöhle gegen die subperitoneale Becken-
wundhöhle durch Naht herstellen kann.

Die zweite große Gefahr der Wertheim-Operation besteht in der Möglichkeit,
die großen venösen Gefäßstämme in der Beckenhöhle zu verletzen; diese Möglichkeit liegt dann besonders nahe, wenn die Krebsmassen sich seitlich weit ausgebreitet haben. Nur die allergrößte Sorgfalt und präparatorisches Vorgehen
kann hier vor Unglücksfällen behüten.

Die dritte Gefahr, die Ureternekrose, habe ich selbst noch nicht kennen gelernt.
Ich lege den Ureter in so fern etwas anders frei wie Herr Wertheim, als ich
mich bei der Spaltung des Peritoneums immer medial vom Ureter halte. Eine
Gefahr, dabei die von Feitel so getaufte Art. ureterica zu verletzen, besteht
nicht; denn dort, wo dieses Gefäß an den Ureter herantritt, braucht der letztere
nicht dislocirt zu werden. In den Fällen, bei welchen der Ureter nicht von Carcinommassen direkt umgarnt ist, schiebe ich am liebsten das Organ vorsichtig und
stumpf mit einem Tupfer zur Seite, weil ich die Empfindung nicht unterdrücken
kann, dass man dabei doch weniger Ernährungsgefäße lädirt, als wenn man mit
Pincetten und Scheren hantirt. Die mediale Spaltung des Peritoneums bietet
auch noch den Vortheil, dass man das dabei entstehende peritoneale Blatt event.
schon wieder dachartig über den Ureter herübernähen kann, bevor die Scheide
angeschnitten wird, dass also wieder die Zellgewebswunde verkleinert wird, bevor
die Infektionsmöglichkeit auftritt.

Eine Frage, welche noch der Lösung harrt, betrifft die Behandlung der fast
unvermeidlichen postoperativen Cystitis. Vielleicht äußert sich Herr Wertheim noch über seine neuesten diesbezüglichen Erfahrungen.

Zur Carcinomstatistik möchte ich noch wenige Worte sagen. Bekanntlich
haben Winter und Wertheim ganz neuerdings über dieselbe eine kleine
Kontroverse. Wertheim stimme ich durchaus zu, wenn er Winter gegenüber
ausführt, dass die unvollständig operirten Fälle überhaupt aus der Statistik auszuschalten seien. Es giebt, wie auch der von mir erwähnte Fall von Probelaparo-

tomie demonstrirt, in der That Fälle, bei denen erst der Bauchschnitt klarlegt, ob man die Operation durchführen kann oder nicht. Dagegen muss ich mit Winter Wertheim gegenüber daran festhalten, dass, wenn der Uterus überhaupt exstirpirt wird, der Fall auch statistisch verwerthet werden muss, wenn auch die Hysterektomie nur aus »technischen Gründen« nothwendig wurde. Sonst ist die Statistik doch wieder einer zu großen Willkür unterworfen.

Ich glaube nicht, dass die Dauererfolge der Wertheim-Operation sehr viel bessere sein werden, als man sie früher bei vaginalem Vorgehen erreichte, weil man naturgemäß jetzt zahlreiche fortgeschrittene Fälle angreifen wird. Aber das ist meine volle Überzeugung, dass die absolute Carcinomheilung durch die Übung der Wertheim-Operation allmählich erheblich gesteigert wird.

Und das ist ja schließlich die Hauptsache und ein Resultat, für welches die Frauenwelt und ihre Specialärzte Herrn Wertheim immer zu danken haben.

Herr Krönig: Aus dem so interessanten Vortrag des Herrn Nösske erscheint mir für uns Kliniker besonders wichtig die Feststellung, dass bis heute weder die Resultate der experimentellen, noch der pathologisch-anatomischen oder klinischen Untersuchungen uns Veranlassung geben, eine parasitäre Entstehung des Krebses anzunehmen.

Die auch von Herrn Nösske erwähnten Impfrecidive, u. A. die uns Gynäkologen so bekannten Recidive in Scheiden-Dammschnitten nach der vaginalen Entfernung des carcinomatösen Uterus, dürfen selbstverständlich nicht als Belege für die parasitäre Natur des Krebses herangezogen werden; vielleicht wäre es sogar richtiger, um Irrthümer zu vermeiden, diese Recidive als Implantationsrecidive zu bezeichnen, da sie doch sehr wahrscheinlich durch Implantation von Carcinomzellen in die frisch gesetzten Wunden entstanden sind.

Die Implantationsinfektion spielt auch bei der Entstehung der lokalen Recidive in der Scheidennarbe nach Entfernung des carcinomatösen Uterus wohl zweifelsohne eine gewisse Rolle; dennoch, glaube ich, müssen wir daran festhalten, dass gegenüber diesen Implantationsrecidiven die direkten und indirekten Recidive, wie auch neuerdings Winter zugiebt, eine viel größere Bedeutung haben, wobei wir unter direkten Recidiven nach Petersen die weitere Entwicklung bei der Operation zurückgelassener Krebszellen und unter indirekten Recidiven (regionäres Recidiv, Thiersch) den Fortbestand der Disposition zur Carcinomentwicklung in der Umgebung des primären exstirpirten Tumors verstehen. So richtig es daher auch ist, bei der Entfernung des carcinomatösen Uterus den Kontakt der frischen Wundflächen mit carcinomatösen Massen möglichst zu vermeiden, so wäre es doch sicherlich verfehlt, wie es eine Zeit lang bei uns Gynäkologen der Fall zu sein schien, bei der Wahl der Operationsmethode im Wesentlichen auf diese Infektionsrecidive Rücksicht zu nehmen. Bei der Wahl der Operationsmethode müssen wir meines Erachtens vielmehr auf Grund der heutigen Anschauung in erster Linie die möglichst weitgehende Exstirpation der Geschwulst im scheinbar Gesunden im Auge behalten; ja wir müssen uns, wenn wir die indirekten Recidive Petersen's zugeben, z. B. bei Portiocarcinom, noch viel weiter im Gesunden die Scheide und das paravaginale Gewebe zu entfernen streben, als wir es bisher gethan haben.

Nach Sachlage der anatomischen Verhältnisse bedarf es meines Erachtens keines Beweises mehr, dass zur möglichst weitgehenden Entfernung des carcinomatösen Uterus die abdominelle Totalexstirpation besseres leistet und sicherer ohne Nebenverletzungen zum Ziel führt, als die vaginale Totalexstirpation auch mit Zuhilfenahme des Schuchardt'schen Schnitts. Mit keinem vaginalen Verfahren können wir die Parametrien, wie wir Wertheim gern beipflichten, gründlicher exstirpiren, als mit dem abdominellen Verfahren. Dadurch, dass wir bei dem abdominellen Verfahren die Ureteren aus den Parametrien bei bester Übersichtlichkeit des Operationsfeldes ausschälen können, ist es jedem vaginalen Verfahren überlegen. Die hohe Mortalität, welche anfänglich die abdominelle Totalexstirpation des carcinomatösen Uterus gab und der weiteren Einführung dieser principiell berechtigten Operation hindernd im Weg stand, ist heute schon in Folge verbesserter Technik wesentlich gemindert. Wertheim und v. Rosthorn haben über Serien von abdominellen Operationen berichtet, deren Resultate den vaginalen Operationen fast gleich kommen.

Wenn ich die radikalere Entfernung des primären Tumors als einen wesentlichen Vortheil der abdominellen Totalexstirpation zugebe, so ist der Vortheil der Entfernung der Drüsen bei dem abdominellen Verfahren nicht gleich von vorn herein einleuchtend. Wir dürfen es uns nicht verhehlen, dass bei der heutigen Technik, sowohl bei der Wertheim'schen als auch bei der Mackenrodt'schen Operation von einer eigentlichen Ausrottung des ganzen retrograden Lymphgebietes des Uterus keine Rede ist. Wir beschränken uns darauf, die etwas vergrößerten Drüsen zu entfernen; kleinere Lymphdrüsen, die verbindenden Lymphgefäße werden zurückgelassen. Die Frage nach der Nothwendigkeit der Ausdehnung der Operation auch auf die Drüsenexstirpation steht und fällt mit der Beantwortung der Frage, ob das Carcinom bei Überschreitung des primären Herdes und Übergang auf die Lymphdrüsen noch zur Ausheilung kommen kann, wenn man sich auf die Entfernung der deutlich vergrößerten Drüsen beschränkt. Ich glaube, dass wir diese Frage im bejahenden Sinn beantworten müssen; es scheinen doch, worauf auch Petersen und Schuchardt neuerdings wieder hingewiesen haben, manche anatomischen Befunde dafür zu sprechen, dass partielle Ausheilungen des Krebses vorkommen. Nach Petersen ist es sehr wohl möglich, dass »der von der Mehrzahl der Krebszellen befreite Körper sich zu energischem Widerstand aufrafft und damit den Sieg über den Rest der Feinde davon trägt«.

Bei den abdominellen Verfahren kommt außer der Wertheim'schen Operation vor Allem die Mackenrodt'sche in Frage. Mackenrodt versucht durch einen Peritoneallappen, den er von der vorderen Bauchwand gewinnt, die Bauchhöhle während der Operation von dem Operationsfeld auszuschalten; eben so gelangt er an die Iliacaldrüsen retroperitoneal durch seitliche Abhebung des Peritoneum parietale von der Fossa iliaca. Die Mackenrodt'sche Operation hat meines Erachtens den Nachtheil, dass sie zu große Bindegewebswunden setzt, welche zur Zellphlegmone führen können; den Vortheil des Abschlusses der Bauchhöhle bei der Operation halte ich dem entsprechend nicht für groß genug.

Ich bevorzuge die Wertheim'sche Methode; die Technik derselben ist im Allgemeinen wohl als abgeschlossen zu betrachten; nur 2 Punkte scheinen mir noch besonderer Erwähnung werth zu sein, dies ist einmal die Art der Freilegung des Ureters und zweitens die Behandlung der Wunden nach Exstirpation des Uterus. Wertheim selbst hat auf die Gefahren aufmerksam gemacht, welche seine Operation in sich schließt, nämlich das Nekrotischwerden des Ureters und die postoperative Cystitis, welche sich nicht selten nach seiner Operation einstellt.

Wie wir auch heute Morgen gesehen haben, hat Wertheim sein früheres Verfahren der Spaltung des Peritoneums direkt auf den Ureteren verlassen, er spaltet jetzt das Peritoneum seitlich vom Ureter und erhält somit dem Ureter seinen peritonealen Überzug.

Ich erkenne einen Vortheil des Mackenrodt'schen Verfahrens darin, dass er den Ureter mit einem breiten Peritoneallappen in Verbindung lässt und ihn sammt dem Peritoneum parietale von der Unterlage abhebt, um so das Gebiet auch an der Innenseite des Ureters in der Gegend des Nerv. obturatorius einer gründlichen Drüsensuche unterziehen zu können.

Ich bin, um Ähnliches zu erreichen, in meinen letzten Fällen so vorgegangen, dass ich nach Spaltung der beiden Blätter des Lig. lat. den Ureter an dem hinteren Blatt daselbst aufsuche. Ich lasse den Ureter dann in Verbindung mit dem hinteren Blatt des Lig. lat. und gewinne gleichzeitig einen Peritoneallappen, indem ich vom hinteren Blatt des Lig. lat. aus einen Schnitt durch das Peritoneum parietale der Darmbeinschaufel seitlich vom Ureter nach oben zu führe. Diesen Peritoneallappen hebe ich von der Darmbeinschaufel ab, wobei der Ureter mitfolgt; hierdurch habe ich das Zellengewebe der Darmbeinschaufel für die Drüsen-suche breit eröffnet.

Die ausführliche Mittheilung dieses Vorgehens ist in der Monatsschrift für Geburtshilfe und Gynäkologie Hft. 6 Juni 1902 publicirt.

Im Übrigen schließe ich mich bei der Exstirpation des Uterus eng an das Verfahren von Wertheim an, nur nach der Entfernung des Uterus weiche ich wieder etwas von seinem Verfahren ab. Wie Sie heute gesehen haben, vernäht Wertheim über einen Tampon, welcher nach der Scheide herausgeführt wird, das Peritoneum der Blase mit dem Peritoneum des Douglas. Ich tamponire nicht, sondern verkleinere zunächst die Bindegewebswunden möglichst dadurch, dass ich das Peritoneum des Douglas mit dem Peritoneum der hinteren Scheidenwand ver-nähe, dann vereinige ich die beiden Blätter des Lig. lat. und den Spalt des Peri-toneums fortlaufend durch Katgutnähte und führe je ein Drainrohr von der Ecke des Scheidenrohrs aus unter den beiden Blättern des Lig. lat. hindurch, um die Wundflächen auf den beiden Darmbeinschaufeln die ersten Tage zu drainiren.

Die gesetzte Wundfläche der hinteren Blasenwand suche ich möglichst zu raffen, indem ich den peritonealen Überzug der Blase mit der vorderen Scheiden-wand durch Katgutknopfnähte vereinige. Schließlich schalte ich das Scheiden-rohr von der Bauchhöhle dadurch ab, dass ich einen vorderen Peritonealappen, welchen ich wie bei der Zweifel'schen supravaginalen Amputation gewonnen habe, mit dem Peritoneum des Douglas über dem Scheidenrohr vereinige. Auch hier verweise ich Betreffs der Einzelheiten auf meine Arbeit in der Monatsschrift.

Dieses vollständige Schließen vermeidet nach meiner Erfahrung die Ent-stehung der Cystititis und beugt gleichzeitig dem Nekrotischwerden des Ureters in günstigster Weise vor, weil der Ureter sofort von anliegendem Gewebe wieder allseitig umgeben ist und durch kollaterale Gefäße von hier versorgt werden kann.

Wenn ich meine Erfahrungen mittheilen darf, so kann ich, seitdem ich mich dem abdominellen Verfahren principiell zugewendet habe, über 13 Fälle von Uteruscarcinom berichten; davon fallen 5 Fälle für die Beurtheilung der Opera-tion fort.

Bei 1 Pat. zeigte sich bei der Eröffnung des Abdomens, dass das Carcinom schon die mesenterialen Drüsen ergriffen hatte, so dass eine radikale Entfernung unmöglich war, ich schloss die Bauchhöhle sofort wieder.

In 2 Fällen handelte es sich um Recidivoperationen; von diesen kam eine Pat. erst zu mir, als sie 8 Tage schon anurisch in Folge Impermeabilität beider carci-nomatöser Ureteren war; ich stellte auf der einen Seite eine Ureterocystanastomose her und musste auf der anderen Seite eine Ureter-Bauchdeckenfistel anlegen, weil das Carcinom den Ureter schon so weit nach oben ergriffen hatte, dass eine Ein-nähung des Ureterrestes in die Blase unmöglich war: die Frau ist 4 Tage nach dem Eingriff gestorben.

In 1 Falle handelte es sich um einen inoperablen Scheiden-Gebärmutterkrebs; die ganze Scheide war in ein starres Rohr verwandelt; die carcinomatösen Massen waren besonders nach der Blase zu stark ulcerirt und hatten die Blasenwand hier ergriffen. Die Frau war sehr anämisch wegen wochenlanger Blutung. Eine Ex-kochleation, eine Chlorzinkbehandlung war ausgeschlossen, weil man nicht in das starre Scheidenrohr eindringen konnte und weil man fürchten musste, jeden Augenblick in die Blase durchzubrechen. Bei dieser Pat. habe ich, um der Blu-tung Herr zu werden, transperitoneal die beiden Art. iliacae int. und außerdem die beiden Art. ovaricae unterbunden. Die Blutung stand prompt und ist bisher, 6 Wochen post op., nicht wiedergekehrt.

Die übrigen 8 Fälle habe ich operirt; von diesen ist mir eine gestorben in Folge eines technischen Fehlers. Das Carcinom hatte in diesem Falle den Uterus, das rechte Parametrium und einen großen Theil der Scheide ergriffen. Nach Ent-fernung des Uterus und der Scheide zeigte sich, dass noch an der rechten Becken-wand ein gänseeigroßes Drüsenpacket saß, welches der Vena hypogastrica unver-schieblich auflag. Bei dem Versuch der Entfernung riss die Wand der Vena hypogastrica ein. Es war nicht möglich, die von Carcinom ergriffene Wand der Vene mit Klemmen zu fassen; die Blutung stand auch nicht auf feste Tamponade, sondern es quoll das Blut stets in kürzester Zeit wieder durch den Tampon durch. Ich unterband die Art. iliaca der betreffenden Seite, die Blutung stand jetzt auf Tamponade vollständig. Der Verlauf post op. war Anfangs ein guter; am 14. Tage aber trat beim Aufsitzen im Bett plötzlich eine Nachblutung ein, welcher Pat. innerhalb 2 Minuten erlag.

Die Sektion zeigte, dass der Thrombus, welcher sich in der Vena hypogastrica gebildet hatte, sich losgelöst hatte, und dass hierdurch die tödliche Verblutung entstanden war. Der technische Fehler liegt wohl darin, dass ich mich auf die Unterbindung der Art. hypogastrica allein beschränkte und nicht gleichzeitig den Hauptstamm der Vena hypogastrica unterband. Da die Vena hypogastrica klappenlos ist, so lastete beim Aufrichten der Pat. im Bett der ganze Druck der Blutsäule vom Herzen aus auf dem locker gebildeten Thrombus und brachte ihn zur Abstoßung.

Die übrigen Pat. sind ohne weitere Zwischenfälle geheilt, nur in einem Falle lag die Pat. vorübergehend 3 Tage nass.

Eine Cystitis habe ich in den letzten Fällen, in welchen ich die Raffung der Blase in oben beschriebener Weise vornahm, nicht beobachtet.

Herr Glockner (Schlusswort) erwidert Herrn Menge, dass er das Vorkommen von Impfrecidiven nicht in Abrede gestellt, sondern nur festgestellt habe, dass in dem von ihm bearbeiteten Material kein Fall von Recidiv gewesen sei, der als Impfrecidiv aufgefasst werden müsste, sondern dass diese Fälle alle auch anderer Deutung zugänglich seien.

Herr Wertheim (Schlusswort): M. H.! Gestatten Sie mir, dass ich vorerst allen Herren Vorrednern meinen herzlichsten Dank für die Anerkennung, welche dieselben meinem Wirken in der uns beschäftigenden Frage gezollt haben, ausdrücke. Wenn solche Operateure sich für eine Sache einsetzen, dann kann dieselbe nicht werthlos sein, und Sie begreifen wohl, dass mich die Zustimmung, die mir in der Mitte dieser berühmten Gesellschaft zu Theil geworden ist, um so glücklicher macht, als es mir weder in Wien noch in Gießen allzu gut gegangen ist.

In sachlicher Beziehung möchte ich mir zu bemerken erlauben, dass ich Bauchdeckenvereiterungen größerer Art nur selten beobachtet habe. Allerdings fehlte die prima intentio relativ oft, und bemerkenswertherweise kam es einige Male, gewöhnlich gelegentlich heftigen Hustens, zum Platzen der Bauchwunde. Wir haben diese minder guten Erfolge in der Heilung des Bauchschnitts aber nicht auf Infektion vom Carcinom her bezogen, sondern darauf, dass bei der längeren Dauer der Operation und bei dem starken Hin- und Herzerren der Schnittränder diese ungewöhnlich stark geschunden werden.

Infektion vom Carcinom her scheint ja de facto so gut wie ausgeschlossen. Gewiss muss man die Möglichkeit derselben zugeben; denn schließlich muss ja das Scheidenrohr eröffnet werden. Aber durch das vorherige Anlegen der Klemmen, die übrigens — was ich gern zugebe — der Verbesserung fähig sind, und das nochmalige Auswischen der Vagina vor ihrer Eröffnung wird die Gefahr der Verunreinigung vom Carcinom her auf ein derartiges Minimum reducirt, wie es bei keiner anderen Methode erreicht werden kann.

Früher habe ich die Sache ähnlich gemacht wie Herr Geheimrath Zweifel: wir haben die Operation bis auf die Eröffnung des Scheidenrohres vollendet, sodann das ausgelöste Genitale in die Tiefe des Beckens versenkt, darüber den peritonealen Abschluss hergestellt und schließlich — nach definitiver (nicht provisorischer) Naht des Bauchschnitts — von unten her das Scheidenrohr durchschnitten und das Genitale extrahirt. Da 1) die Blutstillung aus dem Scheidenrand nicht immer leicht durchführbar war, 2) das Umsatteln zum vaginalen Operiren die Operationsdauer verlängerte, 3) Infektion durch das Klemmenverfahren

noch sicherer vermeidbar schien, sind wir von diesem, übrigens auch schon von
Werder in Pittsburg geübten Verfahren abgegangen.

Die von den Herren Menge und Krönig vorgeschlagenen technischen Modifikationen scheinen mir sehr beachtenswerth. Ich bin überzeugt, dass sich in
dieser Richtung noch Manches für die Ausgestaltung und Erleichterung der Operation thun lässt. Wenn durch eine bessere Versorgung der Blase in der vom
Kollegen Krönig angegebenen Art der die Nachbehandlung komplicirenden
Cystitis vorgebeugt werden könnte, wäre das ein werthvoller Fortschritt.

Was die Frage betrifft, ob man mittels des Schuchardt'schen Schnitts eben
so viel vom Parametrium exstirpiren könne wie von oben, so muss ich auf meinem
Standpunkt beharren und auf das verweisen, was ich darüber schon wiederholt
und auch heute gesagt habe. Nicht nur die einfache anatomische Überlegung
und die operative Erfahrung, sondern auch der Vergleich der von unten und der
von oben gewonnenen Präparate ergiebt dies, und ich freue mich sehr darüber,
dass Herr Menge so kräftig dieselbe Überzeugung vertritt.

Wenn Herr Zweifel hervorgehoben hat, dass es unberechtigt sei, von einem
Bankerott der vaginalen Totalexstirpation zu sprechen, so, glaube ich, stimmen wir
Alle mit ihm überein. Das, was mit derselben geleistet werden kann, und zwar
namentlich dann, wenn alle Fälle schon im Beginn der Erkrankung zur Operation
sich stellen, ist durchaus beachtenswerth, namentlich im Verhältnis zu den Leistungen der Chirurgie bei anderen Krebsen. Aber wie schon Herr Döderlein
hervorgehoben hat, über eine absolute Heilungsziffer von 9—10 kommen sie bis
heute nicht hinaus, und da muss doch Jedermann das Streben nach einer Verbesserung als berechtigt anerkennen. Ich hoffe, dass die erweiterte abdominale
Operation eine nicht unbeträchtliche Verbesserung ergeben wird. Wenn ich
vorhin sagte, dass ich wie ein vorsichtiger Geschäftsmann stets die Bilanz im
Auge behalte und mich hierdurch ermuthigt fühle, so zielt dies darauf ab, dass
mir trotz der Verdreifachung der Operabilitätszahl die Zahl der Dauerfolge nicht
nur nicht kleiner, sondern im Gegentheil zu wachsen scheint, so dass ich schon
jetzt mich berechtigt fühle, anzunehmen, dass die neue Operation mindestens
3mal so viel wie die einfache vaginale Totalexstirpation leistet.

Lokale oder sog. Wundrecidive haben wir bisher fast noch keine gesehen,
woran — ich schließe mich da Menge vollkommen an — die ausgiebige Mitexstirpation von Scheide und paracervicalem Gewebe schuld ist. Die Recidive,
die wir bisher beobachtet haben, waren alle Lymphdrüsenrecidive, wie sich aus
ihrer Lokalisation und aus ihrer Gestalt mit Sicherheit erkennen ließ, und es
ist meine feste Überzeugung, dass man die Häufigkeit der Lymphdrüsenrecidive
beim Uteruskrebs bisher viel zu sehr unterschätzt hat.

Der Ansicht, dass trotz aller Verbesserungen der Operation die Mortalität
immer höher bleiben werde als bei der einfachen vaginalen Totalexstirpation, ist
beizustimmen, aber nur mit gleichzeitigem Hinweis darauf, dass so viel mehr
und so viel schlechtere Fälle zur Operation kommen, und es wurde heute schon
von anderer Seite betont, wie sehr es bei den Krebsoperationen auf den allgemeinen Kräftezustand ankommt. Würde man die erweiterte abdominale Operation auf jene Fälle beschränken, die man auch der vaginalen Totalexstirpation
unterzieht, dann würde die primäre Mortalität trotz der so beträchtlichen Mitentfernung von Beckenzellgewebe und trotz der Drüsenexstirpation kaum eine
schlechtere sein als bei dieser.

Zum Schluss muss ich noch auf die Bemerkung des Herrn Menge über die
Meinungsverschiedenheit zwischen Winter und mir bezüglich der Principien der
Carcinomstatistik zurückkommen. Es ist nicht der geringste Vorzug der abdominalen Operation vor den vaginalen Methoden, dass dieselbe sofort nach Eröffnung
der Bauchhöhle einen erschöpfenden Einblick in die thatsächliche Ausbreitung
der Krebserkrankung gewährt. Ergriffensein der Ureteren, der Blase, des Mastdarms, Erkrankung des Peritoneum und der Drüsen lassen sich sofort erkennen,
und auch etwaige Infiltrationen des Parametriums geben sich den tastenden Fin-

gern in viel exakterer Weise kund als bei der klinischen Exploration von unten. Die Probelaparotomie ist nirgends mehr berechtigt als beim Uteruskrebs.

Diesen Standpunkt habe ich gegenüber Winter vertreten, welcher bei der Berechnung der Erfolge jede angefangene Operation mitgerechnet wissen wollte, und dieser Standpunkt wird ja auch von Herrn Menge acceptirt. Wenn nun Letzterer Anstand daran nimmt, dass ich auch Fälle in dieser Berechnung ausschließen zu sollen glaubte, in welchen »aus rein technischen Gründen« (i. e. entweder Behufs Blutstillung oder Drainage zur Vagina) die Uterusexstirpation vorgenommen wurde, nachdem die Inoperabilität festgestellt worden, so anerkenne ich die Richtigkeit der von ihm hierfür angeführten Momente vollständig. Er hat Recht, wenn er befürchtet, dass sich sonst der Unterschied zwischen radikalen Operationen und Probelaparotomien verwischen, und die unscharfen Grenzen zu Verwirrungen und Täuschungen veranlassen könnten.

Verzeihen Sie, m. H.!, dass ich Ihre Zeit ungebührlich lange in Anspruch genommen habe. Aber ich wollte die kostbare Gelegenheit nicht vorübergehen lassen, ohne gerade in den wenigen Punkten, in denen sich Differenzen ergeben haben, eine Aufklärung zu versuchen. Ich danke der verehrten Gesellschaft für die Aufmerksamkeit, die sie mir zu Theil werden ließ, und dem verehrten Herrn Vorsitzenden für seine freundlichen Begrüßungsworte.

Herr Döderlein (Schlusswort) betont, dass die Drüsenfrage bei der Wertheim'schen Operation im Vordergrund steht und stimmt darin Herrn Zweifel bei, die Frage der Parametrien steht erst in zweiter Linie.

Verschiedenes.

2) **A. O. Lindfors.** Ein Fall von weit vorgeschrittener Extra-uterin-Gravidität mit Hydramnios, Laparotomie mit vollständiger Exstirpation des Sackes. Heilung.

(Upsala Läkareför. Forhandl. N. F. Bd. VII. Hft. 3 u. 4 [Schwedisch mit deutschem Résumé].)

Die 39jährige Frau wurde am 28. Mai 1901 in die geburtshilfliche Klinik zu Upsala aufgenommen. Sie erzählte, dass sie vor mehr als einem Jahre ihre letzte Menstruation gehabt hatte, und dass die Hebamme glaubte, dass die Frucht todt sei. Pat. hatte im Januar 1900 eine Fehlgeburt; während der Schwangerschaft einmal (August 1900) eine erhebliche Blutung, die 3 Wochen dauerte; niemals aber Schmerzen im Bauche. Kindesbewegungen von Mitte Oktober 1900 bis Ende Februar 1901. Kräftige, sonst gesunde Frau. Bauch stark kugelförmig aufgetrieben; Umfang 100 cm. Palpation entdeckt eine ebene, elastische, überall fluktuirende und undulirende Geschwulst; auch bei tiefer Palpation keine festeren Resistenzen zu fühlen. Perkussion giebt matten Ton überall außer in den Lendengegenden und im Epigastrium. Bei der Vaginalexploration fühlt man den Tumor sich ins kleine Becken hinüberbuchtend. Uterus liegt rückwärts gelagert, von normaler Größe; die rechten Annexe normal; die linken in einen breiten Strang verwandelt. Keine Kindesherztöne zu hören, keine Kindestheile zu fühlen. Die Genitalschleimhäute nicht verfärbt. Etwas Kolostrum in den Brüsten. Diagnose: Extra-uterin-Schwangerschaft — hauptsächlich nach den Angaben der Pat. — oder Ovarialkystom. Am 30. Mai 1901 Operation; Schnitt in der Mittellinie. Die vordere Wand der Cyste mit der vorderen Bauchwand verwachsen; die Adhärenzen wurden stumpf abgelöst. Auch zahlreiche Verwachsungen mit dem Netz und den Därmen wurden gelöst, theilweise nach Unterbindung. Aus der Cyste wurden 11—12 Liter Flüssigkeit entleert. Ein todtes Kind, 2300 g schwer, lag im Sacke im hinteren Theil ganz unter dem Diaphragma. Die Placenta, dick und rund wie eine Semmel, aber von geringer Flächenausbreitung, saß im unteren Theil des Sackes. Mit großer Mühe wurde der Sack freipräparirt bis auf einen Stiel, der von der linken Uterusseite ausging und nach Unterbindung durchtrennt wurde.

Bauchsutur. Konvalescenz gestört durch einen Beckenabscess, entstanden durch eine zurückgelassene Kompresse. Nach Incision und Entfernung des Fremdkörpers Heilung. Pat. am 3. August entlassen. Das linke Ovarium, das kein Corpus luteum enthielt, saß an der äußeren Wand des Sackes. Diese ist 2—5 mm dick, besteht — von außen bis innen — aus Endothellage, Bindegewebslage mit deutlichen glatten Muskelfasern, einer nekrotischen Membran. Die Form der Extra-uterin-Schwangerschaft war also eine gestielte tubare mit der seltenen Komplikation von Hydramnios. Nebst Epikrise theilt Verf. aus der schwedischen Litteratur eine Zusammenstellung von 7 anderen Fällen von weit vorgeschrittener Extra-uterin-Schwangerschaft mit, die operirt wurden.   Löunberg (Upsala).

3) W. Stoeckel (Bonn). Die Veränderungen der Blase nach Cystitis dissecans gangraenescens.

(Monatsschrift für Urologie Bd. VII. Hft. 4.)

Der Name des Verf. ist auf dem Gebiet der Urologie bereits rühmlichst bekannt durch die ausgezeichnete Monographie: »Ureterenfisteln und Ureterenverletzungen«. In der vorliegenden Arbeit giebt S. einen wichtigen Beitrag zur Kenntnis der Gangrän der Blasenschleimhaut.

Nach kurzer, prägnanter Darstellung des klinischen Krankheitsbildes wird die anatomische Forschung näher berücksichtigt; die wenigen Beobachtungen hierüber werden kritisch gesichtet. Besondere Beachtung erfordern die eigenen, cystoskopischen Untersuchungen des Verf., da sie frühere Ansichten als verkehrt erweisen und neu gefundene Thatsachen sicher begründen. Die verschiedenen interessanten Einzelheiten der Arbeit müssen im Original nachgelesen werden; hier seien nur folgende Ergebnisse erwähnt: »Bei Exfoliation eines Theils der Blasenwand und Abstoßung einer zusammenhängenden nekrotischen Membran wird sehr oft, wenn nicht immer, die gesammte Blaseninnenfläche einschließlich des Fundus, des Trigonum und der Ureterostien betroffen«. Und: »Das Resultat der Gangrän ist eine Narbenschrumpfblase mit stark reducirtem Gesammtvolumen«.

Koblanck (Berlin).

4) Coe (New York). Fälle von Harnleiterchirurgie.

(Amer. journ. of the med. sciences 1901. Januar. p. 1.)

3 Fälle von Wiedervereinigung durchschnittener Harnleiter bei Operationen von Gebärmuttergeschwülsten, welche noch Nachoperationen beanspruchten. Die Einzelheiten mögen Interessenten im Original nachsehen; die befolgten Grundsätze entsprechen den Anschauungen van Hook's und Kelly's.

Lühe (Königsberg i/Pr.).

British Medical Association.

Manchester, 29. Juli bis 1. August. •

Verhandlungsgegenstände:

30. Juli: Die modernen Indikationen des Kaiserschnitts.

1. August: Operative Behandlung des Prolapsus uteri.

Zuschriften bis spätestens 28. Juni an W. E. Fothergill, M. D., 10 St. John's Street, Manchester.

Originalmittheilungen, Monographien, Separatabdrücke und Büchersendungen wolle man an *Prof. Dr. Heinrich Fritsch* in Bonn oder an die Verlagshandlung *Breitkopf & Härtel* einsenden.

Druck und Verlag von Breitkopf & Härtel in Leipzig.

Lightning Source UK Ltd.
Milton Keynes UK
UKHW022206140219
337291UK00006B/565/P